Christian Schubert

Psychoneuroimmunologie und Psychotherapie

2. Auflage

Unter Mitarbeit von

Djordje Atanackovic
Massimo Biondi
Stephan Bongard
Brian C. Broom
Anna Buchheim
Hans C. Deter
Silvia Exenberger
Fenne große Deters
Howard R. Hall
Uwe an der Heiden
Andrea B. Horn
Shamini Jain
Florian Juen
Gunter Kreutz
William B. Malarkey
Herbert Mayer
Matthias R. Mehl
Paul J. Mills
Bernd Niggemann
Georg Northoff
Karen Olness
Angelo Picardi
Cynthia Quiroga Murcia
Thomas Rutledge
Günter Schiepek
Christian Schubert
Suzanne C. Segerstrom
Lise Solberg Nes
Ursula Stockhorst
Joseph R. Tafur
Emanuele Tarolla
Lorenzo Tarsitani
Cora S. Weber
Kurt S. Zänker

Psychoneuroimmunologie und Psychotherapie

2. Auflage

Herausgegeben von

Christian Schubert

Mit Geleitworten von

Horst Kächele, Joel E. Dimsdale und Gerhard Schüßler

Mit 43 Abbildungen und 10 Tabellen

Schattauer

Prof. Dr. med. Dr. rer. nat. M.Sc.
Christian Schubert
Medizinische Universität Innsbruck
Department für Psychiatrie und Psychotherapie
Klinik für Medizinische Psychologie
Schöpfstraße 23 a
A-6020 Innsbruck
christian.schubert@i-med.ac.at

Bibliografische Information der Deutschen Nationalbibliothek
Die Deutsche Nationalbibliothek verzeichnet diese Publikation in der Deutschen Nationalbibliografie; detaillierte bibliografische Daten sind im Internet über http://dnb.d-nb.de abrufbar.

Besonderer Hinweis:
Die Medizin unterliegt einem fortwährenden Entwicklungsprozess, sodass alle Angaben, insbesondere zu diagnostischen und therapeutischen Verfahren, immer nur dem Wissensstand zum Zeitpunkt der Drucklegung des Buches entsprechen können. Hinsichtlich der angegebenen Empfehlungen zur Therapie und der Auswahl sowie Dosierung von Medikamenten wurde die größtmögliche Sorgfalt beachtet. Gleichwohl werden die Benutzer aufgefordert, die Beipackzettel und Fachinformationen der Hersteller zur Kontrolle heranzuziehen und im Zweifelsfall einen Spezialisten zu konsultieren. Fragliche Unstimmigkeiten sollten bitte im allgemeinen Interesse dem Verlag mitgeteilt werden. Der Benutzer selbst bleibt verantwortlich für jede diagnostische oder therapeutische Applikation, Medikation und Dosierung.
In diesem Buch sind eingetragene Warenzeichen (geschützte Warennamen) nicht besonders kenntlich gemacht. Es kann also aus dem Fehlen eines entsprechenden Hinweises nicht geschlossen werden, dass es sich um einen freien Warennamen handelt.

Schattauer
www.schattauer.de

Printed in Germany
Umschlagabbildung: © freshidea – Fotolia.com
Gesetzt von Fotosatz Buck, 84036 Kumhausen/Hachelstuhl/Eberl & Kœsel Studio GmbH, Krugzell
Gedruckt und gebunden von CPI – Clausen & Bosse, Leck
ISBN 978-3-608-43046-2

3. Nachdruck, 2024

Projektleitung: Eva Wallstein, Stuttgart
Lektorat: Sonja Steinert, Stuttgart

Auch als E-Book erhältlich

Geleitwort zur 2. Auflage

Vor mehr als hundert Jahren gab S. Freud seinen kühnen Versuch auf, eine neurowissenschaftliche Fundierung seiner Theorie des Seelenlebens zu konstruieren. Für ein halbes Jahrhundert gab es keine Brücke zwischen den Welten der Seele und des Körpers. Dann wurden einige kühne Versuche unternommen, konzeptuelle Brücken wieder zu schlagen, die jedoch mangels empirischer Fundierung eher dem Bereich Esoterik zuzuordnen waren. Erst die Veröffentlichung des späteren Nobelpreisträgers E. Kandel aus dem Jahre 1979 »Psychotherapy and the single synapse. The impact of psychiatric thought on neurobiologic research« im renommierten New England Journal of Medicine lässt sich im Nachhinein als erstes deutliches Signal einer Wiederanknüpfung der Beziehung zwischen Körper und Psyche deuten.

Seitdem erleben wir einen wachsenden Brückenschlag von Theorien und Fakten zur Beziehung zwischen Körper und Seele. Wie macht das Gehirn die Seele?, fragt der Neurobiologe Gerhard Roth; und doch kann man ebenso gut mit dem Neurobiologen Manfred Spitzer fragen, wie prägt die Seele das Gehirn!

Das Werk »Psychoneuroimmunologie und Psychotherapie« – von renommierten Experten verfasst – illustriert umfassend den intensiven Diskurs zwischen dem neuroimmunologischen Subsystem des Körpers und dem handlungswissenschaftlichen Verfahren der Psychotherapie. Für die vielfältigen Formen psychotherapeutischer Einwirkungsmöglichkeiten liefert dieses Buch bedeutsame Hinweise, um besser zu verstehen, warum die personengebundene Tätigkeit in der Medizin heilsam sein kann. So wie Psychotherapie eine grundlagenwissenschaftliche Fundierung in Kommunikationstheorie, Sprachwissenschaft und Sozialwissenschaft benötigt, muss ihr auch eine Fundierung in körpernahen Prozessen zugrunde liegen. Für die gegenwärtige Situation lässt sich ein Bogen von der molekularen Psychologie bis zur Verarbeitung von Traumata spannen; an dieser Schnittstelle sorgen die neuen Erkenntnisse der Psychoneuroimmunologie für tragfähige Verbindungen. Für die von dem bedeutenden US-Psychosomatiker G. L. Engels inaugurierte Programmatik einer bio-psycho-sozialen Medizin werden hierdurch wertvolle Hinweise und Befunde geliefert.

Das vorliegende Werk kritisiert insbesondere die allzu oft vorzufindende Verkürzung des Feldes »Psycho-Neuro-Immunologie« um die psychologischen Aspekte. Mit der Betonung dieser Anteile ist auch ein Ringen um neuartige Forschungsansätze verbunden, die der Komplexität seelischer Prozesse gerecht werden. Damit wird der Psychoneuroimmunologie eine große Bandbreite für fast alle Bereiche der Medizin eröffnet.

Deshalb ist auch dieser 2. Auflage wieder eine weite Verbreitung zu wünschen.

Prof. Dr. med. Dr. phil. Horst Kächele
International Psychoanalytic University,
Berlin

Geleitworte zur 1. Auflage

Als ich Medizin studierte, war das Fach Immunologie eine hochspezialisierte Disziplin, die sich mit Meerschweinchen, Transfusionsreaktionen und obskuren Krankheitsbildern beschäftigte. In der Regel sich selbst überlassen, fristete sie ihr Dasein in der Schmuddelecke des Grundlagenforschungsgebäudes, ohne übermäßiges Interesse aufseiten der Studenten zu erregen, die sich zur damaligen Zeit in drei Gruppen aufteilten: die Biochemiker, die Unternehmer und die Barfuß-Ärzte.

In den darauffolgenden vier Jahrzehnten hat die Immunologie nicht nur sich selbst als Disziplin, sondern auch den gesamten Bereich der Medizin von Grund auf verändert. Mittlerweile sind wir alle »halbe Immunologen«. Nahezu jeder Erkrankung – nicht nur Infektions- oder Immunkrankheiten, sondern auch Arteriosklerose, Krebs und Depression – können immunologische Einflussfaktoren zugeschrieben werden.

Die bahnbrechenden Arbeiten von George Solomon und Robert Ader konfrontierten uns mit der überraschenden Tatsache, dass es sich beim Immunsystem um ein Sinnessystem handelt, fähig wahrzunehmen, zu kommunizieren und zu handeln. Diese Beobachtungen machten den Weg frei für die Entwicklung neuer Forschungsfelder, wie wir sie heute unter der Bezeichnung Psychoneuroimmunologie oder Neuroimmunologie kennen. Die in diesem Bereich entwickelten Ansätze zur Grundlagen- und experimentellen Forschung sind recht erfolgreich. Ihre Studienergebnisse werden regelmäßig in den angesehensten Fachzeitschriften veröffentlicht, während gleichzeitig neue Journale gegründet wurden, die sich ausschließlich diesem Forschungsbereich widmen. Die Entwicklung von Therapiestudien nahm etwas mehr Zeit in Anspruch als experimentelle Studien, eine natürliche Phase in dieser so neuen Forschungsrichtung. Nichtsdestotrotz werden in psychologischen oder pharmakologischen Interventionsstudien Immunvariablen zunehmend mitberücksichtigt, entweder als primäre oder als sekundäre Endpunkte der Therapieevaluation.

Der vorliegende Band ist ein einzigartiges Buch, das eine Gruppe von internationalen Forschern zusammengebracht hat, um die vielen verschiedenen Themenstränge in der Psychoneuroimmunologie zu erörtern. Beginnend mit den biologischen Grundlagen der Immunologie zeigt es auf, wie diese Erkenntnisse Anwendung in experimentell-psychologischen Studien und klinisch-therapeutischen Interventionen fanden. Vom Augenblick der Empfängnis bis zum Moment des Todes folgt unser Leben einer Reihe von immunologischen Schritten – Zellen erkennen sich und verschmelzen, oder aber reagieren mit Zurückweisung und gegenseitiger Zerstörung. Zwischen diesen beiden

Markierungspunkten des Lebens vergeht Zeit – Lernen, Erfahrung und Wachstum. Das vorliegende Buch beschreibt anschaulich wie Verhalten und Emotionen immunologische Funktionen gleichsam pädagogisch anleiten. Und es zeigt umgekehrt auf, wie stark der Einfluss immunologischer Faktoren auf unser Denken und Fühlen ist.

Prof. Joel E. Dimsdale, M.D.
Department of Psychiatry, University of California San Diego (UCSD)

Mit dem Thema Psychoneuroimmunologie und Psychotherapie beschreitet das Buch wissenschaftliches Neuland und bewegt sich gleichzeitig in einem Gebiet, das uns durch unser Alltagswissen wohl bekannt ist: *Mens sana in corpore sano* und umgekehrt. Galt noch vor zwei, drei Jahrzehnten für die meisten Immunologen das Immunsystem als ein in sich reguliertes und geschlossenes System, so hat das Fachgebiet der Psychoneuroimmunologie, ein Feld das Solomon 1964 mit dem Begriff der Psychoimmunologie prägte, Türen und Tore geöffnet. Dennoch dauerte es noch Jahre, bis sich diese interdisziplinären Ergebnisse der Psychoneuroimmunologie in der klinischen Medizin etablieren konnten.

Wenn wir nun nicht nur aufgrund unseres Alltagswissens, sondern aufgrund der vielen Untersuchungen, empirisch hinreichende Erkenntnisse zur bidirektionalen Verbindung von Gehirn (Nervensystem), Immunsystem und endokrinem System (und den anderen Systemen des Körpers selbstverständlich auch) besitzen, so erwächst die zwingende Frage, welche psychosozialen Bedingungen das Immunsystem nicht nur beeinträchtigen, sondern vielmehr fördern und stärken können. Also die Frage: Welche psychotherapeutischen Möglichkeiten und welches Wissen haben wir, um Immunfunktionen zu optimieren? Gilt es einfach nur sich »wohl zu fühlen«, damit das Immunsystem sich wohl fühlt? Sind Visualisierungen von Immunzellen hilfreich in der Aktivierung von Immunantworten? Oder geht es vielmehr – wie in den meisten psychotherapeutischen Ansätzen – um die Beseitigung von Konflikten und Hemmungen (auch körperlichen)? Ist es nur die tiefe Entspannung (bis zur Hypnose), in der die Immunaktivität positiv beeinflusst wird? Oder sollten wir eigentlich nur mehr Musik hören? Viele Fragen, die die Beiträge dieses Buches aufnehmen und auf die sie erste Antworten geben. Betreten wir Neuland, ist vieles unsicher und gewagt, man kann sich verirren, in Sackgassen landen, aber erst mit dem systematischen Vordringen und Erforschen gewinnen wir Überblick und Wissen. In diesem Sinne sind die in dem Buch gesammelten Beiträge wichtige Bausteine auf diesem Wege.

Univ.-Prof. Dr. med. Gerhard Schüßler
Universitätsklinik für Medizinische Psychologie, Innsbruck

Vorwort zur 2. Auflage

Das biomedizinische Paradigma ist Segen und Fluch zugleich. Die moderne Biomedizin ist als Akutmedizin in den letzten Jahrzehnten zu wahren Höhenflügen aufgestiegen. Der technische Fortschritt in der Medizin eröffnete dem Menschen zahlreiche neue Möglichkeiten, etwa in der Intensiv-, Transplantations- und Reproduktionsmedizin, und brachte noch viele weitere Errungenschaften mit sich wie die Dialysebehandlung, die künstliche Ernährung, die Reanimation oder die antibiotische Therapie. Auf all das kann der Forscher und Arzt zu Recht stolz sein, und der Patient fühlt sich, ebenfalls zu Recht, in guten Händen. Solche Fortschritte wurden unter anderem möglich, weil die Medizin den Menschen als Maschine sehen konnte, abgekoppelt von seiner sozialen Umwelt, statisch, subjektlos und ohne Leben.

Wehe aber, wenn eben jenes biomedizinische Paradigma, das in der Akutmedizin so erfolgreich ist, im Bereich der chronischen Erkrankungen zur Anwendung kommt. Dann wird eine Medizin, die eben noch Sensationserfolge feierte, zum Desaster. Denn chronische Krankheiten wie Autoimmunerkrankungen, Krebs, Schmerzsyndrome, Depression und viele andere mehr entstehen – wie auch die 2. Auflage von »Psychoneuroimmunologie und Psychotherapie« eindrucksvoll belegt – in der Beziehungswelt einer Person, werden dort aufrechterhalten und können daher auch nur dort angemessen diagnostiziert und behandelt werden: Psychoneuroimmunologie und Psychotherapie sind daher zentrale Aspekte eines längst überfällig gewordenen Paradigmenwechsels in einer Medizin, die den Menschen wie eine Maschine und die Klinik wie eine Reparaturwerkstätte mit direkter Anbindung an die Industrie sieht. Sehr passend dazu folgender Dialog, von dem mir eine Patientin mit Polyarthritis kürzlich in einem psychosomatisch-psychotherapeutischen Erstgespräch berichtete. Oberarzt für Rheumatologie zu seinen beiden Assistenzärzten: »Da gehe ich mit der Patientin durch den gesamten Supermarkt der modernen Medizin und Biomedizin und sie will nichts.« Patientin: »Ich möchte schon etwas, aber das haben Sie nicht im Angebot.«

Dieses Buch ist – und das trotz seines sperrigen Titels – ein Erfolg geworden, weil es mittlerweile eine Reihe von Ärzten und Patienten gibt, die nicht mehr tatenlos zusehen möchten, wie ihre Medizin dort versagt, wo es um den Menschen geht, um Kultur, Beziehung, Prozesse, Bedeutung – kurz: um unser Leben. Und es gibt eine Reihe von Wissenschaftlern, die das ähnlich sehen und sich viel Mühe gegeben haben, einen entscheidenden Beitrag zum Gelingen des vorliegenden Bandes zu leisten. Ihnen und den vielen anderen Machern dieser 2. Auflage, allen voran dem Verlag, gilt erneut mein besonderer Dank.

Innsbruck, im Frühjahr 2015

Christian Schubert

Anschriften der Autoren

Djordje Atanackovic, M.D.
University of Utah
Huntsman Cancer Institute
Multiple Myeloma Program &
Cancer Immunotherapy
2000 Circle of Hope Drive, Room 4265
Salt Lake City, UT 84112-5550, USA
Djordje.Atanackovic@hci.utah.edu

Prof. Massimo Biondi, M.D.
Sapienza Università di Roma
Dipartimento di Neurologia e Psichiatria
Viale dell'Università 30, I-00185 Roma
massimo.biondi@uniroma1.it

Prof. Dr. rer. nat. Stephan Bongard
Goethe-Universität Frankfurt am Main
Institut für Psychologie
Abteilung Differentielle Psychologie und
Psychologische Diagnostik
Theodor-W.-Adorno-Platz 6 – PEG,
D-60629 Frankfurt am Main
bongard@psych.uni-frankfurt.de

Prof. Brian C. Broom, M.B.Ch.B., F.R.A.C.P., M.Sc. (Imm.), M.N.Z.A.P.
Auckland University of Technology
Department of Psychotherapy
90 Akoranga Drive
Northcote, Auckland, New Zealand
bandabroom@xtra.co.nz

Univ.-Prof. Dr. biol. hum. Dipl.-Psych. Anna Buchheim
Universität Innsbruck
Institut für Psychologie
Klinische Psychologie II
Innrain 52, A-6020 Innsbruck
anna.buchheim@uibk.ac.at

Prof. em. Dr. med. Hans Christian Deter
Charité Universitätsmedizin
Campus Benjamin Franklin
Medizinische Klinik mit Schwerpunkt
Psychosomatik
Hindenburgdamm 30, D-12200 Berlin
deter@charite.de

Mag. rer. nat. Dr. rer. nat. Silvia Exenberger
Medizinische Universität Innsbruck
Department für Psychiatrie und Psychotherapie
Klinik für Medizinische Psychologie
Speckbacherstr. 23, A-6020 Innsbruck
Silvia.Exenberger-Vanham@i-med.ac.at

Dipl.-Psych. Fenne große Deters
University of Arizona
Department of Psychology
1503 E University Boulevard
Tucson, Arizona 85716, USA
fgdeters@email.arizona.edu

Prof. Howard R. Hall, Ph.D., Psy.D., B.C.B.
Rainbow Babies and Children's Hospital
Case Medical Center
Division of Developmental/Behavioral
Pediatrics and Psychology
10524 Euclid Avenue Suite 3150
Cleveland, OH 44106-6038, USA
howard.hall@uhhospitals.org

Prof. Dr. rer. nat. Uwe an der Heiden
Private Universität Witten-Herdecke GmbH
Institut für Mathematik und
Theorie komplexer Systeme
Alfred-Herrhausen-Str. 50, D-58448 Witten
adheiden@uni-wh.de

Dr. rer. nat. Andrea B. Horn
Universität Zürich
Psychopathologie und Klinische Intervention
Binzmühlestr. 14/17, CH-8050 Zürich
andrea.horn@psychologie.uzh.ch

Shamini Jain, Ph.D.
University of California, Los Angeles
Division of Cancer Prevention and
Control Research
650 Charles E. Young Drive South
Los Angeles, CA 90095, USA
shaminijain@ucla.edu

Dr. rer. nat. Florian Juen
Universität Innsbruck
Institut für Psychologie
Innrain 52, A-6020 Innsbruck
florian.juen@uibk.ac.at

Univ.-Prof. Dr. phil. Gunter Kreutz
Carl von Ossietzky Universität Oldenburg
Institut für Musik
Ammerländer Heerstr. 114–118,
D-26129 Oldenburg
gunter.kreutz@uni-oldenburg.de

Prof. William B. Malarkey, M.D.
The Ohio State University College of
Medicine
2115 G Davis Medical Clinic
480 Medical Center Drive
Columbus, OH 43210, USA
william.malarkey@osumc.edu

Dr. rer. nat. Herbert Mayer
Private Universität Witten-Herdecke GmbH
Institut für Mathematik und
Theorie komplexer Systeme
Alfred-Herrhausen-Str. 50, D-58448 Witten
herbert.mayer@uni-wh.de

Matthias R. Mehl, Ph.D.
University of Arizona
Department of Psychology
1503 E University Boulevard
Tucson, Arizona 85716, USA
mehl@email.arizona.edu

Prof. Paul J. Mills, Ph.D.
University of California, San Diego
UCSD Medical Center
Department of Psychiatry
200 West Arbor Drive
San Diego, CA 92103-0804, USA
pmills@ucsd.edu

Dr. med. Bernd Niggemann
Private Universität Witten-Herdecke GmbH
Institut für Immunologie und
Experimentelle Onkologie
Alfred-Herrhausen-Str. 50, D-58448 Witten
niggemann@uni-wh.de

Prof. Dr. med. Dr. phil. Georg Northoff, F.R.C.P.C.
University of Ottawa
Institute of Mental Health Research
1145 Carling Avenue
Ottawa, ON K1Z 7K4, Canada
georg.northoff@rohcg.on.ca

Prof. Karen Olness, M.D., F.A.A.P., A.B.M.H.
Case Western Reserve University
11100 Euclid Avenue
Cleveland, OH 44106-6046, USA
karen.olness@case.edu

Angelo Picardi, M.D.
Istituto Superiore di Sanità
Centro Nazionale di Epidemiologia,
Sorveglianza e Promozione della Salute
Reparto Salute Mentale
Viale Regina Elena 299, I-00161 Roma
angelo.picardi@iss.it

Dipl.-Psych. Cynthia Quiroga Murcia
Goethe-Universität Frankfurt am Main
Institut für Psychologie
Abteilung Differentielle Psychologie und Psychologische Diagnostik
Theodor-W.-Adorno-Platz 6 – PEG,
D-60629 Frankfurt am Main
cynthia.quiroga@web.de

Prof. Thomas Rutledge, Ph.D., A.B.P.P.
University of California, San Diego
Psychology Service (116B)
VA San Diego Healthcare System
3350 La Jolla Village Drive
San Diego, CA 92161, USA
thomas.rutledge@med.va.gov

Univ.-Prof. Dr. phil. Günter Schiepek
Christian-Doppler-Universitätsklinikum
Paracelsus Medizinische Privatuniversität
Institut für Synergetik und Psychotherapieforschung
Strubergasse 21, A-5020 Salzburg
guenter.schiepek@pmu.ac.at

Prof. Dr. med. Dr. rer. nat. M.Sc. Christian Schubert
Medizinische Universität Innsbruck
Department für Psychiatrie und Psychotherapie
Klinik für Medizinische Psychologie
Schöpfstr. 23 a, A-6020 Innsbruck
christian.schubert@i-med.ac.at

Prof. Suzanne C. Segerstrom, Ph.D.
University of Kentucky
Department of Psychology
115 Kastle Hall
Lexington, KY 40506-0044, USA
scsege0@uky.edu

Lise Solberg Nes, Ph.D.
Mayo Clinic
Department of Psychiatry and Psychology
200 First street SW
Rochester, MN 55901, USA
solbergnes@msn.com

Prof. Dr. rer. nat. Ursula Stockhorst
Universität Osnabrück
Institut für Psychologie, Allgemeine Psychologie II und Biologische Psychologie
Seminarstr. 20, D-49074 Osnabrück
ursula.stockhorst@uni-osnabrueck.de

Joseph R. Tafur, Ph.D.
University of California, San Diego
Department of Psychiatry
La Jolla, CA 92093, USA
joetafur@gmail.com

Emanuele Tarolla, M.D.
Istituto Superiore di Sanità
Centro Nazionale di Epidemiologia
Sorveglianza e Promozione della Salute
Reparto Salute Mentale
Viale Regina Elena 299, I-00161 Roma
psichiatria.strategico@iss.it

Lorenzo Tarsitani, M.D., Ph.D.
Sapienza Università di Roma
Dipartimento di Neurologia e Psichiatria
Viale dell'Università 30, I-00185 Roma
lorenzo.tarsitani@uniroma1.it

Priv.-Doz. Dr. med. Cora Stefanie Weber
Charité Universitätsmedizin
Campus Benjamin Franklin
Medizinische Klinik mit Schwerpunkt
Psychosomatik
Stressphysiologisches Labor
Hindenburgdamm 30, D-12200 Berlin
und
Park-Klinik Sophie Charlotte
Fachbereich Psychosomatik
Heubnerweg 2 a, D-14059 Berlin
cora.weber@charite.de

Univ.-Prof. Dr. mult. Kurt S. Zänker
Private Universität Witten-Herdecke GmbH
Institut für Immunologie und
Experimentelle Onkologie
Stockumerstr. 10, D-58448 Witten
kurt.zaenker@uni-wh.de

Inhalt

Grundlagen

Experimentelle Aspekte

Klinische Aspekte

Thematische und methodische Besonderheiten des Forschungsbereichs

Einführung

Christian Schubert

»Wie ich gelesen habe, wird im Juni 2010 Ihr Buch zur Psychoneuroimmunologie erscheinen. Da Sie aus der Klinik für Medizinische Psychologie kommen, ist meine Frage, ob sich Ihr Buch mehr mit den somatischen Grundlagen der Neuroimmunologie beschäftigt, mit zentralen und peripheren Grundlagen der Verschaltungen im Sinne neuroimmunologischer Interaktionen (die einschlägige Literatur verliert sich hier oft in Details ohne die Gesamtmechanismen im Auge zu behalten) oder ob es mehr psychologisch orientiert ist, mit Schwerpunkt auf der psychologisch-therapeutischen Beeinflussbarkeit der Steuerung der übergeordneten Zentren. Mit anderen Worten, ist es eher physiologisch oder psychologisch geprägt?«

Dr. med. Rainer Ebid,
Taufkirchen bei München

Beides, gleichberechtigt, ließe sich kurz und bündig entgegnen. Doch solch eine Antwort würde den profunden Überlegungen des Autors dieser E-Mail zur ersten Auflage dieses Buches nicht gerecht werden. Denn die beiden Proponenten dieses Buches, Psychoneuroimmunologie (PNI) und Psychotherapie, besitzen durch den weiten, interdisziplinären Bogen, den sie wissenschaftlich spannen, vom Molekularen zum Sozialen und darüber hinaus, deutlich mehr akademisches Störpotenzial und, damit verbunden, klinisches Innovationspotenzial. Im Folgenden soll dies vor dem Hintergrund unterschiedlicher in der Literatur bestehender Definitionen von PNI und der geschichtlichen Entwicklung dieser noch so jungen Wissenschaftsdisziplin kritisch dargelegt werden.

Paradigmenkonflikt in der derzeitigen PNI

In der PNI prallen gegenwärtig zwei Paradigmen aufeinander:

- das in der Medizin vorherrschende biomedizinische Maschinenkonzept als Erklärungsmodell für Lebensvorgänge und den Umgang mit Krankheit und Gesundheit, dessen erkenntnistheoretische Grundpositionen der Reduktionismus (Erklärbarkeit komplexer biologischer Phänomene durch kleinste isolierbare Komponenten mithilfe der Chemie und Physik) und der Dualismus (Unabhängigkeit von Körper und Psyche) sind
- das bio-psycho-soziale Paradigma, das entsprechend der Systemtheorie davon ausgeht, dass die Natur ein hierarchisch angeordnetes Kontinuum von miteinander in Wechselwirkung stehenden, immer komplexer werdenden und auseinander hervorgehenden (emergierenden) Systemen darstellt (v. Bertalanffy 1968; Engel 1977, 1980), und wo lebende Systeme nicht einfach passiv auf Umgebungsreize reagieren, sondern im Sinne der (Bio-)Semiotik Interpretanten ihrer Umwelt sind, die Umweltreizen je nach eigenem Funktionszustand aktiv Bedeutung zuweisen (v. Uexküll u. Wesiack 1996; Adler 2009)

Definitionen der Psychoneuroimmunologie

Schon in den verschiedenen in der deutschsprachigen Literatur angeführten Definitionen der PNI wird die Zugehörigkeit zu den **unterschiedlichen Paradigmen** deutlich – je nachdem, welche Bedeutung, im doppelten Sinne des Wortes, PNI-Forscher der psychischen und der psychosozialen Dimension in ihrer jeweils spezifischen Form, also dem »P« in PNI beimessen. Gängige Definitionen der PNI, auf denen auch ein Großteil der aktuellen Forschungsarbeiten zur PNI[1] basiert, führen »P« erst gar nicht an: »*Wie der Name des Forschungsbereiches bereits nahelegt, befaßt sich die PNI mit wechselseitigen Interaktionen zwischen dem Zentralnervensystem und dem Immunsystem*« (Hennig 1998, S. VII) und »*die Psychoneuroimmunologie befaßt sich mit den Wechselwirkungen zwischen dem Nervensystem, dem Hormonsystem und dem Immunsystem*« (Schedlowski u. Tewes 1996, S. VII). In diesen Definitionen wird Psychisches – was übrigens häufig auch in anderen Bereichen der aktuell boomenden Neurowissenschaften geschieht (z. B. Kandel 1998; Grawe 2004) – zum Epiphänomen von Nervenaktivität reduziert. Dies zeigt sich häufig im Fehlen einer methodisch angemessenen Berücksichtigung von psychosozialen Einflüssen auf die untersuchte Person vor und während der Untersuchung, der Mensch wird von der psychosozialen Realität wie isoliert gesehen. Wozu diese Entitäten auch integrieren? Wer meint, Psychisches und sogar Soziales beruhe auf kleinsten molekularen Einheiten (Reduktionismus), und wer zudem davon ausgeht, dass »subjektiv« unwissenschaftlich sei (Dualismus), der kann in der Beziehungsanalyse keinen Mehrwert für sein wissenschaftliches Tun sehen. Solche Ansichten sind wesentliche Charakteristika des biomedizinischen Paradigmas.

Deutlich weniger Vertreter der PNI sehen sich demgegenüber nicht nur auf dem physiologischen Level forschend, sondern betonen die Verbundenheit der PNI auch mit anderen wissenschaftlichen Denk- und Forschungssystemen: »*Im weiteren Sinne geht es um die Einbeziehung der Umwelt, wie sich etwa psychosoziale Stimuli (Trauer, Bedrohungen, Prüfungen etc.) in diesen Körpersystemen und schließlich im Immunsystem abbilden*« (Kropiunigg 1990, S. X). Und eine Beschreibung der PNI von Kurt Zänker, einem der Autoren dieses Buches, liest sich im Gegensatz zu den eingangs genannten biomedizinisch orientierten Definitionen dem bio-psycho-sozialen Paradigma zugehörig: »*Der neue Forschungsansatz der Psychoneuroimmunologie greift aber noch eine andere, weiterreichende Entwicklung auf. Wissenschaftler aus den Gebieten der Humanmedizin, der Psychologie und Sprachforschung, der Informatik und modellbildenden Mathematik, der Neurobiologie und der Philosophie haben nämlich erkannt, daß sie vielfach ganz ähnliche integrative Fragen stellen – vor allem, wenn es um physiologische Steuerungsmechanismen, die Natur des Menschen und das Zusammenspiel von Geist, Gefühl und Körper geht*« (Zänker 1991, S. 19 ff.).

---

1 Das Standardwerk der PNI von Ader (2007) heißt »*Psychoneuroimmunology*« und befindet sich mittlerweile in der **vierten** Auflage. Im englischen Sprachraum werden weiterhin PNI-Studien vor allem in *Brain, Behavior, and Immunity*, *Psychoneuroendocrinology*, *Psychosomatic Medicine*, *Health Psychology*, *Neuroimmunomodulation* und *Journal of Neuroimmunology* veröffentlicht. Deutschsprachige Publikationsorgane von PNI-Studien sind die *Zeitschrift für Psychosomatische Medizin und Psychotherapie* sowie *Psychotherapie, Psychosomatik und medizinische Psychologie*.

Problemgeschichte der Psychoneuroimmunologie

Mit der Darstellung so unterschiedlicher Definitionen und Sichtweisen zur PNI wird bereits deutlich, dass es selbst innerhalb der PNI ganz unterschiedliche Auffassungen über den Erkenntnisanspruch dieser so jungen Forschungsdisziplin gibt. Dabei überwiegt in der derzeitigen PNI-Forschung ganz klar der biomechanisch-reduktionistische Zugang und man fragt sich bei der Mehrzahl der aktuellen Forschungsarbeiten in der PNI in der Tat, wo das »P« in PNI verblieben ist (Schubert 1998). Es steht aber auch außer Frage, dass es der biomedizinisch orientierten PNI-Forschung hinsichtlich ihrer bisherigen Errungenschaften und Visionen nicht gerecht werden würde, würde man nur auf ihre reduktionistischen und dualistischen Tendenzen verweisen. Denn dass manche der bisher in der PNI erzielten Ergebnisse auch als Ausdruck einer grundlegend anderen Sichtweise in der Medizin gesehen werden können, soll ein kurzer historischer Abriss der PNI untermauern. Dabei zeigt sich, dass keine Studie für sich alleine genommen für die Entstehung der PNI verantwortlich war, sondern die systematische neuroimmunologische Grundlagenforschung in den 1970er-Jahren, die ganz offensichtlich »*the right stuff at the right time*« war, wie Robert Ader, den man gemeinhin als Gründervater der PNI ansieht, in einem historischen Überblick zur PNI anführt (Ader 1995). Einige wesentliche Entdeckungen sollten hier trotzdem hervorgehoben werden, weil sie zeigen, wie erheblich die PNI das damalige Verständnis der einzelnen Subsysteme des Organismus, über deren Zusammenwirken und über die Wechselwirkung des Organismus mit psychischen und psychosozialen Faktoren veränderte.

Neuroimmunologische Konstrukte der Vernetzung

Lange Zeit galt es wie in Stein gemeißelt, dass die verschiedenen Subsysteme des Organismus, allen voran Nervensystem, Hormonsystem und Immunsystem, weitgehend **unabhängig** voneinander operieren würden – auch dies ein typisches Zeichen für das Vorherrschen des biomedizinischen Paradigmas.[2] Anfang der 1970er-Jahre wurde jedoch in ersten systematischen Tierexperimenten nachgewiesen, dass dies definitiv nicht so ist. Hinsichtlich der Verbindungen zwischen Hormon- und Immunsystem war zu dieser Zeit nur bekannt, dass die Nebennierenrinde über die Ausschüttung von Cortisol die Immunaktivität hemmen kann (Hench et al. 1949). Was der physiologische Zweck dieser immunsuppressiven Wirkung war, blieb unklar.

Hugo O. Besedovsky konnte mit seinen Mitarbeitern in Tierversuchen erstmals nachweisen, dass die Stimulierung des Immunsystems durch Antigene zu peripheren Anstiegen von Corticosteron (Cortisoläquivalent bei Nagern) führte, was darauf hinwies, dass das Immunsystem fähig war, zentrale neuroendokrine Strukturen wie die Hypothalamus-Hypophysen-Nebennierenrinden(HPA)-Achse zu aktivieren (Besedovsky et al. 1975). In der Tat zeigten Folgeexperimente, dass parallel zur Antikörperbildung eine erhöhte Nervenaktivität im ventromedialen Hypothalamus zu verzeichnen war (Besedovsky

2 Robert Ader schreibt hierzu im Vorwort zur vierten Auflage von *Psychoneuroimmunology*: »*Today, still, the business of science [...] takes place within disciplinary boundaries that represent the disassembled parts of natural phenomena. This is not a representation of nature. It is an expedience that reflects our own intellectual limitations*« (Ader 2007).

et al. 1977). In den folgenden Jahren wurde dann immer deutlicher, dass die Aktivierung der HPA-Achse durch das Immunsystem Teil eines homöostatischen Regelkreises ist, eines **»immunoneuroendokrinen Netzwerks«**, dessen funktionaler Sinn es ist, Immunanstiege, die z. B. durch pathogene Erreger hervorgerufen werden, wieder herunterzuregulieren, um immunbedingte Schädigungen des Organismus und das Auftreten von Erkrankungen mit hyperimmuner Beteiligung (z. B. Autoimmunerkrankungen) zu vermeiden (Besedovsky u. del Rey 1991).

Das Immunsystem erwies sich also als ein rezeptorisches Sinnesorgan, das das Gehirn von der Existenz von Nicht-Selbst bzw. von verändertem Selbst zu informieren imstande war (Besedovsky et al. 1983). Damit steht das Immunsystem als eine Art sechster Sinn (Blalock u. Smith 2007) in einer Reihe mit den anderen Sinnessystemen (auditiv, visuell, olfaktorisch, gustatorisch, haptisch-taktil), über die der Organismus ebenfalls mit der Umwelt verbunden ist und die ebenfalls dessen Stresssystem zu aktivieren vermögen.

Darüber hinaus war in diesem Zusammenhang für das Konzept der PNI die Erkenntnis entscheidend, dass neuronale Strukturen imstande waren, **Rezeptoren für Immunzellen** an ihrer Oberfläche zu exprimieren (Cunningham et al. 1992; Parnet et al. 1993). Nervenzellen schienen also die Botschaft der Immunzellen zu »verstehen« und entsprechend auf diese Botschaft mit veränderter Nervenaktivität antworten zu können. Konnten sie aber auch die »Sprache« der Immunzellen sprechen? Waren also Nervenzellen fähig, Zytokine freizusetzen, und Immunzellen Neurotransmitter und neuroendokrine Peptide? Edwin J. Blalock wies etwa zeitgleich zu den Studien Besedovkys nach, dass Interferon (IFN) – ein Zytokin, das zur damaligen Zeit noch ausschließlich mit der Aktivität von Immunzellen assoziiert war – fähig war, hormonelle Aktivität zu zeigen, indem es die Nebenniere zur Freisetzung von Cortisol veranlasste (Blalock u. Harp 1981). IFN wirkte also wie adrenocorticotropes Hormon (ACTH). Zunächst ging man daher davon aus, dass IFN ACTH-ähnliche Gensequenzen besitzen müsse, was sich beim Klonieren von IFN aber nicht bewahrheitete (Smith u. Blalock 1981). Überraschenderweise fand man aber heraus, dass Überstände von Nährmedien, in denen humane Lymphozyten gemeinsam mit IFN kultiviert wurden, ACTH und Endorphine beinhalteten, neuroendokrine Peptide also in der Tat von Immunzellen gebildet werden konnten (Smith u. Blalock 1981).

Dies war der Auftakt für eine Reihe von Folgeuntersuchungen, die gesamt gesehen zur Einsicht führten, dass sich die verschiedenen Subsysteme des Organismus, allen voran Nerven-, Hormon- und Immunsystem, über die Freisetzung von Neurotransmittern, Neuropeptiden, Zytokinen und Hormonen in einer »gemeinsamen biochemischen Sprache« verständigen konnten (Blalock 1994).

Psychoneuroimmunologie und Immunoneuropsychologie

Diese in den 1970er-Jahren geschaffenen neuartigen, systemischen Erkenntnisse der Neuroimmunologie wurden oftmals angezweifelt und bekämpft, da sie dem Dogma vom **unabhängigen Funktionieren der Systeme** fundamental widersprachen. Sie ebneten aber letztlich den Weg dafür, dass nachfolgende Ergebnisse, die nun noch einen Schritt weiter gingen und den Zusammenhang zwischen »P« und »NI« betrafen, von der *scientific community* überhaupt als möglich und denkbar angesehen werden konnten. Robert Ader meinte, dass ihm seine Unkenntnis über das damals vorherrschende Dogma half, seinen für die PNI so entscheidenden Ergebnissen, die in der Zeitschrift *Psychosomatic Medicine* veröffentlicht wurden, intellektuell unbefangen gegenüberzutreten: »*As a psychologist, I was unaware that there were no connections between the brain and the immune system. Therefore, I was free to make up any story I wanted in an attempt to explain this orderly relationship*« (Ader 1995, S. 6).

Mit »*orderly relationship*« meinte er den Umstand, dass Ratten, die zuvor ein sogenanntes **konditioniertes Geschmacksaversions-Training** absolvierten, in welchem Cyclophosphamid, ein starkes Zytostatikum (unkonditionierter Stimulus), mit einer Saccharinlösung (konditionierter Stimulus) gekoppelt wurde, bei erneutem Kontakt mit dem konditionierten Stimulus unverhältnismäßig oft und in Dosisabhängigkeit starben, ohne jemals wieder mit der toxischen Substanz, dem unkonditionierten Stimulus, in Berührung gekommen zu sein. In Nachfolgeexperimenten konnte gezeigt werden, dass das Geschmacksaversions-Training zu einer Immunkonditionierung geführt hatte und jedes Mal, wenn die Tiere erneut mit der an sich harmlosen Saccharinlösung konfrontiert wurden, eine, mitunter lebensgefährliche, Immunsuppression (konditionierte Reaktion) folgte. Das Immunsystem der Tiere hatte gelernt, die toxisch-immunsuppressive Wirkung des Cyclophosphamids mit der Saccharinlösung zu verknüpfen (Ader u. Cohen 1975). Die besondere Bedeutung ihrer Ergebnisse für die Psychosomatik kommentierten Ader und Cohen daraufhin wie folgt: »*Such data ... suggest a mechanism that may be involved in the complex pathogenesis of psychosomatic disease and bear eloquent witness to the principle of a very basic integration of biologic and psychologic function*« (Ader u. Cohen 1975, S. 339).

Obwohl als Pionierarbeit der PNI gefeiert, ist es wichtig darauf hinzuweisen, dass bereits Jahre und Jahrzehnte zuvor Tier- und Humanstudien veröffentlicht wurden, in denen eine Verbindung zwischen psychischen Faktoren und Immunaktivität untersucht wurde.

Diese Studien wurden aber noch in einer Zeit publiziert, in der keine Verbindung zwischen Nerven- und Immunsystem denkbar war und die es im Vergleich zu Konditionierungsexperimenten aufgrund der psychologisch weniger mechanistischen Interventionsform noch schwerer gehabt haben dürften von der *scientific community* akzeptiert zu werden. Hierzu gehört z. B. eine **Hypnosestudie** von Fry und Mitarbeitern, die bereits in den 1960er-Jahren zeigte, dass die Schwielengröße in Reaktion auf eine antigene Testung bei in Hypnose geübten Allergikern mit entsprechender Suggestion signifikant geringer ausgeprägt war als bei Patienten, die nicht in Hypnose geübt waren (Fry et al. 1964).

Ein weiterer wesentlicher Erkenntnisgewinn zum komplexen Zusammenwirken immunologischer und psychologischer Faktoren wurde Ende der 1980er-Jahre wiederum von der Grundlagenforschung erzielt, die zeigen konnte, dass nicht nur psychische Faktoren Immunfunktionen beeinflussen können, sondern dass auch umgekehrt immunologische Aktivität in der Lage ist, Erleben und Verhalten zu verändern – diese »Immunoneuropsychologie« wurde besonders von Robert Dantzer geprägt (Tazi et al. 1988; Dantzer u. Kelley 2007). Dabei zeigte sich in einer Reihe von Tierversuchen und in experimentellen Studien an Krebs- und Hepatitis-C-Patienten mit Immuntherapie, dass **pro-inflammatorische Zytokine** über die Aktivierung zentraler hypothalamischer Kernstrukturen depressionsähnliche Beschwerden hervorrufen können, z. B.:

- Stimmungsveränderung
- Antriebs- und Interesseverminderung
- Libidoverlust
- Konzentrationsstörungen
- sozialen Rückzug
- Erschöpfung
- Appetitverlust
- Schlafstörungen

Dieses durch pro-inflammatorische Aktivität hervorgerufene neuropsychiatrisch-neurovegetative Beschwerdebild ging als *sickness behavior* in die PNI-Literatur ein (Dantzer u. Kelley 2007) und stellte die bis dato letzte grundlegende Erkenntnis zur Komplexität psychosomatischer Interaktionen dar. Heute geht man sogar so weit anzunehmen, dass das Gehirn ständig über körperliches Geschehen informiert wird und sich somit körperliche Aktivität und damit auch Krankheit dauernd im Erleben und Verhalten einer Person widerspiegeln (Mravec et al. 2008).

Fasst man heute die Erkenntnisse der letzten Jahrzehnte zum Zusammenwirken der Subsysteme des menschlichen Organismus modellhaft zusammen, so entspricht dies nur einer ersten vagen Vorstellung von deren tatsächlichem Komplexitätsausmaß. Die vielen verschiedenen Subsysteme und Systemkomponenten des Organismus dürften sich demnach jederzeit über ihre Funktionszustände informieren und, wenn nötig, wechselseitig beeinflussen.

Es ist zu vermuten, dass bei dieser Art der Kommunikation Transmittermoleküle nicht nur einzeln, sondern im Verband, genau genommen in Form von bestimmten Molekülmustern mit Zellrezeptoren interagieren (Blalock 1994). Entsprechend der Metapher der »gemeinsamen biochemischen Sprache« ließe sich sogar spekulieren, ob erst eine ganz bestimmte **Aufeinanderfolge** von Signalmolekülen mit einer Aktivitätsveränderung der Zelle einhergeht, so wie es auf psychosozialer Ebene auch in der gesprochenen Sprache einer sinnvollen Aneinanderreihung von Wörtern in einem Satz bedarf, um dem anderen eine Nachricht zu übermitteln (Schubert u. Schiepek 2003). Weiterhin würden biosemiotisch gesehen die einzelnen Zellen einer nicht mehr zu bewältigenden Flut von Informationen ausgesetzt sein, würden sie bloß passiv auf ankommende Reize reagieren und zwischen Ligand und Rezeptor die mechanischen Regeln von Stoß und Wirkung gelten (v. Uexküll u. Wesiack 1996). Eher kann davon ausgegangen werden, dass Zellen primär aktiv sind (v. Bertalanffy 1968) und es daher vom momentanen Funktionszustand der Zelle bzw. des Organsystems selbst abhängt, ob und wie sich ihre Aktivität durch ankommende Transmittermoleküle kohärent verändert. Lebende Systeme dürften also nicht mechanisch auf mechanische Einwirkungen reagieren, sondern auf Zeichen antworten, zu denen sie mechanische Einwirkungen codieren (Uexküll u. Wesiack 1996).

Primäre Aktivität oder momentaner Funktionszustand einer Zelle oder eines Organsystems können sich z. B. in variierenden Rezeptordichten, unterschiedlich aktiven intrazellulären Signaltransduktions-Kaskaden bis hin zu verschiedenen Zellkern-Aktivitäten manifestieren (Hoffmeyer 1996). Auch hier ist also eine Systemisomorphie (Gleichgestaltigkeit von Systemen [Köhler 1920; v.

Bertalanffy 1968]) zwischen biochemischer und psychosozialer Interaktion anzunehmen, denn die Bedeutungserteilung von Reizen, z. B. psychosozialen Reizen, durch eine Person dürfte je nach ihrer Bedürfnislage oder ihrem inneren Zustand unterschiedlich ausfallen, eine Person den Reizen der Umgebung also nicht einfach passiv ausgesetzt sein (v. Uexküll u. Wesiack 1996; DeGrandpre 2000). Darüber hinaus ist der eben angesprochene Informationstransfer dynamisch hochkomplex (Glass 2001), d. h. die verschiedenen Subsysteme des Organismus regulieren in Anlehnung an das »immuno-neuro-endokrine Netzwerk« (Besedovsky u. del Rey 1991) ihre gegenseitig abhängigen Funktionszustände kontinuierlich über **multiple Rückkopplungsschleifen** und **gemischte Feedbacks**. Dies ist einerseits mit einem hohen Grad an oszillatorischer Aktivität einzelner Systeme verbunden (Glass 2001) und andererseits mit, wie man am Beispiel des *sickness behavior* sieht, bidirektionalen Einflussnahmen so unterschiedlicher Systeme wie dem immunologischen und dem psychischen (Dantzer u. Kelley 2007).

Paradigmatische Grenzen von »Psychoneuroimmunologie« und »Psychotherapie«

George F. Solomon, der den Begriff »Psychoimmunologie« prägte und dessen frühe Arbeiten zur Psychoimmunologie von Autoimmunkrankheiten (Solomon u. Moos 1964) ebenfalls Pionierstatus in der PNI besitzen (Ader 1995), stellte Mitte der 1990er-Jahre fest, dass es sich bei der PNI um einen **konzeptionellen Durchbruch** handelt, der es ermöglicht, sich dem menschlichen Organismus, seiner Gesundheit und Krankheit von einer völlig neuen theoretischen Perspektive zu nähern (Solomon 1993). In der Tat deutet die eben modellhaft dargestellte dynamische und Bedeutungskomplexität der Psychosomatik mit ihrer konzeptuellen Nähe selbst zu wissenschaftlichen Bereichen, die man so ohne Weiteres nicht mit Medizin in Verbindung bringen würde (z. B. Linguistik), auf eine grundlegend veränderte, biosemiotisch-systemische Sichtweise vom Funktionieren des menschlichen Organismus hin.

Schier unbegrenzt erscheinen hier die Möglichkeiten, wie normales und gestörtes, aber auch psychotherapeutisch verändertes Beziehungserleben mit den gezeigten immunoneuroendokrinen Funktionsschleifen verbunden sein dürfte. Denn wenn der Organismus über seine Sinnesorgane mit der Umwelt auf ähnliche, oder sogar noch komplexere Weise vernetzt ist, wie dies für die Subsysteme des Organismus gezeigt wurde, dann müssen psychosoziale Ereignisse, die den subjektiven Bedeutungskontext eines Individuums betreffen, in entsprechend komplexer Form mit dem in den vorangegangenen Abschnitten gezeigten immunoneuroendokrinen Netzwerk interferieren. Die derzeit existierenden Ergebnisse und daraus entwickelten Modelle der medizinischen Grundlagenforschung lassen also durchaus annehmen, dass Psychotherapie **grundlegend** und **korrigierend** in dysfunktionale physiologische Muster eingreifen und damit psychosomatische Erkrankung heilen kann.

Der nach den bahnbrechenden Ergebnissen von Ader und Cohen (1975) zur Immunkonditionierung im Tierexperiment wesentliche nächste Abschnitt in der Geschichte der PNI war die Untersuchung **psychoimmunologischer Zusammenhänge** beim Menschen und damit die vom erkenntnistheoretischen Standpunkt aus fundamentale Erweiterung der PNI in Richtung spezifisch menschliche, psychische und psychosoziale Dimension. Wenn man heute von PNI spricht, dann meint man im Regelfall Studien, die beim Menschen den Einfluss von psychosozialen Ereignissen, psychischen Faktoren und auch psychologischen sowie psychotherapeutischen Interventionen auf diverse Immunfaktoren und immunsystemassoziierte Erkrankungen untersuchten.

Von historisch besonderem Interesse ist hier eine Arbeit von Bartrop et al. (1977), weil sie erstmals zeigen konnte, dass eine starke **psychosoziale Belastung** ohne die vermittelnde Wirkung des Hormonsystems Immunfunktionen wesentlich verändern kann. Diese Pionierstudie der PNI untersuchte in einem Prä-post-Design 26 Frauen und Männer prospektiv an zwei Zeitpunkten, 2 Wochen bzw. 6 Wochen nach dem Krebstod der Ehepartner, und verglich sie mit 26 verheirateten Kontrollpersonen, die der untersuchten Zielgruppe geschlechts- und altersmäßig entsprachen. Es zeigte sich, dass die Gruppe der verwitweten Personen im Vergleich zur Kontrollgruppe 6 Wochen nach dem Trauerfall eine verringerte Vermehrungsfähigkeit der T-Lymphozyten aufwies, nicht jedoch 2 Wochen nach dem Trauerfall. Hinsichtlich anderer quantitativer Immun- und Hormonmaße (T-Lymphozyten, B-Lymphozyten, Antikörper, Autoantikörper, verzögerte Hypersensitivitätsreaktion bzw. Cortisol, Prolactin, Wachstumshormon, Schilddrüsenhormon) unterschieden sich die beiden Gruppen nicht.

PNI-historisch ebenfalls nennenswert ist die Arbeitsgruppe um Janice Kiecolt-Glaser[3], die unter anderem eine Reihe von innovativen Arbeiten im Zusammenhang mit der **immunkompromittierenden** und

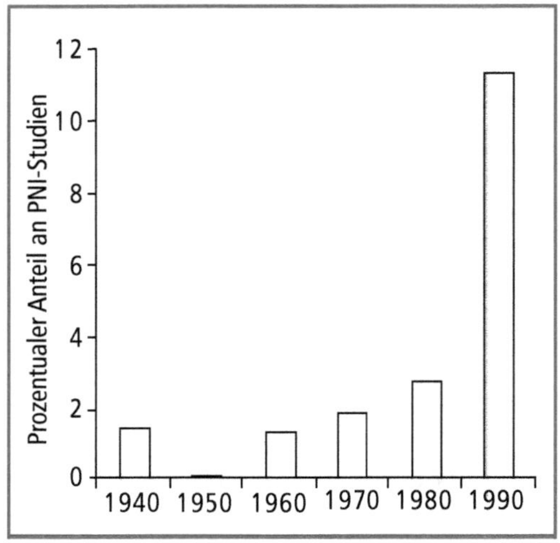

Abb. 1 In der Zeitschrift *Psychosomatic Medicine*, einer der wesentlichen Publikationsorgane für PNI-Studien, kam es in den letzten Jahrzehnten zu einem deutlichen Anwachsen von Veröffentlichungen im Bereich der PNI. Gezeigt ist der prozentuelle Anteil von PNI-Studien am Gesamtumfang der *Psychosomatic-Medicine*-Veröffentlichungen in der jeweiligen Dekade (aus Kiecolt-Glaser et al. 2002).

gesundheitsgefährdenden Wirkung von unterschiedlichen psychischen Belastungen wie Prüfungsstress, Stress bei der Pflege von Morbus-Alzheimer-Patienten und psychischen Belastungen in der Ehe veröffentlichte (Glaser u. Kiecolt-Glaser 2005).

Abbildung 1 zeigt, dass die PNI insbesondere in den letzten 30 Jahren eine rasante Entwicklung in der psychosomatischen Forschung nahm, wobei sich im Laufe der Jahrzehnte der Fokus von Tierstudien auf Humanstudien verschob. In der PNI wurden sehr unterschiedliche Themenbereiche untersucht, was die folgende, bei Weitem nicht vollzählige, Auflistung verdeutlichen soll (Kiecolt-Glaser et al. 2002):

- psychiatrische Syndrome und Symptome (z. B. Depression, Angst)

3 Viele Publikationen von Janice Kiecolt-Glaser lassen sich im Internet unter http://pni.osumc.edu/publications.html herunterladen.

- Persönlichkeitsfaktoren (z. B. Motivation, Aggressivität) und Copingstile (z. B. Verdrängen, Verleugnen, Vermeiden, Verbergen)
- Interventionen (z. B. Hypnose, klassische Konditionierung)
- Stressordauer und -typ (z. B. belastende Lebensereignisse und -umstände, Laborstressoren)
- interpersonelle Beziehungen (z. B. soziale Unterstützung, Tod des Ehepartners, Scheidung, Auseinandersetzungen in der Ehe)
- methodische Aspekte (z. B. Immunassays, Stichprobenalter und gesundheitsbezogenes Verhalten als intervenierende Variablen)
- Krankheit als Folge von stressassoziierter Immunveränderung und Veränderung des Gesundheitsverhaltens (z. B. Infektionsanfälligkeit, Wundheilungsverzögerung, Entzündung)

Neuere Entwicklungen der PNI betreffen z. B.:

- Einfluss der Ernährung (z. B. Omega-3-Fettsäuren) auf die Stress-Immun-Verbindung (Kiecolt-Glaser 2010)
- epigenetische Veränderungen bei Stress (Mathews u. Janusek 2011)
- Auswirkungen früher Traumatisierung auf die Entwicklung des Immunsystems (Fagundes et al. 2013)

Nach Jahrzehnten der PNI-Forschung besteht heute kein Zweifel daran, dass medizinische Diagnostik und Therapie ohne die Annahme **wechselseitiger Abhängigkeiten** zwischen psychischen und körperlichen Systemen zu kurz greifen – zu deutlich konnte die PNI demonstrieren, dass psychische und psychosoziale Faktoren die Levels verschiedener Bestandteile des Immunsystems und die Wahrscheinlichkeit des Auftretens auch schwerer Erkrankungen beeinflussen können. Dieses Buch zeugt davon in oft beeindruckender Weise. Trotzdem sollte man den Dienst, den die PNI der Psychosomatik erwies, auch kritisch betrachten. Einerseits hat die PNI die oftmals als »weich« und damit als nicht naturwissenschaftlich genug eingeschätzten Daten der Psychosomatik mit den »harten« Daten der biomedizinischen Wissenschaften verbunden und damit für deutlich mehr Akzeptanz der Psychosomatik in der Biomedizin gesorgt (Schubert u. Schüßler 2003). Andererseits blieb die empirische PNI hinsichtlich des Erkenntnisanspruchs ihrer Fragestellungen und der verwendeten Methoden und Designs im biomedizinischen Reiz-Reaktions-Paradigma verhaftet, ungeachtet dessen, wie komplex ihre eigenen theoretischen Konstrukte und Modelle in der Folgezeit auch waren. Denn so wichtig der bloße Nachweis der Beeinflussung immunologischer Parameter durch psychologische Faktoren auch ist, etwa wenn es um die Akzeptanz psychosomatischer Forschung im biomedizinischen Kontext geht, wirklicher Erkenntnisfortschritt ließ sich in der PNI damit nicht mehr erzielen.

Die meisten Studien der PNI am Menschen versuchen Zusammenhänge zwischen psychologischen und immunologischen Variablen in Prä-post-Untersuchungen mithilfe von **Mittelwertvergleichen** von Personengruppen zu identifizieren. Dazu verwenden sie standardisierte Fragebögen zur Messung von psychologischen und psychosozialen Konstrukten und versuchen, die auf diese Weise gefundenen psychoimmunologischen Zusammenhänge relativ schnell über verschiedene Personen und Situationen hinweg zu generalisieren. Dabei wird implizit angenommen, der Mensch würde ähnlich einer Maschine Reizen mehr oder weniger passiv ausgesetzt sein, sich von Reiz zu Reiz kaum ändern und daher auf ein und denselben Reiz immer wieder vergleichbare Reaktionen zeigen (v. Uexküll u. Wesiack 1996).

Dies ist eine Sichtweise von menschlichem Leben, die statisch ist, der individuellen Bedeutung von psychosozialen Ereignissen wenig Wert beimisst und die wenig Erkenntnistiefe aufweist. Dabei macht es keinen wesentlichen Unterschied, ob der Mensch im Labor unter kontrollierten Experimentalbedingungen oder im Alltag untersucht wird und so verwundert es auch nicht, dass in der PNI Ergebnisse, die im Labor erzielt wurden, häufig kritiklos auf Alltagsbedingungen übertragen werden.

Aber gerade psychische und soziale Phänomene wie sie in psychotherapeutischen Prozessen relevant sind (z. B. Beziehungsereignisse innerhalb und außerhalb des therapeutischen Settings), zeichnen sich durch hohe bedeutungsassoziierte und dynamische Komplexität aus, die sich mit der aktuellen biomedizinisch geprägten Herangehensweise der PNI nicht vereinbaren lassen (Mahoney 2000; Schubert u. Schiepek 2003). Die Folgen einer paradigmatischen Simplifizierung menschlichen Lebens auf Reiz-Reaktions-Mechanismen lassen sich demnach nirgendwo anders in der PNI so eindrucksvoll belegen, wie im Bereich der PNI und Psychotherapie, dort also, wo PNI durch komplexe psychosoziale und psychotherapeutische Konstrukte methodologisch gefordert wird. Das vorliegende Buch zeigt deutlich, dass insbesondere jene psychologischen Interventionsformen, die unter **Experimentalbedingungen** auf ihre immunologische Wirksamkeit hin getestet werden – z. B. die Konditionierung von Immunaktivitäten, die Veränderung von immunologischen Parameterkonzentrationen durch Hypnose und auch durch Expressives Schreiben – die konsistentesten Ergebnisse zeigen (Miller u. Cohen 2001). Klinisch psychotherapeutische Verfahren aber, wie z. B. kognitiv-behaviorales Stressmanagement, Gesprächstherapie und Psychoanalyse, deren immunologische Wirksamkeit nicht unter kontrollierten Laborbedingungen untersucht werden kann, zeigen in Hinblick auf die interventionsbedingte Veränderung von immunologischen Parametern inkonsistente Ergebnisse.

Psychosomatische Psychotherapieforschung darf aber nicht nur auf den bloßen Wirknachweis von psychologisch/psychotherapeutischen Interventionen, d. h. auf Objektivierung von Psychotherapie durch somatische, also z. B. immunologische Parameter, begrenzt sein – der damit verbundene geringe Erkenntnisanspruch entspricht ebenso dem simplen Input-Output-Denken des biomedizinischen Paradigmas, wie die bereits genannten anspruchslosen Forschungsdesigns und -methoden der Biomedizin. Vielmehr sollte psychosomatische Psychotherapieforschung im Sinne eines erweiterten Paradigmas dabei helfen, körperliche Krankheiten über vertiefte Einsichten in die **psychosomatischen Funktionszusammenhänge** besser verstehen zu lernen, z. B. indem gezeigt wird, wie Psychotherapie im klinischen Alltag mit der komplexen Verflechtung psychoneuroimmunologischer Faktoren funktional interagiert. Solch ein Wissen würde dann psychotherapeutische Handlungsalternativen für die klinische Praxis ermöglichen, mit denen Psychotherapie körperliche Krankheit heilen kann – dass, wie es den Eindruck macht, selbst die psychosomatische Forschung solch einem Anspruch mittlerweile skeptisch gegenübersteht, könnte als weiterer Hinweis für die Dominanz des biomedizinischen Paradigmas gewertet werden.

Viele Kliniker aus dem Bereich der Psychosomatik wissen aber längst um die heilende Kraft von Psychotherapie bei körperlichen Erkrankungen und darum, dass die menschliche Psyche in Wechselwirkung mit ihrer psychosozialen Umwelt weit komplexer und einzigartiger ist, als es das Reiz-Reaktions-Paradigma und die mit ihm verbundenen Forschungsmethoden annehmen lassen. Wie aber psychische Komplexität mit der bereits skizzierten immunoneuroendokrinen Komplexität in funktionsassoziierter, kohärenter Wechselwirkung steht, war bislang kaum Gegenstand der PNI – schlichtweg deshalb, weil die dazu notwendigen Methoden und Designs, wie etwa dynamische Funktionsanalysen, qualitative Forschung und Einzelfallstudien, so gar nicht mit dem biomedizinischen Paradigma vereinbar sind (Schubert et al. 2012). Dadurch droht die PNI, die in den 1970er-Jahren so verheißungsvoll begann, zu einer weiteren Subdisziplin der Neurowissenschaften zu werden (Dantzer 1993), ohne ihr klinisches Innovationspotenzial jemals auch nur annähernd ausgeschöpft zu haben.

Die Grenze, die das biomedizinische vom bio-psycho-sozialen Paradigma in der PNI trennt (Schubert 1998), dürfte also gleichzeitig die Kluft zwischen Kliniker und Forscher in der (psychosomatischen) Psychotherapieforschung darstellen (Pachankis u. Goldfried 2007).

Aufbau des Buches und inhaltliche Übersicht

Die zu Beginn dieser Einführung zitierte E-Mail steht für eine, wie in den vorhergehenden Abschnitten klarzustellen versucht wurde, durchaus berechtigte, kritische und skeptische Haltung gegenüber der aktuellen PNI-Forschung, die sich mit dem Thema PNI und Psychotherapie in das Grenzgebiet zwischen Forschung und klinischer Anwendung vorwagt. Das vorliegende Buch wurde inhaltlich in Anlehnung an die zuvor dargelegte Problemgeschichte der PNI in drei Abschnitte geteilt:

- zum Ersten ein Grundlagenteil (Kapitel 1–7)
- zweitens ein zentraler Teil zu den Ergebnissen des Einflusses psychologischer und psychotherapeutischer Interventionen auf die Immunaktivität (Kapitel 8–14)
- ein dritter Teil (Kapitel 15–18), der sich erkenntnistheoretisch und methodenkritisch mit der Zukunft des Themas PNI und Psychotherapie auseinandersetzt

Im Grundlagenteil (Kapitel 1–7) werden die für das Verständnis der nachfolgenden Kapitel notwendigen biologischen und psychoneuroimmunologischen Grundlagen dargelegt. Soll sich Immunaktivität unter Psychotherapie verändern, so geht dies mit einer Veränderung zentraler Nervenaktivität und der Aktivität nachfolgender neuroendokriner Wirkverbindungen einher. Zunächst wird daher die aktuelle Forschungslage zur Frage dargestellt, wie sich Psychotherapie (zumeist Kognitive Verhaltenstherapie) auf die neuronale Aktivität in verschiedenen Regionen des Gehirns bei Patienten mit diversen psychiatrischen Erkrankungen (Depression, Zwangserkrankungen, Panikerkrankungen, soziale Phobie, Spinnenphobie, Posttraumatische Belastungsstörung) auswirkt (**Kapitel 1**, Northoff). In **Kapitel 2** (Malarkey et al.) werden dann die neuroendokrinen (Hormone der Hypophyse) und endokrinen (Catecholamine, Cortisol) Wirkverbindungen thematisiert, über die Gehirnaktivitäten auf Immunsystembestandteile und, umgekehrt, Immunaktivitäten auf neuronale Aktivitäten wirken. Dabei wird zwischen normal funktionierendem Stresssystem und Funktionsstörungen des Stresssystems (z. B. erworbene Glucocorticoidresistenz) unterschieden und es werden die gesundheitlichen Folgen chronisch erhöhter Cortisolproduktion am Beispiel des Cushing-Syndroms und der Fettsucht aufgezeigt. **Kapitel 3** (Niggemann u. Zänker) betrifft die immunologischen Grundlagen der PNI: die Evolution des Immunsystems, die Unterscheidung zwischen angeborenem und erworbenem Immunsystem, die Regulation des Immunsystems, den für die PNI so wichtigen Bereich der Entzündung sowie die in der PNI-Forschung verwendeten Tests zur Messung von Immunaktivität.

Dann folgen Übersichtskapitel zu den klassischen Ergebnissen der PNI. Mit der chronischen Aktivierung des Stresssystems (Hypercortisolismus, Hypocortisolismus) sind spezifische Immunveränderungen (z. B. T-Helfer-Typ 1, TH1/TH2-*Shift*, Entzündung) verbunden und damit einhergehend können bestimmte immunassoziierte Erkrankungen auftreten, z. B. Erkrankungen mit TH1-Suppression (chronische Wundheilungsstörung, virale Infektionserkrankungen) oder mit TH1-Überaktivität (Asthma, bestimmte Autoimmunerkrankungen, Krebs, *sickness behavior*/Depression). Diese langfristigen Folgen von Stress für die körperliche Gesundheit werden in **Kapitel 4** (Schubert) überblicksartig dargelegt. Daran folgt quasi die Legitimation für eine Psychotherapie körperlicher Erkrankungen. Denn **Kapitel 5** (Schubert u. Exenberger) stellt den Forschungsstand zum Einfluss von Missbrauch, Misshandlung und Vernachlässigung auf die Entwicklung des kindlichen Stresssystems dar und belegt klar, dass eine früh stattfindende Traumatisierung die Immunentwicklung des Kindes in Richtung schwerer Entzündungserkrankungen im Erwachsenenalter bahnt. Dies wird an den Beispielen Asthma bronchiale und Autoimmunerkrankungen verdeutlicht. Als Nächstes (**Kapitel 6**, Picardi et al.) werden Arbeiten dargestellt, die, wenn man so will, jene psychischen Zustände und ihren Zusammenhang mit Bestandteilen des Immunsystems betreffen, die Menschen veranlassen können, psychotherapeutische Hilfe aufzusuchen. Dazu gehören:

- »Stress«
- Depression
- Angst
- Neurotizismus
- negative Affektlage
- Feindseligkeit
- Bindungsangst und -vermeidung
- repressiver Stil
- Alexithymie
- soziale Hemmung
- maladaptive Copingmuster

Kapitel 7 (Solberg Nes u. Segerstrom) behandelt demgegenüber psychologische Faktoren und ihre Verbindung zu Parametern des Immunsystems, die mit einer erfolgreichen psychotherapeutischen Intervention verbunden sein können, also Positivfaktoren der Psychologie wie:

- Optimismus
- positiver Attributionsstil
- Steigerung von Selbstwert und Selbstwirksamkeit
- posttraumatisches Wachstum
- positive Affektlage
- soziale Unterstützung
- Extraversion
- Bindungssicherheit

Der zweite, zentrale Teil des vorliegenden Buches (Kapitel 8–14) betrifft den Einfluss von psychologischen und psychotherapeutischen Interventionen auf Immunparameterlevels, wobei inhaltlich eine wesentliche Differenzierung vorgenommen wurde und unterschieden wird zwischen PNI-Interventionsstudien, die unter experimentellen Bedingungen stattfanden (Kapitel 8–11) und Arbeiten, die den Zusammenhang zwischen Immunaktivität und Psychotherapie im klassischen Sinn thematisieren und daher entweder im stationären oder ambulanten Setting durchgeführt wurden (Kapitel 12–14). Jedes der Kapitel dieses zentralen Buchabschnitts beginnt mit einer kurzen Beschreibung der Intervention, fasst dann überblicksartig den jeweiligen Literaturstand des Bereichs zusammen, wobei insbesondere auch auf die Darstellung von Studien mit klinischer Relevanz geachtet wird und versucht die möglichen neurobiologischen Wirkpfade zu beschreiben, über die eine bestimmte Intervention Immunparameterkonzentrationen beeinflussen dürfte. Wo möglich, werden Ergebnisse aus Metaanalysen dargestellt, um den Grad an Ergebniskonsistenz über mehrere Studien innerhalb eines Forschungsbereichs zu dokumentieren.

Was die experimentellen Ansätze betrifft, so stellt **Kapitel 8** (Stockhorst) überblicksartig die Literatur zur Immunkonditionierung dar, einen Forschungsbereich, der historisch gesehen eng mit dem Beginn der PNI verbunden ist, der maßgeblich durch die klassisch konditionierte Immunmodulation vertreten ist und zu dem vor allem tierexperimentelle Studien vorliegen. **Kapitel 9** (Horn et al.) gibt dann Aufschluss darüber, inwieweit die emotionale Selbstöffnung durch Schreiben (Expressives Schreiben) Immunaktivität zu verändern vermag und führt eine Reihe von psychologischen Theorien an, wie die gesundheitsförderlichen Effekte des Expressiven Schreibens (und auch Sprechens) erklärt werden könnten. **Kapitel 10** (Hall u. Olness) behandelt Forschungsarbeiten zum Einfluss von Hypnose, Imagination, Selbstregulierung und auch Entspannung auf Bestandteile des Immunsystems. Da Kinder als empfänglicher für hypnotische Interventionen gelten, werden die in diesem Bereich vorliegenden Ergebnisse für Kinder und Erwachsene getrennt dargestellt. Wie sich musikalische Tätigkeiten (Musizieren, Singen, Tanzen) und das Anhören von Musik auf physiologische Parameter auswirken, thematisiert dann **Kapitel 11** (Quiroga-Murcia et al.), wobei hier aufgrund der nur wenigen vorliegenden Studien zum Einfluss von Musik auf Immunparameterveränderungen auch Studien zur Neuroendokrinologie der Musik dargestellt werden. Obschon bislang wenige klinische Erfahrungen mit den zuvor genannten experimentellen Interventionsformen gemacht wurden, dürfte es sich dabei grundsätzlich um relativ verlässliche und einfach anwendbare, kostengünstige und nur kurze Zeit in Anspruch nehmende psychologische Verfahren zur gezielten Veränderung von Immunfunktionen handeln.

Aufwendige, und oftmals über einen längeren Zeitraum professionelle Hilfe notwendig machende Interventionen, sind die klassischen klinisch-psychotherapeutischen Verfahren, von denen ebenfalls einige Formen auf ihre immunologische Wirksamkeit hin getestet wurden, wenn auch nicht mit immer konsistenten Ergebnissen. **Kapitel 12** (Weber et al.) behandelt das kognitiv-behaviorale Stressmanagement (*cognitive behavioral stress management* [CBSM]), bestehend aus Gesundheitsedukation, kognitiver Umstrukturierung, Training von Bewältigungsstrategien und emotionaler Unterstützung, das in der PNI insbesondere an Patienten mit HIV und Krebs durchgeführt wurde. Als verhaltenstherapeutische Interventionen der dritten Generation werden Interventionen zur achtsamkeitsbasierten Stressreduzierung (*Mindfulness-Based Stress Reduction* [MBSR]) bezeichnet, mit den zentralen Therapiekomponenten der atem- und körperorientierten Meditation sowie des Yoga, deren Wirksamkeit auf diverse Bestandteile des Immunsystems bei Krebs- und HIV-Patienten sowie bei gesunden Probanden in **Kapitel 13** (Jain u. Mills) überblicksartig dargestellt wird. In **Kapitel 14** (Buchheim et al.) folgt eine Darstellung der wenigen vorliegenden psychoneuroimmunologischen Psychotherapiestudien im Zusammenhang mit Gesprächstherapie und psychodynamischer Therapie. Hierzu wurden alternativ zu den vorherrschenden Gruppenstudien auch Einzelfallstudien veröffentlicht, die in der Darstellung der Ergebnisse gesondert behandelt werden.

Wie in dieser Einführung zum Thema PNI und Psychotherapie zu verdeutlichen versucht wurde, hält die PNI, wie die biomedizinische Wissenschaft als Gesamtes auch, an einer veralteten und überholten Weltanschauung fest (Engel 1992), deren Methoden nicht für den Komplexitätsanspruch der Psychosomatik entwickelt wurden. Der dritte und letzte Teil dieses Buches widmet sich daher zwei mit dem bio-psycho-sozialen Paradigma der Medizin fundamental in Verbindung stehenden Kriterien menschlicher Existenz, die als wesentlich für die psychoneuroimmunologische Forschung im Allgemeinen und für das Thema PNI und Psychotherapie im Speziellen angesehen werden können, und die bis dato in der PNI sträflich vernachlässigt wurden: »Bedeutung« und »Zeit«.

Kapitel 15 (Broom) verlässt das Denken in kausalen Wirkzusammenhängen und beschäftigt sich mit der These, dass immunassoziierte Krankheiten nicht einfach nur in Abhängigkeit von unspezifischer Belastung und Überlastung (»Stress«) auftreten, sondern bildhaft-symbolischer Ausdruck einer sehr spezifischen eigenen Konfliktgeschichte sein können, also in einem subjektiven, der betroffenen Person selbst meist unbewussten, Bedeutungszusammenhang stehen können. Die nächsten Kapitel widmen sich dann der zeitlichen Dimension in Immunologie und Psychotherapie. **Kapitel 16** (an der Heiden et al.) zeigt anwendungsorientiert durch die Formulierung einiger weniger Differenzialgleichungen auf, wie das Immunsystem auf Bakterien, Viren, Tumorzellen oder auch autoaggressiv wirken kann und verweist damit auf die hohe dynamische Komplexität immunologischer Prozesse. **Kapitel 17** (Schiepek) wiederum stellt vor dem Hintergrund der Theorie selbstorganisierender Systeme (Synergetik) ein psychologisches Assessment (*real-time monitoring*) der nichtlinearen Dynamik von Psychotherapieverläufen vor und fokussiert damit sehr viel mehr auf den fundamentalen Prozesscharakter von Psychotherapie als bisher geschehen. Damit machen die Kapitel dieses Buchteils deutlich, dass PNI-Forschung ohne die angemessene methodische Herangehensweise an die subjektive Bedeutung von Beziehungsereignissen und an psychoimmunologische Dynamiken, Gefahr läuft, ein verzerrtes, wenn nicht sogar falsches Bild psychoimmunologischer Zusammenhänge zu produzieren. Das **Kapitel 18** (Schubert) versucht die Synthese aus all diesem, indem ein »integrativer«, auf sehr aufwendigen Einzelfallstudien basierender Forschungsansatz vorgestellt wird, in dem »Bedeutung« mittels qualitativer Forschung und »Zeit« mittels Zeitreihenanalyse operationalisiert werden und der dadurch völlig neue Einsichten in die funktionalen und dysfunktionalen, krankheitsassoziierten *sozio*-psychoneuroimmunologischen Prozesse im Alltag der untersuchten Personen gestattet.

Abschließende Bemerkungen

»*... by providing key data on how stressful events and the emotions they evoke get translated into health, psychology will assume a more dominant role in the health sciences, in health promotion, and in public health policy. Our voice and our contributions will be louder, stronger, and more forceful.*« (Kiecolt-Glaser 2009, S. 369). Die PNI als Teil der Psychosomatik ist derzeit wohl der einzige ernstzunehmende Verwirklichungsversuch eines neuen, bio-psycho-sozialen Paradigmas in der Medizin. Sie hat unmissverständlich gezeigt, dass die psychische Dimension in der biomedizinisch geprägten Medizin nicht mehr wegzudenken ist und dass wechselseitige Abhängigkeiten zwischen psychischen und körperlichen Systemen existieren. Von keinem der von der *scientific community* weitgehend akzeptierten Wissenschaftsbereiche sind daher in Zukunft mehr Innovationen für Theorie und Klinik zu erwarten als von der PNI, auch wenn insbesondere biomedizinisch orientierte Forscher und große Teile der Medizinindustrie nicht müde werden, zu behaupten, dass der Fortschritt in der Medizin von weniger komplexen, biomechanischen Entitäten ausgeht.

In der Einführung zu diesem Buch wäre also eine Lobeshymne auf die PNI zu erwarten gewesen. Die blieb weitgehend aus, weil dies dem hohen wissenschaftlichen Anspruch dieses Buches nicht entspräche. Denn erstens lebt Wissenschaft vom Unerwarteten und würde auf der Stelle treten, wenn nur die Erwartungshaltung befriedigt würde. Zweitens gibt es noch lange keinen Grund zum Feiern. Denn PNI und Psychotherapie verweisen zwar auf Errungenschaften des alten Paradigmas in der Medizin, sie zeigen aber auch dessen Grenzen auf und ermöglichen so Visionen von einem neuen, grundlegend veränderten Zugang zum Menschen in medizinischer Forschung und klinischer Praxis.

Es ist also noch ein hartes Stück inhalts- und methodenkritischer Reflexions- und Forschungsarbeit in der PNI nötig, um in Zukunft noch mehr vom bestehenden Innovationspotenzial von PNI und Psychotherapie zu profitieren. Das Thema PNI und Psychotherapie befindet sich also so gesehen noch am Anfang und man wird sich hinsichtlich des wissenschaftlichen Nutzens für die klinische Praxis weiterhin in Geduld üben müssen, aber die muss man als gewissenhafter Psychotherapeut ja sowieso haben.

Literatur

Ader R. Historical perspectives on psychoneuroimmunology. In: Friedman H, Klein TW, Friedman AL (Hrsg). Psychoneuroimmunology, Stress and Infection. Boca Raton: CRC 1995; 1–21.

Ader R (Hrsg). Psychoneuroimmunology. Vierte Auflage. San Diego: Academic Press 2007.

Ader R, Cohen N. Behaviorally conditioned immunosuppression. Psychosom Med 1975; 37: 333–40.

Adler RH. Engel's biopsychosocial model is still relevant today. J Psychosom Res 2009; 67: 607–11.

Bartrop RW, Lazarus L, Luckhurst E, Kiloh LG, Penny R. Depressed lymphocyte function after bereavement. Lancet 1977; 16: 834–6.

Besedovsky HO, del Rey A. Physiological implications of the immune-neuro-endocrine network. In: Ader R, Felten DL, Cohen N (Hrsg). Psychoneuroimmunology. Zweite Auflage. San Diego: Academic Press 1991; 589–608.

Besedovsky HO, Sorkin E, Keller M, Müller J. Changes in blood hormone levels during the immune response. Proc Soc Exp Biol Med 1975; 150: 466–70.

Besedovsky HO, Sorkin E, Felix D, Haas H. Hypothalamic changes during the immune response. Eur J Immunol 1977; 7: 323–5.

Besedovsky HO, del Rey A, Sorkin E, Da Prada M, Burri R, Honegger C. The immune response evokes changes in brain noradrenergic neurons. Science 1983; 221: 564–6.

Blalock JE. The syntax of immune-neuroendocrine communication. Immunol Today 1994; 15: 504–11.

Blalock JE, Harp C. Interferon and adrenocorticotropic hormone induction of steroidogenesis, melanogenesis and antiviral activity. Arch Virol 1981; 67: 45–9.

Blalock JE, Smith EM. Conceptual development of the immune system as a sixth sense. Brain Behav Immun 2007; 21: 23–33.

Cunningham ET, Wada E, Carter DB, Tracey DE, Battey JF, De Souza EB. Distribution of type I interleukin-1 receptor messenger RNA in testis: an in situ histochemical study in the mouse. Neuroendocrinology 1992; 56: 94–9.

Dantzer R. Psychoneuroendocrinology on the move. Psychoneuroendocrinology 1993; 18: 1–2.

Dantzer R, Kelley KW. Twenty years of research on cytokine-induced sickness behavior. Brain Behav Immun 2007; 21: 153–60.

DeGrandpre RJ. A science of meaning. Can behaviorism bring meaning to psychological science? Am Psychol 2000; 55: 721–39.

Engel GL. The need for a new medical model: a challenge for biomedicine. Science 1977; 196: 129–36.

Engel GL. The clinical application of the biopsychosocial model. Am J Psychiatry 1980; 137: 535–44.

Engel GL. How much longer must medicine's science be bound by a seventeenth century world view? Psychother Psychosom 1992; 57: 3–16.

Fagundes CP, Glaser R, Kiecolt-Glaser JK. Stressful early life experiences and immune dysregulation across the lifespan. Brain Behav Immun 2013; 27: 8–12.

Fry L, Mason AA, Pearson RS. Effect of hypnosis on allergic skin responses in asthma and hay-fever. Br Med J 1964; 1: 1145–8.

Glaser R, Kiecolt-Glaser JK. Stress-induced immune dysfunction: implications for health. Nat Rev Immunol 2005; 5: 243–51.

Glass L. Synchronization and rhythmic processes in physiology. Nature 2001; 410: 277–84.

Grawe K. Neuropsychotherapie. Göttingen: Hogrefe 2004.

Heisenberg W. Physik und Philosophie. Hamburg: Ullstein 1977; 249.

Hench PS, Kendall EC, Slocumb CH, Polley HF. The effect of a hormone of the adrenal cortex (17-hydroxy-11-dehydrocorticosterone; compound E) and of pituitary adrenocorticotropic hormone on rheumatoid arthritis. Mayo Clin Proc 1949; 24: 181–97.

Hennig J. Psychoneuroimmunologie. Verhaltens- und Befindenseinflüsse auf das Immunsystem bei Gesundheit und Krankheit. Göttingen: Hogrefe 1998.

Hoffmeyer J. Molekularbiologie und Genetik in semiotischer Sicht. In: von Uexküll Th, Adler R (Hrsg). Psychosomatische Medizin. Fünfte Auflage. München: Urban & Schwarzenberg 1996; 53–62.

Kandel ER. A new intellectual framework for psychiatry. Am J Psychiatry 1998; 155: 457–69.

Kiecolt-Glaser JK. Psychoneuroimmunology Psychology's Gateway to the Biomedical Future. Perspect Psychol Sci 2009; 4: 367–9.

Kiecolt-Glaser JK. Stress, food, and inflammation: psychoneuroimmunology and nutrition at the cutting edge. Psychosom Med 2010; 72: 365–9.

Kiecolt-Glaser JK, McGuire L, Robles TF, Glaser R. Psychoneuroimmunology and psychosomatic medicine: back to the future. Psychosom Med 2002; 64: 15–28.

Köhler W. Die physischen Gestalten in Ruhe und im stationären Zustand. Braunschweig: Vieweg 1920.

Kropiunigg U. Psyche und Immunsystem: psychoneuroimmunologische Untersuchungen. Wien: Springer 1990.

Mahoney MJ. A changing history of efforts to understand and control change: The case of psychotherapy. In: Snyder CR, Ingram RE (Hrsg). Handbook of Psychological Change. Psychotherapy Processes & Practices for the 21st Century. New York: Wiley 2000; 2–12.

Mathews HL, Janusek LW. Epigenetics and psychoneuroimmunology: mechanisms and models. Brain Behav Immun 2011; 25: 25–39.

Miller GE, Cohen S. Psychological interventions and the immune system: a meta-analytic review and critique. Health Psychol 2001; 20: 47–63.

Pachankis JE, Goldfried MR. On the next generation of process research. Clin Psychol Rev 2007; 27: 760–8.

Parnet P, Brunke DL, Goujon E, Mainard JD, Biragyn A, Arkins S, Dantzer R, Kelley KW. Molecular identification of two types of interleukin-1 receptors in the murine pituitary gland. J Neuroendocrinol 1993; 5: 213–9.

Schedlowski M, Tewes U (Hrsg). Psychoneuroimmunologie. Heidelberg, Berlin, Oxford: Spektrum 1996.

Schubert C. Psychoneuroimmunologische Forschung im Kontext biochemischer Erkenntnisfortschritte: Paradigmatische Grenzen. Z Psychosom Med Psychoanal 1998; 44: 1–20.

Schubert C, Schiepek G. Psychoneuroimmunologie und Psychotherapie: Psychosozial induzierte Veränderungen der dynamischen Komplexität von Immunprozessen bei einer Patientin mit systemischem Lupus erythematodes. In: Schiepek G (Hrsg). Neurobiologie der Psychotherapie. Stuttgart: Schattauer 2003; 485–508.

Schubert C, Schüßler G. Empirische Befunde der Psychoneuroimmunologie. In: von Uexküll Th, Adler R (Hrsg). Psychosomatische Medizin. Sechste Auflage. München: Urban & Fischer 2003; 145–60.

Schubert C, Geser W, Noisternig B, Fuchs D, Welzenbach N, König P, Schüßler G, Ocaña-Peinado FM, Lampe A. Stress system dynamics during »life as it is lived«: an integrative single-case study on a healthy woman. PLoS ONE 2012; 7: e29415.

Smith EM, Blalock JE. Human lymphocyte production of corticotropin and endorphin-like substances: association with leukocyte interferon. Proc Natl Acad Sci U S A 1981; 78: 7530–4.

Solomon GF. Whither psychoneuroimmunology? A new era of immunology, of psychosomatic medicine, and of neuroscience. Brain Behav Immun 1993; 7: 352–66.

Solomon GF, Moos RH. Emotions, immunity, and disease; a speculative theoretical integration. Arch Gen Psychiatry 1964; 11: 657–74.

Tazi A, Dantzer R, Crestani F, Le Moal M. Interleukin-1 induces conditioned taste aversion in rats: a possible explanation for its pituitary-adrenal stimulating activity. Brain Res 1988; 473: 369–71.

von Bertalanffy L. General System Theory. New York: George Braziller 1968.

von Uexküll T, Wesiack W. Wissenschaftstheorie: ein bio-psycho-soziales Modell. In: Adler RH, Herrmann JM, Köhle K, Schonecke OW, von Uexküll T, Wesiack W (Hrsg). Uexküll. Psychosomatische Medizin. Fünfte Auflage. München: Urban und Schwarzenberg 1996; 13–52.

Zänker KS (Hrsg). Kommunikationsnetzwerke im Körper: Psychoneuroimmunologie – Aspekte einer neuen Wissenschaftsdisziplin. Heidelberg: Spektrum 1991.

Grundlagen

1 Psychotherapie und Gehirnaktivität

Georg Northoff

1.1 Einleitung

In der klinischen Praxis der Psychiatrie und Psychosomatik werden verschiedenste Formen der psychologischen Intervention verwendet. An vorderster Stelle, vor allem in der Psychiatrie, steht die Kognitive Verhaltenstherapie, sie fokussiert auf:

- Regulierung von negativen Affekten und *arousal*
- Restrukturierung von negativen Kognitionen
- Verbesserung von exekutiven Funktionen
- Vermittlung von positiven sozialen Verhaltensweisen

Die Kognitive Verhaltenstherapie wird besonders im Bereich der affektiven Störungen, z. B. bei Depressionen, Panikerkrankungen und Phobien angewendet. Die interpersonelle Psychotherapie zielt vor allem auf die Wahrnehmung der eigenen Person durch andere Personen und der Wahrnehmung des anderen durch die eigene Person. Neben diesen Formen der Psychotherapie spielt auch die psychodynamisch orientierte Psychotherapie in ihren verschiedenen Formen eine entscheidende Rolle, vor allem im Bereich der Psychosomatik. Andere Formen der psychologischen Intervention umfassen Hypnose, Feedbacktechniken und Meditation. Diesen verschiedenen Formen der psychologischen Intervention ist gemeinsam, dass sie affektive und kognitive Funktionen beeinflussen und modulieren, jedoch mit unterschiedlichen Zielsetzungen:

- Die Kognitive Verhaltenstherapie zielt auf kognitive Regulationsmechanismen, durch die affektive Zustände – insbesondere negative Gefühle – moduliert werden sollen.
- Die interpersonelle Therapie zielt auf soziale Kognitionen und ihre affektive Einbettung.
- Die psychodynamisch orientierte Psychotherapie fokussiert hingegen auf die Wahrnehmung der eigenen Biografie und auf unbewusste Kognitionen und Emotionen.

Die **funktionelle Bildgebung** erlaubt, diese verschiedenen psychologischen Funktionen, Kognitionen und Affekte sowie die soziale Kognition in ihren neurobiologischen Grundlagen zu erfassen. Die in den letzten 10–20 Jahren entstandenen Disziplinen der kognitiven, affektiven und sozialen Neurowissenschaften haben hier neue Einblicke in die Funktion des Gehirns erlaubt. So werden z. B. verschiedene Formen von Kognition und kognitiven Fähigkeiten mit verschiedenen neuronalen Netzwerken, z. B. dem medialen und lateralen präfrontalen Cortex verknüpft (Abb. 1-1). Da die entsprechenden Funktionen auch durch die verschiedenen Formen der Psychotherapie beeinflusst werden, kann eine Modulation dieser neuronalen Netzwerke durch die verschiedenen psychotherapeutischen Verfahren angenommen werden. Auf

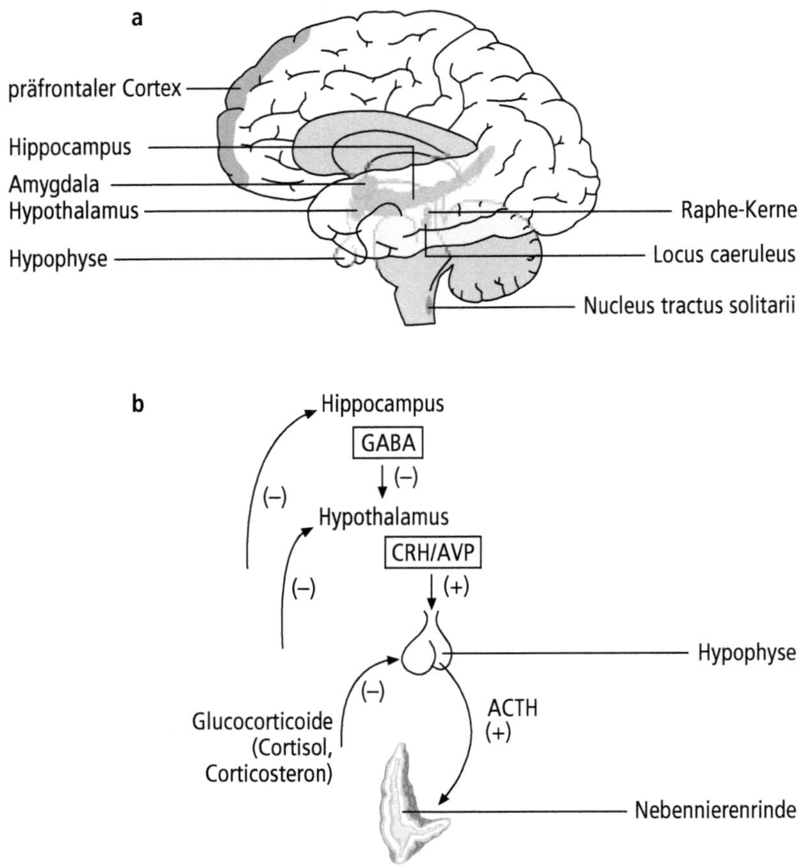

Abb. 1-1 **a** Cortical-subcorticale Mittellinienregionen und **b** das neuroendokrine System (Hypothalamus-Hypophysen-Nebennierenrinden-Achse); ACTH = adrenocorticotropes Hormon, CRH/AVP = Corticotropin-*releasing*-Hormon/Arginin-Vasopressin, GABA = Gammaaminobuttersäure

dieser Grundlage sind in den letzten Jahren verschiedene Studien zu den neurobiologischen Effekten der Psychotherapie durchgeführt worden.

Studien zeigen, dass die verschiedenen Psychotherapieverfahren in der Tat eine Modulation der neuronalen Aktivität in verschiedensten Regionen des Gehirns bewirken.

Der vorliegende Beitrag gibt einen Überblick über die durch die verschiedenen psychotherapeutischen Verfahren modulierten Regionen und neuronalen Netzwerke (s. Frewen et al. 2008; Beauregard 2007; Linden 2006; Roffman et al. 2005). Dabei sind auch Regionen und neuronale Netzwerke betroffen, die an der Regulation von endokrinen und immunologischen Funktionen beteiligt sind. Die Schnittstelle zwischen neuronalen und immunologisch-endokrinologischen Funktionen soll in einem abschließenden Abschnitt kurz dargestellt werden.

1.2 Neuronale Netzwerke und Psychotherapie

1.2.1 Psychotherapie und Depression

Psychotherapeutische Verfahren, insbesondere die Kognitive Verhaltenstherapie und die interpersonelle Psychotherapie, werden zu einem großen Teil zur Behandlung der Depression eingesetzt. Studien mit bildgebenden Verfahren haben Veränderungen gezeigt:

- im medialen und lateralen präfrontalen Cortex, insbesondere im dorsolateralen präfrontalen Cortex
- im perigenualen anterioren Cingulum
- in subcorticalen Arealen wie dem ventralen Striatum

Brody et al. (2001) untersuchten 14 depressive unbehandelte Patienten vor und nach einer interpersonellen Psychotherapie, die 12 Wochen dauerte. Die mit der interpersonellen Psychotherapie behandelte Gruppe wurde verglichen mit einer pharmakologisch therapierten (Paroxetin) Gruppe depressiver Patienten sowie einer nonpsychiatrischen Kontrollgruppe. Es wurde eine Untersuchung mit der **Positronenemissionstomografie** (PET) durchgeführt, die auf den Glucosemetabolismus zielt. In der Gruppe der depressiven Patienten, die mit interpwersoneller Psychotherapie behandelt wurde, wurden bei der zweiten Messung, die nach der Therapie erfolgte, im rechten präfrontalen Cortex, im linken anterioren Cingulum, in der linken Insula und im linken temporalen Cortex Veränderungen gemessen.

Weiterhin wurde eine signifikante Korrelation zwischen der Prä-post-Veränderung im linken Thalamus und der Veränderung im Depressionsscore (*Hamilton rating scale for depression* [HAMD]) gefunden.

Martin et al. (2001) untersuchten ebenfalls die metabolischen Effekte der interpersonellen Psychotherapie auf die Depression mithilfe der **Single-Photon-Emissionscomputertomografie** (SPECT). 28 depressive Patienten, von denen 13 eine interpersonelle Psychotherapie und 15 das Antidepressivum Venlafaxin erhielten, wurden sowohl vor der Behandlung als auch 6 Wochen nach der Behandlung untersucht. In diesem Punkt unterscheidet sich die Studie von der Brodys, in der die Probanden nach 12 Wochen untersucht wurden. Martin et al. fanden sowohl bei den psychotherapeutisch als auch pharmakologisch behandelten Patienten einen erhöhten regionalen cerebralen Blutfluss in den rechten Basalganglien. Allerdings zeigten nur die psychotherapeutisch behandelten Patienten nach 6 Wochen Behandlung einen erhöhten cerebralen Blutfluss im rechten posterioren Cingulum.

Goldapple et al. (2004) führten ebenfalls eine PET-Studie an depressiven Patienten durch. Sie untersuchten die neuronalen Veränderungen durch die Kognitive Verhaltenstherapie bei 14 nicht behandelten depressiven Patienten vor und nach einer 26-wöchigen Therapie. Die psychotherapeutisch behandelten Patienten wurden dann mit einer Gruppe von pharmakologisch behandelten (Paroxetin), depressiven Patienten verglichen. Wie in der Studie von Brody et al. (2001) wurde auch hier vor Beginn der Therapie und 6 Wochen nach Beginn der Therapie der Glucosemetabolismus des Gehirns im Ruhezustand untersucht. Bei den kognitiv-verhaltenstherapeutisch behandelten Patienten wurde eine Erhöhung der metabolischen Aktivität im

Hippocampus sowie im dorsalen anterioren cingulären Cortex gefunden. Eine Minderung der Aktivität wurde im dorsolateralen und ventrolateralen präfrontalen Cortex, im orbitofrontalen Cortex und posterioren Cingulum, in der inferioren parietalen Region sowie im inferioren temporalen Cortex nachgewiesen.

Im Vergleich zu den pharmakologisch therapierten Patienten zeigten die kognitiv-verhaltenstherapeutisch behandelten Patienten nach der Therapie eine erhöhte Aktivität im dorsalen Cingulum, eine verringerte Aktivierung im ventralen subgenualen Cingulum und eine verminderte Aktivierung im medialen und ventrolateralen präfrontalen Cortex sowie im orbitofrontalen Cortex. Ein inverses Muster von Aktivitätsveränderung in psychotherapeutisch und pharmakologisch therapierten Gruppen wurde im dorsolateralen, präfrontalen Cortex, im inferior-parietalen und inferior-temporalen Cortex sowie im Hippocampus und Parahippocampus gefunden.

Kennedy et al. (2007) untersuchten mit Venlafaxin behandelte Patienten und verglichen diese mit depressiven Patienten, die eine erfolgreiche Kognitive Verhaltenstherapie hinter sich hatten. Hier wurde ebenfalls der **Glucosemetabolismus** mithilfe der PET gemessen. Sowohl pharmakologische als auch verhaltenstherapeutische Maßnahmen gingen mit einem verminderten Glucosemetabolismus im orbitofrontalen Cortex und im linken medialen präfrontalen Cortex sowie einer Erhöhung des Metabolismus des rechten occipitalen temporalen Cortex einher. Der Metabolismus der anterioren und posterioren Teile des cingulären Cortex sowie des Kaudatums der psychotherapeutisch behandelten Patienten unterschied sich von dem der pharmakologisch behandelten Patienten, wie Goldapple et al. (2004) zeigten. So zeigte sich im posterioren Cingulum bei Patienten mit Verhaltenstherapie eine verringerte Aktivierung, wohingegen Venlafaxin zu einer Erhöhung der Aktivität führte. Ein ähnliches Bild konnte im posterioren Thalamus sowie in der dorsalen Insula beobachtet werden. Im Unterschied dazu zeigte sich im inferioren temporalen Cortex und im subgenualen ventromedialen präfrontalen Cortex eine Erhöhung des Glucosemetabolismus nach Kognitiver Verhaltenstherapie.

Zusammengefasst zeigen diese Befunde ein heterogenes Bild der Veränderung von verschiedenen Regionen durch die Psychotherapie, sowohl subcortical als auch cortical. Die interpersonelle Psychotherapie und die Kognitive Verhaltenstherapie scheinen somit nicht eine bestimmte Region, sondern verschiedene Regionen in ihrer Aktivität zu beeinflussen.

Weiterhin zeigen besonders die Befunde von Goldapple et al. (2004), dass möglicherweise die **funktionelle Balance** zwischen verschiedenen Regionen beeinflusst wird. So scheinen Aktivitätsverminderungen im dorsolateralen präfrontalen Cortex möglicherweise mit Aktivitätssteigerungen im medialen präfrontalen Cortex einherzugehen und umgekehrt, wie z. B. bei gesunden und auch depressiven Probanden in Studien gezeigt wurde (Northoff et al. 2004; Grimm et al. 2008). Psychologisch stehen die oben geschilderten Regionen in einem engen Zusammenhang mit der kognitiven Regulation von Emotionen (Ochsner u. Groß 2005). Dies betrifft vor allem laterale Regionen wie den ventro- und dorsolateralen präfrontalen Cortex. Andere Regionen, wie z. B. das subgenuale Cingulum und subcorticale Regionen stehen eher in einem engen Zusammenhang mit der Generierung von Emotionen und Affekten (Panksepp 1992).

Regionen wie der temporale Cortex – hier vor allem der superiore temporale Cortex – stehen in enger Verbindung zu sozialen Kognitionen und der zwischenmenschlichen Interaktion (Frith u. Frith 1999).

Inwieweit diese Befunde Rückschlüsse auf die bei den verschiedenen psychotherapeutischen Verfahren spezifisch involvierten und modulierten psychologischen Funktionen zulassen, wird sich in der Zukunft zeigen. Diese Unklarheit weist auch auf das **methodische Problem** hin, dass die psychologischen Interventionen bei diesen verschiedenen psychotherapeutischen Verfahren eher unspezifischer Natur sind. So beeinflusst z. B. die Kognitive Verhaltenstherapie nicht nur verschiedene Funktionen der kognitiven Regulation von Emotionen, wie z. B. exekutive Funktion, sondern auch affektive Zustände. Weiterhin ist auch auf der symptomatischen Seite der jeweiligen Erkrankung eine starke Unspezifität zu verzeichnen, da die verschiedenen psychotherapeutischen Verfahren nicht auf bestimmte Symptome zielen, sondern eher auf die Erkrankung mit ihren verschiedensten Symptomen als gesamtes Ziel.

1.2.2 Kognitive Verhaltenstherapie bei Zwangserkrankungen

Bildgebende Untersuchungen bei Zwangserkrankungen haben vor allem Veränderungen gezeigt im:

- orbitofrontalen Cortex
- Kaudatum

In einer ersten Studie mit 18 zwangserkrankten Patienten zeigten Baxter et al. (1992) eine Verminderung im Glucosemetabolismus im rechten Kaudatum nach einer Kognitiven Verhaltenstherapie ohne Medikation im Vergleich zu einer Pharmakotherapie mit Fluoxetin. Dabei fand sich eine Korrelation der metabolischen Reduktion im **rechten Kaudatum** mit den Effekten der Kognitiven Verhaltenstherapie. Weiterhin fand die Arbeitsgruppe Auffälligkeiten im orbitofrontalen Cortex und den entsprechenden thalamischen Regionen nach erfolgreicher Therapie. Die Aktivität in diesen Regionen korrelierte ebenfalls positiv mit den Behandlungseffekten.

Die in der Studie von Baxter et al. (1992) gefundenen Korrelationen zwischen der Aktivität des rechten Kaudatums und den Therapieeffekten konnten in einer Studie mit weiteren unbehandelten Zwangspatienten repliziert werden (Schwartz et al. 1996). Zusätzlich zum rechten Kaudatum wurde hier auch eine Verminderung der metabolischen Rate im **linken Kaudatum** gefunden. Weiterhin wurde ein ähnliches Korrelationsmuster mit dem rechten Kaudatum, dem orbitofrontalen Cortex und der thalamischen Region nachgewiesen.

Eine weitere Studie der Effekte Kognitiver Verhaltenstherapie bei Zwangspatienten wurde von Nakatani et al. (2003) an 22 japanischen Patienten durchgeführt. Im Gegensatz zu den bisher dargestellten Studien wurde hier die zweite Messung erst durchgeführt, nachdem ein allgemeiner Konsens des Behandlungserfolges statuiert wurde. Dieser lag im Durchschnitt 7,55 Monate zurück. Ähnlich wie Schwartz und Baxter fand Nakatani eine Verminderung des regionalen Blutflusses im Kopf des rechten Kaudatums nach erfolgreicher kognitiv-verhaltenstherapeutischer Intervention, was ebenfalls mit den entsprechenden klinischen Beobachtungen korrelierte.

Zusammenfassend zeigen diese Studien eine erstaunliche Konsistenz hinsichtlich einer Reduktion des neuronalen Aktivitätslevels und

Metabolismus im Kaudatum. Dieses unterstreicht die zentrale Rolle dieser Region bei der Zwangserkrankung und auch ihre Eingebundenheit in die entsprechenden orbitofrontalen, thalamisch-kaudaten neuronalen Verbindungen bzw. Schlaufen oder sogenannte *loops* oder *circuits*.

Im Unterschied zur Depression findet sich somit bei der Zwangserkrankung eine Beteiligung sehr vieler spezifischer Regionen und keine so weite Beteiligung verschiedenster Netzwerke. Inwieweit dieses mit der Zwangserkrankung selbst zusammenhängt oder der bei der Zwangserkrankung spezifisch verwendeten Form der Kognitiven Verhaltenstherapie muss hier allerdings offen gelassen werden.

1.2.3 Kognitive Verhaltenstherapie bei Panikerkrankungen

Bei Panikerkrankungen wurden Auffälligkeiten in der Bildgebung vor allem in folgenden Regionen beobachtet:

- Amygdala
- frontaler Cortex
- Insula
- Hirnstamm

Prasko et al. (2004) sind die ersten und bisher einzigen Forscher, die die Effekte der Kognitiven Verhaltenstherapie auf die Panikerkrankung in einer funktionellen Bildgebungsstudie untersucht haben. Sie untersuchten sechs unbehandelte Patienten mit einer Panikerkrankung vor und nach einer 12 Wochen dauernden kognitiven verhaltenstherapeutischen Intervention. Sie wurden verglichen mit einer Gruppe von sechs Patienten, die antidepressiv mit Serotonergika behandelt wurden. Im PET wurde der Glucosemetabolismus gemessen. Nach erfolgreicher Psychotherapie wurden im linken inferioren und rechten mittleren frontalen Cortex, in der linken Insula, im rechten Präcuneus, im rechten posterioren Cingulum sowie im mittleren und superioren temporalen bzw. parietalen Cortex ein erhöhter Metabolismus beobachtet.

Zusammenfassend spiegeln diese Befunde eher ein weites Netzwerk wider, wie es sich bei der Depression fand, sich aber nicht bei der Zwangserkrankung zeigte.

Inwieweit z. B. die Beteiligung der Insula die Involvierung vegetativer und autonomer Funktionen widerspiegelt (Craig 2005), bleibt unklar und muss in entsprechenden Studien zur interozeptiven Wahrnehmung getestet werden.

1.2.4 Kognitive Verhaltenstherapie bei sozialer Phobie und Spinnenphobie

Ähnlich wie bei der Panikerkrankung zeigen bildgebende Verfahren bei Phobien Veränderungen in verschiedenen Regionen:

- Amygdala
- frontaler Cortex
- temporaler Cortex
- Hirnstamm

Furmark et al. (2002) publizierten eine Bildgebungsstudie, die die Effekte der Kognitiven Verhaltenstherapie auf die soziale Phobie untersuchte. 18 bisher unbehandelte Patienten wurden mit einem standardisierten Manual zur Kognitiven Verhaltenstherapie behandelt und mit Patienten, die Citalopram erhielten, verglichen. Mithilfe einer Wasser-PET, kombiniert mit einer Aufgabe, die Angst in einem sozialen Setting induzierte, wurde vor der Behandlung und 12 Wochen nach der Behandlung eine Untersuchung durchgeführt. Die Probanden wurden 20 min vor der bildgebenden Untersuchung aufgefordert, eine kurze Ansprache über ihre Urlaubs- oder Reiseerfahrung vor einem öffentlichen Publikum vorzubereiten. In der mit der Kognitiven Verhaltenstherapie behandelten Gruppe zeigte sich:

- eine Reduzierung des Blutflusses in der bilateralen Amygdala, im Hippocampus, im periaquäduktalen Grau und im anterioren und medialen temporalen Cortex
- eine Erhöhung des Blutflusses im rechten Cerebellum sowie im sekundären visuellen Cortex

Interessant sind hier vor allem die Befunde in der Amygdala, die in einem engen Zusammenhang mit emotionalen Funktionen steht, wie sie gerade bei der sozialen Phobie beobachtet werden. Weiterhin zeigte sich, dass weniger corticale Regionen, wie der mediale und laterale präfrontale Cortex bei der Depression beteiligt sind, sondern **subcorticale Regionen**, die vor allem dem limbischen System zuzuordnen sind, wie die Amygdala und der Hippocampus.

Paquette et al. (2003) und Straube et al. (2006) untersuchten die neuronalen Korrelate von erfolgreicher Kognitiver Verhaltenstherapie bei Patienten mit Spinnenphobie. Paquette et al. (2003) untersuchten im fMRT 12 medikamentenfreie Patienten mit einer Spinnenphobie, denen Filmausschnitte von Spinnen gezeigt wurden. Initial zeigten die Patienten mit einer Spinnenphobie erhöhte Aktivität im dorsolateralen präfrontalen Cortex und im parahippocampalen Gyrus. Nach erfolgreicher Kognitiver Verhaltenstherapie wurden signifikante Reduktionen der Aktivität in diesen beiden Regionen, im dorsolateralen präfrontalen Cortex und im parahippocampalen Gyrus beobachtet. Interessant an dieser Studie ist, dass die Aufgabe im Scanner einen klaren und direkten Bezug zur Symptomatik, der Spinnenphobie, aufwies. Es muss allerdings kritisch angemerkt werden, dass die gleichen Bilder sowohl im fMRT zur Symptomprovokation als auch in der Kognitiven Verhaltenstherapie zum besseren kognitiven Umgang mit den entsprechenden Situationen gezeigt wurden. Daher kann eine gewisse Habituation bei der zweiten fMRT-Untersuchung nach erfolgter Therapie nicht ausgeschlossen werden.

Straube et al. (2006) untersuchten 28 Patienten mit einer Spinnenphobie vor und nach erfolgreicher Kognitiver Verhaltenstherapie im fMRT mit einer Aufgabe, bei der Videos von Spinnen gezeigt wurden. Vor der Therapie zeigten die Probanden mit einer Spinnenphobie in der anterioren Insula und im anterioren Cingulum sowie im linken occipitalen Cortex größere neuronale Aktivität als nach der Therapie. Die erhöhten neuronalen Aktivitäten in der Insula und im anterioren Cingulum wurden nach erfolgreicher Kognitiver Verhaltenstherapie signifikant reduziert.

Zusammenfassend zeigen die hier geschilderten Studien die Beteiligung verschiedener Netzwerke bei sozialer Phobie und Spinnenphobie. Konsistent ist bei beiden Studien, dass sich die initial abnorme Region nach erfolgreicher Psychotherapie normalisierte. Unklar ist allerdings, inwieweit dieser Effekt und die Veränderungen in den entsprechenden Regionen spezifisch für die Psychotherapie sind oder möglicherweise auch bei Pharmakotherapie auftreten, da die entsprechenden Vergleichsgruppen nicht eingeschlossen bzw. nicht verglichen wurden.

1.2.5 Kognitive Verhaltenstherapie bei Posttraumatischer Belastungsstörung

Bildgebende Untersuchungen bei Patienten mit Posttraumatischer Belastungsstörung (PTSD) zeigen Veränderungen vor allem in diesen Strukturen:

- anteriores Cingulum
- medialer präfrontaler Cortex
- Hippocampus
- Amygdala

Felmingham et al. (2007) untersuchten Patienten mit einer PTSD vor und nach einer kognitiven verhaltenstherapeutischen Intervention (6 Monate) im fMRT mit einer Aufgabe zur Wahrnehmung von ängstlichen und neutralen Gesichtern. Sie zeigten, dass das ventrale subgenuale anteriore Cingulum signifikant stärker nach der Therapie als vor der Therapie aktiviert war, wohingegen eine Amygdala-Aktivierung nicht beobachtet wurde. Weiterhin konnten sie eine Korrelation zwischen der verhaltenstherapeutisch induzierten Veränderung der PTSD-Symptome und der Veränderung der Aktivität im rechten anterioren Cingulum und in der rechten Amygdala finden. Diese Befunde zeigen die **zentrale Rolle** des anterioren Cingulum und der Amygdala bei der PTSD und ihre mögliche Modulation durch psychotherapeutische Intervention auf.

Eine weitere Studie zu den Effekten der Psychotherapie bei Patienten mit PTSD wurde von Lindauer et al. (2008) publiziert. Hier wurde der cerebrale Blutfluss mithilfe der SPECT gemessen. Vor der Therapie zeigten sich bei den PTSD-Patienten signifikant höhere Aktivierungen in der rechten Insula und im rechten superioren und mittleren frontalen Gyrus. Nach der Psychotherapie (16 Wochen) ließ sich eine Verminderung der Aktivierung im rechten lateralen präfrontalen Cortex nachweisen, also der Region, die eine Hyperaktivierung vor der Therapie zeigte. Weiterhin war eine signifikant negative Korrelation der Symptomreduktion mit der Aktivierung in genau dieser Region und im linken superioren temporalen Gyrus nachweisbar.

Zusammenfassend zeigen die vorliegenden Studien eine Modulation der entsprechenden Netzwerke, die vor allem das anteriore Cingulum und den präfrontalen Cortex betreffen. Aufgrund der geringen Zahl der Studien sind diese Ergebnisse allerdings als vorläufig zu betrachten.

1.2.6 Weitere psychologische Interventionen

Bildgebende Studien zu den neuronalen Effekten der psychodynamisch orientierten Psychotherapie wurden bisher nicht publiziert. Andere Verfahren umschließen z. B. die Hypnose und die Meditation. Es wurden verschiedene Untersuchungen zur Hypnose durchgeführt (Rainville u. Price 2003; Faymonville et al. 2006; Röder et al. 2007). Rainville und Price (2003) zeigten, dass verschiedene Stadien der Hypnose möglicherweise mit der Modulation von unterschiedlichen Regionen des Gehirns einhergehen.

Allgemeine Effekte der Hypnose lassen sich in den verschiedenen Teilen des anterioren, ventralen, dorsalen und perigenualen Cingulums sowie im motor- und somatosensorischen Cortex beobachten. In der Phase der **Relaxation** lassen sich vor allem Effekte im rostralen anterioren Cingulum sowie im präfrontalen Cortex und Motorcortex beobachten. Dabei zeigt sich eine Erhöhung der

Aktivierung im Motorcortex, wohingegen sich in den anderen Regionen – wie dem anterioren Cingulum und dem präfrontalen Cortex – eine Verminderung der neuronalen Aktivität findet. Im Stadium der **Absorption** finden sich hingegen Erhöhungen der Aktivierung im anterioren Cingulum, im präfrontalen Cortex und auch im lateralen posterioren parietalen Cortex. Dies zeigte sich in einer Studie zu den Effekten der Hypnose auf die Schmerzwahrnehmung in den Stadien der Relaxation und Absorption, hypnotischer Zustand, und Schmerzwahrnehmung ohne Hypnose (Röder et al. 2007). Es wurde gezeigt, dass die Schmerzwahrnehmung selbst das klassische neuronale Netzwerk für Schmerz, inklusive des somatosensorischen Cortex, der Insula und des Cerebellums, aktiviert. Ein in dieser Studie im fMRT induzierter hypnotischer Zustand führte zu einer deutlichen Verminderung der Aktivierung im kontralateralen somatosensorischen Cortex, im lateralen parietalen Cortex, im lateralen präfrontalen Cortex, im Putamen und in der ipsilateralen Amygdala.

Faymonville et al. (2006) verwendeten ein ähnliches Studiendesign und fanden eine ähnliche Modulierung der Aktivierung im anterioren cingulären Cortex durch den hypnotischen Zustand. Es zeigte sich weiterhin, dass der hypnotische Zustand zu einer Verstärkung der funktionellen Konnektivität zwischen dem anterioren cingulären Cortex und verschiedensten Regionen im sensorischen und motorischen Cortex sowie im limbischen System führte.

Zusammenfassend zeigen diese Befunde, dass Hypnose einen deutlichen Einfluss auf verschiedenste neuronale Netzwerke hat. Dabei sind es ähnliche Regionen, wie die, die sich auch in den geschilderten verhaltenstherapeutischen und interpersonellen psychotherapeutischen Verfahren gezeigt haben. Hierbei stellt sich die Frage, ob die entsprechende Region wirklich nur und ausschließlich den Prozess moduliert, der in der Psychotherapie verändert wird. Somit würde eine funktionelle Spezifität in Hinsicht auf den psychotherapeutischen Eingriff oder den therapeutisch zu modulierenden Wirkfaktor bestehen.

Die **Meditation** wurde ebenfalls mittels der funktionellen Bildgebung in verschiedensten Studien untersucht. Lutz et al. (2008a) führten eine fMRT-Untersuchung während der Präsentation von emotionalen Geräuschen durch. Dabei wurde ein meditativer Zustand mit einem rein wahrnehmenden Zustand verglichen. Bei der Meditation zeigte sich eine Aktivierung in der Insula, die bei negativen Geräuschen stärker war als bei positiven oder neutralen. Weiterhin fand sich eine Korrelation der hier beobachteten Aktivierung in der Insula mit der subjektiv evaluierten Intensität der Meditation. Darüber hinaus führte der meditative Zustand (im Vergleich zum Ruhezustand) zu einer verstärkten Aktivierung in der Amygdala, im rechten temporoparietalen Übergang und im rechten superior-temporalen Sulcus während der Wahrnehmung der emotionalen Geräusche. Dies zeigt eine Beteiligung von Regionen, die an der emotionalen Prozessierung beteiligt sind. Ein anderer, bei der Meditation zu beachtender Faktor ist speziell die **Aufmerksamkeit**, die Regulation und das Monitoring derselben (Lutz et al. 2008b). Inwieweit die Meditation die verschiedenen Formen der Aufmerksamkeit beeinflusst und hierdurch die entsprechenden neuronalen Veränderungen induziert, ist bisher allerdings unklar. Brefczynski-Lewis et al. (2007) verglichen daher Probanden, die praktische Erfahrung in Meditation hatten, mit Probanden, die keinerlei Meditationspraxis vorweisen konnten. Dabei zeigten die erfahrenen Probanden eine verstärkte Aktivierung in genau solchen Regionen, die stark mit verlängerter Aufmerksamkeit verknüpft sind. Allerdings zeigten sie auch eine verminderte Aktivierung in solchen Regionen, denen kognitive Funktionen zugeschrieben werden, wie z. B. im dorsolateralen präfrontalen Cortex.

1.2.7 Zusammenfassung

Zusammengefasst zeigen die Studien zu den verschiedenen psychologischen Interventionen eine Modulation verschiedenster neuronaler Netzwerke. Es ist mit Sicherheit eine Konzentration auf die sogenannten **corticalen Mittellinienstrukturen** (s. Abb. 1-1) zu beobachten (Northoff et al. 2006; Northoff u. Bernpohl 2004). Viele Studien finden Veränderungen im:

- ventromedialen präfrontalen Cortex
- anterioren Cingulum mit seinen verschiedenen Anteilen
- posterioren Cingulum
- Präcuneus

Vor allem der cinguläre Cortex mit seinen anterioren und posterioren Anteilen scheint im Fokus verschiedenster psychotherapeutischer Verfahren zu sein. Weiterhin finden sich deutliche Veränderungen auch im ventro- und dorsomedialen präfrontalen Cortex, sodass die corticalen Mittellinienstrukturen in der Tat ein zentraler Faktor in der Modulierung psychotherapeutischer Effekte zu sein scheinen. Dieses spricht für eine basale und zentrale Rolle dieser Region, möglicherweise ist auch die Höhe der Aktivität im Ruhezustand von entscheidender Bedeutung für mögliche psychotherapeutische Effekte. Andere Regionen schließen den dorsolateralen und ventrolateralen präfrontalen Cortex sowie den lateralen parietalen Cortex mit ein.

Als zentral bei den Kognitiven Verhaltenstherapien der Angsterkrankung und der Spinnenphobie erwies sich auch die **Insula**. Und es müssen noch temporale Regionen, wie die Amygdala, der Hippocampus und die entsprechenden corticalen Regionen berücksichtigt werden, die ebenfalls in ihrer neuronalen Aktivität durch die verschiedenen psychologischen Interventionen moduliert wurden. Schließlich müssen noch der somatosensorische und der motorische Cortex beachtet werden, die bei einigen Verfahren ebenfalls entsprechend moduliert wurden.

> Dieser kurze Überblick zeigt, dass die psychotherapeutischen Effekte nicht auf eine Region oder einige Regionen beschränkt werden können, sondern dass weitverbreitete neuronale Netzwerke beeinflusst werden.

Die einzige Ausnahme stellen die Studien über die Zwangserkrankung dar, bei denen sich relativ spezifische Affekte in den subcorticalen Regionen, vor allem im Kaudatum fanden. Inwieweit die hier modulierten Netzwerke die spezifischen Wirkfaktoren der Therapie, die spezifische Symptomverbesserung oder die im fMRT dargestellten Aufgaben widerspiegeln, bleibt unklar und muss in zukünftigen Studien untersucht werden. Diese Studien sollten vor allem darauf zielen, eine spezifischere und engere Kopplung zu erreichen zwischen

- dem durch die Psychotherapie anvisierten und modulierten Prozess,
- dem Prozess, welcher der Symptomverbesserung bei der entsprechenden Erkrankung zugrunde liegt und

- dem Prozess, welcher bei der in der funktionellen Bildgebung induzierten Aufgabe involviert ist.

Nur dann können entsprechende Rückschlüsse auf bestimmte neuronale Korrelate der für die jeweilige Psychotherapie spezifischen Interventionsvariablen geschlossen werden. Es zeigt sich somit, dass Psychotherapie und Bildgebung mit erheblichen methodischen Problemen zu kämpfen haben, da hier drei verschiedene Bereiche, nämlich Psychotherapie, Erkrankung und Gehirnfunktion, direkt miteinander verknüpft werden (s. auch Frewen et al. 2008 für eine hervorragende Übersicht über die methodischen Probleme bei Studien zur Bildgebung in der Psychotherapie).

1.3 Effekte der Psychotherapie auf Hirnregionen mit Verbindung zu immunologisch-endokrinologischen Funktionen

Einige der bereits in den vorhergehenden Abschnitten genannten Regionen sind in der Tat an der Kontrolle von immunologischen und endokrinologischen Funktionen beteiligt. So ist z. B. der Hippocampus an der Sekretionssteuerung von **Cortisol** und den entsprechenden regulierenden Hormonen beteiligt. Gerade bei der Depression findet sich eine Veränderung des Hippocampus und auch eine Veränderung des Cortisolspiegels und seiner Steuerung durch den Hippocampus. In den letzten Jahren wurden auch einige Studien über den Zusammenhang zwischen neuronaler Aktivierung und Immunfunktion publiziert, die im Folgenden kurz geschildert werden sollen.

Rosenkranz et al. (2003) untersuchten den Zusammenhang zwischen physiologischen Parametern, psychologischem Zustand und Immunfunktion. Hierzu wurden negative und positive Emotionen durch Schreiben eines autobiografischen Textes induziert. Die entsprechenden Effekte wurden mittels EEG gemessen. Als Parameter der Immunfunktion wurde der Antikörpertiter nach einer Vakzination gegen Influenza gemessen. Es zeigte sich ein höherer Level von elektroenzephalografischer Aktivierung bei negativen Emotionen im rechten präfrontalen Cortex die mit eher niedrigen Titern von Antikörpern einhergingen. Somit ergibt sich ein Zusammenhang zwischen der rechts-präfrontalen Funktion bei negativen Emotionen und einer Immunreaktion hinsichtlich der Antikörper. Ein negativer affektiver Stil und eine Prädisposition für negative Emission scheinen somit mit einer Verminderung und Schwächung der Immunfunktion einherzugehen. Umgekehrt zeigte sich eine positive Korrelation zwischen der Aktivierung bei positiven Emotionen und dem Level der Antikörper.

Zusammenfassend bestätigen diese Befunde die Ergebnislage der Psychoneuroimmunologie (PNI), dass negative Emotionen bei gesunden Individuen zu einer Schwächung der Immunfunktion führen und positive Emotionen möglicherweise eher zu einer Verstärkung.

Zu ähnlichen Ergebnissen kam auch eine bereits 1991 durchgeführte Studie von Kang et al. (1991). Sie untersuchten insgesamt 20 gesunde Probanden auf eine **Asymmetrie** in der rechts-links-frontalen Cortexaktivierung. Eine Gruppe zeigte eine extrem stabile links-frontale Aktivierung, die andere eine rechts-frontale Aktivierung. Probanden mit einer rechts-frontalen Aktivierung zeigten signifikant niedrigere Levels der Aktivität von natürlichen Killer-Zellen (NK-Zellen) im Vergleich zu Probanden mit links-frontaler Aktivierung. Die Probanden mit rechts-frontaler Aktivierung zeigten weiterhin eine höhere Konzentration von Immunglobulin M.

Diese Befunde stützen die Vermutungen über den Zusammenhang zwischen frontaler Aktivierung, vor allem bei rechts-links-frontaler Asymmetrie, bei emotionaler Prozessierung und der Immunreaktion.

Der Zusammenhang zwischen kognitiven Funktionen und Immunfunktion wurde in einer Studie von Ohira et al. (2008) untersucht. Stress verursacht Modulation des autonomen und endokrinen Systems sowie des Immunsystems. Stress wird häufig durch kognitive Evaluation oder ein sogenanntes kognitives *appraisal* vermittelt. Die Autoren untersuchten während einer kognitiven Evaluation bei einer mentalen arithmetischen Aufgabe den regionalen cerebralen Blutfluss mittels Wasser-PET. Zusätzlich untersuchten sie noch verschiedene endokrinologische und immunologische Parameter. Es zeigte sich, dass durch die Aufgaben induzierte Anstiege des regionalen cerebralen Blutflusses im medialen orbitofrontalen Cortex und im medialen präfrontalen Cortex mit einem Anstieg von Lymphozyten (NK-Zellen) einhergingen. Zusätzlich fand sich auch noch eine Erhöhung von autonomen Parametern, wie der Herzschlagrate und dem Blutdruck. Aufgrund ihrer Befunde schlossen die Autoren, dass **mediale corticale Regionen**, wie der mediale orbitofrontale Cortex und der mediale präfrontale Cortex, in einem direkten Zusammenhang mit der Regulation von autonomen und immunologischen Funktionen stehen.

In einer weiteren Studie zeigten Davidson et al. (2003) den Einfluss der Meditation auf neuronale und immunologische Funktionen. Probanden wurden über 8 Wochen in einer Meditation angeleitet und trainiert und bekamen vor, kurz nach und 4 Monate nach der Meditation ein EEG. Weiterhin wurde der immunologische Status anhand des **Antikörpertiters** nach einer Vakzination gegen Influenza festgestellt. Es zeigte sich ein Anstieg der Aktivität im linken präfrontalen anterioren Cortex, welcher bei meditierenden Probanden im Vergleich zu den Nichtmeditierenden mit positivem Affekt verknüpft war. Weiterhin erfolgte bei den meditierenden Probanden ein Anstieg des Titers der Influenzaantikörper im Vergleich zu Probanden, die noch keine Meditation durchgeführt hatten. Interessanterweise korrelierte der Anstieg der Aktivität im linksanterioren präfrontalen Cortex mit dem Anstieg der Konzentration des Antikörpertiters nach erfolgreicher Meditation. Diese Befunde zeigen nicht nur den Einfluss einer psychologischen Intervention wie der Meditation auf immunologische Prozesse, sondern legen nahe, dass dieser Einfluss durch neuronale Funktionen wie z. B. die des präfrontalen Cortex vermittelt wird.

Zusammenfassend zeigen diese Befunde einen deutlichen Zusammenhang zwischen neuronalen und immunologischen Funktionen. Insbesondere scheinen der präfrontale Cortex, und hier speziell mediale corticale Regionen wie z. B. das anteriore Cingulum, sowie der ventro- und dorsomediale präfrontale Cortex eine entscheidende Rolle zu spielen.

Möglicherweise korreliert der erhöhte Ruhezustands-Aktivitätslevel dieser Region nicht nur mit neuronalen Funktionen anderer Regionen (Northoff et al. 2006), sondern auch mit immunologischen und endokrinologischen Funktionen und deren möglicher Reagibilität bei externen Noxen. Es muss allerdings darauf hingewiesen werden, dass sich Untersuchungen zur neuronalen-immunologischen Kopplung erst im **Anfangsstadium** befinden und hier erst vereinzelte, nichtsystematische Befunde vorliegen. Es ist zu vermuten, dass psychologische Interventionen, wie z. B. Kognitive Verhaltenstherapie oder psychodynamisch orientierte Psychotherapie nicht nur zu einer Veränderung der neuronalen Funktionen führen, sondern auch eine Veränderung der neuronal-immunologischen Kopplung bewirken und deshalb die Effekte der Psychotherapie in Zukunft nicht nur neuronal, sondern auch immunologisch und möglicherweise endokrinologisch erfasst werden sollten.

Literatur

Baxter LR Jr, Schwartz JM, Bergman KS, Szuba MP, Guze BH, Mazziotta JC. Caudate glucose metabolic rate changes with both drug and behavior therapy for obsessive-compulsive disorder. Arch Gen Psychiatry 1992; 49: 681–9.

Beauregard M. Mind does really matter: evidence from neuroimaging studies of emotional self-regulation, psychotherapy, and placebo effect. Prog Neurobiol 2007; 81: 218–36.

Brefczynski-Lewis JA, Lutz A, Schaefer HS, Levinson DB, Davidson RJ. Neural correlates of attentional expertise in long-term meditation practitioners. Proc Natl Acad Sci USA 2007; 104: 11483–8.

Brody AL, Saxena S, Stoessel P, Gillies LA, Fairbanks LA, Alborzian S. Regional brain metabolic changes in patients with major depression treated with either paroxetine or interpersonal therapy: preliminary findings. Arch Gen Psychiatry 2001; 58: 631–40.

Caria A, Veit R, Sitaram R, Lotze M, Weiskopf N, Grodd W. Regulation of anterior insular cortex activity using real-time fMRI. NeuroImage 2007; 35: 1238–46.

Craig AD. Forebrain emotional asymmetry: a neuroanatomical basis? Trends Cogn Sci 2005; 9: 566–71.

Davidson RJ, Kabat-Zinn J, Schumacher J, Rosenkranz M, Muller D, Santorelli SF. Alterations in brain and immune function produced by mindfulness meditation. Psychosom Med 2003; 65: 564–70.

Faymonville ME, Boly M, Laureys S. Functional neuroanatomy of the hypnotic state. J Physiol 2006; 99: 463–9.

Felmingham K, Kemp A, Williams L, Das P, Hughes G, Peduto A. Changes in anterior cingulate and amygdala after cognitive behavior therapy of posttraumatic stress disorder. Psychol Sci 2007; 18: 127–9.

Frewen PA, Dozois DJ, Lanius RA. Neuroimaging studies of psychological interventions for mood and anxiety disorders: empirical and methodological review. Clin Psychol Rev 2008; 28: 228–46.

Frith CD, Frith U. Interacting minds – a biological basis. Science 1999; 286: 1692–5.

Furmark T, Tillfors M, Marteinsdottir I, Fischer H, Pissiota A, Langstrom B. Common changes in cerebral blood flow in patients with social phobia treated with citalopram or cognitive-behavioral therapy. Arch Gen Psychiatry 2002; 59: 425–33.

Goldapple K, Segal Z, Garson C, Lau M, Bieling P, Kennedy S. Modulation of cortical-limbic pathways in major depression: treatment-specific effects of cognitive behavior therapy. Arch Gen Psychiatry 2004; 61: 34–41.

Grimm S, Beck J, Schuepbach D, Hell D, Boesiger P, Bermpohl F. Imbalance between left and right dorsolateral prefrontal cortex in major depression is linked to negative emotional judgment: an fMRI study in severe major depressive disorder. Biol Psychiatry 2008; 63: 369–76.

Kang DH, Davidson RJ, Coe CL, Wheeler RE, Tomarken AJ, Ershler WB. Frontal brain asymmetry and immune function. Behav Neurosci 1991; 105: 860–9.

Kennedy SH, Konarski JZ, Segal ZV, Lau MA, Bieling PJ, McIntyre RS. Differences in brain glucose metabolism between responders to CBT and venlafaxine in a 16-week randomized controlled trial. Am J Psychiatry 2007; 164: 778–88.

Lindauer RJ, Booij J, Habraken JB, van Meijel EP, Uylings HB, Olff M. Effects of psychotherapy on regional cerebral blood flow during trauma imagery in patients with post-traumatic stress disorder: a randomized clinical trial. Psychol Med 2008; 38: 543–54.

Linden DE. How psychotherapy changes the brain – the contribution of functional neuroimaging. Mol Psychiatry 2006; 11: 528–38.

Lutz A, Brefczynski-Lewis J, Johnstone T, Davidson RJ. Regulation of the neural circuitry of emotion by compassion meditation: effects of meditative expertise. PLoS ONE 2008a; 3: e1897.

Lutz A, Slagter HA, Dunne JD, Davidson RJ. Attention regulation and monitoring in meditation. Trends Cogn Sci 2008b; 12: 163–9.

Martin SD, Martin E, Rai SS, Richardson MA, Royall R. Brain blood flow changes in depressed patients treated with interpersonal psychotherapy or venlafaxine hydrochloride: preliminary findings. Arch Gen Psychiatry 2001; 58: 641–8.

Nakatani E, Nakgawa A, Ohara Y, Goto S, Uozumi N, Iwakiri M. Effects of behavior therapy on regional cerebral blood flow in obsessive-compulsive disorder. Psychiatry Res 2003; 124: 113–20.

Northoff G, Bermpohl F. Cortical midline structures and the self. Trends Cogn Sci 2004; 8: 102–7.

Northoff G, Heinzel A, Bermpohl F, Niese R, Pfennig A, Pascual-Leone A. Reciprocal modulation and attenuation in the prefrontal cortex: an fMRI study on emotional-cognitive interaction. Hum Brain Mapp 2004; 21: 202–12.

Northoff G, Heinzel A, de Greck M, Bermpohl F, Dobrowolny H, Panksepp J. Self-referential processing in our brain – a meta-analysis of imaging studies on the self. NeuroImage 2006; 31: 440–57.

Ochsner KN, Gross JJ. The cognitive control of emotion. Trends Cogn Sci 2005; 9: 242–9.

Ohira H, Isowa T, Nomura M, Ichikawa N, Kimura K, Miyakoshi M. Imaging brain and immune association accompanying cognitive appraisal of an acute stressor. NeuroImage 2008; 39: 500–14.

Panksepp J. A critical role for »affective neuroscience« in resolving what is basic about basic emotions. Psychol Rev 1992; 99: 554–60.

Paquette V, Lévesque J, Mensour B, Leroux JM, Beaudoin G, Bourgouin P, Beauregard M. Change the mind and you change the brain: effects of cognitive-behavioral therapy on the neural correlates of spider phobia. NeuroImage 2003; 18: 401–9.

Prasko J, Horacek J, Zalesky R, Kopecek M, Novak T, Paskova B. The change of regional brain metabolism (18FDG PET) in panic disorder during the treatment with cognitive behavioral therapy or antidepressants. Neuro Endocrinol Lett 2004; 25: 340–8.

Rainville P, Price DD. Hypnosis phenomenology and the neurobiology of consciousness. Int J Clin Exp Hypn 2003; 51: 105–29.

Röder CH, Michal M, Overbeck G, van de Ven VG, Linden DE. Pain response in depersonalization: a functional imaging study using hypnosis in healthy subjects. Psychother Psychosom 2007; 76: 115–21.

Roffman JL, Marci CD, Glick DM, Dougherty DD, Rauch SL. Neuroimaging and the functional neuroanatomy of psychotherapy. Psychol Med 2005; 35: 1385–98.

Rosenkranz MA, Jackson DC, Dalton KM, Dolski I, Ryff CD, Singer BH. Affective style and in vivo immune response: neurobehavioral mechanisms. Proc Natl Acad Sci USA 2003; 100: 11148–52.

Schwartz JM, Stoessel PW, Baxter LR Jr., Martin KM, Phelps ME. Systematic changes in cerebral glucose metabolic rate after successful behavior modification treatment of obsessive-compulsive disorder. Arch Gen Psychiatry 1996; 53: 109–13.

Straube T, Glauer M, Dilger S, Mentzel HJ, Miltner WH. Effects of cognitive-behavioral therapy on brain activation in specific phobia. NeuroImage 2006; 29: 125–35.

2 Neuroendokrinologie und Psychoneuroimmunologie

William B. Malarkey, Joseph R. Tafur, Thomas Rutledge, Paul J. Mills

2.1 Einleitung

Die Neuroendokrinologie befasst sich mit den Wechselwirkungen zwischen Nerven- und Hormonsystem. Die Psychoneuroimmunologie (PNI) beschäftigt sich mit den Wechselwirkungen zwischen Verhalten, Nerven-, Hormon- und Immunsystem. Passendere Bezeichnungen für PNI wären eigentlich **Psychoneuroendoimmunologie** (PNEI) (Jamison 1996) oder **Psychoneuroimmunoendokrinologie** (PNIE) (Brambilla 2000), beides Begriffe, die die zentrale Bedeutung des Hormonsystems in der Wirkkaskade zwischen verhaltensspezifischen und psychischen Prozessen und dem Immunsystem besser anerkennen.

In diesem Kapitel werden jene grundlegenden Aspekte der Endokrinologie und Neuroendokrinologie behandelt, die für die **wesentlichen Verknüpfungen** – oder besser für die Einheit – von Verhalten, Nerven-, Hormon- und Immunphysiologie von Bedeutung sind[1]. Erörtert wird der Beitrag der Neuroendokrinologie zur PNI, indem das enge Zusammenspiel zwischen Hormon- und Immunsystem beschrieben wird. Das Kapitel setzt sich insbesondere mit der endokrinoimmunen Schnittstelle sowie der neuroendokrinen Immunaktivierung auseinander. Dabei wird auch auf Ähnlichkeiten und Wechselwirkungen zwischen Immun- und Hormonsystem eingegangen. Versteht man diese Schnittstelle besser, lässt sich der potenzielle immunologische Nutzen von Psychotherapie und positiven psychologischen Faktoren besser nachvollziehen.

2.2 Wechselwirkungen zwischen Hormon- und Immunsystem

Die Neuroendokrinologie hat nicht nur einiges zum Verständnis der grundlegenden Mechanismen der PNI beigetragen, die PNI hat auch ihrerseits Fortschritte in der Neuroendokrinologie ermöglicht, wobei zu den wichtigsten Fortschritten die Neuformulierung unserer Konzepte zur endokrinoimmunen Schnittstelle gehört. Die weitreichende bidirektionale Feedbackregulierung zwischen Hormon- und Immunsystem und ihre gemeinsamen sekretorischen Produkte wurden in der Vergangenheit in ihrer Bedeutung unterschätzt. Frühe Konzepte über die Beschaffenheit des Hormonsystems waren eindeutig zu eng gefasst. Von den klassischen endokrinen Hormonen, von denen man annahm, dass sie *per definitionem* durch eine Drüse in den Kreislauf abgegeben werden, um so an ihren Zielort zu gelangen, weiß man heute,

1 Teile dieses Kapitels sind 2007 in der Zeitschrift *Brain, Behavior & Immunity* unter dem Titel »*Endocrinology: The Active Partner in PNI Research*«, Band 21, S. 161–168, erschienen.

dass sie auch von anderen Geweben, z. B. von Immunzellen, sezerniert werden. So galten Hypothalamus und Hypophyse ursprünglich als einzige Quelle von Corticotropin-*releasing*-Hormon (CRH), adrenocorticotropem Hormon (ACTH), Wachstumshormon, Prolactin und anderen Hormonen. Bahnbrechende Studien von Blalock und seinen Kollegen konnten jedoch zeigen, dass auch Immunzellen in der Lage waren, »*Hormone der Hypophyse*« zu produzieren (Weigent u. Blalock 1987). Heute wissen wir, dass diese Hormone des Hypothalamus und der Hypophyse durch menschliche Immunzellen

- im Thymus,
- in den Tonsillen,
- in der Milz und
- in den Lymphknoten

sowie durch periphere mononukleäre Blutzellen (PBMC) gebildet werden können (Wu et al. 1996a; Wu et al. 1996b). PBMC in serumfreien Nährmedien setzen **Lymphozyten-Wachstumshormon** frei, das die Produktion von Interferon-gamma (IFN-γ) erhöht (Malarkey et al. 2002). Diese Zellen produzieren außerdem **Prolactin**, das ebenfalls die Lymphozyten-Proliferation steigert (Sabharwal et al. 1992a). Diese »Hormone des Immunsystems« werden in sehr geringen Konzentrationen ausgeschüttet und wirken hauptsächlich über autokrine (die Zellen betreffend, die sie ausschütten) und parakrine (nahe, aber unterschiedliche Zelltypen betreffende) Mechanismen. Bislang wurde nicht ausreichend untersucht, wie sich psychosozialer Stress auf diese »Immunhormone« auswirkt. Eine Studie berichtet jedoch von einer verminderten Synthese des Lymphozyten-Wachstumshormons bei chronisch gestressten Pflegepersonen (Wu et al. 1999). Diese Befunde sprechen dafür, dass Lymphozyten-Hormone auf Stress reagieren und von daher die Biologie der Zytokine beeinflussen.

Endokrine Hormone und Zytokine finden sich auch beide gemeinsam in endokrinen Drüsen. Die Hypophyse des Menschen und andere endokrine Gewebe enthalten **Zytokine**, z. B. Interleukine, die autokrin oder endokrin wirksam sind und die Sekretion von endokrinen Hormonen beeinflussen. Als Beispiel lässt sich die Produktion von Interleukin-6 (IL-6) und des Tumor-Nekrose-Faktors-alpha (TNF-α) in den Nebennieren anführen, die an der lokalen Kontrolle der Synthese von Cortisol und anderer adrenaler Steroide beteiligt sein können (Judd et al. 2000). Diese lokale Regulierung der Cortisolfreisetzung der Nebennierenrinde durch Zytokine könnte erklären, warum in einigen Studien erhöhte ACTH-Werte nach psychosozialen Stressoren beobachtet wurden, nicht jedoch eine Erhöhung der Cortisolspiegel. Einige dieser Gewebezytokine können auch in den peripheren Blutkreislauf gelangen und wie Hormone funktionieren, indem sie in einiger Entfernung von der Ursprungszelle auf das Zielgewebe einwirken.

Jede inhaltliche Auseinandersetzung mit der Ko-Lokalisation von endokrinen Hormonen und Zytokinen wurde stark durch die ursprünglichen Bezeichnungen geprägt, die man diesen Faktoren in namentlicher Anlehnung an das erste biologische System gegeben hat, das zur Untersuchung ihrer jeweiligen Funktion herangezogen wurde.

Wenn etwa IL-6 als erstes auf seinen *In-vivo*-Einfluss auf die Hypothalamus-Hypophysen-Nebennierenrinden(HPA)-Achse hin getestet worden wäre, so hätte die Beobachtung, dass es die Cortisolsekretion beeinflussen konnte, zur Bezeichnung »**Cortisol-*releasing*-Faktor**« geführt. Es gibt etliche Beispiele dafür, wie sich die Entdeckung wichtiger

Funktionen von Hormonen und Zytokinen verzögert hat, weil die ursprüngliche funktionelle Bezeichnung zu eng gefasst war. Ein weiteres Beispiel für dieses Phänomen ist das Hormon **Leptin**, von dem ursprünglich angenommen wurde, es würde lediglich die Nahrungsaufnahme regulieren. Heute kennen wir sehr viel mehr wichtige Funktionen dieses Hormons, etwa seine Beteiligung an der Initiierung der Menses und der Produktion von T-Lymphozyten-Zytokinen (Welt et al. 2004).

Ein Großteil der PNI-Forschung hat sich mit der Frage auseinandergesetzt, wie Hormone, via Hormon-Rezeptor-Wechselwirkung auf Immunzellen, die Zytokinproduktion sowie die nachfolgende Regulierung von Transkriptionsfaktoren, z. B. den pro-inflammatorischen Zytokin-Transkriptionsfaktor NF-κB, beeinflussen können. Im Gegensatz dazu wurde jedoch auch deutlich, dass die regulatorische Beziehung zwischen Hormonen und Zytokinen in **beiden Richtungen** wirksam ist. So können z. B. pro-inflammatorische Zytokine, wie TNF-α, den Glucocorticoidrezeptor verändern und so eine Glucocorticoidresistenz induzieren (Lewis-Tuffin u. Cidlowski 2006). Darüber hinaus wissen wir heute, dass TNF-α in geringer physiologischer Konzentration die Reaktionen des insulinähnlichen Wachstumsfaktors-1 (IGF-1) in den Neuronen von Mäusen und Ratten, in Myoblasten sowie menschlichen Epithelzellen reduziert. Diese Hemmung von IGF-1 erfolgt durch eine Hemmung seiner Post-Rezeptoraktivitäten durch TNF-α. Ebenso reduziert IL-6 den IGF-1-Plasmaspiegel, unterdrückt seine anabolischen Aktivitäten und führt zu einer Verringerung der Wachstumshormonrezeptoren in der Leber, was wiederum zu einer Wachstumshormon-Rezeptorresistenz führt (Kelley 2004). Diese Untersuchungen zur Schnittstelle zwischen Hormon- und Immunsystem erlauben Einblicke in die komplexen Interaktionen dieser beiden Systeme bei psychosozialem Stress.

2.3 Hormone der Hypophyse und das Immunsystem

Menschliches Prolactin und Wachstumshormon sind Hormone, die in der Hypophyse gebildet und im Tag-Nacht-Rhythmus ausgeschüttet werden, wobei nahezu zwei Drittel ihrer Sekretion nachts, während des Schlafs erfolgt. Die normale Sekretionsmenge des Wachstumshormons bewegt sich tagsüber zwischen 0,3 und 5 ng/ml, was eine genaue Bestimmung nach Stresseinwirkung relativ schwierig macht. Die Variabilität der Sekretionsmenge von Prolactin ist demgegenüber viel geringer. Manche Forscher haben versucht, die ausgeprägte nächtliche Ausschüttung des Wachstumshormons mittels Urinanalyse zu bestimmen, allerdings mit fraglicher Reliabilität der hierbei verwendeten Assays. Ein zuverlässigerer Bestimmungsmarker der Wachstumshormonsekretion ist IGF-1, das hauptsächlich in der Leber, nach Stimulierung durch das Wachstumshormon, produziert wird und das für die meisten biologischen Effekte des Wachstumshormons verantwortlich ist.

In Tierversuchen konnte gezeigt werden, dass Prolactin und Wachstumshormon möglicherweise eine wichtige Rolle in der **Immunregulation** spielen. In ihrer umfassenden Übersichtsarbeit sehen Redelmann et al. (2008) diese neuroendokrinen Hormone als integrale Bestandteile des immunologischen Zytokin-Netzwerks und zitieren Studien, wonach Wachstumshormon, Prolactin und IGF-1 die Erholung des Immunsystems nach Transplantationen verschiedener Zelltypen fördern.

Es konnte gezeigt werden, dass bei Menschen mit erhöhtem Prolactinspiegel die mykobakterielle Zerstörung durch menschliche Monozyten durch Serum-**Prolactin** gefördert wird (Sabharwal et al. 1992b). Menschliches Lymphozytenprolactin wiederum hat einen lymphozytenproliferativen autokrinen Effekt in Zellkulturen (Sabharwal et al. 1992a). Eine weitere Untersuchung wies nach, dass Prolactin, wenn es menschlichem Blut zugegeben wird, zu einer Erhöhung der TNF-α- und IFN-γ-produzierenden $CD4^+$- und $CD8^+$-T-Lymphozyten sowie der Interleukin-2(IL-2)-produzierenden $CD8^+$-T-Lymphozyten führt (Dimitrov et al. 2004). Was allerdings gegen eine besondere immunmodulatorische Bedeutung von Prolactin beim Menschen spricht, ist das Fehlen jeglicher Folgen für das Immunsystem bei Menschen mit niedrigem Prolactinspiegel oder bei Menschen, die infolge eines Hypophysentumors über Monate oder Jahre hinweg einen 100- bis 1 000-fach über der Norm liegenden Prolactinspiegel aufweisen.

Was das **Wachstumshormon** angeht, so gibt es signifikante Hinweise für die Rolle von Wachstumshormon und IGF-1 hinsichtlich:

- Thymuswachstum
- Umkehrung des altersbedingten Zellverlusts im Thymus und Knochenmark
- Priming von Leukozyten zur Sekretion freier Radikale
- Verminderung der Sterblichkeit nach einer Infektion mit *Salmonella typhimurium*

Beim Menschen ist die Rolle des Wachstumshormons in Bezug auf seine Wirkung auf die humorale und zelluläre Immunität jedoch nicht eindeutig. Jüngere Forschungsarbeiten zeigten, dass Wachstumshormon, das menschlichen PBMC in physiologischen Konzentrationen zugegeben wurde, zu einem Anstieg der IFN-γ produzierenden $CD4^+$-Zellen führte (Dimitrov et al. 2004). Untersuchungen zu HIV und AIDS haben ergeben, dass anhaltende Entzündungen im Rahmen einer HIV-Infektion zu einer signifikanten Resistenz gegenüber der Wirkung des Wachstumshormons führen können, was wiederum die modulatorische Wirkung des Wachstumshormons reduziert und es in physiologischen Dosen bezüglich der Stimulierung von Immunreaktionen weniger effektiv macht (Redelman et al. 2008).

Ähnlich den Beobachtungen zu Prolactin hat sich jedoch gezeigt, dass Menschen mit deutlich erhöhten Werten des Wachstumshormons oder IGF-1, z. B. im Rahmen von Hypophysentumoren, oder mit erworbenen Wachstumshormondefiziten im Rahmen einer Reihe von Erkrankungen keine erhöhte Anfälligkeit für Infektionskrankheiten, Autoimmunerkrankungen, Asthma, Allergien und andere zelluläre oder humorale Immundefekte aufweisen. Es ist allerdings denkbar, dass die beim Menschen durch Wachstumshormon und IGF-1 induzierten Immuneffekte im Falle moderater oder selbst schwerer Wachstumshormondefizite durch redundante Kontrollmechanismen ausgeglichen werden.

Untersuchungen am Menschen zur Hypothalamus-Hypophysen-Gonaden(HPG)-Achse fehlen in den meisten Forschungsarbeiten zur PNI. Diese Entwicklung beginnt sich jedoch allmählich zu verändern, indem vermehrt untersucht wird, wie sich Stress auf die **Zytokinproduktion** bei schwierigen Schwangerschaftsverläufen auswirkt. CRH hemmt die Gonadotropin-*releasing*-Hormon(GRH)-Ausschüttung, während Glucocorticoide die Sekretion von luteinisierendem Hormon (LH) sowie ovariellem Östrogen und Progesteron unterdrücken und eine Estradiolresistenz im Zielgewebe hervorrufen (Chrousos et al. 1998). Darüber hinaus hemmen die pro-inflammatorischen Zytokine Interleukin-1 (IL-1) und TNF-α die Sekretion des GRH aus dem Hypothalamus sowie des LH aus der Hypophyse, was in weiterer Folge mit einem Östrogenabfall bei Frauen und einem Testosteronabfall bei Männern verbunden ist (Straub u. Cutolo 2001). Im Allgemeinen wirken Androgene immunsuppressiv, während sich Östrogene sowohl hemmend als auch stimulierend auf das Immunsystem auswirken können. Diese komplexen Interaktionen zwischen HPG-Achse, pro-inflammatorischen Zytokinen, Cortisol und Catecholaminen wurden u.a. an Patienten mit rheumatoider Arthritis untersucht (Straub u. Cutolo 2001).

2.4 Hormonresistenz

Hormonresistenzsyndrome rücken seit einiger Zeit verstärkt in den Fokus der PNI-Forschung. Klassische Hormonresistenzsyndrome, wie die familiäre Thyroid- und Glucocorticoidresistenz, treten beim Menschen jedoch selten auf (Chrousos et al. 1993).

■ **Thyroidhormonresistenz:** Menschen mit Thyroidhormonresistenz weisen einen erhöhten Schilddrüsenhormon- und TSH-Spiegel auf und haben einen Kropf. Da jedoch der erhöhte Schilddrüsenhormonspiegel ihre zelluläre Thyroidresistenz ausgleicht, sind sie symptomfrei.

■ **Familiäre Glucocorticoidresistenz:** Auch die familiäre allgemeine Glucocorticoidresistenz wurde bei Personen mit erhöhtem, nicht durch Glucocorticoide regulierbarem ACTH- und Cortisolspiegel beschrieben. Gleichwohl ist die Cortisolsekretion bei den Betroffenen kaum bis gar nicht beeinträchtigt, da diese generelle Resistenz durch einen erhöhten Serum-Cortisolspiegel kompensiert wird.

■ **Insulinresistenz:** Die häufigste Form hormoneller Resistenz ist die erworbene Insulinresistenz und die damit verbundenen Symptome des metabolischen Syndroms. Die Betroffenen weisen einen erhöhten Insulinspiegel auf, die Fähigkeit des Insulins, Glucose in die Zellen zu transportieren, ist jedoch reduziert.

■ **Erworbene Glucocorticoidresistenz:** Eine andere Form der Hormonresistenz ist die erworbene Glucocorticoidresistenz im zentralen Nervensystem (ZNS) sowie im Immunsystem als Folge von psychosozialem Stress. Sie wurde bei Frauen mit stressbedingter, funktioneller hypothalamischer Ameneorrhö beobachtet (Brundu et al. 2006). Die betroffenen Patientinnen wiesen erhöhte Cortisolwerte in der cerebrospinalen Flüssigkeit auf, bei normalen CRH-Werten. Diese Befunde sprechen für eine ZNS-Resistenz des CRH gegenüber der Hemmung durch Cortisol.

An depressiven Patienten wurden umfangreiche Untersuchungen zur erworbenen glucocorticoiden Sensitivität im ZNS durchgeführt. Bei Patienten mit **Major Depression** fanden sich erhöhte Cortisolspiegel sowie eine Resistenz der HPA-Achse gegenüber Dexamethason (Holsboer 2000).

Im Allgemeinen zeichnet sich die Major Depression sowohl durch eine Beeinträchtigung der glucocorticoiden Feedbacksensitivität der HPA-Achse als auch durch eine Überaktivität der HPA-Achse aus (Pace et al. 2007).

Diese Veränderungen wurden mit Immunsuppression, maladaptiver Immunaktivierung und Entzündungen in Verbindung gebracht (Irwin u. Miller 2007). Das empfindlichste neuroendokrine Testverfahren zur Beurteilung der Glucocorticoidsensitivität im ZNS kombiniert die Suppression von ACTH und Cortisol durch Dexamethason mit einer Stimulierung von ACTH durch CRH. Bei depressiven Patienten wird mehr ACTH und Cortisol freigesetzt. Es besteht ein signifikanter Zusammenhang zwischen der Normalisierung der Cortisolhemmung durch Dexamethason und einer Verbesserung der klinischen Symptomatik der Depression (Holsboer 2000). Bleibt dieser anhaltende Cortisolanstieg unbehandelt, kommt es in der Folge zu Osteoporose und kognitiven Beeinträchtigungen, was in diesem Kapitel später noch eingehender erörtert wird.

Die erworbene Glucocorticoidresistenz des ZNS kann auch mit **psychosozialen Ereignissen** in der ersten Lebenswoche zusammenhängen (Weaver et al. 2004). In Untersuchungen zum Brutpflegeverhalten bei Nagetieren führte fehlendes Lecken, Säubern und Säugen durch die Mutter zu Veränderungen der DNA-Methylierung und Histonacetylierung, mit nachfolgender Abschaltung des Gens für den Glucocorticoidrezeptor. Dieses epigenetische Ereignis hatte eine Hemmung der Synthese des Glucocorticoidrezeptors und somit eine Veränderung der Feedbackhemmung der Glucocorticoidsekretion zur Folge, was wiederum in eine Glucocorticoidresistenz des ZNS mündete (Weaver et al. 2004). Werden Tiere, die mangelnder Brutpflege ausgesetzt waren, gestresst, kommt es zu einer vermehrten Ausschüttung von Corticosteron. Dies deutet darauf hin, dass das mütterliche Verhalten, im Sinne einer umweltbedingten Prägung, lebenslang eine anhaltende Veränderung der Genexpression und -funktion zur Folge haben kann.

Die erworbene Immun-Glucocorticoidresistenz tritt auch bei verschiedenen Krankheiten auf (Chriguer et al. 2005), z. B. bei:

- steroidresistentem Asthma
- entzündlichen Darmerkrankungen (Colitis ulcerosa, Morbus Crohn)
- rheumatoider Arthritis
- akutem respiratorischem Distress-Syndrom (ARDS [plötzliches Lungenversagen])
- aber auch bei gesunden jungen Probanden

Einige Studien berichten von einer erworbenen Immun-Glucocorticoidresistenz nach psychosozialem Stress. So führte der durch soziale Desorganisation verursachte Stress bei Nagetieren zu einer erworbenen Immun-Glucocorticoidresistenz (Stark et al. 2001) und dieser Effekt wurde auch bei depressiven und unter chronischem Stress stehenden Eltern von Krebspatienten beobachtet (Miller et al. 2002).

Bei Personen mit einer erworbenen Immun-Glucocorticoidresistenz ist die Fähigkeit von Dexamethason, die *in vitro* durch Lipopolysaccharide stimulierte Zytokinfreisetzung aus PBMC zu hemmen, beeinträchtigt, was sich im Blut in Form eines pro-inflammatorischen Status widerspiegelt. Forschungsbefunde sprechen dafür, dass diese pro-inflammatorischen Zytokine und die von ihnen induzierten Signal gebenden Elemente die Glucocorticoidrezeptor-Funktion und -Expression verändern und somit zu einer Glucocorticoidresistenz führen. Modifizieren z. B. pro-inflammatorische Zytokine die Expression des Glucocorticoidrezeptor-Gens, kommt es zu einem Anstieg der zellulären NF-κB-Aktivität und in weiterer Folge zu einem Anstieg der Produktion pro-inflammatorischer Zytokine. Einige pro-inflammatorische Zytokine, z. B. TNF-α und IL-1, verändern das Verhältnis zwischen den Isoformen des menschlichen Glucocorticoidrezeptors hGR-α und hGR-β (Pace et al. 2007). Es scheint, dass es in Immunzellen bei einer verringerten hGR-α/hGR-β-Ratio zu einer Glucocorticoidresistenz kommt (Lewis-Tuffin u. Cidlowski 2006). Mit anderen Worten, die Beta-Isoform des Glucocorticoidrezeptors hebt die Wirkung der Glucocorticoide auf. Es gibt darüber hinaus andere intrazelluläre Glucocorticoidrezeptor-Wege, die sowohl mit der Expression als auch mit der Funktion des Glucocorticoidrezeptors in Verbindung stehen und die bei Depressionen und anderen, mit Glucocorticoidresistenz einhergehenden Erkrankungen verändert sein können (Holsboer 2000; Pace et al. 2007).

2.5 Zirkadiane Rhythmik

Menschen verfügen, ebenso wie andere Organismen, über zirkadiane (etwa 24 Stunden) Zeitgeber-Gene als endogene Schrittmacher, die im suprachiasmatischen Nucleus des Hypothalamus lokalisiert und für den zirkadianen Rhythmus verantwortlich sind. Das Timing des zirkadianen Rhythmus wird synchronisiert durch die mit dem Sonnenlicht assoziierten Tag-Nacht-Perioden, die normalerweise den **Schlaf-Wach-Zyklus** regulieren. Die Methode der Speichelsammlung hat die Hormonforschung eindeutig verbessert, insbesondere was die Fortschritte in der Untersuchung von Tagesschwankungen und die Auswirkungen von Stressoren auf die Cortisolsekretion angeht (Kirschbaum et al. 1992). Allerdings ist diese Methode nicht für alle Hormone geeignet (Kennedy et al. 2001).

Chronische psychosoziale Stressoren können zu **Störungen der zirkadianen Rhythmen** der neuroendokrinen Stressreaktions-Systeme führen. Einige Arbeiten diskutieren die Rhythmusstörungen der HPA-Achse bei (Sephton u. Spiegel 2003; Crofford et al. 2004):

- Depression
- Posttraumatischer Belastungsstörung (PTSD)
- Arbeitslosigkeit
- Fibromyalgie
- Krebs

Zwillingsstudien sprechen für eine zusätzliche **genetische Komponente**, da eine funktionelle Veränderung der HPA-Achse während des Tages als Hinweis für eine erhöhte depressive Anfälligkeit angesehen werden kann (Wichers et al. 2008). Die am häufigsten beobachtete Abweichung im Cortisolrhythmus ist ein Abfall des Cortisolspitzenwerts am Vormittag und eine Anhebung des Tiefststands am Nachmittag, was insgesamt zu einer Abflachung der tageszyklischen Cortisolabsonderung führt. Das normale Muster der tageszyklischen Cortisolsekretion ist bei Menschen, die in der Nachtschicht arbeiten, gestört. Eine gestörte tageszyklische Cortisolsekretion ist wiederum mit einer erhöhten Sterblichkeit bei Frauen mit Brustkrebs verbunden (Sephton u. Spiegel 2003). Ob dieser Cortisolrhythmus die biologischen Prozesse im Tumor selbst beeinflusst oder lediglich einen Marker der Belastung und des fortschreitenden Verlaufs der Krankheit darstellt, ist nicht klar.

Die meisten Hormone und viele Zytokine weisen ein bestimmtes Ausmaß an Tagesschwankung auf. Zukünftige Forschungsarbeiten im Rahmen der PNI sollten helfen zu klären, wie bedeutsam Störungen des zirkadianen Rhythmus von Hormonen und Zytokinen als Prädiktoren und/oder Mediatoren von Krankheitsprozessen sind.

2.6 Stressforschung

Alle, die mit der PNI-Forschung vertraut sind, wissen, dass eines der Standbeine der PNI die Erforschung der Auswirkungen von Stressoren bzw. der sympathischen adrenomedullären (SAM-)Achsenhormone Adrenalin und Noradrenalin sowie der HPA-Hormone ACTH und Cortisol auf Immunzellen ist. Catecholamine und/oder Cortisol wurden ursprünglich auch deshalb in Studien zur Stressforschung berücksichtigt, weil ihre immunverändernden Eigenschaften gut bekannt waren und sie relativ rasch auf Stressoren reagieren.

Die Einbeziehung von Stressoren als Hormontrigger in PNI-Studien entsprach einer ganz natürlichen Erweiterung des Forschungsfelds zur Untersuchung hormoneller Effekte auf das Immunsystem. Es begann Anfang des 20. Jahrhunderts mit Beobachtungen, dass Adrenalininjektionen zu Anstiegen weißer Blutkörperchen im Blut führten. Die Forschung schritt unaufhaltsam voran und im Verlauf der nächsten Jahrzehnte wurde klar, dass Catecholamine und Cortisol tief greifende Effekte auf das Immunsystem hatten. Indem die PNI akute Stressoren in Labor- und naturalistischeren Feldstudien verwendete, war sie die Erste, die zeigte, dass **psychosoziale Anforderungen** Hormonspiegel verändern und diese wiederum zu beobachtbaren Immuneffekten führen. Zu den Ergebnissen dieser zahlreichen Studien zählt auch die Identifikation verschiedener Faktoren, die die stressbedingten und hormonell vermittelten Immunreaktionen beeinflussen, wie z. B.:

- akuter versus chronischer Stress
- kontrollierbarer versus unkontrollierbarer Stress
- anhaltender versus zeitweiliger Stress
- Angst, Besorgnis, Depression (s. Kapitel 6, S. 141)
- soziale Stellung und soziale Unterstützung
- Meditation
- Schlaflosigkeit
- positive Affekte (s. Kapitel 7, S. 168)

In all diesen Studien hat sich der zugrunde liegende Einfluss hormoneller Faktoren in bemerkenswert konsistenter Weise bestätigt. So ist etwa das Ausmaß des Effekts von akutem Stress auf das Zirkulieren der Immunzellen abhängig von einer Kombination von (Mills et al. 1995):

- Noradrenalinlevel vor Auftreten des Stressors
- Sensitivität und/oder Dichte der von Immunzellen exprimierten beta-2-adrenergen Rezeptoren
- Größe des stressbedingten Noradrenalinanstiegs

Der Grad der jeweiligen Cortisolreaktion wiederum beeinflusst, inwieweit der Spiegel pro-inflammatorischer Zytokine im Blut als Reaktion auf akuten Stress ansteigt (Kunz-Ebrecht et al. 2003).

Jüngere Studien konzentrieren sich auf die **klinische Relevanz** physiologischer Reaktionen auf Stressoren. So konnte gezeigt werden, dass die Durchführung einer Rechenaufgabe oder Fahrradfahren auf dem Ergometer unmittelbar vor einer Grippeimpfung die Antikörperreaktionen nach der Impfung verbesserten (Edwards et al. 2006) (s. Kapitel 4, S. 77). Weiterhin konnte gezeigt werden, dass Individuen, die auf akuten Stress mit verstärkten SAM- und HPA-Reaktionen reagieren, ein erhöhtes Erkrankungsrisiko bei Stress aufweisen (Cohen u. Hamrick 2003).

Die großen wissenschaftlichen Fortschritte bei der Verknüpfung des neuroendokrinen Systems mit psychosozialen Stressoren und Immunsystem haben große Bedeutung für die psychotherapeutische Behandlung von Erkrankungen. Wir wissen mittlerweile, dass psychosoziale Faktoren die Immunfunktion beeinflussen. Ebenso zeigt sich bei einer ganzen Reihe von Erkrankungen, dass Verbesserungen im psychischen Bereich mit potenziellen Verbesserungen der Immunfunktion verbunden sind.

Gaab et al. (2003) zeigten z. B., dass ein kurzfristiges, gruppenbasiertes, Kognitiv-behaviorales-Stressmanagement(*cognitive behavioral stress management* [CBSM])-Training die neuroendokrine Stressreaktion (gemessen am Cortisolspiegel im Speichel) auf akuten Stress bei gesunden Probanden reduziert. Neuroendokrine Immunparameter lassen sich auch heranziehen, um die Effekte längerfristiger **Stressmanagement-Techniken** auf chronischen Stress bei erkrankten Probanden zu bestimmen. Die Gruppe um Antoni untersuchte bei HIV-infizierten Männern, die bereits Symptome aufwiesen, wie verbesserter Cortisolspiegel, Depression und Wiederherstellung der Immunfunktion während und nach einer 10-wöchigen Stressmanagement-Intervention zusammenhängen (Antoni et al. 2005) (s. Kapitel 12, S. 313).

Dabei konnte gezeigt werden, dass Stimmung und hormonelle Veränderungen während eines CBSM-Trainings eindeutig auf langfristige Immuneffekte schließen lassen. Man geht davon aus, dass eine Reduktion der HPA-Aktivierung die zelluläre Immunität gegenüber Virusinfektionen verbessert und womöglich auch die Glucocorticoidresistenz verringert. Die Verminderung der HPA-Aktivierung mithilfe positiver psychosozialer Faktoren ist somit ein möglicher biologischer Mechanismus, den fortschreitenden Krankheitsverlauf bei HIV zu bremsen (Ironson u. Hayward 2008).

2.7 Auswirkungen erhöhter Cortisol- und Catecholaminwerte auf das Immunsystem

Cortisol und Catecholamine haben tief greifende Auswirkungen auf die angeborene und adaptive Immunabwehr. Sie neigen einerseits dazu, die Produktion pro-inflammatorischer Zytokine (IL-12 und TNF-α) sowie T-Helferzellen(TH)-1-Zytokine (IL-2 und IFN-γ) zu hemmen, andererseits jedoch die Produktion von TH2-Zytokinen (IL-10 und IL-4) zu stimulieren. Wenn es somit unter Stress zu einer exzessiven Immunstimulierung kommt, können diese Stresshormone die **Immunantwort dämpfen** und eine Veränderung des TH1-TH2-Gleichgewichts bewirken. Zahlreiche Befunde aus der PNI-Forschung sprechen dafür, dass defizitäre oder exzessive Cortisol- oder Catecholaminreaktionen auf Stress eine Verschiebung dieses Gleichgewichts nach sich ziehen und die Anfälligkeit für verschiedene Krankheiten erhöhen können (Elenkov u. Chrousos 2002). Beispielsweise würden Menschen mit stark ausgeprägter Cortisolreaktion auf Stress einen geringeren TH1/TH2-Quotienten aufweisen und hätten dadurch ein höheres Infektionsrisiko (infolge der reduzierten TH1-Reaktion des zellulären Immunsystems). Der stressbedingte TH2-Anstieg des humoralen Immunsystems würde wiederum das Risiko für Allergien oder Asthma erhöhen. Umgekehrt kann eine zu schwach ausfallende Cortisolreaktion auf Stress zu einem Anstieg des TH1/TH2-Quotienten führen, was wiederum das Risiko erhöht, an rheumatoider Arthritis, Multipler Sklerose, Diabetes mellitus Typ 1, autoimmunen Schilddrüsenerkrankungen und Morbus Crohn zu erkranken.

Hormone, die in Reaktion auf akuten Stress freigesetzt werden, dürften andererseits auch den **Immunstatus verbessern**. So gibt es Hinweise dafür, dass kurzfristige Stressoren die *delayed-type hypersensitivity* (DTH) der Haut verbessern und dass diese Immunantwort abhängig von Corticosteron und Adrenalin ist (Dhabhar u. McEwen 1999). Genetische Polymorphismen bei Zytokin- und Hormonrezeptoren können sowohl nach akutem als auch chronischem Stress hormonelle und Immunreaktionen verändern, was die damit verbundene Immunreaktion dämpfen oder fördern kann.

Zusammenhang zwischen übermäßiger Catecholaminsekretion und Erkrankungsrisiko

Stressbedingt erhöhte Catecholaminreaktionen dürften bei der späteren Entwicklung von Bluthochdruck oder der operationsbedingten experimentellen Metastasierung bei Lungentumoren eine Rolle spielen (Melamed et al. 2005). Der Anstieg der Catecholaminfreisetzung nach akutem Stress kann auch zu schwerer kardialer Dekompensation führen – ein Phänomen, das bei Patienten mit Schmerzen in der Brust, Lungenödem, kardiogenem Schock, Abnormalitäten im EKG und schwerer linksventrikulärer Dysfunktion (ohne Myokardinfarkt) beobachtet wurde (Wittstein et al. 2005). Ungefähr die Hälfte der betroffenen Patienten hatte kurz vor dem kardialen Ereignis von einem unerwarteten Todesfall erfahren. Bei den übrigen Patienten hatten andere Ereignisse, die mit emotionalem Stress verbunden waren, die Erkrankung ausgelöst. Die betroffenen Patienten wiesen einen 7- bis 34-mal höheren Plasma-Catecholaminspiegel auf, der auch eine Woche später noch deutlich angestiegen war. Dies hatte, so die Annahme, zu vaskulären Spasmen oder einer unmittelbaren Schädigung des Herzens geführt. Klinisch kam es zwar zu einer allmählichen Erholung der Patienten, die immunologischen Folgen dieser akuten psychischen Belastung dürften jedoch ausgehend von den bisherigen Überlegungen dramatisch gewesen sein.

2.8 Zukünftige Forschungsrichtungen der Neuroendokrinologie und PNI

Mit welchen wichtigen Fragestellungen wird sich die Forschung in der Psychoneuroimmunoendokrinologie in den nächsten Jahren auseinandersetzen müssen? Ohne Zweifel spielt das neuroendokrine System eine zentrale Rolle in der infolge von Stress und Krankheit ausgelösten Kaskade biologischer Ereignisse. Auch ist unbestritten, dass zwischen dem Ausbruch von Krankheiten und zahlreichen vorausgehenden hormonellen und immunologischen Ereignissen ein großer zeitlicher Abstand liegt. Die vorrangige Frage, die es in Zukunft stärker zu beforschen gilt, betrifft diese »Lücke« der zu beobachtenden Störungen der neuroendokrinoimmunen Schnittstelle, die zwischen psychosozialen Stressoren und dem Ausbruch oder der Diagnose einer Krankheit liegt.

Um diese Frage perspektivisch richtig einordnen zu können und die Lücke zwischen Krankheitsbeginn und Diagnosestellung zu verdeutlichen, soll das **Cushing-Syndrom** näher erläutert werden. Beim Cushing-Syndrom handelt es sich um eine klassische Hormonstörung, die mit einer übermäßigen Cortisolsekretion einhergeht. Die Überproduktion ist üblicherweise Folge eines primären Defekts in der Hypophyse oder der Nebenniere. Zu den charakteristischen Symptomen des Cushing-Syndroms zählen unter anderem:

- Stammfettsucht
- Erschöpfung
- Depression
- Gedächtnisstörungen
- Osteoporose
- verzögerte Wundheilung
- häufige Infekte

Einige dieser Merkmale, die auf eine übermäßige Cortisolausschüttung zurückzuführen sind, fanden sich auch bei Patienten, die unter **chronischem Stress** standen, und waren daher bereits Untersuchungsgegenstand der PNI.

Können wir also davon ausgehen, dass bei einem Individuum Cortisolspiegelerhöhungen, die sich jedoch noch im Normbereich einer Population (also im Referenzbereich eines klinischen Labors) bewegen, ähnliche, wenngleich nicht so dramatische Folgen wie im Falle des Cushing-Syndroms nach sich ziehen? Einiges spricht sehr wohl für diese Annahme. So hat man festgestellt, dass eine **übermäßige Cortisolsekretion** infolge von chronischem Stress – jedoch ohne Anzeichen eines Cushing-Syndroms – ebenfalls mit Osteopenie (dem Vorläufer der Osteoporose), verzögerter Wundheilung sowie Störungen der Gedächtnisfunktion einhergeht (Lupien et al. 1998; Glaser et al. 1999; Cizza et al. 2001).

Wie verhält es sich mit dem für das Cushing-Syndrom typischen Symptom der Fettleibigkeit, die Bestandteil des metabolischen Syndroms ist? Bei Untersuchungsteilnehmern, die sich im Vergleich zu einer Kontrollgruppe gestresster fühlen, führen experimentelle Stressoren häufig zu einem stärkeren Anstieg der Cortisolfreisetzung. Übermäßiges Essen und Schlafmangel sind ebenfalls Folgen von chronischem Stress und fördern wiederum die vermehrte Ausschüttung von Hormonen, die das Essverhalten regulieren (Spiegel et al. 2004). Untersuchungen an Ratten haben ergeben, dass chronischer Stress und das Glucocorticoid Corticosteron die **Nahrungsaufnahme** erhöhen sowie die **Ablagerung von Bauchfett** fördern (Dallman et al. 2003). Bei Menschen mit Stammfettsucht kommt es in Reaktion auf Stress zu einer stärkeren Cortisolausschüttung als bei schlanken Vergleichsprobanden (Epel et al. 2000), was wiederum die zentrale Ablagerung von Fett weiter erhöhen würde, wenn die Betroffenen wiederholtem Stress ausgesetzt wären. Diese chronische stressbedingte Erhöhung der Cortisolausschüttung könnte sich auch auf das Immunsystem auswirken und z. B. zu einer erhöhten Infektionsanfälligkeit und verzögerten Wundheilung führen.

Gerade diese »Anzeichen und Symptome ohne entsprechende Diagnose«, die in Verbindung mit einem erhöhten Cortisolspiegel stehen können, sind für manche Anlass, ärztliche Hilfe aufzusuchen. Klarheit über die zugrunde liegenden neuroendokrinen und immunologischen Mechanismen könnte für die **Entwicklung neuer Behandlungsstrategien** hilfreich sein. Da die meisten Hormone tageszyklischen Schwankungen unterliegen, sollte in zukünftigen Studien der Frage nachgegangen werden, inwieweit Störungen der hormonellen zirkadianen Rhythmik die Immunfunktion beeinträchtigen, den Krankheitsverlauf verschlechtern oder einfach nur Anzeichen zugrunde liegender Krankheitsprozesse sind. Mehr Aufmerksamkeit sollte auch der Rolle der selektiv erworbenen Hormonresistenz in der Untersuchung der Immunfunktion im Rahmen verschiedener psychosozialer Settings gewidmet werden, die über die erworbene Glucocorticoidresistenz hinausgehen könnte, um weitere hormonelle oder immunologische Wechselwirkungen mit einzuschließen. Ebenso sollte der Einfluss genetischer Polymorphismen auf hormonelle und Zytokinreaktionen eingehender untersucht werden.

Was das Thema des vorliegenden Buches angeht, so sollte schließlich intensiv untersucht werden, wie die hier diskutierten psychoneuroimmunoendokrinen Faktoren mit den **Veränderungen in der Therapie** verbunden sind. Forschungen in dieser Richtung könnten helfen, unser Verständnis darüber zu vertiefen, wie psychosoziale Interventionen, z. B. Psychotherapie, die Immunregulation mittels neuroendokriner Mechanismen beeinflussen. Eine neuere Forschungsarbeit liefert wichtige Befunde in dieser Richtung (Cerqueira et al. 2008). Diese Übersichtsarbeit verdeutlicht, wie bidirektionale modulatorische Inputs zwischen dem präfrontalen Cortex und der Amygdala Verhaltens- und neuroendokrine Reaktionen auf chronischen Stress kontrollieren (Abb. 2-1). Die Autoren beschreiben, wie »*der Körper zum Opfer einer maladaptiven Stressreaktion*« werden kann,

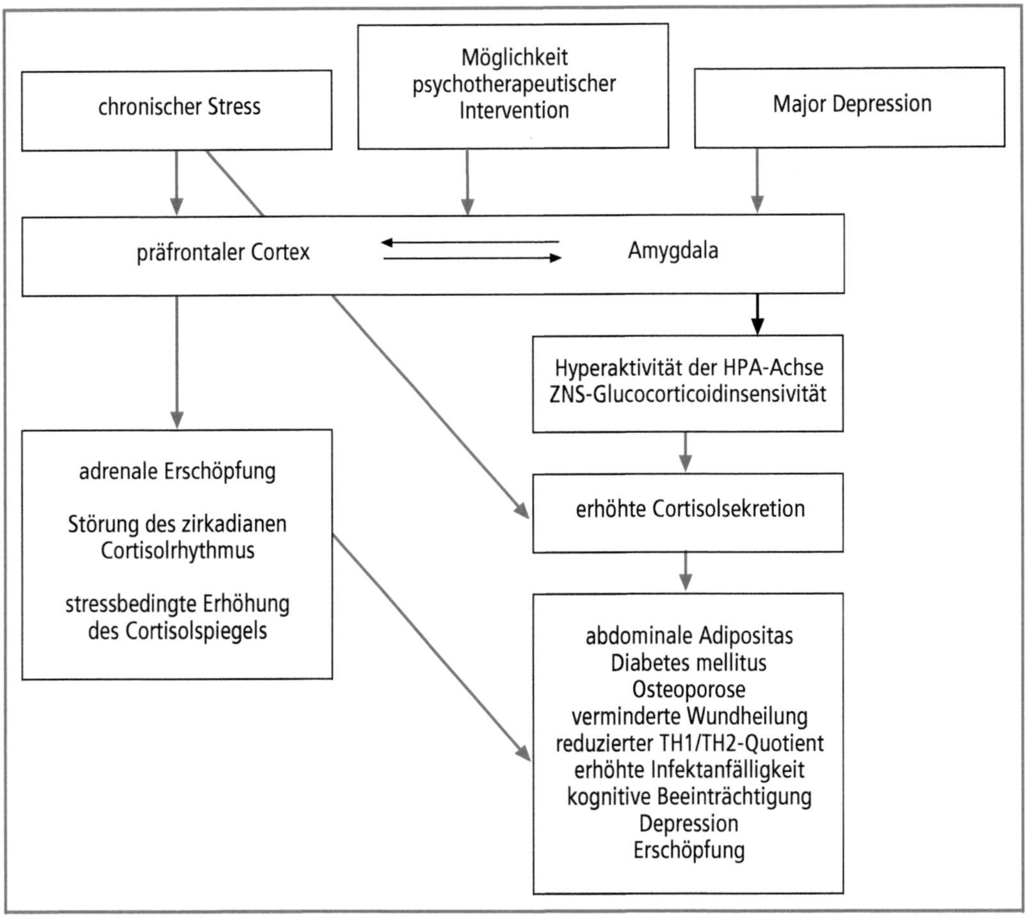

Abb. 2-1 Wege, wie chronischer Stress und Depression zu schädlichen Downstream-Effekten führen und wie psychotherapeutische Interventionen diese Kaskade durchbrechen können. Bei chronischem Stress beeinflussen z. B. bidirektionale Inputs zwischen präfrontalem Cortex und Amygdala verhaltensassoziierte und neuroendokrine Stressreaktionen (einschließlich der HPA-Achse) (Cerqueira et al. 2008); langfristig können diese Reaktionen maladaptiv werden und sich zu einem stressspezifischen Phänotyp auswachsen, der sich durch eine Reihe von negativen Folgen für Stoffwechsel und Immunität auszeichnet.

»inklusive Überaktivierung der HPA-Achse, einem Merkmal, das einen Endophänotyp für stressassoziierte Erkrankungen einschließlich immunologischer Erkrankungen darstellen kann«. Psychotherapie, etwa in Form von Interventionen, die über das Telefon durchgeführt werden und die zur Reduktion des Cortisolspiegels und zur Verbesserung der adaptiven Immunität bei Überlebenden eines Cervixkarzinoms beitrugen (Nelson et al. 2008), können möglicherweise die Auswirkungen dieser schädlichen neuroendokrinen Immunereignisse bei einer Reihe von sich im Entstehen befindlichen oder bereits manifesten Krankheiten abschwächen.

Zusammenfassend lässt sich festhalten, dass Forschungsbefunde immer wieder belegen, dass die Wechselwirkungen zwischen neuroendokrinem und Immunsystem, in Verbindung mit chronischen psychosozialen Stressoren, an der Pathogenese von Infektionen und Depression sowie kardiovaskulären, rheumatologischen und gastrointestinalen Erkrankungen beteiligt sind. Nimmt man ein klinisches Nachschlagewerk zu den häufigsten Symptomen und Erkrankungen des Menschen zur Hand, so ist für die meisten Forscher offenkundig, dass chronischer Stress und die damit verbundene biologische Kaskade an der Pathogenese und am klinischen Verlauf beteiligt sind. In diesem Forschungszweig kommen spannende Zeiten auf uns zu, die aber auch eine Herausforderung darstellen, wenn es darum geht, die Rolle der Psychobiologie bei menschlicher Krankheit und ihrer Behandlung besser zu begreifen.

Literatur

Antoni MH, Cruess DG, Klimas N, Carrico AW, Maher K, Cruess S, Lechner SC, Kumar M, Lutgendorf S, Ironson G, Fletcher MA, Schneiderman N. Increases in a marker of immune system reconstitution are predated by decreases in 24-h urinary cortisol output and depressed mood during a 10-week stress management intervention in symptomatic HIV-infected men. J Psychosom Res 2005; 58: 3–13.

Brambilla F. Psychoneurendocrinology: a science of the past or a new pathway for the future? Eur J Pharmacol 2000; 405: 341–9.

Brundu B, Loucks TL, Adler LJ, Cameron JL, Berga SL. Increased cortisol in the cerebrospinal fluid of women with functional hypothalamic amenorrhea. J Clin Endocrinol Metab 2006; 91: 1561–5.

Cerqueira JJ, Almeida OF, Sousa N. The stressed prefrontal cortex. Left? Right! Brain Behav Immun 2008; 22: 630–8.

Chriguer RS, Elias LL, da Silva IM Jr, Vieira JG, Moreira AC, de Castro M. Glucocorticoid sensitivity in young healthy individuals: in vitro and in vivo studies. J Clin Endocrinol Metab 2005; 90: 5978–84.

Chrousos GP, Detera-Wadleigh SD, Karl M. Syndromes of glucocorticoid resistance. Ann Intern Med 1993; 119: 1113–24.

Chrousos GP, Torpy DJ, Gold PW. Interactions between the hypothalamic-pituitary-adrenal axis and the female reproductive system: clinical implications. Ann Intern Med 1998; 129: 229–40.

Cizza G, Ravn P, Chrousos GP, Gold PW. Depression: a major, unrecognized risk factor for osteoporosis? Trends Endocrinol Metab 2001; 12: 198–203.

Cohen S, Hamrick N. Stable individual differences in physiological response to stressors: implications for stress-elicited changes in immune related health. Brain Behav Immun 2003; 17: 407–14.

Crofford LJ, Young EA, Engleberg NC, Korszun A, Brucksch CB, McClure LA, Brown MB, Demitrack MA. Basal circadian and pulsatile ACTH and cortisol secretion in patients with fibromyalgia and/or chronic fatigue syndrome. Brain Behav Immun 2004; 18: 314–25.

Dallman MF, Pecoraro N, Akana SF, La Fleur SE, Gomez F, Houshyar H, Bell ME, Bhatnagar S, Laugero KD, Manalo S. Chronic stress and obesity: a new view of »comfort food«. Proc Natl Acad Sci USA 2003; 100: 11696–701.

Dhabhar FS, McEwen BS. Enhancing versus suppressive effects of stress hormones on skin immune function. Proc Natl Acad Sci USA 1999; 96: 1059–64.

Dimitrov S, Lange T, Fehm HL, Born J. A regulatory role of prolactin, growth hormone, and corticosteroids for human T-cell production of cytokines. Brain Behav Immun 2004; 18: 368–74.

Edwards KM, Burns VE, Reynolds T, Carroll D, Drayson M, Ring C. Acute stress exposure prior to influenza vaccination enhances antibody response in women. Brain Behav Immun 2006; 20: 159–68.

Elenkov IJ, Chrousos GP. Stress hormones, proinflammatory and antiinflammatory cytokines, and autoimmunity. Ann N Y Acad Sci 2002; 966: 290–303.

Epel ES, McEwen B, Seeman T, Matthews K, Castellazzo G, Brownell KD, Bell J, Ickovics JR. Stress and body shape: stress-induced cortisol secretion is consistently greater among women with central fat. Psychosom Med 2000; 62: 623–32.

Gaab J, Blattler N, Menzi T, Pabst B, Stoyer S, Ehlert U. Randomized controlled evaluation of the effects of cognitive-behavioral stress management on cortisol responses to acute stress in healthy subjects. Psychoneuroendocrinology 2003; 28: 767–79.

Glaser R, Kiecolt-Glaser JK, Marucha PT, MacCallum RC, Laskowski BF, Malarkey WB. Stress-related changes in proinflammatory cytokine production in wounds. Arch Gen Psychiatry 1999; 56: 450–6.

Holsboer F. The corticosteroid receptor hypothesis of depression. Neuropsychopharmacology 2000; 23: 477–501.

Ironson G, Hayward H. Do positive psychosocial factors predict disease progression in HIV-1? A review of the evidence. Psychosom Med 2008; 70: 546–54.

Irwin MR, Miller AH. Depressive disorders and immunity: 20 years of progress and discovery. Brain Behav Immun 2007; 21: 374–83.

Jamison JR. Psychoneuroendoimmunology: the biological basis of the placebo phenomenon? J Manipulative Physiol Ther 1996; 19: 484–7.

Judd AM, Call GB, Barney M, McIlmoil CJ, Balls AG, Adams A, Oliveira GK. Possible function of IL-6 and TNF as intraadrenal factors in the regulation of adrenal steroid secretion. Ann N Y Acad Sci 2000; 917: 628–37.

Kelley KW. From hormones to immunity: the physiology of immunology. Brain Behav Immun 2004; 18: 95–113.

Kennedy B, Dillon E, Mills PJ, Ziegler MG. Catecholamines in human saliva. Life Sci 2001; 69: 87–99.

Kirschbaum C, Wüst S, Hellhammer D. Consistent sex differences in cortisol responses to psychological stress. Psychosom Med 1992; 54: 648–57.

Kunz-Ebrecht SR, Mohamed-Ali V, Feldman PJ, Kirschbaum C, Steptoe A. Cortisol responses to mild psychological stress are inversely associated with proinflammatory cytokines. Brain Behav Immun 2003; 17: 373–83.

Lewis-Tuffin LJ, Cidlowski JA. The physiology of human glucocorticoid receptor beta (hGRbeta) and glucocorticoid resistance. Ann N Y Acad Sci 2006; 1069: 1–9.

Lupien SJ, de Leon M, de Santi S, Convit A, Tarshish C, Nair NP, Thakur M, McEwen BS, Hauger RL, Meaney MJ. Cortisol levels during human aging predict hippocampal atrophy and memory deficits. Nat Neurosci 1998; 1: 69–73.

Malarkey WB, Wang J, Cheney C, Glaser R, Nagaraja H. Human lymphocyte growth hormone stimulates interferon gamma production and is inhibited by cortisol and norepinephrine. J Neuroimmunol 2002; 123: 180–7.

Melamed R, Rosenne E, Shakhar K, Schwartz Y, Abudarham N, Ben-Eliyahu S. Marginating pulmonary-NK activity and resistance to experimental tumor metastasis: suppression by surgery and the prophylactic use of a beta-adrenergic antagonist and a prostaglandin synthesis inhibitor. Brain Behav Immun 2005; 19: 114–26.

Miller GE, Cohen S, Ritchey AK. Chronic psychological stress and the regulation of pro-inflammatory cytokines: a glucocorticoid-resistance model. Health Psychol 2002; 21: 531–41.

Mills PJ, Berry CC, Dimsdale JE, Ziegler MG, Nelesen RA, Kennedy BP. Lymphocyte subset redistribution in response to acute experimental stress: effects of gender, ethnicity, hypertension, and the sympathetic nervous system. Brain Behav Immun 1995; 9: 61–9.

Nelson EL, Wenzel LB, Osann K, Dogan-Ates A, Chantana N, Reina-Patton A, Laust AK, Nishimoto KP, Chicz-DeMet A, du Pont N, Monk BJ. Stress, immunity, and cervical cancer: biobehavioral outcomes of a randomized clinical trial [corrected]. Clin Cancer Res 2008; 14: 2111–8.

Pace TW, Hu F, Miller AH. Cytokine-effects on glucocorticoid receptor function: relevance to glucocorticoid resistance and the pathophysiology and treatment of major depression. Brain Behav Immun 2007; 21: 9–19.

Redelman D, Welniak LA, Taub D, Murphy WJ. Neuroendocrine hormones such as growth hormone and prolactin are integral members of the immunological cytokine network. Cell Immunol 2008; 252: 111–21.

Sabharwal P, Glaser R, Lafuse W, Varma S, Liu Q, Arkins S, Kooijman R, Kutz L, Kelley KW, Malarkey WB. Prolactin synthesized and secreted by human peripheral blood mononuclear cells: an autocrine growth factor for lymphoproliferation. Proc Natl Acad Sci USA 1992a; 89: 7713–6.

Sabharwal P, Zwilling B, Glaser R, Malarkey WB. Cellular immunity in patients with acromegaly and prolactinomas. Prog Neuro Endocrin Immunol 1992b; 5: 120–5.

Sephton S, Spiegel D. Circadian disruption in cancer: a neuroendocrine-immune pathway from stress to disease? Brain Behav Immun 2003; 17: 321–8.

Spiegel K, Tasali E, Penev P, Van Cauter E. Brief communication: Sleep curtailment in healthy young men is associated with decreased leptin levels, elevated ghrelin levels, and increased hunger and appetite. Ann Intern Med 2004; 141: 846–50.

Stark JL, Avitsur R, Padgett DA, Campbell KA, Beck FM, Sheridan JF. Social stress induces glucocorticoid resistance in macrophages. Am J Physiol Regul Integr Comp Physiol 2001; 280: R1799–805.

Straub RH, Cutolo M. Involvement of the hypothalamic-pituitary-adrenal/gonadal axis and the peripheral nervous system in rheumatoid arthritis: viewpoint based on a systemic pathogenetic role. Arthritis Rheum 2001; 44: 493–507.

Weaver IC, Cervoni N, Champagne FA, D'Alessio AC, Sharma S, Seckl JR, Dymov S, Szyf M, Meaney MJ. Epigenetic programming by maternal behavior. Nat Neurosci 2004; 7: 847–54.

Weigent DA, Blalock JE. Interactions between the neuroendocrine and immune systems: common hormones and receptors. Immunol Rev 1987; 100: 79–108.

Welt CK, Chan JL, Bullen J, Murphy R, Smith P, DePaoli AM, Karalis A, Mantzoros CS. Recombinant human leptin in women with hypothalamic amenorrhea. N Engl J Med 2004; 351: 987–97.

Wichers MC, Myin-Germeys I, Jacobs N, Kenis G, Derom C, Vlietinck R, Delespaul P, Mengelers R, Peeters F, Nicolson N, Van Os J. Susceptibility to depression expressed as alterations in cortisol day curve: a cross-twin, cross-trait study. Psychosom Med 2008; 70: 314–8.

Wittstein IS, Thiemann DR, Lima JA, Baughman KL, Schulman SP, Gerstenblith G, Wu KC, Rade JJ, Bivalacqua TJ, Champion HC. Neurohumoral features of myocardial stunning due to sudden emotional stress. N Engl J Med 2005; 352: 539–48.

Wu H, Devi R, Malarkey WB. Localization of growth hormone messenger ribonucleic acid in the human immune system – a Clinical Research Center study. J Clin Endocrinol Metab 1996a; 81: 1278–82.

Wu H, Devi R, Malarkey WB. Expression and localization of prolactin messenger ribonucleic acid in the human immune system. Endocrinology 1996b; 137: 349–53.

Wu H, Wang J, Cacioppo JT, Glaser R, Kiecolt-Glaser JK, Malarkey WB. Chronic stress associated with spousal caregiving of patients with Alzheimer's dementia is associated with downregulation of B-lymphocyte GH mRNA. J Gerontol A Biol Sci Med Sci 1999; 54: M212–5.

3 Immunologische Grundlagen der Psychoneuroimmunologie

Bernd Niggemann, Kurt S. Zänker

3.1 Einleitung

Das Immunsystem des Menschen besteht aus einer großen Anzahl verschiedenartig differenzierter Zellen die sich in immunzelltypischen Organen (Knochenmark, Thymus, Lymphknoten, Milz) aufhalten und bei einem adäquaten Reiz (Antigen, Virus, Bakterien, Parasiten) in die Peripherie transient auswandern, um dort ihre Funktion zum Schutz des Organismus auszuüben (Murphy et al. 2008) (Abb. 3-1). Die **evolutionäre Funktion** des Immunsystems ist das Erkennen und Entfernen von körperfremdem organischen und anorganischen Material, bevor daraus Organstörungen entstehen, die einen Organismus letal schädigen. Das »Erkennen« und das »Entfernen« von körperfremdem Material ist – wie die Forschung der letzten Dekaden gezeigt hat – ein hoch komplexes Geschehen und beschränkt sich nicht alleine auf jene Zellen, die in den gewebstypischen Immunorganen des Immunsystems angesiedelt sind. So spielen verschiedene Zellen eine wichtige Rolle, um eine adäquate Immunantwort zeitnah und abwehrorientiert aufbauen und wieder beenden zu können:

- gewebeständige Zellen in der Haut (dendritische Zellen)
- gewebeständige Zellen in der Leber (Kupffer-Sternzellen)
- weiße und braune Adipozyten, die das Fettgewebe aufbauen
- Endothelzellen von Blutgefäßen
- Lymphozyten im schleimhautassoziierten oder darmassoziierten Lymphgewebe (Peyer-Plaques)
- Gliazellen als sogenannte Neuronen-Stützzellen im zentralen Nervensystem

Bei einer so großen Vielfalt von Zelltypen, die koordiniert an der Abwehr von »Körperfremd« und damit an »Gefahrenerkennung« und »Gefahreneliminierung« beteiligt sind (Matzinger 2002), ist es zwingend notwendig, ein hoch differenziertes Informationssystem konstitutiv oder aktivierungsabhängig auszubilden in Form von:

- löslichen Mediatormolekülen (Zytokine, Chemokine)
- zellständigen Rezeptoren (T-Zell-Rezeptor auf T-Lymphozyten, B-Zell-Rezeptor auf B-Lymphozyten, Zytokin- und Chemokinrezeptoren) auf allen Zellen, die gemeinsam an der Regulierung, Ausführung und Beendigung einer Immunantwort beteiligt sind.

Während der letzten 2 bis 3 Dekaden wurden molekulare Details erarbeitet, wie eine Immunantwort durch ein Antigen initiiert wird, was im Allgemeinen zu einer Proliferation von Zellklonen führt, die das Antigen spezifisch erkennen und für den Organismus unschädlich machen. Man kann 2 grundlegende Differenzierungszustände für immunkompetente Zellen beschreiben, vor allem für T- und B-Lymphozyten und

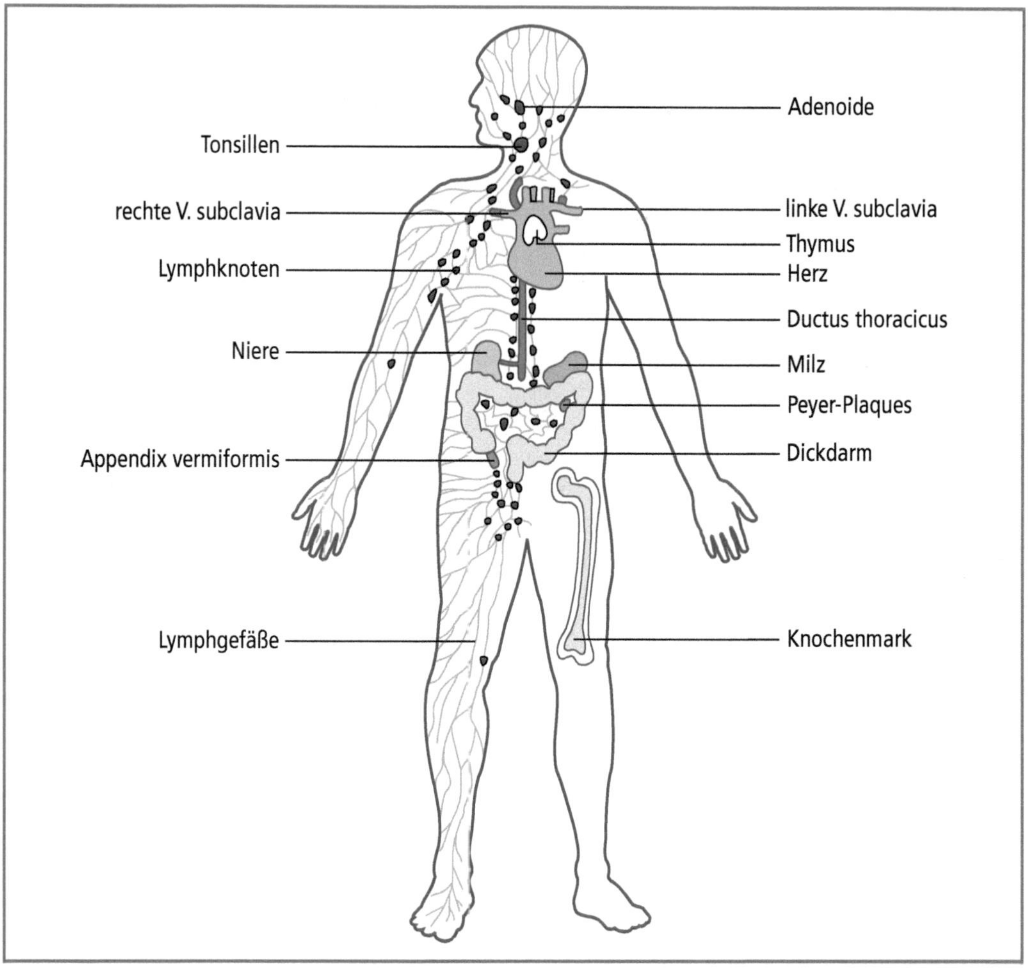

Abb. 3-1 Lymphatisches System (LS) mit primärem LS (Knochenmark, Thymus) und sekundärem LS mit Lymphknoten, Milz sowie Lymphgefäßen und Ductus thoracicus

Antigen-präsentierende Makrophagen. Der **initiale Differenzierungsstatus** ist Antigen-unabhängig. Hämatopoetische Stammzellen (Progenitorzellen) durchlaufen dabei im Knochenmark (B-Zellen) und im Thymus (T-Zellen) oder beim Übergang vom Knochenmark ins Blut und anschließend ins Gewebe (Monozyt zu Makrophage) schrittweise spezifische Reifungsprozesse. Dabei bilden sie eine große Zahl von Zellklonen aus, die alle wiederum für sich gesehen einzigartige Rezeptorenstrukturen im Stand-by-Status tragen, die bei einem Antigenkontakt intrazelluläre Signalwege zur Differenzierung in Effektorzellen aktivieren. Damit kann ein Repertoire von möglicher Bindung, Transport und intrazellulärem Prozessieren von Antigenen vorgehalten werden. Diese Zellen sammeln sich in immunspezifischen Organen und warten dort auf Antigene, die dann den **nachfolgenden Differenzierungsschritt** hin zur Effektorzelle (Antigen-präsentierende Zelle [APZ], zytotoxische T-Zelle, Immunglobulin-sezernierende B-Zelle/Plasmazelle) klonal induzieren.

In der Evolution des Immunsystems vom Einzeller bis zum Vielzeller wird ein **Prinzip der Differenzierung** vom »Allgemeinen« zum »Besonderen« verfolgt. Je häufiger ein Antigenkontakt mit einem noch sehr unspezifischen Antigenrezeptor auf einer immunkompetenten Zelle auftritt, desto spezifischer bildet ein so aktivierter und proliferierender Zellklon seine Rezeptoreigenschaften zur spezifischen Bindung des Antigens aus. Deshalb bewirkt oft ein einmaliger Kontakt mit einem Antigen nur eine schwache Immunantwort, während ein oftmaliger Kontakt mit dem gleichen Antigen eine sehr heftige Immunantwort provozieren kann. Da das Immunsystem auch ein zelluläres Gedächtnis ausbildet – was man sich z. B. bei Impfungen zunutze macht – kann ein erneuter gleichartiger Antigenkontakt, der erst wieder nach Jahren auftritt, noch eine hinreichend sichere Immunantwort auslösen.

Das Immunsystem ist ein multilokales, dynamisches Organsystem innerhalb eines Organismus, um fortwährend »Fremdes« oder »Gefahrenpotenziale« für den Organismus aufzuspüren und abzuwehren und somit Überleben zu sichern (Matzinger 2002). Das bedeutet auch, dass Zellen des Immunsystems mit anderen Somazellen dialogfähig sein müssen, um eine Antigenbelastung als eventuell »bedrohlich« für den Gesamtorganismus einzuschätzen und dann daraus Abwehrstrategien abzuleiten.

Wie schon dargestellt, baut sich das Immunsystem aus einem Arsenal von immunkompetenten Zellen auf, die auch humorale Faktoren (Immunglobuline) produzieren. So muss das Immunsystem immer eine abwägende **Entscheidung** zur Antigeneliminierung dahin gehend treffen, ob das Antigen durch zelluläre oder humorale Abwehrmechanismen für den Organismus unschädlich gemacht werden soll oder ob zum Erreichen der Antigenelimination eine zeitlich gestaffelte, aber kombinierte Antwort (humorale und zelluläre Immunität) nötig ist. Viele mathematische Modellierungen befassen sich damit, Algorithmen zur Immunaktivität zu beschreiben, in der Hoffnung, daraus für eine therapeutische Intervention in der klinischen Immunologie Rationale entwickeln zu können (Mayer et al. 1995a; Mayer et al. 1995b) (s. Kapitel 16, S. 381).

Das Immunsystem ist ein gutes Beispiel dafür, dass, analog zu der nebeneinander existierenden Wellen- und Teilchentheorie in der Optik, auch in der Immunologie neben einer **Netzwerktheorie** eine **klonale Selektionstheorie** nach Burnet (1959) gleichermaßen bedeutend ist. Die Selektionstheorie beschreibt, dass ein Antigenkontakt zur Vermehrung einzelner Klone führt, die für das Antigen spezifisch sind; nicht passende Immunzellen bleiben davon unberührt und stehen für weitere, also zusätzliche Aktivierungsprozesse und klonale Expansion bereit. Die Netzwerktheorie erweitert das Spektrum von immunkompetenten Zellen noch auf jene Zellen, die nicht primär in typischen Immunorganen (Lymphknoten, Milz, Knochenmark) zu finden sind. Somit ist das Immunsystem zellulär und als Folge der zellulären Aktivierung auch humoral über den ganzen Organismus verteilt; es kann deshalb auch »organismisch« (holistisch) beeinflusst werden (Zänker 1996). So ist die Erkenntnis, dass auch Lymphknoten innerviert sind, erst Ende des letzten Jahrhunderts deutlich in der Wissenschaft beschrieben worden; es ist sehr wahrscheinlich, dass immunkompetente Zellen zu biologischen Funktionen wie

- Auswandern aus den Lymphknoten,
- Sekretion von Zytokinen und Chemokinen,
- Einleitung von Differenzierungsschritten und
- Aktivierung von zellulären Tötungsmechanismen z. B. hinsichtlich Tumorzellen

von neuronalen Strukturen und neuronalen Botenstoffen (neuronale Transmitter) aktiviert werden (Entschladen u. Zänker 2000).

Es gibt eine komplette **Rückkopplungsschleife**, den sogenannten anti-inflammatorischen Reflex, der über den Vagusnerv läuft und im Rahmen einer Entzündung das Ausmaß der Entzündung kontrollieren kann. Über Vagusrezeptoren für Interleukin-1 und bakterielle Toxine gelangt ein Reiz in das Gehirn und wiederum über den Vagusnerven kann gezielt lokal durch die Ausschüttung von Acetylcholin und dessen Wirkung auf cholinerge Rezeptoren von Entzündungszellen die Entzündungsstärke beeinflusst werden (Tracey 2002). Eine immunkompetente Zelle ist dadurch legitimiert, dass sie einen **Oberflächenrezeptor** trägt, der ein Antigen bindet und daraufhin eine zelluläre Reaktion auslöst, wobei die dadurch provozierte Aktivität noch von »*by-stander*«-Funktionen abhängig ist. Gerade diese *by-stander*-Funktionen sind schwer zu fassen, da sie eine Immunantwort vernetzend im Organismus modulieren; die Immunantwort ist dann mehr als nur eine einfache und sichtbare Rosettenbildung von Lymphozyten – es ist das gesamte pathognomonische Erscheinungsbild einer Entzündung. Deshalb ist auch der Begriff »Entzündung« zwar pathologisch durch die lokale Ansammlung von immunkompetenten Zellen phänomenologisch gut beschreibbar, die Funktionalität und damit der Verlauf einer Entzündung, gesteuert durch die orchestrierten Zellaktivitäten, ist aber oft schwer vorhersagbar. Der zeitliche Ablauf einer Entzündung wird zuerst vom lokalen und dann durch das folgende systemische (Blut-) Zytokinmuster bestimmt. Eine »akute Entzündung« wird dann zu einer »chronischen Entzündung«, wenn die immunkompetenten Zellen nach der »*antigen clearance*« ihre pathogen orientierte Immunkompetenz nicht regelhaft abschalten. Bleiben unkoordinierte Zellaktivitäten mit scheinbar missweisenden Zytokinmustern erhalten, entwickelt sich eine chronische Entzündung. Da überschwellige, systemische Konzentrationen von Zytokinen nicht nur die Immunkompetenz beeinflussen, sondern viele Zytokine auch das zentrale und periphere neuronale System modulieren (also als Neurotransmitter wirken), können chronifizierte Entzündungen endokrinologisch-organische Antworten und Verhalten steuern (»*sickness behavior*«; s. auch weiter unten sowie Kapitel 4, S. 99, u. Kapitel 8, S. 228).

In der Onkologie mehren sich die Befunde, dass sich Tumor- und Stromazellen – vor allem in einem »inflammatorischen Milieu« – induzierter Informationen aus neuronalen Gewebsstrukturen bedienen, um Zytokin-abhängiges Wachstum zu unterhalten und Metastasierung zu fördern (Zänker u. Entschladen 2007). Deshalb machen supportive psychoonkologische Therapiemodelle, die auf Empathie (wie z. B. auf angstreduzierendes Verhalten) ausgerichtet sind, durchaus Sinn, da sie ein Zytokinmuster evozieren können, das anti-inflammatorisch und psychosozial fördernd wirkt.

Das Immunsystem ist mehr als ein fein abgestimmtes Netzwerk von zellulären Aktionen, Reaktionen und Interaktionen, es ist permanentes und individuelles Gestalten von Lebensraum und Lebenszeit, es ist aber weniger, als man denkt, es bleibt ein Teil des Ganzen, des Menschen als bio-psycho-sozialem Wesen (Burnet 1962).

3.2 Evolution des Immunsystems

Einzeller (Protozoen) ernähren sich dadurch, dass sie organische Teilchen in ihr Zytoplasma aufnehmen und verdauen. Dieser Vorgang wird **Phagozytose** genannt. Die Entdeckung der Phagozytose bei wirbellosen Tieren durch Metchnikoff (Tauber u. Chernyak 1991) im 19. Jahrhundert bahnte neue Wege im Denken über Immunität. Der Vorgang der Phagozytose wurde vom Einzeller bis zum Vielzeller in der Phylogenese robust beibehalten; nur dient sie dann nicht der Nahrungsaufnahme, sondern der Beseitigung körperfremden Materials.

Bei Schwämmen und Hohltieren tritt bereits eine gewisse Funktionsteilung zwischen den Zellen auf. Auf spezifischen Zellen findet man bei diesen Organismen *toll-like-receptors* (TLR), die daran beteiligt sind, jene Mikroorganismen zu erkennen, die sich nicht für eine Nahrungsaufnahme eignen. Die Gliederfüßer haben bereits differenzierte Typen von Blutzellen (Hämozyten), die zur Phagozytose befähigt sind. Eindringlinge werden, in Abhängigkeit von ihrer Größe, allerdings von den Hämozyten nur eingekapselt. Dieses Prinzip der Immunabwehr finden wir heute noch in der Granulombildung beim Menschen (Tuberkelgranulom). Ergänzt wird diese frühe humorale Immunität durch verschiedene Proteine, darunter Agglutinine, Lysozyme, Defensine, und ein komplementartiges Enzymsystem.

Immunsysteme der Wirbeltiere

Kieferlose Fische (Agnatha) verfügen erstmals über Immunglobuline (Antikörper), Knorpelfische und Knochenfische zeigen bereits diskrete Lymphorgane. Der von Lymphozyten besiedelte Thymus weist große Ähnlichkeit mit dem Thymus der Säugetiere auf. Amphibien verfügen zusätzlich über Knochenmark und Lymphknoten als Immunorgane.
Bei den Vögeln und Säugetieren findet man ein ausdifferenziertes Lymphsystem mit Lymphknotenstationen, die Klassen und Subklassen von Immunglobulinen und die verschiedenen Typen und Subtypen von T- und B-Zellen.

Bei wirbellosen Tieren spielt die Aktivität des **angeborenen Immunsystems** die wichtige Rolle in der Immunität. Lange Zeit dachte man, dass das adaptive Immunsystem bei den Wirbeltieren und dem Menschen höherrangiger als das angeborene Immunsystem ist. Neue Forschungsergebnisse in der Immunologie beim Menschen weisen daraufhin, dass das angeborene Immunsystem eine **ebenso bedeutende Rolle** innehat wie das erworbene. Noch wichtiger jedoch ist die koordinierte und synergistische Kooperation beider Systeme um eine effiziente Immunantwort zu erzeugen – aber auch wieder mit einer Gedächtnisfunktion bauplangerecht zu beenden (Zänker 2008). Denn, man stelle sich vor, jede Proliferation von immunkompetenten Zellen würde im Laufe des Lebens nach Infektionen additiv erhalten bleiben: Das würde einen Nettozugewinn an Zellen bedeuten, den der Organismus keinesfalls verkraften könnte. Man muss auch klar sehen, dass jeder kumulative Fehler im Auf- und Abbau einer zellulären Immunantwort das Potenzial einer Initiation hämatopoetischer Erkrankungen, einschließlich Blutkrebs, in sich trägt. Es darf

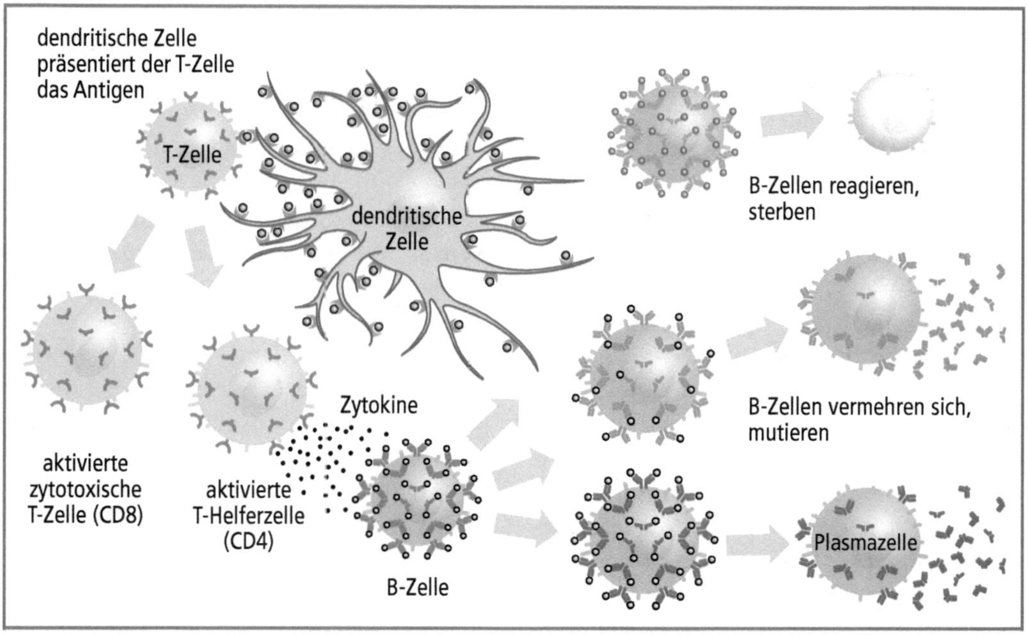

Abb. 3-2 Antigen-Präsentation durch dendritische Zellen an naive T-Lymphozyten, T-Lymphozyten mit passendem T-Zell-Rezeptor werden aktiviert und wandeln sich in Effektor-T-Lymphozyten; $CD8^+$-T-Lymphozyten werden zu zytotoxischen T-Zellen, $CD4^+$-TH2-Zellen aktivieren B-Lymphozyten; aktivierte B-Lymphozyten proliferieren und produzieren Antikörper; aus aktivierten B-Lymphozyten entwickeln sich Plasmazellen, die ebenfalls Antikörper produzieren, B-Lymphozyten, die Antigenkontakt haben, aber kein ko-stimulierendes Signal durch eine dendritische Zelle erhalten, werden anerg (nicht mehr stimulierbar) oder gehen in Apoptose.

heute spekuliert werden, dass Wirbeltiere und Säuger, den Menschen einschließend, ihre differenzierte Immunität, die eine wachsende Lebensspanne garantiert, mit einem höheren Risiko an chronischen Entzündungen und Tumorinduktion erkaufen.

Man kann nun folgende Klassifikation für das Immunsystem der Säuger treffen (Abb. 3-2):

■ **Angeborenes Immunsystem *(innate immunity)***: Das angeborene Immunsystem ist nicht spezifisch, besitzt kein Gedächtnis, ist nicht antizipatorisch, ist nicht monoklonal und ist genetisch weitgehend fixiert.

■ **Erworbenes Immunsystem *(adaptive immunity)***: Das erworbene Immunsystem ist adaptiv, induzierbar, spezifisch und mit Gedächtnisbildung, antizipatorisch, genetisch und epigenetisch variabel und klonal.

3.3 Angeborenes Immunsystem

Das angeborene Immunsystem ist das phylogenetisch ältere Immunsystem. Es richtet sich gegen infektiöses Erbmaterial (DNA und RNA), indem es die Träger solchen Erbmaterials, z. B. Bakterien, attackiert, aber auch

Tumorzellen angreift. Die Immunantwort auf Mikroben wird bevorzugt über **TLR** vermittelt, die hoch konservierte pathogenassoziierte molekulare Muster auf den Mikroben erkennen. Die immunkompetenten Zellen, die TLR exprimieren, antworten sofort beim ersten Kontakt und zerstören das Bakterium, z. B. durch die Ausschüttung von Attakinen (antimikrobielle Proteine).

Ein weiterer wichtiger Abwehrmechanismus ist das **Komplementsystem**, das opsonierte (durch körpereigene Substanzen markierte) Mikroben erkennt und über eine Kaskade von Enzymreaktionen Proteine im Blut aktiviert, um einen *membrane attacking complex* (MAC) auszubilden, durch den das Bakterium zerstört wird. Weiterhin erkennen C-Typ-Lektin-Rezeptoren diverse Mikroben aufgrund von Kohlenhydratmotiven ihrer glykosylierten Membranproteine und lösen eine Entzündungsreaktion aus. Diese molekularen Mechanismen zur Auslösung einer Entzündungsreaktion sind über diverse Moleküle, die z. B. während der Komplementaktivierung entstehen, miteinander verschaltet, um die Entzündungsreaktion effektiver gestalten zu können. Lokale Entzündungsreaktionen mit einer Anzahl kooperierender und entzündungsfördernder Moleküle werden auch als »Inflammasome« bezeichnet.

- **Neutrophile Granulozyten:** Diese Granulozyten sind zahlen- und funktionsmäßig die wichtigsten Zellen des zellulären Schenkels des angeborenen Immunsystems. Sie können die Blutbahn durch Diapedese (Durchquerung der Blutgefäßwand) verlassen, sind hoch beweglich und können im gesamten Organismus Bakterien durch Phagozytose und/oder durch direkte Zytotoxizität auch Tumorzellen zerstören.

- **Makrophagen:** Sie differenzieren sich aus Blutmonozyten und werden in fast allen Geweben des Organismus gefunden. Sie beeinflussen die Knochenformation, sie entfernen apoptotische oder nekrotische Zellen und produzieren nach entsprechender Stimulation z. B. Interferone, Chemokine und Komplementfaktoren. Sie sind auch professionelle Antigen-präsentierende Zellen.

- **Dendritische Zellen:** Dendritische Zellen sind sogenannte Wächterzellen und werden in einem unreifen Zustand in der Haut und in der Schleimhaut als Langerhans-Zellen gefunden. Über ihr Repertoire an »*pathogen-recognition-receptors*« und ihr Opsonierungs-»*sensing*« nehmen sie Pathogene auf. Wenn sie so aktiviert sind, wandern sie zu den nächsten Lymphknoten und differenzieren sich gleichzeitig zu einem höheren Reifegrad, z. B. durch die Ausbildung einer großen Rezeptordichte zur Antigenpräsentation auf der Zelloberfläche. Aufgrund dieser Rezeptordichte können sie prozessierte Antigene hoch redundant präsentieren. Die in den MHC fragmentarisch präsentierten Antigene werden naiven T-Lymphozyten in den Lymphknoten gezeigt, damit diese spezifisch aktiviert werden und monoklonal expandieren. Dazu sezernieren dendritische Zellen ein Arsenal von Zytokinen und Chemokinen, um die zelluläre Immunantwort Antigen-spezifisch zu steuern, aber auch um mit den humoralen Faktoren des angeborenen Immunsystems molekular und funktional vernetzt zu sein.

- **Natürliche Killerzellen:** NK-Zellen sind große, granuläre Lymphozyten und dienen als Ergänzung zu den zytotoxischen T-Zellen des adaptiven Immunsystems. Sie sind bei der Kontrolle von Virusinfektionen und Tumorzellen von Bedeutung.

- **Eosinophile Granulozyten:** Sie sind vor allem an der Abwehr von Helminthen beteiligt; sie erkennen Immunglobulin-E(IgE)-opsonierte Parasiten durch ihre Fc(eta)-Rezeptoren und zerstören in Kooperation mit Antikörpern solche Parasiten.

Die Akteure des angeborenen Immunsystems sind in sich hoch vernetzt. Sie besitzen auch Rezeptoren für Botenstoffe und Hormone, die normalerweise nur mit ihren endokrinen Funktionen assoziiert werden, z. B. Östrogene und Androgene (s. Kapitel 2, S. 39). Das angeborene Immunsystem hat sich über Millionen Jahre entwickelt und ist ein bedeutender Teil des gesamten Immunsystems.

Das erworbene Immunsystem ist, wenn man so will, eine spezialisierte Darwin'sche Entwicklung des Immunsystems (Cooper et al. 2002) und jede Immunantwort des adaptiven Systems ist referenziell durch das angeborene System mit moduliert.

3.4 Erworbenes Immunsystem

Das angeborene Immunsystem steht innerhalb von Stunden für eine Abwehrleistung bereit, kann aber nur stereotyp auf immer dieselben Strukturen reagieren. Eine wiederholte Exposition mit demselben Antigen führt nicht zu einer gesteigerten Abwehrreaktion. Das erworbene Immunsystem hat demgegenüber beim Kontakt mit einem unbekannten Antigen eine Latenz von etwa 5 Tagen, bis die Immunantwort eine klinische Relevanz annimmt. Andererseits ist die Immunantwort **spezifisch** für das Antigen und steigert ihre Spezifizität (T- und B- Zell-Rezeptoren) noch im weiteren Verlauf der Auseinandersetzung mit dem Antigen. Über die Ausbildung eines immunologischen Gedächtnisses in Form von persistierenden Antikörpern und immunologischen Gedächtniszellen ist das erworbene Immunsystem in der Lage, bei einem wiederholten Antigenkontakt schneller zu reagieren und so eine Erkrankung zu verhindern oder abzuschwächen.

Entwicklungsgeschichtlich später entstanden, setzt das erworbene Immunsystem in seinen Wirkmechanismen auf das angeborene Immunsystem auf und die Trennung zwischen den beiden Formen des Immunsystems ist zu einem gewissen Grade unscharf. Dennoch bezeichnet die Unterscheidung wichtige Differenzen im humoralen und zellulären Repertoire der Immunabwehr.

3.4.1 Zellen des erworbenen Immunsystems

B-Lymphozyten

Die B-Lymphozyten dienen der Produktion von Antikörpern. Sie werden im Knochenmark/Bursa fabricii gebildet und reifen auch hier heran (B steht für *bone marrow*/Bursa). Ihr Rezeptor, der B-Zell-Rezeptor, ein membranständiges Immunglobulin M (IgM), wird durch genetische Rekombination von Genabschnitten nach dem Zufallsprinzip generiert. Dies ist einer der seltenen Fälle, in denen der Organismus einen Eingriff in die Struktur der DNA vornimmt. Auf diese Weise ist der Körper in der Lage, Antigen-erkennende Immunglobuline für eine enorme Anzahl verschiedener Antigene vor dem Kontakt mit einem solchen Antigen bereitzustellen. Schätzungen gehen von einem Parameterraum von ca. 10^{11} verschiedenen potenziellen Antigenen aus. Nach Aktivierung eines spezifischen B-Lymphozyten durch T-Lymphozyten-Helferzellen beginnt dieser B-Lymphozyt mit einer klonalen Expansion und durchläuft dabei noch eine **somatische Hypermuta-**

tion. Diese dient dazu, den Antigen-bindenden Bereich des Immunglobulins in seiner Affinität und Spezifizität zu steigern. Es ist bemerkenswert, dass das Immunsystem hier erneut durch gezielte Mutation im Antigenbindungsbereich auf DNA-Ebene eingreift. Danach differenzieren sich die B-Lymphozyten zu Plasmazellen aus, deren Aufgabe die quantitative Immunglobulinproduktion ist.

T-Lymphozyten

T-Lymphozyten haben die Aufgabe, einerseits als **T-Helfer(TH)-Zellen** (CD4⁺; CD steht für *cluster of differentiation* [Klassifizierungsschema anhand von Oberflächenmarkern], + bedeutet »Merkmal anwesend«) pro-inflammatorisch (TH1-Zellen), anti-inflammatorisch (TH2-Zellen) oder als regulatorische Helferzellen zu fungieren, die die Aktivierung von Makrophagen, APZ und B-Lymphozyten steuern, andererseits als **zytotoxische T-Zellen** (CD8⁺) kernhaltige Körperzellen auf die Produktion von Fremdantigenen zu überprüfen und derartige Zellen – als fremd oder als »Gefahr« erkannt – in die Apoptose, den induzierten Zelltod, zu treiben oder direkt, zellvermittelt, zu töten. Diese induzierte Zytotoxizität spielt insbesondere bei der Bekämpfung von virusinfizierten Zellen eine Rolle. Zytotoxische T-Zellen kontrollieren somit das Zellinnere kernhaltiger Somazellen auf vorhandene »Fremdartigkeit«.

T-Lymphozyten werden im Knochenmark gebildet und reifen dann im Thymus zu den entsprechenden Subpopulationen heran (T steht für Thymus). Der T-Zell-Rezeptor wird, ähnlich wie der B-Zell-Rezeptor, durch somatische Rekombination auf das Vielfältigste gestaltet. Im Thymus wird im Rahmen der **Reifung** der T-Lymphozyten einerseits geprüft, ob der T-Zell-Rezeptor an den *major histocompatibility complex* I (MHC-I) bindungsfähig ist, andererseits, ob er körpereigene Strukturen erkennt. Ist der Rezeptor nicht bindungsfähig oder erkennt er körpereigene Strukturen, wird ein derartiger T-Lymphozyt apoptotisch untergehen. Es wird davon ausgegangen, dass nur etwa 5 % der T-Lymphozyten die Thymusselektion überstehen. Die Unterdrückung von selbstreaktiven T-Lymphozyten ist ein wichtiger Schritt zur Vermeidung von Autoimmunreaktionen. Im Thymus entscheidet sich auch, ob ein T-Lymphozyt CD4-positiv oder CD8-positiv ist. Diese Differenzierung, die wahrscheinlich ein stochastischer Prozess ist, legt gleichzeitig auch den Funktionsbereich eines T-Lymphozyten fest. CD4 und CD8 sind die molekularen Strukturen, die die Bindungsmöglichkeit des T-Zell-Rezeptors bestimmen. Der T-Zell-Rezeptor erkennt Peptide, die im MHC-I von allen kernhaltigen T-Zellen präsentiert werden. Es wird zwischen MHC-I und MHC-II unterschieden. MHC-I ist – wie bereits erwähnt – auf allen kernhaltigen Körperzellen vorhanden, MHC-II nur auf APZ. CD8 ist eine Oberflächenstruktur auf T-Zellen, die die ausschließliche Bindung des T-Zell-Rezeptors am MHC-I bewirkt. CD4 lässt eine Bindung nur an MHC-II von APZ zu. Daraus folgt, dass die CD8⁺-zytotoxischen T-Lymphozyten nur am MHC-I auf den Körperzellen binden können, die CD4⁺-T-Helferlymphozyten nur an MHC-II-positive Immunzellen (APZ). MHC-II-positive Immunzellen sind Makrophagen, B-Lymphozyten und dendritische Zellen (APZ). Diese drei Zelltypen werden auch als professionell Antigen-präsentierende Zellen bezeichnet. Sie spielen eine besondere Rolle im Rahmen der Aktivierung der spezifischen Immunantwort.

3.4.2 Aktivierung des erworbenen Immunsystems

Die Aktivierung des Immunsystems unterliegt einer komplexen Regulierung, die eine vorschnelle oder unangemessene Immunreaktion verhindert. Für die Zellen des erworbenen Immunsystems gilt, dass sie erst nach einem **Aktivierungsschritt** ihre Effektorfunktion ausüben können, wenn diese APZ in ihrem MHC-II ein Peptid präsentieren, für das der T-Zell-Rezeptor spezifisch (kognat) ist. Dendritische Zellen sind aufgrund ihrer prolongierten Präsentation von Antigenen besonders wirksame Aktivatoren von T-Lymphozyten. In der Regel wird diese Begegnung zwischen einer APZ und einem T-Lymphozyten immer in den gleichen Bereichen eines Lymphknotens erfolgen, welche das Zusammentreffen dieser Zelltypen und die daraus folgende Aktivierung unterstützen.

So nimmt etwa eine Langerhans-Zelle, die unter der Haut sitzt, eindringendes Fremdantigen auf, beginnt eine aktive Wanderung zu einem Lymphgefäß und erreicht so den nächsten regionalen Lymphknoten (Wächterlymphknoten). Während dieser Wanderung wandelt sich die Langerhans-Zelle zu einer **dendritischen Zelle** und bildet die für die Antigenpräsentation und Aktivierung nötigen Signale (Zyto- und Chemokine). Kommt es zu einem Treffen mit einem für das präsentierte Antigen passenden T-Lymphozyten, d. h. zu einer Bindung zwischen dem präsentierten Antigen im MHC-II der APZ und dem T-Zell-Rezeptor des Lymphozyten, wird diese Bindung die T-Zelle aktivieren und sie beginnt sich zu teilen. Solcherart aktivierte T-Lymphozyten sind nun in der Lage, ihre Funktion als T-Helfer- oder zytotoxische Zelle auszuüben.

Eine derart aktivierte T-Helferzelle des Typs TH2 (Untergruppe der T-Helferzellen, die durch Ausschüttung von z. B. Interleukin 4 gekennzeichnet ist, s. Tab. 3-1) kann dann B-Lymphozyten aktivieren. Die Voraussetzung für die Aktivierung des B-Lymphozyten ist jedoch, dass dieser zuvor mithilfe seines B-Zell-Rezeptors das für ihn spezifische Antigen gebunden und aufgenommen hat und Teile dieses Antigens in seinem MHC-II präsentiert. Dann erst kann der B-Lymphozyt von dem bereits aktivierten TH2-Lymphozyten wiederum über seinen kognaten B-Zell-Rezeptor aktiviert werden und es kommt zur **klonalen Expansion** des B-Lymphozyten mit gleichzeitiger Antikörperproduktion, gekoppelt an die Differenzierung der expandierenden B-Zelle zur Plasmazelle. Somit ist sichergestellt, dass nur eine B-Zelle durch klonale Expansion ein und denselben Antikörper produziert. Der Nachteil liegt in der Therapie. Ist ein solcher Antikörper gegen körpereigene Strukturen gerichtet (Erkrankungen des rheumatischen Formenkreises), so ist es derzeit noch nicht möglich, den dafür spezifischen B-Zellklon exakt zu identifizieren, um diesen dann gezielt zerstören zu können und damit die Erkrankung ursächlich zu behandeln.

> Die doppelte Kontrolle der Aktivierung ist auch ein Schutz vor Autoimmunreaktionen, da autoreaktive T-Lymphozyten im Thymus weitgehend eliminiert wurden. Ein B-Lymphozyt, der womöglich ein Selbstantigen erkennt, wird nicht aktiviert, da er keine passende TH2-Zelle findet.

Ein weiterer Schritt, der eine zufällige Aktivierung von T-Lymphozyten verhindert, ist der, dass ein T-Lymphozyt, der über seinen Rezeptor ein Antigen erkennt, ohne dass dies von einer professionell Antigen-präsentierenden Zelle im Zusammenhang mit kostimula-

Tab. 3-1 Repräsentative Zytokine in der Immunologie mit den wichtigsten Quellen und Funktionen

Zytokin	Quelle	Biologische Aktivität
Interferon-alpha (IFN-α)	• Monozyten • Makrophagen	• antiviral • anti-proliferativ • verstärkte MHC-I-Expression
Interferon-beta (IFN-β)	• Monozyten • Makrophagen	• antiviral • anti-proliferativ • verstärkte MHC-I-Expression
Interferon-gamma (IFN-γ)	• $CD4^+$-TH1-Lymphozyten • NK-Zellen	• Makrophagenaktivierung • verstärkte MHC-Expression • Induktion von Akut-Phase-Proteinen • hemmt TH2-Antwort • Immunklassenwechsel • anti-tumorös • fördert TH1-Antwort
Tumor-Nekrose-Faktor-alpha (TNF-α)	• Makrophagen • NK-Zellen • T-Lymphozyten	• zytotoxisch • T-Zell-Aktivierung • pyrogen • anti-tumorös • septischer Schock
Tumor-Nekrose-Faktor-beta (TNF-β)	• T-Lymphozyten • Fibroblasten	• zytotoxisch • T-Zell-Aktivierung • anti-tumorös • septischer Schock
transforming growth factor-beta (TGF-β)	• Monozyten • T-Lymphozyten	• anti-entzündlich • hemmt Zellwachstum • induziert Klassenwechsel zu IgA
Erythropoetin	• Endothelzellen der Niere • Hepatozyten	Stimulation der Erythropoese
granulocyte colony-stimulating factor (G-CSF)	• Makrophagen • T-Lymphozyten	Stimulation der Granulopoese
Interleukin-1 alpha (IL-1α)	• Makrophagen • Epithelien	• Aktivierung von T-Lymphozyten und Makrophagen • pyrogen • Induktion von Akut-Phase-Proteinen
Interleukin-1 beta (IL-1β)	• Makrophagen • Epithelien	• Aktivierung von T-Lymphozyten und Makrophagen • pyrogen • Induktion von Akut-Phase-Proteinen

Tab. 3-1 Fortsetzung

Zytokin	Quelle	Biologische Aktivität
Interleukin-2 (IL-2)	T-Lymphozyten	T-Lymphozyten-Proliferation
Interleukin-3 (IL-3)	T-Lymphozyten	• Wachstum und Differenzierung hämatopoetischer Zellen • Hämatopoese
Interleukin-4 (IL-4)	$CD4^+$-TH2-Lymphozyten	• Aktivierung von B-Lymphozyten • Immunglobulin-Klassenwechsel zu IgG und IgE • Induktion von TH2-Lymphozyten • fördert TH2-Antwort • supprimiert TH1-Antwort
Interleukin-5 (IL-5)	• eosinophile Granulozyten • Mastzellen • T-Lymphozyten	Wachstum und Differenzierung von eosinophilen Granulozyten
Interleukin-6 (IL-6)	• T-Lymphozyten • Makrophagen	• Wachstum und Differenzierung von T- und B-Lymphozyten • Induktion von Akut-Phase-Proteinen • pyrogen
Interleukin-8 (IL-8)	• neutrophile Granulozyten • $CD8^+$-T-Lymphozyten	• chemotaktisch für neutrophile Granulozyten und $CD8^+$-T-Lymphozyten
Interleukin-10 (IL-10)	Monozyten	• Hemmung der Zytokinproduktion • Hemmung der Makrophagenfunktion
Interleukin-12 (IL-12)	• Makrophagen • dendritische Zellen	• Aktivierung von NK-Zellen • Induktion von $CD4^+$-T-Lymphozyten zu TH1-Zellen

Ig = Immunglobulin, MHC = *major histocompatibility complex*, NK-Zellen = natürliche Killerzellen, TH = T-Helfer

torischen Signalen (B7.1, B7.2 entsprechend CD80, CD86) dargeboten wurde, nicht nur nicht aktiviert wird, sondern auch später nicht mehr aktiviert werden kann. Er wird anerg.

Ein B- oder T-Lymphozyt, der in einem Lymphknoten nicht aktiviert wurde, verlässt diesen Lymphknoten und erreicht über den Blutstrom einen anderen Lymphknoten, um dort aktiviert zu werden – falls passende Antigene vorhanden sind. So wird verständlich, dass die Lymphknoten der **zentrale Ort** für die erworbene Immunreaktion sind. In den Lymphknoten wird die Begegnungswahrscheinlichkeit zwischen passenden Reaktionspartnern (APZ, B- und T-Zellen) verdichtend erhöht.

Die Aktivierung von Makrophagen erfolgt durch TH1-Lymphozyten in prinzipiell ähnlicher Weise, wie es bei den TH2-Lymphozyten beschrieben wurde. TH1- und TH2-Lymphozyten unterscheiden sich jedoch durch die bei der Aktivierung ihrer Zielzellen ausgeschütteten **Mediatoren**; die Leitsubstanz bei TH1-Zellen ist Interferon-gamma (IFN-γ) und bei TH2-Zellen sind es die Interleukine IL-4 und IL-5 (Tab. 3-1). Das Überwiegen einer TH1- oder TH2-Reaktion hängt vermutlich ab von z. B.:

- der Antigenmenge
- der Art des Antigens
- der Stärke der begleitenden Entzündungsreaktion
- übergeordneten Regulationen

Das Überwiegen einer TH2-Antwort ist ein Erklärungsansatz für die Entstehung von IgE, welches die Allergie vermittelt. B-Lymphozyten produzieren im Laufe ihrer Antikörperproduktion Antikörper mit immer gleichem Antigenbindungsbereich, aber unterschiedlicher **Immunglobulinklasse** (der sogenannte Isotypenswitch oder Klassenwechsel). Ist bei der Aktivierung eines B-Lymphozyten überwiegend IL-4 anwesend, ist der Weg zur IgE-Produktion wahrscheinlicher, als wenn das Mikromilieu im Rahmen einer überwiegenden TH1-Reaktion mit IFN-γ angereichert ist. Darüber hinaus hemmen sich die beiden Reaktionen gegenseitig: IFN-γ unterdrückt eine TH2-Antwort, IL-4 und IL-10 hemmen die TH1-Antwort. Daher findet die Modulation dieser Reaktionstypen im Rahmen der Allergieforschung besondere Beachtung.

3.5 Regulation der Immunantwort

Während für die Aktivierung der spezifischen Immunantwort erprobte Modelle existieren, ist die Untersuchung der Regulation erst in den letzten Jahren in den Fokus der Aufmerksamkeit gerückt. Dieses Gebiet ist noch sehr im Fluss und die Interaktionen der beteiligten Zellen wenig verstanden. Im Thymus wird eine regulatorische T-Zell-Gruppe, die T_{reg}, durch Kontakt mit Selbstantigenen generiert. Diese T_{reg} hemmen durch Ausschüttung von IL-10 und *transforming growth factor*-beta (TGF-β) sowie wahrscheinlich durch Zell-Zell-Kontakt Autoimmunreaktionen.

Im Gegensatz zu diesen zentralen regulatorischen T-Lymphozyten entstehen in der **Peripherie** ebenfalls regulatorische T-Zellen: TH3 und TR1 (regulatorische T-Lymphozyten 1). TH3 sind Teil des Schleimhaut-Immunsystems und unterdrücken dort Immunantworten durch Ausschüttung von IL-4, IL-10 und TGF-β. Bei TH3-Mangel kommt es zu Autoimmunreaktionen im Gastrointestinaltrakt und zu chronisch entzündlichen Darmerkrankungen. Sie scheinen auch bei der Induktion der oralen Toleranz eine Rolle zu spielen, einer Toleranz, die entsteht, wenn das Antigen auf oralem Wege verabreicht wird (im Gegensatz zu einem anderen Zugangsweg). TR1-Zellen entstehen in Anwesenheit großer Mengen IL-10, sie sezernieren ebenfalls TGF-β, jedoch kein IL-4 und unterscheiden sich dadurch von den TH3-Zellen.

> Induktion, Wirkweise und Regulation der regulatorischen T-Lymphozyten sind erst umrissartig skizziert; sie haben theoretisch das Potenzial, als Steuerungselemente bei der gezielten Beeinflussung der adaptiven Immunantwort zu dienen. Andererseits offenbart der zunehmende Erkenntnisgewinn immer deutlicher die Komplexität der Immunantwort mit ihren mannigfaltigen und z. T. zirkulären Kausalverknüpfungen, sodass eine therapeutische Nutzung der regulatorischen T-Zellen gegenwärtig noch nicht abzusehen ist.

3.6 Entzündung

Die zahlreichen Einzelkomponenten des Immunsystems orchestrieren in der Entzündung die Abwehr, z. B. locken zerfallende Bakterien chemotaktisch Granulozyten an. Lokal freigesetzter TNF-α wiederum wirkt auf das Gefäßendothel in der Umgebung und »lockert« dieses auf, was den Einstrom von Plasma mit Komplement und Opsoninen erleichtert. Komplement und Opsonine markieren Fremdantigen für die Phagozytose. TNF-α drosselt zudem den venösen Abstrom, sodass Hyperämie und Schwellung die sichtbaren Folgen sind. Zusätzlich wird das Gefäßendothel für Makrophagen und andere Immunzellen »klebrig« und diese wandern in das Entzündungsgebiet ein. Im Rahmen des Kontaktes mit bakteriellen Strukturen und der Phagozytose wird in Makrophagen über die Aktivierung des **Transkriptionsfaktors NF-κB** (*nuclear factor* kappa B) die Synthese zahlreicher Entzündungsmediatoren induziert. So setzen Makrophagen IL-1 und IL-6 frei, die in der Leber die Synthese von Akut-Phase-Proteinen auslösen. Im Gehirn bewirken IL-1 und IL-6 eine komplexe Verhaltensveränderung des Gesamtorganismus, die man als *sickness behavior* bezeichnet. Dazu gehören:

- Fieber
- Abgeschlagenheit
- Appetitlosigkeit
- Desinteresse

Makrophagen am Ort der Entzündung geben über GM-CSF an das Knochenmark ein Signal zur Steigerung der Synthese von Granulozyten und Makrophagen. Im Entzündungsgebiet nehmen lokale dendritische Zellen Antigen auf und wandern in die nahe liegenden Lymphknoten. Dort präsentieren sie diese Antigene T-Lymphozyten, die dadurch spezifisch aktiviert werden. TH2-Lymphozyten wiederum aktivieren B-Lymphozyten, die mit der spezifischen Antikörperproduktion beginnen. Währenddessen verlassen TH1-Lymphozyten nach ihrer Aktivierung den Lymphknoten und Makrophagen können durch IFN-γ-Sekretion am Ort der Entzündung ihre Abwehrleistung deutlich steigern.

In diese sukzessive Steigerung der Immunabwehr sind auf allen Stufen auch **regulative Schritte** eingebettet, die ein Überschießen der Entzündung verhindern sollen. So verfügen B- und T-Lymphozyten über aktivierende und hemmende Rezeptoren, die eine Feineinstellung der Aktivierung ermöglichen. Das Fehlen der inhibierenden Rezeptoren führt zu übermäßiger Aktivierung der Lymphozyten und zu Autoimmunerkrankungen. Regulatorische T-Zellen verhindern ebenfalls eine ungezügelte Abwehr. Auf systemischer Ebene greift auch der bereits erwähnte anti-inflammatorische Reflex (Tracey 2002) gezielt in die Dämpfung einer lokalen Entzündung ein. Die endogene Cortisolproduktion im Rahmen einer Stressreaktion wirkt ebenfalls dämpfend auf die Immunantwort (s. Kapitel 2, S. 43, u. Kapitel 4, S. 69 u. 81).

Auf- und Abregulierung der Entzündung erfolgen auf der Ebene der Einzelzelle als Funktion der Mikromilieus in Form von hemmenden Botenstoffen und auf systemischer Ebene durch Interleukine und zusätzlichen nervalen und hormonellen Reaktionen. Die Systemebenen beeinflussen sich sowohl von der Mikro- zur Makroebene als auch umgekehrt. Dass Entzündung, übergeordnete Gefühlszustände und Gesundheit allgemein auch von zentralnervösen Ereignissen über eine differenzierte Wahrnehmungsverarbeitung und unter dem Einfluss soziologischer Faktoren sowie kausal folgend von hormoneller Steuerung moduliert werden, macht sie zu einem bevorzugten Forschungsgegenstand der Psychoneuroimmunologie (PNI) (Eisenberger u. Cole 2012; Marchant 2013).

3.7 Messung der Immunaktivität in der PNI

Die PNI nutzt eine Reihe von immunologischen Parametern als Zielgrößen. Vielen dieser Messgrößen ist gemeinsam, dass sie nur einen **kleinen Ausschnitt** des Immunstatus parametrisieren. Häufig beschreiben die Messwerte Veränderungen innerhalb des Normbereiches und die klinische Relevanz solcher Einzelparameter ist, angesichts des redundant ausgelegten Immunsystems mit erheblichen Kompensationsmöglichkeiten im Antwortmuster, nicht deutlich.

Allerdings ist die quantitative Erfassung einer Immunantwort Voraussetzung zur Beurteilung einer Einflussgröße.

Eine grobe Orientierung geben die Zählwerte für die Untergruppen der **Leukozyten** mit Veränderungen der Anzahl an Granulozyten, Makrophagen und Lymphozyten einschließlich ihrer Subpopulationen. Hier ist die Analyse der TH1- und TH2-Lymphozyten zu erwähnen, da sich das Verhältnis dieser beiden Zelltypen unter Stress verschiebt (TH1-/TH2-*Shift*, s. Kapitel 4, S. 70 u. 81). Die quantitative Bestimmung von **Immunglobulinen** wird ebenfalls eingesetzt. Titerschwankungen von spezifischen Antikörpern, z. B. gegen Herpes-simplex-Viren (HSV) oder Epstein-Barr-Viren (EBV), spiegeln eine aktuelle Immunantwort auf diese, bei vielen gesunden Erwachsenen latent vorhandenen, Viren wider. Ein Titeranstieg wird als partielle Reaktivierung der latenten Viren aufgefasst. Typischerweise sind Virusträger gesund und erst ein weitgehend supprimiertes Immunsystem lässt es zu einer manifesten Erkrankung kommen.

Funktionale Assays der Immunfunktion bestimmen z. B. die Fähigkeit von NK-Lymphozyten, Tumorzellen *in vitro* zu zerstören oder die Fähigkeit von Lymphozyten, auf die Gabe von mitogenen (zellteilungsfördernden) Substanzen zu reagieren. Der zelluläre Schenkel des erworbenen Immunsystems kann über die **Reaktionsbereitschaft der Haut** auf Antigengabe getestet werden: Subkutane Gaben von Allergenen (Typus Tuberkulinreaktion) können eine Reaktion vom verzögerten Typ mit Rötung und Schwellung innerhalb von 48–72 h auslösen. Die Größe der Reaktion gilt als Maß. Allergene vom Soforttyp, die man subcutan appliziert, führen bei sensibilisierten Personen zu einer Rötung und Quaddelbildung innerhalb von einer halben Stunde.

Durch empfindliche **Labormethoden** wie Immunassays (z. B. *enzyme-linked immunosorbent assay* [ELISA] oder Radioimmunassay [RIA]), ist es auch möglich geworden, Änderungen in den Spiegeln von Interleukinen zu bestimmen. Auf diese Weise werden z. B. IL-6 und IL-1 sowie TNF-α gemessen. Allesamt sind diese Interleukine schnell reagierende Entzündungsmarker. Noch näher an der Entzündungsreaktion ist die Bestimmung von NF-κB. Dies ist ein Transkriptionsfaktor, der im Falle einer Entzündung die Transkription von vielerlei Genen auf DNA-Ebene veranlasst; andererseits wirken auch sehr unterschiedliche Bedingungen auf die Höhe von NF-κB ein, was die Interpretation erschwert.

Gelegentlich wird bei lang dauernden immunmodulierenden Bedingungen (etwa Betreuung von demenzkranken Angehörigen) auch die **Wundheilung** nach einer Hautstanze als Ausleseparameter verwandt. Dies ist ein globaler Parameter, der einen Nettoeffekt von Wirkungen auf das Immunsystem zeigt.

Die rasch fortschreitende Entwicklung genetischer Bestimmungsmethoden erlaubt nun auf der DNA- und auf der RNA-Ebene Aktivitätsmuster zur individuellen Immunkompetenz abzugreifen. Da die daraus erhaltenen Ergebnisse derzeit nur unter Vorbehalt klinischen Krankheitsentitäten zuzuordnen sind (weil korrelative oder gar kausale Studienergebnisse noch sehr sporadisch sind), bleiben diese genetischen oder epigenetischen Diagnosemöglichkeiten nur einer kleinen Zahl von Spezialisten in der klinischen Durchführung der molekularbiologischen/zellulären Analysen und Interpretation der Ergebnisse vorbehalten. Dennoch ist davon auszugehen, dass die Forschungen in der personalisierten Medizin die PNI mit einem Erkenntnisfortschritt ausstatten werden, der sich auch in klinische Handlungen und Handlungsanweisen zum Wohle der Patienten umsetzen lassen wird (Yan 2012).

3.8 Ausblick: Epigenetik und PNI

Ziel der Epigenetik ist es, ein Verständnis für die Verbindung von psychosozialen, sozialen und umweltbedingten Variablen mit den epigenetischen Prozessen, die die Genexpression und das Verhalten beeinflussen, zu schaffen. Zum derzeitigen Forschungsstand liefert die Epigenetik bereits schlüssige Ansatzpunkte, wie epigenetische Modulationen Verhalten, Stressantworten und Immunfunktionen steuern können. Die Epigenetik erforscht, wie, wo und wann genetische Informationen abgerufen werden und inwiefern dies wiederum die Genexpression beeinflusst. Es ist unstrittig, dass epigenetische Muster transient individuell zu Verhalten und Gesundheit beitragen. Da das Epigenom die Brücke zwischen Umwelt und Genom darstellt, eröffnen sich vollkommen neue Interventionsstrategien, um Verhalten und Gesundheit/Krankheit in ihrer Plastizität individuell zu formen. Darüber hinaus wird die Epigenetik mithilfe von Modellbildungen sicherlich dazu beitragen, Beobachtungen aus der Vergangenheit zu psychischen, behavioristischen, medikamentösen und dietätischen Interventionen auf einer molekularen Ebene besser zu verstehen. Es ist legitim zu spekulieren, dass tiefenpsychologische Therapieansätze – »am Anfang war das Wort und die Kontemplation« – in ihrer notwendigen Therapiedauer, der Aufarbeitung von Vorstellungswelten und geprägtem Umgang (*imprinting*) mit Gefühlen sowie einer Neo-Imagination neuer Erlebniswelten das individuelle Epigenom so temporär beeinflussen, dass der Patient eine bio-psycho-soziale Kompetenz (zurück) erhält, die es erlaubt, ein ihm gemäßes Leben in Gesundheit zu führen. Man kann durchaus davon ausgehen, dass PNI und das Forschungsgebiet der Epigenetik mit der personalisierten Medizin in einer transdisziplinären Fusion theoretisch, experimentell und klinisch bedeutende Fortschritte in der archaischen, aber immer gegenwärtigen Frage der Interdependenz von Körper, Geist und Seele erbringen werden.

Die Forschungsansätze im Bereich der Epigenetik, des Gehirns, des Verhaltens und der Immunität, betrachtet unter dem Blickwinkel von PNI und Psychotherapie, werden Signale identifizieren, die als primäre Zielstrukturen dienen und damit sowohl materiell/physisch (Medikamente) (Maeder et al. 2013) als auch mental/spirituell (Wort) durch Therapien zugängig sein werden (Mathews u. Janusek 2011).

3.9 Immunologie und PNI

Der Aufbau, die Funktionsweise und die Regulation des Immunsystems sind enorm detailreich und komplex. Die Interaktion des Immunsystems mit weiteren Organsystemen verdeutlicht seine Einbettung in den Gesamtorganismus. Dementsprechend gibt es eine Vielzahl von Betrachtungsebenen, die jeweils Teilaspekte des Immunsystems erfassen. Die Perspektive der PNI erinnert eindrücklich an die Tatsache, dass ein so tief eingebettetes System wie das Immunsystem über die physischen Grenzen des Organismus hinaus von **Umgebungsvariablen** beeinflusst wird und dass die notwendige Detailliebe der Immunologen nicht den Blick auf derartige Makrobedingungen verstellen darf. Der fachspezifische Diskurs definiert ein Fach. Er legt fest, welche Fragen für ein Fach legitim sind, und welche den Fachdiskurs sprengen. Diese Diskursgrenzen sind notwendig, wenn ein Fach fokussiert und operational bleiben soll. So kann nicht jede an sich legitime Frage innerhalb eines Faches behandelt werden, weil die Beantwortung sonst den methodologischen Zielrahmen eines Faches überschreitet. Die Angelsachsen sprechen konsequenterweise von *immunobiology.* Umgekehrt heißt das aber auch, dass ein Fachdiskurs angewiesen ist auf Brückendiskurse, wie die PNI sie führt.

Dass ein soziales Zeichen tiefe Spuren im Immunsystem hinterlassen kann, diese Erkenntnis verdanken wir dem Diskurs der Psychoneuroimmunologie.

Danksagung

Wir danken der Fritz-Bender-Stiftung, München, für ihre Unterstützung und Förderung dieses spannenden Projekts in der Psychoneuroimmunologie.

Literatur

Beutler B, Hoebe K, Du X, Ulevitch RJ. How we detect microbes and respond to them: the Toll-like receptors and their transducers. J Leukoc Biol 2003; 74: 479–85.

Burnet FM. The Clonal Selection Therory of Immunity. Nashville, Vanderbilt and Cambridge: University Presses 1959.

Burnet FM. The Integrity of the Body: A Discussion of Modern Immunological Ideas. Cambridge, MA, Harvard: University Press 1962.

Chen G, Zhuchenko O, Kuspa A. Immune-like phagocyte activity in the social amoeba. Science 2007; 317: 678–81.

Cooper EL. Did Darwinism help comparative immunology? Am Zool 1982; 22: 890.

Cooper EL, Kauschke E, Cossarizza A. Digging for innate immunity since Darwin and Metchnikoff. Bioessays 2002; 24: 319–33.

Eisenberger NI, Cole SW. Social neuroscience and health: neurophysiological mechanisms linking social ties with physical health. Nat Neurosci 2012; 15: 669–74.

Entschladen F, Zänker KS. Locomotion of tumor cells: a molecular comparison to migrating pre- and postmitotic leukocytes. J Cancer Res Clin Oncol 2000; 126: 671–81.

Maeder ML, Angstman JF, Richardson ME, Linder SJ, Cascio VM, Tsai SQ, Ho QH, Sander JD, Reyon D, Bernstein BE, Costello JF, Wilkinson MF, Joung JK. Targeted DNA demethylation and activation of endogenous genes using programmable TALE-TET1 fusion proteins. Nat Biotechnol 2013; 31: 1137–42.

Marchant J. Immunology: The pursuit of happiness. Nature 2013; 503: 458–60.

Mathews HL, Janusek LW. Epigenetics and psychoneuroimmunology: mechanisms and models. Brain Behav Immun 2011; 25: 25–39.

Matzinger P. The danger of model: a renewed sense of self. Science 2002; 296: 301–5.

Mayer H, Zänker KS, an der Heiden U. A basic mathematical model of the immune response. In: Belair J, Glass L, an der Heiden U, Milton J (Hrsg). Dynamical Disease – Mathematical Analysis of Human Illness. Woodbury: AIP 1995a.

Mayer H, Zänker KS, an der Heiden U. A basic mathematical model of the immune response. Chaos 1995b; 5: 155–61.

Murphy KM, Travers P, Walport M. Janeway's Immunobiology. 7. Auflage. New York, London: Garland Science 2008.

Tauber AI, Chernyak L. Metchnikoff and the Origins of Immunology: From Metaphor to Theory. New York: Oxford University Press 1991.

Tong L, Schuhmacher C, Assenmacher M, Zänker K, Jähn P. Multiplex and functional detection of antigen-specific human T cells by ITRA-indirect T cell recognition assay. J Immunol Methods 2014; 404: 13–23.

Tracey KJ. The inflammatory reflex. Nature 2002; 420: 853–9.

Yan Q. The role of psychoneuroimmunology in personalized and systems medicine. Methods Mol Biol 2012; 934: 3–19.

Zänker KS. Das Immunsystem des Menschen. Bindeglied zwischen Körper und Seele. München: C.H. Beck'sche Verlagsbuchhandlung 1996.

Zänker KS. General introduction to innate immunity: Dr. Jekyl/Mr. Hyde quality of the innate immune system. In: Egesten A, Schmidt A, Herwald H (Hrsg). Trends in Innate Immunity. Contrib Microbiol 2008; 15: 12–20.

Zänker KS, Entschladen F (Hrsg). Neuronal Activity in Tumor Tissue. Prog Exp Tumor Res. Basel: Karger 2007, vol 39, pp 1–29.

4 Psychoneuroimmunologie körperlicher Erkrankungen

Christian Schubert

4.1 Einleitung

In den letzten drei Jahrzehnten wurde zunehmend deutlich, dass für den Fortschritt der medizinischen Forschung und insbesondere der psychosomatischen Medizin, Psyche, Nervensystem, Hormonsystem und Immunsystem nicht unabhängig voneinander betrachtet werden dürfen, sondern in Hinblick auf ihre **vielfältigen Verbindungen** zu untersuchen sind (Besedovsky u. del Rey 2007; Blalock u. Smith 2007). Die Psychoneuroimmunologie (PNI) beschäftigt sich mit der Frage, wie psychosoziale und psychische Faktoren über die Aktivitätsveränderungen von Nerven-, Hormon- und Immunsystem Gesundheit und Krankheit beeinflussen (Kiecolt-Glaser et al. 2002). So konnten zwischen den Anfängen der PNI vor etwa 40 Jahren und heute Erkenntnisse erzielt werden, von denen man mit Recht sagen kann, dass sie zu einem verbesserten Verständnis einer Reihe von Krankheiten geführt haben.

Die ersten klinischen PNI-Studien in den 1980er-Jahren waren methodisch jedoch noch nicht sehr differenziert. Um z. B. sichergehen zu können, dass Stresseffekte im Immunsystem auch wirklich erzeugt werden, wurden in den ersten Studien der PNI besonders starke Stressoren mit wenig interindividueller Variabilität in der persönlichen Bedeutung verwendet (z. B. Krebstod der Ehepartner, Überblick in Schüßler u. Schubert 2001), was den Erkenntnisgewinn früher PNI-Studien einschränkte. Darüber hinaus wurde der Funktionszustand des Immunsystems *in vitro*, also außerhalb des Organismus in Gewebekultursystemen getestet und es wurden hierfür meist nur einzelne Immunparameter herangezogen (z. B. *In-vitro*-Stimulierbarkeit von Lymphozyten nach Zugabe von Wachstumsfaktoren).

> Entsprechend ging man in diesen ersten Jahren der PNI davon aus, dass Stress die Immunaktivität bloß supprimiert, was vom heutigen Standpunkt aus gesehen als zu vereinfachend angesehen werden muss (Fleshner u. Laudenslager 2004).

Robert Ader, einer der Pioniere der modernen PNI, meinte Ende der 1980er-Jahre kritisch, dass viele Immunologen immer noch nicht akzeptiert hätten, dass die immunologische Reaktion nicht isoliert betrachtet werden dürfte und sehr vom **Zusammenspiel** mit anderen, z. B. neuroendokrinen Faktoren abhängt (»*the immune response occurs in a neuroendocrine environment except that measured by immunologists*«, Fleshner u. Laudenslager 2004, S. 116).

In der Folge bestimmte man immunologische Parameter in der PNI vermehrt auch *in vivo* (z. B. Zytokinkonzentrationen im peripheren Blut) und verwendete mildere soziale Stressoren (z. B. Prüfungen im Medizinstudium), die in Abhängigkeit von unterschiedlichen psychologischen Merkmalen von den Probanden als unterschiedlich belastend erlebt wurden (Fleshner u. Laudenslager 2004).

> **Aussagekraft von Zytokinmessungen im Blut**
>
> Selbst *In-vivo*-Messungen der Zytokinkonzentrationen im peripheren Blut dürften nur einen eingeschränkten Einblick in die aktuelle Immunlage ermöglichen. Die im Blut zirkulierenden Lymphozyten stellen z. B. nur 5 % des gesamten Lymphozytenpools dar (Schulz u. Schulz 1996) und es ist zu vermuten, dass sich Stress auf andere Lymphozytensubpopulationen, z. B. in Lymphknoten und Milz, unterschiedlich auswirkt (Fleshner et al. 1992).

Bis heute konnten eine Reihe von psychologischen Mediator- und Moderatorvariablen identifiziert werden, die Einfluss auf den Stressreaktions-Prozess haben können (s. Kapitel 6, S. 141, u. Kapitel 7, S. 168). Klinisch gesehen sind es insbesondere drei Bereiche in der gegenwärtigen PNI-Forschung, die die Verbindung zwischen chronischer psychischer Belastung, immunologischer Aktivität und Krankheitsentstehung charakterisieren:

- T-Helferzellen-Typ-1/T-Helferzellen-Typ-2 (TH1/TH2)-Dichotomie, die TH1-Immunantwort wird in der Literatur wechselweise auch als zelluläre oder pro-inflammatorische Immunität bezeichnet, die TH2-Immunantwort als humorale oder anti-inflammatorische Immunität (Erläuterung der Zytokine und ihrer Zugehörigkeit zu TH1 oder TH2 s. Tab. 3-1, S. 60)
- Funktionsstörung des Stresssystems
- *sickness behavior*

Dieses Kapitel gliedert sich dementsprechend in folgende Abschnitte:

- PNI körperlicher Erkrankungen bei stressbedingter TH1-Suppression (Überfunktion der Hypothalamus-Hypophysen-Nebennierenrinden[HPA]-Achse/Hypercortisolismus)
- PNI körperlicher Erkrankungen bei stressassoziierten Entzündungsanstiegen (Unterfunktion der HPA-Achse/Hypocortisolismus)
- psychische Begleiterscheinungen von Entzündungserkrankungen am Beispiel des *sickness behavior*

4.2 PNI der Erkrankungen mit TH1-Suppression

Die mit psychischer Belastung verbundenen Aktivitätsveränderungen im limbischen System (vor allem Hippocampus, Amygdala, medialer/orbitaler präfrontaler Cortex) wirken sich insbesondere über zwei zentrale Strukturen auf periphere Immunfunktionen aus:

- die zum Hypothalamus gehörenden Corticotropin-*releasing*-Hormon/Arginin-Vasopressin-Neurone
- die im Hirnstamm lokalisierten zentralen catecholaminergen Neurone des Locus-caeruleus/Noradrenalin(LC/NA)-Systems

Werden diese Strukturen stressbedingt aktiviert, kommt es über die HPA-Achse und das sympathische adrenomedulläre (SAM) System zur Freisetzung von Cortisol bzw. Adrenalin und Noradrenalin sowie einer Reihe von Neuropeptiden. Cortisol und Catecholamine modulieren wiederum wesentliche Immunfunktionen, z. B. (Tsigos u. Chrousos 2002; Elenkov et al. 2006; Abb. 4-1):

- Präsentation von Antigenen

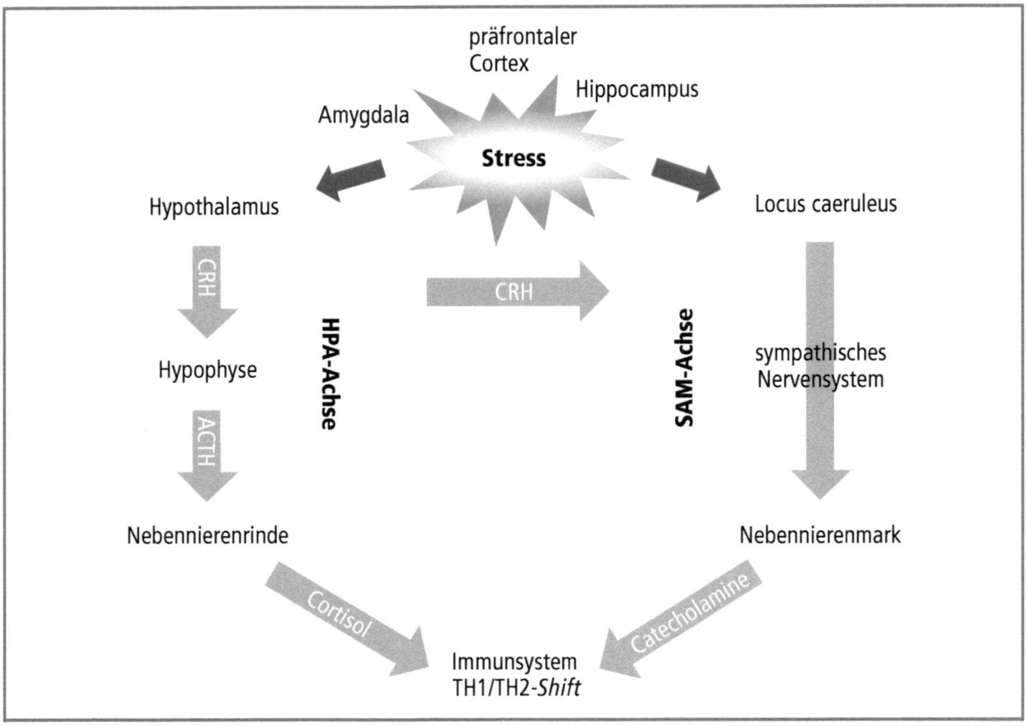

Abb. 4-1 Komponenten des Stresssystems und ihre Verbindungen zum Immunsystem. Mit psychischem Stress einhergehende Funktionsveränderungen im limbischen System (v. a. Hippocampus, Amygdala, medialer/orbitaler präfrontaler Cortex) beeinflussen Immunaktivitäten über ihre Verbindungen zu den Corticotropin-*releasing*-Hormon(CRH)/Arginin-Vasopressin-Neuronen des Hypothalamus und den zentralen catecholaminergen Neuronen des Locus-caeruleus/Noradrenalin-Systems. Werden diese zentralen Komponenten des Stresssystems stimuliert, kommt es über die Hypothalamus-Hypophysen-Nebennierenrinden(HPA)-Achse und die sympathische adrenomedulläre (SAM)-Achse zur Freisetzung von Cortisol bzw. Adrenalin und Noradrenalin. Cortisol und Noradrenalin wirken sich unter anderem durch Verminderung der T-Helferzellen(TH)1-Immunität und Erhöhung der TH2-Immunität (TH1/TH2-*Shift*) auf das Immunsystem aus (nach Thornton u. Andersen 2006). ACTH = adrenocorticotropes Hormon

- Vermehrung und Wanderung von Lymphozyten
- Freisetzung von Zytokinen und Antikörpern
- Balance zwischen zellulärer TH1- und humoraler TH2-Immunität (TH1/TH2-*Shift*, d. h. supprimierte TH1-Immunität und erhöhte TH2-Immunität unter Stress)

Im Folgenden werden die klinischen Konsequenzen einer durch chronische psychische Belastung bedingten Überaktivierung des Stresssystems und damit assoziierter TH1-Immunsuppression (s. Kapitel 2, S. 43, u. Kapitel 6, S. 141) in Hinblick auf Wundheilung und virale Erkrankungen dargestellt. Die Konsequenzen einer stressbedingten Verschiebung der Immunaktivität in Richtung TH2-Immunität (pro-allergische Reaktionslage) werden in Abschnitt 4.3 (S. 81) im Zusammenhang mit den Entzündungserkrankungen dargestellt.

4.2.1 Wundheilung

Wundheilung besteht aus einem Prozess von zeitlich ineinander übergehenden Phasen (Park u. Barbul 2004; Martin u. Leibovich 2005). Zu Beginn dichten Plättchenzellen den Wundbereich ab (Phase der **Koagulation**, Tag 0–1). Dann erscheinen neutrophile Granulozyten, die Mikroben abtöten, und bald darauf Makrophagen zur Säuberung der Wunde (Phase der **Entzündung**, Tag 0–6). Insbesondere T-Suppressorzellen sorgen ab Tag 5 dafür, dass dieser Entzündungsprozess wieder rückreguliert wird, um Schädigungen des Gewebes, die durch die Entzündung selbst verursacht werden können, zu verhindern. Dabei beträgt das Verhältnis von T-Helfer- zu T-Suppressorzellen in der Wunde 2:1 anstelle von 4:1 im peripheren Blut (Park u. Barbul 2004). Jeder dieser Entzündungszelltypen setzt überlappend bestimmte Muster an Wachstumsfaktoren und TH1-Zytokinen, insbesondere Interleukin-1 (IL-1), Interleukin-6 (IL-6)[1], Interleukin-8 (IL-8) und Tumor-Nekrose-Faktor (TNF) frei, die je nach Zeitpunkt weitere Entzündungszellen an den Ort der Wundheilung locken oder aber Gewebs- und Gefäßneubildung regulieren, damit sich die Wunde schließen kann (**Migrations-/Proliferationsphase**, Tag 1–14). Das zelluläre (TH1-)Immunsystem spielt bei der Wundheilung eine wesentliche Rolle, Faktoren der humoralen (TH2-)Immunaktivität lassen sich in Wunden nicht nachweisen (Park u. Barbul 2004). Bis der ab Tag 6 einsetzende Remodellierungsprozess abgeschlossen ist, kann es Wochen bis Jahre dauern.

Es steht heute außer Frage, dass der beschriebene Prozess der Wundheilung bei Angst, Depression und Schmerzen sowie durch psychosoziale Stressoren gestört werden kann und dabei sowohl kleine wie auch große Wunden (z.B. Operationswunden) betroffen sein können (Cole-King u. Harding 2001; Christian et al. 2006; Schubert u. Schüßler 2009; Alexander 2013). Zu den Ergebnissen einer Metaanalyse zum Zusammenhang zwischen psychischem Stress und Wundheilung s. Walburn et al. (2009).

Die Arbeitsgruppe von Janice Kiecolt-Glaser wies in einer Reihe von Untersuchungen nach, dass verschiedene, sich in Schweregrad, Dauer und Kontrollierbarkeit unterscheidende Stressoren die Heilung von künstlich gesetzten Wunden signifikant verzögern können, z.B.:

- um 24% bei Pflegestress durch die Pflege von Patienten mit Morbus Alzheimer (Kiecolt-Glaser et al. 1995)
- um 40% bei Prüfungsstress (Marucha et al. 1998)
- um 60% bei feindselig agierenden Ehepartnern (Kiecolt-Glaser et al. 2005)

Die Aktivierung der HPA-Achse und die Suppression der zellulären (TH1-)Immunität (Cortisol-vermittelter TH1/TH2-*Shift*) dürften die **Wirkmechanismen** sein, über die Stress zur Verzögerung von Wundheilung führt. Es konnte gezeigt werden, dass Stress mit einer Verminderung der IL-1α-, IL-1β-, IL-6-, IL-8- und TNF-α-Konzentrationen in der Wunde verbunden ist (Kiecolt-Glaser et al. 1995, 2005).

1 Bezüglich der Zugehörigkeit von IL-6 zur TH1- oder TH2-Immunität herrscht in der Literatur Unklarheit (Kidd 2003).

Neben Stress und Depression sind auch bestimmte **Persönlichkeitsmerkmale**, z. B. ein schlecht kontrollierter Umgang mit Zorn und Ärger (»*anger*«), mit Wundheilungsverzögerung assoziiert. Die Tendenz, offen aggressives Verhalten zu zeigen, wird als »*anger out*« bezeichnet, »*anger control*« betrifft Personen, die versuchen, ihre aggressiven Impulse nicht nach außen hin zu zeigen und bei »*anger in*« werden aggressive Gefühle unterdrückt (Spielberger 1988). Gouin et al. (2008) untersuchten den Einfluss dieser verschiedenen Arten des Umgangs mit Zorn und Ärger auf die Heilung von 8 mm großen, künstlich gesetzten Hautläsionen bei gesunden Testpersonen. Dabei zeigte sich, dass Personen, die Zorn und Ärger schlechter kontrollieren konnten (geringe Ausprägung von *anger control*), mehr Cortisol während des Setzens der künstlichen Wunde freisetzten und eine deutlich längere Wundheilungszeit aufwiesen als Personen mit höheren *Anger-control*-Werten (viermal so hohe Wahrscheinlichkeit, dass die Wundheilungszeit länger als 4 Tage dauert). Diese Ergebnisse waren unabhängig von den Variablen Feindseligkeit, negative Affektlage, soziale Unterstützung und Gesundheitsverhalten. *Anger control* stand hingegen in keinem signifikanten Zusammenhang mit den in der Wunde bestimmten pro-inflammatorischen Parametern IL-1α, IL-1β, IL-6, IL-8 und TNF-α.

In der Studie von Gouin et al. (2008) ließen sich keine Unterschiede in den Wundheilungszeiten zwischen Probanden mit und ohne gezielte Entspannung nachweisen. Andere therapeutische Interventionen wie Expressives Schreiben (s. Kapitel 9, S. 257) und **Aerobic** zeigten hingegen klar positive Effekte auf die Wundheilungsgeschwindigkeit. Emery et al. (2005) wiesen nach, dass ein 3 Monate dauerndes Aerobicprogramm (3 Tage pro Woche je 1 Stunde) zu einer um etwa 25 % beschleunigten Wundheilung im Vergleich zu einer Gruppe unter Kontrollbedingungen führte. Die Aerobictrainingsgruppe wies auch höhere stressinduzierte Speichel-Cortisolkonzentrationen auf, was als Hinweis auf eine generell erhöhte neuroendokrine Reagibilität nach körperlichem Training gelten kann. Ganz entgegen den Erwartungen führte auch akuter Schmerz (induziert durch einen Kältereiz) in einer Studie von Graham und Kollegen (2012) zu einer schnelleren Heilung einer kleinen Abschürfung der äußeren Hautschicht am Unterarm der Probanden. Dabei stand dieser Effekt mit einer erhöhten Freisetzung von Noradrenalin, nicht jedoch mit Cortisol in Verbindung. Möglicherweise, so die Autoren, dürfte es einen Unterschied für die Wundheilung machen, ob Schmerzen in Verbindung mit psychischem Stress (Wundheilungsverzögerung) oder aber isoliert und akut existieren (Wundheilungsbeschleunigung).

Ein interessanter Befund aus Tierversuchen sei an dieser Stelle noch erwähnt. Es konnte gezeigt werden, dass sich gestresste Hamster, die in Pärchenhaltung aufwuchsen, hinsichtlich der Wundheilung nicht von ungestressten Tieren, die isoliert aufgezogen wurden, unterschieden. Soziale Aufzucht schien den negativen Effekt, den Stress auf die Wundheilung hatte, zu puffern. Hierbei dürfte das Hormon **Oxytocin**, das bei sozialem Kontakt freigesetzt wird, eine nicht unwesentliche Rolle gespielt haben. Denn injizierte man Hamstern, die sozial isoliert aufwuchsen, Oxytocin, verminderten sich die stressinduzierten Cortisolanstiege und die Geschwindigkeit der Wundheilung erhöhte sich. Verabreichte man hingegen Tieren, die in Pärchen aufwuchsen, eine Substanz, die den Effekt von Oxytocin aufhob, verminderte sich auch die Wundheilungsgeschwindigkeit (Detillion et al. 2004). Diese experimentellen

Ergebnisse dürften eine hohe Relevanz für die Erklärung des gesundheitsförderlichen Effekts von sozialer Unterstützung (House et al. 1988) und anderer Formen von sozialer Beziehung haben.

Dieser Abschnitt zeigte, wie klar der klinisch überaus relevante Prozess der Wundheilung bis in seine immunologischen Mikrostrukturen hinein von psychischen Faktoren beeinflusst werden kann. Hierin dürften also erste mechanistische Erklärungsansätze dafür liegen, warum die patientenbezogene Einstellung zur bevorstehenden Operation und die dabei vorherrschende emotionale Befindlichkeit sowie die psychotherapeutische Modulierung dieser präoperativen Faktoren so erheblichen Einfluss auf die Geschwindigkeit und das Ausmaß postoperativer Genesung haben können (Devine 1992; Rosenberger et al. 2006).

4.2.2 Viruserkrankungen

Klinische Studien zeigen, dass die Verabreichung von **Glucocorticoiden** die Häufigkeit bakterieller Wundinfektionen verdoppeln kann (Altemeier et al. 1984). Die verstärkte bakterielle Besiedlung der Wunde dürfte wiederum ein wesentlicher Grund für verzögerte Wundheilung und verstärkte Narbenbildung bei gestressten Personen sein (Rojas et al. 2002). Der Einfluss von psychischer Belastung und damit assoziierten erhöhten Cortisolspiegeln betrifft aber nicht nur das vermehrte Auftreten bakterieller, sondern auch viraler Infektionen (Fareau u. Vassilopoulou-Sellin 2007). Die PNI hat sich in diesem Zusammenhang besonders beschäftigt mit:

- der stressbedingten Reaktivierung von latenten Herpesvirusinfektionen, z. B. Herpes-simplex-Virus (HSV), Epstein-Barr-Virus (EBV), Varicella-Zoster-Virus (VZV) und Zytomegalievirus (ZMV)
- der Beeinflussung von Virusimpfungen durch Stress, z. B. gegen das Hepatitis-B-Virus (HBV), Influenza und Meningitis C
- dem Einfluss psychischer Faktoren auf den Verlauf von Erkrankungen durch das
  - *human immunodeficiency virus* (HIV) sowie durch das
  - *human papilloma virus* (HPV)

Auch in diesem Forschungsbereich der PNI wird deutlich, dass die im Zusammenhang mit einer stressbedingten Aktivierung der HPA-Achse auftretenden zellulären (TH1) Immundefizite krankheitsförderliche Effekte haben.

Die **Kinetik immunologischer Reaktionen** im Zusammenhang mit viralen Infektionen zeigt unabhängig von der Art des viralen Erregers sehr ähnliche Muster. Im Rahmen der Primärinfektion kommt es zunächst zu einer verstärkten Freisetzung von Typ-I-Interferonen (z. B. IFN-α) durch dendritische Zellen; Interleukin-15 (IL-15) führt darüber hinaus zu einer Vermehrung von natürlichen Killerzellen (NK-Zellen), wodurch es zu einer frühen Eingrenzung der viralen Reproduktion kommt. Pro-inflammatorische Zytokine (IFN-γ, TNF-α, diverse Chemokine) stimulieren daraufhin die adaptive TH1-Immunantwort und damit die schnelle Potenzierung virusspezifischer $CD8^+$-T-Zellen (zytotoxische T-Zellen). $CD8^+$-T-Zellen halten die virale Infektion über einen längeren Zeitraum in Schach (z. B. latente Herpesvirus-Infektionen, HIV) und sind bei entsprechendem Funktionsverlust mitverantwortlich dafür, dass es zu einer Reaktivierung oder klinischen Manifestation/Eskalation der viralen Erkrankung kommt (z. B. Herpesschub, AIDS [*acquired immune* *deficiency syndrome*]; Decman et al. 2005; Alter u. Altfeld 2008).

Einer der Faktoren, der eine Aktivitätsminderung der zellulären TH1-Immunaktivität im Rahmen von Virusinfektionen bedingen kann, ist psychosozialer Stress (stressbedingter TH1/TH2-*Shift*; Elenkov u. Chrousos 1999).

Respiratorische Viren

Cohen und Kollegen veröffentlichten 1991 eine **Pionierstudie** zum Thema »erhöhtes Infektionsrisiko bei psychischem Stress«. Die Autoren testeten dabei in einer kontrollierten longitudinalen Studie 420 gesunde Frauen und Männer im Alter von 18 bis 54 Jahren. Zunächst ermittelte man dazu den jeweiligen psychosozialen Belastungsgrad der Probanden. Dann brachte man die Testpersonen für eine Woche in Quarantäne-Appartements unter und infizierte sie künstlich mit unterschiedlich pathogenen Rhinoviren (Typ 2, 9 oder 14, *respiratory syncytial virus*, Coronavirus 229E oder Placebo). Die Dosis-Wirk-Zusammenhänge dieser Studie waren beeindruckend: Je stärker die Probanden zu Beginn der Studie gestresst waren, desto höher war die Wahrscheinlichkeit einer gelungenen künstlichen Infizierung (vierfacher Anstieg des virusspezifischen Antikörpers im Serum) und desto deutlicher waren die klinischen Anzeichen einer Erkältung (Anzahl der verwendeten Taschentücher und deren Schleimgehalt).

Einige Jahre später versuchten Cohen et al. (1999) mit der Messung des lokalen pro-inflammatorischen Parameters IL-6 einen immunologischen Wirkweg der stressbedingten Neigung zur respiratorischen Infektionserkrankung zu identifizieren. Es zeigte sich, dass je höher der psychische Stress der Probanden zu Beginn der Untersuchung war, desto wahrscheinlicher war auch das Erkrankungsrisiko nach künstlicher Infektion mit Influenza A. Interessanterweise waren dabei Versuchspersonen mit besserer sozialer Integration weniger gefährdet Symptome zu entwickeln als sozial weniger Integrierte. Die statistische Analyse zeigte weiter, dass der größte Teil des stressbedingt erhöhten Erkrankungsrisikos auf Veränderungen der IL-6-Konzentrationen zurückgeführt werden konnte. Die Autoren räumen jedoch ein, dass neben IL-6 auch andere, in dieser Studie nicht gemessene Zytokine als potenzielle Mediatoren der stressbedingten grippalen Erkrankung infrage kommen (z. B. IFN-α) und die erhöhten IL-6-Levels auch im Zusammenhang mit der krankheitsbedingten Schädigung des Epithelgewebes stehen können.

Herpesvirus-assoziierte Erkrankungen

Herpesvirus-Infektionen (HSV, VZV, ZMV, EBV) können psychisch sehr belastend sein (Green 2004), umgekehrt spricht einiges dafür, dass psychische Belastungen klinische Manifestationen von Herpeserkrankungen begünstigen (Goldmeier et al. 2008; Shirtcliff et al. 2009). Darüber hinaus fanden Janice Kiecolt-Glaser und Ronald Glaser vor allem in den 1990er-Jahren deutliche Hinweise für eine Verbindung zwischen stressbedingten Immunveränderungen und der Reaktivierung latenter Herpesvirusinfektionen (Yang u. Glaser 2000; Glaser 2005). Eine Suppression Herpesvirus-spezifischer zellulärer Immunaktivität (TH1) lässt sich unter anderem daran erkennen, dass verstärkt Antikörper gegen neu produziertes virales Protein gebildet werden, also das **humorale Immunsystem** (TH2) aktiver wird (Glaser 2005).

An Medizinstudenten, die latent mit dem EBV infiziert waren, konnte nachgewiesen werden, dass in der Prüfungsphase (akuter

Stress), nicht jedoch 1 Monat zuvor, im Blut die Antikörpertiter gegen EBV erhöht und die EBV-spezifischen zytotoxischen T-Zellen erniedrigt waren. Einsamere Studenten und Studenten, die verstärkt nach sozialer Unterstützung suchten, zeigten zudem eine erniedrigte T-Zell-Vermehrung in Reaktion auf fünf von sechs *in vitro* applizierten EBV-Polypeptiden. Auch gab es in diesen und weiteren Studien Hinweise auf eine stressbedingte Reaktivierung von HSV-1 und ZMV.

Epstein-Barr-Virus: Verbreitung und Folgeerkrankungen

95 % der Menschen werden in den ersten Lebensjahrzehnten mit EBV infiziert. Die Infektion verläuft zumeist symptomlos, in höher entwickelten Ländern treten aber insbesondere bei Primärinfektionen in der Adoleszenz und im Erwachsenenalter auch lymphoproliferative Erkrankungen wie die infektiöse Mononukleose (»*kissing disease*«) auf. Obwohl prinzipiell gutartig, werden EBV-Infektionen überdies zunehmend mit bösartigen Erkrankungen in Verbindung gebracht (u. a. nasopharyngeales Karzinom, Non-Hodgkin-Lymphom bei AIDS, T-Zell- und Hodgkin-Lymphome) (Kutok u. Wang 2006).

Untersuchungen an älteren, chronisch gestressten Personen bestätigten die Ergebnisse von Untersuchungen an Medizinstudenten. Mit chronischem Stress belastete Pflegepersonen von Patienten mit Morbus Alzheimer zeigten unter anderem höhere EBV- sowie HSV-1-Antikörpertiter und eine erniedrigte HSV-1-spezifische T-Zell-Reaktion im Vergleich zu Kontrollpersonen (Yang u. Glaser 2000; Glaser 2005). Eine neuere Studie belegte darüber hinaus, dass Personen mit ängstlich-unsicherem Bindungstyp, nicht jedoch jene mit vermeidend-unsicherem Bindungstyp, erhöhte Werte an EBV-VCA(*virus capsid antigen*)-Immunglobulin-G(IgG)-Antikörpern aufweisen (Fagundes et al. 2014).

Der Einfluss einer Reihe von weiteren Stressfaktoren und -situationen (z. B. häusliche Gewalt, Grundwehrdienst, Space-Shuttle-Mission, Antarktis-Expedition, soziokulturelle Belastungen) auf Immunaktivität und Reaktivierung von latenten Herpesinfektionen sind in Schubert (2013) beschrieben. Es existieren darüber hinaus deutliche Gradienten zwischen der HSV-1- bzw. ZMV-Seropositivität und Faktoren wie Alter, Geschlecht, Rasse/Ethnizität und sozioökonomischem Status (SES) (Dowd et al. 2008). Zum Einfluss von traumatischen Erfahrungen in der frühen Kindheit auf die Speichel-HSV-1-sIgA-Konzentrationen bei Adoleszenten s. Kapitel 5, S. 121, in diesem Buch.

Immunologische und endokrinologische Veränderungen bei chronisch belasteten Pflegepersonen von Patienten mit Morbus Alzheimer (Glaser u. Kiecolt-Glaser 1998)

- verringerte Vermehrung von Lymphozyten des peripheren Blutes nach Wachstumsstimulierung mit mitogenen Substanzen (PHA, ConA)
- verringerte Vermehrung von T-Lymphozyten des peripheren Blutes nach Stimulierung mit HSV-1 (immunologisches Gedächtnis)
- vermindertes T-Zell-Rezeptor-induziertes Wachstum nach Stimulierung mit einem monoklonalen Antikörper gegen den T-Zell-Rezeptor
- geringerer prozentualer Anteil von Interleukin-2-Rezeptor-positiven Lymphozyten des peripheren Blutes nach mitogener Stimulierung
- veränderte Reaktion von NK-Zellen nach Stimulierung mit Zytokinen

- verminderte Reaktion von NK-Zellen auf rekombinantes IFN-γ
- verminderte Reaktion von NK-Zellen auf IL-2
- Hinweise auf die Reaktivierung von latenten Herpesvirus-Infektionen (z. B. EBV)
- verringerte IL-1β-Bildung durch Lymphozyten des peripheren Blutes nach *In-vitro*-Stimulierung
- verminderter Impferfolg (Antikörper, T-Zell-Reaktion) nach Influenzavakzination
- höhere ACTH-Plasmaspiegel
- geringere Spiegel an Wachstumshormon-mRNA in Lymphozyten des peripheren Blutes
- vermehrte Atemwegsinfektionen, vermehrte Krankheitstage

Auch werden im vorliegenden Band Untersuchungen beschrieben, in denen versucht wurde, die zelluläre Immunaktivität gegen latente Herpesvirus-Infektionen mittels Expressivem Schreiben (s. Kapitel 9, S. 250), Selbsthypnose (s. Kapitel 10, S. 280) und Stressmanagement (s. Kapitel 12, S. 309) zu stärken.

Virusimpfungen

Werden Ärzte nach den **wichtigsten Errungenschaften der Medizin** gefragt, antworten viele mit der Entwicklung von Impfstoffen und der damit zusammenhängenden Ausrottung einer Reihe von z. T. lebensbedrohlichen Viruserkrankungen. Bei einer Impfung wird das Immunsystem mit thymusabhängigen (z. B. abgeschwächter Lebendvirus), thymusunabhängigen (z. B. Polysaccharid) oder Konjugatimpfstoffen (z. B. Polysaccharid gebunden an Trägerprotein) in Kontakt gebracht. Gegen diese Antigene gerichtete Gedächtniszellen (B- und T-Lymphozyten) können dann bei einem späteren Erregerkontakt schnell, effektiv und spezifisch die körpereigene Abwehr mobilisieren. Nicht immer folgt aber auf eine Impfung auch eine ausreichende protektive Immunität, die man üblicherweise mithilfe der Antikörpermenge (humorale Immunaktivität) gegen ein bestimmtes Antigen misst (Murphy et al. 2008). Wir wissen heute, dass genetische, umweltbedingte und psychosoziale Faktoren auf den immunologischen Impfschutz einwirken können (Powell et al. 2011).

Ein weiterer, in den letzten Jahren zunehmend wichtiger werdender Forschungsbereich der PNI ist daher die Beeinflussung der Antikörperbildung bei Virusimpfungen durch psychische Faktoren (Cohen et al. 2001; Burns et al. 2003). Da erwachsene Testpersonen oftmals aufgrund von Schutzimpfungen im Kindesalter gegen viele Vakzine Immunität entwickelt haben, werden in PNI-Forschungsstudien an Erwachsenen üblicherweise HBV- oder neuartige Influenzastämme verwendet (Powell et al. 2011). Zu den ersten Studien in diesem Forschungsbereich zählt eine Arbeit von Glaser und Kollegen (1992), die an Medizinstudenten durchgeführt wurde, die eine Serie von HBV-Impfungen erhielten. 21 % der Studenten entwickelten bereits bei der ersten Impfung einen Impfschutz, der Rest erst im Rahmen der zweiten Auffrischungsinjektion.

Interessanterweise wiesen die bereits nach der ersten Impfung serokonvertierten Studenten geringere Angstwerte auf als diejenigen, die eine Booster-Injektion für die Serokonversion benötigten.

Diesen ersten Untersuchungen nachfolgende Studien wurden vor allem an Testpersonen durchgeführt, die längerfristig gestresst waren. Dabei deutet die Forschungslage insbesondere bei Untersuchungsgruppen **älterer,**

chronisch gestresster Probanden (> 65 Jahre, Pflegestress) daraufhin, dass nicht die initiale oder primäre Impfreaktion (IgM) etwa 1 Monat nach der Impfung (gegen HBV oder Influenza A), sondern eher die **sekundäre Impfreaktion** (IgG), also die Aufrechterhaltung des Impfschutzes einige Monate nach der Impfung, durch Stress erniedrigt werden kann (Cohen et al. 2001). Ein verminderter Impfschutz bei längerfristigem Stress dürfte von immunologischer Seite her auf einem Mangel an $CD4^+$-T-Helferzellen beruhen. Kiecolt-Glaser et al. (1996) wiesen z. B. bei Ehepartnern, die unter chronischem Pflegestress standen, eine verminderte *In-vitro*-IL-2-Bildung nach. Da IL-2 die T-Zell-Bildung stimuliert, sollte die gezeigte IL-2-Verminderung bei chronisch Gestressten mit entsprechenden Verminderungen der T-Helferzellen einhergehen. Bezüglich weiterer Immundefizite bei chronisch belasteten Pflegepersonen von Patienten mit Morbus Alzheimer s. auch S. 75 u. 76. Es existieren erst wenige Studien, in denen der Effekt von Stress auf die Impfung gegen Bakterien (thymusunabhängig, z. B. Pneumokokken) oder bei Konjugatimpfungen untersucht wurde.

Grundsätzlich ist die Studienevidenz zum Einfluss von psychischem Stress auf den Erfolg einer Virusimpfung eher inkonsistent. Dies dürfte neben den Faktoren Alter, Stressausmaß und -dauer auch darauf zurückzuführen sein, dass es schwierig ist, für die Immunmessung den **Zeitraum** nach der Impfung zu bestimmen, in dem (akuter) Stress die langfristige Antikörperbildung gegen ein Virus beeinträchtigt (Cohen et al. 2001). Miller et al. (2004) konnten an jungen gesunden Probanden nachweisen, dass in den ersten 10 Tagen nach einer Virusimpfung (New-Caledonius-Virus) die stressbedingten Suppressionen der Antikörperbildungen am deutlichsten ausgeprägt waren. Überdies gibt es Hinweise dahin gehend, dass akuter und chronischer Stress unterschiedliche Effekte auf den Impferfolg haben. Einige Studien im Tier- und Humanbereich zeigten, dass akuter Stress während einer Impfung den späteren Impfschutz verbessert (Edwards et al. 2006) und nicht – wie bei chronischem Stress – verschlechtert.

In Zusammenhang mit einer stressbedingten Verbesserung des Immunschutzes stehend lässt sich auch das sogenannte »**behaviorale Immunsystem**« (Schaller u. Duncan 2007) sehen. Damit ist gemeint, dass sich der Mensch nicht nur mit dem biologischen Immunsystem gegenüber Infektionen schützt, sondern auch mithilfe von Erlebens- und Verhaltensänderungen (z. B. Ekelgefühl, Hygienemaßnahmen, Vermeidung des Kontakts mit infizierten Personen). Das Empfinden von Ekel im Zusammenhang mit der Wahrnehmung von erkrankten Personen ist mit einer Aktivierung des Sympathikus verbunden und müsste damit auch mit Veränderungen der Immunaktivität einhergehen. Schaller et al. (2010) testeten dies an Probanden, denen zunächst neutrale Fotos (Baseline) und danach entweder Fotos mit einer sichtlich infizierten Person (Testbedingung) oder einer Person mit Pistole (Kontrollgruppe) vorgelegt wurden. Es zeigte sich, dass die Leukozyten jener Probanden, die mit dem Bild einer infizierten Person konfrontiert wurden, *in vitro* signifikant mehr IL-6 freisetzten als die jener Probanden, die das Foto mit der Person mit Pistole sahen.

Studien, in denen die Antikörperbildung nach einer viralen Impfung mittels Expressivem Schreiben und Achtsamkeitsintervention verbessert werden konnte, werden in den Kapiteln 9 (S. 251) bzw. 13 (S. 336) vorgestellt.

Human immunodeficiency virus (HIV)

Seit der Entdeckung des *human immunodeficiency virus* (HIV) Typ 1 durch Luc Montagnier und Françoise Barré-Sinoussi vom Institut Pasteur in Paris (Barré-Sinoussi et al. 1983) wurden weltweit große Anstrengungen unternommen, um herauszufinden, ob psychosoziale Faktoren den Verlauf einer HIV-Erkrankung beeinflussen können. Unterstützend für die PNI-Forschung wirkte sich dabei die mittlerweile bestehende enorme Kenntnis der immunologischen Zusammenhänge bei HIV aus (Kemeny 2003).

Prozess der HIV-Infektion

Das HI-Virus-1 infiziert Zellen mit dem **CD4-Oberflächenprotein** (meist T-Helferzellen und Monozyten/Makrophagen) und schleust seine RNA nach einem mehrstufigen Prozess als DNA in das Genom der Wirtszelle ein. Dort bleibt das Virus latent, überwacht insbesondere von NK- und $CD8^+$-T-Zellen (Alter u. Altfeld 2009). Wird die infizierte Immunzelle aktiviert, z. B. im Rahmen einer normalerweise harmlos verlaufenden Infektion, kommt es zur Transkription der Virus-DNA, neue Viren werden frei und infizieren weitere Immunzellen. Im Rahmen dieser viralen Expansion gehen aus bisher unbekannten Gründen $CD4^+$-Zellen zugrunde. Indikatoren einer fortschreitenden HIV-Erkrankung sind daher die steigende virale Belastung (HIV-RNA im Blut) und die sinkende $CD4^+$-T-Zell-Zahl (Kemeny 2003).

Lange bevor HIV klinisch manifest wird, lassen sich insbesondere in stark vom sympathischen bzw. **autonomen Nervensystem** (ANS) innervierten Bereichen des Lymphsystems (unter anderem Paracortex der Lymphknoten, Milzarteriolen) große Mengen an HIV und HIV-infizierter $CD4^+$-T-Zellen nachweisen. Dies legt nahe, dass die HIV-Pathogenese unter beträchtlichem Einfluss des ANS, also von Stress steht.

Untersuchungen zeigen, dass Noradrenalin ***in vitro*** sowohl die Replikation von Herpesviren (Steiner u. Kennedy 1993) als auch des verwandten HIV-1 (Cole et al. 1998) triggern kann. Cole und Kollegen (1998) fanden eine auf das Elffache gesteigerte HIV-1-Replikation in infizierten mononukleären Zellen des peripheren Blutes (*peripheral blood mononuclear cells* [PBMC]) nach *In-vitro*-Gabe von Noradrenalin (via Beta-Adrenozeptor-Adenylylcyclase, cyclisches Adenosinmonophosphat sowie Proteinkinase A und mediiert durch eine Suppression von IFN-γ und Interleukin-10 [IL-10]).

Auch ***in vivo*** existieren Hinweise für einen direkten Einfluss von gesteigerter ANS-Aktivität auf die HIV-1-Replikation, Resultate zur Regulation der HIV-Replikation durch Cortisol sind hingegen weniger konsistent (Cole 2008). Cole et al. (2001) untersuchten 21 HIV-positive Männer, die zum ersten Mal mit der hochaktiven antiretroviralen Therapie (*highly active antiretroviral therapy* [HAART]) behandelt wurden. Unter einer HAART sind ausgeprägte interindividuelle Unterschiede im verbleibenden HIV-1-Reservoir zu erwarten und Cole und Kollegen vermuteten, dass dies mit interindividuell unterschiedlichen psychosozialen Belastungen zu tun haben könnte. Psychischer Stress wurde daher zu Studienbeginn mithilfe eines ANS-Aktivitätsindexes (z. B. Hautleitfähigkeit, systolischer Blutdruck, *inter beat interval*) objektiviert und die HIV-1-Belastung sowie die T-Helferzell-Zahlen 2 Wochen vor und im Schnitt 6 Monate nach Beginn der HAART bestimmt. Es zeigten sich deutliche Korrelationen zwischen dem Ausmaß anfänglicher ANS-Aktivität und der Veränderung der T-Helferzell-Zahlen und der viralen

Belastung unter HAART. Letztere Korrelation war sogar linear, d.h. je stärker Probanden zu Beginn der Studie gestresst waren, desto größer war das verbleibende HIV-1-Reservoir unter HAART. Unklar blieb, ob diesen Ergebnissen direkte Effekte des ANS auf die Virusreplikation oder indirekte Effekte (z.B. HAART-Pharmakokinetik, antivirale Immunaktivität) zugrunde lagen.

Diese beeindruckenden Daten zur Beeinflussung der HIV-1-Replikation durch Stress machen deutlich, wie entscheidend es sein dürfte, in der langfristigen Behandlung von HIV-Erkrankten die **psychosoziale Dimension**, z.B. mithilfe psychotherapeutischer Interventionen, mit einzubeziehen (zum Einfluss von Expressivem Schreiben, Stressmanagement und Achtsamkeitsintervention auf den Verlauf von HIV-Erkrankungen s. Kapitel 9, S. 251, Kapitel 12, S. 306, bzw. Kapitel 13, S. 332). Mittlerweile ist gut belegt, dass negative psychosoziale Faktoren HIV-Erkrankungen ungünstig und positive psychosoziale Faktoren HIV-Erkrankungen günstig beeinflussen können (Ironson u. Hayward 2008; Leserman 2008). In einer Untersuchung von Greeson und Kollegen (2008) klärte psychischer Stress 67% der Varianz des HIV-Erkrankungsschweregrads auf. Darüber hinaus ließ sich mithilfe von Strukturgleichungsmodellen der signifikante Zusammenhang zwischen psychischem Stress und Schweregrad der HIV-Erkrankung auf verminderte NK-Zahl und -Funktion sowie erhöhte zytotoxische T-Zell-Aktivität ($CD8^+$) zurückführen.

Bei HIV-positiven Patienten beeinflussten krankheitsspezifische Erwartungen (z.B. krankheitsspezifischer Pessimismus), nicht jedoch dispositionelle Erwartungen (z.B. genereller Pessimismus) den weiteren Verlauf der Erkrankung ungünstig (Kemeny 2003). Segerstrom et al. (1996) wiesen wiederum nach, dass jene HIV-Infizierten, die das Auftreten von belastenden Lebensereignissen eigenen unkontrollierbaren Eigenschaften zuschrieben, schnellere $CD4^+$-Abfälle verzeichneten als die, die solche negativen Selbstzuschreibungen nicht machten. Weiter zeigte sich mithilfe semistrukturierter Interviews, dass bei HIV-positiven Patienten vermehrte Sensitivität vor Zurückweisung und erhöhter familiärer Stress wegen der eigenen Homosexualität sowie vermehrte Scham und Schuld mit größeren Immundefiziten verbunden waren. Depressivität hatte in diesen Studien keinen Einfluss auf die Progression der HIV-Erkrankung (Cole et al. 1997; Kemeny et al. 2000; Kemeny 2003).

Eine klassische Hypothese der Psychosomatik geht davon aus, dass die Unterdrückung von Gedanken, Gefühlen und sozialen Verhaltensweisen (z.B. sozialer Rückzug) im Zusammenhang mit aversivem und ungelöstem seelischen Material (z.B. aus Angst vor Schuld und Bestrafung oder weil die bewusste Konfrontation schmerzt) über eine erhöhte ANS-Aktivität (physiologische Arbeit, ständige kognitive Beeinträchtigung) krank macht (Pennebaker u. Susman 1988; Cole et al. 1996a). Vor diesem theoretischen Hintergrund untersuchten Cole und Kollegen HIV-negative (Cole et al. 1996a) und HIV-positive homosexuelle Männer (Cole et al. 1996b), von denen zu erwarten war, dass sie aus Angst vor Stigmatisierung, Ächtung und tätlichen Übergriffen unterschiedlich offen mit ihrer Homosexualität umgingen und daher – so die Hypothese – auch unterschiedliche Prognosen hatten. Es zeigten sich in beiden Studien lineare Zusammenhänge zwischen der **Offenheit der Probanden** im Umgang mit ihrer Homosexualität (5-Punkte-Abstufung von »völlig verschlossen« bis »völlig offen«) und ihrer Krankheitsentwicklung innerhalb eines Untersuchungszeitraums von 5 (Cole et al. 1996a, n = 222) bzw. 9 Jahren (Cole et al. 1996b, n = 80). Die Untersuchungen erfolgten jeweils in Halbjahresabständen: Je weniger sich die Probanden zu Beginn der Studie bezüglich ihrer Homosexualität outeten, desto ungünstiger wirkte sich dies innerhalb des Studienzeitraums auf ihren körperlichen Zustand aus:

- HIV-negative Probanden mit weniger Offenheit bezüglich ihrer Homosexualität hatten eine (Cole et al. 1996a):
  - höhere Inzidenz für infektiöse Erkrankungen, z. B. Pneumonie, Bronchitis, Sinusitis und Tuberkulose
  - höhere Krebsinzidenz
- HIV-positive Probanden mit geringerem Outing erreichten innerhalb des Studienzeitraums bestimmte HIV-Endpunkte schneller wie (Cole et al. 1996b):
  - kritisch niedrige $CD4^{+}$-Zell-Zahl (der Anteil von $CD4^{+}$-Zellen an den Serumlymphozyten lag bei 15 %, bei Gesunden liegt er bei 30–60 %)
  - AIDS-Diagnose und AIDS-assoziierte Mortalität

In beiden Studien konnten diese Ergebnisse nicht auf Unterschiede in demografischen (z. B. Alter), gesundheitsbezogenen (z. B. Medikamenteneinnahme), psychopathologischen (z. B. Depression, Angst) oder persönlichkeitsassoziierten (z. B. Unterdrücken von Emotionen) Variablen zurückgeführt werden.

Der willentlichen Unterdrückung von Gedanken, Gefühlen und sozialen Verhaltensweisen gegenüberzustellen sind die theoretisch miteinander verwandten Persönlichkeitskonstrukte **Typ-C-Persönlichkeit** und **Alexithymie**. Typ-C-Persönlichkeit und Alexithymie sind durch eine verminderte Wahrnehmung eigener körperlicher und emotionaler Befindlichkeiten gekennzeichnet und können mit einer Reihe von psychischen und körperlichen Problemen verbunden sein (Temoshok et al. 2008; Kojima 2012). Temoshok und Kollegen (2008) fanden an HIV-Infizierten heraus, dass erhöhte Typ-C-Persönlichkeits- und Alexithymiewerte sowie Zeichen einer verstärkten autonomen Stressreagibilität mit erhöhten IL-6-Konzentrationen und verminderten Werten eines HIV-replikationshemmenden Chemokins (*macrophage inflammatory protein*[MIP]-1α) einhergingen. McIntosh et al. (2014) verglichen wiederum 93 HIV-Infizierte mit hohen Alexithymiewerten mit 79 HIV-Infizierten, deren Alexithymiewerte gering ausgeprägt waren. Alexithymiepatienten zeigten stärkere Ausprägungen an kognitiven Leistungseinbußen, psychischem Stress, in der Noradrenalin-Cortisol-Ratio und viralen Last. Bei den gemessenen Immunparametern (T-Helferzell-Zahl) konnten hingegen keine Unterschiede festgestellt werden.

Human papilloma virus (HPV)

Wenig ist bisher zum Einfluss von Stressoren auf eine Infektion mit dem *human papilloma virus* (HPV) bekannt. HPV (Typ 16 und 18) gilt als Verursacher von **Gebärmutterhalskrebs**. Ein Grund für die oftmals ausbleibende Immunität gegenüber HPV ist, dass HPV-Partikel im Rahmen der normalen Desquamation abgestoßen werden und damit keine entzündlichen Reaktionen und angeborenen Immunreaktionen hervorrufen. Viele Studien in diesem Forschungsbereich der PNI wurden an HIV-positiven Patientinnen durchgeführt, da diese eine hohe HPV-Komorbidität aufweisen und Gebärmutterhalskrebs zu den häufigsten Krebserkrankungen bei HIV-infizierten Frauen zählt (Jensen et al. 2007).

In Studien an HIV-positiven Frauen, die mit HPV koinfiziert waren, zeigte sich, dass eine stärkere pessimistische Grundhaltung mit niedrigerer zellulärer Immunaktivität

(NK-Zell-Zytotoxizität, zytotoxische/Suppressor-T-Zellen) verbunden war (Byrnes et al. 1998). Dies wiederum stellt ein verstärktes Risiko dar, in weiterer Folge cervicale Dysplasien und Gebärmutterhalskrebs zu entwickeln. In der Tat konnte in einer weiteren Arbeit gezeigt werden, dass erhöhter Stress in den 6 Monaten vor Studienbeginn mit einem 7-fachen Risiko verbunden war, im darauffolgenden Jahr squamöse intraepitheliale Neoplasien zu entwickeln (Pereira et al. 2003). Zu den Effekten von Stressmanagement auf das Risiko cervicaler Neoplasien bei HIV-positiven, mit HPV koinfizierten Frauen s. Kapitel 12, S. 314.

Angesichts der in diesem Abschnitt deutlich gewordenen signifikanten, oftmals linearen Verbindungen zwischen psychischen Belastungsfaktoren und erhöhtem Infektionsrisiko und Verschlechterungen des Zustands bei Viruserkrankungen verwundert es, wie z. T. fahrlässig ignorant die medizinischen Leistungs- und Entscheidungsträger mit diesem Thema, etwa bei Empfehlungen für die Öffentlichkeit im Umgang mit neuen Viruspandemien (z. B. Influenza A/H1N1), umgehen (Schaberg et al. 2009).

Es erscheint durchaus plausibel anzunehmen, dass der in westlichen Industrienationen zunehmende chronische Stress (z. B. in den USA [American Psychological Association 2007]) und/oder eine durch die weltweite ökonomische Krise Ende des letzten Jahrzehnts ausgelöste globale Panikreaktion (Sperling u. Biermann 2009) über die damit verbundenen immunologischen Störungen mitverantwortlich dafür gewesen sein dürften, dass es letztendlich zu so einer rasanten pandemischen Verbreitung von Infektionskrankheiten wie etwa der Schweinegrippe (Influenza-A-Virus H1N1) kam. Psychosoziale salutogenetische Interventionen im Sinne einer »**globalen Therapie**« (Sperling u. Biermann 2009) also als wesentliche zukünftige Hygienemaßnahmen bei drohender Pandemie? Umgekehrt könnte sogar ein Schüren von Angst vor einer potenziell todbringenden Viruserkrankung, wie im Fall der Schweinegrippe, die Empfänglichkeit gegenüber einer Virusinfektion steigern und damit den Absatz von Impfstoffen ankurbeln. »*Die eigentliche Pandemie [der Schweinegrippe] ist die Angst vor ihr*« (»Monitor«, ARD, 19. November 2009).

4.3 PNI der Entzündungskrankheiten

Ein in den letzten Jahrzehnten zunehmend wichtiger Bereich der PNI-Forschung betrifft die Entzündungskrankheiten und damit verbunden jene Funktionsstörungen des Stresssystems, die mit diesen Krankheitsbildern assoziiert sind. Normalerweise dient die zentrale Aktivierung der HPA-Achse und die daraufhin folgende Freisetzung von Cortisol aus der Nebennierenrinde unter anderem der Rückregulierung stressgetriggerter pro-inflammatorischer Zytokine der TH1-Immunität, z. B. IL-1, IL-6, TNF-α (TH1/TH2-*Shift*, Abb. 4-2a). Wird die HPA-Achse jedoch entweder aufgrund chronischer entzündlicher Reaktionen im Organismus oder aber aufgrund von chronischem psychosozialen Stress ständig aktiviert (**Hypercortisolismus**), nimmt ihre Funktionstüchtigkeit ab. In der Folge reagiert das Stresssystem zu wenig auf ankommende Stress- und Immunreize (**Hypocortisolismus**) oder es besteht eine zu geringe Antwortbereitschaft auf Cortisol (Glucocorticoidresistenz), wodurch das Gesamtsystem zu wenig vor einer überschießenden oder lang anhaltenden Aktivierung von Entzündungsreaktionen geschützt wird

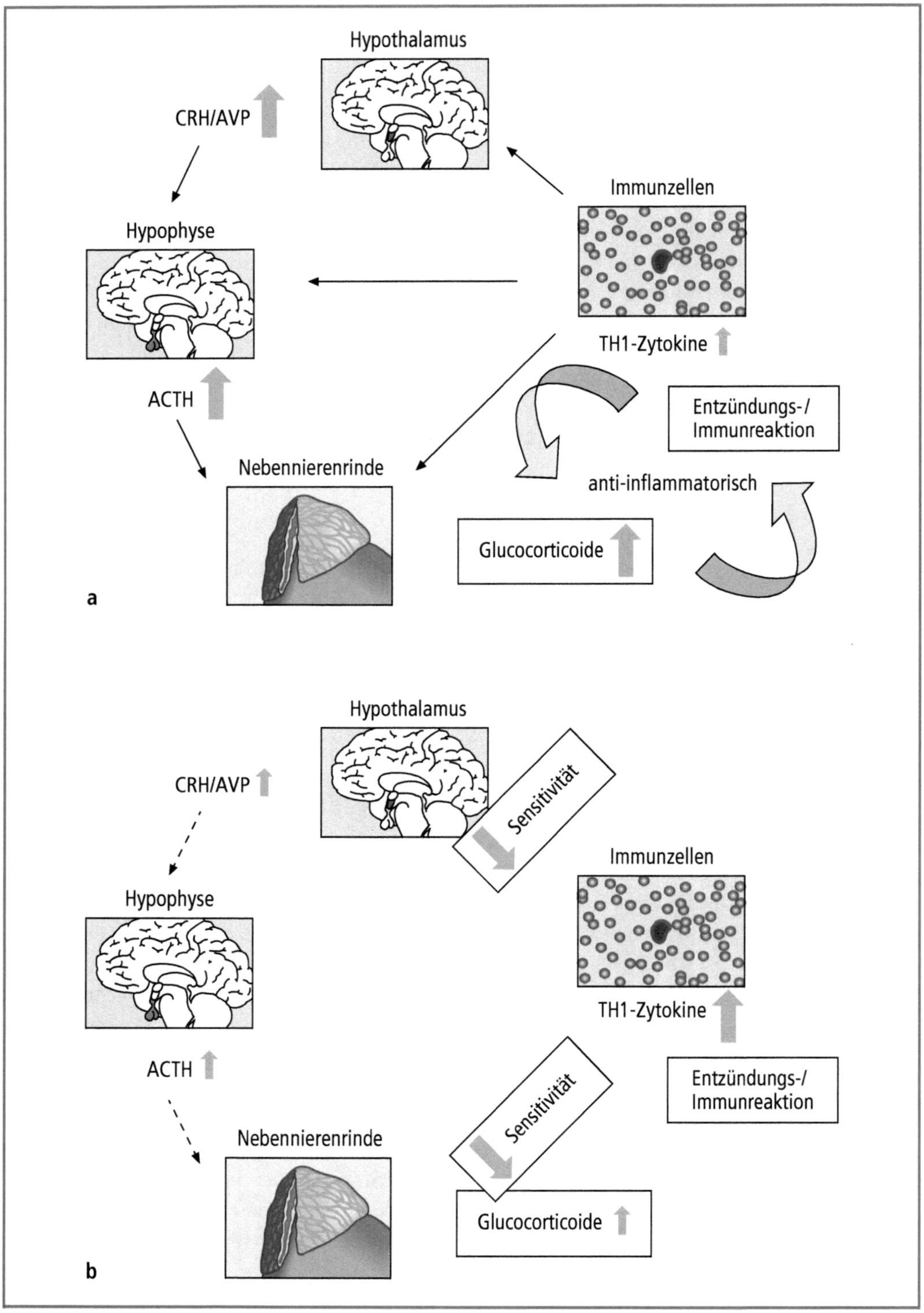
Hypothalamus
CRH/AVP
Hypophyse
ACTH
Nebennierenrinde
Immunzellen
TH1-Zytokine
Entzündungs-/
Immunreaktion
anti-inflammatorisch
Glucocorticoide
a
Hypothalamus
CRH/AVP
Sensitivität
Hypophyse
ACTH
Nebennierenrinde
Immunzellen
TH1-Zytokine
Entzündungs-/
Immunreaktion
Sensitivität
Glucocorticoide
b

(Besedovsky u. del Rey 2007) (Abb. 4-2b). Die Folge ist »*silent inflammation*«, ein Zustand leicht erhöhter Entzündungsaktivität, der langfristig gesehen erhebliche negative Folgen für die Gesundheit hat, das Altern beschleunigt und die Lebenszeit verkürzt.

Miller und Kollegen (2008b) versuchten eine Art **genetischen Fingerabdruck** für chronischen Stress zu identifizieren. Sie verglichen dazu mithilfe von genweiten Expressionsanalysen und bioinformatischen Techniken die Zellkernaktivitäten von PBMC chronisch gestresster Probanden (Pflegende von Angehörigen mit Hirntumoren) und gesunder Testpersonen. Es konnte gezeigt werden, dass chronischer Stress mit einer Verminderung der Expression von Transkripten, die für das Response-Element der Glucocorticoide codieren, sowie mit einer Erhöhung der Transkriptexpression für das Response-Element des pro-inflammatorischen Transkriptionsfaktors *nuclear factor* kappa B (NF-κB) verbunden ist.

Diese Ergebnisse aus genetischen Analysen machen deutlich, wie tief Stress »unter die Haut geht« (Miller et al. 2008b).

Nuclear factor kappa B (NF-κB)

NF-κB ist ein pleiotroper Transkriptionsfaktor, der in fast allen Zellen und Geweben des menschlichen Organismus exprimiert wird. NF-κB kann als eine Art Vermittler zwischen Umwelt und Organismus angesehen werden, der es der Zelle erlaubt, sich an diverse Umgebungsanforderungen anzupassen.
Eine große Zahl externer Reize führt zur Aktivierung von NF-κB, darunter:

- Infektionen (bakteriell, viral)
- pro-inflammatorische Zytokine
- Stimulierung des Antigenrezeptors
- diverse physische (UV-, Gammastrahlen), physiologische (z. B. Ischämie) und oxidative Stressreize

Spezifische NF-κB-Bindungsstellen lassen sich wiederum bei einer großen Anzahl von Genen finden, die eine wichtige Rolle spielen bei:

- Immunreaktionen
- Stressreaktionen
- Apoptose
- Zellvermehrung
- Differenzierung
- Entwicklung

◀ **Abb. 4-2** Immunoneuroendokrine Regulation der stressbedingten Entzündungsreaktion (modifiziert nach Besedovsky u. del Rey 2007). **a** Psychischer Stress führt über die kurzfristige Aktivierung des sympathischen autonomen Nervensystems zu ansteigender Entzündungsaktivität (TH1-Zytokine). Daraufhin kommt es gegenregulatorisch zu einer TH1-zytokinbedingten Aktivierung der HPA-Achse (Hypothalamus: Corticotropin-*releasing*-Hormon/Arginin-Vasopressin [CRH/AVP]; Hypophyse: adrenocorticotropes Hormon [ACTH]; Nebennierenrinde: Glucocorticoide), die die inflammatorische Reaktion durch eine Verschiebung der TH1- zur TH2-Immunität (TH1/TH2-*Shift*) eindämmt (anti-inflammatorisch) und damit den Organismus vor den Folgen einer überschießenden Entzündungsreaktion schützt. **b** Diese physiologische Reaktionskaskade zur Eindämmung einer stressbedingten Entzündungsreaktion kann gestört sein, etwa weil die HPA-Achse auf die immunologische Aktivierung nicht sensitiv genug reagiert oder aufgrund einer verringerten Sensitivität von Immunzellen auf die hemmende Wirkung von Glucocorticoiden (Glucocorticoidresistenz). Durch diese Störung kann die Entzündungsreaktion nicht rückreguliert werden, was mit entsprechenden langfristigen Folgen für die Gesundheit einhergehen kann. Durchgezogene Pfeile: normale Freisetzung, gestrichelte Pfeile: verringerte Freisetzung

Bei so vielen Aufgaben verwundert es nicht, dass eine Regulationsstörung der NF-κB-Signalwege schwere Erkrankungen zur Folge haben kann, z. B. Arthritis, Immundefizienz, Autoimmunkrankheit und Krebs (Oeckinghaus u. Ghosh 2009).

Im Folgenden wird gezeigt, dass stressassoziierte Entzündungsanstiege ein wesentliches Merkmal von ernsthaften chronischen Erkrankungen des Erwachsenenalters wie Asthma, Autoimmunkrankheiten und Krebs darstellen. Dabei unterscheiden sich je nach Krankheitsentität die immunpathologischen Entstehungsmechanismen (s. auch Abb. 5-4, S. 134). Bei der Allergie/Atopie ist pathogenetisch ein *Shift* der TH1-Immunität nach TH2 von wesentlicher Bedeutung, während Autoimmunkrankheiten nach dem derzeitigen Stand des Wissens entweder ebenfalls mit einem TH2-*Shift* (systemischer Lupus erythematodes) oder aber mit einem TH1-*Shift* (rheumatoide Arthritis, Multiple Sklerose, Psoriasis und Diabetes Typ 1) assoziiert sind. Die Entstehung von Krebserkrankungen dürfte wiederum auf Defiziten in der schützen den TH1-Immunität beruhen (Elenkov u. Chrousos 1999). Die gemeinsame Endstrecke all dieser Erkrankungen ist aber das Entzündungsgeschehen. Sowohl beim atopischen Anfall als auch beim autoimmunen Schub und auch beim manifesten Tumorgeschehen imponieren erhöhte Entzündungsaktivität und hyporesponsive HPA-Achse (Heim et al. 2000; Miller et al. 2008a; Buske-Kirschbaum 2009).

4.3.1 Atopie und Allergie

Der Begriff »Atopie« bezieht sich auf die familiäre oder erbliche Tendenz, auf gewisse antigene Substanzen (z. B. Hausstaub, Pollen, Schimmel oder Tierhaare) sensibilisiert werden zu können und bei erneutem Kontakt mit diesen Substanzen mit einer immunologischen Hypersensibilitätsreaktion zu antworten. Bei der allergischen Reaktion kommt es zur Vernetzung von auf Mastzellen und Basophilen befindlichen Antikörpern der **Klasse IgE** und zur Ausschüttung insbesondere von TH2-Zytokinen (Interleukin-4 [IL-4], Interleukin-5 [IL-5], Interleukin-13 [IL-13]). IL-4 und IL-13 fördern die bevorzugte Bildung von IgE in B-Zellen und ermöglichen über die Stimulation der *vascular-cell-adhesion-molecule*-1(VCAM-1)-Expression die Invasion weiterer Eosinophilen an den Ort der Entzündung. IL-5 stimuliert wiederum die Eosinophilenbildung und die Freisetzung von toxischen Proteinen (z. B. *eosinophil cationic protein* [ECP]), die zur Zellzerstörung in den betroffenen Arealen führen (Buske-Kirschbaum 2009). Weiterhin werden gefäßaktive Substanzen ausgeschüttet, die die allergischen Symptome hervorrufen:

- Atopische Dermatitis ist durch Hautrötung, Ödem und Juckreiz charakterisiert.
- Allergisches Asthma ist durch Kontraktion glatter Muskelzellen und erhöhte Schleimbildung in den Atemwegen sowie durch Atemnot gekennzeichnet.
- Allergische Rhinitis imponiert mit Niesen, Juckreiz, Sekretion und Obstruktion der Nase sowie Begleitkonjunktivitis.
- Bei den gastrointestinalen Allergien (wie der Nahrungsmittelallergie) können Durchfall, Erbrechen, Bauchkrämpfe und Verstopfung auftreten.

Die allergische Reaktion kann biphasisch verlaufen, wobei die hier beschriebene kurzfristige und selbstlimitierende **Hypersensibilitätsreaktion vom Soforttyp I** nach etwa 2–12 h von einer Spätphasereaktion gefolgt wird, die deutlich länger dauert und schwerer verläuft. Diese Spätreaktion wird durch Eosinophile und insbesondere durch aktivierte TH2-Zellen mediiert und dürfte wesentlich an der Chronifizierung der allergischen Entzündung (TH1) beteiligt sein (Busse u. Lemanske 2001; Holt u. Sly 2007).

Damit es zum Ausbruch einer allergischen Erkrankung kommt, braucht es beides, den Gewebsdefekt und die Konfrontation mit einem Allergen (Kay 2000). Psychischer Stress schafft dafür mit dem bereits erwähnten TH1/TH2-*Shift* die immunologische Grundlage, indem eine Erniedrigung der TH1-Expression die Heilung von Gewebsdefekten verzögert und Infektionen begünstigt, und eine Erhöhung der TH2-Immunität die allergische Reaktion auf das Antigen fördert. Der stressbedingte TH1/TH2-*Shift* wird vielfach als solide Grundlage für das Verständnis der PNI der Atopie/Allergie angesehen (Elenkov u. Chrousos 1999), jedoch werden mittlerweile auch andere T-Helferzell-Subsets, so z. B. TH9, TH17 (S. 87) und TH22, sowie die T-regulatorischen Zellen (T_{reg}) in der Pathophysiologie asthmatischer Erkrankungen als wesentlich erachtet.

T-regulatorische Zellen

T-regulatorische Zellen (T_{reg}) sind T-Helferlymphozyten mit immunsuppressiven/anti-inflammatorischen Eigenschaften, die 5 bis 10 % des gesamten T-Helferzell-Pools betreffen (Sakaguchi 2000).

T_{reg}-Zellen von Birkenpollenallergikern konnten im Vergleich zu T_{reg}-Zellen von gesunden Probanden die polleninduzierte Bildung von IL-13 und IL-5 schlechter hemmen, nicht jedoch jene von IFN-γ.

Interessanterweise trat dieses Funktionsdefizit der T_{reg}-Zellen von Allergikern nur während der Pollensaison und nicht außerhalb davon auf (Grindebacke et al. 2004).

Wichtig bei der Beurteilung von Stresseffekten auf die Immunologie von Allergikern ist weiterhin der Umstand, dass sich allergische Erkrankungen häufig lokalisiert abspielen und sich daher lokale Immunreaktionen von systemischen unterscheiden dürften (Wouters et al. 2009). Aus diesem Grund untersuchten Trueba und Kollegen (2013) gesunde Studenten und Studenten mit allergischer Rhinitis mithilfe einer neuartigen Technik zur Messung der Schleimhaut-Immunaktivität in den Atemwegen (*exhaled breath condensate* [EBC]). Unter emotionaler Belastung (Semesterabschlussprüfung) zeigte sich in der Atemwegsmucosa der Allergiker ein größerer Anstieg des *vascular endothelial growth factor* (VEGF) und ein durchgehender Abfall von IFN-γ (TH1). VEGF dürfte in der Pathogenese allergischer Erkrankungen eine wichtige Rolle spielen, da es mit Entzündung und Umformung der Atemwege in Verbindung gebracht wird, was insbesondere bei bereits vorgeschädigtem respiratorischem Epithel problematisch sein dürfte (Barnes 2008).

Betrachtet man PNI-Studien, in denen bei adoleszenten und erwachsenen Atopikern Immunparameter im Serum bestimmt wurden, lassen sich unter psychisch belastenden Bedingungen sowohl Anzeichen für eine erhöhte TH2-Immunität als auch für eine erhöhte TH1-Immunität finden (zum Einfluss von widrigen Kindheitserlebnissen auf die Entwicklung des Immunsystems und die Entstehung von Asthma s. Kapitel 5, S. 122). Schmid-Ott et al. (2001) wiesen an erwachsenen Patienten mit atopischer Dermatitis, im Vergleich zu einer gesunden Kontrollgruppe, stressbedingte (Laborstressor) Anstiege von TH2- und TH1-Zytokinspiegeln (intralymphozytäre IL-5- bzw. IFN-γ-Bildung) sowie von $CD8^+$- und CLA^+(*cutaneous lymphocyte-associated antigen*)-Lymphozyten nach.

Bei erwachsenen Asthmatikern, nicht jedoch bei gesunden Kontrollpersonen, korrelierte die erhöhte Wahrnehmung eigener Gestresstheit (Joachim et al. 2008)

- mit:
  - gestiegenen intrazellulären TNF-α-Werten (TH1)
  - gestiegenen BDNF(*brain-derived neurotrophic factor*)-Konzentrationen im Serum
- nicht mit:
  - IFN-γ-Werten (TH1)
  - IL-4-Werten (TH2)
  - NGF(*nerve growth factor*)-Werten

Niedriger **sozioökonomischer Status** im Vergleich zu hohem Status war in einer Studie an adoleszenten Asthmatikern mit erhöhten TH2- und TH1-Spiegeln (IL-5 bzw. IFN-γ) verbunden (Chen et al. 2003). In einer Untersuchung von Kiecolt-Glaser et al. (2009) waren erhöhte Angstwerte bei Patienten mit allergischer Rhinitis einen Tag nach einem Laborstressor mit angestiegenen IL-6-Konzentrationen assoziiert.

In drei weiteren Studien an allergischen Erwachsenen fanden sich demgegenüber jeweils Verringerungen der TH1/TH2-Ratio (repräsentiert durch IFN-γ und Interleukin-2 [IL-2] bzw. IL-4 und IL-5) bei psychischer Belastung (Hashizume et al. 2005; Höglund et al. 2006) sowie umgekehrt Erhöhungen der TH1-Zytokinspiegel (IFN-γ, Interleukin-12 [IL-12]) und Verringerungen der TH2-Zytokinspiegel (IL-4, IL-10, IL-13) beim Küssen, also einer emotional positiven Aktivität (Kimata 2006). Eine experimentelle Studie mit funktioneller Magnetresonanztomografie (fMRT) konnte wiederum an Patienten mit mildem Asthma unter antigener Reizung zeigen, dass es nur bei **gleichzeitiger Darbietung** von asthmarelevanten emotionalen Reizen im Vergleich zu neutralen Reizen zu Aktivierungen des anterioren cingulären Cortex (ACC) und der Insula (affektive Bewertung sensorischer Information, Regulierung homöostatischer Reaktionen, Wahrnehmung körperlicher Prozesse) kam, welche wiederum positiv korrelierten mit:

- erhöhten Entzündungswerten im Sputum (Eosinophile)
- verringerter *ex vivo* glucocorticoidinduzierter Suppression der TNF-α-Bildung (TH1) in Blutmonozyten
- erhöhten Lungenfunktionseinschränkungen (*forced expiratory volume* [FEV_1])

ACC und Insula dürften demnach bei Patienten mit Asthma und anderen stressassoziierten Entzündungserkrankungen hyperresponsiv auf krankheitsspezifische emotionale und afferente Reize reagieren und somit bei der zentral vermittelten Dysregulation peripherer Prozesse (z. B. Entzündungen) mitbeteiligt sein (Rosenkranz et al. 2005).

Die bisher dargestellten Arbeiten belegen, dass bei Atopikern bei Stress neben einer atopietypischen TH2-Erhöhung auch Entzündungsvorgänge (TH1) induziert werden und dass diese Entzündungsanstiege wiederum mit einer Funktionsminderung der HPA-Achsen-Aktivität verbunden sind. Eine Unterfunktion der HPA-Achse bei Asthmatikern konnte auch experimentell bestätigt werden. Untersuchungen, in denen der *Trier Social Stress Test* (TSST) verwendet wurde, zeigten, dass allergische Kinder und Erwachsene unter Stress im Vergleich zu gesunden Probanden verringerte Cortisolanstiege (Hypocortisolismus) aufweisen (Buske-Kirschbaum et al. 2003). Buske-Kirschbaum und Kollegen (2010) testeten darüber hinaus Kinder mit allergischer Rhinitis sowohl in pollenfreier Jahreszeit als auch in Zeiten mit Pollenbelastung. Dabei ließ sich eine HPA-Achsenunterfunktion nur bei **verstärkter Pollenbe-**

lastung und akuter entzündlicher Reaktion der Nasenschleimhäute, nicht aber während pollenfreier Jahreszeit nachweisen. Dieses Ergebnis lässt annehmen, dass bei allergischen Kindern eine Unterfunktion der HPA-Achse nicht durchgehend vorhanden ist und somit nicht kausal mit der Allergiedisposition, sondern eher mit der allergeninduzierten akuten Verschlechterung der entzündlichen Erkrankung assoziiert ist. Dies wird auch durch den deutlich negativen Zusammenhang zwischen dem Ausprägungsgrad der allergischen Symptome und der Cortisolreaktion in der eben genannten Studie bestätigt.

4.3.2 Autoimmunkrankheiten

Autoimmunerkrankungen (AIK) stellen eine heterogene Gruppe von 70–80 chronischen Entzündungskrankheiten dar, deren Prävalenz ebenso wie die der allergischen Erkrankungen stetig steigt und bei denen in geschätzt 80 % der Fälle Frauen betroffen sind. Allen AIK gemeinsam ist, dass **autoreaktive T-Helferzellen** gegen körpereigene Zellen und Gewebe gerichtet sind, was – je nach Grunderkrankung – lebensbedrohliche Entzündungsreaktionen zur Folge haben kann. Da der Ausbruch von AIK relativ früh, zumeist im frühen Erwachsenenalter erfolgt, stellen diese Erkrankungen eine deutliche Belastung für Betroffene und Gesundheitssystem dar (Dube et al. 2009). Der aktuellen Forschungsliteratur nach sind es vier T-Helferzell-Populationen, die mit dem Ausbruch und der Aufrechterhaltung von AIK in Verbindung stehen können:

- TH1-Zellen
- TH2-Zellen
- die kürzlich entdeckten TH17-Zellen, die vorzugsweise Interleukin-17 (IL-17) und nicht IFN-γ (TH1) oder IL-4 (TH2) sezernieren (Leipe et al. 2009)
- TGF-β(*transforming growth factor beta*)- und IL-10-sezernierernde T_{reg}-Zellen, die autoimmune Reaktionen in Schach halten können (Leung et al. 2010)

TH17-Zellen und IL-17

IL-17, das von TH17-Zellen freigesetzt wird, ist ein neuartiges Interleukin, das seine inflammatorische und gewebsschädigende Wirkung über IL-17-Rezeptoren entfaltet. Diese kommen unter anderem vor auf:

- Lymphozyten
- myeloiden Zellen
- Fibroblasten
- Chondrozyten
- synovialen Endothelzellen

Mit der Entdeckung der TH17-Zellen konnte das Verständnis von Autoimmunprozessen, die bis dato durch die TH1/TH2-Dichotomie nur unzureichend erklärbar waren, erweitert werden (Leipe et al. 2009).

Zu den vorwiegend TH1-assoziierten AIK (autoreaktive T-Helferzellen, zelldestruktive TH1-Zytokine, Versagen von z. B. TH2- oder T_{reg}-vermittelter anti-inflammatorischer Gegenregulation) dürften am ehesten folgende Erkrankungen gehören:

- rheumatoide Arthritis (RA)
- Multiple Sklerose (MS)
- Psoriasis
- Diabetes mellitus Typ 1 (T1DM)
- *inflammatory bowel disease* (IBD)

Eine insbesondere mit TH2 pathogenetisch assoziierte AIK (polyklonale B-Zell-Aktivierung, Überproduktion von Autoantikörpern – z. B. gegen körpereigene Zellkernantigene –, systemische Immunkomplexablagerungen) dürfte der systemische Lupus erythematodes

(SLE) darstellen (Mok u. Lau 2003; Papadakis u. Targan 2000).

Eine Reihe von Studien belegt klar, dass psychische Belastungen mit Krankheitsverschlechterungen bei RA (Herrmann et al. 2000), MS (Mohr et al. 2004), Psoriasis (Schön u. Boehncke 2005), IBD (Maunder u. Levenstein 2008) und SLE (Peralta-Ramirez et al. 2004) assoziiert sein können. Weiter liegen Studien vor, die zeigen, dass frühkindliche psychische Belastungen über Fehlentwicklungen des Immunsystems zum späteren Auftreten einer AIK führen können (s. Kapitel 5, S. 128). Darüber hinaus weisen AIK viele biologische Ähnlichkeiten mit der Posttraumatischen Belastungsstörung (*post traumatic stress disorder* [PTSD]) auf (z. B. gestörte HPA-Achsen-Funktion, erhöhte Entzündungsparameter, beschleunigte Immunzellalterung, veränderte Immunzellgenexpression) und treten auch mit dieser gehäuft auf (PTSD-Erkrankte haben im Vergleich zu psychisch Kranken ohne PTSD ein doppelt so hohes Risiko an einer AIK zu erkranken [O'Donovan et al. 2014]).

Aufgrund dieser Erkenntnisse werden AIK und PTSD in der Fachliteratur auch unter dem gemeinsamen Label der »**stressassoziierten Erkrankungen**« subsummiert. Dass viele biomedizinisch orientierte Ärzte über die so deutliche Verbindung zwischen Stress und AIK in Unkenntnis sind und zudem die biomedizinische Forschung beim Thema AIK außergewöhnlich erfolglos ist, ist angesichts der psychosomatischen Datenlage ein skandalöser Umstand, der eigentlich zu einem Sturmlauf der oft fehldiagnostizierten und -therapierten Patienten führen müsste (Schubert et al. 2015).

Die wenigen bisher durchgeführten Studien zur PNI der AIK im Erwachsenenalter führten zu eher inkonsistenten Resultaten (Schubert u. Schüßler 2009). Folgende Ergebnisse verdienen in diesem Zusammenhang jedoch Erwähnung:

- IBD-Patienten reagierten auf einen Laborstressor (Rechenaufgabe) mit einer signifikanten Erhöhung der Serum-IL-6-Werte im Vergleich zu gesunden Probanden (Kuroki et al. 2011). Interessanterweise konnte der stressbedingte IL-6-Anstieg bei Mäusen durch die Gabe von Antibiotika reduziert werden. Dies verweist auf die Möglichkeit, dass Stress über die Aktivierung des Darm-Mikrobioms zu Entzündungsanstiegen der Darmschleimhaut führt (Bailey et al. 2011).
- Bei SLE dürfte die beta-adrenerg vermittelte Stimulation von Lymphozyten gestört sein und es z. B. unter Stress bei SLE-Kranken im Vergleich zu gesunden Probanden zu verringerten Immunzellmobilisierungen und Aktivitätsanstiegen von NK-Zellen kommen (Hinrichsen et al. 1992; Pawlak et al. 1999). Die verminderten Fähigkeiten von $CD8^+$-Suppressor-Zellen und NK-Zellen die polyklonale Ig-Synthese und Autoantikörperproduktion zu hemmen, werden bei SLE als pathogenetisch bedeutsam angesehen (Mok u. Lau 2003).
- Im Bereich der RA zeigte sich konsistent in mehreren Studien, dass unterschiedliche Formen von Stress bei RA-Erkrankten im Vergleich zu gesunden oder kranken Kontrollpersonen mit IL-6-Erhöhungen assoziiert sind (z. B. Davis et al. 2008). Heiteres Lachen wiederum reduzierte die IL-6-Levels in einer Gruppe von RA-Patienten mit hohen basalen IL-6-Spiegeln (Yoshino et al. 1996). IL-6 aktiviert T-Zellen, induziert die Akute-Phase-Reaktion und stimuliert Wachstum und Differenzierung von hämatopoetischen Stammzel-

len sowie die Vermehrung von synovialen Fibroblasten – alles Faktoren, die bei der RA pathogenetisch bedeutsam sind (Choy u. Panayi 2001). In einer Studie von Evers et al. (2014) waren bei RA-Patienten jedoch eine Reihe von pro-inflammatorischen Zytokinen einschließlich IL-6 nicht mit Alltagsstressoren oder verstärkter Sorge signifikant assoziiert.

- Schwer interpretierbare und teils widersprüchliche Ergebnisse lieferte auch eine kürzlich publizierte Studie von van Middendorp et al. (2009), die den Einfluss von Expressivem Schreiben und Sprechen auf Wohlbefinden, klinische Symptome und diverse Stresssystem-Parameter (Cortisol, Noradrenalin, IL-6, IFN-γ, IL-10) bei Patienten mit RA untersuchte.

Ein möglicher Grund für die deutlichen Inkonsistenzen im Bereich der PNI der AIK könnte sein, dass die den Studien zugrunde gelegte **TH1/TH2-Dichotomie** der immunologischen Komplexität von Krankheiten im Allgemeinen und der AIK im Speziellen nicht wirklich entsprechen kann (Kidd 2003). Ein weiterer Grund könnte den Umstand betreffen, dass herkömmliche Forschungsdesigns in der PNI generell komplexere Faktoren, wie die subjektive Bedeutung von Stressoren und den Prozesscharakter der PNI, vernachlässigen (Schubert et al. 2012).

Dass die Berücksichtigung von Dynamik und Bedeutung in Einzelfallstudien zu Resultaten führen kann, die deutlich verschieden von jenen sind, die mit konventionellen, biomedizinisch orientierten Gruppenforschungsansätzen erzielt wurden, und die der Komplexität in der PNI weitaus gerechter zu werden scheinen (z. B. stressinduzierte zyklische Reaktionen immunologischer und endokrinologischer Parameter mit Verzögerungen von bis zu mehreren Tagen), ist am Beispiel von SLE- und Brustkrebspatientinnen in Kapitel 18 (S. 435 u. 440) beschrieben.

4.4 PNI und Krebs

Beim Thema PNI und Krebs drängen sich unweigerlich zwei Fragen auf (Schüßler u. Schubert 2001):

- Kann psychische Belastung überhaupt Krebsentstehung und -fortschreiten beeinflussen?
- Wie sehr steht das Krebsgeschehen unter immunologischer Kontrolle?

Grundsätzlich kann von epidemiologischen Studien noch immer nicht schlüssig beantwortet werden, ob psychische Faktoren die Entstehung oder Verschlechterung von Krebserkrankungen bedingen können. Dabei ist die Evidenzlage zur stressbedingten Steigerung der **Rezidivgefahr** bei bereits diagnostizierter Krebserkrankung konsistenter als zum stressbedingten erstmaligen Auftreten von Krebs (Gidron u. Ronson 2008). Zu komplex dürfte das Zusammenspiel der vielen genetischen, umweltbedingten (z. B. Luftverschmutzung, Infektion, geophysische Faktoren), lebensstilassoziierten (z. B. Rauchen, Alkoholkonsum, Ernährung, körperliche Aktivität), hormonellen, sozioökonomischen und psychischen Faktoren sein (Hamer et al. 2009), die sich höchstwahrscheinlich gemeinsam und kumulativ über viele Jahre hinweg auf die Krebsentwicklung auswirken. Es erwies sich nämlich, dass prospektive Studien, die einen langen Erhebungszeitraum anwendeten (≥ 10 Jahre) und darüber hinaus neben objektiven auch subjektive Kriterien psychischer Belastung mithilfe von Interviews ermittelten, eher einen signifikant positiven Zusammenhang zwischen Stress und Krebsentstehung aufzeigen konnten als retrospektive Studien und Studien mit ausschließlicher Verwendung von Fragebögen zu Erhebung von Stress (Chida et al. 2008b; Gerits 2000).

Ein qualitativer Übersichtsartikel über 70 prospektive Studien zeigte, dass sich am ehesten Hoffnungslosigkeit und Unterdrückung von Gefühlen prognostisch ungünstig und Verleugnung/Minimierung prognostisch günstig auf eine Krebserkrankung auswirken dürften (Garssen 2004). Eine Metaanalyse von 165 prospektiven Studien konnte zudem nachweisen, dass folgende Faktoren die Gefahr an Krebs zu erkranken erhöhen und die Überlebenswahrscheinlichkeit bei Krebs verringern (Chida et al. 2008b):

- belastende Lebensereignisse
- eine zu psychischer Belastung neigende Persönlichkeit
- ungünstiges Copingverhalten
- negative emotionale Reaktionen
- schlechte Lebensqualität

Hinsichtlich des Zusammenhangs zwischen der Überlebenswahrscheinlichkeit bei Krebs und positiven psychologischen Faktoren wie Kampfgeist, Optimismus und insbesondere dem Vermögen, in der Erkrankung auch etwas Positives sehen zu können, ist die Datenlage inkonsistent. Dies dürfte vor allem mit methodischen Problemen der zu dieser Thematik durchgeführten Studien zu tun haben (Coyne u. Tennen 2010).

Die **gestörte Immunfunktion** gilt zwar als plausibelster Mediator der stressbedingten Entstehung von Krebs (Bovbjerg 1991), aber nicht bei jeder Tumorart dürfte das Immunsystem im gleichen Ausmaß involviert sein. Am ehesten ist das Immunsystem mit virusassoziierten Tumoren assoziiert, z. B. (Reiche et al. 2004):

- Non-Hodgkin-Lymphom mit EBV
- Kaposi-Sarkom mit HIV
- Gebärmutterhalskrebs mit HPV (Humanpapillomaviren) und SIL (*squamous intraepithelial lesions*)

Fokussierte man in einer Studie von Fang et al. (2011) auf Tumoren mit virusassoziiertem Hintergrund und damit deutlicher immunologischer Beteiligung, zeigte sich eine signifikante Abhängigkeit der Krebserkrankung von einer schweren psychischen Belastung: dem Tod des eigenen Kindes. An 4,6 Millionen Schweden konnte nachgewiesen werden, dass der Verlust des eigenen Kindes besonders innerhalb der ersten 5 Jahre nach dem Tod mit einer 1,2- bis 1,5-fach erhöhten relativen Auftretenswahrscheinlichkeit von virusassoziierten (v. a. HPV) Tumoren verbunden war.

Auch malignes Melanom, Leber-, Magen- und Brustkrebs gelten als Tumorarten, bei denen sich eine stressbedingt gestörte immunologische Überwachung prognostisch ungünstig auswirken kann (Chida et al. 2008; McGregor u. Antoni 2009). Die Fähigkeit des Immunsystems, gegen Krebs vorzugehen, kann darüber hinaus durch das **Tumorgeschehen** selbst behindert sein, z. B. indem Tumorzellen nicht als fremd erkannt werden oder indem die entarteten Zellen Stoffe abgeben (z. B. TGF-β, IL-10, Prostaglandin E2), die die zelluläre Immunabwehr (TH1) hemmen (McGregor u. Antoni 2009).

Die Immunreaktion gegen den Tumor dürfte also durch Selektion von Krebszellen selbst dazu beitragen, dass entartete Zellen die Kontrolle durch das Immunsystem später erfolgreich unterlaufen können (Dunn et al. 2002).

Während die epidemiologische Literatur zum Zusammenhang zwischen psychischer

Belastung und Krebsentstehung inkonsistent ist, deuten experimentelle Zellkultur- und Tierstudien klar darauf hin, dass Stress zu Krebs führen kann. Verschiedene, direkt oder indirekt mit dem Immunsystem assoziierte Mechanismen werden hierbei diskutiert, die, wie Abbildung 4-3 zeigt, potenziell durch psychotherapeutische Interventionen beeinflusst werden können. *Das* Initialereignis bei der Krebsentstehung ist die **Schädigung der DNA**, des genetischen Materials von Zellen, das deren reibungsloses Funktionieren gewährleistet (Gidron u. Ronson 2008).

Stress kann indirekt über **gesundheitsschädliche Verhaltensweisen** (z. B. Rauchen, Alkoholkonsum, Fettverzehr, wenig Bewegung, hoher BMI), aber auch direkt über angestiegene **Sympathikus**- oder **HPA-Achsenaktivität** sowie über **entzündliche Prozesse** DNA schädigen, DNA-Reparaturmechanismen beeinträchtigten, Telomere verkürzen, Apoptose verringern und Metastasierung fördern (Reiche et al. 2004; Federico et al. 2007; Mravec et al. 2008; McGregor u. Antoni 2009; Cole u. Sood 2012). Weiter werden Zellen mit DNA-Schäden normalerweise von **NK-Zellen**

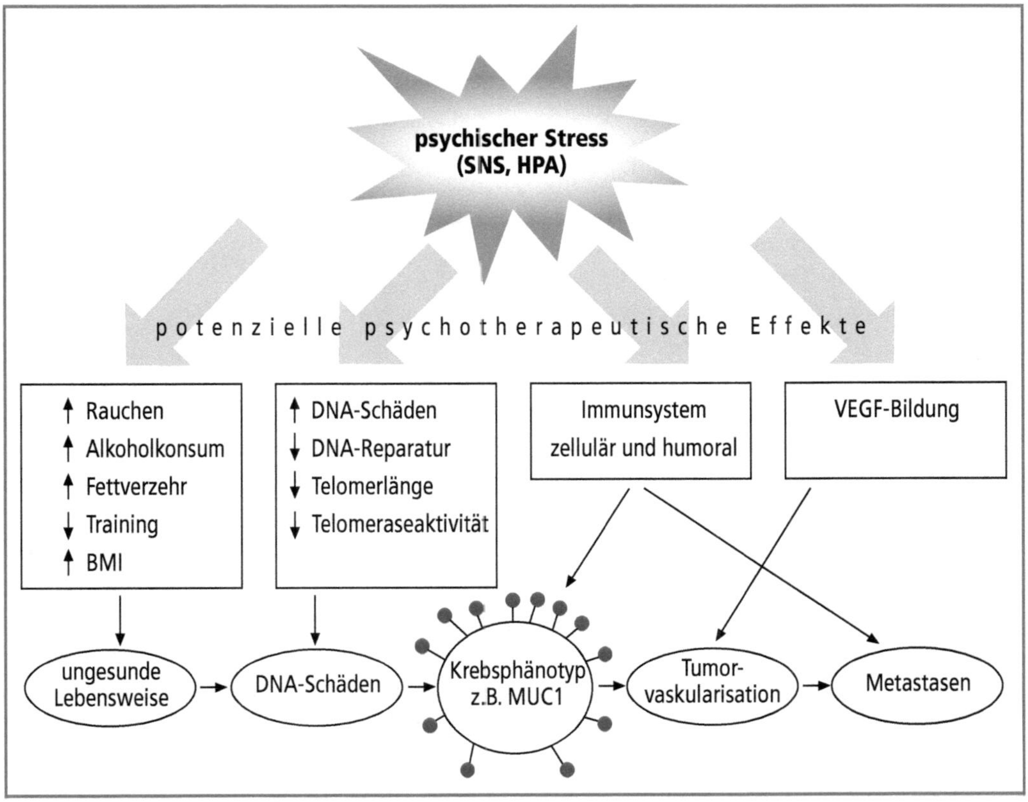

Abb. 4-3 Entstehen und Fortschreiten von Krebs und der Einfluss von psychischem Stress sowie von psychotherapeutischen Interventionen auf die gezeigten Wirkzusammenhänge (modifiziert nach McGregor u. Antoni 2006). BMI = Body Mass Index, HPA = Hypothalamus-Hypophysen-Nebennierenrinden-Achse, MUC1 = Mucin 1, SNS = sympathisches Nervensystem, VEGF = *vascular endothelial growth factor*

und **zytotoxischen CD8⁺-T-Zellen** erkannt, der Apoptose zugeführt und durch Zelllyse vernichtet, damit eine Akkumulation entarteter Zellen und damit die Krebsentstehung schon frühzeitig verhindert wird (Gasser u. Raulet 2006). Stressbedingt verringerte NK-Zell-Zahl und/oder NK-Zell-Aktivität im Blut sind dementsprechend mit einem erhöhten Risiko verbunden, an Krebs zu erkranken und einen Rückfall zu erleiden (Whiteside u. Herberman 1995).

8-Hydroxydeoxyguanosin (8-OH-dG) ist eine oxidative Basenmodifikation der DNA, die als sensitivster Indikator einer stressinduzierten DNA-Schädigung gilt. An Ratten (Wistar) konnte mittels konditionierter Geschmacksaversion gezeigt werden, dass sich DNA-Schädigung konditionieren lässt, wobei als unkonditionierter Reiz Eisen-Nitrilotriacetat (Fe-NTA) verwendet wurde, das nierentoxisch ist und zu Nierenzellkarzinom führen kann (Irie et al. 2000).

Eine Reihe von Studien konnte auch am Menschen zeigen, dass psychische Belastung mit der Schädigung von DNA verbunden ist (Gidron et al. 2006), wiewohl die Ergebnislage nicht konsistent ist. Irie et al. (2001) wiesen z. B. nach, dass subjektive Arbeitsbelastung, psychischer Stress und das Gefühl, die Arbeitssituation nicht verbessern zu können, bei Frauen, nicht aber bei Männern, mit erhöhten Werten an 8-OH-dG in peripheren Blutleukozyten verbunden war. Keine Verbindung zwischen Arbeitsstress und 8-OH-dG im Harn fand sich hingegen bei Takaki (2013). Zwischen Depressivität und 8-OH-dG-Konzentrationen in neutrophilen Granulozyten konnten an gesunden weiblichen Testpersonen positive, bei gesunden männlichen Testpersonen negative Zusammenhänge nachgewiesen werden (Irie et al. 2003). Bei Yi et al. (2012) bestanden hierzu jedoch weder bei Frauen noch bei Männern signifikante Zusammenhänge.

Telomere sind kleine stabilisierende DNA-Kappen an den Enden von Chromosomen, die mit fortschreitendem Alter immer kürzer werden, da bei jeder Replikation ein Stück von ihnen abgetrennt wird und dieses mit den fortlaufenden Zellteilungen nie mehr vollständig erneuert wird (Epel et al. 2004). Epel und Kollegen (2004) verglichen chronisch gestresste Mütter von behinderten Kindern mit Müttern von gesunden Kindern und konnten zeigen, dass die Telomerlänge in den PBMC und die Aktivität der Telomerase, eines Enzyms zur Verlängerung der Telomere, bei den gestressten Müttern in negativem Zusammenhang mit subjektiv wahrgenommenem Stress und objektiver Stressdauer standen.

Umgerechnet in Lebensjahre bedeutete dies, dass die in dieser Studie am meisten belasteten Mütter (oberste Quartile) ein um 9–17 Jahre höheres biologisches Alter aufwiesen wie die am wenigsten belasteten Mütter (unterste Quartile).

Darüber hinaus wiesen die gestressten Mütter signifikant höhere Werte an **oxidativem Stress** (F_2-Isoprostan-Level) auf, der möglicherweise für die DNA-Schäden verantwortlich war. Erste Ergebnisse zum Einfluss von kognitiven Bewertungen von Stressoren auf die Länge von Telomeren, wie sie z. B. bei Achtsamkeitsinterventionen Bedeutung haben, zeigen, dass Probanden, die einen Laborstressor eher als herausfordernd ansahen, längere Telomere aufwiesen als Probanden, die denselben Stressor als eher belastend einschätzten (Epel et al. 2009).

In den letzten fast 15 Jahren hat sich der Fokus der biobehavioralen Krebsforschung von den Tumorzellen selbst auf die **Mikroumgebung der Tumorzellen** erweitert

(Lutgendorf u. Sood 2011). Tumorzellen sind keine isolierten Entitäten, sondern stehen in enger Wechselwirkung mit ihrer Umgebung. Die Tumormikroumgebung besteht aus Fibroblasten, Gefäßendothel sowie Fett-, Immun-, Entzündungs- und Nervenzellen und aus extrazellulärer Matrix (EZM). Die Mikroumgebung des Tumors dürfte durch ihre stabilisierende Struktur den malignen Genotyp daran hindern, in einen malignen Phänotyp und damit in klinischen Krebs umzuschlagen (Zappalà et al. 2013).

Dieser sogenannte Ruhezustand von Krebszellen lässt verstehen, warum bei 39 % der Frauen, die zwischen ihrem 40. und 50. Lebensjahr autopsiert wurden, mikroskopisch kleine Tumoren der Brust nachgewiesen werden konnten (»*cancer without disease*«, Folkman u. Kalluri 2004), obwohl in diesem Altersintervall tatsächlich nur 1 % der Frauen an Brustkrebs erkranken (Black u. Welch 1993; Nielsen et al. 1987).

Wesentliche Aspekte einer Krebsprogression betreffen demnach neben der DNA-Schädigung und der Immunsuppression:

- die Stimulierung der Zellvermehrung
- die Hemmung der Apoptose (Anoikis)
- die Aktivierung der Tumorgefäßneubildung (Angiogenese)
- die Steigerung von Invasion und Metastasierung

PNI-Studien belegen, dass diese »*hallmarks of cancer*« (Hanahan u. Weinberg 2011) durch stressassoziierte neuroendokrine Wirkwege wie die bei Stress gesteigerte Sympathikus- und HPA-Achsenaktivität stimuliert werden können (Lutgendorf u. Sood 2011; Zappalà et al. 2013). Dies erklärt, warum ruhende Krebszellen auch noch Jahre nach der manifesten Krebserkrankung z. B. durch psychosoziale Stressoren zu einem progressiven invasiven Krebs reaktiviert werden können (Zappalà et al. 2013).

Stressbedingte beta-adrenerge Signalübertragung, Tumorprogression und -metastasierung

Die direkte Aktivierung von beta-adrenergen Signalwegen (Sympathikus, autonomes Nervensystem [ANS]) in *In-vitro-* und *In-vivo-*Versuchen führt zu:

- gesteigerter Beweglichkeit von Krebszellen
- gesteigerter Resistenz von Krebszellen gegenüber Apoptose (Anoikis)
- gesteigerter Chemotherapieresistenz von Krebszellen
- Transkriptionserhöhung von metastaseassoziierten Genen
- Downregulierung von Gentranskriptionen, die die Antitumorimmunaktivität erleichtern

Indirekte beta-adrenerge Effekte (unter anderem über das Immunsystem) auf die Tumorentstehung betreffen:

- Bildung, Tumorrekruitment und transkriptionale Aktivierung von Knochenmarksmonozyten/-makrophagen
- Wachstum und Differenzierung von Gefäßendothelien und Perizyten
- Aktivierung von Stromazellen (z. B. Makrophagen) in der direkten Umgebung der Krebszellen (Cole u. Sood 2012)

Es liegen mittlerweile empirische Hinweise dazu vor, dass psychosozialer Stress beim Menschen direkt mit beta-adrenerger Überstimulierung von Krebszellen verbunden ist. Lutgendorf et al. (2011) konnten z. B. an Ovarialkarzinompatientinnen zeigen, dass vermehrte soziale Isolation mit erhöhter Noradrenalinkonzentration im Tumorgewebe verbunden ist. Interessanterweise fanden sich keine Noradrenalinerhöhungen im Plasma der psychosozial gestressten Krebspatientinnen, was darauf verweist, dass das Noradrenalin in Tumornähe primär aus lokalen Nervenfasern stammt (Cole u. Sood 2012). In einer anderen Studie wiesen die Autoren in Tumorzellen von Ovarialkarzinompatientinnen nach, dass psychosoziale Risikofaktoren wie erhöhte Depressivität und geringe soziale Unterstützung mit verstärkter Genexpression von Molekülen der beta-adrenergen Signaltransduktionskaskade (CREB/ATF, NF-κB/Rel, STAT, Ets) einhergehen (Lutgendorf et al. 2009).

Klinisch-epidemiologische Daten aus Medikamentenstudien legen nahe, dass beim Menschen die Drosselung der Sympathikusaktivität **Krebsangst** und **Tumorprogression** vermindern kann: Brustkrebspatientinnen, die nach ihrer Krebsdiagnose mehr als 10 Jahre lang **β-Rezeptoren-Blocker** (z. B. Atenolol, Propanolol) gegen ihre gleichzeitig bestehende Bluthochdruckerkrankung einnahmen, wiesen im Vergleich zu Brustkrebspatientinnen mit anderen Formen antihypertensiver Therapie (z. B. ACE-Hemmer, Ca^{2+}-Antagonist, Diuretikum) bzw. ohne zusätzliche Bluthochdruckmedikation signifikante Verminderungen von Metastasierung und Rezidivbildung sowie signifikante Verlängerungen rezidivfreier Krankheitsintervalle auf. Eine zusätzliche Analyse zeigte, dass die Einnahme von β-Rezeptoren-Blockern mit einer Reduktion des Metastasierungsrisikos um 57 % und einer Reduktion der Brustkrebsmortalität um 71 % verbunden war (Powe et al. 2010). Es liegt nahe anzunehmen, dass diese Effekte mit einer bei den Patientinnen langfristig medikamentös induzierten Beruhigung und Verringerung von Disstress und Angst im Zusammenhang mit der Krebserkrankung zu erklären sind. In der Tat konnte gezeigt werden, dass bei Krebspatientinnen die Einnahme von β-Rezeptoren-Blockern kurz nach Erhalt der Krebsdiagnose zu einer 32%igen Verringerung von krebsassoziierten beunruhigenden Gedanken führte (Lindgren et al. 2013).

Angst ist ein psychischer Belastungsfaktor, der hinsichtlich seines Einflusses auf die Krebserkrankung nicht ernst genug genommen werden kann. Hierzu stellt die PNI eine Reihe von wesentlichen empirischen Daten zur Verfügung.

Dhabhar et al. (2012) zeigten an gesunden Mäusen, dass Tiere mit hoher Angstausprägung im Vergleich zu jenen mit niedriger Angstausprägung ein deutlich erhöhtes Risiko hatten, nach UVB-Bestrahlung der Haut (minimale erythemale Dosis, 3-mal pro Woche, 10 Wochen lang) an einem squamösen Karzinom (Plattenepithelkrebs) zu erkranken. Dabei entwickelten die ängstlichen Tiere nicht schneller Tumoren, sondern größere Tumorlast während aller Tumorentwicklungsstadien. Sie zeigten auch ein in sich sehr stimmiges Bild eines **derangierten Stressreaktions-Prozesses:**

- höhere Corticosteron-Levels (erhöhter chronischer Stress)
- verstärkte CCL22-Expression und T_{reg}-Infiltration des Tumors (verstärkte tumorinduzierte Immunsuppression)
- geringere Genexpression von CTACK/CCL27, IL-12 und IFN-γ sowie geringere Zahlen an tumorinfiltrierenden TH-Zellen und zytotoxischen T-Zellen (verringerte protektive Immunität)
- höhere VEGF-Levels (höhere Tumor-Angiogenese/-Invasion/-Metastasierung)

Psychosozialer Stress kann sich nicht nur über die Aktivierung des sympathischen Nervensystems (SNS), sondern auch über die HPA-Achsenaktivierung und die damit verbundene **Cortisol**freisetzung und Stimulierung des Glucocorticoidrezeptors ungünstig auf die Tumorentstehung und -progression auswirken (Volden u. Conzen 2013).

Cortisol: Hinweise für direkte und indirekte Wirkungen auf Krebsentstehung und -progression

- Glucocorticoide stimulieren die anti-apoptotische Genexpression und tragen damit zum Tumorwachstum und zur Chemotherapieresistenz bei Krebs bei.
- Abgeflachte zirkadiane Cortisolrhythmen (Cortisolregulationsstörung) sind mit einer Einschränkung der Krebsprognose verbunden.
- Glucocorticoidrezeptoren werden vermehrt im Tumorstroma exprimiert, wodurch möglicherweise die Krebsprogression durch Beeinflussung der Mikroumgebung von Tumorzellen gefördert wird (z. B. Stimulierung der Angiogenese).
- Cortisol beeinflusst den systemischen Stoffwechsel durch Gluconeogenese und Lipolyse und stellt damit die Energie bereit, die bei schnellem Krebswachstum benötigt wird.
- Cortisol supprimiert die Antitumorimmunaktivität unter anderem durch Hemmung der NK-Zellen und zytotoxischen T-Zellen sowie durch Hemmung der NF-κB-induzierten Bildung von pro-inflammatorischen Zytokinen (Volden u. Conzen 2013).

Witek-Janusek und Kollegen (2007, 2008) wiesen an Brustkrebspatientinnen nach, dass erhöhte Angst und Stimmungsschwankung im Rahmen der Diagnose und Therapie mit teils monatelangen Cortisolerhöhungen, mit verringerter NK-Zell-Aktivität sowie reduzierter Bildung von IFN-γ einhergehen. In einer Folgestudie zeigten Witek-Janusek et al. (2013), dass insbesondere Brustkrebspatientinnen, die in ihrer Kindheit körperlich vernachlässigt wurden, sich noch Monate nach ihrer Operation stärker gestresst fühlten, über eine schlechtere Lebensqualität klagten und erhöhte IL-6-Plasmalevels aufwiesen (zu weiteren körperlichen Folgen früher Traumatisierungen s. Kapitel 5).

Cortisol deazyliert Histone und führt so zu einer reduzierten Expression von Genen der Immunaktivität (Barnes 1998; Kagoshima et al. 2003). Diese empirischen Befunde legen stressgetriggerte **epigenetische** Veränderungen nahe, die die Immunabwehr bei Krebs langfristig kompromittieren. Um dies zu testen, untersuchten Mathews et al. (2011) Patientinnen mit Brustkrebs zum Zeitpunkt der Diagnosestellung und 4 Monate später nach erfolgter Primärtherapie. Zum Zeitpunkt der Diagnosestellung wiesen die Patientinnen vermehrt Stress, Angst und Stimmungsschwankungen sowie eine erniedrigte NK-Zell-Aktivität und eine verminderte Bildung von IFN-γ auf. Die epigenetischen Muster von bestimmten Subsets der PBMC (CD3, CD56, CD3 und CD56, CD4, CD8, CD14) unterschieden sich ebenfalls zwischen den beiden Zeitpunkten, mit einer verringerten nukleären Azetylierung von H4-K8 und H4-K12 und einer verminderten Phosphorylierung von H3-S10 zum Zeitpunkt der Diagnosestellung. Diese epigenetischen Veränderungen konnten mit den Veränderungen der NK-Zell-Aktivität und der Bildung von IFN-γ in Verbindung gebracht werden. Solche Ergebnisse belegen eindrücklich, dass der mit der Brustkrebsdiagnose verbundene psychische Stress imstande ist, langfristig negative Spuren in epigenetischen Mustern und phänotypischen Markern des protektiven Immunsystems zu hinterlassen.

Lassen sich in der PNI-Literatur auch Hinweise dahingehend finden, dass **positive psychologische Faktoren** mit einer Steigerung der protektiven Immunaktivität bei Krebs einhergehen? Kann darüber hinaus Psychotherapie über die Verbesserung von PNI-Variablen begünstigend auf die Krebsprognose wirken? Die Literatur zu diesem Forschungsbereich der PNI weist vielversprechende Ergebnisse auf:

- Ovarialkarzinompatientinnen mit besseren Werten im *reframing* (Umdeuten der Situation) und in der Vitalität wiesen höhere NK-Zell-Zahlen in peripheren Blut-Lymphozyten (PBL) auf. Mehr wahrgenommene soziale Unterstützung korrelierte darüber hinaus signifikant mit höheren NK-Zell-Zahlen im Tumorgewebe (Lamkin et al. 2008).
- Brustkrebspatientinnen, die zur Gruppe der eher Zuversichtlichen gehörten, hatten im Vergleich zu weniger zuversichtlichen Patientinnen höhere Zahlen an zytotoxischen T-Zellen, auch nach statistischer Berücksichtigung von Depression und Lebensqualität. Weiter wiesen sie niedrigere relative T-Helferzell- und B-Zell-Zahlen auf (Kim et al. 2011).
- Brustkrebspatientinnen, bei denen Wochen nach ihrer Operation bessere Werte in der psychosozialen Anpassungsfähigkeit an ihre Erkrankung verzeichnet wurden, zeigten eine verstärkte TH1-Immunität, was ebenfalls als Zeichen einer erhöhten Widerstandskraft gegen die Krebserkrankung angesehen werden kann. Dabei waren geringere Werte in der Angst mit höheren IL-2-Levels und mehr positive Stimmung mit verstärkter Bildung von IL-12 und IFN-γ nach PBMC-Stimulierung verbunden. Bessere Lebensqualität erwies sich überdies als mit höheren TNF-α-Werten assoziiert (Blomberg et al. 2009).
- In einer Studie von Sepah und Bower (2009) wiesen Krebspatienten (Brustkrebs, Prostatakrebs), die vor ihrer Bestrahlung höhere Werte an positivem Affekt hatten, höhere Werte an pro-inflammatorischen Zytokinen (IL-1β, IL-6) während der Bestrahlung auf. Eine erhöhte TH1-Immunaktivität dürfte laut den Autoren auf eine bessere immunologische Bestrahlungsreaktion hinweisen, analog den TH-1-assoziierten Effekten bei der Wundheilung (s. Abschnitt 4.2.1, S. 71).

Psychotherapeutische Interventionsstudien, die auf die Verbesserung der eben genannten Positivfaktoren bei Krebspatienten abzielen, werden in den Kapiteln 8 (S. 222), 9 (S. 253), 10 (S. 265), 12 (S. 317) und 13 (S. 330) dargestellt.

Entzündung bei Krebs kann Ausdruck für eine verbesserte Heilung sein – wenn sie lokal begrenzt bleibt und zeitlich limitiert ist, etwa in Abwehr- und Heilungsprozessen. Ist die Entzündung aber zu stark, tritt sie zu häufig auf und bleibt sie langfristig erhöht (»*silent inflammation*«), dann fördert sie Krebsentstehung und das Wiederauftreten einer Krebserkrankung (Hagemann et al. 2007). Krebs wird also immunologisch gesehen nicht nur mit einer Suppression der Zahl und Aktivität der NK-Zellen und zytotoxischen T-Lymphozyten in Verbindung gebracht, sondern auch mit **Entzündungsvorgängen.**

Wirkmechanismen von Entzündungen bei der Krebsentstehung

Entzündungen dürften die DNA insbesondere über die Freisetzung von Prostaglandinen und pro-inflammatorischen Zytokinen (vor allem

IL-6, TNF-α) sowie über die Bildung von oxidativem (freie Sauerstoffradikale) und nitrosativem (freie Stickstoffradikale) Stress schädigen. Das gilt vor allem dann, wenn das Gleichgewicht zwischen oxidativem Stress und antioxidativen Schutzmechanismen gestört ist. Freie Radikale und pro-inflammatorische Zytokine rekrutieren ihrerseits Entzündungszellen. Entzündungszellen und Krebszellen bilden wiederum freie Radikale und lösliche Mediatorstoffe (z. B. Arachidonsäuremetaboliten, Zytokine, Chemokine) (Federico et al. 2007) und dürften so bei gleichzeitiger Hemmung der TH1-assoziierten Mechanismen, die die entarteten Zellen eliminieren (Gasser u. Raulet 2006), den kumulativen Prozess der Krebsentstehung langfristig aufschaukeln.

Einige Studien konnten einen Zusammenhang zwischen psychischer Belastung und Entzündungsparametern bei Krebs belegen. IL-6 zeigte sich z. B. präoperativ bei einer Gruppe von Patientinnen mit fortgeschrittenem Ovarialkarzinom im Vergleich zu Patientinnen mit Ovarialkarzinom im Frühstadium oder gutartigem Ovarialtumor negativ mit gesundheitlichem Wohlbefinden assoziiert, während umgekehrt sozial besser eingebundene Krebspatientinnen niedrigere IL-6-Werte aufwiesen. Depression und Angst wiesen in dieser Studie keine signifikante Verbindung mit den IL-6-Konzentrationen auf (Costanzo et al. 2005). Das präoperativ erlebte Ausmaß an emotionaler Unterstützung und das Sich-auf-andere-verlassen-Können, nicht jedoch objektive Anzeichen einer besseren sozialen Einbindung (z. B. mit dem Ehepartner oder den Kindern zusammenleben, Verheiratetsein), war in einer Gruppe von Ovarialkarzinompatientinnen negativ mit VEGF-Konzentrationen verbunden.

Vascular endothelial growth factor und Matrix-Metalloproteinasen

Der *vascular endothelial growth factor* (VEGF) ist ein Zytokin, das die Gefäßneubildung (Angiogenese) steuert. Matrix-Metalloproteinasen (MMP) sind Proteasen, die den Abbau der extrazellulären Matrix (EZM) fördern. Beide Moleküle werden sowohl von Entzündungszellen (z. B. tumorassoziierte Makrophagen [TAM]) als auch von Tumorzellen produziert und spielen bei der Metastasierung von Krebszellen eine wesentliche Rolle.

Demgegenüber waren Gefühle von Hoffnungslosigkeit und Wertlosigkeit (nicht aber aktuelle Depressivität) mit erhöhten VEGF-Werten assoziiert (Lutgendorf et al. 2002). Ebenfalls mit erhöhten VEGF-Werten (nicht aber mit erhöhten IL-6-Levels) verbunden zeigte sich Einsamkeit in einer Studie an Patienten mit kolorektalem Karzinom, die kurz vor der Operation standen (Nausheen et al. 2010). Tumorassoziierte Makrophagen (TAM) von Ovarialkarzinompatientinnen, die an Depression und erhöhter psychischer Belastung litten, wiesen eine verstärkte Expression der Matrix-Metalloproteinase-(MMP)-9 auf, während bei Patientinnen mit besserer sozialer Unterstützung geringere VEGF- und MMP-9-Werte in Tumorzellen zu verzeichnen waren. Zu MMP-2 bestanden keine signifikanten Verbindungen in dieser Studie (Lutgendorf et al. 2008).

Gidron und Ronson (2008) sehen verschiedene potenziell den psychosozialen Einfluss auf die Krebsprognose vermittelnde biologische Faktoren:

- Noradrenalin (Hoffnungslosigkeit)
- Cortisol (Hoffnungslosigkeit, Depression)
- Oxytocin (soziale Unterstützung, Einsamkeit)

- IL-1 (Hoffnungslosigkeit)
- DNA-Schädigung (Depression, chronischer Stress)

Diese Beobachtungen und Überlegungen führen zur klassisch psychosomatischen Frage, ob es eine **Krebspersönlichkeit** gibt, die denjenigen nicht nur dazu prädestiniert, an Krebs zu erkranken, sondern auch mit bestimmten krebsförderlichen Immunstörungen verbunden ist. Die Forschungslage in diesem Bereich der PNI ist noch zu karg, um auf diese Frage eine verlässliche Antwort geben zu können, jedoch gibt es hierzu bereits interessante erste Ergebnisse. Nach Temoshok (1987) dürfte die Typ-C(*cancer-prone*)-Persönlichkeit mit der Entstehung von Krebs in kausaler Verbindung stehen. Typ-C-Personen reagieren auf belastende Lebensereignisse (Verlustereignisse) mit depressiven Symptomen, der Unterdrückung von Emotionen und mit einem Bewältigungsverhalten, das die eigenen Bedürfnisse zugunsten der Bedürfnisse anderer Personen zurückstellt. Wie bereits weiter oben gezeigt wurde, wiesen Temoshok et al. (2008) an HIV-Infizierten nach, dass Typ-C-Persönlichkeitswerte mit IL-6-Konzentrationen positiv korrelierten (s. Abschnitt 4.2.2, S. 80). Messina und Kollegen (2007) wiederum sehen basierend auf Studien, die die Rorschach-Methodik verwendeten, in der Unterdrückung sexuellen Interesses und sexueller Identität und damit verbunden in der zunehmend geringeren Freude und vermehrten Neigung zur Selbstbestrafung die deutlichsten krebsassoziierten psychologischen Kennzeichen. Diese Autoren fanden bei Krebspatienten einen signifikanten Zusammenhang zwischen der Neigung zur Selbstbestrafung und erhöhten Zahlen an T_{reg}-Zellen (welche die immunologische Abwehr gegen Krebs hemmen) und sehen in der psychotherapeutischen Veränderung der Selbstbestrafungsneigung einen viablen Weg zur Verbesserung der Prognose bei Krebs (Messina et al. 2010).

Dieser Abschnitt machte deutlich, dass das Immunsystem ein zweischneidiges Schwert ist und psychischer Stress hinsichtlich der Krebsentstehung sowohl durch Aktivierung von Entzündungsvorgängen und damit verbundener Schädigung von DNA wirksam sein dürfte als auch durch die Suppression von NK-Zellen, also durch verminderte Vernichtung entarteten Zellmaterials (Gidron u. Ronson 2008). Diese Zusammenhänge lassen sich, wie weiterhin gezeigt wurde, klarer in experimentellen Studien belegen, während klinisch-epidemiologische PNI-Ergebnisse weniger konsistent sind. Eine interessante designtechnische Verbesserung stellt eine Studie von Thornton et al. (2007) dar. Dabei wurden Patientinnen zum Zeitpunkt ihrer Brustkrebsdiagnose und -operation sowie 4, 8, 12 und 18 Monate später hinsichtlich immunologischer (T-Zell-Wachstum, NK-Zell-Zytotoxizität) und psychologischer (wahrgenommener Stress, emotionaler Disstress) Variablen untersucht. In diesem Zusammenhang wurde eine **latente Wachstumskurvenanalyse** errechnet, also die dynamische Entwicklung der genannten Parameter über die Zeit analysiert. Es zeigte sich, dass Patientinnen mit zu Beginn schneller Verringerung der psychischen Belastungswerte auch deutliche Verbesserungen in den NK-Zell-Zytotoxizitäts-Werten aufwiesen und dass über die gesamte Laufzeit verminderter wahrgenommener Stress (und nicht emotionaler Disstress) sowie verbesserte NK-Zell-Aktivität Hand in Hand gingen.

Ein wesentlicher Faktor, warum chronischer Stress oder Depressivität und Krebsaktivität in klinischen Studien mitunter wenig korrelieren, dürfte in der wechselseitigen dynamischen Abhängigkeit zwischen psychischem Stress und Krebsaktivität liegen. Denn psychischer Stress kann bei Krebs nicht nur psychosozial, sondern auch organisch bedingt sein, also Ausdruck der mit dem Abwehrgeschehen verbundenen biologischen Aktivität sein. Unterschiedliche Wirkrichtungen – psycho-somatische *und* somato-psychische – lassen sich aber unter Berücksichtigung dynamischer Prinzipien mit herkömmlichen Gruppenforschungsdesigns nicht untersuchen (Schubert et al. 2007a).

4.5 *Sickness behavior* und immunologisch vermittelte Depression

Es gibt eine Reihe von grundlegenden Studien, die zur Entwicklung des Konzepts des *sickness behavior* führten (Dantzer u. Kelley 2007). Als *sickness behavior* bezeichnet man eine Konstellation von Symptomen, die üblicherweise im Zusammenhang mit chronischen Entzündungsprozessen und Infektionskrankheiten auftritt. Eine erkrankte Person bewegt sich wenig und zeigt geringes oder überhaupt kein Interesse an ihrer materiellen und sozialen Umgebung. Darüber hinaus vernachlässigt sie sich und schränkt die Nahrungsaufnahme deutlich ein, obwohl der Organismus aufgrund der Fieberentwicklung metabolisch aktiver ist. Noch vor nicht allzu langer Zeit ging man davon aus, dass diese Beschwerden allgemeiner Ausdruck der Energie zehrenden Erkrankung, also von unspezifischer Schwäche sind. Heute weiß man, dass *sickness behavior* eine immunologisch vermittelte, strategische **Anpassungsleistung** des Organismus ist, ein »*central motivational state*«, um den Organismus bei Erkrankung zu schonen und Energie für die Auseinandersetzung mit dem Erkrankungsauslöser bereitzustellen (Dantzer et al. 1999). Aufgrund von gemeinsam geteilten Liganden und Rezeptoren, die von allen Körpersystemen gleichermaßen freigesetzt und an der Zelloberfläche exprimiert werden können (»gemeinsame biochemische Sprache«), fungiert das Immunsystem dabei wie ein **sechster Sinn** und detektiert Signale, die der Körper sonst nicht hören, sehen, riechen, schmecken oder ertasten kann (Blalock 2007) und meldet diese an das Gehirn weiter. *Sickness behavior* befindet sich damit in einer Reihe mit anderen basalen physiologischen Motivationsphänomenen wie Furcht, Hunger und Durst (Dantzer u. Kelley 2007).

Induzierten in den vorangegangenen Abschnitten dieses Kapitels psychische Faktoren immunologische Veränderungen, so gilt für das Thema *sickness behavior* die umgekehrte Wirkrichtung, d. h. nun induzieren immunologische Faktoren psychische Veränderungen.

Wesentliche Hinweise dafür, dass *sickness behavior* beim Menschen durch **pro-inflammatorische Zytokine** getriggert wird, ergaben sich in Immuntherapiestudien. Patienten mit chronischen Viruserkrankungen (z. B. Hepatitis C) oder chemo- und radiotherapieresistentem Krebs, denen man zur Unterstützung der zellulären Immunleistung TH1-Zytokine – insbesondere IFN-α – injizierte, entwickelten eine Reihe von kognitiven und affektiven Symptomen, die nach Beendigung der Immuntherapie verschwanden, z. B. (Dantzer et al. 1999):

- gedrückte Stimmung
- Dysphorie
- Anhedonie
- Hoffnungslosigkeit

- Erschöpfung
- Appetitlosigkeit und Gewichtsverlust
- Schläfrigkeit
- psychomotorische Verlangsamung
- Konzentrationsstörung
- Konfusion

Darüber hinaus lassen sich *Sickness-behavior*-Symptome und damit assoziiert erhöhte pro-inflammatorische Zytokinspiegel bei infektiösen (z. B. Hepatitis-C-Infektion) und nichtinfektiösen Immunaktivierungen (z. B. Autoimmunerkrankungen, cerebraler Infarkt, Morbus Alzheimer, Menstruationszyklus, *Post-partum*-Periode, Krebs) nachweisen (Yirmiya et al. 1999; Pawlowski et al. 2014).

Schubert et al. (2007b) konnten in einer Metaanalyse zeigen, dass krebsassoziierte Erschöpfung beim Menschen mit erhöhten Serumkonzentrationen von IL-6, IL-1-Rezeptorantagonist (IL-1RA) und Neopterin einhergehen.

IL-1RA und Neopterin

IL-1RA wirkt anti-inflammatorisch, indem es die Bindung und damit die Wirksamkeit von IL-1β an dessen Zielrezeptoren blockiert, ohne selbst agonistische Wirkung zu entfalten (Kurzrock 2001). Neopterin wiederum ist ein Indikator der zellulären Immunaktivität und wird von Makrophagen in Reaktion auf IFN-γ z. B. im Rahmen von Entzündungsprozessen freigesetzt (Fuchs et al. 1993).

Musselman et al. (2001) wiesen nach, dass depressive Krebspatienten im Vergleich zu Krebspatienten ohne Depression oder gesunden Kontrollpersonen über höhere IL-6-Serumspiegel verfügten. **Altern** kann mit einer chronisch-entzündlichen Erkrankung verglichen werden (»*inflamm-ageing*«) (De Martinis et al. 2006), je älter man wird, desto höher sind z. B. die Serumkonzentrationen von IL-6 (Dorshkind et al. 2009). In einer prospektiven Studie von Milaneschi et al. (2009) zeigte sich, dass nichtdepressive über 65 Jahre alte Personen, deren IL-1RA-Serumkonzentrationen zu Studienbeginn in den beiden oberen Quartilen lagen, im Vergleich zu Probanden im untersten Quartil ein 2,32- bzw. 2,78-fach höheres Risiko aufwiesen nach 6 Jahren depressiv (*Center for Epidemiologic Studies Depression Scale* [CES-D] > 20) zu sein.

Injiziert man Ratten intracerebral pro-inflammatorische Zytokine, lassen sich auffallende Ähnlichkeiten zwischen dem Erscheinungsbild des *sickness behavior* und jenem der Depression feststellen (Yirmiya et al. 1999). In der Tat sprechen insbesondere tierexperimentelle Befunde für die **Makrophagen-** oder **Zytokintheorie** der Depression (Smith 1991; Maes et al. 1995), die davon ausgeht, dass Depression nicht nur beim Tier, sondern auch beim Menschen psychopathologischer Ausdruck von zentralen entzündlichen Vorgängen ist und mit anti-inflammatorischen Substanzen kurierbar sein sollte (Müller u. Schwarz 2007). Erste Studien zeigen z. B. verringerte Depressionswerte nach Anti-TNF-α(Infliximab)-Behandlung von Patienten mit Morbus Crohn (Guloksuz et al. 2013).

Nun weiß man aber um die Heterogenität depressiver Erkrankungen beim Menschen und um pathophysiologische Unterschiede verschiedener Depressionsformen, die auch Unterschiede in der HPA-Achsen-Funktion und zellulären Immunaktivität betreffen. Während die **atypische Depression** (z. B. mit Erschöpfung, vermehrtem Schlaf, Gewichtszunahme) in der Tat mit einer Unterfunktion der HPA-Achse (Hypocortisolismus) und erhöhten pro-inflammatorischen Zytokinspiegeln assoziiert ist, imponiert die

melancholische Depression (z. B. mit Unruhe, Schlafstörungen, Gewichtsabnahme) mit einer Überfunktion der HPA-Achse (Hypercortisolismus) und erniedrigten zellulären Immunparameterwerten (Antonijevic 2006). Dies entspricht wiederum metaanalytischen Ergebnissen, nach denen Depression und chronischer Stress sowohl mit Immunaktivitätsanstieg als auch mit Immunsuppression verbunden sein können (Zorrilla et al. 2001). Diese Erkenntnisse machen es zwingend notwendig, in zukünftigen humanen PNI-Studien mehr darauf zu achten, die Konzepte *sickness behavior* und Depression lebensnaher zu operationalisieren, um Überschneidungen und Grenzen besser beschreiben zu können und damit auch validere Aussagen zu therapeutischen Optionen zu ermöglichen. Zwei Beispiele empirischer Studien am Menschen sollen dies im Folgenden verdeutlichen.

Capuron et al. (2002) verabreichten 40 Patienten mit malignem Melanom über einen Zeitraum von insgesamt 12 Wochen täglich therapeutische IFN-α-Dosen. Dimensionsanalysen ergaben, dass sich die bei den Patienten im Anschluss an die IFN-α-Medikation entwickelnden *Sickness-behavior*-Symptome in zwei Kategorien aufteilen ließen (s. Tab. 4-1):

- Neurovegetative Symptome traten bei fast allen immuntherapierten Patienten innerhalb von 2 Wochen auf und zeigten kein Ansprechen auf die Gabe des antidepressiven (selektiven) Serotonin-Wiederaufnahmehemmers (*Selective Serotonin Reuptake Inhibitor* [SSRI]) Paroxetin.
- Neuropsychiatrische Symptome waren nur bei 30–50 % der mit IFN-α therapierten Patienten nachweisbar, traten mit einer deutlichen Verzögerung von bis zu 12 Wochen auf und waren bei Vorbehandlung mit Paroxetin signifikant vermindert.

Das unterschiedliche zeitliche Auftreten unterschiedlicher Symptome mit unterschiedlicher Ansprechbarkeit auf antidepressive Medikation deutet darauf hin, dass in dieser Studie unterschiedliche **pathophysiologische**

Tab. 4-1 Einteilung von *Sickness-behavior*-Symptomen bei Interferon-alpha-Therapie (Capuron u. Miller 2004)

	neuropsychiatrische Symptome	**neurovegetative Symptome**
Symptome	• depressive Verstimmung • Anhedonie • Ängstlichkeit • kognitive Dysfunktion (Gedächtnis/Konzentration)	• psychomotorische Verlangsamung • Erschöpfung (Fatigue) • Schlafstörung • Appetitstörung • Schmerz • Fieber
zeitlicher Verlauf	treten später auf	• treten früh auf • persistieren
Ansprechen auf Antidepressiva	ja	kaum

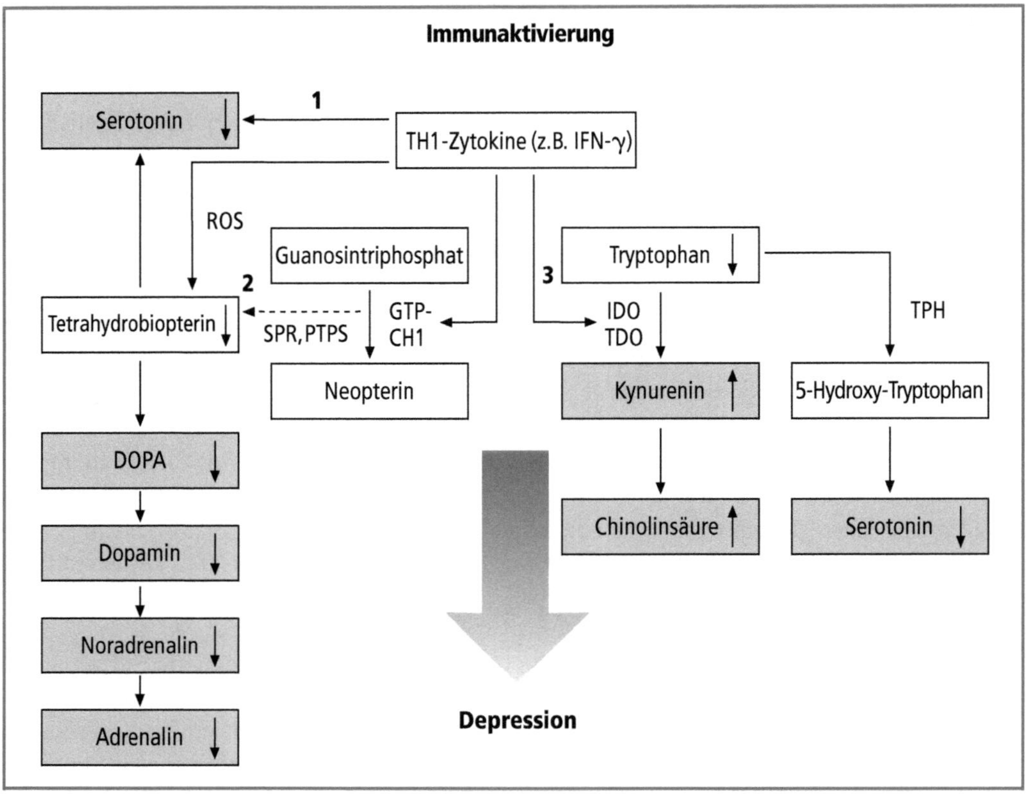

Abb. 4-4 Wirkwege der chronischen zellulären Immunaktivierung, die über die zentrale Verminderung von Monoaminen zu Depression führen können. **1** TH1-Zytokine stimulieren den Serotonintransporter und führen dadurch zur Verringerung von extrazellulärem Serotonin. **2** TH1-Zytokine induzieren über die Aktivierung der Guanosintriphosphat-Cyclohydroxylase 1 (GTP-CH1) in Makrophagen die Bildung von Neopterin, während sie in allen anderen Zellen über Aktivierungen von GTP-CH1, 6-Pyruvoyl-Tetrahydropterin-Synthase (PTPS) und Siapterin-Reduktase (SPR) die Tetrahydrobiopterin-Bildung stimulieren (gestrichelter Pfeil). Im Rahmen der Entzündungsreaktion in Makrophagen induzierter oxidativer Stress (*reactive oxygen species* [ROS]) führt zum Abbau von Tetrahydrobiopterin (und zu einer eingeschränkten Funktion der GTP-CH1). Entsprechend ist die Bildung der Folgeprodukte vermindert. **3** IFN-γ stimuliert die Indolamin-2,3-Dioxygenase (IDO), wodurch Tryptophan zu Kynurenin und weiter zu Chinolinsäure metabolisiert wird und für die Serotoninbildung fehlt. Kynurenin und Chinolinsäure selbst haben neurotoxische Wirkung. DOPA = Dihydroxyphenylalanin. IFN = Interferon, TDO = Tryptophan-2,3-Dioxygenase, TPH = Tryptophan-Hydroxylase

Mechanismen für die beschriebenen immuntherapeutischen Effekte verantwortlich zeichneten. Beispielsweise könnte es sein, dass in dieser Studie der mit der Immuntherapie verbundene psychosoziale Stress bei den Patienten mittelfristig mit depressiven (neuropsychiatrischen) Beschwerden verbunden war (depressive Krankheitsverarbeitung), während die injizierten Zytokine kurzfristig zu neurovegetativen Beschwerden, also zu *sickness behavior* im engeren Sinn führten.

Der an Querschnittsstudien metaanalytisch nachgewiesene positive Zusammenhang zwischen inflammatorischen Parametern (C-reaktives Protein, IL-1, IL-6) und Depression lässt prinzipiell drei kausale Wirkwege zwischen Depression und inflammatorischen Parametern zu (Howren et al. 2009):

- Entzündung triggert Depression
- Depression triggert Entzündung
- sowohl als auch, d. h. Depression und Entzündung stehen in bidirektionaler Wirkverbindung

Die Arbeitsgruppe von Schubert untersuchte diese komplexen psychophysiologischen Wirkbeziehungen in **integrativen Einzelfallstudien** an Patientinnen mit Brustkrebs. Die erste Patientin (60 Jahre alt, Erstdiagnose vor 5 Jahren, Rückfall vor einem Jahr) wies in der Anamnese krebsassoziierte Erschöpfung auf, litt zum Zeitpunkt der Untersuchung aber nicht daran (Schubert et al. 2007a). Die zweite Patientin (49 Jahre alt, Erstdiagnose vor 5 Jahren) war aktuell an schwerer krebsassoziierter Erschöpfung erkrankt (Haberkorn et al. 2013). Zeitreihenstatistisch analysiert wurden in beiden Studien immunologische (Urin-Neopterin), Stimmungs- und Erschöpfungsdaten, die über einen Zeitraum von 31 bzw. 56 Zeiteinheiten (Patientin 1: 31 Tage im 24-Stunden-Rhythmus; Patientin 2: 28 Tage im 12-Stunden-Rhythmus) gemessen wurden. Ähnlich zur Arbeit von Capuron et al. (2002) zeigte sich auch bei diesen beiden Einzelfallstudien, dass der Zusammenhang zwischen Stimmung (neuropsychiatrisch), Erschöpfung (neurovegetativ) und zellulärer Immunaktivität (Entzündung) differenzierter sein dürfte als konventionelle Gruppenstudien bisher annehmen ließen. Während bei Patientin 1 depressive Verstimmung nach insgesamt 96 bis 120 h einen Anstieg der Neopterinkonzentrationen nach sich zog (und umgekehrt zelluläre Immunaktivität keinen Effekt auf die Stimmung hatte), führten Anstiege der Neopterinspiegel mit einer zeitlichen Verzögerung von 24 bis 48 h zu verstärkter Erschöpfung (Erschöpfung wiederum führte zu keiner Veränderung zellulärer Immunaktivität) (Schubert et al. 2007a). Bei Patientin 2 zog ein Anstieg der positiven Stimmung nach insgesamt 132 bis 144 h einen Abfall der Neopterinlevels nach sich und Anstiege der Neopterinkonzentration triggerten nach 60 bis 72 h Anstiege in der Erschöpfung (Haberkorn et al. 2013). Somit zeigten die beiden Einzelfallstudien, abgesehen von den zeitlichen Verzögerungen der Effekte, deutliche Übereinstimmungen in den Funktionskaskaden der gemessenen PNI-Parameter.

Diese Ergebnisse deuten erstmals auf eine **pathogenetische Kausalkette** krebsassoziierter Erschöpfung hin, die ihren (vorläufigen) Ausgangspunkt bei chronischer psychischer Belastung und Stimmungsabfall nimmt und über einen Anstieg an Entzündungslevels Erschöpfung induziert. Sollte sich solch ein dysfunktionaler psychosomatischer Mechanismus in weiteren Replikationsstudien bestätigen lassen, sollte sich also wiederholt zeigen, dass psychische Stressoren den Immunfaktoren in der Aktivierung des *sickness behavior* vorangestellt sind, würde dies für die Therapie z. B. der krebsassoziierten Erschöpfung bedeuten, dass psychotherapeutische Interventionen den oftmals in der PNI-Literatur empfohlenen anti-inflammatorischen Medikationen (z. B. Müller u. Schwarz 2007) im wahrsten Sinne des Wortes *vor*zuziehen sind – und dies, obwohl sich in den Studien von Schubert et al. (2007a) und Haberkorn et al. (2013) der kausale Einfluss von zellulärer Immunaktivität auf Erschöpfung ja prinzipiell bestätigen ließ (s. Kapitel 18, S. 438, hinsichtlich der Replikation der eben beschriebenen einzelfallbasierten Ergebnisse einschließlich kritischer Überlegungen zu den derzeit üblichen Forschungsdesigns und Methoden in der PNI).

Es liegen bereits einige Erkenntnisse dahingehend vor, wie trotz der Blut-Hirn-Schranke (BHS) periphere Immunaktivität im Zusammenhang mit Krankheitsaktivität in das Gehirn gelangen und dort *sickness behavior* induzieren kann. Dabei werden neurale und hormonelle Wege angenommen:

- Über den Nervenweg aktivieren Zytokine und sogenannte pathogenassoziierte Molekülmuster (*pathogen associated molecular patterns* [PAMPs]) afferente Nervenendigungen des parasympathischen Nervensystems (PNS) (z. B. Nervus vagus). Diese Afferenzen projizieren wiederum in unterschiedliche Bereiche des Gehirns (z. B. Nucleus paraventricularis hypothalami, Amygdala).
- Auf dem Hormonweg erreichen PAMPs zentrale Bereiche wie den Plexus choroideus und die zirkumventrikulären Organe (z. B. Area postrema), wo sie die Bildung und Freisetzung von pro-inflammatorischen Zytokinen induzieren. Diese dürften dann über Volumendiffusion in das Gehirn gelangen (Dantzer et al. 2008).

Für die Frage wie zelluläre Immunaktivierung pathophysiologisch mit Depressivität assoziiert sein kann, gibt es ebenfalls eine Reihe von biochemischen Erklärungsansätzen. Zwei wesentliche in diesem Zusammenhang diskutierte Mechanismen betreffen den Stoffwechsel der Monoamine Serotonin, Dopamin und Noradrenalin (Abb. 4-4):

- Studien zeigten, dass eine chronische zelluläre Immunaktivierung, die durch vermehrte Bildung von Neopterin angezeigt wird, zu einer Schwächung der von Tetrahydrobiopterin (BH4) abhängigen Hydroxylierungsreaktionen führt. Davon betroffen sind die Bildung von 5-Hydroxytryptophan (5-HT) aus Tryptophan, von Tyrosin aus Phenylalanin und von Dihydroxyphenylalanin (DOPA) aus Tyrosin. Mit einer längerfristigen BH4-Defizienz verbunden sind somit zentrale Erniedrigungen der Monoamine 5-HT, Dopamin, Adrenalin und Noradrenalin, die alle mit der Pathophysiologie von Depressionen in kausale Verbindung gebracht werden (Neurauter et al. 2008).
- Es konnte nachgewiesen werden, dass das TH1-Zytokin IFN-γ die Bildung von Serotonin beeinträchtigt, weil durch Stimulierung der Indolamin-2,3-Dioxygenase (IDO) das für Serotonin benötigte Tryptophan abgebaut wird. Durch chronische Überstimulierung der IDO wird nun Tryptophan ständig zu Kynurenin und weiter zu Chinolinsäure metabolisiert, zwei Substanzen, die selbst neurotoxische Wirkung haben (Müller u. Schwarz 2007). In der Folge sinken die peripheren Tryptophanspiegel und damit die zentralen Serotoninspiegel ab (Widner et al. 2002). Darüber hinaus konnte gezeigt werden, dass IL-1, IFN-γ, IFN-α und TNF-α den Serotonintransporter aktivieren, was ebenfalls zu einer Verringerung extrazellulärer Serotoninspiegel führt (Morikawa et al. 1998).

Wenn auch noch viele Details ungeklärt sind, so deutet heute einiges darauf hin, dass psychische und physische (infektiöse, nichtinfektiöse) Stressoren – möglicherweise synergistisch (Brydon et al. 2009) – über Anstiege von Entzündungsprozessen diverse zentralnervöse Manifestationen, wie *sickness behavior*, und bestimmte Formen psychischer

Störungen, darunter auch Depressionen, triggern können. Dies ist wiederum eng mit der **Gehirnentwicklung** verknüpft (Bilbo u. Schwarz 2009).

Studien zeigen, dass immunkompetente Zellen (Mikroglia, Astrozyten) und pro-inflammatorische Zytokine (insbesondere IL-1β, aber auch TNF-α und IL-6) in nahezu alle wichtigen Prozesse der normalen und gestörten Gehirnentwicklung involviert sind (z. B. Synapsenbildung, Apoptose, Angiogenese). Perinatale Infektionen und möglicherweise auch psychosoziale Belastungen, die während vulnerabler Phasen der humanen Gehirnentwicklung stattfinden (drittes Trimester), dürften bereits sehr früh tief greifende Veränderungen intracerebraler immunologischer Aktivitäten bewirken (unter anderem Anstiege pro-inflammatorischer Zytokine), welche die Grundlage von psychischer Krankheit im Erwachsenenalter darstellen. Khandaker et al. (2014) fanden z. B. einen signifikanten Zusammenhang zwischen einer EBV-Infektion im Alter von 4 Jahren und psychotischen Episoden in der Adoleszenz.

Zur späteren klinischen Manifestation der psychischen Erkrankung (z. B. Depression, Schizophrenie) dürfte es dann kommen, wenn ein **zweites entzündungsaktivierendes Ereignis** (z. B. Stress, Infektion) im frühen Erwachsenenalter eintritt. So wird die perinatal zunächst klinisch latent verbliebene immunologische Veränderung reaktiviert (»*two-hit-hypothesis*«, Maynard et al. 2001). Diese Ergebnisse werden indirekt durch die *Adverse-Childhood-Experiences*(ACE)-Studie gestützt, die zeigen konnte, dass frühe Kindheitsbelastungen mit signifikant verstärkter Einnahme psychotroper Medikamente im Erwachsenenalter verbunden sind (Anda et al. 2007) (s. Kapitel 5.3).

Dies weist klar darauf hin, wie wichtig frühzeitig einsetzende psychotherapeutische Interventionen sind, wenn es um die Verhinderung späterer, immunologisch vermittelter, »körperlicher« und »seelischer« Erkrankungen geht.

Der bidirektionale Austausch zwischen Nerven- und Immunsystem hinterlässt aber nicht nur im Gehirn seine Spuren, wenn es um vergangene psychische Belastungen geht, sondern er dient auch aktuell der Überwachung, indem er sich kontinuierlich ein Bild vom Ist-Zustand in der Körperperipherie macht.

Immer deutlicher wird z. B., dass das Gehirn und die entartete Krebszelle dieselbe biochemische Sprache sprechen und über Peptid- und Nichtpeptid-Neurotransmitter sowie über Hormone, Zytokine und gemeinsame Rezeptoren miteinander kommunizieren (Mravec et al. 2008). Eine »Neurobiologie der Krebserkrankung« (Mravec et al. 2008) geht davon aus, dass nicht nur das Gehirn die Krebszelle überwacht und moduliert (z. B. via HPA-Achse), sondern umgekehrt sich das Krebsgeschehen über das Immunsystem auch im Gehirn und damit im psychischen Erleben und Verhalten der betroffenen Person abbildet. Zur Übermittlung von krebsspezifischen Informationen an das Gehirn werden direkte (Moleküle, die vom Tumor selbst stammen, z. B. CEA, PSA, CA125) und indirekte Informationswege (Hormone, neuronale Aktivität) verwendet. Von besonderer Bedeutung in diesem komplexen Kommunikationssystem ist der sogenannte **»anti-inflammatorische Reflex«** (Tracey 2002). Hierbei exprimieren afferente Nervenendigungen des Nervus vagus Rezeptoren für pro-inflammatorische Zytokine (z. B. IL-1), und angestiegene periphere Entzündungsaktivität etwa im Rahmen der Antitumoraktivität wird über den Nervus vagus zum Nucleus tractus solitarii und weiter zur Area postrema geleitet. Hier kommt es zur Aktivierung parasympathischer Efferenzen und anschließend zur peripheren Hemmung inflammatorischer Aktivität. Wird dieser Kommunikationsweg unterbrochen, z. B. durch operationsbedingte Schädigung des Nervus vagus, kann es entzündungsbedingt zur Verschlechterung und Beschleunigung einer Krebserkrankung oder sogar zum Neuauftreten von Krebs kommen (Watt et al. 1984).

4.6 Schlussfolgerung und kritischer Ausblick

Bereits C. G. Jung meinte, dass das Konzept der Synchronisation ein wichtiger Impuls für die Psychosomatik werden könnte (Ribi 2011). Wenn aber nun Gehirn, Psyche und Immunsystem tatsächlich, wie auch die »Neurobiologie der Krebserkrankung« (Mravec et al. 2008) letztlich nahelegt, psychosomatisch-synchronisiert sind, d. h. ein hochkomplexes Informationsnetzwerk formen, in welchem ständig mittels gemeinsamer Kommunikationsstrukturen in beide Richtungen – *bottom-up* und *top-down* – kollaboriert wird und sich Nicht-Psychisches wie Psychisches verhalten kann (und *vice versa*), muss die Frage gestellt werden, ob die derzeitige PNI-Forschung überhaupt imstande ist, diesen hohen Grad an Komplexität valide abzubilden. Der Autor dieses Kapitels antwortet auf diese Frage mit einem klaren »Nein«.

Denn so eindrucksvoll viele der in diesem Kapitel dargestellten Ergebnisse der PNI auch sein mögen, sie dürfen nicht darüber hinwegtäuschen, dass es sich bei der derzeitigen PNI-Forschung um reine **Wirksamkeitsforschung** handelt, d. h. es wird zwar geprüft, *ob* ein Stressor die Stresssystemaktivität verändern kann; *wie* diese Veränderung aber im Innersten vonstattengeht, darüber kann nur wenig ausgesagt werden. Denn es dominieren in der PNI-Forschung Laborexperimente an Tier und Mensch, Prä-post-Designs sowie standardisierte Antwortformate bei Fragen nach psychischem Erleben – Methoden, die die dynamisch/funktionellen Charakteristika und die subjektiven Phänomene des Stressreaktions-Prozesses methodisch unberücksichtigt lassen. Diese paradigmatische Grenze gegenwärtiger PNI-Forschung wurde an verschiedenen Stellen dieses Literaturüberblicks deutlich, etwa wenn psychoneuroimmunologische Komplexität zum methodischen Problem wird, wie z. B. bei

- Immunsuppression *und* Entzündung bei Stress (Zorrilla et al. 2001),
- dynamischem Verlauf der Impfreaktion (Cohen et al. 2001),
- zyklischen oder biphasischen immunologischen Verläufen als Reaktion auf akuten Stress (Zorrilla et al. 2001),
- bidirektionalen Wirkrichtungen bei Atopie (Chida et al. 2008a) und Krebs (Mravec et al. 2008) sowie
- *sickness behavior* (Dantzer u. Kelley 2007),

und der Verdacht besteht, dass psychoneuroimmunologische Komplexität inkonsistente Ergebnisse in der PNI-Forschung (z. B. PNI und AIK) bedingt (Schubert 2009). Dies alles verweist auf die Notwendigkeit, dass sich mit den immer komplexer werdenden Fragestellungen der PNI auch deren Forschungsdesigns und Methoden ändern müssen, indem z. B. wesentliche Charakteristika menschlichen Alltagserlebens wie Dynamik und subjektive Bedeutung stärker als bisher in der PNI-Forschung berücksichtigt werden (s. Kapitel 18). Dadurch dürfte psychoneuroimmunologisches Wissen für das spezifische Vorgehen in der klinisch-psychotherapeutischen Praxis besser nutzbar sein und zur

Heilung körperlicher Krankheiten beitragen. Man könnte also in Anlehnung und Erweiterung des in der Einführung dieses Kapitels dargelegten Zitats von Robert Ader schließen: »*The stress response occurs in a real-life psychosocial environment except that measured by psychoneuroimmunologists!*«

Literatur

Alexander SJ. Time to get serious about assessing – and managing – psychosocial issues associated with chronic wounds. Curr Opin Support Palliat Care 2013; 7: 95–100.

Altemeier WA, Burke JF, Pruitt BA, Sandusky WR. Manual on Control of Infection in Surgical Patients. Philadelphia: Lippincott 1984; 136.

Alter G, Altfeld M. NK cells in HIV-1 infection: evidence for their role in the control of HIV-1 infection. J Intern Med 2009; 265: 29–42.

Anda RF, Brown DW, Felitti VJ, Bremner JD, Dube SR, Giles WH. Adverse childhood experiences and prescribed psychotropic medications in adults. Am J Prev Med 2007; 32: 389–94.

Antonijevic IA. Depressive disorders – is it time to endorse different pathophysiologies? Psychoneuroendocrinology 2006; 31: 1–15.

Bailey MT, Dowd SE, Galley JD, Hufnagle AR, Allen RG, Lyte M. Exposure to a social stressor alters the structure of the intestinal microbiota: implications for stressor-induced immunomodulation. Brain Behav Immun 2011; 25: 397–407.

Barnes PJ. Anti-inflammatory actions of glucocorticoids: molecular mechanisms. Clin Sci (Lond) 1998; 94: 557–72.

Barnes PJ. The cytokine network in asthma and chronic obstructive pulmonary disease. J Clin Invest 2008; 118: 3546–56.

Barré-Sinoussi F, Chermann JC, Rey F, Nugeyre MT, Chamaret S, Gruest J, Dauguet C, Axler-Blin C, Vézinet-Brun F, Rouzioux C, Rozenbaum W, Montagnier L. Isolation of a T-lymphotropic retrovirus from a patient at risk for acquired immune deficiency syndrome (AIDS). Science 1983; 220: 868–71.

Besedovsky HO, del Rey A. Physiology of psychoneuroimmunology: a personal view. Brain Behav Immun 2007; 21: 34–44.

Bilbo SD, Schwarz JM. Early-life programming of later-life brain and behavior: a critical role for the immune system. Front Behav Neurosci 2009; 3: 1–14.

Black WC, Welch HG. Advances in diagnostic imaging and overestimations of disease prevalence and the benefits of therapy. N Engl J Med 1993; 328: 1237–43.

Blalock JE, Smith EM. Conceptual development of the immune system as a sixth sense. Brain Behav Immun 2007; 21: 23–33.

Blomberg BB, Alvarez JP, Diaz A, Romero MG, Lechner SC, Carver CS, Holley H, Antoni MH. Psychosocial adaptation and cellular immunity in breast cancer patients in the weeks after surgery: An exploratory study. J Psychosom Res 2009; 67: 369–76.

Bovbjerg DH. Psychoneuroimmunology. Implications for oncology? Cancer 1991; 67 (3 Suppl): 828–32.

Brydon L, Walker C, Wawrzyniak A, Whitehead D, Okamura H, Yajima J, Tsuda A, Steptoe A. Synergistic effects of psychological and immune stressors on inflammatory cytokine and sickness responses in humans. Brain Behav Immun 2009; 23: 217–24.

Burns VE, Carroll D, Ring C, Drayson M. Antibody response to vaccination and psychosocial stress in humans: relationships and mechanisms. Vaccine 2003; 21: 2523–34.

Buske-Kirschbaum A, von Auer K, Krieger S, Weis S, Rauh W, Hellhammer D. Blunted cortisol responses to psychosocial stress in asthmatic children: a general feature of atopic disease? Psychosom Med 2003; 65: 806–10.

Buske-Kirschbaum A, Ebrecht M, Hellhammer DH. Blunted HPA axis responsiveness to stress in atopic patients is associated with the acuity and severeness of allergic inflammation. Brain Behav Immun 2010; 24: 1347–53.

Byrnes DM, Antoni MH, Goodkin K, Efantis-Potter J, Asthana D, Simon T, Munajj J, Ironson G, Fletcher MA. Stressful events, pessimism, natural killer cell cytotoxicity, and cytotoxic/

suppressor T cells in HIV+ black women at risk for cervical cancer. Psychosom Med 1998; 60: 714–22.
Capuron L, Miller AH. Cytokines and psychopathology: lessons from interferon-α. Biol Psychiatry 2004; 56: 819–24.
Capuron L, Gumnick JF, Musselman DL, Lawson DH, Reemsnyder A, Nemeroff CB, Miller AH. Neurobehavioral effects of interferon-alpha in cancer patients: phenomenology and paroxetine responsiveness of symptom dimensions. Neuropsychopharmacology 2002; 26: 643–52.
Chen E, Fisher EB, Bacharier LB, Strunk RC. Socioeconomic status, stress, and immune markers in adolescents with asthma. Psychosom Med 2003; 65: 984–92.
Chida Y, Hamer M, Wardle J, Steptoe A. Do stress-related psychosocial factors contribute to cancer incidence and survival? Nat Clin Pract Oncol 2008; 5: 466–75.
Choy EH, Panayi GS. Cytokine pathways and joint inflammation in rheumatoid arthritis. N Engl J Med 2001; 344: 907–16.
Christian LM, Graham JE, Padgett DA, Glaser R, Kiecolt-Glaser JK. Stress and wound healing. Neuroimmunomodulation 2006; 13: 337–46.
Cohen S, Tyrrell DA, Smith AP. Psychological stress and susceptibility to the common cold. N Engl J Med 1991; 325: 606–12.
Cohen S, Doyle WJ, Skoner DP. Psychological stress, cytokine production, and severity of upper respiratory illness. Psychosom Med 1999; 61: 175–80.
Cohen S, Miller GE, Rabin BS. Psychological stress and antibody response to immunization: a critical review of the human literature. Psychosom Med 2001; 63: 7–18.
Cole SW. Psychosocial influences on HIV-1 disease progression: neural, endocrine, and virologic mechanisms. Psychosom Med 2008; 70: 562–8.
Cole SW, Sood AK. Molecular pathways: beta-adrenergic signaling in cancer. Clin Cancer Res 2012; 18: 1201–6.
Cole SW, Kemeny ME, Taylor SE, Visscher BR. Elevated physical health risk among gay men who conceal their homosexual identity. Health Psychol 1996a; 15: 243–51.
Cole SW, Kemeny ME, Taylor SE, Visscher BR, Fahey JL. Accelerated course of human immunodeficiency virus infection in gay men who conceal their homosexual identity. Psychosom Med 1996b; 58: 219–31.
Cole SW, Kemeny ME, Taylor SE. Social identity and physical health: accelerated HIV progression in rejection-sensitive gay men. J Pers Soc Psychol 1997; 72: 320–35.
Cole SW, Korin YD, Fahey JL, Zack JA. Norepinephrine accelerates HIV replication via protein kinase A-dependent effects on cytokine production. J Immunol 1998; 161: 610–6.
Cole SW, Naliboff BD, Kemeny ME, Griswold MP, Fahey JL, Zack JA. Impaired response to HAART in HIV-infected individuals with high autonomic nervous system activity. Proc Natl Acad Sci U S A 2001; 98: 12695–700.
Cole-King A, Harding KG. Psychological factors and delayed healing in chronic wounds. Psychosom Med 2001; 63: 216–20.
Costanzo ES, Lutgendorf SK, Sood AK, Anderson B, Sorosky J, Lubaroff DM. Psychosocial factors and interleukin-6 among women with advanced ovarian cancer. Cancer 2005; 104: 305–13.
Coyne JC, Tennen H. Positive psychology in cancer care: bad science, exaggerated claims, and unproven medicine. Ann Behav Med 2010; 39: 16–26.
Dantzer R, Kelley KW. Twenty years of research on cytokine-induced sickness behavior. Brain Behav Immun 2007; 21: 153–60.
Dantzer R, Aubert A, Bluthé R-M, Gheusi G, Cremona S, Layé S, Konsman J-P, Parnet P, Kelley K. Mechanisms of the behavioural effects of cytokines. In: Dantzer R, Wollman EE, Yirmiya R (Hrsg). Cytokines, Stress, and Depression. New York: Kluwer Academic/Plenum 1999; 83–105.
Dantzer R, O'Connor JC, Freund GG, Johnson RW, Kelley KW. From inflammation to sickness and depression: when the immune system subjugates the brain. Nat Rev Neurosci 2008; 9: 46–56.
Davis MC, Zautra AJ, Younger J, Motivala SJ, Attrep J, Irwin MR. Chronic stress and regulation of cellular markers of inflammation in rheuma-

toid arthritis: implications for fatigue. Brain Behav Immun 2008; 22: 24–32.

Decman V, Freeman ML, Kinchington PR, Hendricks RL. Immune control of HSV-1 latency. Viral Immunol 2005; 18: 466–73.

De Martinis M, Franceschi C, Monti D, Ginaldi L. Inflammation markers predicting frailty and mortality in the elderly. Exp Mol Pathol 2006; 80: 219–27.

Detillion CE, Craft TK, Glasper ER, Prendergast BJ, DeVries AC. Social facilitation of wound healing. Psychoneuroendocrinology 2004; 29: 1004–11.

Devine EC. Effects of psychoeducational care for adult surgical patients: a meta-analysis of 191 studies. Patient Educ Couns 1992; 19: 129–42.

Dhabhar FS, Saul AN, Holmes TH, Daugherty C, Neri E, Tillie JM, Kusewitt D, Oberyszyn TM. High-anxious individuals show increased chronic stress burden, decreased protective immunity, and increased cancer progression in a mouse model of squamous cell carcinoma. PLoS One 2012; 7: e33069.

Dorshkind K, Montecino-Rodriguez E, Signer RA. The ageing immune system: is it ever too old to become young again? Nat Rev Immunol 2009; 9: 57–62.

Dowd JB, Haan MN, Blythe L, Moore K, Aiello AE. Socioeconomic gradients in immune response to latent infection. Am J Epidemiol 2008; 167: 112–20.

Dunn GP, Bruce AT, Ikeda H, Old LJ, Schreiber RD. Cancer immunoediting: from immunosurveillance to tumor escape. Nat Immunol 2002; 3: 991–8.

Edwards KM, Burns VE, Reynolds T, Carroll D, Drayson M, Ring C. Acute stress exposure prior to influenza vaccination enhances antibody response in women. Brain Behav Immun 2006; 20: 159–68.

Elenkov IJ, Chrousos GP. Stress, cytokine patterns and susceptibility to disease. Baillieres Best Pract Res Clin Endocrinol Metab 1999; 13: 583–95.

Elenkov IJ, Chrousos GP. Stress system – organization, physiology and immunoregulation. Neuroimmunomodulation 2006; 13: 257–67.

Emery CF, Kiecolt-Glaser JK, Glaser R, Malarkey WB, Frid DJ. Exercise accelerates wound healing among healthy older adults: a preliminary investigation. J Gerontol A Biol Sci Med Sci 2005; 60: 1432–6.

Epel ES, Blackburn EH, Lin J, Dhabhar FS, Adler NE, Morrow JD, Cawthon RM. Accelerated telomere shortening in response to life stress. Proc Natl Acad Sci U S A 2004; 101: 17312–5.

Epel E, Daubenmier J, Moskowitz JT, Folkman S, Blackburn E. Can meditation slow rate of cellular aging? Cognitive stress, mindfulness, and telomeres. Ann N Y Acad Sci 2009; 1172: 34–53.

Evers AW, Verhoeven EW, van Middendorp H, Sweep FC, Kraaimaat FW, Donders AR, Eijsbouts AE, van Laarhoven AI, de Brouwer SJ, Wirken L, Radstake TR, van Riel PL. Does stress affect the joints? Daily stressors, stress vulnerability, immune and HPA axis activity, and short-term disease and symptom fluctuations in rheumatoid arthritis. Ann Rheum Dis 2014; 73: 1683–8.

Fagundes CP, Jaremka LM, Glaser R, Alfano CM, Povoski SP, Lipari AM, Agnese DM, Yee LD, Carson WE 3rd, Farrar WB, Malarkey WB, Chen M, Kiecolt-Glaser JK. Attachment anxiety is related to Epstein-Barr virus latency. Brain Behav Immun 2014; 41: 232–8.

Fang F, Fall K, Sparén P, Adami HO, Valdimarsdóttir HB, Lambe M, Valdimarsdóttir U. Risk of infection-related cancers after the loss of a child: a follow-up study in Sweden. Cancer Res 2011; 71: 116–22.

Fareau GG, Vassilopoulou-Sellin R. Hypercortisolemia and infection. Infect Dis Clin North Am 2007; 21: 639–57, viii.

Federico A, Morgillo F, Tuccillo C, Ciardiello F, Loguercio C. Chronic inflammation and oxidative stress in human carcinogenesis. Int J Cancer. 2007; 121: 2381–6.

Fleshner M, Laudenslager ML. Psychoneuroimmunology: then and now. Behav Cogn Neurosci Rev 2004; 3: 114–30.

Fleshner M, Watkins LR, Lockwood LL, Bellgrau D, Laudenslager ML, Maier SF. Specific changes in lymphocyte subpopulations: a potential mecha-

nism for stress-induced immunomodulation. J Neuroimmunol 1992; 41: 131–42.
Folkman J, Kalluri R. Cancer without disease. Nature 2004; 427: 787.
Fuchs D, Weiss G, Wachter H. Neopterin, biochemistry and clinical use as a marker for cellular immune reactions. Int Arch Allergy Immunol 1993; 101: 1–6.
Garssen B. Psychological factors and cancer development: evidence after 30 years of research. Clin Psychol Rev 2004; 24: 315–38.
Gasser S, Raulet D. The DNA damage response, immunity and cancer. Semin Cancer Biol. 2006; 16: 344–7.
Gerits P. Life events, coping and breast cancer: state of the art. Biomed Pharmacother 2000; 54: 229–33.
Gidron Y, Ronson A. Psychosocial factors, biological mediators, and cancer prognosis: a new look at an old story. Curr Opin Oncol 2008; 20: 386–92.
Gidron Y, Russ K, Tissarchondou H, Warner J. The relation between psychological factors and DNA-damage: a critical review. Biol Psychol 2006; 72: 291–304.
Glaser R. Stress-associated immune dysregulation and its importance for human health: a personal history of psychoneuroimmunology. Brain Behav Immun 2005; 19: 3–11.
Glaser R, Kiecolt-Glaser JK. Stress-associated immune modulation: relevance to viral infections and chronic fatigue syndrome. Am J Med 1998; 105: 35S–42S.
Glaser R, Kiecolt-Glaser JK, Bonneau RH, Malarkey W, Kennedy S, Hughes J. Stress-induced modulation of the immune response to recombinant hepatitis B vaccine. Psychosom Med 1992; 54: 22–9.
Goldmeier D, Garvey L, Barton S. Does chronic stress lead to increased rates of recurrences of genital herpes – a review of the psychoneuroimmunological evidence? Int J STD AIDS 2008; 19: 359–62.
Gouin JP, Kiecolt-Glaser JK, Malarkey WB, Glaser R. The influence of anger expression on wound healing. Brain Behav Immun 2008; 22: 699–708.
Graham JE, Song S, Engeland CG. Acute pain speeds skin barrier recovery in healthy men and women. J Psychosom Res 2012; 73: 452–8.
Green J. Psychosocial issues in genital herpes management. Herpes 2004; 11: 60–2.
Greeson JM, Hurwitz BE, Llabre MM, Schneiderman N, Penedo FJ, Klimas NG. Psychological distress, killer lymphocytes and disease severity in HIV/AIDS. Brain Behav Immun 2008; 22: 901–11.
Grindebacke H, Wing K, Andersson AC, Suri-Payer E, Rak S, Rudin A. Defective suppression of Th2 cytokines by CD4CD25 regulatory T cells in birch allergics during birch pollen season. Clin Exp Allergy 2004; 34: 1364–72.
Guloksuz S, Wichers M, Kenis G, Russel MG, Wauters A, Verkerk R, Arts B, van Os J. Depressive symptoms in Crohn's disease: relationship with immune activation and tryptophan availability. PLoS One 2013; 8: e60435.
Haberkorn J, Burbaum C, Fritzsche K, Geser W, Fuchs D, Ocaña-Peinado FM, Schubert C. Day-to-day cause-effect relations between cellular immune activity, fatigue and mood in a patient with prior breast cancer and current cancer-related fatigue and depression. Psychoneuroendocrinology 2013; 38: 2366–72.
Hagemann T, Balkwill F, Lawrence T. Inflammation and cancer: a double-edged sword. Cancer Cell 2007; 12: 300–1.
Hamer M, Chida Y, Molloy GJ. Psychological distress and cancer mortality. J Psychosom Res 2009; 66: 255–8.
Hanahan D, Weinberg RA. Hallmarks of cancer: the next generation. Cell 2011; 144: 646–74.
Hashizume H, Horibe T, Ohshima A, Ito T, Yagi H, Takigawa M. Anxiety accelerates T-helper 2-tilted immune responses in patients with atopic dermatitis. Br J Dermatol 2005; 152: 1161–4.
Heim C, Ehlert U, Hellhammer DH. The potential role of hypocortisolism in the pathophysiology of stress-related bodily disorders. Psychoneuroendocrinology 2000; 25: 1–35.
Herrmann M, Schölmerich J, Straub RH. Stress and rheumatic diseases. Rheum Dis Clin North Am 2000; 26: 737–63, viii.

Hinrichsen H, Barth J, Rückemann M, Ferstl R, Kirch W. Influence of prolonged neuropsychological testing on immunoregulatory cells and hormonal parameters in patients with systemic lupus erythematosus. Rheumatol Int 1992; 12: 47–51.

Höglund CO, Axén J, Kemi C, Jernelöv S, Grunewald J, Müller-Suur C, Smith Y, Grönneberg R, Eklund A, Stierna P, Lekander M. Changes in immune regulation in response to examination stress in atopic and healthy individuals. Clin Exp Allergy 2006; 36: 982–92.

Holt PG, Sly PD. Th2 cytokines in the asthma late-phase response. Lancet 2007; 370: 1396–8.

House JS, Landis KR, Umberson D. Social relationships and health. Science 1988; 241: 541–5.

Howren MB, Lamkin DM, Suls J. Associations of depression with C-reactive protein, IL-1, and IL-6: a meta-analysis. Psychosom Med 2009; 71: 171–86.

Irie M, Asami S, Nagata S, Miyata M, Kasai H. Classical conditioning of oxidative DNA damage in rats. Neurosci Lett 2000; 288: 13–6.

Irie M, Asami S, Nagata S, Miyata M, Kasai H. Relationships between perceived workload, stress and oxidative DNA damage. Int Arch Occup Environ Health 2001; 74: 153–7.

Irie M, Asami S, Ikeda M, Kasai H. Depressive state relates to female oxidative DNA damage via neutrophil activation. Biochem Biophys Res Commun 2003; 311: 1014–8.

Ironson G, Hayward H. Do positive psychosocial factors predict disease progression in HIV-1? A review of the evidence. Psychosom Med 2008; 70: 546–54.

Jensen SE, Lehman B, Antoni MH, Pereira DB. Virally mediated cervical cancer in the iatrogenically immunocompromised: applications for psychoneuroimmunology. Brain Behav Immun 2007; 21: 758–66.

Joachim RA, Noga O, Sagach V, Hanf G, Fliege H, Kocalevent RD, Peters EM, Klapp BF. Correlation between immune and neuronal parameters and stress perception in allergic asthmatics. Clin Exp Allergy 2008; 38: 283–90.

Kagoshima M, Ito K, Cosio B, Adcock IM. Glucocorticoid suppression of nuclear factor-kappa B: a role for histone modifications. Biochem Soc Trans 2003; 31(Pt 1): 60–5.

Kay AB. Overview of ›allergy and allergic diseases: with a view to the future‹. Br Med Bull 2000; 56: 843–64.

Kemeny ME. An interdisciplinary research model to investigate psychosocial cofactors in disease: Application to HIV-1 pathogenesis. Brain Behav Immun 2003; 17 Suppl 1: S62–72.

Kemeny ME, Gruenewald TL, Poles M, Eliott J, Fuerst M, Anton P. Chronic, uncontrollable stress is associated with elevated mucosal but not plasma HIV RNA viral load in HIV positive men (Abstract). Brain Behav Immun 2000; 14: 105.

Khandaker GM, Stochl J, Zammit S, Lewis G, Jones PB. Childhood Epstein-Barr Virus infection and subsequent risk of psychotic experiences in adolescence: a population-based prospective serological study. Schizophr Res 2014; 158: 19–24.

Kidd P. Th1/Th2 balance: the hypothesis, its limitations, and implications for health and disease. Altern Med Rev 2003; 8: 223–46.

Kiecolt-Glaser JK. Psychoneuroimmunology psychology's gateway to the biomedical future. Perspect Psychol Sci 2009; 4: 367–9.

Kiecolt-Glaser JK, Marucha PT, Malarkey WB, Mercado AM, Glaser R. Slowing of wound healing by psychological stress. Lancet 1995; 346: 1194–6.

Kiecolt-Glaser JK, Glaser R, Gravenstein S, Malarkey WB, Sheridan J. Chronic stress alters the immune response to influenza virus vaccine in older adults. Proc Natl Acad Sci U S A 1996; 93: 3043–7.

Kiecolt-Glaser JK, McGuire L, Robles T, Glaser R. Emotions, morbidity, and mortality: New perspectives from psychoneuroimmunology. Ann Rev Psychol 2002; 53: 83–107.

Kiecolt-Glaser JK, Loving TJ, Stowell JR, Malarkey WB, Lemeshow S, Dickinson SL, Glaser R. Hostile marital interactions, proinflammatory cytokine production, and wound healing. Arch Gen Psychiatry 2005; 62: 1377–84.

Kiecolt-Glaser JK, Heffner KL, Glaser R, Malarkey WB, Porter K, Atkinson C, Laskowski B, Lemeshow S, Marshall GD. How stress and anxiety can alter immediate and late phase skin test responses in allergic rhinitis. Psychoneuroendocrinology 2009; 34: 670–80.

Kim SW, Kim SY, Kim JM, Park MH, Yoon JH, Shin MG, Na HS, Bae KY, Shin IS, Yoon JS. Relationship between a hopeful attitude and cellular immunity in patients with breast cancer. Gen Hosp Psychiatry 2011; 33: 371–6.

Kimata H. Kissing selectively decreases allergen-specific IgE production in atopic patients. J Psychosom Res 2006; 60: 545–7.

Kojima M. Alexithymia as a prognostic risk factor for health problems: a brief review of epidemiological studies. Biopsychosoc Med 2012; 6: 21.

Kuroki T, Ohta A, Sherriff-Tadano R, Matsuura E, Takashima T, Iwakiri R, Fujimoto K. Imbalance in the stress-adaptation system in patients with inflammatory bowel disease. Biol Res Nurs 2011; 13: 391–8.

Kurzrock R. Cytokine deregulation in cancer. Biomed Pharmacother 2001; 55: 543–7.

Kutok JL, Wang F. Spectrum of Epstein-Barr virus-associated diseases. Annu Rev Pathol 2006; 1: 375–404.

Lamkin DM, Lutgendorf SK, McGinn S, Dao M, Maiseri H, DeGeest K, Sood AK, Lubaroff DM. Positive psychosocial factors and NKT cells in ovarian cancer patients. Brain Behav Immun 2008; 22: 65–73.

Leipe J, Skapenko A, Schulze-Koops H. Th17 cells – a new proinflammatory T cell population and its role in rheumatologic autoimmune diseases. Z Rheumatol 2009; 68: 405–8.

Leserman J. Role of depression, stress, and trauma in HIV disease progression. Psychosom Med 2008; 70: 539–45.

Leung S, Liu X, Fang L, Chen X, Guo T, Zhang J. The cytokine milieu in the interplay of pathogenic Th1/Th17 cells and regulatory T cells in autoimmune disease. Cell Mol Immunol 2010; 7: 182–9.

Lindgren ME, Fagundes CP, Alfano CM, Povoski SP, Agnese DM, Arnold MW, Farrar WB, Yee LD, Carson WE, Schmidt CR, Kiecolt-Glaser JK. Beta-blockers may reduce intrusive thoughts in newly diagnosed cancer patients. Psychooncology 2013; 22: 1889–94.

Lutgendorf SK, Sood AK. Biobehavioral factors and cancer progression: physiological pathways and mechanisms. Psychosom Med 2011; 73: 724–30.

Lutgendorf SK, Johnsen EL, Cooper B, Anderson B, Sorosky JI, Buller RE, Sood AK. Vascular endothelial growth factor and social support in patients with ovarian carcinoma. Cancer 2002; 95: 808–15.

Lutgendorf SK, Lamkin DM, Jennings NB, Arevalo JM, Penedo F, DeGeest K, Langley RR, Lucci JA 3rd, Cole SW, Lubaroff DM, Sood AK. Biobehavioral influences on matrix metalloproteinase expression in ovarian carcinoma. Clin Cancer Res 2008; 14: 6839–46.

Lutgendorf SK, DeGeest K, Sung CY, Arevalo JM, Penedo F, Lucci J 3rd, Goodheart M, Lubaroff D, Farley DM, Sood AK, Cole SW. Depression, social support, and beta-adrenergic transcription control in human ovarian cancer. Brain Behav Immun 2009; 23: 176–83.

Lutgendorf SK, DeGeest K, Dahmoush L, Farley D, Penedo F, Bender D, Goodheart M, Buekers TE, Mendez L, Krueger G, Clevenger L, Lubaroff DM, Sood AK, Cole SW. Social isolation is associated with elevated tumor norepinephrine in ovarian carcinoma patients. Brain Behav Immun 2011; 25: 250–5.

Maes M, Smith R, Scharpe S. The monocyte-T-lymphocyte hypothesis of major depression. Psychoneuroendocrinology 1995; 20: 111–6.

Martin P, Leibovich SJ. Inflammatory cells during wound repair: the good, the bad and the ugly. Trends Cell Biol 2005; 15: 599–607.

Marucha PT, Kiecolt-Glaser JK, Favagehi M. Mucosal wound healing is impaired by examination stress. Psychosom Med 1998; 60: 362–5.

Mathews HL, Konley T, Kosik KL, Krukowski K, Eddy J, Albuquerque K, Janusek LW. Epigenetic patterns associated with the immune dysregulation that accompanies psychosocial distress. Brain Behav Immun 2011; 25: 830–9.

Maunder RG, Levenstein S. The role of stress in the development and clinical course of inflammatory bowel disease: epidemiological evidence. Curr Mol Med 2008; 8: 247–52.

Maynard TM, Sikich L, Lieberman JA, LaMantia AS. Neural development, cell-cell signaling, and the »two-hit« hypothesis of schizophrenia. Schizophr Bull 2001; 27: 457–76.

McGregor BA, Antoni MH. Psychological intervention and health outcomes among women treated for breast cancer: a review of stress pathways and biological mediators. Brain Behav Immun 2009; 23: 159–66.

McIntosh RC, Ironson G, Antoni M, Kumar M, Fletcher MA, Schneiderman N. Alexithymia is linked to neurocognitive, psychological, neuroendocrine, and immune dysfunction in persons living with HIV. Brain Behav Immun 2014; 36: 165–75.

Messina G, Lissoni P, Bartolacelli E, Fumagalli L, Brivio F, Colombo E, Gardani GS. Efficacy of IL-2 immunotherapy in metastatic renal cell carcinoma in relation to the psychic profile as evaluated using the Rorschach test. Anticancer Res 2007; 27: 2985–8.

Messina G, Lissoni P, Bartolacelli E, Magotti L, Clerici M, Marchiori P, Colombo E. Relationship between psychoncology and psychoneuroendocrinoimmunology (PNEI): enhanced T-regulatory lymphocyte activity in cancer patients with self-punishement, evaluated by Rorschach test. In Vivo 2010; 24: 75–8.

Milaneschi Y, Corsi AM, Penninx BW, Bandinelli S, Guralnik JM, Ferrucci L. Interleukin-1 receptor antagonist and incident depressive symptoms over 6 years in older persons: the InCHIANTI study. Biol Psychiatry 2009; 65: 973–8.

Miller GE, Cohen S, Pressman S, Barkin A, Rabin BS, Treanor JJ. Psychological stress and antibody response to influenza vaccination: when is the critical period for stress, and how does it get inside the body? Psychosom Med 2004; 66: 215–23.

Miller AH, Ancoli-Israel S, Bower JE, Capuron L, Irwin MR. Neuroendocrine-immune mechanisms of behavioral comorbidities in patients with cancer. J Clin Oncol 2008a; 26: 971–82.

Miller GE, Chen E, Sze J, Marin T, Arevalo JM, Doll R, Ma R, Cole SW. A functional genomic fingerprint of chronic stress in humans: blunted glucocorticoid and increased NF-kappaB signaling. Biol Psychiatry 2008b; 64: 266–72.

Mohr DC, Hart SL, Julian L, Cox D, Pelletier D. Association between stressful life events and exacerbation in multiple sclerosis: a meta-analysis. BMJ 2004; 328: 731–3.

Mok CC, Lau CS. Pathogenesis of systemic lupus erythematosus. J Clin Pathol 2003; 56: 481–90.

Morikawa O, Sakai N, Obara H, Saito N. Effects of interferon-alpha, interferon-gamma and cAMP on the transcriptional regulation of the serotonin transporter. Eur J Pharmacol 1998; 349: 317–24.

Mravec B, Gidron Y, Hulin I. Neurobiology of cancer: Interactions between nervous, endocrine and immune systems as a base for monitoring and modulating the tumorigenesis by the brain. Semin Cancer Biol 2008; 18: 150–63.

Müller N, Schwarz MJ. Immunologische Aspekte bei depressiven Störungen. Nervenarzt 2007; 78: 1261–73.

Murphy KM, Travers P, Walport M. Janeway's Immunobiology. Siebte Auflage. New York, London: Garland Science 2008.

Musselman DL, Miller AH, Porter MR, Manatunga A, Gao F, Penna S, Pearce BD, Landry J, Glover S, McDaniel JS, Nemeroff CB. Higher than normal plasma interleukin-6 concentrations in cancer patients with depression: preliminary findings. Am J Psychiatry 2001; 158: 1252–7.

Nausheen B, Carr NJ, Peveler RC, Moss-Morris R, Verrill C, Robbins E, Nugent KP, Baker AM, Judd M, Gidron Y. Relationship between loneliness and proangiogenic cytokines in newly diagnosed tumors of colon and rectum. Psychosom Med 2010; 72: 912–6.

Neurauter G, Schröcksnadel K, Scholl-Bürgi S, Sperner-Unterweger B, Schubert C, Ledochowski M, Fuchs D. Chronic immune stimulation correlates with reduced phenylalanine turnover. Curr Drug Metab 2008; 9: 622–7.

Nielsen M, Thomsen JL, Primdahl S, Dyreborg U, Andersen JA. Breast cancer and atypia among young and middle-aged women: a study of 110 medicolegal autopsies. Br J Cancer 1987; 56: 814–9.

O'Donovan A, Cohen BE, Seal KH, Bertenthal D, Margaretten M, Nishimi K, Neylan TC. Elevated risk for autoimmune disorders in iraq and afghanistan veterans with posttraumatic stress disorder. Biol Psychiatry 2015; 77: 365–74.

Oeckinghaus A, Ghosh S. The NF-kappaB family of transcription factors and its regulation. Cold Spring Harb Perspect Biol 2009; 1: a000034.

Papadakis KA, Targan SR. Role of cytokines in the pathogenesis of inflammatory bowel disease. Annu Rev Med 2000; 51: 289–98.

Park JE, Barbul A. Understanding the role of immune regulation in wound healing. Am J Surg 2004; 187: 11S-6S.

Pawlak CR, Jacobs R, Mikeska E, Ochsmann S, Lombardi MS, Kavelaars A, Heijnen CJ, Schmidt RE, Schedlowski M. Patients with systemic lupus erythematosus differ from healthy controls in their immunological response to acute psychological stress. Brain Behav Immun 1999; 13: 287–302.

Pawlowski T, Radkowski M, Małyszczak K, Inglot M, Zalewska M, Jablonska J, Laskus T. Depression and neuroticism in patients with chronic hepatitis C: correlation with peripheral blood mononuclear cells activation. J Clin Virol 2014; 60: 105–11.

Pennebaker JW, Susman JR. Disclosure of traumas and psychosomatic processes. Soc Sci Med 1988; 26: 327–32.

Peralta-Ramírez MI, Jiménez-Alonso J, Godoy-García JF, Pérez-García M; Group Lupus Virgen de las Nieves. The effects of daily stress and stressful life events on the clinical symptomatology of patients with lupus erythematosus. Psychosom Med 2004; 66: 788–94.

Pereira DB, Antoni MH, Danielson A, Simon T, Efantis-Potter J, Carver CS, Durán RE, Ironson G, Klimas N, O'Sullivan MJ. Life stress and cervical squamous intraepithelial lesions in women with human papillomavirus and human immunodeficiency virus. Psychosom Med 2003; 65: 427–34.

Powe DG, Voss MJ, Zänker KS, Habashy HO, Green AR, Ellis IO, Entschladen F. Beta-blocker drug therapy reduces secondary cancer formation in breast cancer and improves cancer specific survival. Oncotarget 2010; 1: 628–38.

Powell ND, Allen RG, Hufnagle AR, Sheridan JF, Bailey MT. Stressor-induced alterations of adaptive immunity to vaccination and viral pathogens. Immunol Allergy Clin North Am 2011; 31: 69–79.

Reiche EM, Nunes SO, Morimoto HK. Stress, depression, the immune system, and cancer. Lancet Oncol 2004; 5: 617–25.

Ribi A. Neurose – an der Grenze zwischen krank und gesund. Berlin, Heidelberg: Springer 2011; 413–8.

Rojas IG, Padgett DA, Sheridan JF, Marucha PT. Stress-induced susceptibility to bacterial infection during cutaneous wound healing. Brain Behav Immun 2002; 16: 74–84.

Rosenberger PH, Jokl P, Ickovics J. Psychosocial factors and surgical outcomes: an evidence-based literature review. J Am Acad Orthop Surg 2006; 14: 397–405.

Rosenkranz MA, Busse WW, Johnstone T, Swenson CA, Crisafi GM, Jackson MM, Bosch JA, Sheridan JF, Davidson RJ. Neural circuitry underlying the interaction between emotion and asthma symptom exacerbation. Proc Natl Acad Sci U S A 2005; 102: 13319–24.

Schaberg T, Bauer T, Dalhoff K, Ewig S, Köhler D, Lorenz J, Pletz MW, Rohde G, Rousseau S, Schaaf B, Suttorp N, Welte T; Germany Society of Pneumology. Management of a new influenza A/H1N1 virus pandemic within the hospital: statement of the German Society of Pneumology. Pneumologie 2009; 63: 417–25.

Schaller M, Duncan LA. The behavioral immune system: Its evolution and social psychological implications. In: Forgas JP, Haselton M, von Hippel W (Hrsg). Evolution and the Social Mind. New York: Psychology Press 2007; 293–307.

Schaller M, Miller GE, Gervais WM, Yager S, Chen E. Mere visual perception of other people's disease symptoms facilitates a more aggressive immune response. Psychol Sci 2010; 21: 649–52.

Schmid-Ott G, Jäger B, Meyer S, Stephan E, Kapp A, Werfel T. Different expression of cytokine and membrane molecules by circulating lymphocytes on acute mental stress in patients with atopic dermatitis in comparison with healthy controls. J Allergy Clin Immunol 2001; 108: 455–62.

Schön MP, Boehncke WH. Psoriasis. N Engl J Med 2005; 352: 1899–912.

Schubert C. Investigating the complex nature of the stressor-cortisol association is possible: A response to Michaud et al. 2008. Stress 2009; 12: 464–5.

Schubert C. Neuroimmunologie der Psychotherapie. In: Schiepek G (Hrsg). Neurobiologie der Psychotherapie. Zweite Auflage. Stuttgart: Schattauer 2010; 95–116.

Schubert C. Psychoneuroimmunologie und Infektionsanfälligkeit. ZKM 2013; 5: 17–23.

Schubert C, Schüßler G. Psychoneuroimmunologie: Ein Update. Z Psychosom Med Psychother 2009; 55: 3–26.

Schubert C, Neises M, Fritzsche K, Burbaum C, Geser W, Ocaña-Peinado FM, Fuchs D, Hass R, Schmid-Ott G. Preliminary evidence on the direction of effects between day-to-day changes in cellular immune activation, fatigue and mood in a patient with prior breast cancer: A time-series analysis approach. Pteridines 2007a; 18: 139–47.

Schubert C, Hong S, Natarajan L, Mills PJ, Dimsdale JE. The association between fatigue and inflammatory marker levels in cancer patients: a quantitative review. Brain Behav Immun 2007b; 21: 413–27.

Schubert C, Geser W, Noisternig B, Fuchs D, Welzenbach N, König P, Schüßler G, Ocaña-Peinado FM, Lampe A. Stress system dynamics during »life as it is lived«: an integrative single-case study on a healthy woman. PLoS ONE 2012; 7: e29415.

Schubert C, Exenberger S, Aas B, Lampe A, Schiepek G. Psychoneuroimmunologische Langzeitfolgen frühkindlicher Traumatisierung und Stresserfahrungen. In: Egle U, Joraschky P, Lampe A, Seiffge-Krenke I, Cierpka M (Hrsg). Missbrauch, Misshandlung, Vernachlässigung. Vierte Auflage. Stuttgart: Schattauer 2015.

Schulz K-H, Schulz H. Chronische Belastungen. In: Schedlowski M, Tewes U (Hrsg). Psychoneuroimmunologie. Heidelberg: Spektrum 1996; 477–500.

Schüßler G, Schubert C. Der Einfluss psychosozialer Faktoren auf das Immunsystem (Psychoneuroimmunologie) und ihre Bedeutung für die Entstehung und Progression von Krebserkrankungen. Z Psychosom Med Psychother 2001; 47: 6–41.

Segerstrom SC, Taylor SE, Kemeny ME, Reed GR, Visscher BR. Causal attributions predict rate of immune decline in HIV-seropositive gay men. Health Psychol 1996; 15: 485–93.

Sepah SC, Bower JE. Positive affect and inflammation during radiation treatment for breast and prostate cancer. Brain Behav Immun 2009; 23: 1068–72.

Smith RS. The macrophage theory of depression. Med Hypotheses 1991; 35: 298–306.

Sperling W, Biermann T. Influenza H1N1 and the world wide economic crisis – a model of coherence? Med Hypotheses 2009; 73: 664–6.

Spielberger CD. Manual for the State-Trait Anger Expression Inventory (STAXI). Odessa, FL: Psychological Assessment Resources 1988.

Steiner I, Kennedy PG. Molecular biology of herpes simplex virus type 1 latency in the nervous system. Mol Neurobiol 1993; 7: 137–59.

Takaki J. Associations of job stress indicators with oxidative biomarkers in Japanese men and women. Int J Environ Res Public Health 2013; 10: 6662–71.

Temoshok L. Personality, coping style, emotion and cancer: towards an integrative model. Cancer Surv 1987; 6: 545–67.

Temoshok LR, Waldstein SR, Wald RL, Garzino-Demo A, Synowski SJ, Sun L, Wiley JA. Type C coping, alexithymia, and heart rate reactivity are associated independently and differentially with specific immune mechanisms linked to HIV progression. Brain Behav Immun 2008; 22: 781–92.

Thornton LM, Andersen BL, Crespin TR, Carson WE. Individual trajectories in stress covary with immunity during recovery from cancer diagnosis and treatments. Brain Behav Immun 2007; 21: 185–94.

Tracey KJ. The inflammatory reflex. Nature 2002; 420: 853–9.

Trueba AF, Rosenfield D, Oberdörster E, Vogel PD, Ritz T. The effect of academic exam stress on mucosal and cellular airway immune markers among healthy and allergic individuals. Psychophysiology 2013; 50: 5–14.

Tsigos C, Chrousos GP. Hypothalamic-pituitary-adrenal axis, neuroendocrine factors and stress. J Psychosom Res 2002; 53: 865–71.

van Middendorp H, Geenen R, Sorbi MJ, van Doornen LJ, Bijlsma JW. Health and physiological effects of an emotional disclosure intervention adapted for application at home: a randomized clinical trial in rheumatoid arthritis. Psychother Psychosom 2009; 78: 145–51.

Volden PA, Conzen SD. The influence of glucocorticoid signaling on tumor progression. Brain Behav Immun 2013; 30 Suppl: S26–31.

Walburn J, Vedhara K, Hankins M, Rixon L, Weinman J. Psychological stress and wound healing in humans: a systematic review and meta-analysis. J Psychosom Res 2009; 67: 253–71.

Watt PC, Patterson CC, Kennedy TL. Late mortality after vagotomy and drainage for duodenal ulcer. Br Med J (Clin Res Ed) 1984; 288: 1335–8.

Whiteside TL, Herberman RB. The role of natural killer cells in immune surveillance of cancer. Curr Opin Immunol 1995; 7: 704–10.

Widner B, Laich A, Sperner-Unterweger B, Ledochowski M, Fuchs D. Neopterin production, tryptophan degradation, and mental depression – what is the link? Brain Behav Immun 2002; 16: 590–5.

Witek-Janusek L, Gabram S, Mathews HL. Psychologic stress, reduced NK cell activity, and cytokine dysregulation in women experiencing diagnostic breast biopsy. Psychoneuroendocrinology 2007; 32: 22–35.

Witek-Janusek L, Albuquerque K, Chroniak KR, Chroniak C, Durazo-Arvizu R, Mathews HL. Effect of mindfulness based stress reduction on immune function, quality of life and coping in women newly diagnosed with early stage breast cancer. Brain Behav Immun 2008; 22: 969–81.

Witek Janusek L, Tell D, Albuquerque K, Mathews HL. Childhood adversity increases vulnerability for behavioral symptoms and immune dysregulation in women with breast cancer. Brain Behav Immun 2013; 30 Suppl: S149–62.

Wouters EF, Reynaert NL, Dentener MA, Vernooy JH. Systemic and local inflammation in asthma and chronic obstructive pulmonary disease: is there a connection? Proc Am Thorac Soc 2009; 6: 638–47.

Yang EV, Glaser R. Stress-induced immunomodulation: impact on immune defenses against infectious disease. Biomed Pharmacother 2000; 54: 245–50.

Yi S, Nanri A, Matsushita Y, Kasai H, Kawai K, Mizoue T. Depressive symptoms and oxidative DNA damage in Japanese municipal employees. Psychiatry Res 2012; 200: 318–22.

Yirmiya R, Weidenfeld J, Pollak Y, Morag M, Morag A, Avitsur R, Barak O, Reichenberg A, Cohen E, Shavit Y, Ovadia H. Cytokines, ›depression due to a general medical condition‹ and antidepressants drugs. In: Dantzer R, Wollman EE, Yirmiya R (Hrsg). Cytokines, Stress, and Depression. New York: Kluwer Academic/Plenum 1999; 283–316.

Yoshino S, Fujimori J, Kohda M. Effects of mirthful laughter on neuroendocrine and immune systems in patients with rheumatoid arthritis. J Rheumatol 1996; 23: 793–4.

Zappalà G, McDonald PG, Cole SW. Tumor dormancy and the neuroendocrine system: an undisclosed connection? Cancer Metastasis Rev 2013; 32: 189–200.

Zorrilla EP, Luborsky L, McKay JR, Rosenthal R, Houldin A, Tax A, McCorkle R, Seligman DA, Schmidt K. The relationship of depression and stressors to immunological assays: a meta-analytic review. Brain Behav Immun 2001; 15: 199–226.

5 Einfluss von frühen psychischen Belastungen auf die Entwicklung von Entzündungserkrankungen im Erwachsenenalter

Christian Schubert, Silvia Exenberger

5.1 Einleitung

Psychologen und Psychotherapeuten haben es schwer, wenn sie körperlich Erkrankten helfen möchten, ihre Krankheitsaktivität positiv zu beeinflussen. Nicht nur fehlt ihnen oft das Wissen über die pathophysiologischen Mechanismen der jeweiligen Erkrankungen, sondern sie sehen sich häufig auch mit der gängigen (biomedizinischen) Meinung konfrontiert, dass schwere körperliche Erkrankungen nicht mit Psyche und sozialem Hintergrund in kausaler Verbindung stehen können. All dies sind Zeichen eines allgegenwärtigen Dualismus in der Medizin. Dass körperliche Erkrankungen im Erwachsenenalter von frühen psychischen Traumatisierungen herrühren können und bei einer erweiterten ganzheitlichen (bio-psycho-sozialen) Sicht des Menschen hätten vermieden oder zumindest vermindert werden können (somit metatheoretisch gesehen sogar Folge eines falschen Menschenbildes in der Medizin sein können), das wissen nur wenige. Prävention von körperlicher Krankheit im Erwachsenenalter kann durch Zuwendung (»*tender loving care*«), Beratung und Psychotherapie bereits während der Schwangerschaft und im frühen Kindesalter geschehen. Eine These, für die es längst genug empirische Untermauerung gibt, was jedoch nicht ausreichend kommuniziert wird. Auch das sind Folgen einer verkehrten Medizin.

5.2 HPA-Achse und immunologische Stressreaktion

Die Hypothalamus-Hypophysen-Nebennierenrinden-Achse (HPA-Achse) ist neben dem sympathischen adrenomedullären (SAM-) System der wesentliche biologische Vermittler zwischen der Umgebung und dem menschlichen Organismus und dient der Aufrechterhaltung eines inneren Äquilibriums. Um diese Aufgabe erfüllen zu können, ist die HPA-Achse mit verschiedenen Subsystemen des Körpers verbunden, wie z. B. den Geschlechts- und Wachstumsorganen, der Schilddrüse und dem Immunsystem. Zusammengenommen lassen sich all diese Subsysteme unter dem gemeinsamen Begriff des Stresssystems fassen, da sie alle bei Stress, also bei Anpassung des menschlichen Organismus an innere und äußere Veränderungen, in ihrer Aktivität verändert werden (Tsigos u. Chrousos 2002) (s. auch Kapitel 4).

Was das Immunsystem betrifft, so kommt es bei Aktivierung des Stresssystems zu einem kurzzeitigen Anstieg der TH1-Entzündungsaktivität (durch den Sympathikus vermittelte Anstiege pro-inflammatorischer Zytokine wie Interleukin[IL]-1, IL-2, IL-12, Interferon-gamma [IFN-γ] und Tumor-Nekrose-Faktor-alpha [TNF-α]), die aber, um entzündungsbedingte Schädigungen des Organismus zu vermeiden, durch Aktivierung der HPA-Achse und anschließende Freisetzung von Cortisol wieder herunterreguliert wird. Die HPA-Achse fungiert bei Stress also als physiologisches Schutzsystem vor entzündlicher TH1-Aktivität. Entzündungshemmung geschieht jedoch nicht nur direkt durch Cortisol, sondern cortisolbedingt steigt auch indirekt die TH2-Immunaktivität (u.a. IL-4, IL-5, IL-6, IL-10) an, die ihrerseits ebenfalls TH1-regulierende, also entzündungshemmende Wirkung besitzt (stressbedingter TH1/TH2-*Shift*) (Elenkov u. Chrousos 2002).

Dauert die Aktivierung des Stresssystems längerfristig an, etwa bei chronischem psychosozialem Stress, wird von der HPA-Achse vermehrt Cortisol ausgeschüttet **(Hypercortisolismus)** und auch die Erniedrigung der zellulären TH1-Immunaktivität und die Erhöhung der humoralen TH2-Immunaktivität sind verstärkt (verstärkter TH1/TH2-*Shift*). Dies ebnet den Weg für Krankheiten, bei denen eine TH1-Erniedrigung (z.B. Viruskrankheiten, Wundheilungsverzögerungen, Krebs) und eine TH2-Erhöhung (z.B. atopische Erkrankungen, systemischer Lupus erythematodes) pathogenetisch bedeutsam sind (Elenkov u. Chrousos 2002).

Bei besonders intensiver und langanhaltender Aktivierung des Stresssystems, etwa im Rahmen von Traumatisierungen, nehmen der Funktionszustand der HPA-Achse **(Hypocortisolismus)** und die Glucocorticoidsensitivität des Entzündungssystems ab (Glucocorticoidresistenz). Daraufhin kann der stressbedingte Entzündungsanstieg im Organismus nicht mehr rückreguliert werden und bleibt erhöht (Besedovsky u. del Rey 2007). Dies stellt ein pathogenetisches Kennzeichen der sogenannten »stressassoziierten Krankheiten« dar, also der Posttraumatischen Belastungsstörung (*posttraumatic stress disorder* [PTSD]) und der Autoimmunerkrankungen (z.B. Fibromyalgie, systemischer Lupus erythematodes, rheumatoide Arthritis), aber auch von anderen Entzündungskrankheiten wie Krebs und Herz-Kreislauf-Erkrankungen (Coussens u. Werb 2002; Black 2003).

Über die langfristige Dynamik des Umschwungs von prinzipiell normal funktionierender zu unterfunktionierender HPA-Achse und damit auch über den Zeitpunkt, wann es zu diesem »Crash« im Stresssystem (van Houdenhove et al. 2009) kommt, kann derzeit nur spekuliert werden. Einiges deutet jedoch darauf hin, dass die Weichen für eine langfristige Erschöpfung des Stresssystems und die damit verbundene Entwicklung von Entzündungskrankheiten im Erwachsenenalter bereits sehr früh, möglicherweise schon im fetalen Leben, gestellt werden (Karrow 2006).

5.3 *Adverse-Childhood-Experiences*(ACE)-Studie

Die *Adverse-Childhood-Experiences*(ACE)-Studie ist ein groß angelegtes epidemiologisches Projekt der *Southern California Permanente Medical Group* in San Diego, die den Einfluss einer Reihe von negativen Einflüssen in der Kindheit (z.B. Kindesmissbrauch, gestörtes Elternhaus) auf gesundheitsschädliche Verhaltensweisen und Erkrankungen in der Adoleszenz und im Erwachsenenalter untersucht (Felitti et al. 1998). In 2 Umfragen wurden insgesamt 26824 Personen jeweils 2 Wochen nach einer ausführlichen körperlichen Untersuchung gebeten, postalisch zugesandte Fragen zu Kindheitserfahrungen und gesundheitsschädlichem Verhalten der ersten 18 Lebensjahre[1] zu beantworten (Rücklauf-

1 Gefragt wurde nach emotionaler, körperlicher und/oder sexueller Misshandlung sowie nach anderen widrigen Umständen im Elternhaus (Drogenkonsum, psychische Erkrankung, Gewalt gegenüber der weiblichen Bezugsperson, kriminelles Verhalten, Trennung).

quoten 70% bzw. 67,5%). Mehrere Veröffentlichungen aus diesem Projekt belegten daraufhin eindrücklich, wie ungünstig sich **traumatische Kindheitserfahrungen** auf die Gesundheit im Erwachsenenalter auswirken. Erkrankungen, die sich in linearer Abhängigkeit vom Ausmaß früher Traumatisierungen zeigten, waren z. B. (Felitti et al. 1998):

- koronare Herzkrankheit
- Krebs
- chronische Lungenerkrankungen
- Frakturen
- Lebererkrankungen

Geburts-Kohortenstudien zeigten darüber hinaus, dass die Wirkung von belastenden Kindheitserfahrungen auf späteres Vorkommen von Depressivität, Suizidversuchen, häufigem Partnerwechsel, sexuell übertragbaren Erkrankungen, Rauchen und Alkoholkonsum weitgehend unabhängig von den soziokulturellen Veränderungen des letzten Jahrhunderts war. Beispielsweise zeigte das **Rauchverhalten** der US-amerikanischen Bevölkerung einen Gipfel um 1960 und fiel danach aufgrund des veränderten sozialen Ansehens des Rauchens, der Einführung der Tabaksteuer und Warnungen hinsichtlich der gesundheitsschädlichen Wirkung des Rauchens ab. Früh geschädigte Personen rauchten jedoch ungeachtet dieser Entwicklungen unvermindert weiter (Dube et al. 2003).

Die ACE-Studie machte auch deutlich, dass frühkindliche Traumatisierung und damit zusammenhängend psychische Belastungsfaktoren (Depression, Wut/Feindseligkeit) die Entstehung späterer koronarer Herzkrankheit (KHK) besser erklären konnten als traditionelle KHK-Risikofaktoren wie Rauchen, Fettleibigkeit und körperliche Inaktivität (Dong et al. 2004).

Ausgehend von einer Kausalkette, in der frühkindliche Traumatisierung über psychische Erkrankung und gesundheitsschädliche Verhaltensweisen zu Entzündungserkrankung und Tod führt (Abb. 5-1), lässt das Ergebnis der Studie von Dong und Kollegen (2004) besser verstehen, warum bisherige verhaltensorientierte Versuche zur Vermeidung einer KHK, die eher am Ende dieser Kausalkette ansetzten (z. B. Raucherentwöhnung), erfolglos blieben und warum Präventionsmaßnahmen v. a. die am Anfang der Kausalkette liegenden Ursachen betreffen sollten (z. B. Erkennen und Verändern widriger Kindheitsumstände).

Nach einer Reihe von Studien und Projekten sowie Metaanalysen der bisherigen Ergebnisse (z. B. Wegman u. Stetler 2009) gehen Miller und Kollegen (2011) von einem kausalen Einfluss frühkindlicher Traumatisierung auf das spätere Auftreten schwerer körperlicher Erkrankungen aus.

5.4 Entwicklung und Entwicklungsstörung der HPA-Achse

Für diese psychosomatischen Effekte werden von den Autoren der ACE-Studie **frühe belastungsbedingte Entwicklungsstörungen** des Gehirns verantwortlich gemacht, die sich langfristig verstärkend auf die Auftretenswahrscheinlichkeit schwerer seelischer und körperlicher Erkrankungen auswirken. Insbesondere dürften hierbei Systeme wie die SAM-Achse und die HPA-Achse betroffen sein, die in Zusammenhang mit der lebenslangen Anpassungsfähigkeit an Stressoren stehen (Anda et al. 2006). Studien zeigten, dass Depression und Stress der Mutter während der Schwangerschaft mit erhöhter fetaler Herzrate (Monk et al. 2004) und geringerer

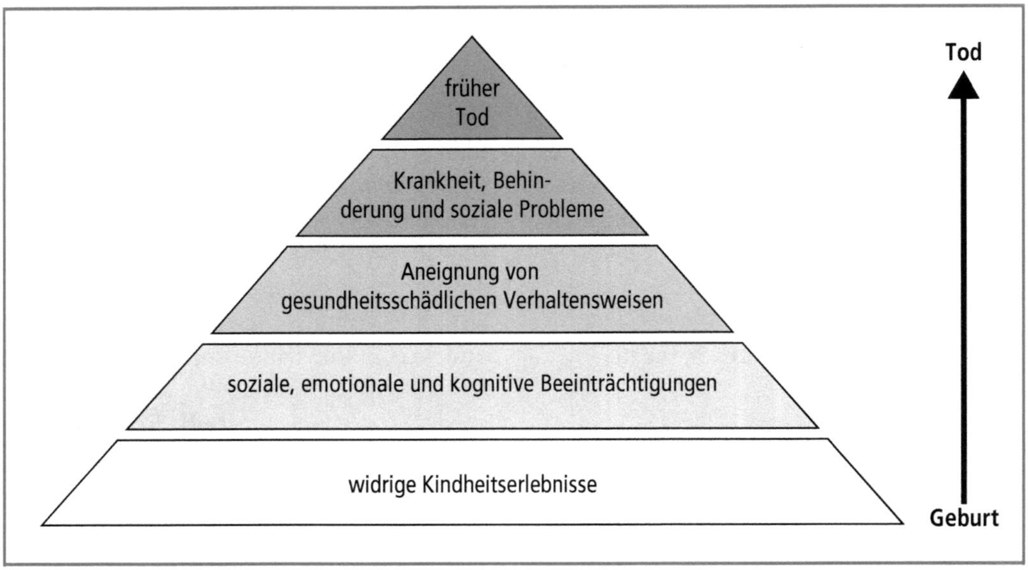

Abb. 5-1 Die *Adverse-Childhood-Experiences* (ACE)-Studie zeigt, dass sich potenzielle Einflüsse von frühen psychischen Belastungen auf das Morbiditäts- und Mortalitätsrisiko über die gesamte Lebensspanne erstrecken. Dabei wurde auch deutlich, dass in der Kausalkette weiter zurückliegende Einflussfaktoren (z. B. widrige Kindheit, Depression) höhere Vorhersagekraft für späteres Auftreten von Entzündungskrankheiten haben als in der Kausalkette später wirksame, traditionelle Risikofaktoren (z. B. gesundheitsschädliches Verhalten) (nach Felitti et al. 1998).

Herzratenvariabilität (HRV) des Neugeborenen verbunden ist (Jacob et al. 2009). Weiter zeigte sich Depression der Mutter vor der Geburt mit geringerer Vagusaktivität des Neugeborenen assoziiert (Field et al. 2004) sowie Depression zu irgendeinem Zeitpunkt im Leben der Mutter mit vermindertem vagalen Tonus sowie erhöhter Herzrate (beides Zeichen einer erniedrigten Parasympathikus-Aktivität) bei 14 Monate alten Kindern (Dierckx et al. 2009). Im Alter von 5–6 Jahren konnte hingegen kein Sympathikus-Effekt bei Kindern von pränatal gestressten Müttern nachgewiesen werden (van Dijk et al. 2012).

Während über die belastungsbedingten Entwicklungsstörungen des SAM-Systems noch vergleichsweise wenig bekannt ist (Matthews u. Gallo 2011), ist die HPA-Achse in diesem Zusammenhang weit besser erforscht. Die HPA-Achse ist bei der Geburt noch nicht ausgereift und die mit ihr verbundenen zentralen Schaltkreise im Gehirn sind gerade dabei, sich durch die ersten Lebenserfahrungen auszubilden (Gunnar u. Vasquez 2006). Diese Phase der Entwicklung der HPA-Achse ist daher besonders anfällig gegenüber akuten und chronischen Belastungen, die das heranreifende Individuum psychisch überfordern (Tarullo u. Gunnar 2006).

■ **Gesunde Kinder:** Gesunde Neugeborene reagieren auf aversive Reize (z. B. ärztliche Untersuchung) noch mit deutlichen Anstiegen der ACTH- und Cortisolspiegel, jedoch nimmt diese gesteigerte Reagibilität der HPA-Achse innerhalb des ersten Lebensjahres ab und es folgt eine die Kindheit überdauernde Phase der erschwerten Stimulierbarkeit des Stresssystems (*stress hyporesponsive period* [SHRP]). Während der SHRP puffert die einfühlsame fürsorgliche Haltung der Eltern die Stresswirkung auf die HPA-Achse ab, schwach belastende Situationen (z. B. einem Clown begegnen) führen daher bei sicher gebundenen Kindern zu keinen Cortisolerhöhungen (Nachmias et al. 1996).

■ **Misshandelte Kinder:** Bei misshandelten Kindern ist der Bindungsstil demgegenüber oft unsicher-vermeidend. Geraten diese Kinder während der SHRP in Stresssituationen, können sie den Schutz der primären Bezugspersonen nicht nutzen, was sie Stressoren gegenüber besonders vulnerabel macht. Misshandelte Kinder reagieren folglich während der Kindheit vermehrt mit stressbedingten Cortisolerhöhungen, d. h., die HPA-Achse wird in dieser Entwicklungsphase über Gebühr aktiviert (Spangler u. Grossmann 1993). Parallel zu dieser Fehlentwicklung der HPA-Achse mit Hyperresponsibilität dürfte es bereits in frühen Jahren zu einer entsprechenden Suppression der zellulären Immunität und einem Anstieg der humoralen Immunität kommen (TH1/TH2-*Shift*). Shirtcliff et al. (2009) fanden, dass Adoleszente, die von früh an körperlicher Gewalt ausgesetzt waren, und solche, die in den ersten Lebensjahren im Waisenhaus aufwuchsen, im Speichel signifikant höhere Werte an HSV-1-sIgA, einem Marker für die HSV-1-Aktivität, aufwiesen als eine Kontrollgruppe von Adoleszenten, die aus günstigem familiären Milieu stammte. Interessanterweise zeigten sich die Störungen der TH1-Immunaktivität auch dann noch, wenn, wie bei den postinstitutionalisierten Adoleszenten, die im Schnitt nach 2,8 Jahren Waisenhausaufenthalt in die Obhut ihrer Pflegefamilien kamen, die traumatisierende Situation schon länger zurücklag. Ergebnisse zu den klinischen Folgen einer stressbedingten TH2-Dominanz im sich entwickelnden kindlichen T-Helfer-System werden im nächsten Abschnitt dargestellt.

Bei Gesunden dürfte die SHRP mit Eintritt in die Pubertät typischerweise enden, soziale Faktoren ihre regulatorische Funktion auf die basale HPA-Achsen-Aktivität immer mehr verlieren und im Gegenzug das Stresssystem immer stärker von zirkadianen Rhythmusgebern beeinflusst werden (zunehmender Anstieg der morgendlichen Cortisolwerte).

Bei misshandelten Kindern, so wird vermutet, dürfte dieser Übergang von der Kindheit in die Adoleszenz umgekehrt sein: Ein bisher eher hyperresponsives Stresssystem (Hypercortisolismus) wird im Erwachsenenalter zu einem hyporesponsiven Stresssystem (Hypocortisolismus) mit gestörtem zirkadianen Rhythmus.

Längsschnittstudien konnten in der Tat zeigen, dass sexuell missbrauchte Mädchen im Alter von 11 Jahren über erhöhte (De Bellis u. Putnam 1994), mit 18 Jahren hingegen über erniedrigte morgendliche Cortisolwerte verfügten (Putnam 2003 in Tarullo u. Gunnar 2006). Diese gestörte Entwicklung der HPA-Achsen-Aktivität mit Hypocortisolismus ist mit entsprechenden Anstiegen in den pro-inflammatorischen TH1-Parametern verbunden. Danese et al. (2007) konnten z. B. zeigen, dass Misshandlung in den ersten 10 Kindheitsjahren (z. B. Zurückweisung durch die Mutter, überstrenger Erziehungsstil, Trennung von den primären Bezugspersonen, körperlicher und sexueller Missbrauch) 20 Jahre später mit erhöhten Entzündungswerten assoziiert war: Je klarer die Hinweise auf tatsächlich erfolgte **Kindes-**

misshandlung in dieser Studie waren, desto höher erwiesen sich die Konzentrationen an C-reaktivem Protein (CRP) und Fibrinogen sowie die Zahl der Leukozyten im Erwachsenenalter. Weiter fanden die Autoren, dass Kinder, die beide Kriterien – Misshandlung und Depression – erfüllten, bereits im Alter von 12 Jahren erhöhte Levels an CRP im Vergleich zu Kontrollprobanden aufwiesen. Dagegen unterschieden sich misshandelte Kinder, die nicht depressiv waren, sowie depressive Kinder, die nicht misshandelt wurden, nicht von den Kontrollprobanden im Hinblick auf die bei ihnen gemessenen Entzündungswerte (Danese et al. 2011).

Die gezeigten langfristigen endokrinologischen und immunologischen Veränderungen in Reaktion auf frühen Stress dürften auf epigenetischen Veränderungen, d.h. lang andauernden Veränderungen der Genexpression als Resultat von Umwelteinflüssen, beruhen (Wright 2012). Es konnte gezeigt werden, dass früher Stress in Form von Kindesmissbrauch mit erhöhter DNA-Methylierung des hippocampalen Glucocorticoidrezeptor(GR)-Gens (NR3C1 Exon 1_F) und damit verbunden verminderter GR-mRNA assoziiert war (McGowan et al. 2009). Weiter wiesen Oberlander et al. (2008) nach, dass eine Depression der Mutter im 3. Trimester der Schwangerschaft mit einer erhöhten Methylierung des NR3C1-Promoter-Gens in Nabelschnurblut-Monozyten des neugeborenen Kindes einherging. 3 Monate später zeigte sich, dass diese **epigenetischen Veränderungen** des Stresssystems auch funktionelle Folgen hatten, da höhere NR3C1-Methylierungen mit verstärkten stressbedingten Cortisolanstiegen im Speichel der Kinder einhergingen.

5.5 Gestörte Entwicklung des Immunsystems und Krankheitsfolgen

5.5.1 Allergisches Asthma bronchiale

Der Begriff »Allergie« wird heute häufig synonym für »Immunglobulin-E(IgE)-vermittelte allergische Erkrankungen« verwendet. »Atopie« wiederum bezeichnet die vererbte Prädisposition, IgE-Antikörper gegen ubiquitär vorkommende Antigene (u.a. Pollen, Hausstaub, Katzenhaare) zu bilden und daraufhin klinische Manifestationen (u.a. allergisches Asthma bronchiale, atopisches Ekzem) zu entwickeln. Damit es zum Ausbruch einer allergischen Erkrankung kommt, benötigt es beides: das Vorliegen eines Gewebsdefekts und die Konfrontation mit einem Allergen (Kay 2000).

Eines der wesentlichen immunpathologischen Kennzeichen von allergischen Erkrankungen ist die allergeninduzierte Vernetzung von IgE-Antikörpern auf Mastzellen und Basophilen und die daraufhin folgende Freisetzung von TH2-Zytokinen wie IL-4, IL-5 und IL-13. Diese Zytokine fördern die Eosinophilenbildung und -invasion an den Ort der Entzündung sowie die Freisetzung von toxischen Proteinen (z.B. *eosinophil cationic protein* [ECP]) und damit die Zellzerstörung (Buske-Kirschbaum 2009).

Beim allergischen Asthma treten typischerweise bereits wenige Minuten nach Kontakt mit dem Allergen asthmatische Beschwerden auf, vermittelt vor allem durch gefäßaktive Substanzen (z.B. Histamin). Es kommt zu verstärkter Kontraktion glatter Muskelzellen und Schleimbildung in den Atemwegen sowie zur Atemnot. Nach 2–12h tritt in der Hälfte der Fälle ein zweiter Schub von Beschwerden auf: die Spätreaktion, die durch Eosinophile und TH2-Zellen vermittelt wird und die die entzündliche Chronifizierung des allergischen Asthmas lancieren dürfte (Busse u. Lemanske 2001; Holt u. Sly 2007).

Zunehmend wird auch klar, dass die asthmatische Erkrankung über die bidirektionalen Verbindungen zwischen Immun- und Nervensystem grundlegend beeinflusst wird.

Kommt es zu einer peripheren entzündlichen Reaktion, z. B. bei einer allergeninduzierten Reizung der Atemwege, werden in weiterer Folge nicht nur Immunzellen aktiviert, sondern auch periphere sensorische Nervenfasern, die ihre Information an das ZNS weiterleiten (Undem u. Weinreich 2003). Über efferente parasympathische Nervenfasern werden daraufhin nicht nur pro-inflammatorische Immunaktivitäten zurückreguliert (inflammatorischer Reflex) (Tracey 2002), sondern auch die Atemwege verengt. Außerdem tragen die Entzündungsprozesse direkt zur gesteigerten Atemwegsverengung bei, indem muskarinische m2-Rezeptoren geschädigt werden, die normalerweise die cholinerge Signalübertragung an den postganglionären Nervenendigungen hemmen und damit die Bronchienkonstriktion eindämmen (Fryer u. Jacobi 1998).

Allergisches Asthma und atopische Dermatitis zählen mit einer im letzten Jahrzehnt dramatisch angestiegenen Prävalenz von 5–21 % zu den **häufigsten chronischen Erkrankungen** des Kindesalters und haben in den westlichen Industrienationen bereits entsprechend ausgeprägte negative sozioökonomische Folgen (UCB Institute of Allergy 1997; World Health Organization 2003). In Deutschland beliefen sich im Jahr 2004 die jährlichen Aufwendungen pro Kind mit Asthma auf etwa 677 Euro (Weinmann et al. 2003; van den Akker-van Marle et al. 2005). Insgesamt wurden im selben Jahr in Österreich 23 Millionen Euro, in Deutschland 395 Millionen Euro und in der gesamten EU 3 011 Millionen Euro für allergisches Asthma bei Kindern und Jugendlichen unter 15 Jahren aufgewendet (van den Akker-van Marle et al. 2005). Interessanterweise kam es im entsprechenden Zeitraum ebenfalls zu einem deutlichen Anstieg von Stress. Der American Psychological Association (2007) zufolge geben 48 % der US-Amerikaner an, in den letzten 5 Jahren vermehrtem Stress ausgesetzt gewesen zu sein.

Buske-Kirschbaum (2009) geht daher in einer Übersichtsarbeit der Frage nach, ob steigender Stress mitverantwortlich für die kürzlich ausgerufene »Epidemie der Atopie« (Eder et al. 2006) sein könnte, die insbesondere Kinder betrifft (UCB Institute of Allergy 1997).

Einiges deutet darauf hin. So belegten auch in Bezug auf Asthma verschiedene Studienergebnisse eindeutig das Zusammenspiel von widrigen Kindheitserlebnissen und dem erhöhten Risiko eines erstmaligen Asthmaausbruchs im Erwachsenenalter (Korkeila et al. 2012). Bei näherer Analyse der Daten konnte zusätzlich gezeigt werden, dass sich nicht nur die Dimension der frühkindlichen Belastung (z. B. sexueller Missbrauch, physischer Missbrauch) (Bhan et al. 2014; Coogan et al. 2013; Korkeila et al. 2012) auf das Vorkommen der Asthmaerkrankung auswirkte, sondern auch die steigende Anzahl belastender Kindheitserlebnisse (Bhan et al. 2014; Scott et al. 2008). Scott et al. (2011) untersuchten den frühen Beginn einer psychischen Störung als zu widrigen Kindheitserfahrungen zusätzlichen Auslöser für physische Erkrankung im Erwachsenenalter. Die Autoren stellten fest, dass 3 oder mehr widrige Erfahrungen in der Kindheit und der frühe Beginn einer psychischen Störung unabhängige Prädiktoren für zahlreiche chronische körperliche Erkrankungen (Herzerkrankung, Asthma, Diabetes, Osteoarthritis, Rückenschmerzen, chronische oder schwere Kopfschmerzen) waren. Einige Studien untersuchten nicht nur den Einfluss von Missbrauchserfahrungen in der Kindheit auf Erkrankungen im Erwachsenenalter, sondern auch Missbrauchserlebnisse als Erwachsene (Romans et al. 2002; Subramanian et al. 2007). Dabei stellten Subramanian et al. (2007) bei einer indischen Partizipantinnengruppe fest, dass, im Vergleich zu einer Gruppe von Frauen, die nicht **Opfer häuslicher Gewalt** waren, kürzlich erlebte häusliche Gewalt ein höheres Asthmaerkrankungsrisiko in sich barg. Ähnliche Ergebnisse konnten für Frauen gefunden werden, die seit dem 15. Lebensjahr häusliche Gewalt erfuhren, jedoch nicht im der Studie vorangegangenen Jahr (Subramanian et al. 2007).

Die Weichen dafür, dass Stress im Erwachsenenalter allergische Schübe auslösen kann (Buske-Kirschbaum et al. 2001; Chetta et al. 2005; Wright et al. 2005), werden bereits beim Kind gestellt. Im **frühen Kindesalter** oder vielleicht sogar schon **intrauterin** finden die allergischen Sensibilisierungen statt (Holt 2008). Stress, vermittelt über das SAM-System und die HPA-Achse, dürfte hierbei den Weg bahnen (Buske-Kirschbaum 2009). Dabei scheint die frühkindliche Verschiebung der TH1/TH2-Dichotomie in Richtung einer überwiegenden TH2-Immunität und damit einer pro-allergischen Reaktionslage eine besondere Rolle zu spielen. Weitere mögliche Mechanismen, mittels derer Stress zu einer Verschlechterung atopischer Erkrankungen führen kann, sind z. B. (Chida et al. 2008):

- oxidativer Stress
- Glucocorticoidresistenz
- Nerven-Mastzell-Interaktion
- intestinale Dysbiosis

Das TH1/TH2-System durchläuft eine typische Entwicklung, die bereits intrauterin ihren Ausgang nimmt und eng mit der Entwicklung der HPA-Achsen-Aktivität assoziiert zu sein scheint. Normalerweise kommen Kinder mit einer im Vergleich zur TH1-Immunität verstärkt ausgeprägten **TH2-Immunität** zur Welt (Busse u. Lemanske 2001). Dies ist auf folgende Faktoren zurückzuführen:

- Das TH1-Immunsystem ist noch nicht ausreichend ausgereift. Dendritische Zellen (DZ) können TH1-Zellen noch nicht ausreichend induzieren, was mit einer erhöhten Immuntoleranz gegenüber Allergenen und Autoantigenen verbunden ist. Auch bestehen quantitative und funktionelle Defizite im TH1-System selbst (Lisciandro u. van den Biggelaar 2010).
- Fast alle Kinder werden *in utero* auf die üblicherweise existierenden Umweltallergene immunologisch vorbereitet. Dafür ist, wie bereits dargestellt wurde, die TH2-Immunaktivität zuständig (Kay 2000).
- Erhöhte Cortisolkonzentrationen schützen im fetalen Blutkreislauf den Fetus vor entzündlicher TH1-Aktivität (TH1/TH2-*Shift in utero*). Akuter mütterlicher Stress kann, wie im Tierversuch und am Menschen gezeigt wurde, über eine TH1-Immunverschiebung (u. a. IL-2, IFN-γ, TNF-α) mit einem Schwangerschaftsabbruch verbunden sein (Arck et al. 2001). Dabei dürfte es zu einem TH1-getriggerten Koagulationsanstieg mit nachfolgender Gefäßbettentzündung kommen, der die Sauerstoffzufuhr von der Mutter zum Kind unterbricht und damit zu einer Art ischämischer Autoamputation führt (Clark et al. 1999). TH1-herunterregulierendes Cortisol zum Schutz des Fetus stammt vor allem von der Mutter, deren HPA-Achse während der Schwangerschaft

eine erhöhte Aktivität aufweist. Mütterlicher und fetaler Stress ist auch mit einem Anstieg von plazentastämmigen CRH verbunden, welches fetales Cortisol erhöht und auch weitere Elemente des fetalen Stresssystems (z. B. Catecholamine, Neurotrophine) aktiviert, die die autonomen und neuroimmunen Verbindungen in ihrer Entwicklung beeinflussen (Arck et al. 2006). Dies alles lässt verstehen, warum eine erfolgreiche Schwangerschaft mit einem TH2-Immunphänotyp sowie mit einer progesterongetriggerten Erhöhung von Faktoren (u. a. TGF-β2, IL-4, IL-10) verbunden ist, die die TH1-Immunität senken (Arck et al. 2001).

Bis zum 5. Lebensjahr verschiebt sich beim Kind das Verhältnis zwischen TH1- und TH2-Immunaktivität wieder in Richtung TH1-Immunität (Yabuhara et al. 1997), wobei unter anderem das Durchmachen von Infektionskrankheiten förderlich ist. Ist das Kind jedoch in den ersten Lebensjahren einer zu geringen antigenen Stimulation ausgesetzt (z. B. Stadtkinder, Einzelkinder), dann ist diese Verschiebung von TH2 nach TH1 vermindert und die Gefahr einer atopischen Erkrankung steigt im Falle einer genetischen Prädisposition an (»Hygiene-Hypothese«, Strachan 1989). Darüber hinaus reagieren nach der Geburt gesunde Kinder auf die Konfrontation mit Allergenen mit einer TH1-Immunantwort, während atopische Kinder weiterhin mit TH2 antworten (Kay 2000).

Beim sich entwickelnden kindlichen T-Helfer-System erwiesen sich in der Entstehung eines allergischen Immun-Phänotyps als bedeutsam:

- Mangel an mikrobieller Konfrontation (Pfefferle et al. 2010)
- übermäßige Schadstoff- (u. a. Tabakkonsum, Abgase) und Allergenexposition während der Schwangerschaft (Gilliland et al. 2005; Xepapadaki et al. 2009)
- vorzeitige Geburt (Dombkowski et al. 2008)
- geringes Geburtsgewicht (Ortqvist et al. 2009)
- Gestilltwerden/Zusammensetzung der Muttermilch (Kondo et al. 2011)
- späteres Übergewicht (Luder et al. 1998)
- geringe körperliche Aktivität der schwangeren Mutter (Shirakawa et al. 1997)
- Einnahme von Acetaminophen (Paracetamol©) (Persky et al. 2008)
- mütterlicher Stress in der Schwangerschaft und/oder in den ersten Jahren nach der Geburt (von Hertzen 2002): Ist die Mutter während ihrer Schwangerschaft chronisch gestresst, dürfte, einer Hypothese von von Hertzen (2002) nach, die ständige verstärkte Konfrontation des fetalen Immunsystems mit mütterlichen Stresshormonen zu einer kritischen proallergischen TH2-Immunlage im Fetus führen.

Studien zeigen, dass das Risiko eines Neugeborenen bzw. eines 6 Monate alten Säuglings, später an Atopie und Asthma zu erkranken, mit folgenden Faktoren assoziiert ist:

- erhöhte IgE-Levels im Nabelschnurblut (Tariq 1999)
- verminderte Bildung von IFN-γ und IL-12 (beides TH1) (Prescott et al. 1999, Prescott et al. 2003)
- verringerte Zahl und Aktivität von T_{reg}-Zellen (Lehmann u. Herberth 2012)
- erhöhte Konzentrationen an pro-inflammatorischen Zytokinen (Prescott et al. 2008)
- hyperresponsive HPA-Achse und abgeflachter zirkadianer Cortisolrhythmus (Ball 2006; Buske-Kirschbaum 2008)

Auch ließ sich nachweisen, dass 2–3 Monate alte Säuglinge von ***post partem*** besonders gestressten Müttern (geschieden, alleinerziehend) in den ersten 14 Lebensmonaten verstärkte Anzeichen asthmatischer Beschwerden entwickelten (Wright et al. 2002). Zudem wiesen sie im Alter von 2 Jahren erhöhte Serumkonzentrationen an IgE sowie eine verstärkte allergeninduzierte Vermehrung von Lymphozyten und monozytäre TNF-α-Bildung auf (Wright et al. 2004).

Wolf et al. (2008) konnten auch zeigen, dass psychische Belastung aufseiten der Eltern (subjektiver Stress, Depression), nicht jedoch entsprechende psychopathologische Veränderungen beim asthmatischen oder gesunden Kind, 6 Monate später mit Erhöhungen von kindlichem, Atopie-relevantem IL-4 (*Ex-vivo*-Bildung in Blutmonozyten) und ECP assoziiert war – und zwar bei allen Kindern, unabhängig davon, ob sie krank oder gesund waren. In einer weiteren Studie konnte gezeigt werden, dass eine Gruppe von asthmatischen Kindern nach dem Auftreten von persönlich belastenden Lebensereignissen nur dann erhöhte IL-4-, IL-5- und IFN-γ-Werte (*Ex-vivo*-Bildung in Blutmonozyten) sowie vermehrte Asthmasymptome aufwiesen, wenn sie gleichzeitig an ausgeprägtem **chronischen familiären Stress** litten (Marin et al. 2009). Ferner wiesen diese Kinder eine 9,5-fache Verminderung der leukozytären β_2-Adrenorezeptor-mRNA sowie eine 5,5-fache Verringerung der leukozytären Glucocorticoidrezeptor-mRNA auf (Miller u. Chen 2006).

β_2-Adrenorezeptoren dienen unter anderem der Erschlaffung der glatten Bronchialmuskulatur. Des Weiteren befinden sich β_2-Adreno- und **Glucocorticoidrezeptoren** auf bzw. in TH2-Lymphozyten, wo sie die Freisetzung von IL-4, IL-5 und IL-13 nach allergener Reizung steuern, sowie auf Mastzellen, wo sie unter anderem die Freisetzung von Histaminen und die Rekrutierung und Aktivierung von Eosinophilen beeinflussen.

> Eine stressbedingte Verringerung dieser Rezeptoren bedeutet aber nicht nur eine erhöhte Gefahr einer Entzündung und Verengung der Luftwege, sondern auch Resistenz gegenüber der üblichen Medikation bei Asthma (Beta-Agonisten, Glucocorticoide), also langfristig eine erhöhte Morbidität und Mortalität.

Schließlich haben auch Kinder von Müttern, die aktuell einen niedrigen sozioökonomischen Status (SES) aufweisen oder aber in ihrer eigenen Kindheit mit einem niedrigen SES konfrontiert waren, ein erhöhtes Risiko, allergisch zu erkranken. Wright et al. (2010) konnten z. B. im Rahmen des *Urban-Environment-and-Childhood-Asthma* (URECA)-Projekts zeigen, dass mononukleäre Zellen des Nabelschnurbluts von Müttern, die aktuell durch Faktoren belastet waren, die in Zusammenhang mit ihrem niedrigen SES standen (finanzielle Not, widrige Lebens- und Wohnbedingungen, Konfrontation mit Gewaltdelikten), nach allergener bzw. mitogener Stimulation mit einem Anstieg von IL-13 (TH2) und einem Abfall von IFN-γ (TH1) reagierten. Darüber hinaus konnte nachgewiesen werden, dass ein niedriger SES in der Kindheit der Mutter Jahre später mit erhöhten IgE-Levels im Nabelschnurblut und verstärkten asthmatischen Beschwerden der Nachkommen einherging (Sternthal et al. 2011).

> Angesichts dieser Ergebnisse stellt sich die Frage, ob man nicht die Eltern psychotherapeutisch behandeln sollte, wenn ein Kind an Atopie leidet (Buske-Kirschbaum 2008).

Funktionstests der HPA-Achse unter Laborbedingungen wiesen in einer Reihe von Studien an allergischen Kindern und Erwachsenen verminderte Cortisolwerte unter Stress nach, was auf ein **hyporesponsives Stresssystem** hinweist und typisch für **Entzündungskrankheiten** ist (Priftis et al. 2008). Das HPA-Achsen-System dürfte daher in der Zeit der allergischen Sensibilisierung hyperresponsiv und mit erhöhter TH2-Immunität assoziiert sein. Später wird es durch die Chronifizierung der allergischen Erkrankung, also durch die ständige Aktivierung der HPA-Achse aufgrund von Entzündungsstress und psychosozialen Belastungen (z. B. andauernder familiärer Stress, psychische Belastung durch die Erkrankung selbst), zunehmend erschöpfen und hyporesponsiv werden, was wiederum mit erhöhten TH1-Zytokinen einhergehen sollte (Buske-Kirschbaum 2009) (Abb. 5-2) (hinsichtlich der Ergebnisse zum Einfluss von Stress bei erwachsenen Atopikern s. Kapitel 4, S. 85).

Die PNI atopischer Erkrankungen hat hohe *klinische Relevanz*, nicht zuletzt angesichts der Tatsache, dass allergische Erkrankungen die häufigste Ursache für Hospitalisierungen bei Kindern unter 15 Jahren sind (Caroll et al. 2005). Die klare Evidenz zum Einfluss von familiärem Stress auf das Erkrankungsrisiko der Kinder spricht für psychotherapeutische Verfahren, die sich über die direkt von der Krankheit Betroffenen hinaus in den familiären Kontext erstrecken. Darüber hinaus legt die im Rahmen einer Metaanalyse identifizierte *Bidirektionalität* zwischen Stress und atopischer Krankheitsverschlechterung (Chida et al. 2008) nahe, bei psychologischen Interventionen auch psychische Belastungen zu thematisieren, die durch die Erkrankung selbst hervorgerufen werden, etwa krankheitsbedingte Einschränkungen von Lebensqualität und Schulleistungen.

Ein weiterer Problemkreis, der der oftmals bestehenden Trivialisierung der atopischen Erkrankungen (Buske-Kirschbaum 2009) entgegensteht und bei dem angesichts der deutlichen Zusammenhänge zwischen Psyche und Allergie Psychotherapie eine ernst zu nehmende prophylaktische Intervention darstellt, ist das mit der Allergie verbundene erhöhte Risiko, an **Krebs** zu erkranken. Obwohl die Literatur zu diesem Thema inkonsistent ist (Merril et al. 2007), dürfte es lokalisationsabhängig durchaus Verbindungen geben, etwa zwischen Asthma und Lungenkrebs (Brown et al. 2006).

Angesichts der in diesem Abschnitt gezeigten klaren pathogenetischen Verbindungen zwischen emotionaler Belastung im Kindesalter und späterer Erkrankung an Asthma verwundert es doch sehr, dass von der *scientific community* zumeist geschätzte Forscher zum Thema kindliches Asthma solche Daten nicht kennen oder als nicht darstellungswürdig erachten. So geschehen in einer kürzlich erfolgten Veröffentlichung im *Lancet*, einem der am häufigsten zitierten medizinischen Fachjournals, zum Schwerpunktthema kindliches Asthma (Ducharme et al. 2014, Holmes 2014). Hier beschreibt die Autorin die wesentlichen Aspekte des Giemens im Vorschulalter (ein mit Asthma assoziiertes Kardinalsymptom) im Zusammenhang mit Diagnose, Management und Prognose, ohne dabei auch mit nur einem Wort »Stress« oder andere psychosomatischen Aspekte der Erkrankung zu erwähnen. Abbildung 5-3 zeigt einen als Reaktion auf diesen Artikel hin verfassten *Letter to the Editor*, der vom Senior Editor des *Lancet* mit den Worten »*We have decided not to accept it for publication, but have forwarded it to the authors of the original paper and asked them to respond to you directly*« als nicht publikationswürdig zurückgewiesen wurde. Zu einer Korrespondenz mit den Verfassern des ursprünglichen Artikels kam es erwartungsgemäß nicht.

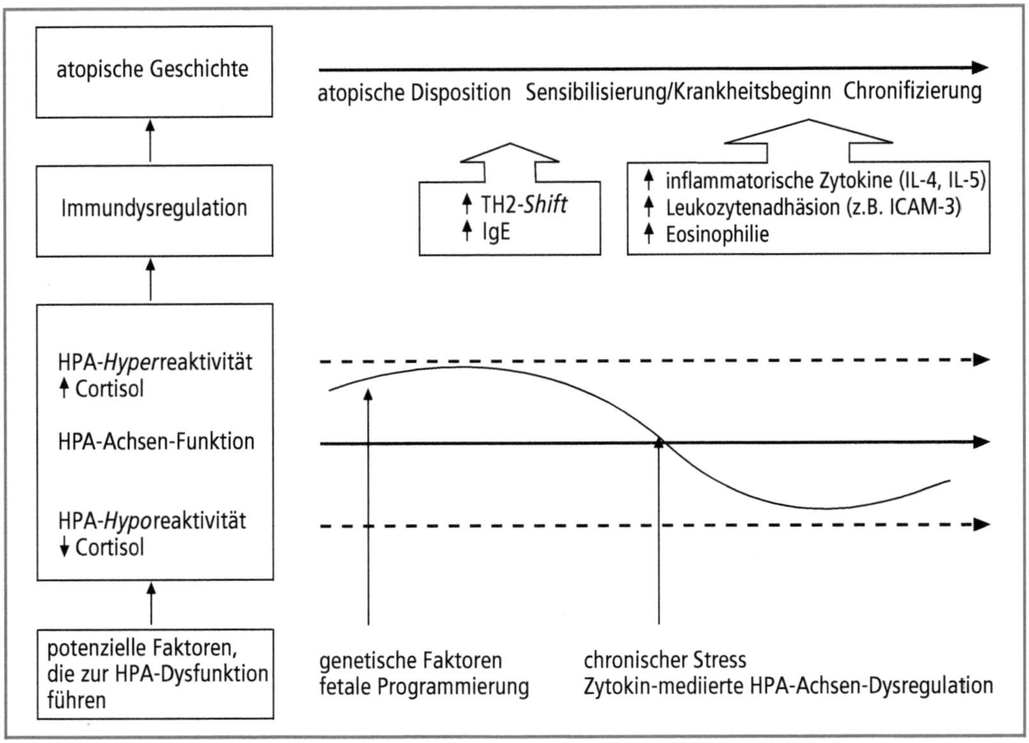

Abb. 5-2 Funktionsstörung der HPA-Achse als entscheidender pathogenetischer Faktor für das Auftreten von atopischen Erkrankungen (modifiziert nach Buske-Kirschbaum 2009). Bei möglicher genetischer und fetaler Prädisposition zur Allergie dürften stressbedingt erhöhte Cortisolwerte in der frühen Kindheit den bereits bestehenden TH2-*Shift* noch stärker in Richtung TH2-Immunität bewegen. Diese TH2-Dominanz sowie die damit verbundenen erhöhten Immunglobulin-E(IgE)-Werte steigern das Risiko für den Beginn einer allergischen Erkrankung. Mit Fortschreiten der allergischen Krankheit kommt es durch die damit einhergehenden Belastungen des Stresssystems zu einem Umschalten der HPA-Achsen-Funktion von hyperresponsiv zu hyporesponsiv. Damit verbundenes Unvermögen des allergischen Kindes, bei Stress mit einem anti-inflammatorischen Cortisolanstieg zu reagieren, dürfte in der Folge zur (stressbedingten) Verschlechterung und Chronifizierung der atopischen Erkrankung beitragen. HPA-Achse = Hypothalamus-Hypophysen-Nebennierenrinden-Achse, ICAM = *intercellular adhesion molecule*, IL = Interleukin, TH = T-Helferzellen

5.5.2 Autoimmunerkrankungen

Autoimmunerkrankungen (AIK) stellen eine heterogene Gruppe von 70–80 chronischen Entzündungskrankheiten dar, deren Prävalenz ebenso wie die der allergischen Erkrankungen stetig steigt und bei denen in geschätzt 80 % der Fälle Frauen betroffen sind. Da der Ausbruch von AIK relativ früh, zumeist im frühen Erwachsenenalter, erfolgt, stellen diese Erkrankungen eine deutliche Belastung für Betroffene und Gesundheitssystem dar (Dube et al. 2009).

The mind-body problem and the medical tragedy of childhood asthma

The article by Dr. Ducharme and colleagues on the diagnosis, management, and prognosis of preschool wheeze,[1] the latter often related to childhood asthma, lacks consideration of the psychosomatic. This is surprising given the clear role of psychological stress (e.g. low SES, parental stress, child maltreatment) in pediatric allergic sensitization and in the development of allergic disease in early childhood.[2] Empirical evidence suggests that sympathetic nervous system (SNS) and hypothalamus-pituitary-adrenal (HPA) axis activity from mother to fetus and during early childhood may heighten the child's risk of atopy beyond genetic factors.[3] Moreover, recent literature indicates that psychosocial strategies to improve social competence in the family, to reduce parental difficulties and to prevent stress in early childhood may lower the likelihood that children will develop atopy.[4] Thus, obstetricians and pediatricians should raise public awareness of the sociocultural aspects of the childhood asthma tragedy rather than sticking to mechanistic biomedical approaches that may serve industrial interests more than the interests of their young patients. For me, and I hope for many other readers of this journal, Dr. Ducharme's paper is a cautionary tale of the mind-body dualism and of the risks this ideology poses for proper medical science.[5] The paper should therefore be viewed skeptically rather than praised without reflection. The primary question is not how to make patients change in order to adhere better to biomedical treatment but how to change doctors to integrate more psychosomatics into their thinking and doing.

I declare that I have no competing interests.

Christian Schubert
christian.schubert@i-med.ac.at

Clinic for Medical Psychology
Innsbruck Medical University

1 Ducharme FM, Tse SM, Chauhan B. Diagnosis, management, and prognosis of preschool wheeze. Lancet 2014; 383: 1593–604.
2 Duncan CL, Simon SL. A review of psychosocial risk factors for pediatric atopy. J Allergy (Cairo). 2012; 2012: 821849. doi: 10.1155/2012/821849.
3 Wright RJ. Stress-related programming of autonomic imbalance: role in allergy and asthma. Chem Immunol Allergy 2012; 98: 32–47.
4 Fisher PA, Gunnar MR, Dozier M, Bruce J, Pears KC. Effects of therapeutic interventions for foster children on behavioral problems, caregiver attachment, and stress regulatory neural systems. Ann N Y Acad Sci 2006; 1094: 215–25.
5 Schubert C, Geser W, Noisternig B, Fuchs D, Welzenbach N, König P, Schüßler G, Ocaña-Peinado FM, Lampe A. Stress system dynamics during "life as it is lived": an integrative single-case study on a healthy woman. PLoS One 2012; 7: e29415. doi: 10.1371/journal.pone.0029415.

Abb. 5-3 Beispiel eines vom biomedizinischen Fachjournal *Lancet* zurückgewiesenen *Letter to the Editor*, in dem die fehlende Berücksichtigung psychoneuroimmunologischer Ergebnisse im Zusammenhang mit dem Schwerpunktthema »kindliches Asthma« (*Lancet Series*) kritisiert wird

Pathogenetisch ist allen AIK gemeinsam, dass gegen körpereigene Zellen und Gewebe gerichtete **autoreaktive T-Helferzellen** aufgrund des Versagens von Immunkontrollmechanismen langfristig aktiviert bleiben. Dies kann – je nach Grunderkrankung – lebensbedrohliche Entzündungsreaktionen zur Folge haben. Dabei zerstört die autoaggressive Reaktion Gewebe unwiederbringlich (z. B. insulinabhängiger Diabetes) oder aber schädigt das Gewebe chronisch, mit Überstimulierung (z. B. M. Basedow) oder Hemmung der Organfunktion (z. B. Myasthenia gravis). Beim systemischen Lupus erythematodes (SLE) wiederum sind die Autoimmunreaktionen multipel und komplex und führen zu gleichzeitigen Gewebsschädigungen an mehreren Stellen des Organismus (Bellone 2010).

Wendet man auch bei den AIK das TH1/TH2-Konzept an, so lassen sich AIK mit TH1-Überaktivierung (rheumatoide Arthritis, Multiple Sklerose, Diabetes mellitus Typ 1) von AIK mit TH2-Überaktivierung (SLE) unterscheiden. Kritisch lässt sich jedoch anmerken, dass die TH1/TH2-Dichotomisierung in der Pathogenese der AIK aufgrund der bei einer bestimmten AIK oftmals nachgewiesenen Präsenz von beidem, TH1 und TH2, sowie des Einflusses weiterer Regulationsfaktoren (z. B. T_{reg}, TH17) als zu vereinfachend angesehen werden muss (Kidd 2003).

Verschiedene großangelegte Studien konnten zeigen, dass **Stress in der Kindheit** die Wahrscheinlichkeit erhöht, später an einer AIK zu erkranken, darunter auch die eingangs beschriebene ACE-Studie. Dube et al. (2009) untersuchten bei 8 293 Frauen und 7 064 Männern mit einem Durchschnittsalter von 56 Jahren einen geschlechtsspezifischen Zusammenhang zwischen ACE-Score und der Wahrscheinlichkeit für einen stationären Aufenthalt im Krankenhaus aufgrund einer entzündlichen AIK. Allgemein zeigten die Ergebnisse, dass die Wahrscheinlichkeit für einen Krankheitsaufenthalt bei Frauen sowie Männern mit einem ACE-Score von 2 oder ≥ 3 im Vergleich zu jenen Personen ohne ACE-Score tendenziell höher war und bei Frauen dieser Zusammenhang statistisch signifikant war. Für jeden zusätzlichen ACE-Score erhöhte sich bei Frauen die Wahrscheinlichkeit für einen Klinikaufenthalt um 20 % und bei Männern um 10 %.

Rheumatoide Arthritis (RA) ist eine AIK, die vornehmlich synoviale Gelenke betrifft und hier zu schwerer Beschädigung des Gelenksknorpels und zur Gelenksversteifung (Ankylose) führt (McInnes u. Schett 2011). Spitzer et al. (2013) konnten bei Patienten und Patientinnen mit RA – unter korrigierender Berücksichtigung von Geschlecht und bestehender Depression – nachweisen, dass sich chronischer Stress in der Kindheit negativ auf den Gesundheitszustand im Erwachsenenalter auswirkt. Geschlechtsspezifische Analysen wiesen darauf hin, dass RA-Patientinnen im Vergleich zur weiblichen Kontrollgruppe wesentlich höhere Werte zu erlebten Kindheitstraumata (emotionale und physische Misshandlung, emotionale Vernachlässigung) erzielten. Bei RA-Männern war lediglich erlebte emotionale Vernachlässigung im Vergleich zur männlichen Kontrollgruppe herausstechend. Die gezeigten Ergebnisse bestätigen Resultate aus einer früheren Untersuchung von von Korff et al. (2009).

Die **Fibromyalgie** (FM) ist durch generalisierte Schmerzen und durch eine Reihe von druckempfindlichen Schmerzpunkten gekennzeichnet (Clauw 2014). Sie tritt häufig im Gefolge von AIK (z. B. autoimmune Thyreoiditis) auf. Alexander et al. (1998) untersuchten den Zusammenhang zwischen sexuellem und/oder körperlichem Missbrauch und der Inanspruchnahme des Gesundheitswesens sowie der Einnahme von Medikamenten und weiterer in Beziehung stehender Variablen (z. B. funktionelle Störungen, Schmerzwahrnehmung) in einer Gruppe von 75 Patientinnen mit FM. Dabei wurden 57 % der FM-Patientinnen in ihrer Kindheit einmalig oder mehrfach sexuell und/oder körperlich missbraucht. Missbrauchte FM-Patientinnen nahmen im Vergleich zu nichtmissbrauchten Patientinnen wesentlich häufiger das Gesundheitssystem aufgrund anderer Beschwerden als FM in Anspruch. Missbrauchte FM-Patientinnen gaben im Vergleich zur nichtmissbrauchten Gruppe höhere Werte zu Schmerz, Erschöpfung, funktioneller Beeinträchtigung und Stress an und nahmen mehr Schmerzmedikation ein.

Der **Diabetes mellitus Typ 1** (T1DM) resultiert aus einer autoimmunen Zerstörung von insulinbildenden β-Zellen der Bauchspeicheldrüse (Ozougwu et al. 2013). Der damit verbundene Mangel an Insulin und die erhöhten Werte an Blutglucose (Hyperglykämie) bedingen in weiterer Folge Schäden am Gefäßsystem mit dem langfristig erhöhten Risiko von schweren Folgeerkrankungen (u. a. KHK, cerebrovaskuläre Erkrankungen, arterielle Hypertonie, Augen-, Nieren- und periphere Nervenerkrankungen) (Giani et al. 2004). Der T1DM ist in Deutschland die häufigste Stoffwechselerkrankung im Kindes- und Jugendalter (Hauner 2008) und die Zahl der Neuerkrankungen steigt dramatisch: Die Zahl der T1DM-Neuerkrankungen bei Kindern bis zu 5 Jahren wird sich in Europa zwischen 2005 und 2020 verdoppeln, bei Kindern und Jugendlichen unter 15 Jahren wird die Zahl um 70 % ansteigen (Patterson et al. 2009). Auch bei der Entstehung des T1DM dürfte früher Stress eine gewichtige Rolle spielen.

Die ABIS-Studie (*All Babies In Southeast Sweden*), an der 17 055 Familien (78,6 % Teilnahmerate) teilnahmen, untersuchte den Einfluss von psychischer Belastung der Eltern auf die Gefahr des Säuglings, später an T1DM zu erkranken. Hierzu wurden die Eltern gebeten, Fragebögen zum Zeitpunkt der Geburt des Kindes sowie zu einem *Follow-up*-Zeitpunkt 1 Jahr später zu beantworten. Zu diesem Zeitpunkt wurde dem Kind auch Blut entnommen, um Autoantikörper gegen Tyrosinphosphatase und Glutamatdecarboxylase zu bestimmen (Beta-Zell-assoziierte Autoimmunität). In einer Untergruppe von 4 400 Familien konnte nachgewiesen werden, dass psychische Belastungen der Eltern zum Zeitpunkt der Geburt des Kindes (Stress durch die Elternschaft, belastende Lebensereignisse, fremde Herkunft der Mutter, geringe elterliche Erfahrung) 1 Jahr später mit erhöhter Beta-Zell-assoziierter Autoimmunität des Kindes einhergingen, und zwar unabhängig davon, ob für das Kind bereits eine familiäre Belastung bestand, an T1DM zu erkranken (Sepa et al. 2005a). Darüber hinaus zeigte sich bei 5 986 Familien des ABIS-Projekts, dass schwere psychische Belastungen, die von der Mutter innerhalb der ersten 2,5 Jahre erlebt wurden (Scheidung, Gewalterfahrung), beim Kind mit erhöhter Beta-Zell-assoziierter Autoimmunität verbunden waren (Sepa et al. 2005b).

Die DiPiS-Studie (*Diabetes Prediction in Skane*), an der 31 924 einzeln geborene Kinder und ihre Mütter teilnahmen, fand wiederum heraus, dass Sorgen und psychische Belastungen der nichtdiabetischen Mutter während der Schwangerschaft mit gestiegenen Konzentrationen von **Autoantikörpern gegen Insulin** im Nabelschnurblut des Kindes einhergingen (Lernmark et al. 2006). Diese Ergebnisse machen deutlich, dass früher elterlicher Stress das Risiko des Kindes, an T1DM zu erkranken, erhöhen kann (Sepa u. Ludvigsson 2006), wenngleich eine erhöhte Beta-Zell-assoziierte Autoimmunität beim Kind noch nicht bedeutet, dass es später auch zwingend zum Ausbruch eines manifesten T1DM kommen muss.

Zu den Ergebnissen zum Einfluss von Stress bei erwachsenen Autoimmunerkrankten s. Kapitel 4, S. 88.

5.6 Wirksamkeit von frühen Interventionen auf die Stresssystemaktivität psychisch belasteter Kinder

Es stellt sich die Frage, ob die gezeigten traumatisch bedingten Funktionsstörungen des Stresssystems mit psychosozialen Mitteln korrigierbar sind. Die wenigen Studien hierzu zeigen, dass die HPA-Achsen-Aktivität durch psychologische Interventionen prinzipiell veränderbar ist; zumeist bleibt jedoch offen, wie die Ergebnisse im Sinne der möglichen Korrektur eines gestörten Stresssystems zu interpretieren sind. In einer Studie von Brotman und Mitarbeitern (2007) veränderte z. B. ein 6–8-monatiges Programm zur Verbesserung elterlicher Erziehungspraktiken und kindlicher Sozialkompetenz die Cortisolfreisetzung bei gestressten Hochrisikokindern (im Mittel 4 Jahre alte Geschwister von vorbestraften Jugendlichen). Als natürlicher Stressor wurde eine für Vorschulkinder belastende Spielsituation mit Schulkindern angewendet. Dabei zeigte sich im Vergleich zu einer Kontrollgruppe (monatliche Telefonanrufe), dass die Gruppe mit Interventionsprogramm vor der eigentlichen sozialen Herausforderung, also in Antizipation des belastenden Ereignisses, mit einem Cortisolanstieg reagierte. Unklar blieb jedoch in dieser Studie, wie dieser Anstieg funktional einzuordnen war, d. h., ob er als Zeichen einer interventionsbedingten Stressreduktion (Cortisolanstieg bei Hypocortisolismus) oder gar als interventionsbedingter Stressanstieg (Cortisolanstieg bei normalem oder hyperaktivem Stresssystem) gewertet werden musste.

In einer weiteren Studie ließ sich nachweisen, dass Pflegekinder und -kleinkinder, deren Betreuungspersonen an einem **speziellen Lernprogramm** zur Verbesserung ihrer elterlichen Fähigkeiten teilnahmen (u. a. Erkennen von Belastungsanzeichen beim Kind, sensitives Anpassen an die Notwendigkeiten des Kindes), nach der Intervention niedrigere Cortisollevels im Vergleich zu Kontrollkindern zeigten, deren Betreuungspersonen nicht edukativ unterstützt wurden, und sich damit nicht mehr von Kindern aus normalen Familienverhältnissen unterschieden (Dozier et al. 2008). Es kam also bei diesen relativ jungen Pflegekindern durch die Intervention zu einer Erniedrigung ihrer zu Beginn der Studie erhöhten Cortisollevels (evtl. Hypercortisolismus). Auch hinsichtlich mancher problematischer Verhaltensweisen konnten die Kleinkinder der Interventionsgruppe von der Intervention profitieren.

Schließlich untersuchte eine Studie an etwas älteren, 3- bis 5-jährigen Pflegekindern, wie sich eine Intervention zur Verbesserung der elterlichen Fähigkeiten (u. a. konsistentes und kontingentes Reagieren auf kindliche Verhaltenssignale) auf die Cortisollevels der Pflegekinder auswirkt. Dabei zeigte sich bei jenen Kindern, die zu Beginn der Intervention niedrige Morgencortisollevels aufwiesen (evtl. Hypocortisolismus) im Vergleich zu einer Kontrollgruppe nach 8 bis 9 Monaten ein signifikanter Anstieg der Morgencortisolkonzentrationen. Auch wiesen die Kinder der Interventionsgruppe nach der Intervention eine verbesserte Bindungssicherheit und ein verringertes Vermeidungsverhalten auf und es waren bei ihnen im weiteren Verlauf weniger Versuche nötig, sie in permanente familiäre Obhut zu vermitteln (Fisher et al. 2006).

5.7 Psychosomatische Psychotherapieforschung – eine Utopie?

Dieses Kapitel verdeutlichte, dass von der PNI ein gewaltiges empirisches Potenzial für die Psychotherapie ausgeht. Es zeigte sich nämlich, dass bereits sehr früh psychisch belastende Umstände wie Stress der Eltern, insbesondere der Mutter, sowie unsichere Bindung, Waisenhausaufenthalt und frühe Traumatisierung die Gehirnentwicklung und damit verbunden die peripheren Organsysteme in Richtung Morbidität und erniedrigter Lebenserwartung beeinträchtigen. Darüber hinaus unterliegen die in diesem Kapitel beschriebenen stressbedingten Hormon- und Immunveränderungen und die damit assoziierten Erkrankungen einer lebenslangen dynamischen Veränderung. Nach allem, was wir bis dato wissen, nimmt die Funktionalität des Stresssystems bei chronischer psychischer Belastung eine über die Jahre und Jahrzehnte **charakteristische Entwicklung**. Dabei dürfte, wie Abbildung 5-4 zu verdeutlichen versucht, die dysfunktionale Trajektorie des chronisch belasteten Stresssystems von zunächst hyperresponsiv (Hypercortisolismus, TH1/TH2-*Shift*) zu später hyporesponsiv (Hypocortisolismus, pro-inflammatorische Reaktionslage) verlaufen, mit den dafür jeweils typischen klinischen Erscheinungsbildern (u.a. Asthma bronchiale, AIK).

Diese empirisch klar erwiesene Kohärenz von psychosozialem Lebensstress und körperlicher Erkrankung gibt Psychotherapie somit grundsätzlich die Berechtigung zur Behandlung körperlicher Erkrankungen.

Damit ist aber nicht einfach nur die psychologische Begleitung bei primär körperlich-mechanistischer Therapie gemeint, wie sie etwa zur Verbesserung der Krankheitsbewältigung oder zur Reduktion von unspezifischer psychischer Belastung eingesetzt wird (Schüßler 1993). Denn die Frage, die sich angesichts der in diesem Kapitel dargelegten PNI-Zusammenhänge stellt, ist, ob die gezeigten Stresssystem-Phänomene reversibel sind und damit eine psychoneuroimmunologische Psychotherapie mehr als nur symptomorientiert sein kann, ja sogar sein muss. Lassen sich also z.B. die dysfunktionalen Stresssysteme chronisch entzündlich erkrankter Personen durch Psychotherapie wieder normalisieren? Man könnte noch einen Schritt weiter gehen und sich fragen, ob die körperliche Erkrankung eines bestimmten Patienten mit **spezifischen psychischen Belastungsthemen** verbunden ist und andere Belastungsfaktoren gar nicht mit Störungen seines Stresssystems einhergehen. Sind bei einer solchen Person z.B. traumaassoziierte Stressoren mit Cortisol*abfällen*, TH1-*Anstiegen* sowie den entsprechenden TH1-assoziierten klinischen Erscheinungen (z.B. Erschöpfung) verbunden, während andere Belastungsthemen – z.B. berufsassoziierte – ganz normal zu Cortisol*anstiegen* und TH1-*Suppressionen* führen?

Die hierzu im letzten Abschnitt dieses Kapitels (Abschnitt 5.6) dargestellten ersten Ergebnisse zur Wirksamkeit von frühen Interventionen auf die Stresssystemaktivität psychisch belasteter Kinder deuten dies an – mehr lässt sich aus ihnen jedoch nicht ableiten. Denn diese ersten Ergebnisse zeigen streng genommen nur, *dass* eine psychologische Intervention überhaupt imstande ist, die Stresssystemaktivität traumatisierter Kinder und Jugendlicher zu verändern. Will man jedoch wissen, *wie* psychoneuroimmunologische Funktionszusammenhänge gezielt zu beein-

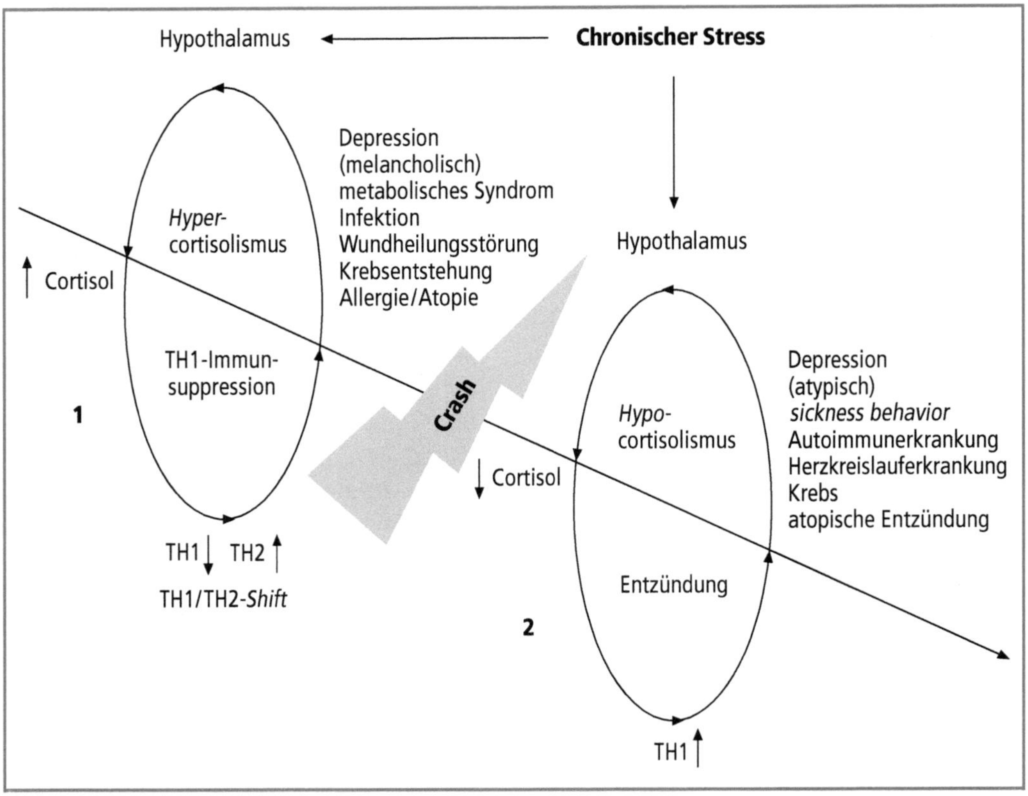

Abb. 5-4 Modell der dysfunktionalen Trajektorie des chronisch belasteten Stresssystems. **1** Wird der Organismus bei normaler Stressachsen-Funktion immer wieder gestresst, können sich klinische Manifestationen ergeben, die mit erhöhten Cortisolspiegeln (Hypercortisolismus), mit erniedrigter TH1-Immunität und mit erhöhter TH2-Immunität verbunden sind. Wird das HPA-Achsen-System durch ständigen Stress überfordert, dürfte es langfristig ermüden und zusammenbrechen (»Crash«). **2** In der Folge kann es stressbedingte pro-inflammatorische Reaktionen (TH1) aufgrund insuffizienter Cortisolanstiege (Hypocortisolismus) nicht rückregulieren, wodurch diese länger als physiologisch notwendig erhöht bleiben (pro-inflammatorische Reaktionslage). Bei entsprechender Disposition können sich dann auf der Basis einer HPA-Achsen-Unterfunktion chronische Entzündungserkrankungen entwickeln. Mit diesen Erkrankungen gehen fast immer auch neurovegetative Beschwerden einher (z. B. Erschöpfung, Schlafstörung, Appetitlosigkeit, Schmerz), die durch ständig erhöhte zentral wirksame zelluläre Immunaktivität getriggert werden (chronisches *sickness behavior*). TH = T-Helferzellen

flussen sind, um körperlich kranke Menschen mit psychologischen Mitteln zu behandeln, greifen diese Ergebnisse von Wirksamkeitsstudien sicherlich zu kurz und tendieren darüber hinaus zur Widersprüchlichkeit.

Auf die Funktionalität des Stresssystems unter Alltagsbedingungen abzielende Fragestellungen, also basale Fragestellungen einer zukünftigen psychoneuroimmunologischen Psychotherapieforschung, lassen sich nur durch methodisch angemessene Funktionsprüfungen des Stresssystems unter Alltagsbedingungen untersuchen. Mit den üblichen Forschungsmethoden und -designs der PNI-Forschung (z. B. Laborexperimente, Prä-post-Design, standardisierte Antwortformate) geht das nicht (Schubert 2010; Schubert et al. 2012). Demgegenüber machen sogenannte »integrative« Einzelfallstudien an Patientinnen mit SLE deutlich, dass selbst vordergründig gesehen wenig belastende, emotional bedeutsame Alltagsereignisse bei zeitlicher Korrelation mit immunologischen und endokrinologischen Variablen fundamentale Einsichten in den Stressreaktions-Prozess ermöglichen (z. B. Nachweis von zyklischen Stresssystemreaktionen, über Tage verzögerten Stresssystemreaktionen, Gleichgestaltigkeit zwischen autoimmun und autoaggressiv), die mit dem herkömmlichen methodologischen Zugang der PNI-Forschung nicht zu erzielen gewesen wären (s. Kapitel 4, 14 u. vor allem 18 für nähere Details). Die mit solchen Untersuchungen verbundenen Designerfordernisse wie vertrauensvolle Beziehung zwischen Forscher und Beforschtem, qualitative Methoden, Zeitreihenanalyse, Einzelfalldesign und Forschung unter Echtzeitbedingungen (»*life as it is lived*«) sind sehr beziehungs- und zeitintensiv und kommen in der derzeitig vorherrschenden reduktionistisch-mechanistischen (Gruppen-)Forschung fast nicht vor.

Dies deutet darauf hin, dass der PNI eine schwere Aufgabe bevorsteht, will sie aus ihren ersten Erkenntnissen zum Einfluss von frühen psychischen Belastungen auf die Entwicklung von Entzündungserkrankungen im Erwachsenenalter wirklich nachhaltigen Profit für den Menschen ziehen. Denn das Thema PNI im Lauf des Lebens (Schubert 2014) ist wie kein anderes der PNI mit einem Paradigmenwechsel in der medizinischen Forschung verbunden – weg von der statischen Vereinheitlichung des Menschen und hin zu einer *life science*, die den Namen wirklich verdient.

Literatur

Alexander RW, Bradley LA, Alarcón GS, Triana-Alexander M, Aaron LA, Alberts KR, Martin MY, Stewart KE. Sexual and physical abuse in women with fibromyalgia: association with outpatient health care utilization and pain medication usage. Arthritis Care Res 1998; 11: 102–15.

American Psychological Association. Stress in America. 2007; 1–19.

Anda RF, Felitti VJ, Bremner JD, Walker JD, Whitfield C, Perry BD, Dube SR, Giles WH. The enduring effects of abuse and related adverse experiences in childhood. A convergence of evidence from neurobiology and epidemiology. Eur Arch Psychiatry Clin Neurosci 2006; 256: 174–86.

Arck PC. Stress and pregnancy loss: role of immune mediators, hormones and neurotransmitters. Am J Reprod Immunol 2001; 46: 117–23.

Arck P, Knackstedt MK, Blois SM. Current insights and future perspectives on neuro-endocrine-immune circuitry challenging pregnancy maintenance and fetal health. J Repro Med Endo 2006; 3: 98–102.

Ball TM. Cortisol circadian rhythms and stress responses in infants at risk of allergic disease. Neuroimmunomodulation 2006; 13: 294–300.

Bellone M. Autoimmune Disease: Pathogenesis. eLS 2010. DOI: 10.1002/9780470015902.a0001276.pub3.

Besedovsky HO, del Rey A. Physiology of psychoneuroimmunology: a personal view. Brain Behav Immun 2007; 21: 34–44.

Bhan N, Glymour MM, Kawachi I, Subramanian SV. Childhood adversity and asthma prevalence: evidence from 10 US states (2009–2011). BMJ Open Resp Res 2014; 1:e000016. doi:10.1136/bmjresp-2013-000016.

Boston Change Process Study Group. The foundational level of psychodynamic meaning: implicit process in relation to conflict, defense and the dynamic unconscious. Int J Psychoanal 2007; 88: 843–60.

Brotman LM, Gouley KK, Huang KY, Kamboukos D, Fratto C, Pine DS. Effects of a psychosocial family-based preventive intervention on cortisol response to a social challenge in preschoolers at high risk for antisocial behaviour. Arch Gen Psychiatry 2007; 64: 1172–9.

Brown DW, Young KE, Anda RF, Felitti VJ, Giles WH. Re: asthma and the risk of lung cancer. Findings from the Adverse Childhood Experiences (ACE). Cancer Causes Control 2006; 17: 349–50.

Buske-Kirschbaum A. Treating the parents to heal the child? Brain Behav Immun 2008; 22: 431–2.

Buske-Kirschbaum A. Cortisol responses to stress in allergic children: interaction with the immune response. Neuroimmunomodulation 2009; 16: 325–32.

Buske-Kirschbaum A, Geiben A, Hellhammer D. Psychobiological aspects of atopic dermatitis: an overview. Psychother Psychosom 2001; 70: 6–16.

Busse WW, Lemanske RF Jr. Asthma. N Engl J Med 2001; 344: 350–62.

Caroll CL, Balkrishnan R, Feldman SR, Fleischer AB Jr, Manuel JC. The burden of atopic dermatitis: impact on the patient, family and society. Pediatr Dermatol 2005; 22: 192–9.

Chetta A, Foresi A, Marangio E, Olivieri D. Psychological implications of respiratory health and disease. Respiration 2005; 72: 210–5.

Chida Y, Hamer M, Steptoe A. A bidirectional relationship between psychosocial factors and atopic disorders: a systematic review and meta-analysis. Psychosom Med 2008; 70: 102–16.

Clark DA, Ding JW, Chaouat G, Coulam CB, August C, Levy GA. The emerging role of immunoregulation of fibrinogen-related procoagulant Fgl2 in the success or spontaneous abortion of early pregnancy in mice and humans. Am J Reprod Immunol 1999; 42: 37–43.

Clauw DJ. Fibromyalgia: a clinical review. JAMA 2014; 311: 1547–55.

Coogan PF, Wise LA, O'Connor GT, Brown TA, Palmer JR, Rosenberg L. Abuse during childhood and adolescence and risk of adult-onset asthma in African American women. J Allergy Clin Immunol 2013; 131: 1058–63.

Danese A, Pariante CM, Caspi A, Taylor A, Poulton R. Childhood maltreatment predicts adult inflammation in a life-course study. Proc Natl Acad Sci U S A 2007; 104: 1319–24.

Danese A, Caspi A, Williams B, Ambler A, Sugden K, Mika J, Werts H, Freeman J, Pariante CM, Moffitt TE, Arseneault L. Biological embedding of stress through inflammation processes in childhood. Mol Psychiatry 2011; 16: 244–6.

De Bellis M, Putnam F. The psychobiology of childhood maltreatment. Child Adolesc Psychiatr Clin N Am 1994; 3: 1–16.

Dierckx B, Tulen JH, van den Berg MP, Tharner A, Jaddoe VW, Moll HA, Hofman A, Verhulst FC, Tiemeier H. Maternal psychopathology influences infant heart rate variability: Generation R Study. Psychosom Med 2009; 71: 313–21.

Dombkowski KJ, Leung SW, Gurney JG. Prematurity as a predictor of childhood asthma among low-income children. Ann Epidemiol 2008; 18: 290–7.

Dong M, Giles WH, Felitti VJ, Dube SR, Williams JE, Chapman DP, Anda RF. Insights into causal pathways for ischemic heart disease: adverse childhood experiences study. Circulation 2004; 110: 1761–6.

Dozier M, Peloso E, Lewis E, Laurenceau JP, Levine S. Effects of an attachment-based intervention on the cortisol production of infants and toddlers in foster care. Dev Psychopathol 2008; 20: 845–59.

Dube SR, Felitti VJ, Dong M, Giles WH, Anda RF. The impact of adverse childhood experiences on health problems: evidence from four birth cohorts dating back to 1900. Prev Med 2003; 37: 268–77.

Dube SR, Fairweather D, Pearson WS, Felitti VJ, Anda RF, Croft JB. Cumulative childhood stress and autoimmune diseases in adults. Psychosom Med 2009; 71: 243–50.

Ducharme FM, Tse SM, Chauhan B. Diagnosis, management, and prognosis of preschool wheeze. Lancet 2014; 383: 1593–604.

Eder W, Ege MJ, von Mutius E. The asthma epidemic. N Engl J Med 2006; 355: 2226–35.

Elenkov IJ, Chrousos GP. Stress hormones, proinflammatory and antiinflammatory cytokines, and autoimmunity. Ann N Y Acad Sci 2002; 966: 290–303.

Felitti VJ, Anda RF, Nordenberg D, Williamson DF, Spitz AM, Edwards V, Koss MP, Marks JS. Relationship of childhood abuse and household dysfunction to many of the leading causes of death in adults. The Adverse Childhood Experiences (ACE) Study. Am J Prev Med 1998; 14: 245–58.

Field T, Diego M, Hernandez-Reif M. Prenatal depression effects on the fetus and newborn: a review. Inf Behav Dev 2006; 29: 445–55.

Fisher PA, Gunnar MR, Dozier M, Bruce J, Pears KC. Effects of therapeutic interventions for foster children on behavioral problems, caregiver attachment, and stress regulatory neural systems. Ann N Y Acad Sci 2006; 1094: 215–25.

Fryer AD, Jacoby DB. Muscarinic receptors and control of airway smooth muscle. Am J Respir Crit Care Med 1998; 158: S154–60.

Giani G, Janka HU, Hauner H, Standl E, Schiel R, Neu A, Rathmann W, Rosenbauer J. Epidemiologie und Verlauf des Diabetes mellitus in Deutschland. In: Scherbaum WA, Kiess W (Hrsg). Epidemiologie des Diabetes mellitus in Deutschland. Evidenzbasierte Leitlinie DDG – Aktualisierung 05/2004. 2. Auflage. Deutsche Diabetes-Gesellschaft 2004; 1–12.

Gilliland F, Avol E, Kinney P, Jerrett M, Dvonch T, Lurmann F, Buckley T, Breysse P, Keeler G, de Villiers T, McConnell R. Air pollution exposure assessment for epidemiologic studies of pregnant women and children: lessons learned from the Centers for Children's Environmental Health and Disease Prevention Research. Environ Health Perspect 2005; 113: 1447–54.

Glass L, Mackay MC. From Clocks to Chaos: The Rhythms of Life. Princeton, NJ, Princeton: University Press 1988.

Gunnar MR, Vasquez D. Stress neurobiology and developmental psychopathology. In: Cicchetti D, Dohen DJ (Hrsg). Developmental Psychopathology, Band 2: Developmental Neuroscience. Zweite Auflage. Hoboken, NJ: John Wiley & Sons Inc 2006.

Hauner H. Diabetesepidemie und Dunkelziffer. In: Deutsche Diabetes-Union, Nationales Aktionsforum Diabetes mellitus (Hrsg). Deutscher Gesundheitsbericht Diabetes 2008. 2008; 7–11.

Holmes D. Francine Ducharme: the art and the science of childhood asthma. Lancet 2014; 383: 1539.

Holt PG. Prenatal versus postnatal priming of allergen specific immunologic memory: the debate continues. J Allergy Clin Immunol 2008; 122: 717–8.

Holt PG, Sly PD. Th2 cytokines in the asthma late-phase response. Lancet 2007; 370: 1396–8.

Hüther G, Doering S, Rüger U, Rüther E, Schüssler G. The stress-reaction process and the adaptive modification and reorganization of neuronal networks. Psychiatry Res 1999; 87: 83–95.

Jacob S, Byrne M, Keenan K. Neonatal Physiological Regulation is Associated With Perinatal Factors: A Study of Neonates Born to Healthy African American Women Living In Poverty Infant Ment Health J 2009; 30: 82–94.

Karrow NA. Activation of the hypothalamic-pituitary-adrenal axis and autonomic nervous system during inflammation and altered programming of the neuroendocrine-immune axis during fetal and neonatal development: lessons learned from the model inflammagen, lipopolysaccharide. Brain Behav Immun 2006; 20: 144–58.

Kay AB. Overview of ›allergy and allergic diseases: with a view to the future‹. Br Med Bull 2000; 56: 843–64.

Kidd P. Th1/Th2 balance: the hypothesis, its limitations, and implications for health and disease. Altern Med Rev 2003; 8: 223–46.

Kondo N, Suda Y, Nakao A, Oh-Oka K, Suzuki K, Ishimaru K, Sato M, Tanaka T, Nagai A, Yamagata Z. Maternal psychosocial factors determining the concentrations of transforming growth factor-beta in breast milk. Pediatr Allergy Immunol 2011; 22: 853–61.

Korkeila J, Lietzen R, Sillanmäki LH, Rautava P, Korkeila K, Kivimäki M, Koskenvuo M, Vahtera J. Childhood adversities and adult-onset asthma: a cohort study. BMJ Open. 2012 Oct 14;2(5). pii: e001625. doi: 10.1136/bmjopen-2012-001625.

Lambertz M, Vandenhouten R, Grebe R, Langhorst P. Phase transitions in the common brainstem and related systems investigated by nonstationary time series analysis. J Auton Nerv Syst 2000; 78: 141–57.

Lehmann I, Herberth G. Cord blood immune status: predicting health or allergy? Allergy 2012; 67: 445–8.

Lernmark B, Lynch K, Lernmark A. Cord blood islet autoantibodies are related to stress in the mother during pregnancy. Ann N Y Acad Sci 2006; 1079: 345–9.

Lisciandro JG, van den Biggelaar AH. Neonatal immune function and inflammatory illnesses in later life: lessons to be learnt from the developing world? Clin Exp Allergy 2010; 40: 1719–31.

Luder E, Melnik TA, DiMaio M. Association of being overweight with greater asthma symptoms in inner city black and Hispanic children. J Pediatr 1998; 132: 699–703.

Marin TJ, Chen E, Munch JA, Miller GE. Double-exposure to acute stress and chronic family stress is associated with immune changes in children with asthma. Psychosom Med 2009; 71: 378–84.

Matthews KA, Gallo LC. Psychological perspectives on pathways linking socioeconomic status and physical health. Annu Rev Psychol 2011; 62: 501–30.

McGowan PO, Sasaki A, D'Alessio AC, Dymov S, Labonté B, Szyf M, Turecki G, Meaney MJ. Epigenetic regulation of the glucocorticoid receptor in human brain associates with childhood abuse. Nat Neurosci 2009; 12: 342–8.

McInnes IB, Schett G. The pathogenesis of rheumatoid arthritis. N Engl J Med 2011; 365: 2205–19.

Merrill RM, Isakson RT, Beck RE. The association between allergies and cancer: what is currently known? Ann Allergy Asthma Immunol 2007; 99: 102–16; quiz 117–9, 150.

Miller GE, Chen E. Life stress and diminished expression of genes encoding glucocorticoid receptor and beta2-adrenergic receptor in children with asthma. Proc Natl Acad Sci U S A 2006; 103: 5496–501.

Miller GE, Chen E, Parker KJ. Psychological stress in childhood and susceptibility to the chronic diseases of aging: moving toward a model of behavioral and biological mechanisms. Psychol Bull 2011; 137: 959–97.

Monk C, Sloan RP, Myers MM, Ellman L, Werner E, Jeon J, Tager F, Fifer WP. Fetal heart rate reactivity differs by women's psychiatric status: an early marker for developmental risk? J Am Acad Child Adolesc Psychiatry 2004; 43: 283–90.

Nachmias M, Gunnar M, Mangelsdorf S, Parritz RH, Buss K. Behavioral inhibition and stress reactivity: the moderating role of attachment security. Child Dev 1996; 67: 508–22.

Oberlander TF, Weinberg J, Papsdorf M, Grunau R, Misri S, Devlin AM. Prenatal exposure to maternal depression, neonatal methylation of human glucocorticoid receptor gene (NR3C1) and infant cortisol stress responses. Epigenetics 2008; 3: 97–106.

Ortqvist AK, Lundholm C, Carlström E, Lichtenstein P, Cnattingius S, Almqvist C. Familial factors do not confound the association between birth weight and childhood asthma. Pediatrics 2009; 124: e737–43.

Ozougwu JC, Obimba KC, Belonwu CD, Unakalamba CB. The pathogenesis and pathophysiology of type 1 and type 2 diabetes mellitus. J Physiol Pathophysiol 2013; 4: 46–57.

Patterson CC, Dahlquist GG, Gyürüs E, Green A, Soltész G; EURODIAB Study Group. Incidence trends for childhood type 1 diabetes in Europe during 1989–2003 and predicted new cases 2005–20: a multicentre prospective registration study. Lancet 2009; 373: 2027–33.

Persky V, Piorkowski J, Hernandez E, Chavez N, Wagner-Cassanova C, Vergara C, Pelzel D, Enriquez R, Gutierrez S, Busso A. Prenatal exposure to acetaminophen and respiratory symptoms in the first year of life. Ann Allergy Asthma Immunol 2008; 101: 271–8.

Pfefferle PI, Pinkenburg O, Renz H. Fetal epigenetic mechanisms and innate immunity in asthma. Curr Allergy Asthma Rep 2010; 10: 434–43.

Prescott SL, Macaubas C, Smallacombe T, Holt BJ, Sly PD, Holt PG. Development of allergen-specific T-cell memory in atopic and normal children. Lancet 1999; 353: 196–200.

Prescott SL, Taylor A, King B, Dunstan J, Upham JW, Thornton CA, Holt PG. Neonatal interleukin-12 capacity is associated with variations in allergen-specific immune responses in the neonatal and postnatal periods. Clin Exp Allergy 2003; 33: 566–72.

Prescott SL, Noakes P, Chow BW, Breckler L, Thornton CA, Hollams EM, Ali M, van den

Biggelaar AH, Tulic MK. Presymptomatic differences in Toll-like receptor function in infants who have allergy. J Allergy Clin Immunol 2008; 122: 391–9, 399.e1-5.
Priftis KN, Papadimitriou A, Nicolaidou P, Chrousos GP. The hypothalamic-pituitary-adrenal axis in asthmatic children. Trends Endocrinol Metab 2008; 19: 32–8.
Rich-Edwards JW, Spiegelman D, Lividoti Hibert EN, Jun HJ, Todd TJ, Kawachi I, Wright RJ. Am J Prev Med 2010; 39: 529–36.
Romans S, Belaise C, Martin J, Morris E, Raffi A. Childhood abuse and later medical disorders in women. An epidemiological study. Psychother Psychosom 2002; 71: 141–50.
Schubert C. Neuroimmunologie der Psychotherapie. In: Schiepek G (Hrsg). Neurobiologie der Psychotherapie. Zweite Auflage. Stuttgart: Schattauer 2010; 95–116.
Schubert C. Psychoneuroimmunologie des Lebenslaufs: Einfluss von Stress in der Kindheit auf Immunfunktionsstörung und entzündliche Erkrankung im weiteren Leben. Psychother Psychosom Med Psychol 2014; 64: 171–80.
Schubert C, Geser W, Noisternig B, Fuchs D, Welzenbach N, König P, Schüßler G, Ocaña-Peinado FM, Lampe A. Stress system dynamics during »life as it is lived«: an integrative single-case study on a healthy woman. PLoS ONE 2012; 7: e29415. doi:10.1371/journal.pone.0029415.
Schüßler G. Bewältigung chronischer Krankheiten: Konzepte und Ergebnisse. Göttingen: Vandenhoeck & Ruprecht 1993.
Scott KM, von Korff M, Alonso J, Angermeyer MC, Benjet C, Bruffaerts R, de Girolamo G, Haro JM, Kessler RC, Kovess V, Ono Y, Ormel J, Posada-Villa J. Childhood adversity, early-onset depressive/anxiety disorders, and adult-onset asthma. Psychosom Med 2008; 70: 1035–43.
Scott KM, Von Korff M, Angermeyer MC, Benjet C, Bruffaerts R, de Girolamo G, Haro JM, Lépine JP, Ormel J, Posada-Villa J, Tachimori H, Kessler RC. Association of childhood adversities and early-onset mental disorders with adult-onset chronic physical conditions. Arch Gen Psychiatry 2011; 68: 838–44.
Sepa A, Wahlberg J, Vaarala O, Frodi A, Ludvigsson J. Psychological stress may induce diabetes-related autoimmunity in infancy. Diabetes Care 2005a; 28: 290–5.
Sepa A, Frodi A, Ludvigsson J. Mothers' experiences of serious life events increase the risk of diabetes-related autoimmunity in their children. Diabetes Care 2005b; 28: 2394–9.
Sepa A, Ludvigsson J. Psychological stress and the risk of diabetes-related autoimmunity: a review article. Neuroimmunomodulation 2006; 13: 301–8.
Shirakawa T, Morimoto K, Sasaki S, Taniguchi K, Motonaga M, Akahori W, Akahori S, Akahori T, Ohmori H, Kuroda E, Okabe K, Yugari K, Yamana M. Effect of maternal lifestyle on cord blood IgE factor. Eur J Epidemiol 1997; 13: 395–402.
Shirtcliff EA, Coe CL, Pollak SD. Early childhood stress is associated with elevated antibody levels to herpes simplex virus type 1. Proc Natl Acad Sci U S A 2009; 106: 2963–7.
Spangler G, Grossmann KE. Biobehavioral organization in securely and insecurely attached infants. Child Dev 1993; 64: 1439–50.
Spitzer C, Wegert S, Wollenhaupt J, Wingenfeld K, Barnow S, Grabe HJ. Gender-specific association between childhood trauma and rheumatoid arthritis: a case-control study. J Psychosom Res 2013; 74: 296–300.
Sternthal MJ, Coull BA, Chiu YH, Cohen S, Wright RJ. Associations among maternal childhood socioeconomic status, cord blood IgE levels, and repeated wheeze in urban children. J Allergy Clin Immunol 2011; 128: 337–45.e1.
Strachan DP. Hay fever, hygiene, and household size. BMJ 1989; 299: 1259–60.
Subramanian SV, Ackerson LK, Subramanyam MA, Wright RJ. Domestic violence is associated with adult and childhood asthma prevalence in India. Int J Epidemiol 2007; 36: 569–79.
Tariq SM, Arshad SH, Matthews SM, Hakim EA. Elevated cord serum IgE increases the risk of aeroallergen sensitization without increasing respiratory allergic symptoms in early childhood. Clin Exp Allergy 1999; 29: 1042–8.
Tarullo AR, Gunnar MR. Child maltreatment and the developing HPA axis. Horm Behav 2006; 50: 632–9.

Tracey KJ. The inflammatory reflex. Nature 2002; 420: 853–9.

Tress W, Junkert B. Psychosomatische Medizin zwischen Naturwissenschaft und Geisteswissenschaft – tertium non datur? Psychother Psychosom Med Psychol 1992; 42: 400–7.

Tsigos C, Chrousos GP. Hypothalamic-pituitary-adrenal axis, neuroendocrine factors and stress. J Psychosom Res 2002; 53: 865–71.

UCB Institute of Allergy. European Allergy White Paper. Allergic diseases as a public health problem in Europe. Braine-l'Alleud, Belgien 1997.

Undem BJ, Weinreich D. Neuroimmune interactions in the lung. In: Bienenstock J, Goetzle EJ, Blennerhassett MG (Hrsg). Autonomic Neuroimmunology. New York: Taylor & Francis 2003.

van den Akker-van Marle ME, Bruil J, Detmar SB. Evaluation of cost of disease: assessing the burden to society of asthma in children in the European Union. Allergy 2005; 60: 140–9.

van Dijk AE, van Eijsden M, Stronks K, Gemke RJ, Vrijkotte TG. Prenatal stress and balance of the child's cardiac autonomic nervous system at age 5–6 years. PLoS One 2012; 7(1): e30413. doi: 10.1371/journal.pone.0030413.

van Houdenhove B, van Den Eede F, Luyten P. Does hypothalamic-pituitary-adrenal axis hypofunction in chronic fatigue syndrome reflect a ›crash‹ in the stress system? Med Hypotheses 2009; 72: 701–5.

von Hertzen LC. Maternal stress and T-cell differentiation of the developing immune system: possible implications for the development of asthma and atopy. J Allergy Clin Immunol 2002; 109: 923–8.

von Korff M, Alonso J, Ormel J, Angermeyer M, Bruffaerts R, Fleiz C, de Girolamo G, Kessler RC, Kovess-Masfety V, Posada-Villa J, Scott KM, Uda H. Childhood psychosocial stressors and adult onset arthritis: broad spectrum risk factors and allostatic load. Pain 2009; 143: 76–83.

Wegman HL, Stetler C. A meta-analytic review of the effects of childhood abuse on medical outcomes in adulthood Psychosom Med 2009; 71: 805–12.

Weinmann S, Kamtsiuris P, Henke KD, Wickman M, Jenner A, Wahn U. The costs of atopy and asthma in children: assessment of direct costs and their determinants in a birth cohort. Pediatr Allergy Immunol 2003; 14: 18–26.

Wolf JM, Miller GE, Chen E. Parent psychological states predict changes in inflammatory markers in children with asthma and healthy children. Brain Behav Immun 2008; 22: 433–41.

World Health Organization. The World Health Report 2003. Genf: WHO 2003.

Wright RJ. Stress-related programming of autonomic imbalance: role in allergy and asthma. Chem Immunol Allergy 2012; 98: 32–47.

Wright RJ, Cohen S, Carey V, Weiss ST, Gold DR. Parental stress as a predictor of wheezing in infancy: a prospective birth-cohort study. Am J Respir Crit Care Med 2002; 165: 358–65.

Wright RJ, Finn P, Contreras JP, Cohen S, Wright RO, Staudenmayer J, Wand M, Perkins D, Weiss ST, Gold DR. Chronic caregiver stress and IgE expression, allergen-induced proliferation, and cytokine profiles in a birth cohort predisposed to atopy. J Allergy Clin Immunol 2004; 113: 1051–7.

Wright RJ, Cohen RT, Cohen S. The impact of stress on the development and expression of atopy. Curr Opin Allergy Clin Immunol 2005; 5: 23–9.

Wright RJ, Visness CM, Calatroni A, Grayson MH, Gold DR, Sandel MT, Lee-Parritz A, Wood RA, Kattan M, Bloomberg GR, Burger M, Togias A, Witter FR, Sperling RS, Sadovsky Y, Gern JE. Prenatal maternal stress and cord blood innate and adaptive cytokine responses in an inner-city cohort. Am J Respir Crit Care Med 2010; 182: 25–33.

Xepapadaki P, Manios Y, Liarigkovinos T, Grammatikaki E, Douladiris N, Kortsalioudaki C, Papadopoulos NG. Association of passive exposure of pregnant women to environmental tobacco smoke with asthma symptoms in children. Pediatr Allergy Immunol 2009; 20: 423–9.

Yabuhara A, Macaubas C, Prescott SL, Venaille TJ, Holt BJ, Habre W, Sly PD, Holt PG. TH2-polarized immunological memory to inhalant allergens in atopics is established during infancy and early childhood. Clin Exp Allergy 1997; 27: 1261–9.

6 Negativfaktoren, Immunaktivität und Psychotherapie

Angelo Picardi, Lorenzo Tarsitani, Emanuele Tarolla, Massimo Biondi

6.1 Einleitung

Menschen mit psychiatrischen Erkrankungen und emotionalen Problemen können sich an verschiedene Stellen wenden, um Hilfe zu bekommen, dazu gehören insbesondere Fachleute aus dem Bereich seelische Gesundheit (Kovess-Masfety et al. 2007). Die Psychotherapie zählt dabei zu den wichtigsten therapeutischen Optionen, vor allem für Patienten mit depressiven Erkrankungen und Angststörungen. Psychotherapie wird auch oft solchen Ratsuchenden angeboten, die aufgrund belastender Lebensereignisse und -umstände oder aufgrund einer maladaptiven Persönlichkeit und individueller Persönlichkeitsfaktoren unter emotionalem Stress leiden.

In der Fachliteratur existieren zahlreiche Hinweise, die für einen Zusammenhang zwischen veränderter Immunfunktion und jenen psychischen Belastungen sprechen, die Menschen psychotherapeutische Hilfe aufsuchen lassen, wie z. B.:

- stressbedingte emotionale Probleme
- Depression und Angstzustände
- Neurotizismus
- Introvertiertheit
- Feindseligkeit als Wesenszug
- Neigung zu negativem Affekterleben
- Bindungsunsicherheit
- Alexithymie
- Unterdrückung von Emotionen
- soziale Hemmung
- maladaptiver Copingstil

Das vorliegende Kapitel soll einen Überblick über diese Befunde geben.

6.2 PNI und emotionale Probleme infolge von Stress

Bereits 1936 berichtete Selye von Tierversuchen, in denen es zu identischen Reaktionen auf schädliche Reize, wie Hitze, Kälte, Adrenalingabe, übermäßige Muskelanstrengung und Röntgenstrahlen gekommen war, was er als »Stress« bezeichnete (Selye 1936). Stress wurde definiert als die *»unspezifische Reaktion des Körpers auf jegliche Anforderung«*. Als »**Stressoren**« bezeichnete er alle Reize, die Stress auszulösen vermochten. Selye war der erste, der über stressbedingte Veränderungen in Immunorganen und Immunzellen berichtete, wie z. B. Lymphozytopenie und Atrophie des Thymus sowie anderer lymphatischer Strukturen, die mit erhöhtem Krankheitsrisiko, erhöhter Sterblichkeit sowie erhöhter Anfälligkeit für Infektionen einhergingen.

Nach dieser bahnbrechenden Beobachtung konnte in zahlreichen Untersuchungen detaillierte Einsicht in den Mechanismus der Stressreaktion und der möglichen Folgen gewonnen werden, die entweder zur Anpassung des gesamten Organismus an die Stressoren oder zur Erkrankung führten (Selye 1950). Ein wichtiger theoretischer Schritt bestand weiterhin darin, dass man die Bedeutung der individuellen **kognitiven Bewertung** potenziell Stress auslösender psychosozialer Reize (Levi 1971; Lazarus u. Folkman 1984) sowie die Bedeutung der **emotionalen Erregung** (Mason 1975) für die Moderation und Vermittlung der Stressreaktion beim Menschen erkannte.

In den vergangenen 20 Jahren wurden überzeugende Belege dafür geliefert, dass Immunfunktionen sensitiv auf Stress reagieren, was dafür spricht, dass akute oder chronische Lebensstressoren zur Pathogenese von immunassoziierten Erkrankungen beitragen können (Biondi 2001). In der Tat können psychische Stressoren zu Veränderungen im ZNS (Stone 1988; Biondi 1997), im autonomen Nervensystem (ANS) (Grings u. Dawson 1978) sowie im neuroendokrinen System (Biondi u. Picardi 1999) führen. Die Neurobiologie psychischen Stresses auf all diesen Ebenen ist ein Schlüssel zum Verständnis stressinduzierter Veränderungen in der Immunfunktion (Felten u. Felten 1994).

6.2.1 Auswirkungen von Stress auf das Immunsystem

Klinische und experimentelle Befunde machen deutlich, dass Dauer und Verlauf von Stress die Hauptfaktoren sind, wenn es darum geht, die Natur stressinduzierter Immunveränderungen zu bestimmen (Godbout u. Glaser 2006). Entsprechend dieser Faktoren beschrieben Elliot und Eisdorfer (1982) verschiedene Typen von Stressoren (z. B. diskreter vs. anhaltender Stress). Die von ihnen vorgeschlagene Taxonomie umfasst fünf Kategorien von Stressoren:

- akute zeitlich begrenzte Stressoren
- kurze naturalistische Stressoren
- eine Abfolge von Stress auslösenden Ereignissen
- chronische Stressoren
- zeitlich zurückliegende Stressoren

Zahlreiche voneinander unabhängige Studien haben den Zusammenhang zwischen Stress, im Sinne der genannten Kategorien, und Veränderungen des Immunsystems untersucht. 2004 führten Segerstrom und Miller eine gründliche Aufarbeitung der entsprechenden Literatur mittels umfangreicher Metaanalyse durch (Segerstrom u. Miller 2004). Tabelle 6-1 fasst die wichtigsten Ergebnisse dieser Metaanalyse sowie Publikationen aus den darauf folgenden Jahren zusammen.

Akute und zeitlich begrenzte Stressoren

Studien zu den Auswirkungen akuter, zeitlich begrenzter Stressoren umfassen Aufgaben, die unter Laborbedingungen vorgegeben werden, z. B. Sprechen vor fingiertem Publikum oder Kopfrechnen. Es fanden sich ähnliche Muster in den Immunveränderungen bei einer sehr variierenden Expositionsdauer von 5–100 min, unabhängig davon, ob es sich um soziale, kognitive oder erfahrungsbezogene Stressoren handelte.

Was die Veränderung von **Zellpopulationen** in Reaktion auf akute, zeitlich begrenzte Stressoren betrifft, so zeigte sich als stabilstes Ergebnis ein Anstieg der Zahl an natürlichen Killer(NK)-Zellen sowie großen granulären Lymphozyten im peripheren Blut. Zudem wurde ein weniger ausgeprägter Anstieg der Zahl an zytotoxischen T-Lymphozyten und Neutrophilen im peripheren Blut festgestellt. Was die Immunglobuline betrifft, bestand der bemerkenswerteste Effekt in einem signifikanten Anstieg des **Immunoglobulins A** (IgA) im Speichel. Dieser Befund dürfte auf die Verlagerung bereits synthetisierter Antikörper aus Plasmazellen sowie auf die erhöh-

Tab. 6-1 Signifikante ($p < 0{,}05$) Ergebnisse der Metaanalyse von Segerstrom und Miller (2004) zu stressbedingten Immunveränderungen mit Kommentierung auf der Grundlage jüngster Studienergebnisse (Erklärung der Abkürzungen am Ende der Tabelle)

	akuter Stress	**kurzer naturalistischer Stress**	**Abfolge mehrerer Stress auslösender Ereignisse**	**chronischer Stress**	**zeitlich zurückliegender Stress**
Zellpopulationen	• ↑ Leukozyten (r = 0,17) • ↑ Neutrophile (r = 0,30) • ↑ NK-Zellen (r = 0,43) • ↑ Lymphozyten (r = 0,18) • ↑ große granuläre Lymphozyten (r = 0,53) • ↑ zytotoxische T-Lymphozyten (r = 0,20)	• ↑ Leukozyten (r = 0,20)	• ↑ NK-Zellen (r = 0,17)		
Immunglobulin	• ↑ sIgA im Speichel (r = 0,22)	• ↑ Antikörper gegen EBV (r = 0,20)	• ↑ Antikörper gegen EBV (r = 0,21)	• ↓ Antikörper gegen Grippevirus nach Impfung (r = -0,22)	
funktioneller Effekt	• ↑ NKZA (r = 0,30) • ↓ Mitogen-stimulierte proliferative Reaktion	• ↓ Lymphozytenproliferation nach Gabe von ConA (r = -0,32) • ↓ Lymphozytenproliferation nach Gabe von PHA (r = -0,19) • ↓ NKZA (r = -0,11)		• ↓ NKZA (r = -0,12) • ↓ Lymphozytenproliferation nach Gabe von ConA (r = -0,13) • ↓ Lymphozytenproliferation nach Gabe von PHA (r = -0,16)	

Tab. 6-1 Fortsetzung

	akuter Stress	kurzer naturalistischer Stress	Abfolge mehrerer Stress auslösender Ereignisse	chronischer Stress	zeitlich zurückliegender Stress
Zytokine	• ↑ IL-6 ($r = 0{,}28$) • ↑ IFN-γ ($r = 0{,}21$)	• ↓ IFN-γ ($r = -0{,}30$) • ↑ IL-6 ($r = 0{,}26$) • ↑ IL-10 ($r = 0{,}41$)		• ↓ IL-2 ($r = -0{,}21$)	
Kommentar	• *Up*-Regulierung natürlicher Immunität • *Down*-Regulierung spezifischer Immunität • Retention weniger reifer T-Zellen im Lymphgewebe oder in der Haut und Mobilisierung von T-Zellen vom Effektortyp ins Blut (Atanackovic et al. 2006) • inkonsistente Ergebnisse neuerer Studien (Segal et al. 2006; Marazziti et al. 2007)	• Verschiebung von zellulärer (TH1) zu humoraler Immunität (TH2), Effekt wird mit zunehmendem Alter größer	• insgesamt kein stabiles Muster von Immunveränderungen; je nach Stressor: ▪ Verlust des Ehepartners: – ↓ NKZA ▪ Opfer von Naturkatastrophen: – ↓ T-Helferlymphozyten – ↓ zytotoxische T-Lymphozyten – ↑ NKZA – ↑ Lymphozytenproliferation nach Gabe von PHA	• negative Effekte auf nahezu alle funktionellen Maße des Immunsystems • konsistente Ergebnisse neuerer Studien, d. h. ↓ sIgA-Sekretion im Speichel bei Pflegepersonen (Gallagher et al., 2008); ↓ NKZA bei gesunden arbeitslosen Männern und Frauen (Cohen et al. 2007)	• nur NKZA wurde untersucht; keine zuverlässige Verminderung

ConA = Concanavalin A, EBV = Epstein-Barr-Virus, IFN = Interferon, IL = Interleukin, NK-Zellen = natürliche Killerzellen, NKZA = natürliche Killerzell-Aktivität, PHA = Phytohämagglutinin, r = Effektstärke (Pearson's r; Werte von 0,10, 0,30 und 0,50 entsprechen einer kleinen, mittleren und großen Effektstärke), sIgA = sekretorisches Immunoglobulin A te Translokation von Antikörpern durch das Epithel und in den Speichel zurückzuführen sein (Bosch et al. 2002), da der Zeitrahmen der im Labor untersuchten akuten Stressoren zu kurz für die Neusynthese einer ausreichend großen Anzahl von Antikörpern war.

Zahlreiche Studien belegen den signifikanten Anstieg der **natürlichen Killerzell-Zytotoxizität bzw. -Aktivität** (NKZZ bzw. NKZA) in Reaktion auf akute Stressoren, während eine Abnahme der Lymphozyten-Proliferation nach mitogener Reizung mit Concanavalin A (ConA) und Phytohämagglutinin (PHA) zu beobachten war. Akuter Stress führt auch zu einer deutlich gesteigerten Produktion der **Zytokine** Interleukin-6 (IL-6) und Interferon-gamma (IFN-γ). Dieser Befund spricht für eine *Up*-Regulierung der natürlichen Immunität, da IFN-γ Makrophagen, NK- sowie T-Zellen stimuliert.

Ganz allgemein scheint die Immunreaktion auf akuten Stress durch einen Anstieg der unspezifischen, angeborenen Immunität charakterisiert zu sein. Die einzige Ausnahme stellt die erhöhte Sekretion von IgA im Speichel dar, bei dem es sich um ein Produkt der spezifischen Immunantwort handelt.

Nach Meinung mancher Autoren könnte dies Teil einer größeren Freisetzung von unspezifischen Proteinen in die Mundhöhle sein, mit der auf akuten Stress reagiert wird (Bosch et al. 2002). Diese Befunde sprechen dafür, dass akute Stressoren Immunzellen dazu veranlassen, sich dorthin umzuverteilen, wo sie Eindringlinge am effektivsten bekämpfen können (Dhabhar u. McEwen 1997). Auch sprechen die Befunde für eine *Up*-Regulierung der **natürlichen Immunität,** die besser für den Umgang mit den potenziellen Komplikationen lebensbedrohlicher Situationen geeignet scheint, als die spezifischen Immunreaktionen. Das angeborene Immunsystem ist schneller, ist weniger hemmenden Einschränkungen ausgesetzt, und es führt dazu, dass weniger Energie von anderen Körpersystemen, die die Kampf-Flucht-Reaktion (*fight-or-flight response*) unterstützen, abgezweigt werden muss (Sapolsky 1998; Dopp et al. 2000). Akuter psychischer Stress scheint auch die Retention weniger reifer T-Zellen im Lymphgewebe oder in der Haut und die Mobilisierung von T-Zellen vom Effektortyp ins Blut zu fördern, um rasch in periphere Gewebe auswandern zu können (Atanackovic et al. 2006). Einige nachfolgende Untersuchungen zeigen hier widersprüchliche Befunde mit nichtsignifikanten Veränderungen in den Lymphozyten-Untergruppen (Marazziti et al. 2007), in der phagozytotischen Aktivität von Neutrophilen und Monozyten, bei den Serum-Immunglobulinen oder in den C3- und C4-Komplementen (Segal et al. 2006).

Kurze naturalistische Stressoren

Kurze naturalistische Stressoren, z. B. Prüfungssituationen, konfrontieren die betroffene Person mit einer dem realen Leben entspringenden, jedoch relativ kurz andauernden Stresssituation. Stress, der auf diese kurzzeitigen, naturalistischen Stressoren zurückzuführen ist, scheint die Zahl oder die prozentuale Verteilung von Zellen im peripheren Blut nicht zu beeinflussen.

Die deutlichsten Befunde in Bezug auf die Immunität waren ein **Anstieg der Antikörperproduktion** bei einer Infektion mit einem latenten Virus, insbesondere Epstein-Barr-Virus (EBV), sowie ein Abfall der NKZA und eine verminderte Lymphozytenvermehrung nach Gabe von ConA und PHA.

Die Exposition gegenüber kurz andauernden Stressoren korrelierte in vielen Untersuchungen auch mit einer Veränderung im Profil der Zytokinproduktion. Diese Zytokinprofiländerung zeigt sich in Form eines Abfalls des T-Helfer(TH)1-Zytokins IFN-γ sowie eines Anstiegs der TH2-Zytokine IL-6 und IL-10, was auf eine allgemeine **Verschiebung** der zellulären (TH1) zur humoralen Immunität (TH2) verweist (TH1/TH2-*Shift*).

Segerstrom und Miller stellten fest, dass das Lebensalter zur Anfälligkeit gegenüber stressbedingten Immunveränderungen im Rahmen kurzfristiger naturalistischer Stressoren beitrug, wobei dieser Effekt bei älteren Probanden noch stärker ausgeprägt war (Segerstrom u. Miller 2004).

Abfolge Stress auslösender Ereignisse

Im Rahmen einer mit Stress verbundenen Abfolge von Ereignissen gibt ein umschriebener Vorfall Anlass zu einer ganzen Reihe von weiteren Herausforderungen. Die in diesem Bereich durchgeführten Studien lassen sich in zwei Gruppen unterteilen, Stress nach:
- Trauerfall
- Trauma

Zahlreiche Arbeiten widmeten sich den Immunveränderungen bei Menschen, die ihren Ehepartner verloren haben, während eine kleinere Anzahl von Studien die Immunfunktion bei Opfern von Naturkatastrophen untersuchte. Interessanterweise ließ sich mit Ausnahme eines Anstiegs an NK-Zellen im peripheren Blut **kein stabiles Muster** an Immunveränderungen feststellen, wenn man beide Untersuchungsgruppen als Ganzes betrachtete. Innerhalb der Gruppe verwitweter Eheleute war der stabilste Befund ein Rückgang an NKZA, während es keine Veränderungen in der Lymphozyten-Proliferation nach Gabe von ConA, PHA und *Pokeweed*-Mitogen (PWM) oder in der Anzahl an T-Helfer- oder T-zytotoxischen Lymphozyten im peripheren Blut gab. Studien an Opfern von Naturkatastrophen wiesen eine Zunahme der NKZA und der PHA-stimulierten Lymphozyten-Vermehrung sowie eine Abnahme der T-Helfer- und der T-zytotoxischen Lymphozytenzahlen nach (Segerstrom u. Miller 2004).

Diese unterschiedlichen Befunde zu Verlust und Trauma scheinen die neuroendokrinen Effekte dieser zwei sehr unterschiedlichen Arten von Ereignissen widerzuspiegeln. Während ein Trauerfall im Allgemeinen mit einer erhöhten Cortisolproduktion verbunden ist (Biondi u. Picardi 1996), gehen Trauma und Posttraumatische Belastungsstörung in der Regel mit einer verminderten Cortisolproduktion einher (Yehuda 2002). In Anbetracht der Tatsache, dass Cortisol Immunprozesse, wie etwa die NKZA, unterdrückt, könnten die unterschiedlichen neuroendokrinen Korrelate von Verlust- und Traumaerfahrungen deren unähnliche Effekte auf die Immunität erklären (Segerstrom u. Miller 2004). Überdies legen die unterschiedlichen Immunveränderungen in Reaktion auf akute und chronische Stressoren nahe, dass die unähnlichen immunologischen Effekte von Verlust und Trauma auch mit dem unterschiedlichen Zeitfenster dieser Stressoren sowie der Studien erklärt werden könnten, die deren Immunkorrelate untersuchten. Bei traumatischen Ereignissen handelt es sich um akute, zeitlich begrenzte Stressoren, während ein Todesfall in der Familie einen gleichermaßen akuten wie langfristigen Stressor darstellt, da sich der damit verbundene seelische Schmerz und die Trauer über einen langen Zeitraum jeden Tag aufs Neue entwickeln. Hinzu kommt, dass die Mehrzahl der psychoneuroimmunologischen Studien, die sich mit den Opfern von Katastrophen beschäftigten, innerhalb eines kurzen Zeitraums nach dem Ereignis durchgeführt wurden, während die Untersuchungen von Hinterbliebenen oft mehrere Monate nach dem Verlustereignis stattfanden.

Chronische Stressoren

Chronische Stressoren sind über die Zeit hinweg stabil und tendieren dazu, das Leben der Betroffenen tiefgreifend zu beeinflussen. Auch sind sie in der Regel kaum kontrollierbar und bieten nur wenig Hoffnung auf Kontrolle in der Zukunft. Zu den typischen chronischen Stressoren zählen z. B.:

- traumatische Verletzungen, die zu bleibenden körperlichen Behinderungen führen
- die Pflege schwer demenzkranker Ehepartner

Chronische Stressoren gehen in aller Regel mit Veränderungen der Identität oder sozialen Rolle einher (z. B. als Pflegeperson, Flüchtling oder Arbeitsloser). Zahlreiche Studien haben sich der Untersuchung chronischer Stressoren gewidmet, jedoch keinen systematischen Zusammenhang zu quantitativen Immunmaßen festgestellt. Was sich jedoch feststellen ließ, waren negative Effekte auf nahezu alle funktionellen Parameter des Immunsystems, und zwar des angeborenen und des spezifischen Immunsystems, da sowohl TH1- (z. B. T-Zell-Proliferation) als auch TH2-Parameter (z. B. Antikörperproduktion nach Influenza-Impfung) betroffen waren. Die Mehrzahl chronischer Stressoren war mit einer **allgemeinen Immunsuppression** verbunden, wobei eine Verlagerung von potenziell adaptiven zu potenziell schädlichen Veränderungen auftrat, und zwar zunächst nur im zellulären Immunsystem und dann auch in Immunfunktionen, die weitere Bereiche betrafen (Segerstrom u. Miller 2004).

Neuere Studien bestätigten diese Befunde: So stellten Gallagher et al. (2008) eine reduzierte IgA-Speichelsekretion bei Pflegepersonen fest und Cohen et al. (2007) eine anhaltende Beeinträchtigung der NKZA bei arbeitslosen gesunden Männern und Frauen.

Zeitlich zurückliegende Stressoren

Zeitlich zurückliegende Stressoren, z. B. sexuelle Missbrauchserfahrungen in der Kindheit oder Kriegsgefangenschaft, sind traumatische Erlebnisse, die zwar weit in der Vergangenheit liegen, gleichwohl jedoch das Potenzial besitzen, aufgrund ihrer anhaltenden kognitiven und emotionalen Folgen die Immunfunktion der Betroffenen nachhaltig zu beeinflussen (Baum et al. 1993). Der einzige Immunparameter, der in diesem Zusammenhang in der entsprechenden Fachliteratur regelmäßig untersucht wurde, ist die **NKZA**, die jedoch keine zuverlässigen Veränderungen bei den untersuchten Personen erkennen ließ (s. Kapitel 4, S. 68).

6.2.2 Fazit

Unterschiedliche Arten von Stress, so die naheliegende Schlussfolgerung, scheinen die Immunfunktion unterschiedlich zu beeinflussen. Akute, zeitlich umgrenzte Stressoren, die nur in seltenen Fällen das Bedürfnis nach psychotherapeutischer Hilfe hervorrufen, sind mit einer *Up*-Regulierung der angeborenen Immunität bei gleichzeitiger *Down*-Regulierung der spezifischen Immunität verbunden. Kurz andauernde, naturalistische Stressoren wiederum korrelieren mit einer Verschiebung von zellulärer (TH1) zu humoraler (TH2) Immunität. Die Abfolge von Stress auslösenden Belastungen schließlich, scheint zwar als Ganzes betrachtet, kein stabiles Muster an Immunveränderungen erkennen zu lassen, gleichwohl haben chronische Stressoren negative Auswirkungen auf nahezu alle funktionellen Parameter des Immunsystems.

6.3 PNI und Depression

In den letzten 20 Jahren wurden zunehmend Belege dafür gefunden, dass depressive Störungen mit quantitativen und funktionellen Veränderungen der Immunfunktion einhergehen (Irwin u. Miller 2007). Die Ergebnisse sprechen für eine bemerkenswerte Heterogenität der klinischen Befunde, die womöglich auf moderierende klinische und biologische Faktoren, wie Alter, Geschlecht, Komorbidität und klinische Merkmale einer Depression, zurückzuführen sind (Tab. 6-2).

6.3.1 Depression und Parameter des Immunsystems

Zahlreiche Studien haben die Auswirkungen einer Depression auf die Immunfunktion untersucht. Eine relativ aktuelle und sehr um-

Tab. 6-2 Immunveränderungen während einer Depression (Erklärung der Abkürzungen am Ende der Tabelle)

	Zellpopulationen	Immunglobulin	funktioneller Effekt	Zytokine	andere
Depression	• ↑ Leukozyten • ↑ Neutrophile • ↓ NK-Zellen • ↓ T-Zellen • ↑ B-Zellen • ↑ $CD4^+$ • ↑ CD4/CD8-Quotient • ↑ $HLA\text{-}DR^+$ • ↑ $CD25^+$	• ↑ IgM	• ↓ Reaktion auf ConA • ↓ Reaktion auf PHA • ↓ Reaktion auf PWM • ↓ Neutrophilen-Phagozytose • ↓ NKZA	• ↑ IL-2 • ↑ IL-6 • ↑ sIL-2R	• ↓ Gesamt-Serumprotein-spiegel • ↓ Albumin • ↑ Haptoglobin • ↑ saures α1-Glykoprotein • ↑ α1-Antitrypsin
klinische Moderatorfaktoren					
Alter	• keine altersassoziierte CD4-Veränderung bei depressiven Patienten versus altersassoziierter Anstieg bei Gesunden		• keine altersassoziierte Veränderung der Mitogenreaktion bei depressiven Patienten versus altersassoziierter Anstieg bei Gesunden		• mehr Immunveränderungen bei älteren im Vergleich zu jüngeren depressiven Patienten

Tab. 6-2 Fortsetzung

	Zellpopulationen	Immunglobulin	funktioneller Effekt	Zytokine	andere
Geschlecht	• depressive Männer: ↓ der NK- u. T-Zellen versus Frauen				
Panik als Komorbidität	• ↑ T-Zellen bei depressiven Patienten mit Panik		• ↑ Reaktion auf PHA bei depressiven Patienten mit Panik		
Alkoholabhängigkeit und -missbrauch			• ↓ NKZA bei depressiven Patienten mit Alkoholmissbrauch oder -abhängigkeit		
Nicotin	• ↑ Leukozyten bei depressiven Rauchern im Vergleich zu Nichtrauchern		• ↓ NKZA bei depressiven Rauchern im Vergleich zu Nichtrauchern		
klinische Merkmale der Depression					
stationärer Aufenthalt			• ↓ Mitogenreaktion bei stationären Patienten		
Melancholie			• ↓ Mitogenreaktion und NKZA bei Patienten mit Melancholie	• beeinträchtigte DTH-Reaktion bei Patienten mit Melancholie	
Schlafstörungen			• ↓ NKZA bei depressiven Patienten mit subjektiv erlebter Schlaflosigkeit	• ↑ IL-6 bei depressiven Patienten mit Schlafstörungen	

Tab. 6-2 Fortsetzung

	Zellpopulationen	**Immunglobulin**	**funktioneller Effekt**	**Zytokine**	**andere**
			• ↓ zelluläre u. natürliche Immunfunktion bei Depression mit geringerer Schlafdauer und Schlafqualität		
Schweregrad der Depression (HAMD)			• ↓ Reaktion auf ConA und PHA bei schwerer Depression		• NKZA korreliert mit HAMD-Symptomclustern »Verlangsamung« und »Schlafstörung«
Behandlung mit trizyklischen Antidepressiva	• ↓ Lymphozyten • ↓ T-Zellen • ↓ $CD4^+$ • ↓ $CD29^+$		• ↑ NKZA • ↓ Reaktion auf ConA • ↓ Reaktion auf PHA		
Behandlung mit anderen Antidepressiva			• ↑ NK-Zell-Aktivität bei Behandlung mit Fluoxetin, Nefazodon, Paroxetin, Venlafaxin und Sertralin		

ConA = Concanavalin A, DTH = *delayed-type hypersensitivity*, HAMD = *Hamilton rating scale for depression*, HLA-DR = *human leucocyte antigen* DR, IgM = Immunglobulin M, IL = Interleukin, NK-Zellen = natürliche Killerzellen, NKZA = natürliche Killerzell-Aktivität, PHA = Phytohämagglutinin, PWM = *Pokeweed*-Mitogen, sIL-2R = löslicher Interleukin-2-Rezeptor

fassende Metaanalyse von über 180 Studien beschreibt verschiedene immunologische Veränderungen bei Patienten, die an einer Major Depression erkrankt waren. Was die Zellpopulationen betrifft, so zeigte die *fixed-effect*-Analyse einen (Zorrilla et al. 2001):

- Anstieg der absoluten Anzahl weißer Blutkörperchen

- absoluter und prozentualer Anstieg der Neutrophilen
- absoluter und prozentualer Rückgang der Lymphozyten
- Rückgang der absoluten Anzahl der NK-Zellen und der prozentualen Anzahl der T-Zellen
- Anstieg der relativen Anzahl der B- und $CD4^+$-Zellen sowie der CD4/CD8-Ratio
- Anstieg der Anzahl an Zellen mit Aktivierungsmarkern an der Oberfläche, wie z. B. HLA-DR^+ (*human leukocyte antigene* DR) und $CD25^+$

Zudem konnte eine signifikante Korrelation zwischen Depression und geringerer Lymphozyten-Vermehrung nach Gabe der Mitogene PHA, ConA und PWM nachgewiesen werden (Zorrilla et al. 2001). Auch zeigte sich eine Verminderung der neutrophilen Phagozytose und der NKZZ, wobei letztere mittlerweile als **zuverlässigste Immunveränderung** im Zusammenhang mit Depressionen gilt (Stein et al. 1991; Zorrilla et al. 2001).

Als weiterer Befund wurde der Rückgang des Gesamtserumproteinspiegels genannt, begleitet von einem Rückgang des negativen Akute-Phase-Plasmaproteins Albumin. Im Gegensatz dazu kam es zu einem Anstieg der Serumspiegel der positiven Akute-Phase-Plasmaproteine (Zorrilla et al. 2001):

- Haptoglobin
- saures Alpha-1-Glykoprotein
- Alpha-1-Antitrypsin
- IgM
- PGF2
- IL-6
- sIL-2R (löslicher Interleukin-2-Rezeptor)

Die meisten Studien legen nahe, dass Depression eine Verminderung der nichtspezifischen zellulären und natürlichen Immunität nach sich zieht (Irwin 2007). Gleichwohl fanden Maes et al. (1992, 1995) Zunahmen der Anzahl an Zellen mit Aktivierungsmarkern an der Oberfläche (d. h. HLA-DR^+ und $CD25^+$) und der humoralen Faktoren von Plasmaproteinen, die mit der akuten Phase der Immunreaktion verbunden sind, sowie einen Anstieg des IL-6-Serumspiegels. Diese Befunde, die in der Regel im Rahmen von entzündlichen Prozessen anzutreffen sind, könnten die Hypothese bestätigen, wonach eine Major Depression mit einer **Immunaktivierung** verbunden ist, die an eine Akut-Phase-Reaktion erinnert.

Insgesamt betrachtet scheint Depression bei manchen Patienten mit einer verminderten Reaktionsbereitschaft der NK-Zellen einherzugehen, bei anderen Patienten wiederum mit einem Anstieg der Entzündungsmarker (Pike u. Irwin 2006).

6.3.2 Mögliche Moderatoren zwischen Depression und Immunität

In ihrer Metaanalyse weisen Zorrilla et al. (2001) auf eine beträchtliche Heterogenität der Ergebnisse hin, und zwar in Hinblick auf praktisch alle größeren Immunzellklassen und funktionellen Maße. Obwohl bislang keine endgültigen Erklärungen für diese Heterogenität existieren (Irwin 2001), dürfte die Verbindung zwischen Depression und Immunität durch **einige klinische und biologische Faktoren** moderiert werden, wodurch sich, zumindest teilweise, die mangelnde Konsistenz der Untersuchungsbefunde erklären ließe (Irwin u. Miller 2007).

■ **Alter:** Im Hinblick auf demografische Faktoren könnte die Variable »Alter« den

Zusammenhang zwischen Depression und Immunität moderieren (Irwin 2001). Ältere an Depression Erkrankte scheinen mehr Immunveränderungen aufzuweisen als jüngere Patienten (Stein et al. 1991; Herbert u. Cohen 1993). Verglichen mit gesunden Probanden gleichen Alters fehlte bei älteren Depressiven der alterstypische Anstieg der T4-Zell-Zahl und der Lymphozytenvermehrung nach Mitogenstimulation (Schleifer et al. 1989).

- **Geschlecht:** Hinsichtlich des Geschlechts kam es bei männlichen depressiven Patienten zu einem deutlicheren Abfall der T-Zell- und NK-Zell-Reaktionen im Vergleich zu gesunden männlichen Probanden, während depressive Frauen sich nicht wesentlich von ihren gesunden Geschlechtsgenossinnen unterschieden (Evans et al. 1992).

- **Rauchen und Alkoholgenuss:** Gesundheitsrelevante Verhaltensweisen, wie Alkoholgenuss und Rauchen, wirken sich ebenfalls modulierend auf die Immunreaktion bei depressiven Patienten aus. Doppeldiagnosen, und zwar Alkoholabusus mit sekundärer depressiver Entwicklung oder Depression mit Alkoholabusus in der Vorgeschichte, waren im Vergleich zu rein depressiven Patienten oder nichtdepressiven Alkoholikern mit einem noch stärkeren Abfall der NKZA verbunden (Irwin et al. 1990). Alkohol und Depression übten also jeweils einen additiven Effekt auf die NKZA aus. Diese Befunde ließen sich jedoch in einer neueren Studie nicht bestätigen (Schleifer et al. 2006). Auch Zigarettenrauchen gilt als Einflussvariable auf die Immunität depressiver Probanden: Depressive Raucher wiesen im Vergleich zu depressiven Nichtrauchern und Nichtrauchern und Rauchern der Kontrollgruppe eine höhere Zahl an weißen Blutkörperchen auf, sowie eine geringere NKZA im Vergleich zu den Kontrollprobanden. Major Depression und Nicotinkonsum, so die Schlussfolgerung der Autoren, interagieren und führen so zusammen zu einem Anstieg der Zahl an weißen Blutkörperchen und einem Abfall der NKZA (Jung u. Irwin 1999).

Darüber hinaus scheinen mehrere klinische Variablen Immunmaße zu beeinflussen und die Verbindung zwischen Depression und Veränderungen der quantitativen und funktionellen Immunitätsmaße zu moderieren. So wiesen depressive Patienten, die gleichzeitig an einer **Panikstörung** litten, eine größere Anzahl an T-Zellen auf und zeigten eine erhöhte Lymphozyten-Proliferationsreaktion auf PHA als depressive Patienten ohne Panikstörung (Andreoli et al. 1993).

Auch scheint die Mitogenreaktion bei stationär behandelten depressiven Patienten niedriger als bei ambulant behandelten (Schleifer et al. 1985). Während manche Studien dieses Ergebnis nicht untermauern konnten (Schleifer et al. 1989), bestätigte eine Metaanalyse den Zusammenhang zwischen **stationärer Behandlung** und Mitogenreaktion bei depressiven Patienten (Herbert u. Cohen 1993).

Patienten mit melancholischer Depression wiesen eine größere Beeinträchtigung ihrer zellulären Immunität auf – im Sinne einer geringeren mitogeninduzierten Lymphozyten-Proliferation sowie niedrigeren NKZA – als nicht melancholisch-depressiv erkrankte Patienten (Cosyns et al. 1989; Maes et al. 1995). Darüber hinaus zeigten Patienten mit Merkmalen einer melancholischen Depression im Vergleich zu Patienten ohne melancholische Depression Beeinträchtigungen der *Delayed-type-hypersensitvity*-Hautreaktion (Hickie et al. 1993).

Subjektiv wahrgenommene **Schlaflosigkeit** scheint bei depressiven Patienten mit einem Abfall der NKZA einherzugehen (Irwin 2002). Ebenso scheint bei Patienten mit schweren Schlafstörungen das Risiko erhöhter IL-6-Spiegel und anderer Entzündungsmarker größer zu sein (Irwin et al. 2006). Polysomnografien im Rahmen von Schlafstudien zeigten bei depressiven Patienten Zusammenhänge zwischen verminderter Schlafdauer und Schlafeffizienz einerseits und einem Rückgang der Funktion des angeborenen und zellulären Immunsystems andererseits (Irwin 2001).

Die **Schwere der Depression**, gemessen anhand des Gesamtscore der *Hamilton rating scale for depression* (HAMD), war in einer Studie von Schleifer et al. (1989) mit einer verminderten Lymphozyten-Proliferationsreaktion auf ConA und PHA unabhängig von Geschlecht, Alter und stationärem Behandlungsstatus assoziiert. Andere Untersuchungen wiesen hingegen keine Korrelation zwischen Schweregrad der Depression und der Anzahl oder Aktivität der NK-Zellen nach (Irwin et al. 1990). Von den typischen Depressionssymptomen schienen nur Verlangsamung und Schlafstörungen mit der NKZA korreliert (Cover u. Irwin 1994).

Was die **pharmakologische Behandlung** der Depression angeht, so scheint es auch hier Auswirkungen auf die Immunreaktion der betreffenden Patienten zu geben. Insbesondere zwei Studien haben die Auswirkungen von Symptomverbesserungen infolge antidepressiver Medikation auf Immunparameter untersucht. Symptomverbesserungen durch trizyklische Antidepressiva korrelierten mit einem Anstieg der NKZA (Irwin et al. 1992), einem Abfall der $CD4^{+}$- und $CD29^{+}$-T-Zell-Zahlen sowie einer verminderten Reaktion auf PHA und ConA, nicht jedoch auf PWM (Schleifer et al. 1999). Die antidepressive Behandlung mit Fluoxetin (Frank et al. 1999), Nefazodon, Paroxetin, Sertralin und Venlafaxin (Ravindran et al. 1995) ging mit einer erhöhten NKZA sowie einer Verbesserung der depressiven Symptomatik einher.

Insgesamt sprechen diese Befunde dafür, dass die verbesserte Lymphozyten-Proliferationsreaktion und NKZA weniger auf das bloße Einnehmen der Medikamente als vielmehr auf die Verbesserung der depressiven Symptome zurückzuführen ist (Irwin u. Miller 2007).

6.4 PNI und Angst

Zu den Auswirkungen von Angst auf das Immunsystem liegen nur wenige und zudem widersprüchliche Forschungsbefunde vor. Die wichtigsten Ergebnisse sind in Tabelle 6-3 zusammengefasst.

In einer Studie von Linn et al. (1981) korrelierte Angst negativ mit der **Lymphozyten-Proliferationsrate** bei stationären Patienten. In einer weiteren Untersuchung waren bei Patienten mit unbehandelter Angsterkrankung im Vergleich zur gesunden Kontrollgruppe die Lymphozyten-Proliferationsreaktion auf PHA sowie die PHA-induzierte IL-2-Produktion signifikant vermindert (Koh u. Lee 1996). Gleichwohl fand sich hinsichtlich der NKZA kein signifikanter Unterschied zwischen den beiden Untersuchungsgruppen. Bei Krankenschwestern mit einer Angststörung zeigte sich im Vergleich mit einer symptomfreien Kontrollgruppe eine geringere sIgA-Konzentration im Speichel (Graham et al. 1988). Zu ähnlichen Ergebnissen kamen entsprechende Untersuchungen an Studenten der Zahnmedizin (Jemmott et al. 1983). Auch wiesen Studienteilnehmer mit stärker ausgeprägter Angstsymptomatik im Vergleich zu weniger ängstlichen Probanden eine signifikant verminderte Lymphozy-

Tab. 6-3 Signifikante Ergebnisse aus diversen Studien zu Immunveränderungen und Angst

Faktor	Ergebnisse	Zahl der Studien
Angst	↓ Lymphozytenreaktion	1 (stationär behandelte Patienten)
	↓ sIgA im Speichel	2
	↓ Lymphozytenproliferation nach Gabe von ConA	1
	↓ IL-1β	1
	↑ NKZA	1
	↑ IL-2	1
Angst-störungen	↓ Lymphozytenproliferation nach Gabe von PHA, ↓ PHA-induziertes IL-2	1 (Patienten mit unbehandelter Angststörung)
PTSD	↓ WBC	1
	↑ NKZA	1

ConA = Concanavalin A, IL = Interleukin, sIgA = sekretorisches Immunglobulin A, NK-Zellen = natürliche Killerzellen, NKZA = natürliche Killerzell-Aktivität, PHA = Phytohämagglutinin, PTSD = Posttraumatische Belastungsstörung, WBC = Anzahl weißer Blutkörperchen

ten-Proliferationsreaktion auf das Mitogen ConA sowie einen niedrigeren IL-1β-Spiegel auf (Zorrilla et al. 1994). In einer Pilotstudie von Atanackovic et al. (2004) wiesen Patienten mit Angststörungen, verglichen mit einer gesunden Kontrollgruppe, einen höheren CD4/CD8-Quotienten auf, die hauptsächlich auf einer verminderten Anzahl von $CD8^{+}$-Zellen beruhte.

Demgegenüber legen wenige Studien nahe, dass Angst mit einer erhöhten Immunfunktion einhergeht. Untersuchungen an Medizinstudenten während der Examenszeit zeigten eine positive Korrelation zwischen Angst – gemessen mit der Angstsubskala der SCL-90-R – und NKZA (Koh 1993). In einer weiteren Untersuchung an Medizinstudenten zwei Wochen vor der Prüfung zeigte sich auch ein positiver Zusammenhang zwischen den Werten der SCL-90-R-Angstsubskala und der **IL-2-Produktion** (Koh 1997). Diese Ergebnisse scheinen dafür zu sprechen, dass subklinisch ausgeprägte Angst – im Gegensatz zu einer klinisch manifesten Angstsymptomatik – mit einer erhöhten Immunfunktion einhergeht (Koh 1993). Solch eine Immunerhöhung bei subklinischer Angst lässt sich im Sinne eines Übergangphänomens und damit als eine Abwehrreaktion des Körpers auf Stress interpretieren.

Was die **spezifischen Angststörungen** angeht, so fanden sich z. B. keine signifikanten immunologischen Veränderungen bei Patienten mit Panikstörung. Dies gilt sowohl für quantitative (Schleifer et al. 2002) als auch funktionelle Messungen (Brambilla et al. 1992; Schleifer et al. 2002).

Es gibt nur sehr wenige Hinweise auf eine veränderte Immunität bei Panikstörung (van Duinen et al. 2004). Allerdings sind Veränderungen dieser Art womöglich schwer auszumachen, da die meisten Studien bei der Messung von Immunparametern nur auf einen einzigen Evaluierungszeitpunkt während des gesamten Krankheitsverlaufs zurückgreifen (van Duinen et al. 2004). Jedoch zeigte eine neuere Studie, die Zytokine und Akute-Phase-Proteine bei Patienten mit Panikstörung untersuchte und in der Panik durch die Inhalation von Luft mit einem CO_2-Gehalt von 35 % ausgelöst wurde, keine signifikanten Unterschiede zwischen Patienten und gesunden Probanden (van Duinen et al. 2008).

Auch wiesen Patienten mit der Diagnose **soziale Phobie** im Vergleich zu einer gesunden Kontrollgruppe ähnliche immunologische Parameter auf (Rapaport et al. 1994). Lediglich bei Patienten mit Posttraumatischer Belastungsstörung (PTSD) ließ sich ein Abfall der Zahl an weißen Blutkörperchen und ein Anstieg der NKZA nachweisen (Irsonson et al. 1997).

Angesichts dieser Befunde muss erwähnt werden, dass sich weder bei der Panikstörung noch bei der sozialen Phobie konsistente Hinweise für eine Dysregulation der **Hypothalamus-Hypophysen-Nebennierenrinden(H-PA)-Achse** ergeben haben (Uhde et al. 1994; van Duinen et al. 2007). Demgegenüber wurde bei der PTSD eine verminderte HPA-Achsen-Aktivität festgestellt (Yehuda 2002).

6.5 PNI und interindividuelle Unterschiede

Es gilt im Allgemeinen als anerkannt, dass Menschen sehr unterschiedlich auf ähnliche Stresserfahrungen reagieren. Während manche mit besonderen Veränderungen ihres **affektiven Zustands** antworten, zeigen andere eine solche Veränderung nicht oder eine völlig andere affektive Reaktion (Kemeny u. Laudenslager 1999). In der Tat können Faktoren, die sich auf den interindividuellen Unterschied einer Person beziehen, einen gestaltenden Einfluss auf Verhalten und Physiologie, einschließlich des Immunsystems ausüben (Segerstrom et al. 2001).

Obwohl in der Psychoneuroimmunologie (PNI) bereits seit Jahrzehnten ein Forschungsinteresse an stressbedingten Immunveränderungen besteht und der Einfluss der Persönlichkeit sowie von Faktoren, die den interindividuellen Unterschied einer Person betreffen, auf Physiologie und auf stressbedingte ängstliche und depressive Reaktionen erkannt wurde (Vollrath 2001), haben nur relativ wenige psychoneuroimmunologische Studien den Zusammenhang zwischen spezifischen Persönlichkeitszügen und Immunsystem gezielt untersucht. Die hierzu vorliegenden Ergebnisse sind in Tabelle 6-4 zusammengefasst und werden im Folgenden diskutiert.

6.5.1 Neurotizismus, negative Affektivität und Feindseligkeit

Die Begriffe »negative« und »positive Affektivität« beziehen sich auf die stabilen individuellen Unterschiede im Ausmaß, mit dem Menschen negative bzw. positive Stimmungen und Emotionen berichten (Watson u. Clark 1984). Marsland et al. (2006) fanden einen Zusammenhang zwischen **negativer Affektivität** und verminderter Antikörperreaktion auf eine Hepatitis-B-Impfung. Unklar blieb allerdings, ob dieses Ergebnis auf das Vorliegen genau umschriebener negativer Gefühle oder aber das Fehlen positiver Affekte zurückzuführen ist (Marsland et al. 2006). So erwies sich in einer Arbeit von Cohen et al. (2003) ein positiver, nicht jedoch ein negativer emotionaler Stil als Prädiktor für

Tab. 6-4 Signifikante Ergebnisse aus ausgewählten Studien zum Zusammenhang von stabilen interindividuellen Unterschiedsmerkmalen und Immunsystem (modifiziert nach: Segerstrom et al. 2001, Erklärung der Abkürzungen am Ende der Tabelle)

Faktor	Ergebnisse	Anzahl der Studien
positiver Affekt	↓ Anfälligkeit für Infektionen der oberen Atemwege	1
persönlichkeitsbedingter positiver Affekt	↑ Antikörperreaktion nach HBV-Impfung	1
persönlichkeitsbedingter negativer Affekt	↓ Antikörperreaktion nach HBV-Impfung	1
Extrovertiertheit	• ↓ NKZA • ↓ Risiko für Erkältungssymptome	1
Feindseligkeit	↑ NK während eines akuten Stressors	1+1 (männliche Probanden)
	↑ $CD57^+$ während eines akuten Stressors	1
	↑ TNF-α, IFN-γ	1
bindungsvermeidendes Verhalten	↓ NKZA	1
repressiver Stil	↑ Antikörper gegen EBV	2
	↓ Monozyten und Eosinophile	1 (stationäre Patienten)
	↓ T-Zellen	1
Alexithymie	↓ Lymphozyten im Blut	3
	↑ IL-4	1
	↓ IL-4	• 1 (somatoforme Störungen) • 1 (Patienten mit anstehender Endoskopie)
	↓ IL-6	1 (Patienten mit anstehender Endoskopie)
	↓ IL-2-Rezeptor α	1 (somatoforme Störungen)
	↓ HIV-hemmendes β-Chemokin MIP-1α	1
	↑ TNF-α	1 (rheumatoide Arthritis)
soziale Hemmung	↑ DTH	1 (Fibromyalgie, Colon irritabile)
	↑ Risiko für Infektionserkrankungen und Krebs	1 (HIV^+ homosexuelle Männer)
	↑ CD4-Abfall	1 (HIV^+ homosexuelle Männer)

Tab. 6-4 Fortsetzung

Faktor	Ergebnisse	Anzahl der Studien
Type-C-Coping	↑ HIV-Progression	2 (HIV^+-Patienten)
	↑ IL-6	1 (HIV^+-Patienten)
Type-C-assoziierte Copingstile	↓ Immunfunktion ↑ HIV-Progression	3 (HIV^+-Patienten)

DTH = *Delayed-type-hypersensitivity*-Reaktion, EBV = Epstein-Barr-Virus, HBV = Hepatitis-B-Virus, HIV^+ = *Human Immunodeficiency Virus* positiv, IFN = Interferon; IL = Interleukin, MIP = *macrophage inflammatory protein*, NK = natürliche Killerzellen, NKZZ = natürliche Killerzell-Aktivität, TNF = Tumor-Nekrose-Faktor

die Inzidenz von Erkrankungen der oberen Atemwege.

Die Persönlichkeitsdimension des »**Neurotizismus**«, die sich durch eine Prädisposition für negative Affekte und Impulsivität auszeichnet (Digman 1990), scheint mit der Immunfunktion in keinem signifikanten Zusammenhang zu stehen (Cohen et al. 1997; Miller et al. 1999), obwohl situativ bedingte negative Affekte sehr wohl mit einer Verminderung funktioneller Immunmaße sowie einer verminderten Resistenz gegenüber Rhinoviren einhergehen (Stone et al. 1994; Cohen et al. 1995).

Persönlichkeitsbedingte **Feindseligkeit** – als Gegenstück zu Freundlichkeit – ist durch Argwohn und Misstrauen sowie die Neigung charakterisiert, anderen Menschen gegenüber kritisch und missbilligend aufzutreten. In akuten Stresssituationen korrelierte Feindseligkeit mit einem Anstieg der Zahl an NK- (Christensen et al. 1996) und $CD57^+$-Zellen (Mills et al. 1996). Miller et al. (1999) wiederum berichteten von signifikanten Korrelationen zwischen Feindseligkeit und einem Anstieg der NK-Zell-Zahl bei Männern, nicht jedoch bei Frauen. Studien zeigten, dass Feindseligkeit mit erhöhten pro-inflammatorischen Zytokinspiegeln assoziiert ist (Marsland et al. 2008). Dabei blieb jedoch unklar, ob Feindseligkeit Entzündung durch Erhöhung der TH1-Immunität, Erniedrigung der TH2-Immunität oder beides fördert. In einer kürzlich durchgeführten Studie an 193 gesunden Probanden wurde daher Feindseligkeit (gemessen mit der *Cook-Medley Hostility Scale* [CMHS]) sowohl mit TH1- als auch TH2-Zytokinlevels korreliert, die durch *In-vitro*-Stimulation von peripheren Blutmonozyten (PBMC) mit PHA gewonnen wurden. Es zeigte sich, dass Feindseligkeit mit erhöhten Werten von zwei der drei gemessenen TH1-Zytokine (d.h. TNF-α und IFN-γ, nicht IL-2) assoziiert war, nicht jedoch mit den Levels der gemessenen TH2-Zytokine (d.h. IL-4, IL-5, IL-10). Diese Zusammenhänge waren unabhängig von den Variablen Alter, Geschlecht, Rasse, SES, BMI, Rauchen, Alkoholkonsum, körperliche Aktivität und Depression. Weitere Analysen machten deutlich, dass nur die nicht mit sozialen Faktoren assoziierte kognitive Subkomponente von Feindseligkeit, nämlich Zynismus, und nicht die affektive oder verhaltensassoziierte Subkomponente von Feindseligkeit, mit den erhöhten TH1-Werten korrelierten (Janicki-Deverts et al. 2010).

6.5.2 Bindungsstil

Die Bindungstheorie (Bowlby 1969) postuliert, dass Menschen mit einer Disposition auf die Welt kommen, zentrale soziale Bindungen einzugehen und aufrechtzuerhalten, die für das Überleben und die Gesundheit lebenslang von zentraler Bedeutung sind. Jeder Mensch entwickelt einen ganz bestimmten Bindungsstil, in dem sich individuelle Unterschiede der Emotionsregulation, der Selbst- und Fremdwahrnehmung sowie des Vertrauens sich selbst und anderen gegenüber widerspiegeln. Der individuelle Bindungsstil ist ein überdauerndes Persönlichkeitsmerkmal, dessen Entwicklung in der frühen Kindheit einsetzt, der auf der Beziehung des Kindes zu seinen primären Bezugspersonen basiert und der in der Adoleszenz und im frühen Erwachsenenalter Liebesbeziehungen beeinflusst und durch diese weiter geformt wird. Zwei Dimensionen, die sogenannte **unsicher-ängstliche Bindung** und die **unsicher-vermeidende Bindung**, liegen dem erwachsenen Bindungsstil zugrunde. Bei sicher gebundenen Menschen sind diese beiden Dimensionen relativ schwach ausgeprägt. Solche Menschen verfügen über ein gesundes Selbstwertgefühl und erachten sich der Zuneigung anderer für wert. Sie vertrauen ihren Partnern und wissen, dass sie sich auf sie verlassen können und diese für sie da sind, wenn sie sie brauchen. Unsicher gebundene Menschen zeichnen sich durch eine stark ausgeprägte Bindungsangst und/oder Bindungsvermeidung aus. Menschen mit ausgeprägter Bindungsangst neigen dazu, sich ständig mit ihrer Liebesbeziehung zu beschäftigen, sie fühlen sich nicht wertgeschätzt und fürchten, nicht genug geliebt oder verlassen zu werden. Menschen mit ausgeprägter Bindungsvermeidung fällt es schwer, anderen zu vertrauen oder sich auf sie zu verlassen, sie fühlen sich unwohl bei emotionaler Nähe und Intimität und bitten ihren Partner nur ungern um Unterstützung.

Es spricht einiges für die Annahme, dass Menschen, die um psychotherapeutische Hilfe ersuchen, häufig unsicher gebunden sind; ebenso, dass Bindungsunsicherheit im Zusammenhang steht mit:

- verschiedenen psychischen Störungen (Atkinson u. Zucker 1997)
- einer beeinträchtigten Emotionsregulierung und Alexithymie (Picardi et al. 2005)
- einer veränderten autonomen und endokrinen Reaktionsfähigkeit gegenüber Stress (Gunnar et al. 1996; Feeney u. Kirkpatrick 1996)

In einer jüngeren Untersuchung an 61 Krankenschwestern zeigte sich, dass bindungsvermeidendes Verhalten mit **geringeren NKZA-Werten** einherging. Dieser Zusammenhang war unabhängig vom subjektiven Stresserleben sowie der subjektiv wahrgenommenen Unterstützung durch andere; ebenso wenig spielten Alexithymie, gesundheitsrelevantes Verhalten, die Einnahme entzündungshemmender Medikamente, Nicotin oder Alkohol eine Rolle. Auch bestand kein Zusammenhang mit der Anzahl an NK-Zellen im Blut, was eine Veränderung der Funktionsweise der Zellen nahelegt (Picardi et al. 2007).

Gouin et al. (2009) konnten kürzlich an 35 Ehepaaren nachweisen, dass Probanden mit höheren Werten in Bindungsvermeidung höhere IL-6-Levels nach einem Streitgespräch mit ihrem Ehepartner aufwiesen als Probanden mit geringerer Bindungsvermeidung. Diese erhöhten IL-6-Levels zeigten sich nur nach dem Streitgespräch und nicht nach einem eine Woche zuvor stattgefundenen Gespräch, in denen die Probanden gebeten wurden, miteinander unterstützend umzugehen. Während bei den Probanden mit höherer Bindungsvermeidung die IL-6-Levels zwischen Unterstützungs- und Streitgespräch um 11 % anstiegen, fielen sie bei den Probanden mit geringerer Bindungsvermeidung um 6 % ab. Auch zeigten Probanden mit höherer Bindungsvermeidung während des Streitgesprächs mehr negative und weniger positive Verhaltensweisen, was auf einen Mechanismus verweist, wie Bindungsvermeidung die IL-6-Levels bei einem Streitgespräch verändern dürfte.

6.5.3 Repressiver Stil und Alexithymie

Ein repressiver Stil bezieht sich auf die Hemmung negativer affektiver Reaktionen auf bestimmte Ereignisse (Segerstrom et al. 2001). Menschen mit »repressiver« Affektregulierung zeichnen sich durch ein eher geringes Angstniveau aus, bei gleichzeitig erhöhter autonomer Reaktivität (Weinberger et al. 1979). Sie weisen erhöhte Antikörpertiter gegen EBV auf (Esterling et al. 1990), sowie reduzierte Zahlen an Monozyten, Eosinophilen (Jamner et al. 1988) und T-Zellen (Shea et al. 1993).

Alexithymie ist ein Persönlichkeitskonstrukt, das mit einem repressiven Affektstil einhergeht und sich auszeichnet durch (Sifneos 1973):

- die Schwierigkeit, Emotionen zu erkennen und zu beschreiben
- die Schwierigkeit, Gefühle von Körperempfindungen zu unterscheiden
- geringes Fantasieren
- einen nach außen orientierten kognitiven Stil

Wenige Studien sehen einen Zusammenhang zwischen Alexithymie und einer beeinträchtigten Immunfunktion (Guilbaud et al. 2003). Reduzierte Raten an Lymphozyten-Untergruppen im Blut wurden sowohl bei alexithymen Frauen (Todarello et al. 1997) als auch alexithymen Männern (Dewaraja et al. 1997) festgestellt. In einer Studie von Corcos et al. (2004) zeigte sich eine positive Korrelation zwischen dem IL-4-Serumspiegel und Alexithymie bei gesunden Frauen. Pedrosa et al. (2007) wiederum berichten in ihrer Untersuchung an Patienten mit somatoformen Störungen den genau gegenteiligen Befund. Höhere TNF-α-Konzentrationen fanden sich bei alexithymen Patienten mit rheumatoider Arthritis (Bruni et al. 2006). In einer neueren Studie an 200 ambulant behandelten HIV-infizierten Patienten (Temoshok et al. 2008) ließ sich ein Zusammenhang zwischen Alexithymie und einer verminderten Stimulierung der Produktion des HIV-hemmenden Beta-Chemokins MIP(*macrophage inflammatory protein*)-1-α nachweisen.

> Insgesamt sprechen diese Befunde für einen Zusammenhang zwischen Alexithymie und beeinträchtigter zellulärer Immunität sowie einem veränderten pro-/anti-inflammatorischen Zytokingleichgewicht.

Allerdings zeigte sich in zwei Studien kein Zusammenhang zwischen Alexithymie und IL-1 oder IL-2 bei Patienten mit PTSD (Spivak et al. 1997) und Medizinstudenten unter akutem Stress (Koh et al. 2006).

In einer 2011 veröffentlichten Studie untersuchten Mandarelli et al. bei 68 Patienten, die auf eine Endoskopie im Rahmen einer Vorsorgeuntersuchung warteten, die Verbindung zwischen Alexithymie und Zytokinspiegeln, wobei in der statistischen Analyse das Angst-, Depressions- und Stressniveau der Probanden kontrolliert wurde. Die Patienten, die als alexithym eingestuft wurden, wiesen signifikant niedrigere IL-4- und IL-6-

Konzentrationen auf. Dieses Ergebnis spricht erneut dafür, dass sich die **Zytokinprofile** bei alexithymen und nichtalexithymen Probanden unterscheiden, und es bestärkt die Ansicht, dass Alexithymie mit einer Verschiebung in Richtung pro-inflammatorischer Mediatoren verbunden ist.

6.5.4 Soziale Hemmung

Soziale Hemmung ist eine Eigenschaft des Temperaments, die sich bereits in der frühen Kindheit manifestiert. Sozial gehemmte Kinder sind eher schüchtern, emotional zurückhaltend und scheu, wenn sie auf ihnen unbekannte Menschen treffen (Kagan u. Snidman 1991). Auch wurde bei diesen Kindern eine erhöhte Aktivität der HPA-Achse festgestellt (Stansbury u. Gunnar 1994). In späteren Entwicklungsphasen scheinen sozial gehemmte Menschen, wenn sie sozialen Reizen oder stressigen Situationen ausgesetzt sind, aber auch in Ruhe, eine erhöhte Sympathikusaktivität aufzuweisen (Kagan 1994). Manche Forscher verstehen Schüchternheit und Rückzugstendenzen sozial gehemmter Menschen als Verhaltensstrategie zur *Down*-Regulierung der erhöhten autonomen Aktivität, indem die Wahrscheinlichkeit, sich belastenden Reizen auszusetzen, reduziert wird (Rothbart et al. 1994).

Cole et al. (1999) beforschten an 36 erwachsenen Patienten mit chronisch-entzündlicher Darmerkrankung und Fibromyalgie den Zusammenhang zwischen sozialer Hemmung und DTH-Reaktionen auf eine Tetanusimpfung. Unter der Versuchsbedingung eines starken Engagements zeigten sozial gehemmte Probanden eine erhöhte Induration als Reaktion auf das intradermale Tetanustoxoid. Geringeres Engagement führte zu weniger ausgeprägten DTH-Reaktionen, die sich nicht von den Werten der nichtgehemmten Probanden unterschieden. Cole et al. (1996a) untersuchten die soziale Hemmung HIV-negativer homosexueller Männer, wobei sich zeigte, dass das Verbergen ihrer sexuellen Orientierung mit einem **erhöhten Infektions- und Krebsrisiko**, besonders für Hautkrebs, einherging. Bei HIV-positiven homosexuellen Männern korrelierte das Verbergen der sexuellen Orientierung mit einem beschleunigten Krankheitsverlauf, einschließlich einem Abfall der $CD4^+$-T-Zellen (Cole et al. 1996b).

6.5.5 Coping

Coping ist ein psychologisches Konstrukt, das sich mit der Anpassung an einen Stressor befasst. Anpassung lässt sich wahrscheinlich am besten als **dynamischer Prozess** sehen, d.h. das, was in einem Augenblick als positive Anpassungsleistung aufgefasst werden kann, kann in anderen Momenten weniger adaptiv sein.

Von Temoshok (2000) stammt die Theorie zum »**Typ-C«-Coping**, einem spezifischen Copingmuster, das zum ersten Mal bei Patienten mit malignem Melanom beschrieben wurde. Dieses Verhaltensmuster zeichnet sich aus durch:

- das Unvermögen, interne körperliche oder emotionale Signale zu erkennen
- den Mangel, eigene Emotionen und Bedürfnisse auszudrücken oder zu kommunizieren
- ein nach außen gerichteter Fokus auf die Bedürfnisse und Gefühle anderer
- eine Fassade von Normalität und psychischer Gesundheit

Ähnlich dem Konzept der Alexithymie, mit dem das Typ-C-Coping zahlreiche gemeinsame Merkmale aufweist, hält dieses maladaptive Copingmuster den Betreffenden in einem chronischen Zustand unerkannten und unbewältigten Stresses, der mit einer entsprechenden Dysregulation homöostatischer Prozesse einhergeht (Temoshok et al. 2008), z. B. in Form inadäquater physiologischer Reaktionen auf Stressoren (Temoshok 2000). Solano et al. (2002) fanden in ihrer Langzeitstudie einen Zusammenhang zwischen dem Krankheitsverlauf bei HIV-positiven Patienten und Typ-C-Coping. Auch in einer jüngeren Studie an 200 ambulant behandelten HIV-infizierten Patienten (Temoshok et al. 2008) zeigte sich ein Zusammenhang zwischen Typ-C-Coping und erhöhten IL-6-Spiegeln.

Es sollte noch angeführt werden, dass Copingstile, die konzeptuell eng mit dem Typ-C-Verhalten verwandt sind, wie z. B. verminderte emotionale Ausdrucksfähigkeit und repressiver Copingstil, ebenfalls mit einer verminderten Immunfunktion sowie einem rascheren Krankheitsverlauf bei HIV-positiven Patienten einhergingen (O'Cleirigh et al. 2003; Ashton et al. 2005).

6.6 Schlussfolgerung

Zahlreiche Forschungsarbeiten der letzten Jahrzehnte haben komplexe, reziproke Einflüsse zwischen Psyche und Immunsystem zutage gefördert. Während die Befundlage zum Zusammenhang zwischen stressbedingten emotionalen Problemen und Depression einerseits und der Beeinträchtigung der Immunfunktion andererseits beeindruckend ist, sind die immunologischen Korrelate der Angst bislang relativ unerforscht. Zur Beziehung zwischen Immunität und Individualitätsfaktoren liegen bislang nur einige Pionierarbeiten vor.

Insgesamt bestätigt die hier vorgestellte Literatur die Ansicht, dass unser Gefühlsleben und die Art und Weise, wie es sich entwickelt und reguliert wird, aufs Engste mit unserer Physiologie verknüpft ist.

Während die Ergebnisse zum Zusammenhang zwischen Angst und Immunfunktion uneinheitlich sind, weisen die Untersuchungen zu den Immunkorrelaten von emotionalem Stress und depressiver Stimmung relativ konsistent auf eine Beeinträchtigung der Immunfunktion, insbesondere der zellulären Immunität, hin. Auch Persönlichkeit und interindividuelle Unterschiede in der Emotionsregulierung stehen, so der durchgängige Tenor der in diesem Kapitel vorgestellten Forschungsarbeiten, in engem Bezug zur Immunfunktion und stellen einen vielversprechenden Forschungsstrang der PNI dar.

Allerdings ist bezüglich der Interpretation der Ergebnisse auch Vorsicht geboten:

- Erstens handelt es sich bei vielen der hier vorgestellten Forschungsbefunde um vorläufige Ergebnisse, die weiterer Bestätigung bedürfen.
- Zweitens muss der kausale Zusammenhang zwischen den Bedingungen, die Menschen Psychotherapie aufsuchen lassen, der Beeinträchtigung ihrer Immunität und dem schlechteren Gesundheitszustand erst bewiesen werden. Das Design der meisten in diesem Kapitel vorgestellten Studien ist nur geeignet, Zusammenhänge zwischen einzelnen Variablen aufzudecken, nicht jedoch, zu zeigen, ob diese Zusammenhänge kausaler Natur sind. Um dies zu verdeutlichen, sollten mehr Studien mit Forschungsdesigns durchgeführt werden, die stabile kausale Schlüsse zulassen.

- Drittens muss die klinische Relevanz der zutage geförderten Veränderungen in der Immunfunktion noch bestimmt werden. Zukünftige Forschungsarbeiten sollten nicht nur die Bestimmung von Immunmaßen beinhalten, sondern auch Messungen zum individuellen Gesundheitsstatus der Probanden. So kann untersucht werden, ob die beschriebenen Beeinträchtigungen der Immunfunktion tatsächlich zu erhöhter Krankheitsanfälligkeit und Erkrankungsrate führen.

Wir sind zuversichtlich, dass die psychoneuroimmunologische Forschung diese Herausforderungen in Zukunft erfolgreich bewältigen wird.

Literatur

Andreoli AV, Keller SE, Rabaeus M, Marin P, Bartlett JA, Taban C. Depression and immunity: age, severity, and clinical course. Brain Behav Immun 1993; 7: 279–92.

Ashton E, Vosvick M, Chesney M, Gore-Felton C, Koopman C, O'Shea K, Maldonado J, Bachmann MH, Israelski D, Flamm J, Spiegel D. Social support and maladaptive coping as predictors of the change in physical health symptoms among persons living with HIV/AIDS. AIDS Patient Care STDS 2005; 19: 587–98.

Atanackovic D, Kröger H, Serke S, Deter HC. Immune parameters in patients with anxiety or depression during psychotherapy. J Affect Disord 2004; 81: 201–9.

Atanackovic D, Schnee B, Schuch G, Faltz C, Schulze J, Weber CS, Schafhausen P, Bartels K, Bokemeyer C, Brunner-Weinzierl MC, Deter HC. Acute psychological stress alerts the adaptive immune response: stress-induced mobilization of effector T cells. J Neuroimmunol 2006; 176: 141–52.

Atkinson L, Zucker KJ (Hrsg). Attachment and Psychopathology. New York: Guilford 1997.

Baum A, Cohen L, Hall M. Control and intrusive memories as possible determinants of chronic stress. Psychosom Med 1993; 55: 274–86.

Biondi M (Hrsg). Mente, Cervello e Sistema Immunitario. Milano: McGraw-Hill 1997.

Biondi M. Effects of stress on immune functions: an overview. In: Ader R, Felten DL, Cohen N (Hrsg). Psychoneuroimmunology. Dritte Auflage. San Diego: Academic Press 2001: 189–226.

Biondi M, Picardi A. Psychological stress and neuroendocrine function in humans: the last two decades of research. Psychother Psychosom 1999; 68: 114–50.

Bosch JA, Ring C, de Geus EJC, Veerman ECI, Amerongen AVN. Stress and secretory immunity. Int Rev Neurobiol 2002; 52: 213–53.

Bowlby J. Attachment and Loss. Vol 1: Attachment. New York: Basic Books 1969.

Brambilla F, Bellodi L, Perna G, Battaglia M, Sciuto G, Diaferia G, Petraglia F, Panerai A, Sacerdote P. Psychoimmunoendocrine aspects of panic disorder. Neuropsychobiology 1992; 26: 12–22.

Bruni R, Serino FM, Galluzzo S, Coppolino G, Cacciapaglia F, Vadacca M, Nilo S, Terminio N, Afeltra A. Alexithymia and neuroendocrine-immune response in patients with autoimmune diseases: preliminary results on relationship between alexithymic construct and TNF-alpha levels. Ann N Y Acad Sci 2006; 1069: 208–11.

Christensen AJ, Edwards DL, Wiebe JS, Benotsch EG, McKelvey L, Andrews M, Lubaroff DM. Effect of verbal self-disclosure on natural killer cell activity: moderating influence of cynical hostility. Psychosom Med 1996; 58: 150–5.

Cohen F, Kemeny ME, Zegans LS, Johnson P, Kearney KA, Stites DP. Immune function declines with unemployment and recovers after stressor termination. Psychosom Med 2007; 69: 225–34.

Cohen S, Doyle WJ, Skoner DP, Fireman P, Gwaltney JM Jr, Newsom JT. State and trait negative affect as predictors of objective and subjective symptoms of respiratory viral infections. J Pers Soc Psychol 1995; 68: 159–69.

Cohen S, Line S, Manuck SB, Rabin BS, Heise ER, Kaplan JR. Chronic social stress, social status, and susceptibility to upper respiratory infections in nonhuman primates. Psychosom Med 1997; 59: 213–21.

Cohen S, Doyle WJ, Turner RB, Alper CM, Skoner DP. Emotional style and susceptibility to the common cold. Psychosom Med 2003; 65: 652–7.

Cole SW, Kemeny ME, Taylor SE, Visscher BR. Elevated physical health risk among gay men who conceal their homosexual identity. Health Psychol 1996a; 15: 243–51.

Cole SW, Kemeny ME, Taylor SE, Visscher BR, Fahey JL. Accelerated course of human immunodeficiency virus infection in gay men who conceal their homosexual identity. Psychosom Med 1996b; 58: 219–31.

Cole SW, Kemeny ME, Weitzman OB, Schoen M, Anton PA. Socially inhibited individuals show heightened DTH response during intense social engagement. Brain Behav Immun 1999; 13: 187–200.

Corcos M, Guilbaud O, Paterniti S, Curt F, Hjalmarsson L, Moussa M, Chambry J, Loas G, Chaouat G, Jeammet P. Correlation between serum levels of interleukin-4 and alexithymia scores in healthy female subjects: preliminary findings. Psychoneuroendocrinology 2004; 29: 686–91.

Cosyns P, Maes M, Vandewoude M, Stevens WJ, De Clerck LS, Schotte C. Impaired mitogen-induced lymphocyte responses and the hypothalamic-pituitary-adrenal axis in depressive disorders. J Affect Disord 1989; 16: 41–8.

Cover H, Irwin M. Immunity and depression: insomnia, retardation, and reduction of natural killer cell activity. J Behav Med 1994; 17: 217–23.

Dewaraja R, Tanigawa T, Araki S, Nakata A, Kawamura N, Ago Y, Sasaki Y. Decreased cytotoxic lymphocyte counts in alexithymia. Psychother Psychosom 1997; 66: 83–6.

Dhabhar FS, McEwen BS. Acute stress enhances while chronic stress suppresses cell-mediated immunity in vivo: a potential role for leukocyte trafficking. Brain Behav Immun 1997; 11: 286–306.

Digman JM. Personality structure: Emergence of the five-factor model. Annu Rev Psychol 1990; 41: 417–40.

Dopp JM, Miller GE, Myers HF, Fahey JL. Increased natural killer-cell mobilization and cytotoxicity during marital conflict. Brain Behav Immun 2000; 14: 10–26.

Elliot GR, Eisdorfer C (Hrsg). Stress and Human Health: Analysis and Implications of Research. A Study by the Institute of Medicine, National Academy of Sciences. New York: Springer 1982.

Esterling BA, Antoni MH, Kumar M, Schneiderman N. Emotional repression, stress disclosure responses, and Epstein-Barr viral capsid antigen titers. Psychosom Med 1990; 52: 397–410.

Evans DL, Folds JD, Petitto JM, Golden RN, Pedersen CA, Corrigan M, Gilmore JH, Silva SG, Quade D, Ozer H. Circulating natural killer cell phenotypes in men and women with major depression. Relation to cytotoxic activity and severity of depression. Arch Gen Psychiatry 1992; 49: 388–95.

Feeney BC, Kirkpatrick LA. Effects of adult attachment and presence of romantic partners on physiological responses to stress. J Pers Soc Psychol 1996; 70: 255–70.

Felten SY, Felten DL. Neural-immune interactions. Prog Brain Res 1994; 100: 157–62.

Frank MG, Hendricks SE, Johnson DR, Wieseler JL, Burke WJ. Antidepressants augment natural killer cell activity: in vivo and in vitro. Neuropsychobiology 1999; 39: 18–24.

Gallagher S, Phillips AC, Evans P, Der G, Hunt K, Carroll D. Caregiving is associated with low secretion rates of immunoglobulin A in saliva. Brain Behav Immun 2008; 22: 565–72.

Godbout JP, Glaser R. Stress-induced immune dysregulation: implications for wound healing, infectious disease and cancer. J Neuroimmune Pharmacol 2006; 1: 421–7.

Gouin JP, Glaser R, Loving TJ, Malarkey WB, Stowell J, Houts C, Kiecolt-Glaser JK. Attachment avoidance predicts inflammatory responses to marital conflict. Brain Behav Immun 2009; 23: 898–904.

Grings WW, Dawson ME (Hrsg). Emotions and Bodily Responses: A Psychophysiological Approach. New York: Academic Press 1978.

Guilbaud O, Corcos M, Hjalmarsson L, Loas G, Jeammet P. Is there a psychoneuroimmunological pathway between alexithymia and immunity? Immune and physiological correlates of alexithymia. Biomed Pharmacother 2003; 57: 292–5.

Gunnar MR, Brodersen L, Nachmias M, Buss K, Rigatuso J. Stress reactivity and attachment security. Dev Psychobiol 1996; 29: 191–204.

Herbert TB, Cohen S. Depression and immunity: a meta-analytic review. Psychol Bull 1993; 113: 472–86.

Hickie I, Hickie C, Lloyd A, Silove D, Wakefield D. Impaired in vivo immune responses in patients with melancholia. Br J Psychiatry 1993; 162: 651–7.

Ironson G, Wynings C, Schneiderman N, Baum A, Rodriguez M, Greenwood D, Benight C, Antoni M, LaPerriere A, Huang HS, Klimas N, Fletcher MA. Posttraumatic stress symptoms, intrusive thoughts, loss, and immune function after Hurricane Andrew. Psychosom Med 1997; 59: 128–41.

Irwin M. Depression and immunity. In: Ader R, Felten DL, Cohen N (Hrsg). Psychoneuroimmunology. Dritte Auflage. San Diego: Academic Press 2001; 383–98.

Irwin M. Effects of sleep and sleep loss on immunity and cytokines. Brain Behav Immun 2002; 16: 503–12.

Irwin M, Caldwell C, Smith TL, Brown S, Schuckit MA, Gillin JC. Major depressive disorder, alcoholism, and reduced natural killer cell cytotoxicity. Role of severity of depressive symptoms and alcohol consumption. Arch Gen Psychiatry 1990; 47: 713–9.

Irwin M, Lacher U, Caldwell C. Depression and reduced natural killer cytotoxicity: a longitudinal study of depressed patients and control subjects. Psychol Med 1992; 22, 1045–50.

Irwin MR. Depression and risk of cancer progression: an elusive link. J Clin Oncol 2007; 25: 2343–4.

Irwin MR, Miller AH. Depressive disorders and immunity: 20 years of progress and discovery. Brain Behav Immun 2007; 21: 374–83.

Irwin MR, Wang M, Campomayor CO, Collado-Hidalgo A, Cole S. Sleep deprivation and activation of morning levels of cellular and genomic markers of inflammation. Arch Intern Med 2006; 166: 1756–62.

Jamner LD, Schwartz GE, Leigh H. The relationship between repressive and defensive coping styles and monocyte, eosinophile, and serum glucose levels: support for the opioid peptide hypothesis of repression. Psychosom Med 1988; 50: 567–75.

Janicki-Deverts D, Cohen S, Doyle WJ. Cynical hostility and stimulated Th1 and Th2 cytokine production. Brain Behav Immun 2010; 24: 58–63.

Jemmott JB 3rd, Borysenko JZ, Borysenko M, McClelland DC, Chapman R, Meyer D, Benson H. Academic stress, power motivation, and decrease in secretion rate of salivary secretory immunoglobulin A. Lancet 1983; 1: 1400–2.

Jung W, Irwin M. Reduction of natural killer cytotoxic activity in major depression: interaction between depression and cigarette smoking. Psychosom Med 1999; 61: 263–70.

Kagan J. Galen's Prophecy: Temperament in Human Nature. New York: Basic Books 1994.

Kagan J, Snidman N. Temperamental factors in human development. Am Psychol 1991; 46: 856–62.

Kemeny ME, Laudenslager ML. Introduction beyond stress: the role of individual difference factors in psychoneuroimmunology. Brain Behav Immun 1999; 13: 73–5.

Koh KB. The relationship between stress and natural killer-cell activity in medical college students. Korean J Psychosom Med 1993; 3: 3–10.

Koh KB, Lee BK. Reduced lymphocyte proliferation and interleukin-2 production in anxiety disorders [abstract]. Psychosom Med 1996; 58: 80.

Koh KB, Choe E, Song JE, Lee EH. Effect of coping on endocrinoimmune functions in different stress situations. Psychiatry Res 2006; 143: 223–34.

Kovess-Masféty V, Alonso J, Brugha TS, Angermeyer MC, Haro JM, Sevilla-Dedieu C, the ESEMeD/MHEDEA 2000 Investigators. Differences in the lifetime use of services for mental health problems in six European countries: results of the ESEMeD project. Psychiatr Serv 2007; 58: 213–20.

Lazarus RS, Folkman S. Stress, Appraisal, and Coping. New York: Springer 1984.

Levi L (Hrsg). Society, Stress and Disease. London: Oxford University Press 1971.

Linn BS, Linn MW, Jensen J. Anxiety and immune responsiveness. Psychol Rep 1981; 49: 969–70.

Maes M, Lambrechts J, Bosmans E, Jacobs J, Suy E, Vandervorst C, de Jonckheere C, Minner B, Raus J. Evidence for a systemic immune activation during depression: results of leukocyte enumeration by flow cytometry in conjunction with monoclonal antibody staining. Psychol Med 1992; 22: 45–53.

Maes M, Smith R, Scharpé S. The monocyte-T-lymphocyte hypothesis of major depression. Psychoneuroendocrinology 1995; 20: 111–6.

Mandarelli G, Tarsitani L, Ippoliti F, Covotta F, Zerella MP, Mirigliani A, Biondi M. The relationship between alexithymia and circulating cytokine levels in subjects undergoing upper endoscopy. Neuroimmunomodulation 2011; 18: 37–44.

Marazziti D, Ambrogi F, Abelli M, Di Nasso E, Catena M, Massimetti G, Carlini M, Dell'Osso L. Lymphocyte subsets, cardiovascular measures and anxiety state before and after a professional examination. Stress 2007; 10: 93–9.

Marsland AL, Cohen S, Rabin BS, Manuck SB. Trait positive affect and antibody response to hepatitis B vaccination. Brain Behav Immun 2006; 20: 261–9.

Marsland AL, Prather AA, Petersen KL, Cohen S, Manuck SB. Antagonistic characteristics are positively associated with inflammatory markers independently of trait negative emotionality. Brain Behav Immun 2008; 22: 753–61.

Mason JW. Emotion as reflected in patterns of endocrine integration. In: Levi L (Hrsg). Emotions – Their Parameters and Measurement. New York: Raven 1975; 143–81.

Miller GE, Dopp JM, Myers HF, Stevens SY, Fahey JL. Psychosocial predictors of natural killer cell mobilization during marital conflict. Health Psychol 1999; 18: 262–71.

Mills PJ, Dimsdale JE, Nelesen RA, Dillon E. Psychologic characteristics associated with acute stressor-induced leukocyte subset redistribution. J Psychosom Res 1996; 40: 417–23.

O'Cleirigh C, Ironson G, Antoni M, Fletcher MA, McGuffey L, Balbin E, Schneiderman N, Solomon G. Emotional expression and depth processing of trauma and their relation to long-term survival in patients with HIV/AIDS. J Psychosom Res 2003; 54: 225–35.

Pedrosa Gil F, Nickel M, Ridout N, Schwarz MJ, Schoechlin C, Schmidmaier R. Alexithymia and interleukin variations in somatoform disorder. Neuroimmunomodulation 2007; 14: 235–42.

Picardi A, Mazzotti E, Gaetano P, Cattaruzza MS, Baliva G, Melchi CF, Biondi M, Pasquini P. Stress, social support, emotional regulation, and exacerbation of diffuse plaque psoriasis. Psychosomatics 2005; 46: 556–64.

Picardi A, Battisti F, Tarsitani L, Baldassari M, Copertaro A, Mocchegiani E, Biondi M. Attachment security and immunity in healthy women. Psychosom Med 2007; 69: 40–6.

Pike JL, Irwin MR. Dissociation of inflammatory markers and natural killer cell activity in major depressive disorder. Brain Behav Immun 2006; 20, 169–74.

Rapaport MH, Stein MB. Serum interleukin-2 and soluble interleukin-2 receptor levels in generalized social phobia. Anxiety 1994; 1: 50–3.

Ravindran AV, Griffiths J, Merali Z, Anisman H. Lymphocyte subsets associated with major depression and dysthymia: modification by antidepressant treatment. Psychosom Med 1995; 57: 555–63.

Rothbart MK, Derryberry D, Posner MI. A psychobiological approach to the development of temperament. In: Bates JE, Wachs TD (Hrsg). Temperament: Individual Differences at the Interface of Biology and Behavior. Washington DC: American Psychological Association 1994; 83–116.

Sapolsky RM. Why zebras don't get ulcers: An updated guide to stress, stress-related diseases, and Coping. New York: Freeman 1998.

Schleifer SJ, Keller SE, Siris SG, Davis KL, Stein M. Depression and immunity. Lymphocyte function in ambulatory depressed patients, hospitalized schizophrenic patients, and patients hospitalized for herniorrhaphy. Arch Gen Psychiatry 1985; 42: 129–33.

Schleifer SJ, Keller SE, Bond RN, Cohen J, Stein M. Major depressive disorder and immunity. Role of age, sex, severity, and hospitalization. Arch Gen Psychiatry 1989; 46: 81–7.

Schleifer SJ, Keller SE, Bartlett JA. Depression and immunity: clinical factors and therapeutic course. Psychiatry Res 1999; 85: 63–9.

Schleifer SJ, Keller SE, Bartlett JA. Panic disorder and immunity: few effects on circulating lymphocytes, mitogen response, and NK cell activity. Brain Behav Immun 2002; 16: 698–705.

Schleifer SJ, Keller SE, Czaja S. Major depression and immunity in alcohol-dependent persons. Brain Behav Immun 2006; 20: 80–91.

Segal AB, Bruno S, Forte WC. Immune function in acute stress. Allergol Immunopathol (Madr) 2006; 34: 136–40.

Segerstrom SC, Miller GE. Psychological stress and the human immune system: a meta-analytic study of 30 years of inquiry. Psychol Bull 2004; 130: 601–30.

Segerstrom SC, Kemeny ME, Laudenslager ML. Individual difference factors in psychoneuroimmunology. In: Ader R, Felten DL, Cohen N (Hrsg). Psychoneuroimmunology. Dritte Auflage. San Diego: Academic Press 2001; 87–109.

Selye H. A syndrome produced by diverse nocuous agents. Nature 1936; 138: 32.

Selye H. Stress. Montreal: Acta 1950.

Shea JD, Burton R, Girgis A. Negative affect, absorption, and immunity. Physiol Behav 1993; 53: 449–57.

Sifneos PE. The prevalence of ›alexithymic‹ characteristics in psychosomatic patients. Psychother Psychosom 1973; 22: 255–62.

Solano L, Costa M, Temoshok L, Salvati S, Coda R, Aiuti F, Di Sora, F, D'Offizi G, Figa-Talamanca L, Mezzaroma I, Montella F, Bertini M. An emotionally inexpressive (Type C) coping style influences HIV disease progression at six and twelve month follow-ups. Psychol Health 2002; 7: 641–55.

Spivak B, Shohat B, Mester R, Avraham S, Gil-Ad I, Bleich A, Valevski A, Weizman A. Elevated levels of serum interleukin-1 beta in combat-related posttraumatic stress disorder. Biol Psychiatry 1997; 42: 345–8.

Stansbury K, Gunnar MR. Adrenocortical activity and emotion regulation. Monogr Soc Res Child Dev 1994; 59: 108–34.

Stein M, Miller AH, Trestman RL. Depression, the immune system, and health and illness: Findings in search of meaning. Arch Gen Psychiatry 1991; 48: 171–7.

Stone AA, Neale JM, Cox DS, Napoli A, Valdimarsdottir H, Kennedy-Moore E. Daily events are associated with a secretory immune response to an oral antigen in men. Health Psychol 1994; 13: 440–6.

Stone E. Stress and brain neurotransmitter receptors. In: Sen AK, Lee T (Hrsg). Receptors and Ligands in Psychiatry. New York: Cambridge University Press 1988; 400–23.

Temoshok LR. Complex coping patterns and their role in adaptation and neuroimmunomodulation. Theory, methodology, and research. Ann N Y Acad Sci 2000; 917: 446–55.

Temoshok LR, Waldstein SR, Wald RL, Garzino-Demo A, Synowski SJ, Sun L, Wiley JA. Type C coping, alexithymia, and heart rate reactivity are associated independently and differentially with specific immune mechanisms linked to HIV progression. Brain Behav Immun 2008; 22: 781–92.

Todarello O, Casamassima A, Daniele S, Marinaccio M, Fanciullo F, Valentino L, Tedesco N, Wiesel S, Simone G, Marinaccio L. Alexithymia, immunity and cervical intraepithelial neoplasia: replication. Psychother Psychosom 1997; 66: 208–13.

Uhde TW, Tancer ME, Gelernter CS, Vittone BJ. Normal urinary free cortisol and postdexamethasone cortisol in social phobia: comparison to normal volunteers. J Affect Disord 1994; 30: 155–61.

van Duinen MA, Schruers KRJ, Griez EJL, Maes M. Neuroimmunological parameters in panic disorder. Acta Neuropsychiatrica 2004; 16: 94–100.

van Duinen MA, Schruers KR, Maes M, Griez EJ. CO2 challenge induced HPA axis activation in panic. Int J Neuropsychopharmacol 2007; 10: 797–804.

van Duinen MA, Schruers KR, Kenis GR, Wauters A, Delanghe J, Griez EJ, Maes MH. Effects of

experimental panic on neuroimmunological functioning. J Psychosom Res 2008; 64: 305–10.
Vollrath M. Personality and stress. Scand J Psychol 2001; 42: 335–47.
Watson D, Clark LA. Negative affectivity: the disposition to experience aversive emotional states. Psychol Bull 1984; 96: 465–90.
Weinberger DA, Schwartz GE, Davidson RJ. Low-anxious, high-anxious, and repressive coping styles: psychometric patterns and behavioral and physiological responses to stress. J Abnorm Psychol 1979; 88: 369–80.
Yehuda R. Current status of cortisol findings in post-traumatic stress disorder. Psychiatr Clin North Am 2002; 25: 341–68, vii.
Zorrilla EP, Redei E, DeRubeis RJ. Reduced cytokine levels and T-cell function in healthy males: relation to individual differences in subclinical anxiety. Brain Behav Immun 1994; 8: 293–312.
Zorrilla EP, Luborsky L, McKay JR, Rosenthal R, Houldin A, Tax A, McCorkle R, Seligman DA, Schmidt K. The relationship of depression and stressors to immunological assays: a meta-analytic review. Brain Behav Immun 2001; 15: 199–226.

7 Positivfaktoren, Immunaktivität und Psychotherapie

Lise Solberg Nes, Suzanne C. Segerstrom

7.1 Einleitung

Zahlreiche Studien belegen den belastenden Einfluss **negativer psychologischer Faktoren**, wie Angst, Depression oder allgemeine negative Affektlage auf das psychische und körperliche Wohlbefinden. Psychologische Negativfaktoren beeinträchtigen nicht nur die psychische Gesundheit des Menschen enorm, ihre Auswirkungen betreffen auch die individuelle Krankheitsanfälligkeit, den Krankheitsverlauf sowie das Immunsystem, das entweder unterdrückt oder durch prolongierte Aktivierung in Mitleidenschaft gezogen werden kann (Segerstrom u. Miller 2004; Temshok et al. 2008, s. Kapitel 6, S. 141). Psychotherapie, die auf die Verringerung solcher Faktoren abzielt, hat daher das Potenzial das Immunsystem und den allgemeinen Gesundheitszustand positiv zu beeinflussen und in der Tat konnten entsprechende Studien belegen, dass eine Reduzierung von psychologischen Negativfaktoren mit Veränderungen der körperlichen Gesundheit einschließlich der Immunaktivität einhergeht (Carrico u. Antoni 2008). Auch eine Stärkung von **Positivfaktoren** vermag das psychische Wohlbefinden zu verbessern. Allerdings wurden die Auswirkungen von Positivfaktoren auf das Immunsystem weniger häufig erforscht. Noch seltener war der Zusammenhang zwischen Positivfaktoren, Immunaktivität und Psychotherapie Gegenstand von Untersuchungen. Im vorliegenden Kapitel soll daher gezeigt werden, wie Positivfaktoren mit Veränderungen der Immunaktivität assoziiert sein können, und dass somit psychotherapeutische Interventionen, die auf eine Stärkung von Positivfaktoren abzielen, ebenfalls das Potenzial haben, das Immunsystem günstig zu beeinflussen.

7.2 PNI und Positivfaktoren

Menschen unterscheiden sich in der Art und Weise, wie sie über sich und das Leben im Allgemeinen nachdenken, wie sie auf die Welt zugehen und die Welt sehen, und wie sie sich ihre Zukunft vorstellen. Zu den in diesem Zusammenhang relevanten Positivfaktoren zählen unter anderem:

- Optimismus, d.h. der Glaube daran, dass die Dinge gut ausgehen
- ein bestimmter Attributionsstil, d.h. die Art und Weise, wie die Ursache von Ereignissen erklärt wird
- Selbstwert, d.h. die Einschätzung einer Person hinsichtlich des eigenen Werts
- Selbstwirksamkeit, d.h. der Glaube an die eigenen Fähigkeiten, ein bestimmtes Ziel zu erreichen
- posttraumatisches Wachstum oder *benefit finding*, d.h. die Neigung, einem traumatischen Ereignis auch etwas Positives abzugewinnen und daran zu wachsen
- positiver Affekt, d.h. positive Gefühle wie Begeisterung, Glück und Enthusiasmus

- soziale Beziehungen, d.h. tatsächliche oder wahrgenommene Interaktionen mit anderen und Unterstützung durch diese

Auch wenn zahlreiche weitere Konzepte die Kriterien psychologischer Positivfaktoren erfüllen, kann man davon ausgehen, dass in den oben genannten Konstrukten der Kern dessen enthalten ist, was Positivität und Positivfaktoren ausmacht. Im Folgenden sollen daher vor allem die Auswirkungen dieser Faktoren auf das Immunsystem und die Möglichkeit ihrer Veränderung durch **psychotherapeutische Interventionen** betrachtet werden. Es gibt zwar Hinweise darauf, dass überdauernde individuelle Unterschiede oder Persönlichkeitszüge (*traits*) Gesundheit und Aktivitäten des Immunsystems beeinflussen, generell ist jedoch unklarer, ob auch die eher fluktuierenden, situationsbedingten Zustände (*states*) in der Lage sind, physiologische Aktivität zu verändern. In diesem Kapitel soll gezeigt werden, dass psychologische Positivfaktoren – unabhängig von *traits* oder *states* – Physiologie und insbesondere das Immunsystem beeinflussen können.

Dabei geht es auch um die Frage, wie sich Positivfaktoren mithilfe psychotherapeutischer Interventionen verbessern lassen. Den am meisten anerkannten und erfolgreichsten Ansatz bildet hier die **Kognitive Verhaltenstherapie** (*cognitive behavioral therapy* [CBT], Beck 1995). Unter dem Begriff der Kognitiven Verhaltenstherapie lässt sich eine ganze Reihe von Behandlungstechniken zusammenfassen, die jeweils auf spezifische Ziele zugeschnitten sind, wie etwa:

- Reduzierung negativer Affekte oder maladaptiver Verhaltensmuster
- Verbesserung adaptiver Copingstile
- Förderung eines angemessenen Gesundheitsverhaltens

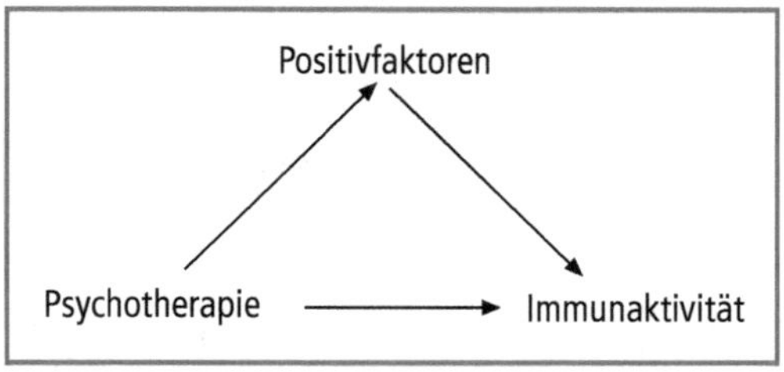

Abb. 7-1 Beziehung zwischen Psychotherapie, Positivfaktoren und Immunaktivität

Im Allgemeinen zielt die CBT auf das Infragestellen von Kognitionen und Verhaltensweisen ab, die mit der maladaptiven oder dysfunktionalen Einschätzung von Situationen und Ereignissen verbunden sind. Ziel des vorliegenden Kapitels ist es darzulegen, wie die Stärkung von Positivfaktoren, wie z.B. Optimismus und positiver Affekt, für die Verbesserung von Wohlbefinden relevant sein können. Schließlich soll der Zusammenhang zwischen psychologischen Positivfaktoren, Immunaktivität und Psychotherapie untersucht werden und aufgezeigt werden, dass Positivfaktoren das Immunsystem beeinflussen und dass sich Interventionen, die solche Konstrukte verbessern, ebenfalls auf die Immunaktivität auswirken dürften (Abb. 7-1).

7.3 Optimismus

Optimisten haben die Erwartung, dass ihnen eher Gutes als Schlechtes widerfahren wird. Optimismus kann **anlagebedingt** sein und mit einer generalisierten positiven Erwartungshaltung einhergehen, die sich in Äußerungen widerspiegelt wie »*in schwierigen Zeiten gehe ich in der Regel vom Besten aus*«, oder sich am entgegengesetzten Ende der Skala befinden: »*wenn etwas schiefgehen kann, dann sicher in meinem Fall*« (*life orientation* *test-revised* [LOT-R], Scheier et al. 1994). Anlagebedingter Optimismus ist in der Regel ein stabiles Persönlichkeitsmerkmal. In der Tat liegt die Retest-Reliabilität für den LOT-R, einem Maß für den anlagebedingten Optimismus, bei 0,79 über einen Zeitraum von 28 Monaten (Scheier et al. 1994). Optimismus kann sich auch auf die positive Erwartungshaltung in einzelnen Bereichen, z. B. beim Studium oder bei sportlichen Leistungen, beschränken. Von daher unterliegt der **situationsbedingte Optimismus** eher Schwankungen und ist von verschiedenen Faktoren, wie z. B. Vorerfahrungen, abhängig.

Zahlreiche Studien belegen den positiven Zusammenhang zwischen Optimismus und psychischem Wohlbefinden. Je höher die positive Erwartungshaltung, desto besser scheint die Fähigkeit, mit größeren oder kleineren Herausforderungen fertig zu werden. Optimismus wurde mit einer besseren Stimmungslage und einer allgemein besseren emotionalen Anpassungsfähigkeit in Zusammenhang gebracht (s. Übersicht bei Carver u. Scheier 1999) und anlagebedingter Optimismus darüber hinaus mit einer besseren Anpassung an schwerere psychische Belastungen, z. B. Schwellensituationen im Leben und ernste körperliche Erkrankungen.

7.3.1 Optimismus und Immunaktivität

Der dispositionelle oder anlagebedingte Optimismus ist auch mit besserem physiologischem Wohlergehen verbunden (s. Übersichten bei Segerstrom 2005, Ironson u. Hayward 2008 sowie Rasmussen et al. 2009). So konnte gezeigt werden, wie sich eine optimistische Grundhaltung positiv auf das **Herz-Kreislauf-System** auswirkt, z. B. in Form eines niedrigeren ambulatorischen Blutdrucks und eines geringeren Risikos nach koronarer Bypassoperation neuerlich stationär aufgenommen zu werden (Räikkönen et al. 1999; Scheier et al. 1999). Auch hat sich Optimismus als Prädiktor für ein geringeres Mortalitätsrisiko bei Kopf-Hals-Karzinomen, für einen verlangsamten Krankheitsverlauf bei HIV-positiven Patienten sowie für eine verringerte Mortalität bei HIV-positiven Männern mit Hämophilie erwiesen (Blomkvist et al. 1994; Byrnes et al. 1998; Cohen et al. 1999; Allison et al. 2003; Milam et al. 2004; Ironson et al. 2005).

Anlagebedingter Optimismus ist darüber hinaus mit Veränderungen im Immunsystem verbunden. Langzeituntersuchungen an HIV-positiven Patienten haben gezeigt, dass eine ausgeprägte optimistische Grundhaltung ein geringeres Absinken der $CD4^+$-T-Zell-Zahlen sowie eine bessere Unterdrückung der viralen Belastung vorhersagt (Ironson et al. 2005). Überdies korrelierte Optimismus mit einem höheren Grad an natürlicher Killerzell-Zytotoxizität bzw. -Aktivität (NKZZ bzw. NKZA) sowie einem höheren Prozentsatz an $CD3^+$- und $CD8^+$-T-Zellen bei HIV-positiven Patienten mit Risiko, an einem Karzinom im Halsbereich zu erkranken (Byrnes et al. 1998). Laborstudien belegen zudem, dass Optimismus die Auswirkungen akuter Stresssituationen auf bestimmte Lymphozyten-Untergruppen mildert. Ähnlich konnten Brydon et al. (2009) zeigen, dass anlagebedingter Optimismus die durch akuten Stress begünstigten Effekte auf die Antikörperbildung förderte, während er die stressbedingten Entzündungsanstiege abmilderte. In einer Metaanalyse über 84 Studien zeigten sich insgesamt konsistente positive Zusammenhänge zwischen Optimismus und verschiedenen Indikatoren für körperliche Gesundheit einschließlich Immunfaktoren (Rasmussen et al. 2009). Allerdings gibt es in diesen Bereichen auch **widersprüchliche Befunde**, wonach Optimismus das körperliche Wohlbefinden nicht immer erhöht oder die Wirkung von Stressoren abpuffert. Manche Studien konnten keinen Zusammenhang zwischen Optimismus und der Genesung nach einer Herzoperation feststellen, und auch in anderen Untersuchungen, z. B. an HIV-infizierten homosexuellen Männern, erwies sich der positive Effekt von Optimismus als eher gering (Segerstrom 2005). Zuweilen sind die Immunparameter bei Optimisten, verglichen mit Pessimisten, auch schwächer ausgeprägt, wenn es etwa um Langzeitstressoren oder Zielkonflikte geht und erhöht sich bei Optimisten die Vulnerabilität für stressbedingte Veränderungen im Immunsystem, wenn sie anhaltenden Stressoren ausgesetzt sind (Segerstrom 2005).

Diese widersprüchlichen Befunde weisen darauf hin, dass Optimismus manchmal auch zu erhöhtem physiologischem Stress führen kann (Segerstrom 2005). Manche Forscher schreiben dies einem Gefühl der Enttäuschung oder Kränkung der ursprünglich positiven Erwartungshaltung zu. Mit anderen Worten, wenn immer nur vom günstigsten Fall ausgegangen wird, kommt es unweigerlich zu Enttäuschungen, was wiederum zu psychischem Stress führt und sich negativ auf das physiologische Wohlsein auswirken kann.

Andere Untersuchungen konnten diese Interpretation jedoch nicht stützen. Bei fehlgeschlagenen Versuchen künstlicher Befruchtung, Brustkrebsdiagnose oder erneutem Herzinfarkt ging eine ursprünglich optimistische Grundhaltung nicht mit erhöhtem psychischen Stress einher, und im Fall einer fehlgeschlagenen *In-vitro*-Fertilisation führte eine ursprünglich optimistische Grundhaltung gar zu einer Verbesserung des Wohlbefindens (Litt et al. 1992; Stanton u. Snider 1993; Helgeson 2003).

Segerstrom (2005) schlägt eine Alternative zur »Enttäuschungshypothese« vor. Da Grundoptimisten im Allgemeinen von einer positiven Entwicklung ausgehen, sehen sie es auch als realistisch an, ihre Ziele zu erreichen, und setzen sich nachhaltig dafür ein, diese auch in schwierigen Situationen zu erreichen. Pessimisten hingegen neigen eher dazu, sich nicht zu bemühen und aufzugeben (Carver u. Scheier 1998; Solberg Nes et al. 2005). Auch wenn es sich beim **Verfolgen von Zielen** und bei der **Ausdauer** im Allgemeinen um adaptive Strategien handelt, kostet das aktive Bemühen, mit einer schwierigen Situation fertig zu werden, Kraft und setzt den Betreffenden anhaltenden Stressoren aus, was sich körperlich nachteilig auswirken kann. Aufzugeben mag somit kurzfristig durchaus eine physiologisch protektive Strategie darstellen. Langfristig allerdings führen Engagement und Beharrlichkeit zu positiven Ergebnissen, was die genannten widersprüchlichen Befunde zu erklären vermag.

Das für Optimisten so typische Engagement kann somit physiologisch durchaus anstrengend sein, sich aber auf lange Sicht als nützlich erweisen.

Optimismus, so die Annahme, korreliert im Allgemeinen positiv mit der **Immunfunktion**, kann jedoch dann negativ mit dem **Immunstatus** assoziiert sein, wenn man sich länger bemüht schwierige Situationen zu meistern (Segerstrom 2005). Diese Annahme konnte durch experimentelle Untersuchungen gestützt werden. So wiesen optimistische Studenten, die im Rahmen eines randomisierten Kontrolldesigns eine schwierige Aufgabe zu lösen hatten, eine niedrigere zelluläre Immunität auf, was sich an der verzögerten Hypersensitivitätsreaktion (*delayed-type hypersensitivity* [DTH]) nach Antigeninjektion zeigte. Bei optimistischen Studenten, die keine schwierige Aufgabe lösen mussten, war die zelluläre Immunität hingegen besser ausgeprägt.

Diese Hypothese wurde auch an Jurastudenten im ersten Studienjahr überprüft. Das erste Jahr eines Jurastudiums erfordert, um erfolgreich zu sein, intensives Lernen und Engagement. Für Studenten, deren Bedürfnis nach sozialen Kontakten sehr ausgeprägt ist (im Sinne eines großen sozialen Netzwerkes in unmittelbarer Nähe), kann dies zu Konflikten führen und ihnen langfristig großes Durchhaltevermögen abverlangen, um sowohl gute akademische Leistungen zu erzielen als auch die sozialen Beziehungen zu pflegen. Die langfristige Belohnung läge in einem Juraabschluss sowie in dauerhaften Freundschaften, der kurzfristige **Preis** wäre jedoch die Suppression des Immunsystems. Optimismus korrelierte dann mit stärkerer Immunaktivität – erkennbar an höheren $CD4^+$-T-Zell-Zahlen im peripheren Blut und höheren Durchschnittswerten der DTH-Reaktionen –, wenn die zu bewältigenden Konflikte der Studenten nur schwach ausgeprägt waren (d. h. langfristiges Engagement in nur einem Bereich). Hohe Konflikthaftigkeit (d. h. langfristiger Einsatz in mehr als einem Bereich) war trotz Optimismus mit einer schwächeren Immunaktivität verbunden, d. h. niedrigeren $CD4^+$-T-Zell-Zahlen und geringeren Durchschnittswerten der DTH-Reaktion (Segerstrom 2001, 2006). Diese Befunde stützen die Annahme, dass Optimismus dann positiv mit der Immunaktivität korreliert, wenn es sich um **einfache** oder **leicht zugängliche Stressoren** handelt. Zu einer negativen Korrelation zwischen Optimismus und Immunaktivität kommt es hingegen, wenn die betreffenden Personen schwierigen und langfristigen Stressoren ausgesetzt sind.

Während die Beziehung zwischen allgemein positiver Erwartungshaltung (d. h. anlagebedingtem Optimismus) und Immunität etwas kompliziert anmutet, scheint der **bereichsspezifische Optimismus** (d. h. situationsabhängige Optimismus) die immunologischen Auswirkungen spezifischer Stressoren zu reduzieren (Segerstrom 2005). Der studienspezifische Optimismus von Jurastudenten im ersten Studienjahr korrelierte mit höheren Werten an NKZA und $CD4^+$-T-Zell-Zahlen (Segerstrom et al. 1998) sowie mit einer verbesserten DTH-Reaktion (Segerstrom u. Sephton 2010). HIV-spezifische positive Erwartungshaltungen bei HIV-positiven Patienten waren mit einem späteren Ausbruch HIV-spezifischer Symptome sowie einer längeren Überlebensdauer nach der Diagnostizierung von AIDS verbunden (Reed et al. 1994, 1999).

Es sollte auch darauf hingewiesen werden, dass *generalisierter* und *spezifischer* Optimismus in ein und derselben Situation unterschiedliche Effekte nach sich ziehen können.

In Untersuchungen an Jurastudenten, in denen generalisierter Optimismus allein die Immunparameterveränderungen nicht vorherzusagen vermochte, zeigte sich gleichwohl, dass der studienspezifische Optimismus mit positiven Haupteffekten auf $CD4^+$-T-Zell-Zahlen in Zusammenhang stand (Segerstrom et al. 1998; Segerstrom 2001). Bis zu einem gewissen Grad kommt es auch zu **Überschneidungen** von generalisiertem (d. h. anlagebedingtem) und spezifischem (d. h. situationsbedingtem) Optimismus, da eine allgemein optimistische Grundhaltung auch in spezifischen Situationen zu eher positiven Erwartungen führen wird. Die Auswirkungen des generalisierten Optimismus auf das Immunsystem können somit in manchen Situationen durch den spezifischen Optimismus vermittelt sein. Zum Beispiel kann sich ein grundsätzlich optimistischer Mensch, der auch in Bezug auf seine Studienleistungen optimistisch ist, womöglich besser an studienbedingte Anforderungen anpassen als ein Mensch, der – generell oder hinsichtlich spezifischer Studienleistungen – weniger optimistisch ist.

Ein damit verwandtes Set an inneren Überzeugungen, die die eigene Person und die Welt, in der sie lebt, betreffen, lässt sich als **»Zähigkeit«** bezeichnen. In psychologischer Hinsicht »zähe« Menschen haben das Gefühl persönlicher Kontrolle über ihr Leben und zeigen bestimmte Eigenschaften: Sie

- sind optimistisch,
- sind willensstark,
- sind sehr auf ihre Autonomie bedacht,
- übernehmen Verantwortung für ihr Handeln,
- sind der Überzeugung, dass der Einsatz ein Ziel zu erreichen zu positiven Ergebnissen führen wird,
- nehmen Stressoren als Herausforderung wahr.

Ähnlich dem anlagebedingten Optimismus wurde Zähigkeit mit einer erhöhten Immunaktivität in stressfreien Situationen in Verbindung gebracht. So stellten Dolbier et al. (2001) für zähe im Vergleich zu weniger zähen Individuen stärkere Immunanstiege nach mitogener Stimulierung in stressfreien Situationen fest. Ein weiterer Faktor, der mit Zuversicht, Wohlbefinden und adaptivem Coping in Zusammenhang steht, ist das **Kohärenzerleben** (englisch: *sense of coherence* [SOC]; Callahan u. Pincus 1995). Operationalisiert als Mischung aus Verständlichkeit, Bewältigbarkeit und Sinnhaftigkeit, gilt SOC als *Trait*-Merkmal, das mit starken Copingressourcen und Lebenszufriedenheit verbunden ist. Wie Studien belegen, ist SOC zudem ein Prädiktor für Gesundheit. In einer Untersuchung zu möglichen Puffereffekten von SOC auf das Immunsystem älterer Erwachsener im Rahmen eines Wohnortwechsels, korrelierte ein niedriger SOC-Wert mit einer geringeren Immunfunktion (geringere NKZA), während die NKZA bei umzugsgestressten Personen mit hohen SOC-Werten weniger beeinträchtigt schien (Lutgendorf et al. 1999).

Optimisten gehen die an sie gestellten Aufgaben eher an und engagieren sich eher, um ein positives Resultat zu erreichen. Dabei muss darauf hingewiesen werden, dass Optimisten, obwohl ihre Copingstrategien mehr von aktiven Bewältigungsversuchen als von Vermeidungsverhalten geprägt sind, Copingstrategien in Abhängigkeit von der Kontrollierbarkeit der unmittelbaren Stressoren wählen (Solberg Nes u. Segerstrom 2006).

So ist das Bewältigungsverhalten im Rahmen kontrollierbarer Stressoren, z. B. einer anstehenden Prüfung, eher problemlösungsorientiert, während die Bewältigung weniger kontrollierbarer Stressoren, wie etwa eines Traumas, emotionsfokussierter ist. Eine stärkere Ausprägung an **aktivem Coping** steht in signifikantem Zusammenhang mit einer stärkeren Zellproliferation in Reaktion auf das polyklonale Lymphozytenstimulans Phytohämagglutinin (PHA) und das Lymphozytenmitogen Concanavalin (Con A), insbesondere bei Stressexposition (Stowell et al. 2001).

Manche Forscher bezweifeln, dass **psychologische Faktoren**, wie z. B. negativer Affekt und Depression, den Zusammenhang zwischen Optimismus und Immunität erklären können. Situationsbedingte (»*state*«) negative Stimmung scheint sich nur geringfügig auf diesen Zusammenhang auszuwirken. In den beschriebenen Untersuchungen an JuraStudenten, korrelierten positive und negative situationsbedingte (z. B. sich täglich verändernde) Stimmungen mit stärkerer bzw. schwächerer Immunreaktion, erklärten jedoch nicht den anlagebedingten Optimismuseffekt. Ebensowenig wirkten sich Depression, soziale Isolation oder negative Affektivität auf den Zusammenhang zwischen spezifischem Optimismus von Jurastudenten und Immunität aus.

Was hingegen die **persönlichkeitsassoziierte** (»*trait*«) Stimmung angeht, so ist die Ergebnislage heterogen. Während in einer Untersuchung an Jurastudenten die statistische Berücksichtigung der negativen Stimmung den gesamten Effekt, den Optimismus auf die Immunität hatte, erklärte, war *trait*-negative Stimmung weder in einer weiteren Studie für den Effekt von Optimismus auf die DTH-Reaktion, noch in einer Gruppe von Frauen aus Gemeindewohnungen für den Effekt von Optimismus auf die T-Zellen verantwortlich (Segerstrom 2005).

Folgen des Optimismus

Die Auswirkungen von Optimismus auf das Immunsystem scheinen von den jeweiligen Umständen abzuhängen, d. h. sowohl generalisierter als auch spezifischer Optimismus dürften die Effekte von Stressoren auf das Immunsystem abmildern. Die Neigung von Optimisten, sich in herausfordernden und schwierigen Situationen zu engagieren und dabei Durchhaltevermögen an den Tag zu legen, scheint physiologisch gesehen zum Preis von niedrigeren zellulären Immunparametern zu erfolgen. Aber auch wenn Optimismus manchmal kurzfristig mit einer niedrigeren Immunität einhergeht, so gibt es keine Hinweise für langfristige gesundheitliche Beeinträchtigungen. Die kurzfristigen Kosten eines Engagements könnten somit langfristigen Nutzen nach sich ziehen, oder aber es könnte zumindest wieder ein Gleichgewicht hergestellt werden.

7.3.2 Optimismus und Psychotherapie

Angesichts der positiven Auswirkungen von Optimismus auf Wohlbefinden, Engagement und Immunaktivität, läge der Schluss nahe, dass die Förderung einer optimistischen Haltung – zumindest bei sehr pessimistischen Menschen – positive Effekte zeitigen würde. Wenn wir jedoch die relative Stabilität des anlagebedingten Optimismus berücksichtigen, so könnte sich der Versuch, diesen mithilfe von Psychotherapie zu erhöhen, als sehr schwierig erweisen. Gleichwohl weisen einige neuere Studien auf die **Veränderbarkeit** des generalisierten Optimismus hin. So ließen sich mithilfe einer 10-wöchigen kognitiv-behavioralen Stressmanagement-Intervention (*cognitive behavioral stress management* [CBSM]) bei einer Gruppe von kürzlich diagnostizierten und sich einer Operation unterziehenden Patientinnen mit Brustkrebs im Frühstadium die Werte von mäßiger psychischer Belastung und Depression nicht nur signifikant reduzieren, sondern es stiegen gleichzeitig auch die im LOT-R gemessenen Werte des anlagebedingten Optimismus an (Antoni et al. 2001). Die Patientinnen wurden 2 Monate nach der Operation, unmittelbar nach der Intervention, sowie nochmals jeweils 3 und 9 Monate danach untersucht. Die Intervention schien den größten Effekt auf jene Patientinnen gehabt zu haben, deren anlagebedingter Optimismus vor Behandlungsbeginn am geringsten ausgeprägt war, während sich die Verbesserungen der Optimismuswerte auch noch 3 Monate nach der Intervention als signifikant erwiesen. Während der anlagebedingte Optimismus als Persönlichkeitsmerkmal (»*trait*«) gilt, handelt es sich beim situationsbedingten Optimismus um ein **Zustandsmerkmal** (»*state*«). Zustandsbedingte Merkmale sind Schwankungen unterworfen und daher eher Veränderungen zugänglich, z. B. durch Psychotherapie. Allerdings liegen zur gezielten Veränderung von situationsbedingtem Optimismus in der Psychotherapie kaum Untersuchungen vor. Wenn wir jedoch die Auswirkungen von Interventionen auf andere zustandsbedingte Merkmale, wie etwa Stimmungen, bedenken, ist es wahrscheinlich, dass sich mithilfe von Psychotherapie die Werte des situationsbedingten Optimismus erfolgreich erhöhen lassen. So wäre denkbar, den studienbedingten Optimismus unter anderem durch effektiveres Lernverhalten und in der Folge durch bessere Studienleistungen zu steigern. Eine auf stärkeres Engagement im Studium abzielende CBT könnte somit die Werte des studienbedingten Optimismus erhöhen. Ähnlich ließen sich womöglich mithilfe therapeutischer Interventionen, welche auf eine Stärkung des Vertrauens in die eigenen Ressourcen abzielen, **Zähigkeit** und **Resilienz** steigern. SOC betrifft den festen Glauben an das Ein- und Vorhersehbare, den Glauben an die eigene Fähigkeit, Erfordernissen angemessen begegnen zu können und die Fähigkeit, Herausforderungen als dem eigenen Engagement wert anzusehen – nicht unähnlich den Konzepten des Optimismus und der Zähigkeit und somit mit hoher Wahrscheinlichkeit therapeutisch veränderbar.

Es sollte noch erwähnt werden, dass Untersuchungen zeigten, dass Erfolg und Wirksamkeit verschiedenster psychotherapeutischer Verfahren ganz wesentlich von der Erwartungshaltung abhängen (Greenberg et al. 2006). Interventionen, die Optimismus mit berücksichtigen und gezielt auf eine Erhöhung des anlagebedingten und/oder situationsabhängigen Optimismus hinarbeiten, können somit signifikant zu einer Verbesserung des therapeutischen Ergebnisses beitragen.

7.4 Attributionsstil

Obgleich es sich um eine Form von Optimismus handelt, unterscheidet sich der individuelle Attributions- oder Erklärungsstil vom anlagebedingten Optimismus und definiert Erwartungen als das Ergebnis **individueller Interpretationen** vorangegangener Erfahrungen (Abrahamson et al. 1978). Diese Form des Optimismus basiert darauf, wie sich Menschen Ereignisse erklären. So schreibt ein optimistischer Erklärungsstil negativen Ereignissen instabile, spezifische und externe Ursachen zu. Schlechte Ereignisse werden daher als temporär und in ihrem Gültigkeitsbereich begrenzt angesehen und nicht auf persönliches Versagen zurückgeführt (z. B. »*Mein Chef hat das heute falsch verstanden*«). Im Gegensatz dazu geht ein pessimistischer Erklärungsstil von stabilen, allgemeingültigen und internen Ursachen aus; negative Ereignisse werden als überdauernd, in ihrem Gültigkeitsbereich breit und als Folge persönlichen Versagens interpretiert (z. B. »*Nie mache ich etwas richtig*«).

Ähnlich dem anlagebedingten Optimismus gilt der Attributions- oder Erklärungsstil eines Menschen als individuell unterschiedlich, wenngleich durchaus veränderbar.

Während ein positiver oder optimistischer Attributionsstil mit psychischem Wohlbefinden assoziiert wird, ist das Gegenteil für den negativen oder pessimistischen Attributionsstil der Fall, der häufig mit Depression in Verbindung gebracht wird.

7.4.1 Attributionsstil und Immunaktivität

Der Attributions- oder Erklärungsstil ist auch mit **körperlichem Wohlergehen** verbunden. Es existieren kaum Untersuchungen in diesem Bereich, doch gibt es Hinweise für einen Zusammenhang zwischen Attributionsstil und Veränderungen der Immunaktivität bei Menschen, deren Immunabwehr geschwächt ist, z. B. älteren Erwachsenen und HIV-positiven Patienten (Segerstrom et al. 2001; Temoshok et al. 2008).

In einer großangelegten Langzeitstudie, die Collegestudenten über einen Zeitraum von 40 Jahren untersuchte, erwies sich ein optimistischer Erklärungsstil als signifikanter **Prädiktor der Lebensdauer** (Brummett et al. 2006). In einer Querschnittsstudie korrelierte der pessimistische Attributionsstil älterer Männer und Frauen mit einem niedrigeren $CD4^+/CD8^+$-Quotienten und einer niedrigeren T-Zell-Proliferation, die ein *In-vitro*-Maß zur Bestimmung der Teilungsfähigkeit von T-Zellen darstellt (Kamen-Siegel et al. 1991).

Die interne Dimension des Attributionsstils, die die stabilen attributiven Überzeugungen verkörpert, scheint für die Verbindung zwischen Attributionsstil und Immunität von besonderer Bedeutung zu sein. So wurde in einer Studie an HIV-positiven homosexuellen Männern ein Zusammenhang zwischen dem Attributions- oder Erklärungsstil und den sich über 18 Monaten verändernden T-Helferzell-Zahlen festgestellt. Nur **interne Attributionen** negativer Ereignisse (z. B. was eine Person ist oder war) waren mit einem raschen Rückgang der $CD4^+$-T-Helferzell-Zahl verbunden (Segerstrom et al. 1996). Allerdings liegen hierzu widersprüchliche Befunde vor. So fand eine Untersuchung an HIV-positiven Männern, dass ein optimistischer Erklärungsstil mit einem stärkeren Rückgang der $CD4^+$-T-Helferzell-Zahl über einen Zeitraum von 2 Jahren einherging (Tomakowsky et al. 2001).

Die Attributionstheorie basiert auf Arbeiten zur erlernten Hilflosigkeit (Abrahamson et al. 1978) und wurde mit negativer Stimmung und Depression in Beziehung gesetzt. Zwei der genannten Studien untersuchten aus diesem Grund den potenziellen Einfluss von negativer Stimmung und Gesundheitsverhalten auf den Zusammenhang von Attributionsstil und Immunfunktion, fanden jedoch keinen Zusammenhang (Kamen-Siegel et al. 1991; Segerstrom et al. 1996). Die Verbindung zwischen Attributionsstil und Immunaktivität scheint somit **von Stimmungen eher unabhängig** zu sein.

7.4.2 Attributionsstil und Psychotherapie

Der Attributionsstil wird häufig mit **Depression** in Verbindung gebracht. Menschen mit hohen Depressionswerten führen negative Lebensereignisse oft auf stabile und allgemeine Persönlichkeitsmerkmale zurück, was sich z. B. in Sätzen wie »*Ich bin dumm und werde immer dumm bleiben*« zeigt (Abrahamson et al. 1978). Menschen – so die gängige Hypothese – die der Überzeugung sind, nichts ausrichten zu können, um ihre Situation zu ändern, werden am ehesten depressiv (Seligman 1990). Wie bereits erwähnt, gilt der individuelle Attributionsstil als veränderbar.

Seligman (1990) ging sogar so weit zu behaupten, dass die Wirksamkeit kognitiver Therapie zur Behandlung von Depression von der Fähigkeit abhängt, den negativen Attributionsstil einer Person zu vermindern.

Jacobson et al. (1996) hatten mithilfe von **Verhaltensaktivierung** und **Fertigkeitstraining** versucht, die automatischen Gedanken der Studienteilnehmer, die die Kriterien einer Major Depression erfüllten, zu verändern und fanden heraus, dass der Attributionsstil sowohl kurz- als auch langfristige Veränderungen in der Verhaltensaktivierungsgruppe vorherzusagen vermag. *Follow-up*-Untersuchungen ergaben zudem, dass die Neigung negative Ereignisse inneren, stabilen und allgemeinen Faktoren zuzuschreiben signifikant erniedrigt blieb und somit die Intervention den pessimistischen Attributionsstil erfolgreich verbessern konnte.

Eine weitere Studie wies Patienten mit Major Depression randomisiert entweder einer Gruppe zu, die über einen längeren Zeitraum nur mit Fluoxetin behandelt wurde oder einer Gruppe mit Fluoxetin und CBT als Langzeittherapieoption (Petersen et al. 2004). In beiden Untersuchungsgruppen kam es zu einem signifikanten **Anstieg des positiven Attributionsstils.** Langfristig konnte die Veränderung des positiven Attributionsstils jedoch nur in der Gruppe »CBT plus Antidepressivum« gehalten werden.

> Diese Ergebnisse stützen die Ansicht, dass Interventionen, die auf Veränderungen des individuellen Attributionsstils abzielen, Attributions- und Erklärungsstil durchaus verändern und verbessern können.

7.5 Selbstwert

Das Konzept des Selbstwerts bezieht sich auf die Wertschätzung der eigenen Person und umfasst Überzeugungen und Emotionen, die die eigene Fähigkeit und den eigenen Wert betreffen. Selbstwertgefühl kann unterschiedlich definiert werden, gilt jedoch häufig als generalisiertes und stabiles Persönlichkeitsmerkmal (Rosenberg 1979). Situationsbedingte Schwankungen im momentanen Selbstwerterleben kommen jedoch auch vor und das Selbstwertkonzept kann auf

- eine spezifische Konzeption oder Dimension (z. B. *»ich halte mich für einen guten Sportler«*) oder
- in allgemeinerer Form angewendet werden (z. B. *»ich halte mich für einen netten Menschen«*).

Wie Forschungsbefunde zeigen, vermag Selbstachtung vor verschiedenen psychischen Belastungen, unter anderem Angst und Depression, zu schützen. Ein ausgeprägtes Selbstwertempfinden wurde darüber hinaus mit positivem Affekt, Wohlbefinden und adaptiven Copingstrategien in Zusammenhang gebracht (s. Übersicht bei Pyszczynski 2004).

7.5.1 Selbstwert und Immunaktivität

Selbstwert wurde auch mit physiologischen Faktoren in Verbindung gebracht. So erwies sich ein **geringer Selbstwert** in der Adoleszenz als Prädiktor für einen schlechteren körperlichen Gesundheitszustand im Alter von 26 Jahren, während geringes Selbstwerterleben bei Erwachsenen gesundheitliche Probleme nach 2 Monaten vorhersagte (Trzeniewski et al. 2006; Stinson et al. 2008).

Ein **hoher Selbstwert** wiederum hängt mit geringerem subjektiven Stresserleben und einer geringeren Herzratenvariabilität (HRV) bei mentaler Stresstestung zusammen (O'Donnell et al. 2008). In derselben Studie korrelierte ein höherer Selbstwert mit geringeren HRV-Reduktionen in Reaktion auf die Testung sowie einem geringeren stressinduzierten Anstieg der pro-inflammatorischen Zytokine Tumornekrosefaktor-α (TNF-α) und Interleukin-1-Rezeptorantagonist (IL-1RA).

Auch in einer Untersuchung zum Vorhersagewert des Selbstwerterlebens auf die Entwicklung des Antikörpertiters nach einer spezifischen Virusinfektion korrelierte ein geringer Selbstwert mit niedrigeren Antikörpertitern in Reaktion auf eine Rötelnvirusinfektion (Morag et al. 1999). In der gleichen Studie erwies sich ein höherer Selbstwert als Prädiktor einer besseren Post-Vakzinationsimmunität hinsichtlich einer möglichen Reinfektion. Ein geringer Selbstwert korrelierte zudem mit einem Versagen adrenocorticaler Reaktionen, sich an wiederholten psychischen Stress zu gewöhnen. Dies spricht dafür, dass sich Selbstwerterleben auch auf die Aktivität der **Hypothalamus-Hypophysen-Nebennierenrinden-Achse** (HPA-Achse) auswirkt (Kirschbaum et al. 1995).

Es gibt jedoch auch gegenteilige Befunde in diesem Bereich. In einer Studie, die die Auswirkungen psychosozialer Faktoren bei Frauen mit wiederholten, unerklärlichen Spontanaborten untersuchte, erwiesen sich geringe Neurotizismus- und Depressionswerte bei gleichzeitig hohem Selbstwert als Prädiktoren für präkonzeptuelle NKZA sowie nachfolgende Fehlgeburt (Hori et al. 2000).

Obwohl es kaum Untersuchungen in diesem Bereich gibt und die Ergebnisse nicht immer eindeutig sind, existieren doch Hinweise für den Zusammenhang zwischen Selbstwert und physiologischen Aktivitäten, inklusive der Immunaktivität.

7.5.2 Selbstwert und Psychotherapie

Selbstwert bezieht sich auf die Bewertung des eigenen Selbst und Menschen sind daher für gewöhnlich motiviert, ein hohes Level an **Selbstwert** aufrechtzuerhalten oder ihren Selbstwert zumindest zu verteidigen, wenn er bedroht wird. Ein geringer Selbstwert ist mit einer Beeinträchtigung des psychischen Wohlbefindens verbunden, und Therapeuten und Pädagogen haben sich immer schon bemüht, das schwach ausgeprägte Selbstwertgefühl eines Menschen zu verbessern. Der Selbstwert wird in der Regel als individuelles Persönlichkeitsmerkmal und daher über die Zeit hinweg als stabil betrachtet. Forschungsarbeiten zeigen jedoch, dass das Selbstwerterleben eines Menschen verbessert werden kann.

In einer Metaanalyse von 116 Studien, die auf eine Verbesserung des Selbstwertgefühls und Selbstkonzepts bei Kindern und Jugendlichen abzielten, gelangten die Autoren zu der Schlussfolgerung, dass nur **zielgerichtete Interventionen** zu einer signifikanten Verbesserung des Selbstwerts führen können (Haney 1998). Studien, die auf eine Reduzierung von Verhaltensproblemen oder eine Verbesserung des Funktionsniveaus in anderen Bereichen fokussierten, schienen sich kaum auf das Selbstwerterleben auszuwirken, selbst wenn es woanders zu einer verbesserten Anpassungsleistung kam. Studien, die sich spezifisch mit der Verbesserung des Selbstwerts befassten, waren hingegen wirksam:

- So berichteten junge Adoleszente, die an einer kontrollierten edukativen Interventionsstudie zur Verbesserung des **Körperbilds** und des **allgemeinen Selbstwerts** teilnahmen, im Rahmen des 9-wöchigen Therapieprogramms einen höheren allgemeinen Selbstwert, ein besseres Selbst- und Körperbild sowie ein positiveres Essverhalten entwickelt zu haben (O'Dea u. Abraham 2000).

- Ventegodt et al. (2007) untersuchten die Wirksamkeit einer »klinisch ganzheitlichen psychodynamischen Kurzzeittherapie« mit durchschnittlich 20 Sitzungen zur Verbesserung des Selbstwerts bei Probanden mit geringem oder sehr geringem Selbstwert. Die Ergebnisse zeigten einen signifikanten Anstieg des **Selbstwerts**, in Verbindung mit einem verbesserten körperlichen und psychischen Gesundheitszustand sowie einer Verbesserung der allgemeinen Lebensqualität.

> Der Selbstwert einer Person lässt sich somit wirklich verbessern, was auch bedeutet, dass Interventionen, die den Selbstwert erfolgreich steigern, Individuen dabei helfen könnten, sich besser an psychische und körperliche Probleme anzupassen und so das Wohlbefinden zu steigern.

7.6 Selbstwirksamkeit

Während sich der Selbstwert eines Menschen auf die individuelle Wertschätzung der eigenen Person bezieht, verweist das Konzept der Selbstwirksamkeit auf den Glauben an die **eigene Fähigkeit** zur Planung, Organisation und Durchführung spezifischer Aufgaben, um bestimmte Ziele zu erreichen (Bandura 1997). Mit anderen Worten: Selbstwirksamkeit ist der Glaube an die eigene Fähigkeit, eine bestimmte Wirkung zu erzielen. Dieser Glaube kann jedes Unterfangen betreffen und in zahlreichen Situationen, z. B. im Studium, im Sport, in den sozialen Beziehungen und im Gesundheitsverhalten, von großer Bedeutung sein. Während der Selbstwert als eher stabiler Persönlichkeitszug gilt, wird die Selbstwirksamkeit eines Menschen für gewöhnlich von verschiedenen Faktoren beeinflusst, wie z. B.:

- Vorerfahrung
- Rollenbilder
- soziale Überzeugungen
- Physiologie

Die Selbstwirksamkeit ist daher eher Ausdruck eines **aktuellen Zustands** (»*state*«). Wie im Falle anderer Formen von Ergebniserwartungen glauben jedoch auch Menschen mit hoher Selbstwirksamkeit, dass die Dinge gut ausgehen. Selbstwirksamkeit ist somit ein weiteres psychosoziales Konstrukt, das für das psychische Wohlbefinden von Bedeutung ist, und eine Reihe von Studien konnte zeigen, dass Selbstwirksamkeit besseres psychisches Funktionieren vorhersagen kann.

7.6.1 Selbstwirksamkeit und Immunaktivität

Auch im Zusammenhang mit körperlichem Wohlbefinden und Krankheitsverlauf kann Selbstwirksamkeit von Bedeutung sein. Zwar liegen hierzu bislang kaum Forschungsbefunde vor, doch in einer Studie zur Untersuchung von Copingstrategien und Selbstwirksamkeit bei schwerer Schlangenphobie korrelierte die Selbstwirksamkeit hinsichtlich der Kontrolle phobischer Stressoren mit einem Anstieg der $CD3^+$-, $CD4^+$- und $CD8^+$-T-Zell-Zahlen (Wiedenfeld et al. 1990). Der Zuwachs an wahrgenommener Selbstwirksamkeit erwies sich auch als Prädiktor für die spätere Aufrechterhaltung einer **verbesserten Immun-**

aktivität. Selbstwirksamkeit wurde überdies bei HIV-positiven Patienten untersucht (s. Übersicht bei Ironson u. Hayward 2008). Höhere Selbstwirksamkeit, insbesondere im Zusammenhang mit AIDS, korrelierte hier z.B. mit einer geringeren HIV-Viruslast, während die Selbstwirksamkeit im Bereich kognitiver Verhaltensfertigkeiten zudem mit einem geringeren Stressniveau einherging. Selbstwirksamkeit hinsichtlich Entspannungstechniken erwies sich als Prädiktor für eine geringere Progression der HIV-Infektion in Richtung AIDS sowie für eine geringere Sterblichkeitsrate.

Diese Ergebnisse zeigen, dass Selbstwirksamkeit in der Tat im Zusammenhang mit Gesundheitsfaktoren und Immunaktivität von Bedeutung sein kann.

7.6.2 Selbstwirksamkeit und Psychotherapie

Da Engagement und Erfolg in spezifischen Bereichen vom Ausmaß der Selbstwirksamkeit einer Person abhängen können, bemühen sich Therapeuten, Pädagogen und Angehörige von Pflegeberufen oft darum, Selbstwirksamkeit zu fördern. Im Besonderen entwickeln Gesundheitspädagogen Interventionen zur Steigerung der Selbstwirksamkeit in den Bereichen Gesundheit und Gesundheitsverhalten sowie im Zusammenhang mit den mit chronischer Erkrankung einhergehenden körperlichen, finanziellen, menschlichen und sozialen Problemen (s. Übersicht bei Marks et al. 2005a, b). Verschiedene Studien konnten zeigen, wie Interventionen Selbstwirksamkeit und Selbstkontrolle etwa bei Arthritispatienten fördern und wie wiederum eine erhöhte arthritisbezogene Selbstwirksamkeit mit **verbessertem Funktionsstatus** sowie einer verlässlicheren Teilnahme an Programmen zum Gelenksschutz verbunden ist (Marks et al. 2005a, b).

Auch Sohng et al. (2003) untersuchten in ihrer quasi-experimentellen Studie die Wirksamkeit eines 6-wöchigen **Selbstmanagement-Programms** für Patienten mit systemischem Lupus erythematodes (SLE). Ziel war neben der Reduzierung von Erschöpfung, Depression, Schmerz und Krankheitsaktivität die Förderung der Selbstwirksamkeit und Copingfertigkeiten. Es zeigte sich ein signifikanter Rückgang von Erschöpfung und Depression sowie eine signifikante Zunahme an Copingfertigkeiten und Selbstwirksamkeit.

Weiterhin haben sich Interventionen im Rahmen der **Kognitiven Verhaltenstherapie** als erfolgreich bei der Förderung von Selbstwirksamkeit im Zusammenhang mit AIDS erwiesen (s. Übersicht bei Ironson u. Hayward 2008). Das Therapieprogramm fand über einen Zeitraum von 3 Monaten statt, wobei eine verbesserte Selbstwirksamkeit hinsichtlich kognitiver Verhaltensfertigkeiten mit einem Rückgang der psychischen Belastung einherging.

Selbstwirksamkeit kann also mithilfe psychotherapeutischer Interventionen verbessert werden.

7.7 Posttraumatisches Wachstum und *benefit finding*

Da die Bewältigung stressreicher Ereignisse wie Traumata oder schwere körperliche Erkrankungen eine große Belastung darstellt, suchen die Betroffenen nicht selten nach einer **Bedeutung** dessen, was ihnen widerfahren ist. Persönliches Unglück und psychisches Wachstum nach einem einschneidenden Lebensereignis können somit nah beieinander liegen und nicht selten ist zu hören, dass das betreffende Ereignis mitsamt der damit verbundenen Erlebnisse auch sein Gutes gehabt habe. Bei positiven Veränderungen nach traumatischen Erfahrungen spricht man auch von posttraumatischem Wachstum oder der Fähigkeit, einer schlimmen Erfahrung etwas Gutes abgewinnen zu können (englisch: *benefit finding*) (Tedeschi u. Calhoun 2004). Obwohl zuweilen zwischen diesen beiden Konstrukten unterschieden wird, werden sie im Folgenden als synonym betrachtet. Menschen mit posttraumatischem Wachstum berichten von:

- verbesserten Fähigkeiten, Dinge zu bewältigen
- einem stärkerem Gefühl von Sinn und Zweck im Leben
- einer erhöhten Spiritualität
- Veränderungen von Prioritäten
- allgemein besseren Beziehungen zu anderen Menschen

Ein Trauma zu überleben und sich davon zu erholen, bedeutet, dass das Leben weitergehen kann. Einem Trauma etwas Gutes abzugewinnen geht mit der Fähigkeit einher, daran zu wachsen, daher die Begriffe *benefit finding* und posttraumatisches Wachstum. In 40–70 % der Fälle, so zeigen Studien, machen die Betroffenen die Erfahrung posttraumatischen Wachstums und gewinnen dem traumatischen Lebensereignis etwas Gutes ab. Immer mehr Forschungsbefunde weisen darauf hin, dass *benefit finding* und posttraumatisches Wachstum mit einem verbesserten psychischen Wohlbefinden und einer besseren posttraumatischen Anpassungsfähigkeit einhergeht.

7.7.1 Posttraumatisches Wachstum/ *benefit finding* und Immunaktivität

Die durch posttraumatisches Wachstum hervorgerufenen positiven Veränderungen wirken sich auch auf die Physiologie aus. Langzeitstudien belegen den Zusammenhang zwischen posttraumatischem Wachstum/*benefit finding* und der Verbesserung des **körperlichen Gesundheitszustands**. Beispielsweise tragen Herzinfarktpatienten, denen es gelungen ist, ihrer Erkrankung etwas Gutes abzugewinnen, auch 8 Jahre nach diesem Ereignis ein geringeres Risiko für einen Reinfarkt (Affleck et al. 1987). *Benefit finding* nach einem Herzinfarkt korreliert auch mit einer niedrigeren Morbidität.

> Posttraumatisches Wachstum und Cortisolreaktivität korrelieren negativ, was für eine erhöhte Widerstandskraft gegenüber Stressoren spricht. Manche Autoren gehen sogar davon aus, dass posttraumatisches Wachstum mit einer besseren Anpassung an Lebensbelastungen und daher allgemein besseren Copingstrategien einhergeht.

Angesichts dieser Befunde sehen manche Forscher posttraumatisches Wachstum als weitere Möglichkeit, die Immunfunktion adaptiv zu verbessern – eine Hypothese, die durch entsprechende Forschungsergebnisse gestützt wird. Beispielsweise wiesen Frauen, die ein Familienmitglied durch Brustkrebs verloren haben, im Zusammenhang mit posttraumatischem Wachstum erhöhte NKZA-Werte auf (Bower et al. 2003). Bei Brustkrebspatientinnen, die an einem CBSM teilnahmen, war posttraumatisches Wachstum wiederum mit einer vermehrten proliferativen Reaktion von Lymphozyten verbunden (McGregor et al.

2004). HIV-positive Männer, die dem Tod eines engen Freundes oder Partners durch AIDS Bedeutung zuschreiben konnten, zeigten einen weniger raschen Abfall der $CD4^+$-T-Zell-Zahlen sowie insgesamt (über einen Zeitraum von 2–3 Jahren) eine geringere durch AIDS bedingte Sterblichkeitsrate (Bower et al. 1998).

Gleichwohl ist der Zusammenhang zwischen *benefit finding*, posttraumatischem Wachstum und Immunfunktion nicht ganz klar (Park 2004). Manche Untersuchungen legen nahe, dass die positiven Auswirkungen posttraumatischen Wachstums von der Fähigkeit der betreffenden Person abhängen, Hoffnung und Optimismus zu entwickeln und Stressoren im Allgemeinen positiv anzugehen.

Der jeweilige **kulturelle Hintergrund** und kulturspezifische Interpretationen können sich ebenfalls auf die Beziehung zwischen posttraumatischem Wachstum und Wohlbefinden auswirken, was möglicherweise auf den unterschiedlichen Stellenwert von Religion, Familie und allgemeinen Kausalattributierungen zurückzuführen ist. So sprechen manche Studien von einer höheren Ausprägung an posttraumatischem Wachstum bei Minderheiten im Vergleich zu weißen Bevölkerungsschichten. Das mag womöglich an den stärkeren religiösen Glaubensvorstellungen und der Tendenz liegen, sich im Krankheitsfall verstärkt dem Glauben zuzuwenden. Diese potenziellen Moderatoren wurden von Milam (2006) näher untersucht und die Ergebnisse dieser Studie weisen darauf hin, dass ethnische Zugehörigkeit und anlagebedingter Optimismus Vermittlerrollen zwischen Erkrankung und posttraumatischem Wachstum spielen. In einer großen Versuchsgruppe HIV-positiver oder AIDS-kranker Patienten hat sich hingegen der Zusammenhang zwischen posttraumatischem Wachstum und allgemeinem Krankheitsstatus nicht bestätigt. Stattdessen korrelierte posttraumatisches Wachstum positiv mit der Anzahl an $CD4^+$-T-Zellen bei Angehörigen der hispanischen Bevölkerungsgruppen und pessimistischeren Probanden. Die positive Korrelation innerhalb einer ethnischen Gruppe ist mit früheren Forschungsbefunden konsistent.

Andere Studien haben hingegen gezeigt, dass posttraumatisches Wachstum durch **anlagebedingten Optimismus** vermittelt wird, und zwar in der Art, dass optimistischere Menschen ein höheres Maß an posttraumatischem Wachstum hatten. In derselben Untersuchung zeigte sich jedoch ein negativer Zusammenhang zwischen posttraumatischem Wachstum und Viruslast bei pessimistischen Studienteilnehmern.

> Aus diesen Ergebnissen kann abgeleitet werden, dass sich *benefit finding* und posttraumatisches Wachstum auf physiologische Parameter und Immunaktivität auswirken können, wenngleich widersprüchliche Befunde weitergehende Forschung sinnvoll erscheinen lassen.

7.7.2 Posttraumatisches Wachstum/ *benefit finding* und Psychotherapie

Die Möglichkeit, posttraumatisches Wachstum oder *benefit finding* mithilfe von Psychotherapie zu fördern, wird durch Forschungsbefunde gestützt (Bower u. Segerstrom 2004). So berichten in der bereits genannten Studie von Antoni et al. (2001) Brustkrebspatientinnen im Frühstadium ihrer Erkrankung nach einer 10-wöchigen CBSM-Intervention verstärkt davon, ihrer Erkrankung etwas Positives abgewinnen zu können. Dieses Gefühl hielt auch 3 Monate nach Behandlungsbeginn

(d. h. 3–5 Monate nach dem operativen Eingriff) noch an, wobei es sich als unabhängig vom Stressniveau erwies. *Benefit finding* könnte jedoch auch mit einer intensiveren emotionalen Verarbeitung durch die betroffenen Frauen verbunden sein, d. h. einer größeren Bereitschaft, ihren Gefühlen genauer nachzugehen und Ausdruck zu verleihen, was darauf hindeutet, dass Frauen, die von einer intensiveren emotionalen Auseinandersetzung mit ihrer Erkrankung berichten, auch stärker das Gefühl haben, dieser Erfahrung etwas Positives abzugewinnen.

Auch in anderen randomisierten CBSM-Interventionsstudien mit Frauen, die wegen Brustkrebs im Frühstadium behandelt wurden, konnten die Teilnehmerinnen der Interventionsgruppe ihrer Krebserkrankung vermehrt **positive Aspekte** abgewinnen (Cruess et al. 2000; McGregor et al. 2004). Zudem führte eine internetbasierte, randomisierte und kontrollierte CBT-Intervention bei Patienten, die an pathologischer Trauer litten, zu einem Anstieg des posttraumatischen Wachstums (Wagner et al. 2007). In dieser Studie wurde auch versucht, den Optimismus der Patienten zu stärken, was allerdings zu keinen signifikanten Ergebnissen führte. Gleichwohl sprechen die Studienergebnisse insgesamt dafür, dass *benefit finding* und posttraumatisches Wachstum durch Psychotherapie induziert werden können.

Trotzdem ist es wichtig anzumerken, dass, obwohl posttraumatisches Wachstum und *benefit finding* mit einem erhöhten Maß an psychischem und physiologischem Wohlbefinden einhergehen, es nach wie vor unklar ist, ob **Interventionen**, die diese Faktoren gezielt zu steigern versuchen, zwangsläufig positive Folgen haben. Die oben erwähnten Interventionen zielten auf eine Reduzierung von Stressreaktionen ab, nicht auf eine Förderung von posttraumatischem Wachstum und *benefit finding*. Posttraumatisches Wachstum und *benefit finding* nach einem Trauma oder einer lebensbedrohlichen Diagnose scheinen durch Faktoren gefördert zu werden, die die Fähigkeit betreffen,

- zukünftige Stressoren anders zu bewerten,
- Dinge hinzunehmen, die nicht verändert werden können,
- ein positives Selbstbild sowie
- ein stärkeres Gefühl der Verbundenheit und Zugehörigkeit zu entwickeln (Bower u. Segerstrom 2004).

Für Therapeuten könnte es sich jedoch als schwierig, wenn nicht sogar kontraproduktiv erweisen, »positives Wachstum« nach traumatischen Ereignissen forcieren zu wollen. Beispielsweise führte der Versuch, im ersten Jahr nach einer Krebsdiagnose die Krankheitsbewältigung durch **positive Neuinterpretation** zu fördern, nur bei jenen Frauen zu mehr Wohlbefinden, die von vorneherein hoffnungsvoller waren. Bei weniger zuversichtlichen Patientinnen war die positive Neuinterpretation jedoch mit Vermeidung verbunden (Stanton et al. 2002).

> Interventionen, die das Ziel haben, Stress zu reduzieren, Selbstwirksamkeit und Selbstwert zu erhöhen und möglicherweise auch positive Erwartungshaltungen zu fördern, können posttraumatisches Wachstum begünstigen. Ob sich Wachstum jedoch gezielt verschreiben lässt, ist fraglich.

7.8 Positiver Affekt

Psychopathologie und Psychotherapie gehen häufig mit dem Erleben, aber auch mit der Linderung negativer Affekte einher. Dazu zählen z. B.:

- Depression
- Angst
- Sorge
- Ärger
- Schuld

Positive Affekte wiederum implizieren das Gefühl
- der Dankbarkeit und Fröhlichkeit,
- des Interesses und der Begeisterung,
- des Aktivseins und Stolzes.

Negativer und positiver Affekt treten als relativ unabhängige Dimensionen auf, wobei sich das Verhältnis von angenehmen (positiven) zu unangenehmen (negativen) Gefühlen als Prädiktor für subjektives Wohlbefinden erwiesen hat (Diener 2000). Positiver Affekt kann entweder als Disposition, d. h. als Persönlichkeitszug (»*trait*«) oder situationsbedingt (»*state*«) verstanden werden. Positive Affekte und Positivität werden oft synonym gebraucht. Negativer Affekt wird häufig mit einem geringen Maß an psychischem Wohlbefinden gleichgesetzt, und auch der Zusammenhang zwischen positivem Affekt und ausgeprägtem psychischen Wohlbefinden ist unbestritten.

Positive Affekte werden oft mit Glück und Lebenszufriedenheit in Verbindung gebracht, dem sogenannten **hedonistischen Wohlbefinden** (Kahneman et al. 1999). Psychisches Wohlbefinden betrifft jedoch auch **eudaimonisches Wohlbefinden**, d. h. die Frage menschlichen Potenzials und der Lebensführung (Ryff 1989). Eudaimonisches Wohlbefinden bezieht sich auf die aktive Bereitschaft, sich den Herausforderungen des Lebens zu stellen. Zu den Faktoren des eudaimonischen Wohlbefindens gehören:
- Sinn des Lebens
- persönliches Wachstum
- Autonomie
- Kontrolle der Umwelt
- Selbstakzeptanz
- positive Beziehungen zu anderen

7.8.1 Positiver Affekt und Immunaktivität

Positiver Affekt konnte auch mit einer Vielzahl von positiven physiologischen Folgen in Verbindung gebracht werden (Pressman u. Cohen 2005; Marsland et al. 2007; Ironson u. Hayward 2008). So beschleunigte positiver Affekt die Genesung bei kardiovaskulären Komplikationen, veränderte er eine frontale Gehirnasymmetrie und, wie in Längsschnittstudien gezeigt werden konnte, stand er mit einem geringeren Risiko für Gebrechlichkeit bei älteren Erwachsenen sowie mit höherer Lebenserwartung in Verbindung. Positiver Affekt erwies sich auch als Prädiktor für eine geringere Sterblichkeit bei HIV-infizierten Männern (s. Übersicht bei Ironson u. Hayward 2008).

Während negative affektive Konstrukte, wie z. B.
- ein repressiver Stil (d. h. die Minimierung oder Unterdrückung negativer Emotionen oder Reaktionen),
- Alexithymie (d. h. Schwierigkeiten in der Verbalisierung von Affekten und Verarbeitung von Emotionen) sowie
- Besorgnis

mit **Immundysregulation** in Verbindung gebracht wurden (s. Übersicht bei Segerstrom et al. 2001; Marsland et al. 2007), ist positiver Affekt mit Immunregulation assoziiert. Anlagebedingter positiver Affekt dürfte mit bestimmten Aspekten der angeborenen Immunfunktion verbunden sein und somit möglicherweise die Entzündungsanfälligkeit des Organismus herabsetzen. Das häufige Erleben positiver Affekte hat sich als Prädiktor erwiesen für (Segerstrom et al. 2001; Marsland et al. 2007):

- geringere Cortisolkonzentration
- verminderte stressbedingte Entzündungsreaktion
- erhöhte Resistenz gegenüber Rhinoviren

Einige wenige Forschungsbefunde verweisen auf einen Zusammenhang zwischen positiver Stimmung und erhöhten Werten in funktionalen und *In-vivo*-Immunassays. Wurden gesunde Probanden mit Rhinoviren infiziert, zeigte sich höherer positiver Affekt mit einer geringeren Produktion von Interleukin-6 (IL-6), einem pro-inflammatorischen Zytokin, das in Reaktion auf eine Infektion gebildet wird, verbunden (Doyle et al. 2006). Diese Befunde sprechen für den Zusammenhang zwischen positivem Affekt und einer **geringeren lokalen Entzündungsreaktion**, womit sich auch eine geringere Symptomentwicklung bei Infektionskrankheiten erklären ließe. Zu ähnlichen Ergebnissen gelangten Prather et al. (2007), die bei gesunden erwachsenen Probanden eine *In-vitro*-Stimulation von Immunzellen mit Lipopolysacchariden (Endotoxin-Stimulation) durchführten. Positiver Affekt korrelierte in dieser gesunden Stichprobe signifikant mit einem Rückgang an pro- und anti-inflammatorischen Zytokinen (z. B. IL-6 und IL-10), also Entzündungsmediatoren, was ebenfalls für einen Schutz vor Entzündungskrankheiten spricht. Brust- und Prostatapatienten wiederum, die vor einer Strahlenbehandlung höhere Werte an positivem Affekt hatten, wiesen während der Radiotherapie Anstiege an pro-inflammatorischen Zytokinen (IL-1β, IL-6) auf. Solch eine durch positiven Affekt verstärkte akute Entzündungsreaktion könnte der verbesserten Heilung strahlungsbedingter Wunden dienen (Sepah u. Bower 2009).

In einer Untersuchung von Marsland et al. (2006), in der (zuvor auf Hepatitis B negativ getestete) gesunde Hochschulabsolventen gegen Hepatitis B-Virus (HBV) geimpft wurden, zeigte sich, dass ein ausgeprägter **anlagebedingter positiver Affekt** mit einer erhöhten Antikörperreaktion 5 Monate nach der Impfung in Zusammenhang stand – selbst nachdem Body-Mass-Index (BMI) sowie demografische Daten statistisch kontrolliert wurden. Untersuchungen an HIV-positiven Männern weisen ebenfalls auf einen Zusammenhang zwischen positivem Affekt und geringerer Sterblichkeit sowie einem besseren Ansprechen auf die antiretrovirale Therapie hin (s. Übersicht bei Ironson u. Hayward 2008).

Der Zusammenhang zwischen positivem Affekt und Immunität scheint zahlreiche weitere Immunparameter zu umfassen. So wurde festgestellt, dass das Ansehen eines lustigen Videos einhergeht mit erhöhter NKZA und erhöhten Zahlen der (Pressman u. Cohen 2005)

- aktivierten T-Zellen,
- zytotoxischen T-Zellen,
- natürlichen Killerzellen,
- B-Zellen,
- T-Helferzellen,
- Leukozyten,
- Lymphozyten.

Das Fördern einer positiven Stimmung schlägt sich ebenfalls nieder in (s. Übersicht bei Pressman u. Cohen 2005)

- einem Rückgang an TNF,
- erhöhten Werten von Interleukin-2 (IL-2) und Interleukin-3 (IL-3),
- einer höheren Ausschüttung von sekretorischem Immunglobulin A (sIgA), einem wichtigen Bestandteil der Schleimhautimmunität.

Angemerkt sollte noch werden, dass akute negative Affekte oder Stressoren oftmals genau die gleichen Immuneffekte nach sich ziehen können (Segerstrom u. Miller 2004), sodass dem Parameter ***arousal*** in dieser Hinsicht womöglich größere Bedeutung beigemessen werden muss als dem Parameter Valenz. Andererseits zeigten Studien, die sowohl die Effekte von positiven als auch negativen Affekten/Ereignissen auf die Immunaktivität untersuchten, dass Veränderungen der Immunaktivität nach emotional positiven Erfahrungen in scharfem Kontrast stehen zu Immunveränderungen nach emotional negativen Erfahrungen (Futterman et al. 1994; Stone et al. 1994, 1996; Schubert et al. 2006; Dockray u. Steptoe 2010).

Dies spricht für eine spezifische Reaktion des Immunsystems in Abhängigkeit von der emotionalen Bedeutung einer Erfahrung.

Wie bereits erwähnt, wird zwischen hedonistischem und eudaimonischem Wohlbefinden unterschieden. Friedman et al. (2007), die den Zusammenhang zwischen Immunaktivität und psychischem Wohlbefinden bei älteren Frauen untersuchten, konnten zeigen, dass höhere Werte im eudaimonischen Wohlbefinden, und zwar in den Bereichen positive Beziehungen und Lebenssinn, mit entsprechend niedrigeren Levels an IL-6 und löslichem IL-6-Rezeptor (*soluble interleukin-6 receptor* [sIL-6R]) verbunden sind.

Manche Forscher haben die Frage aufgeworfen, ob die Auswirkungen einer positiven Affektlage auf die Gesundheit nicht größtenteils damit zusammenhängen, dass es sich dabei einfach nur um das Gegenteil einer negativen Affektlage oder von Depression handelt, oder aber dass eine starke Überschneidung mit ähnlichen Konstrukten wie Optimismus oder Extraversion besteht. Diesen Einwänden wird wiederum der Forschungsbefund entgegengesetzt, dass anlagebedingter positiver Affekt (»*trait*«) mit einer höheren Antikörperproduktion einhergeht, und zwar unabhängig von negativem Affekt, Optimismus und Extraversion (s. Übersicht bei Pressman u. Cohen 2005). In eine ähnliche Richtung weist die Beobachtung, dass positiver Affekt mit einer geringeren Sterblichkeit bei HIV-positiven Männern korreliert, selbst unter statistischer Berücksichtigung des Einflusses von negativem Affekt. Die in der Untersuchung von Segerstrom und Sephton (2010) gezeigte positive Verbindung zwischen studienspezifischem Optimismus und DTH-Reaktion erwies sich nur teilweise vom Ausmaß an positivem Affekt und gar nicht vom Grad an negativem Affekt abhängig. Gleichwohl sind diese Zusammenhänge nicht gänzlich widerspruchsfrei. So zeigte sich in einer anderen Studie, in der positiver Affekt mit einem Anstieg an NKZA und negativer Affekt mit einem Abfall an NKZA korrelierten, dass sich positiver Affekt nur dann förderlich auswirkte, wenn auch ein bestimmtes Maß an **negativem Affekt** vorlag (Pressman u. Cohen 2005).

Es muss darauf hingewiesen werden, dass es hinsichtlich der **unmittelbaren Auswirkung** von positivem Affekt auf die Immunität widersprüchliche Befunde gibt und dass manche Studien keine Verbindungen zwischen Stimmung und Immunität nachweisen konnten. So ließ sich in einer Längsschnittstudie mit wöchentlichen Stimmungsfragebögen und Blutuntersuchungen kein Zusammenhang zwischen positivem oder negativem Affekt und NKZA feststellen. Das Gleiche gilt für eine Studie, in der bei Studenten durch das Ansehen eines lustigen Films eine positive Stimmung erzeugt wurde, und sich dabei kein Zusammenhang zwischen positivem

Affekt und sIgA-Spiegel zeigte (Pressman u. Cohen 2005).

Trotz dieser widersprüchlichen Befunde spricht die Mehrzahl der Untersuchungsergebnisse dafür, dass sich positiver Affekt sehr wohl auf die Immunaktivität auswirkt.

7.8.2 Positiver Affekt und Psychotherapie

Positiver Affekt geht mit allgemeinen oder spezifischen positiven Gefühlen einher, ob es sich nun um Gefühle des Glücks, der Fröhlichkeit, der Dankbarkeit oder des Engagements handelt. Darüber hinaus hat sich das Verhältnis von positivem zu negativem Affekt als Prädiktor des Wohlbefindens erwiesen (Diener 2000). Menschen sind prinzipiell gut oder positiv gestimmt (»*trait*«), oder aber das jeweilige Umfeld oder die aktuelle Situation wirken sich auf die Affektlage aus (»*state*«). Während eine **positive Affektdisposition** als stabiles individuelles Merkmal angesehen wird, das relativ veränderungsresistent ist, kann der **zustandsbedingte positive Affekt** mehrere Minuten bis zu einem Tag andauern und daher dem Einfluss von Interventionen sehr viel eher zugänglich sein.

In einer Reihe von Studien, die die Auswirkungen von Dankbarkeit auf das subjektive Wohlbefinden untersuchten, wurden die Teilnehmer gebeten, über Dinge zu schreiben, für die sie dankbar waren. Dabei konnte gezeigt werden, dass solcherart Interventionen mit positivem Affekt verbunden waren (Emmons u. McCullough 2003). Die gleichen Studien fanden auch, dass positive und negative Affekte weitgehend unabhängig voneinander waren. Von einem ähnlichen Befund berichten Ayres und Malouff (2007), die in einer kontrollierten Studie ein Problemlösetraining zur Verbesserung der Anpassungsleistung von Probanden untersuchten, die das Gefühl hatten, auf ihr Arbeitsumfeld so gut wie keinen Einfluss zu haben. Die Studienteilnehmer der Interventionsgruppe berichteten von einer Verbesserung ihrer Problemlösefertigkeiten und einer erhöhten Selbstwirksamkeit sowie von gesteigertem positivem Affekt und einer angestiegenen Arbeits- und Lebenszufriedenheit. Ein 16-wöchiges CBT für Patienten mit Depression und funktionellen Leistungseinbußen infolge Multipler Sklerose (MS) führte zu signifikanten Verbesserungen bezüglich der Depression und dem positiven Affekt (Mohr et al. 2005).

Diese Befunde stützen die These, dass es mithilfe von Psychotherapie und CBT zu einer Steigerung des positiven Affekts kommen kann.

Wenige Befunde liegen hingegen zur Frage vor, ob sich das **eudaimonische Wohlbefinden** durch psychotherapeutische Interventionen steigern lässt. Eudaimonie geht mit Faktoren wie Lebenssinn, persönlichem Wachstum, Autonomie und Selbstakzeptanz einher, alles Konzepte, die im Rahmen von Interventionen gezielt behandelt und wahrscheinlich steigerbar sind.

7.9 Soziale Beziehungen

Soziale Beziehungen sind wesentlicher Bestandteil menschlichen Funktionierens und dienen über die gesamte Lebensspanne hinweg wichtigen sozialen, psychologischen und verhaltensassoziierten Rollen. Dabei sind sowohl Quantität als auch Qualität von Bedeutung (Uchino et al. 1996). Das Konzept der sozialen Beziehungen betrifft eine Reihe von Faktoren, unter anderem:

■ **Soziale Unterstützung:** Sie wird in der Regel als körperlicher und emotionaler Komfort aufgefasst, den Familie, Freunde, Kollegen und andere bereitstellen. Soziale Unterstützung zu erhalten oder anderen zuteilwerden zu lassen, weist einen als Bestandteil einer Gruppe oder Gemeinschaft aus.

■ **Extraversion:** Bestimmte Dimensionen der Persönlichkeit können das Ausmaß an sozialen Beziehungen beeinflussen. So existiert z. B. eine Verbindung zwischen sozialen Beziehungen und Extraversion, d. h. der Fähigkeit, kontaktfreudig, gesellig und bejahend zu sein. Der Persönlichkeitsfaktor der Extraversion gilt als Prädiktor sozialer Aktivität sowie der Wahrnehmung sozialer Unterstützung. Extrovertierte Menschen nutzen soziale Unterstützung auch als Copingstrategie (s. Übersicht bei Segerstrom 2000).

■ **Bindungssicherheit:** Sie ist ein weiterer Faktor sozialer Beziehungen und ist ebenfalls von zentraler Bedeutung für psychisches Wohlbefinden. Der Bindungsstil eines Menschen, so die Bindungstheorie (Bowlby 1969), entwickelt sich in der Kindheit und kann mit verschiedenen psychologischen und sozialen Phänomenen in Bezug gesetzt werden, z. B. der Qualität enger Beziehungen, der Emotionsregulierung sowie den Überzeugungen bezüglich des eigenen Selbst oder anderer Personen. Im Zusammenhang mit einer sicheren Bindung wird die eigene Person und werden andere wertgeschätzt und als vertrauenswürdig wahrgenommen. Ein unsicherer Bindungsstil ist durch Angst und Vermeidung gekennzeichnet.

Soziale Unterstützung, Extraversion und Bindungssicherheit stehen alle mit psychischem Wohlbefinden in Verbindung (Myers 1993; Atkinson u. Zucker 1997; Hogan et al. 2002).

7.9.1 Soziale Beziehungen und Immunaktivität

Positive Faktoren in sozialen Beziehungen wurden auch mit physiologischem Wohlsein in Verbindung gebracht. So konnte gezeigt werden, dass **soziale Unterstützung** positiv mit gesundheitsförderlichen Aspekten des kardiovaskulären, endokrinen und Immunsystems korreliert und auch das Sterblichkeitsrisiko über Veränderungen in diesen Systemen beeinflusst (s. Übersicht bei Uchino et al. 1999). Soziale Unterstützung, so die Schlussfolgerung einer Reihe von Studien, scheint über die Modifizierung der Immunität einen gesundheitsfördernden Effekt zu haben. So korrelierte soziale Unterstützung durch **Familie und Freunde** positiv mit der Anzahl an NK-Zellen und dem Gleichgewicht zwischen T-Helfer-Typ-1(TH1)- und T-Helfer-Typ-2(TH2)-System (gemessen über das Verhältnis zwischen Interferon-γ [IFN-γ] und Interleukin-4 [IL-4]), während soziale Unterstützung am **Arbeitsplatz** negativ mit der Produktion von IL-4 assoziiert war.

Es konnte auch gezeigt werden, dass soziale Unterstützung die **erworbene Immunität** in einer psychisch belastenden Situation stimuliert, was dafür spricht, dass sich soziale Unterstützung sowohl unmittelbar auf das Immunsystem auswirkt als auch die Funktion eines Puffers übernimmt (Miyazaki et al. 2005).

Die Wahrscheinlichkeit, nach Exposition mit entsprechenden Viren eine Erkältung zu entwickeln, war bei jenen Probanden geringer, die über eine größere soziale Aufgeschlossenheit verfügten (Cohen et al. 2003). Esterling et al. (1994) untersuchten Angehörige von Alzheimerpatienten, die sich um ihre kranken Familienmitglieder kümmerten oder einen Angehörigen durch die Erkrankung verloren hatten. Eine verminderte

Reaktion von NK-Zellen auf die *In-vitro*-Stimulation mit IFN-γ und IL-2 korrespondierte dabei mit einem geringen Grad an sozialer Unterstützung sowie weniger Nähe in den Beziehungen zwischen Pflegeperson und Patienten. Andere Studien fanden, dass soziale Unterstützung die Verbindung zwischen Depression und natürlichen killerähnlichen T(NKT)-Zellen reduzierte, und konnten soziale Unterstützung auch direkt mit NKT-Zellen in Verbindung bringen (Bouhuys et al. 2004). Fekete et al. (2009) wiesen nach, dass weiße Nicht-Hispanos, die sich hinsichtlich ihrer HIV-Erkrankung ihren Müttern öffneten und die sich von diesen hinsichtlich ihrer Erkrankung für familiär unterstützt hielten, eine geringere virale Belastung und eine höhere $CD4^{+}$-Zell-Zahl aufwiesen. Latinos, die sich ihren Müttern öffneten, jedoch von ihnen subjektiv wenig HIV-spezifische familiäre Unterstützung erhielten, hatten demgegenüber eine höhere virale Belastung. Die emotionale Öffnung den Vätern gegenüber hatte in dieser Studie keine Effekte auf den Krankheitsstatus. Und schließlich zeigt eine Übersicht von Kiecolt-Glaser et al. (2010), dass auch Entzündungsprozesse in enger Verbindung mit Beziehungsereignissen und sozialer Unterstützung stehen.

Wie bereits erwähnt, spielt **Extraversion** eine wichtige Rolle in sozialen Beziehungen. Obwohl man auch von einem Zusammenhang zwischen Extraversion und Immunaktivität ausgeht, ist die Datenlage noch unschlüssig. So korrelierte Extraversion einerseits negativ mit dem CD4/CD8-Quotienten und andererseits positiv mit der NKT-Zell-Zahl (Bouyhuys et al. 2004). Ein positiver Zusammenhang bestand auch zwischen Extraversion und NKZA bei Patienten mit koronarer Herzerkrankung (Ishihara et al. 1999). Auf der anderen Seite stand ein geringer Grad an Extraversion bei gesunden Erwachsenen mit hohem Blutdruck und höherer NKZA in Verbindung (Miller et al. 1999). Zusammenhänge wurden auch festgestellt zwischen fehlender **Bindungssicherheit** und veränderter autonomer und endokriner Reaktivität auf Stress (Feeney u. Kirkpatrick 1996). Bindungsbezogenes Vermeidungsverhalten war bei einer Versuchsgruppe von gesunden Krankenschwestern mit geringerer NKZA verbunden (Picardi et al. 2007).

7.9.2 Soziale Beziehungen und Psychotherapie

Angesichts der potenziell positiven Wirkung sozialer Beziehungen auf die psychische und körperliche Gesundheit können Interventionen zur Verbesserung oder Stabilisierung sozialer Beziehungen von zentraler Bedeutung sein. Hogan et al. (2002) fanden in ihrer umfassenden Übersichtsarbeit den großen Erfolg derartiger Interventionen bestätigt. In ihrer insgesamt 100 Studien umfassenden Übersichtsarbeit belegen 73 Studien den **teilweisen** oder **überwiegenden Nutzen** von therapeutischen Interventionen zur Förderung sozialer Unterstützung, etwa bei Patienten mit:

- Arthritis
- Gewichtsproblemen oder Essstörungen
- Substanzmissbrauch
- altersbedingten Erkrankungen
- Morbus Hodgkin
- HIV-Infektion

In einigen Studien wird auch gezielt versucht, Extraversion und **Bindungssicherheit** zu erhöhen. Obwohl Extraversion individuell unterschiedlich ausgeprägt ist und als stabiles Persönlichkeitsmerkmal (»*trait*«) gilt, ließ sich Extraversion im Rahmen therapeutischer Maßnahmen doch bis zu einem gewissen Grad steigern (Hersen et al. 1984). In ihrer

Studie zur Untersuchung veränderter Bindungsmuster im Rahmen zeitlich begrenzter psychodynamischer Psychotherapie beobachteten Travis et al. (2001) bei einer Untersuchungsgruppe von 29 Teilnehmern, die vor Behandlungsbeginn als »unsicher gebunden« eingestuft wurden, signifikante Veränderungen in Richtung »sicher gebunden«, während die Anzahl der als »ängstlich gebunden« eingestuften Teilnehmer signifikant zurückging.

Die gezeigten Studienergebnisse unterstreichen den besonderen Stellenwert, den soziale Beziehungen und damit verbundene Aspekte für den Bereich der PNI haben.

7.10 Positivfaktoren, Immunaktivität und Psychotherapie

Wie gezeigt wurde, stehen positive Konstrukte in Zusammenhang mit der Immunfunktion, wobei sich eine Vielzahl dieser positiven Konstrukte mithilfe von Psychotherapie erfolgreich verstärken lassen. Das vorliegende Kapitel sollte zeigen, dass Interventionen, die diese Positivfaktoren verbessern, auch das Potenzial besitzen, die Immunaktivität zu stärken (Abb. 7-1). Bislang haben nur wenige Studien positive Konstrukte als Mediatoren interventionsbedingter Immuneffekte untersucht. Nichtsdestotrotz existiert doch eine geringe Anzahl von Studien, die in der Tat zeigen konnte, dass Interventionen, die Positivfaktoren erhöhen, auch **immunverändernde Wirkung** haben.

So zeigten Wiedenfeld et al. (1990) in ihrer Untersuchung von Fällen ausgeprägter Schlangenphobie, dass sich die mithilfe psychotherapeutischer Strategien verbesserte Selbstwirksamkeit der Patienten positiv auf deren Immuntätigkeit auswirkte. Die Steigerung subjektiv **wahrgenommener Selbstwirksamkeit** erwies sich darüber hinaus als Prädiktor für anhaltende Immunveränderungen. Auch Interventionen, die die wahrgenommene Selbstwirksamkeit bei AIDS stärkten, waren signifikant mit einem Rückgang der jeweiligen Viruslast verbunden (s. Übersicht bei Ironson u. Hayward 2008). Diese Beispiele belegen am eindrücklichsten, dass psychotherapeutische Interventionen, die die Levels von Positivfaktoren erhöhen, Positivfaktoren auch mit der Immunaktivität in Verbindung bringen können.

Es muss darauf hingewiesen werden, dass Interventionen, die Positivfaktoren wie z. B. **Optimismus** fördern, gleichzeitig Stress senkend sind. Zieht man weiterhin den klaren Zusammenhang zwischen Depression und Immunaktivität in Betracht (Evans et al. 2002), dürfte dies ein weiterer Grund dafür sein, warum solche Interventionen das Immunsystem beeinflussen können. Kombiniert man nun noch die Ergebnisse von von Ah et al. (2007), die nachweisen konnten, dass Optimismus die Folgen von Stress auf die NKZA abmildert, mit den Befunden von Antoni et al. (2001), dann machen die Ergebnisse deutlich, dass Interventionen, die sowohl Stress reduzieren als auch Optimismus fördern – vor allem bei Patienten mit schwach ausgeprägtem Optimismus (d. h. Pessimisten) – die beste Immunreaktion nach sich ziehen dürften.

Obwohl kein direkter Zusammenhang zwischen therapeutisch induziertem posttraumatischem Wachstum und Immunität nachgewiesen wurde, konnten Cruess et al. (2000) im Rahmen einer 10-wöchigen Gruppentherapie für Frauen mit Brustkrebs im Frühstadium einen Anstieg des *benefit finding* und einen Rückgang des Cortisolspiegels beobachten, wobei schien, dass dieser interventionsbedingte Cortisolabfall durch den Anstieg des *benefit finding* vermittelt wurde.

Der Zusammenhang von Positivfaktoren und Immunaktivität wird somit durch verschiedenste Befunde belegt. Optimismus, Attributionsstil, Selbstwert, Selbstwirksamkeit, posttraumatisches Wachstum/*benefit finding*, positiver Affekt und soziale Beziehungen stehen alle mit der Immunaktivität in Verbindung, wobei die genannten Faktoren bis zu einem gewissen Grad psychotherapeutisch steigerbar sind.

Allerdings ist die Beziehung zwischen therapeutisch induzierten Positivfaktoren und Immunaktivität noch unklar und bedarf zweifellos weiterer Untersuchungen. Angesichts des Zusammenhangs zwischen Positivfaktoren und Immuntätigkeit, sowie angesichts der Hinweise, dass Positivfaktoren therapeutisch steigerbar sind, ist es aber durchaus sinnvoll davon auszugehen, dass sich eine Förderung von Positivfaktoren günstig auf die Immunaktivität auswirkt.

7.11 Immunaktivität und Gesundheit

Es muss darauf hingewiesen werden, dass sich Veränderungen der Immunaktivität nicht notwendigerweise auf die Gesundheit auswirken, zumindest nicht kurzfristig. Auch muss eine **verstärkte Immunaktivität** nicht immer positive Folgen für die Gesundheit haben, so wie eine verminderte Immunaktivität nicht immer negative Folgen nach sich ziehen muss. Die Hauptaufgaben des Immunsystems bestehen im Aufspüren und Eliminieren von eindringenden Organismen, wie Bakterien, Viren und Parasiten (s. Kapitel 3, S. 50). Außerdem dient das Immunsystem dazu, veränderte, also z. B. infizierte oder maligne, Zellen aufzufinden und auszuschalten und geschädigtes Gewebe zu reparieren und wiederherzustellen. Von Nutzen ist eine verstärkte Immunaktivität somit im Falle von Infektionen sowie während einer Erkrankung und während des Genesungsprozesses.

Verstärkte Immunfunktion kann jedoch auch schädlich sein, etwa im Falle von **Autoimmunerkrankungen**, bei denen das Immunsystem gesunde Zellen angreift. Auch wenn also eine ganze Reihe der in diesem Kapitel dargestellten Studien Verbindungen zwischen Positivfaktoren und Immunaktivität belegt, so bedarf es doch weiterführender Forschungsarbeiten, um die langfristigen Auswirkungen dieser Zusammenhänge sowie deren Implikationen für gesunde und erkrankte Populationen zu bestimmen.

Untersuchungen zur Messung der Immunaktivität, etwa während einer Stressexposition, zeigen nur Momentaufnahmen der Immunreaktionskapazität auf und sollten als Anreiz für weiterführende Untersuchungen fungieren.

7.12 Schlussfolgerung

Zahlreiche Studien belegen den nachteiligen Einfluss psychologischer **Negativfaktoren** auf das psychische und körperliche Wohlbefinden, und es ließen sich Verbindungen zwischen diesen Negativfaktoren und dem Immunsystem identifizieren (Segerstrom u. Miller 2004). Eine Psychotherapie, die Negativfaktoren zu minimieren sucht, verfügt somit über das Potenzial, nicht nur das Wohlbefinden im Allgemeinen zu erhöhen, sondern auch die Anpassungsfähigkeit der Immunaktivität zu beeinflussen.

Ziel des vorliegenden Kapitels war es zu zeigen, wie auch **Positivfaktoren,** z. B. Optimismus, Attributionsstil, Selbstwert, Selbstwirksamkeit, posttraumatisches Wachstum oder *benefit finding*, sowie positiver Affekt und soziale Beziehungen, mit unserem psychischen und physiologischen Wohlbefinden zusammenhängen. Die genannten Positivfaktoren korrelieren, zumindest bis zu einem bestimmten Grad, mit der Immunfunktion, und jeder dieser Faktoren konnte durch psychotherapeutische Interventionen, insbesondere kognitiv-verhaltenstherapeutische Strategien, verstärkt oder verbessert werden.

Einige Forschungsbefunde zeigen, dass Positivfaktoren direkt über Psychotherapie mit der Immunfunktion verbunden sind, sie sind jedoch noch zu spärlich und bedürfen weiterer **Überprüfung**. Aber angesichts der Tatsache, dass die Mehrzahl oder sogar alle Positivfaktoren mit der Immunaktivität in Zusammenhang stehen und psychotherapeutisch steigerbar sind, lässt sich durchaus schlussfolgern, dass Psychotherapie, die Positivfaktoren stärkt, auch die **Immunaktivität** beeinflusst.

Literatur

Abrahamson LY, Seligman ME, Teasdale JD. Learned helplessness in humans: critique and reformulation. J Abnorm Psychol 1978; 87: 47–75.

Affleck G, Tennen H, Croog S, Levine S. Causal attribution, perceived benefits, and morbidity after a heart attack: an 8-year study. J Consult Clin Psychol 1987; 55: 29–35.

Allison PJ, Guichard C, Fung K, Gilain L. Dispositional optimism predicts survival status 1 year after diagnosis in head and neck cancer patients. J Clin Oncol 2003; 21: 543–8.

Antoni MH, Lehman JM, Kilbourn KM, Boyers AE, Culver JL, Alferi SM, Yount SE, McGregor BA, Arena PL, Harris SM, Price AA, Carver CS. Cognitive-behavioral stress management intervention decreases the prevalence of depression and enhances benefit finding among women under treatment for early-stage breast cancer. Health Psychol 2001; 20: 20–32.

Atkinson L, Zucker KJ (Hrsg). Attachment and Psychopathology. New York: Guilford 1997.

Ayres J, Malouff JM. Problem-solving training to help workers increase positive affect, job satisfaction, and life satisfaction. Eur J Work Org Psychol 2007; 16: 279–94.

Bandura A. Self-Efficacy: The Exercise of Control. New York: Freeman 1997.

Beck J. Cognitive Therapy: Basics and Beyond. New York: Guilford 1995.

Blomkvist V, Theorell T, Jonsson H, Schubnan S, Berntorp E, Stiegendal L. Psychosocial self-prognosis in relation to mortality and morbidity in hemophiliacs with HIV infection. Psychother Psychosom 1994; 62: 185–92.

Bouhuys AL, Flentge F, Oldehinkel AJ, van den Berg MD. Potential psychosocial mechanisms linking depression to immune function in elderly subjects. Psychiatry Res 2004; 15: 237–45.

Bower JE, Segerstrom SC. Stress management, finding benefit, and immune function: positive mechanisms for intervention effects on physiology. J Psychosom Res 2004; 56: 9–11.

Bower JE, Kemeny ME, Taylor SE, Fahey JL. Cognitive processing, discovery of meaning, CD4 decline, and AIDS-related mortality among bereaved HIV-seropositive men. J Consult Clin Psychol 1998; 66: 979–86.

Bower JE, Kemeny ME, Taylor SE, Fahey JL. Finding positive meaning and its association with natural killer cell cytotoxicity among participants in a bereavement-related disclosure intervention. Ann Behav Med 2003; 25: 146–55.

Bowlby J. Attachment and Loss. Vol 1: Attachment. New York: Basic Books 1969.

Brummett BH, Helms MJ, Dahlstrom WG, Siegler IC. Prediction of all-cause mortality by the Minnesota Multiphasic Personality Inventory Optimism-Pessimism Scale scores: study of a college sample during a 40-year follow-up period. Mayo Clin Proc 2006; 81: 1541–4.

Brydon L, Walker C, Wawrzyniak AJ, Chart H, Steptoe A. Dispositional optimism and stress-induced changes in immunity and negative mood. Brain Behav Immun 2009; 23: 810–6.

Byrnes DM, Antoni MH, Goodkin K, Efantis-Potter J, Asthana D, Simon T, Munajj J, Ironson G, Fletcher MA. Stressful events, pessimism, natural killer cell cytotoxicity, and cytotoxic/suppressor T cells in HIV+ black women at risk for cervical cancer. Psychosom Med 1998; 60: 714–22.

Callahan LF, Pincus T. The sense of coherence scale in patients with rheumatoid arthritis. Arthritis Care Res 1995; 8: 28–33.

Carrico AW, Antoni MH. Effects of psychological interventions on neuroendocrine hormone regulation and immune status in HIV-positive persons: a review of randomized controlled trials. Psychosom Med 2008; 70: 575–84

Carver CS, Scheier MF. On the Self-Regulation of Behavior. New York: Cambridge University Press 1998.

Carver CS, Scheier MF. Optimism. In: Snyder CR (Hrsg). Coping: The Psychology of What Works. New York: Oxford University Press 1999; 182–204.

Cohen F, Kearney K, Zegans L, Kemeny ME, Neuhaus J, Stites D. Differential immune system changes with acute and persistent stress for optimists vs pessimists. Brain Behav Immun 1999; 13: 155–74.

Cohen S, Doyle WJ, Turner R, Alper CM, Skoner DP. Sociability and susceptibility to the common cold. Psychol Sci 2003; 14: 389–95.

Cruess DG, Antoni MH, McGregor BA, Kilbourn KA, Boyers AE, Alferi SM, Carver CS, Kumar M. Cognitive-behavioral stress management reduces serum cortisol by enhancing benefit finding among women being treated for early stage breast cancer. Psychosom Med 2000; 62: 304–8.

Diener E. Subjective well-being. The science of happiness and a proposal for a national index. Am Psychol 2000; 55: 34–43.

Dockray S, Steptoe A. Positive affect and psychobiological processes. Neurosci Biobehav Rev 2010; 35: 69–75.

Dolbier CL, Cocke RR, Leiferman JA, Steinhardt MA, Schapiro SJ, Nehete PN, Perlman JE, Sastry J. Differences in functional immune responses of high vs. low hardy healthy individuals. J Behav Med 2001; 24: 219–29.

Doyle WJ, Gentile DA, Cohen S. Emotional style, nasal cytokines, and illness expression after experimental rhinovirus exposure. Brain Behav Immun 2006; 20: 175–81.

Emmons RE, McCullough ME. Counting blessings versus burdens: An experimental investigation of gratitude and subjective well-being in daily life. J Pers Soc Psychol 2003; 84: 377–89.

Esterling BA, Kiecolt-Glaser JK, Bodnar JC, Glaser R. Chronic stress, social support, and persistent alterations in the natural killer cell response to cytokines in older adults. Health Psychol 1994; 13: 291–8.

Evans DL, Ten Have TR, Douglas SD, Gettes DR, Morrison M, Chiappini MS, Brinker-Spence P, Job C, Mercer DE, Wang YL, Cruess D, Dube B, Dalen EA, Brown T, Bauer R, Petitto JM. Association of depression with viral load, CD8 T lymphocytes, and natural killer cells in women with HIV infection. Am J Psychiatry 2002; 159: 1752–9.

Feeney BC, Kirkpatrick LA. Effects of adult attachment and presence of romantic partners on physiological responses to stress. J Pers Soc Psychol 1996; 70: 255–70.

Fekete EM, Antoni MH, Lopez CR, Durán RE, Penedo FJ, Bandiera FC, Fletcher MA, Klimas N, Kumar M, Schneiderman N. Men's serostatus disclosure to parents: associations among social support, ethnicity, and disease status in men living with HIV. Brain Behav Immun 2009; 23: 693–9.

Friedman EM, Hayney M, Love GD, Singer BH, Ryff CD. Plasma interleukin-6 and soluble IL-6 receptors are associated with psychological well-being in aging women. Health Psychol 2007; 26: 305–13.

Futterman AD, Kemeny ME, Shapiro D, Fahey JL. Immunological and physiological changes associated with induced positive and negative mood. Psychosom Med 1994; 56: 499–511.

Greenberg RP, Constantino MJ, Bruce N. Are patient expectations still relevant for psychotherapy process and outcome? Clin Psychol Review 2006; 26: 657–78.

Haney P, Durlak JA. Changing self-esteem in children and adolescents: a meta-analytic review. J Clin Child Psychol 1998; 27: 423–33.

Helgeson VS. Cognitive adaptation, psychological adjustment, and disease progression among angioplasty patients: 4 years later. Health Psychol 2003; 22: 30–8.

Hersen M, Michelson L, Bellack AS (Hrsg). Issues in Psychotherapy Research. Heidelberg: Springer 1984.

Hogan BE, Linden W, Najarian B. Social support interventions: do they work? Clin Psychol Rev 2002; 22: 383–442.

Hori S, Nakano Y, Furukawa TA, Ogasawara M, Katano K, Aoki K, Kitamura T. Psychosocial factors regulating natural-killer cell activity in recurrent spontaneous abortions. American J Reprod Immunol 2000; 44: 299–302.

Ironson G, Hayward H. Do positive psychosocial factors predict disease progression in HIV-1? A review of the evidence. Psychosom Med 2008; 70: 546–54.

Ironson G, Balbin E, Stuetzle R, Fletcher MA, O'Cleirigh C, Laurenceau JP, Schneiderman N, Solomon G. Dispositional optimism and the mechanisms by which it predicts slower disease progression in HIV: proactive behavior, avoidant coping, and depression. Int J Behav Med 2005; 12: 86–97.

Ishihara S, Nohara R, Makita S. Immune function and psychological factors in patients with coronary heart disease (I). Jpn Circ J 1999; 63: 704–9.

Jacobson NS, Dobson KS, Truax PA, Addis ME, Koerner K, Gollan JK, Gortner E, Prince SE. A component analysis of cognitive-behavioral treatment for depression. J Consult Clin Psychol 1996: 64: 295–304.

Kahneman D, Diener E, Schwarz N (Hrsg). Well-Being: The Foundations of Hedonic Psychology. New York: Russell Sage Foundation 1999.

Kamen-Siegel L, Rodin J, Seligman ME, Dwyer J. Explanatory style and cell-mediated immunity in elderly men and women. Health Psychol 1991; 10: 229–35.

Kiecolt-Glaser JK, Gouin JP, Hantsoo L. Close relationships, inflammation, and health. Neurosci Biobehav Rev 2010; 35: 33–8.

Kirschbaum C, Prüssner JC, Stone AA, Federenko I, Gaab J, Lintz D, Schommer N, Hellhammer DH. Persistent high cortisol responses to repeated psychological stress in a subpopulation of healthy men. Psychosom Med 1995; 57: 468–74.

Litt MD, Tennen H, Affleck G, Klock S. Coping and cognitive factors in adaptation to in vitro fertilization failure. J Behav Med 1992; 15: 171–87.

Lutgendorf SK, Vitaliano PP, Tripp-Reimer T, Harvey JH, Lubaroff DM. Sense of coherence moderates the relationship between life stress and natural killer cell activity in healthy older adults. Psychol Aging 1999; 14: 552–63.

Marks R, Allegrante JP, Lorig K. A review and synthesis of research evidence for self-efficacy-enhancing interventions for reducing chronic disability: implications for health education practice (part I). Health Promot Pract 2005a; 6: 37–43.

Marks R, Allegrante JP, Lorig K. A review and synthesis of research evidence for self-efficacy-enhancing interventions for reducing chronic disability: implications for health education practice (part II). Health Promot Pract 2005b; 6: 148–56.

Marsland AL, Cohen S, Rabin BS, Manuck SB. Trait positive affect and antibody response to hepatitis B vaccination. Brain Behav Immun 2006; 20: 261–9.

Marsland AL, Pressman SD, Cohen S. Positive affect and immune function. In: Ader R (Hrsg). Psychoneuroimmunology. Vierte Auflage. San Diego: Academic Press 2007; 761–79.

McGregor BA, Antoni MH, Boyers A, Alferi SM, Blomberg BB, Carver CS. Cognitive-behavioral stress management increases benefit finding and immune function among women with early-stage breast cancer. J Psychosom Res 2004; 56: 1–8.

Milam J. Posttraumatic growth and HIV disease progression. J Consult Clin Psychol 2006; 74: 817–27.

Milam JE, Richardson JL, Marks G, Kemper CA, McCutchan AJ. The roles of dispositional optimism and pessimism in HIV disease progression. Psychol Health 2004; 19: 167–81.

Miller GE, Cohen S, Rabin BS, Skoner DP, Doyle WJ. Personality and tonic cardiovascular, neuroendocrine, and immune parameters. Brain Behav Immun 1999; 13: 109–23.

Miyazaki T, Ishikawa T, Nakata A, Sakurai T, Miki A, Fujita O, Kobayashi F, Haratani T, Iimori H, Sakami S, Fujioka Y, Kawamura N. Association between perceived social support and Th1 dominance. Biol Psychol 2005; 70: 30–7.

Mohr DC, Hart SL, Julian L, Catledge C, Honos-Webb L, Vella L, Tasch ET. Telephone-administered psychotherapy for depression. Arch Gen Psychiatry 2005; 62: 1007–14.

Morag M, Morag A, Reichenberg A, Lerer B, Yirmiya R. Psychological variables as predictors of rubella antibody titers and fatigue – a prospective, double blind study. J Psychiatr Res 1999; 33: 389–95.

Myers DG. The Pursuit of Happiness. New York: Avon 1993.

O'Dea JA, Abraham S. Improving the body image, eating attitudes, and behaviors of young male and female adolescents: A new educational approach that focuses on self-esteem. Int J Eat Disord 2000; 28: 43–57.

O'Donnell K, Brydon L, Wright CE, Steptoe A. Self-esteem levels and cardiovascular and inflammatory responses to acute stress. Brain Behav Immun 2008; 22: 1241–7.

Park CL. The notion of growth following stressful life experiences: Problems and prospects. Psychol Inq 2004; 15: 69–76.

Petersen T, Harley R, Papakostas GI, Montoya HD, Fava M, Alpert JE. Continuation cognitive-behavioural therapy maintains attributional style improvement in depressed patients responding acutely to fluoxetine. Psychol Med 2004; 34: 555–61.

Picardi A, Battisti F, Tarsitani L, Baldassari M, Copertaro A, Mocchegiani E, Biondi M. Attachment security and immunity in healthy women. Psychosom Med 2007; 69: 40–6.

Prather AA, Marsland AL, Muldoon MF, Manuck SB. Positive affective style covaries with stimulated IL-6 and IL-10 production in a middle-aged community sample. Brain Behav Immun 2007; 21: 1033–7.

Pressman SD, Cohen S. Does positive affect influence health? Psychol Bull 2005; 131: 925–71.

Pyszczynski T, Greenberg J, Solomon S, Arndt J, Schimel J. Why do people need self-esteem? A theoretical and empirical review. Psychol Bull 2004; 130: 435–68.

Räikkönen K, Matthews KA, Flory JD, Owens JF, Gump BB. Effects of optimism, pessimism, and trait anxiety on ambulatory blood pressure and mood during everyday life. J Pers Soc Psychol 1999; 76: 104–13.

Rasmussen HN, Scheier MF, Greenhouse JB. Optimism and physical health: a meta-analytic review. Ann Behav Med 2009; 37: 239–56.

Reed GM, Kemeny ME, Taylor SE, Wang HY, Visscher BR. Realistic acceptance as a predictor of decreased survival time in gay men with AIDS. Health Psychol 1994; 13: 299–307.

Reed GM, Kemeny ME, Taylor SE, Visscher BR. Negative HIV-specific expectancies and AIDS-related bereavement as predictors of symptom onset in asymptomatic HIV-positive gay men. Health Psychol 1999; 18: 354–63.

Rosenberg M. Conceiving the Self. New York: Basic Books 1979.

Ryff CD. Happiness is everything, or is it? Explorations on the meaning of psychological well-being. J Pers Soc Psychol 1989; 57: 1069–81.

Scheier MF, Carver CS, Bridges MW. Distinguishing optimism from neuroticism (and trait anxiety, self-mastery, and self-esteem): a reevaluation of the Life Orientation Test. J Pers Soc Psychol 1994; 67: 1063–78.

Scheier MF, Matthews KA, Owens JF, Schulz R, Bridges MW, Magovern GJ, Carver CS. Optimism and rehospitalization after coronary artery bypass graft surgery. Arch Intern Med 1999; 159: 829–35.

Schubert C, Noisterning B, Fuchs D, König P, Chamson E, Mittnik S, Schüßler G, Geser W.

Multi-faceted effects of positive incidents on stress system functioning in a patient with systemic lupus erythematosus. Stress Health 2006; 22: 215–27.
Segerstrom SC. Personality and the immune system: models, methods, and mechanisms. Ann Behav Med 2000; 22: 180–90.
Segerstrom SC. Optimism, goal conflict, and stressor-related immune change. J Behav Med 2001; 24: 441–67.
Segerstrom SC. Optimism and immunity: do positive thoughts always lead to positive effects? Brain Behav Immun 2005; 19: 195–200.
Segerstrom SC. How does optimism suppress immunity? Evaluation of three affective pathways. Health Psychol 2006; 25: 653–7.
Segerstrom SC, Miller GE. Psychological stress and the human immune system: a meta-analytic study of 30 years of inquiry. Psychol Bull 2004; 130: 601–30.
Segerstrom SC, Sephton SE. Optimistic expectancies and cell-mediated immunity: the role of positive affect. Psychol Sci 2010; 21: 448–55.
Segerstrom SC, Taylor SE, Kemeny ME, Reed GM, Visscher BR. Causal attributions predict rate of immune decline in HIV-seropositive gay men. Health Psychol 1996; 15: 485–93.
Segerstrom SC, Taylor SE, Kemeny ME, Fahey JL. Optimism is associated with mood, coping, and immune change in response to stress. J Pers Soc Psychol 1998; 74: 1646–55.
Segerstrom SC, Kemeny ME, Laudenslager ML. Individual difference factors in psychoneuroimmunology. In: Ader R, Felten DL, Cohen N (Hrsg). Psychoneuroimmunology. Dritte Auflage. San Diego: Academic Press 2001; 87–109.
Seligman MEP. Learned Optimism. New York: AA Knopf 1990.
Sepah SC, Bower JE. Positive affect and inflammation during radiation treatment for breast and prostate cancer. Brain Behav Immun 2009; 23: 1068–72.
Sohng KY. Effects of a self-management course for patients with systemic lupus erythematosus. J Adv Nurs 2003; 42: 479–86.
Solberg Nes L, Segerstrom SC. Dispositional optimism and coping: a meta-analytic review. Pers Soc Psychol Rev 2006; 10: 235–51.
Solberg Nes L, Segerstrom SC, Sephton SE. Engagement and arousal: optimism's effects during a brief stressor. Pers Soc Psychol Bull 2005; 31: 111–20.
Stanton AL, Snider PR. Coping with a breast cancer diagnosis: a prospective study. Health Psychol 1993; 12: 16–23.
Stanton AL, Danoff-Burg S, Huggins ME. The first year after breast cancer diagnosis: hope and coping strategies as predictors of adjustment. Psychooncology 2002; 11: 93–102.
Stinson DA, Logel C, Zanna MP, Holmes JG, Cameron JJ, Wood JV, Spencer SJ. The cost of lower self-esteem: testing a self- and social-bonds model of health. J Pers Soc Psychol 2008; 94: 412–28.
Stone AA, Neale JM, Cox DS, Napoli A, Valdimarsdottir H, Kennedy-Moore E. Daily events are associated with a secretory immune response to an oral antigen in men. Health Psychol 1994; 13: 440–6.
Stone AA, Marco CA, Cruise CE, Cox DS, Neale JM. Are stress-induced immunological changes mediated by mood? A closer look at how both desirable and undesirable daily events influence sIgA antibody. Int J Behav Med 1996; 3: 1–13.
Stowell JR, Kiecolt-Glaser JK, Glaser R. Perceived stress and cellular immunity: when coping counts. J Behav Med 2001; 24: 323–9.
Tedeschi RG, Calhoun LG. Posttraumatic growth: Conceptual foundations and empirical evidence. Psychol Inq 2004; 15: 1–18.
Temoshok LR, Wald RL, Synowski S, Garzino-Demo A. Coping as a multisystem construct associated with pathways mediating HIV-relevant immune function and disease progression. Psychosom Med 2008; 70: 555–61.
Tomakowsky J, Lumley MA, Markowitz N, Frank C. Optimistic explanatory style and dispositional optimism in HIV-infected men. J Psychosom Res 2001; 51: 577–87.
Travis LA, Bliwise NG, Binder JL, Horne-Moyer HL. Changes in clients' attachment styles over the course of time-limited dynamic psychothe-

rapy. Psychother Theory Res Pract Train 2001; 38: 149–59.

Trzesniewski KH, Donnellan B, Moffitt TE, Robins RW, Poulton R, Caspi A. Low self-esteem during adolescence predicts poor health, criminal behavior, and limited economic prospects during adulthood. Dev Psychol 2006; 42: 381–90.

Uchino BN, Cacioppo JT, Kiecolt-Glaser JK. The relationship between social support and physiological processes: a review with emphasis on underlying mechanisms and implications for health. Psychol Bull 1996; 119: 488–531.

Uchino BN, Uno D, Holt-Lunstad J. Social support, physiological processes, and health. Curr Dir Psychol Sci 1999; 8: 145–8.

Ventegodt S, Thegler S, Andreasen T, Struve F, Enevoldsen L, Bassaine L, Torp M, Merrick J. Self-reported low self-esteem. Intervention and follow-up in a clinical setting. ScientificWorldJournal 2007; 7: 299–305.

von Ah D, Kang DH, Carpenter JS. Stress, optimism, and social support: impact on immune responses in breast cancer. Res Nurs Health 2007; 30: 72–83.

Wagner B, Knaevelsrud C, Maercker A. Post-traumatic growth and optimism as outcomes of an internet-based intervention for complicated grief. Cogn Behav Ther 2007; 36; 156–61.

Wiedenfeld SA, O'Leary A, Bandura A, Brown S, Levine S, Raska K. Impact of perceived self-efficacy in coping with stressors on components of the immune system. J Pers Soc Psychol 1990; 59: 1082–94.

Experimentelle Aspekte

8 Konditionierung des Immunsystems

Ursula Stockhorst

8.1 Einleitung

Ein wesentlicher Indikator für die Kommunikation zwischen Immunsystem und Nervensystem ist die Tatsache, dass Reaktionen des Immunsystems erlernbar sind und umgekehrt – im Sinne der **bidirektionalen** Form dieser Kommunikation –, dass Erleben und Verhalten, die ja über das Nervensystem vermittelt werden, Parameter des Immunsystems beeinflussen. Darüber hinaus ist auch die Kommunikation zwischen Immunsystem und endokrinem System sowie die Kommunikation zwischen allen drei Systemen (Immun-, Nerven- und endokrinem System) nachgewiesen und für die hier dargestellten Zusammenhänge von Bedeutung.

Schwerpunkt dieses Beitrags sind die durch **Lernen** (klassische und instrumentelle Konditionierung) herbeigeführten Veränderungen des Immunsystems. Dabei werden zunächst die wesentlichen Indikatoren der Interaktion zwischen Immun- und Nervensystem sowie die neuroendokrinen Einflüsse auf das Immunsystem und damit das Konzept der Psychoneuroimmunologie (PNI) dargestellt (Abschnitt 8.2, S. 202). Die Interaktion zwischen Immunsystem und Nervensystem ist wesentlich dafür, dass Immunparameter durch Lernmechanismen modifizierbar sind. Einleitend werden auch die relevanten lernpsychologischen Paradigmen beschrieben (Abschnitt 8.3, S. 204) und Immunparameter klassifiziert.

Lernpsychologische Aspekte in der PNI stützen sich maßgeblich auf das Paradigma der **klassischen Konditionierung** und weniger auf die instrumentelle Konditionierung. Es werden deshalb zunächst Studien zur klassischen Konditionierung von Immunparametern vorgestellt und systematisiert. Hier liegen vor allem tierexperimentelle Studien vor (Abschnitt 8.4, S. 207), in denen immunmodulatorische Pharmaka, Substanzen des Immunsystems, Antigene oder Hormone als unkonditionierte Reize unter bestimmten situativen Bedingungen bzw. unter bestimmten Umgebungsreizen (konditionierte Reize) eingesetzt werden.

Im Hinblick auf die Relevanz der **konditionierten Immunmodulation** werden Beispiele für den Transfer der meist in tierexperimentellen Grundlagenstudien gewonnenen Kenntnisse auf klinische Anwendungsbereiche vorgestellt (Abschnitt 8.5, S. 216), nämlich der Nachweis der Wirksamkeit der klassischen Konditionierung im Zusammenhang mit:

- Autoimmunerkrankungen
- Allergien
- der Modifikation von Infektionsprozessen
- Tumorwachstum und den Folgen der Tumorbehandlung

Konditionierungseffekte beziehen sich hier vor allem auf konditionierte Effekte immunmodulatorischer Pharmaka.

Es wird weiterhin gezeigt (Abschnitt 8.6, S. 230), inwieweit Kontingenzen der **instru-**

mentellen Konditionierung für die Immunmodulation relevant sind. Aus den letzten Jahren liegen zunehmend Befunde zur möglichen neurobiologischen Mediierung der konditionierten Immunmodulation vor (Abschnitt 8.7, S. 232), sowohl im Bereich der neuronalen Signale und Efferenzen des peripheren Nervensystems als auch im Hinblick auf die beteiligten zentralnervösen Strukturen und ihre Afferenzen und Efferenzen.

In diesem Abschnitt werden zudem erste Daten zu den intrazellulären Korrelaten konditionierter Immunreaktionen dargestellt und die Frage nach Konditionierungseffekten nach *In-vitro*-Stimulation von Immunparametern gestellt. Eine besondere Beachtung erfährt aktuell die Untersuchung von Extinktionsprozessen der klassischen Konditionierung, was ebenfalls in Abschnitt 8.7 berichtet wird. Es werden einige zukünftige Forschungsperspektiven aufgezeigt (Abschnitt 8.8, S. 238). Abschließend erfolgt ein Fazit (Abschnitt 8.9, S. 239).

8.2 Grundlagen

8.2.1 Bidirektionale Kommunikation zwischen Nerven- und Immunsystem

Der Nachweis, dass Reaktionen des Immunsystems erlernbar und damit durch **Erfahrung** veränderbar sind, stellt einen wichtigen und einen der faszinierendsten Belege dafür dar, dass Immun- und Nervensystem interagieren.

Folgende Voraussetzungen bilden die Grundlage für die Interaktion zwischen Immunsystem, Nervensystem und endokrinem System (Ader u. Cohen 1991; Tracey 2002, 2009; Birbaumer u. Schmidt 2010; Dantzer et al. 2008) und sichern, dass das Zentralnervensystem (ZNS) an der Entdeckung immunologischer Signale und der Initiierung von Efferenzen beteiligt ist:

- Lymphatische Organe (Knochenmark, Thymus, Lymphknoten und die Lymphgewebe des Magen-Darm-Traktes) sind autonom innerviert.
- Zellen des Immunsystems (z. B. Lymphozyten und Makrophagen) haben Rezeptoren für Neurotransmitter, z. B. für Acetylcholin, Adrenalin, Noradrenalin, und Neuropeptide, z. B. Endorphine, Substanz P, Neuropeptid Y oder vasoaktives Peptid (Solvason et al. 1993; Tracey 2009). Das Vorhandensein dieser Rezeptoren liefert damit eine weitere Grundlage für die Interaktion zwischen Immunsystem und neuroendokrinem System.
- Zytokine – als Botenstoffe des Immunsystems – wirken nicht nur auf Zellen des Immunsystems, sondern sie dienen auch als afferente Signale für das ZNS (Turnbull u. Rivier 1995; Maier u. Watkins 1998; Dantzer et al. 2008; Tracey 2009). Dabei gilt zurzeit ein großes Interesse den pro-inflammatorischen Zytokinen, insbesondere dem Interleukin 1 (IL-1). Diese Signale werden dem Gehirn z. B. über den Nervus vagus (Hirnnerv X.) und Nervus trigeminus (Hirnnerv V.) gemeldet (Dantzer et al. 2008; Tracey 2009), das ZNS erhält also Afferenzen aus dem Immunsystem.
- Zytokine wirken auf das neuroendokrine System: Insbesondere von IL-1β ist bekannt, dass es eine wichtige Funktion bei der Anpassung des neuroendokrinen Systems während einer Erkrankung hat und dabei die Arbeit der Hypothalamus-Hypophysen-Nebennierenrinden(HPA)-Achse moduliert (Goshen u. Yirmiya 2009). So induziert IL-1β die Freisetzung von Corticotropin-*releasing*-Hormon (CRH) aus dem Hypothalamus, CRH führt dann

zur Freisetzung von adrenocorticotropem Hormon (ACTH) aus dem Hypophysenvorderlappen. ACTH seinerseits stimuliert die Glucocorticoidfreisetzung aus der Nebennierenrinde. Dabei stehen die CRH-produzierenden Zellen unter dem Einfluss von CRH und unter starkem Einfluss noradrenerger Neurotransmission sowie unter vagaler Kontrolle.
- Zellen des Immunsystems, speziell Lymphozyten, stellen selbst Neuropeptide her, wie ACTH und Beta-Endorphin, die dann im Zusammenspiel mit Zytokinen die Aktivität des ZNS modifizieren können.

Hinzu kommen Merkmale des Gehirns, die insbesondere bei Infektionen bedeutsam werden: Das Gehirn selbst enthält Immunzellen (Dantzer et al. 2008), nämlich als Makrophagen fungierende **Mikrogliazellen** und **dendritische Zellen**, die im Plexus choroideus und den Hirnhäuten vorhanden sind. Die Mikrogliazellen sind zwar insgesamt weniger aktiv als Makrophagen in anderen Geweben, aber auch sie antworten auf Entzündungen mit der Bildung von pro-inflammatorischen Zytokinen und Prostaglandinen. Sowohl neuronale als auch nichtneuronale Zellen exprimieren Rezeptoren hierfür. Das Gehirn überwacht zudem die periphere angeborene Immunität durch vier parallel geschaltete Überwachungswege (Dantzer et al. 2008):
- Ein Weg nutzt die afferenten Fasern des peripheren Nervensystems sowie den Nervus vagus und den Nervus trigeminus. Der Nervus vagus ist die Afferenz bei Infektionen des Abdomens und der Eingeweide, der Nervus trigeminus bei Infektionen des Mund- und Rachenraums.
- Ein humoraler Weg antwortet über *toll-like-receptors* auf makrophagenähnlichen Zellen, die in den circumventrikulären Organen und dem Plexus choroideus lokalisiert sind, woraufhin es zur Bildung pro-inflammatorischer Zytokine kommt.
- Zytokine können über Transporter die Blut-Hirn-Schranke überwinden.
- Zytokine können über IL-1-Rezeptoren, die sich auf perivaskulären Makrophagen und auf den Endothelzellen der cerebralen Ventrikel befinden, in das Gehirn eintreten.

Die Nutzung dieser Pfade führt zur Bildung pro-inflammatorischer Zytokine durch Mikroglia.

> Insgesamt werden somit sowohl Einflüsse vom (autonomen und zentralen) Nervensystem auf das Immunsystem wirksam, als auch umgekehrt, vom Immunsystem zum Nervensystem unter Einbeziehung des endokrinen Systems.

8.2.2 Bestandteile des Immunsystems

Die in den Abschnitten 8.4 (S. 207) und 8.5 (S. 216) dargestellten Befunde zur Konditionierung von Immunreaktionen sind zunächst nach den erfassten Immunparametern klassifiziert.

Tabelle 8-1 stellt die in den weiteren Abschnitten dieses Beitrags erfolgte Einteilung der verschiedenen immunologischen Parameter, die in Lernprozessen wichtig werden, zusammenfassend dar. Die Bestandteile des Immunsystems sind in **zelluläre** und **humorale** Parameter eingeteilt, wobei jeweils nochmals unterschieden wird in **unspezifische** und **spezifische** Abwehrmechanismen (Schulz et al. 1997; Segerstrom u. Miller 2004). Die unspezifischen Abwehrmechanismen erfordern keine immunologische Gedächtnis-

Tab. 8-1 Einteilung und Komponenten des unspezifischen (angeborenen) und spezifischen (adaptiven bzw. erworbenen) Immunsystems und Geschwindigkeit der Immunantwort (Stockhorst u. Klosterhalfen 2005)

	humorale Komponenten	zelluläre Komponenten	Geschwindigkeit der Immunantwort bzw. Reaktionskinetik
unspezifisches (angeborenes) Immunsystem	• Komplementsystem • Enzyme • Akute-Phase-Proteine • von Zellen des unspezifischen Immunsystems gebildete Zytokine	• Monozyten • Makrophagen • Granulozyten • NK-Zellen	schnell
spezifisches (adaptives) Immunsystem	• Antikörper (IgG, IgM, IgA, IgD, IgE) • von T-Zellen gebildete Zytokine	• T-Lymphozyten (T-Helferzellen, T-Suppressorzellen, zytotoxische T-Zellen)	verzögert

Ig = Immunglobulin, NK = natürliche Killerzellen

bildung, treten deshalb schnell ein (innerhalb von Minuten bis Stunden) und erfolgen über das angeborene Immunsystem. Die spezifischen Abwehrmechanismen sind dagegen erworben – somit adaptiv – und treten mit zeitlicher Verzögerung zur Antigenexposition auf. Die genaue Beschreibung dieser Parameter ist Gegenstand eines anderen Kapitels dieses Buches (s. Kapitel 3, S. 55).

8.3 Lernmechanismen

8.3.1 Einteilung der Lernvorgänge

Lernen umfasst die Gesamtheit der Prozesse, bei denen eine Verhaltensänderung durch Erfahrung zustande kommt. Lernvorgänge werden eingeteilt in nichtassoziatives Lernen und assoziatives Lernen.

■ **Nichtassoziative Lernvorgänge:** Sie betreffen die Verhaltensänderung bei wiederholter Präsentation ein und desselben Stimulus. Dabei kommt es zu zwei Formen der Verhaltensänderung: Entweder zur **Habituation** oder zur **Sensitivierung.** Im Fall der Habituation entsteht eine Abnahme der Reaktionsrate oder -intensität. Bei intensiveren, eher neuartigen und nichtkontrollierbaren Reizen stellt sich eine Zunahme der Verhaltensrate bei Reizwiederholung ein (Sensitivierung). Untersuchungen zu Habituation und Sensitivierung liegen für Immunparameter noch nicht vor, sollten aber durchaus Gegenstand zukünftiger Studien sein.

■ **Assoziative Lernvorgänge:** Im Vordergrund stehen nachfolgend assoziative Lernprozesse, nämlich die klassische und die instrumentelle Konditionierung und ihre Bedeutung für die Immunmodulation. Bei assoziativen Lernprozessen basiert Lernen darauf, dass **zwei Elemente** verknüpft werden. Im Fall der klassischen Konditionierung sind es zwei Reize, im Fall der instrumentellen Konditionierung ein Verhalten und ein als Verstärker dienender Reiz. Dabei ist die klassische Konditionierung im Zusammenhang mit der Konditionierung von Immunparametern die am häufigsten untersuchte Form des Lernens.

8.3.2 Klassische Konditionierung

Bestandteile und Bedeutung der klassischen Konditionierung

Die klassische Konditionierung ist ein Lernmechanismus, der erstmals von dem russischen Physiologen Iwan P. Pawlow beschrieben wurde. Im Rahmen der klassischen (oder auch Pawlowschen) Konditionierung erwirbt ein Organismus in der Lernphase eine Verknüpfung zwischen einem zunächst neutralen Reiz und einem ungelernt wirksamen, sogenannten **unkonditionierten Stimulus** (US). Der US bewirkt ungelernt eine unkonditionierte Reaktion (UR). Durch die zuverlässige Paarung mit dem US in der Lernphase (Akquisitionsphase) wird der neutrale Reiz zum konditionierten Stimulus (CS) und löst auch ohne den US eine nun konditionierte Reaktion (CR) im Test aus. Der CS wird durch klassische Konditionierung zum Prädiktor für das Auftreten des US. Zur Überprüfung der Wirkung der Konditionierung wird dann in der sogenannten Testphase der CS ohne US präsentiert und es zeigt sich – in der Regel mit zunehmender Anzahl von reexponierten CS (ohne US) – eine Abschwächung (Extinktion) der konditionierten Reaktion. Die Präsentation nur des CS in der Extinktionsphase wird auch als Abruf oder Evokation bezeichnet. Wie unter 8.7.5 (S. 237) noch näher erläutert wird, hat sich in der Konditionierungsforschung in den letzten Jahren ein besonderes Interesse für den Prozess der Extinktion entwickelt, der als eigenständiger neuer Lernprozess betrachtet wird. Es ist dabei u. a. von Interesse, dass solche konditionierten Immunveränderungen, die therapeutisch hilfreich sind, möglichst lange auch nur durch den CS noch abgerufen werden können.

Klassische Konditionierung erfordert die Beteiligung des zentralen Nervensystems (ZNS) (Klosterhalfen u. Klosterhalfen 1993; Ramsay u. Woods 1997). Der Nachweis, dass Reaktionen des Immunsystems klassisch konditionierbar sind, stellt somit einen entscheidenden Beleg dafür dar, dass Immunsystem und Nervensystem interagieren. Diese Erkenntnis wird mittlerweile durch die neuroanatomisch und -pharmakologisch nachgewiesene Interaktion zwischen Immunsystem und Nervensystem gestützt.

Eine durch Lernen (hier klassische Konditionierung) gesteuerte Aktivität des Immunsystems erlaubt auch Anpassungsleistungen des Nervensystems und ist ein Beleg für **Neuroplastizität**. Es ist dabei auch **adaptiv** wertvoll, dass das Immunsystem vor Antigenen durch sensorisch vermittelte Hinweisreize gewarnt wird (Tausk et al. 2008) und antizipatorische konditionierte Reaktionen ausbildet (Pacheco-López u. Bermúdez-Rattoni 2011). Diese antizipatorischen Reaktionen bereiten den Organismus auf Angriffe auf das Immunsystem vor und ermöglichen Reaktionen, noch bevor die biologisch signifikanten Ereignisse (i. e. der unkonditionierte Stimulus) wirksam werden. Einem solchen antizipatorischen, konditionierten Verhalten kommt wahrscheinlich auch eine energieeinsparende Bedeutung zu, was gerade im Hinblick auf den hohen Energieaufwand für Reaktionen des Immunsystems (Pacheco-López u. Bermúdez-Rattoni 2011) relevant ist. Klassische Konditionierung ist darüber hinaus einer der entscheidenden Mechanismen zur Erzeugung von Placeboeffekten (Benedetti 2013; Enck et al. 2008).

Schon in den 20er- und 30er-Jahren des 20. Jahrhunderts – und damit schon deutlich vor der Aufdeckung der Verbindungen zwischen Immunsystem und Nervensystem – lagen erste Hinweise darauf vor, dass Reaktionen des Immunsystems konditionierbar sind, nämlich durch Arbeiten von Metal'nikov und Chorine (1926) am Pasteur Institut in Paris. Als US dienten Antigene (Staphylokokkeninfiltrat, das in den Bauchraum injiziert wurde), als CS taktile (Einritzen der Haut) und thermische Reize (erwärmte Metallplatte). Nach einigen CS-US-Kopplungen zeigten die Versuchstiere selbst dann Veränderungen in der **Anzahl weißer Blutkörperchen** und des **Antikörpertiters**, wenn nur der CS verabreicht wurde. Auch im ehemaligen Pawlowschen Labor wurden, insbesondere von Pawlows Nachfolger Dolin (Spector 1990), eine Reihe von Untersuchungen durchgeführt, noch bevor die kontrollierten Experimente zur klassischen Konditionierung von Immunreaktionen durch das »Basisexperiment« von Ader und Cohen (1975) initiiert wurden (s. Abschnitt 8.4.1, S. 207). Die Möglichkeit, Immunreaktionen durch Lernen zu beeinflussen, hat weitreichende Konsequenzen für die Grundlagenforschung und für die Anwendung.

Konditionierte Geschmacksaversion und Konditionierung pharmakoninduzierter Reaktionen

Grundlage für den Aufbau der Experimente zur klassischen Konditionierung von Immunparametern ist das Modell der konditionierten Geschmacksaversion (*conditioned taste aversion* [CTA]). Als CTA wird die Vermeidung eines zuvor deutlich präferierten Geschmacks bezeichnet, sofern dieser mit einer Übelkeit auslösenden Behandlung und somit auch mit **Übelkeit** gekoppelt wurde (Stockhorst 2003). Das Phänomen wurde von Garcia et al. (1955) erstmals beschrieben, wobei hier in den Experimentalgruppen der Geschmack einer präferierten Saccharinlösung (als CS) mit Verabreichung einer Übelkeit induzierenden Cobaltbestrahlung (in drei Dosierungen) gekoppelt worden war. Die Kontrollgruppe erhielt Wasser vor der Cobaltbestrahlung. In den Experimentalgruppen zeigte sich dann bei Gabe des CS eine cobaltdosisabhängige Abnahme der Saccharinpräferenz. In einem 1966 publizierten Experiment von Garcia und Koelling wurde statt der Bestrahlung ein Pharmakon eingesetzt. Hierbei wurde das Übelkeit auslösende Lithiumchlorid als US verwendet und auf den CS (ohne US) eine Abnahme der Präferenz für Saccharin beobachtet. Später wurde zunehmend die ebenfalls im Rahmen der Immunkonditionierung eingesetzte Substanz **Cyclophosphamid** benutzt, die neben ihren immunmodulatorischen auch Übelkeit auslösende Eigenschaften hat (Klosterhalfen u. Klosterhalfen 1985; Stockhorst 2003).

Die konditionierte Geschmacksaversion nach Einsatz von Lithiumchlorid oder Cyclophosphamid kann den Versuchsanordnungen zur klassischen Konditionierung von Pharmakoneffekten zugeordnet werden. Die Umgebung, in der ein Pharmakon zuverlässig verabreicht wird, wird nach wiederholter Kopplung die Eigenschaft eines CS erwerben und auch ohne den US (das Pharmakon) eine neural mediierte konditionierte Reaktion auslösen. Diese Anordnung liegt den meisten nachfolgend beschriebenen Konditionierungsversuchen mit Verwendung immunmodulatorischer Pharmaka zugrunde.

8.3.3 Instrumentelle Konditionierung

Während bei der klassischen Konditionierung die Kontingenz zwischen zwei Reizen (die sogenannte Stimulus-Stimulus-Kontingenz) erlernt wird, basiert instrumentelle Konditionierung auf einer Verknüpfung von Verhalten und Verstärker: Der Organismus lernt, dass infolge eines bestimmten **Verhaltens** (als *response*, R abgekürzt) ein **Verstärker** (S*) verabreicht wird (Verhalten-Verstärker-Kontingenz).

Abträgliche Einflüsse auf das Verhalten und auch auf somatische Parameter treten dann ein, wenn der Verstärker unkontrollierbar ist, d. h. wenn er unabhängig vom Verhalten (R) verabreicht wird. Formal lässt sich dies als bedingte Wahrscheinlichkeit ausdrücken, Unkontrollierbarkeit bzw. Verhalten-Verstärker-Inkontingenz liegt vor, wenn die Wahrscheinlichkeit, einen Verstärker (S*) bei Ausübung des Verhaltens (R) zu erhalten, identisch ist mit der Wahrscheinlichkeit, den Verstärker zu erhalten, wenn das Verhalten nicht ausgeübt wird (non-R):

$$p(S^*/R) = p(S^*/\text{non-R})$$

Das bekannteste Phänomen, das auf Verhalten-Verstärker-Inkontingenz bzw. Unkontrollierbarkeit basiert, ist die »gelernte Hilflosigkeit« (Overmier u. Seligman 1967), die nach Vorerfahrung mit verhaltensunabhängiger Verstärkergabe auftritt und sich in einer Reihe von Defiziten äußert:

- motivationale Defizite
- assoziative Defizite (wonach der Organismus in nachfolgenden kontrollierbaren Situationen eine Verhalten-Verstärker-Kontingenz nur schlecht lernt)
- emotionale Defizite (wie etwa depressive Stimmung und verminderte Aggression)
- somatische Defizite

So wirkt sich Unkontrollierbarkeit unter anderem auf Immunparameter abträglich aus (s. Abschnitt 8.6, S. 230).

8.4 Konditionierte Immunaktivität – Grundlagen

8.4.1 Basisexperiment von Ader und Cohen und die Folgestudien

Die systematische experimentelle Forschung zur klassischen Konditionierung von Immunfunktionen wurde durch eine Beobachtung von Robert Ader (1974) initiiert, die er in einem »*letter to the editor*« der Zeitschrift *Psychosomatic Medicine* berichtete: In einem Experiment, das methodisch auf dem Vorgehen von Experimenten zur **konditionierten Geschmacksaversion** CTA (Garcia et al. 1955; Garcia u. Koelling 1966) basierte, wurde der Geschmack einer Saccharinlösung als CS und eine hohe Dosis (50 mg/kg) des Übelkeit auslösenden Medikaments Cyclophosphamid als US eingesetzt. Dabei kam es neben der CTA gegen Saccharin zu einem überraschenden Effekt. Einige der Versuchstiere, die zuvor den CS und Cyclophosphamid erhalten hatten, verstarben, wenn sie Saccharinlösung wieder erhielten, also dem CS reexponiert waren. Die Mortalitätsrate variierte mit der Menge an Saccharin, die am Konditionierungstag vor der Cyclophosphamid-Injektion verabreicht worden war. Diese erhöhte Mortalitätsrate wurde als erster Hinweis auf eine **konditionierte Immunsuppression** interpretiert, denn Cyclophosphamid hat neben den Übelkeit auslösenden Eigenschaften auch eine immunsuppressive Wirkung.

Diese Annahme wurde 1975 systematisch von Ader und Cohen in ihrem einschlägigen Tierexperiment verfolgt (Tab. 8-2). Als

Tab. 8-2 Versuchsgruppen und Versuchsphasen im Experiment von Ader und Cohen (1975)

Gruppe	Lernphase CS-US	Antigenexposition Tag 3	Test Tag 3	Test Tag 6	Test Tag 9
CS_1	Sac-CY	Schaferythrozyten	Sac-NaCl		Antikörpertiter
CS_2	Sac-CY	Schaferythrozyten	Sac-NaCl	Sac-NaCl	Antikörpertiter
CS_0	Sac-CY	Schaferythrozyten	H_2O-NaCl		Antikörpertiter
NC	H_2O-CY	Schaferythrozyten	Sac-NaCl		Antikörpertiter
US	Sac-CY	Schaferythrozyten	H_2O-CY		Antikörpertiter
Placebo	H_2O-Placebo	Schaferythrozyten	H_2O		Antikörpertiter

CS = konditionierter Stimulus, CY = Cyclophosphamid als US fungierend (50 mg/kg), H_2O = Wasser, NaCl = Injektion physiologischer Kochsalzlösung, NC = nichtkonditioniert, Sac = Saccharinlösung, US = unkonditionierter Stimulus

CS diente erneut Saccharin, als US wieder eine intraperitoneale Injektion von Cyclophosphamid (50 mg/kg). Wiederum wurde eine Versuchsanordnung zur CTA in der Akquisitionsphase eingesetzt und die Bedeutung der CS-Reexposition und der klassischen Konditionierung durch Verwendung von insgesamt sechs Versuchsgruppen überprüft (Stockhorst u. Klosterhalfen 2005).

Drei Tage nach der Lernphase wurden die Tiere aller Versuchsgruppen im Test dem **Antigen** (Schaferythrozyten, *sheep red blood cells* [SRBC]) ausgesetzt, d. h. sie wurden immunisiert. 30 min nach der Immunisierung wurden die Gruppen unterschiedlich behandelt:

- Die Gruppen CS_1 und CS_2 erhielten das zuvor mit Cyclophosphamid gekoppelte Saccharin, nun mit einer Injektion physiologischer Kochsalzlösung (NaCl).
- Die Gruppe CS_0 erhielt Wasser und eine NaCl-Injektion.
- Der nichtkontingenten Kontrollgruppe NC wurde Saccharin und eine Kochsalzinjektion verabreicht, die Gruppe hatte aber im Unterschied zur Gruppe CS keine Erfahrung mit Saccharin.

Die Gruppen CS_1, CS_2, CS_0 und NC, welche die eigentlich interessanten Gruppen für die Konditionierung darstellen, unterschieden sich also weder bezüglich der Cyclophosphamid-Injektion in der Lernphase, noch bezüglich der Stimulation mit dem Antigen (SRBC), sondern nur darin, ob der ursprünglich mit Cyclophosphamid gepaarte Reiz (also der CS) auch im Test (nun in Kombination mit NaCl) verabreicht wurde, wobei CS_1 und CS_2 sich durch einmalige (CS_1) oder zweifache (CS_2) Reexposition unterschieden. Die Gruppe US wurde weiter mit Cyclophosphamid behandelt, nun kombiniert mit Wasser. Die Gruppe Placebo erhielt nur noch Wasser, also keine Placeboinjektion mehr.

In den Gruppen CS_1 und CS_2 entwickelte sich erwartungsgemäß eine CTA gegen Saccharin. Der immunologisch interessante Befund stellte sich an Tag 9 – mittlerweile 6 Tage nach Stimulation mit SRBC – ein: Die

Gruppen CS_1 und CS_2 hatten einen signifikant geringeren Antikörpertiter als Gruppe CS_0. Nach vorangehender Kopplung des CS mit einem immunsuppressiven Pharmakon (Cyclophosphamid) zeigte sich also bei erneuter Gabe des CS, sozusagen unter Extinktionsbedingungen (d.h. kein US mehr), eine verminderte humorale Immunantwort.

Ader und Cohen (1975) gingen bereits in diesem Experiment einer nach wie vor beachteten Frage nach, nämlich ob die Immunsuppression in der Testphase tatsächlich Ergebnis eines Konditionierungsprozesses ist, oder ob es sich um eine **Stressreaktion** im Rahmen der CTA handelt, und die Immunsuppression somit stress- und nicht konditionierungsbedingt ist. Sie erfassten deshalb u.a. das Stresshormon Corticosteron. Die Autoren fanden keine relevante Korrelation zwischen Corticosterongehalt und Antikörpertiter. Das schwächt zwar die Alternativerklärung einer stressmediierten Abnahme des Antikörpertiters ab, lässt aber keinen kausalen Schluss zu, da Corticosteron hier nur als abhängige Variable erfasst wurde. In einem zweiten Experiment wurde deshalb statt Cyclophosphamid Lithiumchlorid benutzt, was keine immunmodulatorischen Eigenschaften hat, aber zuverlässig Übelkeit – und damit auch die CTA – auslöst. Falls eine CTA per se als Stressreaktion immunmodulatorisch wirkt, müsste die Aversion gegen Saccharin im Test auch mit immunologischen Veränderungen einhergehen. Die konditionierte Reaktion bestand aber nur in einer gelernten Geschmacksaversion und nicht in einer konditionierten Veränderung des Antikörpertiters.

Auch in weiteren Tierexperimenten wurden konditionierte Immunveränderungen als unabhängig vom Corticosteronspiegel nachgewiesen, so z.B. die konditionierte Potenzierung einer Leukopenie (Klosterhalfen u. Klosterhalfen 1987) und die Abnahme einer Hypersensibilität vom verzögerten Typ (Roudebush u. Bryant 1991), jeweils bei Verwendung von Cyclophosphamid sowie die Suppression einer Abstoßungsreaktion nach Ciclosporin A (Exton et al. 1998). Beim Menschen wurde bei gesunden Probanden (Longo et al. 1999) ein cortisolunabhängiger Anstieg von unspezifischen Markern der Interferon-gamma(IFN-γ)-Aktivität nach rekombinantem IFN-γ nachgewiesen. In einer Studie von Stockhorst et al. (2000) bei Chemotherapie-Patienten konnte zudem ein cortisolunabhängiger Anstieg der Aktivität natürlicher Killerzellen (NKZA) und von IFN-γ festgestellt werden (s. Abschnitt 8.5.6, S. 225).

8.4.2 Klassisch konditionierbare Reaktionen des Immunsystems – eine Übersicht

Das von Ader und Cohen (1975) durchgeführte Experiment löste eine Vielzahl von Folgeexperimenten aus. Dabei wurden unterschiedliche immunsuppressive und immunaktivierende Pharmaka und auch Antigene, Hormone und Zytokine als US eingesetzt. Sehr viele Untersuchungen wurden unter Verwendung von Cyclophosphamid durchgeführt; häufig wird mittlerweile auch Ciclosporin A eingesetzt. Weiterhin wurde die Qualität der CS (olfaktorische und gustatorische Reize) variiert. Als abhängige Variablen (und damit als Indikatoren der konditionierten Reaktion) wurden isolierte humorale und zelluläre Immunparameter sowie die NKZA und mitogeninduzierte Lymphozytenproliferation gemessen (Abb. 8-1). Aber selbst komplexe Reaktionen bei Erkrankungen, in die das Immunsystem einbezogen ist, sind Gegenstand von Konditionierungsuntersuchungen, z.B.:

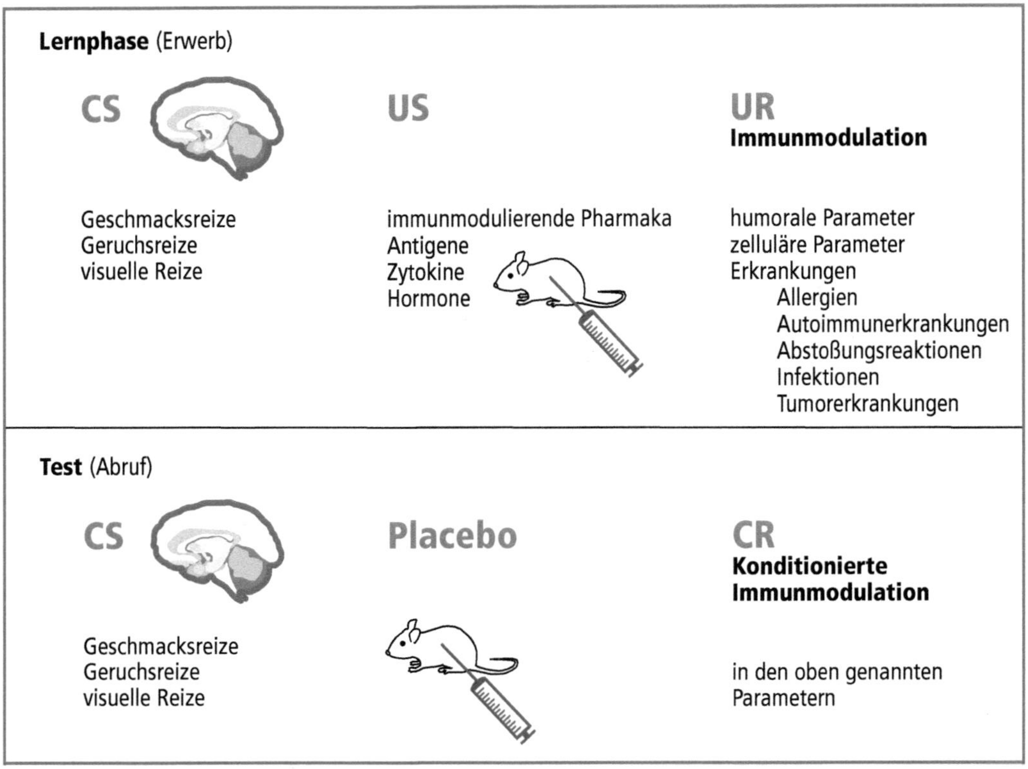

Abb. 8-1 Schematische Darstellung der klassischen Konditionierung der Immunmodulation unter Verwendung von immunmodulatorischen Pharmaka, Antigenen, Zytokinen und Hormonen als unkonditionierte Stimuli (US). CS = konditionierter Stimulus, UR = unkonditionierte Reaktion, CR = konditionierte Reaktion

- Autoimmunerkrankungen
- Allergien
- Abstoßungsreaktionen bei Organtransplantationen
- Immunantworten im Rahmen von Infektionen und Tumorerkrankungen
- Immuneffekte zytostatischer Tumortherapien

Bei Immunkonditionierungs-Untersuchungen werden vor allem die Effekte immunmodulatorischer Pharmaka und ihre Konditionierbarkeit untersucht.

Die wichtigsten Studien werden in den nachfolgenden Abschnitten dargestellt.

Konditionierung von humoralen Immunparametern

Weitere Arbeitsgruppen konnten die von Ader und Cohen (1975) nachgewiesene konditionierte Abnahme des Antikörperspiegels gegen SRBC nach Verwendung eines Pharmakons als US bestätigen, so Rogers et al. (1976) und Napolitano et al. (1998) unter Verwendung von Cyclophosphamid. Insgesamt blieb die konditionierte Immunsuppression auch erhalten, wenn die Cyclophosphamid-Dosierung und die zeitlichen Abstände (zwischen Konditionierung und Immunisierung sowie zwischen CS-Reexposition und Erfassung der konditionierten Reaktion) verändert wurden, wie Ader und Cohen (1991) in einer Übersichtsarbeit darstellen. Auch nach oraler Immunisierung entwickelten Versuchstiere, die vor der Immunisierung eine Assoziation zwischen einem Geschmacksreiz (CS) und Cyclophosphamid (US) erlernt hatten, eine konditionierte Verringerung der Antikörperbildung (Morato et al. 1996). Dabei war vor allem die Antikörperbildung in den **Peyer-Plaques** und nicht so sehr die Antikörperbildung in der Milz betroffen. Weiterhin war die Bildung von Interleukin-2 (IL-2) und Interleukin 4 (IL-4) durch die *in vitro* stimulierten Lymphozyten reduziert.

Nicht nur immunmodulatorische Pharmaka, sondern auch **Antigene** wurden erfolgreich als US eingesetzt. Von besonderem Interesse für die Konditionierung nach Antigenexposition ist die Konditionierung allergischer Reaktionen, die eine Hypersensibilität vom Soforttyp darstellen. Aufgrund der klinischen Relevanz werden diese Befunde in Abschnitt 8.5.3 (S. 219) berichtet.

Konditionierte Zytokinproduktion

Zytokine stellen wichtige Immunparameter für die Konditionierung dar, insbesondere weil Zytokine auf **afferentem Weg** direkt das ZNS erreichen, somit als US wirksam werden und z. B. Informationen über Entzündungszustände an das ZNS kommunizieren. Zytokine werden von T-Helferzellen produziert, welche aufgrund ihrer Art der Zytokinproduktion in zwei Subgruppen eingeteilt werden:

- **T-Helferzellen Typ 1 (TH1-Zellen):** Sie produzieren Zytokine wie IL-2 und IFN-γ, die ihrerseits wieder selektiv zytotoxische T-Zellen und natürliche Killerzellen (NK-Zellen) aktivieren.

- **T-Helferzellen Typ 2 (TH2-Zellen):** Sie koordinieren die humorale Antwort gegen extrazelluläre Pathogene wie Parasiten und Bakterien. Im Rahmen der TH2-Antwort werden Zytokine wie IL-4 und Interleukin-10 (IL-10) produziert, die ihrerseits B-Zellen und Mastzellen aktivieren (Segerstrom u. Miller 2004).

Zytokine werden zudem von unspezifischen Zellen des Immunsystems, nämlich von Makrophagen und dendritischen Zellen, gebildet: dies gilt für die pro-inflammatorischen Zytokine IL-1 und IL-6 sowie für Tumor-Nekrose-Faktor-alpha (TNF-α). In den bisherigen tierexperimentellen Studien unter Verwendung von IL-1 als US wurde allerdings nur das Stresshormon Corticosteron, und somit kein Immunparameter erfasst (Bovbjerg 1988; Dyck et al. 1990).

Zytokine werden in expliziten Konditionierungsstudien bisher vor allem nicht als unabhängige Variable, sondern als **abhängige Variable** und somit als Indikatoren der unkonditionierten und konditionierten Immunantwort erfasst (Janz et al. 1996). Beispiele sind die Produktion des von T-Zellen gebildeten IL-2 und IL-4 nach Gabe von Cyclophosphamid, von IL-2 nach Morphingabe und – was klinisch besonders interessant ist – ein konditionierter IL-2-Anstieg nach Gabe des immunstimulierenden Poly I:C, also synthetischer Doppelstrang-RNA, bei Tieren mit implantierten Tumorzellen (Poly I:C führt unkonditioniert zu einem Anstieg von Interferon-alpha [IFN-α], Interferon-beta [IFN-β] und der NKZA, s. Abschnitt 8.5.6, S. 222).

Es liegen auch erste Studien aus dem Humanbereich vor. In einer experimentellen Untersuchung (Goebel et al. 2002) erlernten Gesunde in der Experimentalgruppe eine Kopplung zwischen einem neuartigen Getränk (mit einem salienten Geruch und Geschmack [Erdbeermilch, aromatisiert mit Lavendelöl] und auffälliger grüner Farbe) als CS und Ciclosporin A als US; die Kontrollgruppe erhielt in der Lernphase den CS und eine Placebokapsel. Im Test, in dem die Probanden beider Gruppen dann den CS und die Placebokapsel erhielten, kam es nur in der Experimentalgruppe zu einer geringeren Expression von *messenger*-Ribonukleinsäure (mRNA) für IL-2 und IFN-γ sowie einer geringeren intrazellulären und *In-vitro*-Bildung von IL-2 und IFN-γ in peripheren Monozyten. Diese Immunantworten waren nicht mit dem Plasmaspiegel der Stresshormone Noradrenalin, Adrenalin und Cortisol korreliert.

Die Befunde werden dahin gehend interpretiert, dass die beobachteten Konditionierungseffekte auf neuronaler und nicht humoraler Mediierung basieren.

Eine konditionierte Abnahme der IL-2-Bildung zeigte sich auch in einer weiteren placebokontrollierten Humanstudie (Albring et al. 2012), in der erneut das o. g. neuartige Getränk in Kombination mit oraler Gabe von Ciclosporin A (2,5 mg/kg Körpergewicht) als US oder einer Placebogabe verabreicht wurde. Gesunde männliche Probanden erhielten dabei in der Lernphase viermal entweder die CS-US-Kopplung oder die CS-Placebo-Kombination, verteilt auf 3 Versuchstage (Tag 1: 6 Uhr abends; Tag 2: 8 Uhr morgens und 6 Uhr abends; Tag 3: 8 Uhr morgens). Die Autoren adressierten in ihrer Studie zudem die Kinetik des Konditionierungseffekts. Dazu variierten sie auch die Zahl der CS-Reexpositionen (1 vs. 4), die die Probanden im Test erhielten. Hierzu bekam die Hälfte der Probanden im Test nur eine CS-Reexposition oder – in einer ähnlichen zeitlichen Verteilung wie in der Lernphase – vier CS-Reexpositionen. Die konditionierte Immunsuppression (verminderte IL-2-Bildung) wurde nur signifikant, wenn die Probanden dem CS in der Extinktionsphase mehrfach, nicht nur einmal, reexponiert waren.

In einem weiteren Experiment untersuchten die Autoren, ob sich immunologische Veränderungen auch durch die reine Erwartung (statt Konditionierung) ausbilden lassen. Dazu erhielten die Probanden die verbale Suggestion, dass eine, zwei oder alle vier der ihnen verabreichten Kapseln ein Immunsuppressivum enthielten. Durch die reine Erwartung ließ sich dabei keine immunologische Veränderung erzeugen. Dies legt die besondere Bedeutung der tatsächlichen CS-US-Kopplung für Placeboeffekte bei immunmodulatorischen Substanzen nahe (vgl. auch Abschnitt 8.7.5, S. 237).

Sehr interessant ist des Weiteren die Frage, ob durch Konditionierung auch antizipatorische inflammatorische Reaktionen gelernt werden können. Unkonditioniert lässt sich die Produktion pro-inflammatorischer Zytokine zuverlässig durch Gabe von Endotoxinen, so durch Lipopolysaccharid (LPS), auslösen und damit ein Zustand einer bakteriellen Infektion im Labor erzeugen. In einer placebokontrollierten Konditionierungsstudie (Grigoleit et al. 2012) erhielten männliche Probanden das saliente Getränk (nämlich die grün gefärbte, nach Lavendelöl riechende Lavendel-Erdbeermilch) nun in Kombination mit einer einmaligen Injektion von LPS (0,4 ng/kg Körpergewicht) als US (Experimentalgruppe) vs. Placeboinjektion (Kontrollgruppe). Es erfolgten mehrfache Blutentnahmen über 24 Stunden nach der LPS- bzw. Placeboinjektion an Tag 1 (UR) und an Tag 4 (Test). Zudem wurde die Angenehmheit des Getränks in Bezug auf Geruch und Geschmack beurteilt. An Tag 4 erhielten alle Probanden den CS und die Placeboinjektion. Unkonditioniert führte LPS erwartungsgemäß zu einem

Anstieg der pro-inflammatorischen Zytokine IL-6 und TNF-α (2 bis 4 Stunden nach Injektion) und zu einem Anstieg des anti-inflammatorischen IL-10 (1,5 Stunden nach LPS-Injektion) sowie zu einer erhöhten Körpertemperatur, Zunahme der Zustandsangst und einer Abnahme der Stimmung. An Tag 4 (Test) ergaben sich keine Konditionierungseffekte in den Zytokinspiegeln, der Körpertemperatur, der Zustandsangst und der Befindlichkeit. Wohl aber wurde der Geruch des als CS eingesetzten Getränks in der Experimentalgruppe signifikant aversiver eingestuft als in der Kontrollgruppe. Es zeigte sich also ausschließlich eine konditionierte Geruchsaversion, aber keine konditionierte Immunreaktion. Diese Dissoziation regte eine interessante Interpretation an (Grigoleit et al. 2012): Es erscheint adaptiv und kostensparender im Sinne der Risiko-Nutzen-Kalkulation, wenn ein Organismus eine Aversion gegen einen bereits exterozeptiv wahrnehmbaren Reiz (hier Geruch) ausbildet, statt sofort eine antizipatorische inflammatorische Reaktion zu entwickeln.

Unter Verwendung eines quasiexperimentellen Versuchsplans wurden bei pädiatrischen Krebspatienten Zytokine in zwei verschiedenen Umgebungen erfasst, jeweils noch vor Beginn einer erneuten Chemotherapie: Zum einen erfolgten Blutabnahmen in der häuslichen Umgebung (relativ CS-frei) zwei Tage vor Beginn der Chemotherapie und zum anderen 48 h später in der Klinik (mit CS), aber noch vor Beginn einer erneuten Chemotherapiegabe (Stockhorst et al. 2000, s. Abschnitt 8.5.6, S. 225). Es traten CS-korrelierte Veränderungen der **Zytokinproduktion** auf.

Insgesamt sind also konditionierte Veränderungen von Zytokinspiegeln auch im Humanbereich schon mehrfach nachgewiesen worden, und zwar sowohl bei Verwendung von Ciclosporin A als US als auch im Rahmen der Chemotherapie onkologischer Patienten.

Konditionierung von zellulären Immunparametern

Nachfolgend werden die wichtigsten Befunde zur Konditionierung von lokalen Abstoßungsreaktionen und der Hypersensibilität vom verzögerten Typ (Typ IV) zusammengefasst.

Lokale Abstoßungsreaktionen

Die primäre Abstoßungsreaktion körperfremden Materials, etwa eines Transplantats, basiert auf einer T-Zell-Antwort des Empfängers. Deshalb werden Immunsuppressiva wie Cyclophosphamid oder Ciclosporin A eingesetzt, um die Immunantwort des Empfängers zu reduzieren. Eine Konditionierung dieser therapeutisch gewollten Immunsuppression könnte dazu beitragen, dass in Zukunft zu Therapiezwecken eingesetzte Immunsuppressiva, die auch mit einer Reihe unerwünschter Nebenwirkungen einhergehen, in **geringerer Dosis** verabreicht werden könnten.

Einen ersten Beleg für diesen angestrebten Konditionierungseffekt lieferten Cohen et al. (1979). Ratten erhielten die schon mehrfach beschriebene Kopplung zwischen einem Geschmacksreiz und Cyclophosphamid, bevor ihnen nach 7 Wochen körperfremde Leukozyten eines anderen Rattenstamms injiziert und dadurch Abstoßungsreaktionen provoziert wurden. Bekannt war, dass eine dreimalige Cyclophosphamidinjektion hier therapeutisch wirksam war und die Abstoßung verhinderte. Bei den konditionierten Tieren war eine **einmalige Gabe** von Cyclophosphamid, gefolgt von dreifacher CS-Reexposition (ohne Cyclophosphamid) geeignet, die Immunreaktion zu unterdrücken.

Hypersensibilität vom verzögerten Typ

Die Hypersensibilität vom verzögerten Typ (Typ IV) oder *delayed-type hypersensitivity* (DTH) ist eine T-Zell-vermittelte Hypersensibilität auf ein Antigen, die auf eine verminderte Aktivität von T-Suppressorzellen zurückgeführt wird. Sie erreicht 1–3 Tage nach wiederholtem Antigenkontakt ihr Maximum. Die bekannteste Form ist die **Kontaktallergie**.

Erneut liegen vor allem Daten unter Verwendung von Cyclophosphamid vor. Die **unkonditionierten** (und analog die konditionierten) Effekte von Cyclophosphamid, nämlich eine Immunstimulation oder eine Immunsuppression zu bewirken, variieren in Abhängigkeit von **Zeitpunkt** und **Dosis** der Cyclophosphamidgabe, wie tierexperimentell beschrieben wurde (Bovbjerg et al. 1987; Ader u. Cohen 1993). Wenn Cyclophosphamid 1–2 Tage vor der Sensitivierung verabreicht wurde, kam es zu einer gesteigerten DTH. Sensitivierung beschreibt hier den Kontakt mit einem Antigen mit nachfolgender Steigerung der Immunantwort bei erneutem Kontakt mit dem Antigen. Erhielten bereits sensibilisierte Tiere dagegen Cyclophosphamid erst kurz vor dem Antigen, kam es zu einer Abnahme der DTH. Wurde ihnen dann das Antigen mehrfach verabreicht, nahm die DTH wieder zu.

Die **konditionierte** Reaktion nimmt ein vergleichbares Muster an. Wird nach mehrfacher CS-Cyclophosphamid-Kopplung der CS kurz vor dem Antigen exponiert, fällt die DTH schwächer aus. Mehrfache CS-Reexpositionen steigern dagegen die DTH wieder. Die Steigerung der DTH wird hier auf eine konditionierte Unterdrückung von Suppressorzellen zurückgeführt (Ader u. Cohen 1993), die somit wohl erst nach mehrfacher CS-Gabe nachweisbar ist.

Eine interessante Versuchsanordnung im Humanbereich verwendeten Smith und McDaniel (1983). Sie nutzen einen **Tuberkulintest** als Auslöser für eine DTH. Tuberkulin wurde in einen der beiden Arme der Probanden, Placebo in den anderen injiziert, wobei diskrete, den Probanden auch mitgeteilte Signalreize (rote versus grüne Flasche für Verum versus Placebo, und umgekehrt) in einem differenziellen Konditionierungsdesign als CS+ und CS- eingesetzt wurden. Bei der sechsten Injektion wurde, ohne Wissen der Probanden und unter Beibehaltung des Rituals, Placebo in den bisherigen »Verumarm« (unter Beibehaltung der Verumfarbe = CS+) und Verum in den »Placeboarm« (unter Beibehaltung der Placebofarbe = CS-) injiziert. Es zeigte sich ein durchaus klinisch interessanter Effekt, denn die Antwort auf Tuberkulin fiel geringer aus, wenn Tuberkulin in den Placeboarm injiziert wurde. Es trat also eine konditionierte Hemmung auf, die durch den CS- ausgelöst wurde. Auf den CS+ im bisherigen Verumarm trat unter Placebo kein Effekt auf. Der Einsatz eines CS- könnte die Reaktion auf eine Hypersensibilität reduzieren.

Aktivität natürlicher Killerzellen

NK-Zellen besitzen eine spontane zytolytische Aktivität (NKZA) gegen eine Reihe von Tumorzellen und viral infizierter Zellen (Herberman u. Ortaldo 1981). Diese Zielvariable lässt sich **klassisch konditionieren**. In Abhängigkeit von dem unkonditionierten Effekt des eingesetzten Pharmakons wurde dabei sowohl eine konditionierte Abnahme nach Verwendung von Cyclophosphamid (O'Reilly u. Exon 1986) und Morphin (Coussons et al. 1992) als auch ein konditionierter Anstieg nach Kopplung des CS mit Poly I:C, zentral appliziertem IFN-γ und Adrenalin als jeweiligem US aufgezeigt.

Der erste Nachweis, dass die NKZA klassisch konditioniert werden kann, wurde von O'Reilly und Exon (1986) erbracht: Nach

Kopplung von Saccharin (als CS) und Cyclophosphamid (als US) entstand auf den CS eine konditionierte Abnahme der NKZA.

Unkonditioniert traten zudem Reduktionen in weiteren Immunparametern ein:

- verminderte Produktion von Immunglobulin G (IgG) und IL-2
- abgeschwächte DTH-Reaktion und Prostaglandinsynthese
- Abnahme des Gewichts von Thymus und Milz

Die konditionierten Effekte der zweimal reexponierten, konditionierten Gruppe (im Vergleich zu der nicht reexponierten und der nichtkontingent konditionierten Kontrollgruppe) beschränkten sich aber auf die Reduktion der NKZA. Dies wird in der vorliegenden Studie darauf zurückgeführt, dass in den Kontrollgruppen bei einzelnen der erfassten Parameter noch Cyclophosphamidwirkungen (also **US-Wirkungen**) vorhanden sind, die die konditionierten Effekte der CS-Reexposition (noch) überlagern.

Auch auf einen mit Morphin assoziierten CS stellte sich eine konditionierte Abnahme der NKZA ein (Coussons et al. 1992). Zusätzlich erlernten die Versuchstiere eine Abnahme der Lymphozytenproliferation und der IL-2-Produktion. Die konditionierte Reaktion war dabei auf Lymphozyten aus Milz und peripherem Blut beschränkt und betraf nicht Lymphozyten aus mesenterischen Lymphknoten.

> Dieser Befund weist darauf hin, dass unterschiedliche Kompartimente des Immunsystems unterschiedlich konditionierbar sind.

Nun zu **Pharmaka**, mit denen ein konditionierter Anstieg der NKZA erzielt wurde. Poly I:C, ein synthetisches Polyribonukleoid, führt konditioniert und unkonditioniert zu einem Anstieg der NKZA (Stockhorst u. Klosterhalfen 2005) und zur Bildung von IFN-γ. Es ahmt die Eigenschaft eines Virus nach, wobei Poly I:C keine Proteinhülle besitzt und nur eine schwache oder keine Antikörperreaktion hervorruft. Poly I:C wurde in Konditionierungsstudien an Versuchstieren eingesetzt, bei denen ein Tumor induziert worden war. Die Befunde werden deshalb in Abschnitt 8.5.6 (S. 222) referiert.

Auch **Adrenalin** führt zu einem Anstieg der NKZA. Im Humanbereich benutzten Buske-Kirschbaum et al. (1992) erstmals Adrenalin, um die NKZA erfolgreich zu konditionieren. Als CS wurde ein Geschmacksreiz (Brausebonbon) eingesetzt, als US diente eine Adrenalininjektion. Nach viermaliger Kopplung zeigten die Probanden bereits auf den CS und die Placeboinjektion einen konditionierten Anstieg der NKZA. In einer weiteren Studie wurde dieser Anstieg durch Gabe eines beta-adrenergen Antagonisten (Propanolol) verhindert (Exton et al. 2000a). Dies verweist auf die beta-adrenerge Mediierung des Effekts. In einem differenziellen Konditionierungsdesign (Buske-Kirschbaum et al. 1994) konnte neben der NKZA auch die Anzahl der NK-Zellen nach CS-Adrenalin-Kopplung konditioniert gesteigert werden. An dieser Stelle muss aber auch darauf verwiesen werden, dass die Befunde des ersten Experiments in einem zweiten Labor der Arbeitsgruppe nicht repliziert werden konnten (Kirschbaum et al. 1992).

Auch **Zytokine** wurden als Moderatoren der NKZA eingesetzt. Solvason et al. (1993) benutzten IFN-β als US, der unkonditioniert geeignet ist, die NKZA anzuregen, wobei das Zytokin direkt in das ZNS, nämlich die Cisterna magna, injiziert wurde. Nach der Lernphase mit CS-US-Kopplung war der CS in der Lage, einen Anstieg der NKZA auszulösen.

Neben dem Nachweis einer Konditionierbarkeit der NKZA legen die hier beschriebenen Befunde in Bezug auf die Mediierung nahe, dass beta-adrenerge Mechanismen an der Konditionierung der NKZA beteiligt sind (Schedlowski et al. 1993; Hsueh et al. 1999).

8.5 Konditionierte Immunaktivität – klinische Anwendung

8.5.1 Übersicht

In einer Reihe von tierexperimentellen und ersten Humanstudien wird die klinische Bedeutung und Anwendungsrelevanz der konditionierten Immunmodulation erfolgreich demonstriert. So konnten Konditionierungseffekte unter Verwendung immunsuppressiv wirkender Pharmaka bei Autoimmunerkrankungen, wie der rheumatoiden Arthritis, des Lupus erythematodes, der Psoriasis (Schuppenflechte) und im Rahmen der Behandlung von Multipler Sklerose (MS) gezeigt werden. Im Zusammenhang mit Allergien ließen sich Symptome und auch erste therapeutische Effekte konditionieren. Überdies eröffnen sich zurzeit interessante Perspektiven für Konditionierungsprozesse im Zusammenhang mit Heroin als einer Substanz, die unter anderem die Infektionsneigung beeinflusst. Eine interessante, bisher nur im Tierexperiment genutzte Bedeutung haben Konditionierungseffekte im Zusammenhang mit Abstoßungsreaktionen bei Organtransplantationen. Insbesondere im Humanbereich sind Konditionierungseffekte im Zusammenhang mit der zytostatisch-zytotoxischen Chemotherapie bei Krebspatienten ein klinisch relevantes Anwendungsgebiet.

8.5.2 Autoimmunerkrankungen

Konditionierungsdaten liegen bisher zu den Effekten der therapeutischen Gabe von Immunsuppressiva bei rheumatoider Arthritis (RA), dem Lupus erythematodes (LE), Multipler Sklerose (MS) und der – zumindest teilweise – als Autoimmunerkrankung klassifizierten Psoriasis (Schuppenflechte) vor.

Das Gemeinsame dieser Erkrankungen ist eine Bildung von Autoantikörpern gegen körpereigenes Gewebe. Die experimentelle Medikation bei RA und LE umfasste dabei in den hier beschriebenen Studien vor allem die Gabe von Cyclophosphamid und/oder Ciclosporin A.

Rheumatoide Arthritis im Modell Adjuvans-Arthritis

Bei der RA handelt es sich um eine systemische Erkrankung des Bindegewebes mit Befall großer und kleiner Gelenke und gegebenenfalls auch Befall extraartikulärer Strukturen (Stockhorst u. Klosterhalfen 1997, 2005). Ein Modell für RA im Animalbereich ist die sogenannte Adjuvans-Arthritis (AA). Sie wird durch Injektion von kompaktem »Freundschem Adjuvans« (CFA) ausgelöst. Ein **Adjuvans** ist eine Substanz, die in Kombination mit einem Antigen die Antwort des Immunsystems unspezifisch verstärkt. Bei Ratten kommt es nach Injektion von CFA innerhalb von 24 h zu einer deutlichen Schwellung an der Injektionsstelle (meist Hinterpfote). Im Intervall von 12 Tagen treten auch Schwellungen an den Pfoten auf, in die kein Wirkstoff injiziert wurde.

Den ersten Nachweis, dass in einem solchen AA-Modell die therapeutischen Effekte von Cyclophosphamid klassisch konditionierbar sind, lieferten Klosterhalfen und Klosterhalfen (1983). In einem gut kontrollierten Versuchsplan zeigte sich, dass nur bei den kontingent verstärkten Versuchstieren bei Reexposition des CS die Schwellung auf die injizierte Stelle beschränkt war und damit geringer war als in den Vergleichsgruppen: In der nichtkontingenten und verzögert verstärkten Gruppe breitete sich die Schwellung bei jeweils der Hälfte der Versuchstiere auf die unbehandelte Hinterpfote aus. In einem nachfolgenden Experiment (Klosterhalfen u. Klosterhalfen 1990) wurde Ciclosporin A statt Cyclophosphamid benutzt, um eine CTA und somit eine potenzielle Stressreaktion (als Alternativerklärung für die Immunsuppression) auszuschließen. Dabei untersuchten Klosterhalfen und Klosterhalfen (1990) nicht nur die **therapeutischen** (Experiment 1), sondern auch die **präventiven** Effekte (Experiment 2) der klassischen Konditionierung bei AA, indem die AA schon vor dem ersten Lerndurchgang induziert wurde (Experiment 1) oder erst nach der Lernphase (Experiment 2). Die Gabe des CS+ führte in beiden Fällen zu einer Abnahme der Symptomatik. Konditionierung wirkte sich somit sowohl auf eine schon vor der Konditionierung bestehende AA (Experiment 1) als auch präventiv auf eine erst nachher erzeugte AA (Experiment 2) aus. Unter der Annahme, dass bei RA die Aktivität pro-inflammatorischer Zytokine eine Bedeutung hat und eine **Unterdrückung** der pro-inflammatorischen Aktivität, etwa durch TNF-α-Blocker therapeutisch sinnvoll ist, sollten solche Konditionierungsprotokolle zunächst im Tierexperiment etabliert werden, die die therapeutische Gabe von TNF-α-Blockern an einen CS koppeln und die Konditionierbarkeit dieses therapeutischen Effekts prüfen. Dies könnte – unter Verwendung adäquater Kontrollgruppen – ein zukünftiges Studienprotokoll darstellen.

Lupus erythematodes

Der systemische Lupus erythematodes geht mit Gefäßentzündungen einher und damit verbunden mit charakteristischen Veränderungen an Haut, Gelenken und inneren Organen.

Im Tierexperiment konnten Ader und Cohen (1982) die Entwicklung des LE (operationalisiert über die klinischen Indikatoren Proteinurie und Mortalitätsrate) dadurch reduzieren, dass die Versuchtiere auf den zuvor mit Cyclophosphamid gekoppelten CS die beabsichtigte konditionierte Immunsuppression ausbildeten. Diese trat nicht auf bei der unbehandelten und der inkontingent konditionierten Gruppe.

Eine Übertragung auf den **Humanbereich** nahmen Olness und Ader (1992) vor, wobei es sich aber um eine Einzelfallstudie handelt. Ein Protokoll der klassischen Konditionierung wurde hier erfolgreich genutzt, um die Dosis der einmal monatlich stattfindenden immunsuppressiven Behandlung mit Cyclophosphamid zu reduzieren: Nach einer Anzahl von drei Verumbehandlungen erhielt die Patientin unter Nutzung des salienten CS (einer Kombination eines Lebertrangeschmacks und eines Rosendufts) nur noch bei jeder dritten Behandlung tatsächlich Cyclophosphamid, dazwischen stattdessen nach dem CS eine Placeboinjektion. Auch bei der auf die Hälfte reduzierten Dosierung zeigte die Patientin nach 12 Monaten eine Verbesserung des klinischen Bildes in dem gleichen Ausmaß wie es üblicherweise nach einer monatlichen Gabe von Cyclophosphamid entsteht. Nach 5 Jahren wies die Patientin in der *Follow-up*-Untersuchung keine Auffälligkeiten auf, wohl aber ergab sich eine starke Geschmacksaversion gegen den CS.

Multiple Sklerose

Auch bezüglich der MS kann auf eine Humanstudie verwiesen werden (Giang et al. 1996), die auf Nutzung klassischer Konditionierung zur Dosisreduktion von Cyclophosphamid abzielte, dabei allerdings einen **krankheitsunspezifischen Immunparameter** (Leukopenie) nutzte. Bei Patienten, die an MS erkrankt waren, wurde ein salienter Geschmacksreiz als CS viermal mit einer hohen Dosis Cyclophosphamid (1 100–1 826 mg), als US fungierend, gekoppelt, bevor dann der CS mit einer Minimaldosis des Medikaments (10 mg und damit weniger als 1 % der ursprünglichen Dosis) verabreicht wurde. Unter dieser Minimaldosis, die annähernd einem Placebo entsprach, kam es zu einer Reduktion peripherer Leukozyten. Erneut weisen Befunde solcherart darauf hin, dass Konditionierungsprotokolle auch im Zusammenhang mit der MS eingesetzt werden könnten, um eine Dosisreduktion der immunsuppressiven Medikamente herbeizuführen. Es sollten nun für die MS spezifischere Immunparameter untersucht werden.

Psoriasis

Die Psoriasis (Schuppenflechte) ist eine entzündliche Hauterkrankung, bei deren multifaktorieller Entstehung u. a. auch Autoimmunprozesse eine Rolle spielen. Eine Variante der pharmakologischen Therapie der Psoriasis besteht in der Gabe von **Corticosteroiden**. Einen interessanten Beleg für die Möglichkeit einer Dosisreduktion bei solchen Corticosteroidbehandlungen durch konsequente Anwendung klassischer Konditionierung liefern Ader et al. (2010). An der Studie nahmen 46 Patienten (an zwei Erhebungsstandorten) teil, die randomisiert einer von drei Gruppen zugeteilt wurden. Alle drei Gruppen absolvierten zunächst eine 3–6-wöchige »Baselinephase« mit der medikamentösen Standardbehandlung, die aus einer täglich zweimaligen Verabreichung einer corticosteroidhaltigen Salbe (0,1 % Triamcinolonacetonid) an Zielhautstellen und der Gabe einer wirkstofffreien Salbe (Feuchtigkeitscreme) an Kontrollstellen bestand. Die nachfolgende 8-wöchige Behandlungsphase unterschied sich in den drei Gruppen folgendermaßen:

- Die »Standardtherapie-Gruppe« erhielt bei den Behandlungen stets die Standarddosis von 0,1 % Triamcinolonacetonid.
- Bei der Versuchsgruppe mit »partieller Verstärkung« wurde die vollständige Medikamentendosis in der bisher mit Medikation assoziierten Umgebung (CS) nur noch in 25–50 % der Fälle verabreicht, d. h. auf den CS folgte nicht jedes Mal der US, was eine partielle Verstärkung darstellt.
- Die »Dosis-Kontrollgruppe« erhielt an allen Behandlungsterminen die Corticoidsalbe, aber nur zu 25–50 % der Standarddosis.

Somit wurden die Gruppen »partielle Verstärkung« und »Dosis-Kontrollgruppe« mit derselben Gesamtdosis behandelt. Die Rückfälle waren unter partieller Verstärkung mit 26,7 % annähernd gleich denen der Vollbehandlung mittels Standardtherapie (22,2 %), während die Dosis-Kontrollgruppe eine Rückfallrate von 61,5 % zeigte. Es ergab sich also ein Vorteil der partiellen Verstärkung gegenüber der Dosis-Kontrollgruppe.

Ein weiteres Maß für den Behandlungserfolg war das **Ausmaß der Hautläsionen**, wobei sich unterschiedliche Effekte an den beiden Erhebungsstandorten der Studie einstellten: In der New Yorker Substichprobe nahmen die Hautläsionen in der Gruppe »partielle Verstärkung« stärker ab als in der

Dosis-Kontrollgruppe. In der kalifornischen Substichprobe, in der allerdings am Ende der Baseline höhere Werte in der Dosis-Kontrollgruppe vorlagen und die insgesamt eine geringer Symptomatik (möglicherweise wegen der regionalen höheren Sonneneinstrahlung) aufwies, stellten sich keine Unterschiede zwischen der Gruppe »partielle Verstärkung« und Dosis-Kontrollgruppe ein. Die Ergebnisse liefern erste Nachweise dafür, dass ein partielles Konditionierungsprotokoll, das im Anschluss an eine Vorerfahrung mit kontinuierlicher Verstärkung verabreicht wird, Behandlungserfolge ermöglicht, die denen einer Dauertherapie mit hoher Dosis entsprechen und somit Dosis- und Kosteneinsparung erlaubt. Dies ist insbesondere im Hinblick auf die **Nebenwirkungen** einer Corticosteroidbehandlung bedeutsam.

8.5.3 Allergien

Die Allergie ist eine Hypersensibilität, die aufgrund ihrer schnellen, durch IgE vermittelten, Reaktion als Hypersensibilität von Soforttyp (Typ I) bezeichnet wird und eine Kaskade von Reaktionen beinhaltet (Goebel et al. 2008). In diese Kaskade sind eine Reihe von Mediatoren eingebunden:

- IgE
- Zytokine
- Chemokine
- Adhäsionsmoleküle
- Eosinophile
- Mastzellen

Darüber hinaus zeichnet sich die Allergie durch eine verstärkte Antwortbereitschaft des **Atmungssystems** aus, wobei diese zu den immun-unspezifischen Parametern gehört.

Bereits 1886 berichtete MacKenzie ein Fallbeispiel, das auf die Beteiligung von Konditionierungsprozessen bei der Auslösung von **Asthmaanfällen** schließen lässt: Eine Patientin, die gegen Rosen allergisch war, zeigte auch beim Anblick einer künstlichen Rose Asthmaattacken. Etwa 70 Jahre später induzierten Dekker und Groen (1956) sowie Dekker et al. (1957) dies systematisch durch Vorgabe eines emotionalen Reizes und des Mundstücks als CS, mit dem die Asthmatiker zunächst das Allergen (US) erhalten hatten. Bei Gabe dieser beiden CS kam es zu (konditionierten) Asthmaattacken, wobei auch hier keine spezifischen immunologischen Indikatoren gemessen wurden.

Djurić und Bienenstock (1993) erfassten in Konditionierungsstudien zu allergischen Reaktionen immununspezifische Parameter wie die Abnahme der Vitalkapazität, also des Volumens, das maximal ausgeatmet werden kann, nachdem zuvor ein maximales Einatmen stattgefunden hat, oder den Anstieg des Atemwegwiderstands.

Zwei Tierexperimente setzten spezifischer an: Die Versuchstiere (Meerschweinchen) wurden 4 Wochen vor dem Training auf **Albumin** sensitiviert, wobei in einem differenziellen Konditionierungsparadigma erwartungsgemäß auf den zuvor mit dem US gekoppelten CS+ mit einer höheren Histaminausschüttung als auf den CS- reagiert wurde (Russell et al. 1984). Da Histamin nicht nur von Mastzellen gebildet wird, ist der Nachweis einer erhöhten Histaminausschüttung noch kein hinreichender Hinweis auf Konditionierung. Deshalb erfassten MacQueen et al. (1989) im zweiten Experiment nach Hypersensibilisierung der Tiere auf Eialbumin (als US) die Aktivität der Mastzellprotease und zeigten hier Konditionierungseffekte. Die Mastzellprotease ist ein Enzym, dessen Vorkommen auf die Mastzellen in der Mucosa beschränkt ist und somit auch in der Atemwegsschleimhaut vorkommt.

Zwei interessante Konditionierungsstudien, in denen immunspezifische Reaktionen beim Menschen erfasst wurden, liegen zu Entstehung und Therapie der **allergischen Rhinitis** (Nasenschleimhaut-Entzündung) vor. Die erste beschäftigt sich mit der Bedeutung der Konditionierung für die Entstehung immunologischer Veränderungen. Gauci et al. (1993) benutzten Hausstaubmilbenallergen als US. Die Probanden von Experimental- und Kontrollgruppe wurden vor der Konditionierungsphase auf den US hypersensitiviert, indem das Allergen über eine Kochsalzspülung in die Nasenschleimhaut verabreicht wurde. Dann erfolgte die Kopplung eines neuartigen Geschmacksreizes als CS mit dem US. Eine einzige Kopplung war ausreichend, um in der Experimentalgruppe einen Anstieg der Mastzelltryptase (als Indikator der allergischen Reaktionsbereitschaft) auf den CS zu induzieren. Ein Konditionierungserfolg blieb aber aus beim Versuch, eine allergische Hautreaktion vom Soforttyp zu konditionieren.

In der anderen Studie gingen Goebel et al. (2008) der Frage nach, ob sich die therapeutischen Effekte eines nicht sedierenden Histamin-1-Rezeptor-Antagonisten (Desloratadin) bei 30 Patienten mit (exklusiver) Hausstaubmilbenallergie klassisch konditionieren lassen. Sie wählten immunologisch spezifischere Indikatoren, nämlich die Aktivierung von Basophilen und histamininduzierte Hautreaktionen, und erfassten zudem subjektive Symptome. In der Lernphase wurden alle Patienten gleich behandelt: Sie erhielten über 5 aufeinanderfolgende Tage ein neuartig schmeckendes Getränk und Desloratadin. Es folgte eine 9-tägige medikamentenfreie Phase (*wash-out*), danach die Abruf- oder Evokationsphase, in der drei verschiedene Gruppen unterschieden wurden:

- Zehn Patienten erhielten Wasser (nicht als CS wirksam) plus Placebokapsel.
- Zehn Patienten erhielten das neuartig schmeckende Getränk (CS) plus Placebokapsel (CS-Gruppe).
- Neun Patienten erhielten Wasser und die Verumkapsel (Desloratadin).

Nur in der CS-Gruppe, die den Geschmacksreiz mit CS-Placebokapsel in der Test- oder Evokationsphase erhalten hatte, zeigte sich das Reaktionsmuster, das dem Verumeffekt entsprach, nämlich:

- reduzierte Basophilenaktivierung
- eine schwächere Reaktion im Haut-Pricktest
- weniger subjektive Symptome

Allerdings entstanden auch in der Kontrollgruppe, die Wasser und Placebo erhalten hatte, in zwei der drei Parameter Effekte, nämlich eine geringe Symptomzahl und schwächere Reaktionen im Haut-Pricktest.

Insgesamt ermutigen die Befunde dazu, therapeutische Medikamenteneffekte durch Konditionierung bei Allergien zu unterstützen.

8.5.4 Infektionen und Heroin

Bei Heroinkonsumenten treten häufig opportunistische Infektionen auf. Zunächst wurde angenommen, dass dies vor allem auf den gemeinsamen Gebrauch infizierter Spritzen zurückgeführt werden muss. Mittlerweile liegen Nachweise dafür vor, dass Heroin selbst eine Reihe **immunologischer Veränderungen** hervorruft, die für die erhöhte Infektionsentstehung bedeutsam sind. Heroin kann somit als immunologisch wirksamer US bezeichnet werden. Zusammenfassend nennen

Szczytkowski und Lysle (2007) als immunologische Effekte von Heroin:

- die Abnahme der NKZA
- eine verminderte Proliferation von B- und T-Lymphozyten
- die geringere Produktion von Stickstoffmonoxid (NO)

Konsequenterweise können **Umgebungsreize**, die mit der Heroininjektion gekoppelt sind, zu CS werden und ohne erneute Injektion immunsuppressiv wirksam werden. Szczytkowski und Lysle (2007) untersuchten deshalb im Tierexperiment – im Sinne einer therapeutischen Verhinderung dieses Lernvorgangs – Möglichkeiten, die Stärke der konditionierten Reaktion auf einen mit Heroin assoziierten CS zu reduzieren, um damit einer verminderten Immunkompetenz von heroinbehandelten Versuchstieren entgegenzuwirken. Eingesetzt wurden die Technik der Extinktion und die der latenten Hemmung. Zielvariable war in dieser Untersuchung die NO-Produktion, operationalisiert über die Höhe der induzierbaren Stickstoffoxid-Synthase (iNOS).

Die Versuchstiere wurden in fünf Sitzungen (im 48-Stunden-Abstand, z.B. Tag 1–9) konditioniert, indem sie eine subcutane Injektion von Heroin in der Dosis von 1 mg/kg Körpergewicht (US) erhielten und jeweils sofort danach in einen Konditionierungskäfig (als CS) gebracht wurden. Dort waren sie eine Stunde den Kontextreizen exponiert. Die experimentelle Manipulation bestand in den Interventionen zur Abschwächung des CS. In einzelnen Versuchsgruppen wurde der CS dazu entweder **extingiert**, also ohne US präsentiert (Tage 11–20), oder aber es fand schon vor der ersten CS-Heroin-Kopplung eine Exposition der Käfigumgebung und somit der späteren CS statt, was eine sogenannte **latente Hemmung** darstellt (Tage 1–10). Die Konditionierung fand in diesem Fall erst anschließend (Tage 11–20) statt. Als Kontrolle diente eine Versuchsgruppe, die keine Abschwächung des Lernens erhielt. Danach wurde Lipopolysaccharid injiziert, um auf diese Weise die NO-Bildung als Maß für die Immunkompetenz zu provozieren. Sowohl Extinktion als auch latente Hemmung waren geeignet, die Abnahme der NO-Bildung, die sich als unkonditionierte und konditionierte Reaktion ausbildete, wieder abzuschwächen.

Inwieweit diese Daten klinische Relevanz haben, ist natürlich in weiteren – zunächst tierexperimentellen – Studien zu klären. Es wäre aber durchaus für den Humanbereich von Interesse, in einem ersten Schritt den Immunstatus von Heroinabhängigen in unterschiedlichen Umgebungen zu beschreiben und mögliche CS-korrelierte Unterschiede aufzufinden.

8.5.5 Abstoßungsreaktionen bei Organtransplantationen

Immunsuppressiva wie Cyclophosphamid und Ciclosporin A sind häufig eingesetzte Medikamente zur Verhinderung von Abstoßungsreaktionen nach Organtransplantationen. Hier ist eine Immunsuppression einerseits beabsichtigt, gleichzeitig sollten aber möglichst wenige **Nebenwirkungen** auftreten. Deshalb ist es auch bei dieser Indikation (Verhinderung von Abstoßungsreaktionen) von Vorteil, die Medikamentendosis möglichst gering zu halten. Konsequenterweise ist es von Interesse, die Medikamenteneffekte durch Konditionierung zu verstärken. Dazu liegen erste tierexperimentelle Daten vor.

Das erste Tierexperiment zu dieser Fragestellung führte Gorczynski (1990) durch. Die Überlebensdauer eines Hauttransplantats wurde wie folgt durch Konditionierung verlängert: Vor der Transplantation erhielten die Versuchstiere eine geringe Dosis Cyclophosphamid und eine Transfusion des Spenderbluts. In dieser Phase erfolgte die **Kopplung** des CS mit Cyclophosphamid. Die Exposition des CS, der zuvor mehrfach mit Cyclophosphamid gekoppelt worden war, erhöhte die Überlebensdauer des Transplantats. Auch bei Herztransplantaten konnte nach Kopplung von CS und Ciclosporin A im Tierexperiment (Grochowicz et al. 1991) die Überlebensdauer des Transplantats erhöht werden.

8.5.6 Krebs

Klinisch besonders relevant ist die Frage, ob der Immunstatus und sonstige Symptome tumorerkrankter Organismen durch Konditionierungsprozesse verändert werden können. Es liegen Befunde zu Konditionierungseffekten sowohl in Form verstärkten Tumorwachstums als auch verstärkter Tumorbekämpfung vor, je nach Auswahl des als US eingesetzten Pharmakons. Darüber hinaus lassen sich Nebenwirkungen einer zytostatischen Chemotherapie durch Konditionierung auslösen, aber ebenso durch Konditionierungstechniken verhindern. Besondere Bedeutung gewinnen Zytokine im Zusammenhang mit den unspezifischen Krankheitszeichen der Krebserkrankung und der Chemotherapie.

Tumorwachstum

Einen experimentellen Beleg für ein **gesteigertes Tumorwachstum** unter dem Einfluss von Konditionierung lieferten Gorczynski et al. (1985) in folgender Versuchsanordnung, die sowohl das Phänomen belegt als auch Daten zur möglichen Mediierung der Effekte liefert. Bei Versuchstieren, die eine Kopplung von CS und Cyclophosphamid vor der Tumorinduktion erlernt hatten, führte die Gabe des CS nach Induktion des Tumors, eines Plasmozytoms, zu einem gesteigerten Tumorwachstum und erhöhter Mortalität. Dieser Konditionierungseffekt wurde aufgehoben, wenn die Tiere den Histamin-Typ-II-Rezeptorantagonisten Cimetidin erhielten, der mit dem Trinkwasser verabreicht wurde. Dies legt nahe, dass Histamin-Typ-II-rezeptorpositive Suppressorzellen am Konditionierungsprozess beteiligt waren.

Nun stellt sich die Frage, ob – durch Auswahl entsprechender Pharmaka – auch **therapeutische Effekte** bei tumorerkrankten Organismen konditionierbar sind. Tierexperimentell erwies sich hier die Gabe von Poly I:C als relevant (Ghanta et al. 1985, 1987). Poly I:C führt unkonditioniert zu einem Anstieg der NKZA sowie zur Bildung von IFN. Als experimentelles Tumormodell diente bei Ghanta et al. (1987) ein Myelom (Typ MOPC 104E), das bei Mäusen durch Injektion von Tumorzellen induziert wurde. In dem zugehörigen Konditionierungsprotokoll wurde Kampfergeruch als CS und Poly I:C als US genutzt. Die zehn konditionierten Tiere, die dem CS exponiert wurden, zeigten eine längere Überlebensdauer als die Tiere der Kontrollgruppe. Zwei dieser zehn Tiere waren sogar resistent gegen das Wachstum des Tumors.

In einer weiteren Studie ging die Arbeitsgruppe (Ghanta et al. 1990) dann der Frage nach, ob sich der therapeutisch-protektive Effekt einer Behandlung des tumorerkrankten Versuchstiers mit allogenen Milzzellen (mit dem Effekt eines verminderten Tumorwachstums und einer geringeren Mortalitätsrate) klassisch konditionieren lässt. Bei den Versuchstieren wurde ein Lymphom (YC8-Lymphom) induziert. Ein CS, der mit der Immunisierung durch DBA/2-Milzzellen assoziiert war, steigerte den positiven Effekt der Immunisierung, d. h. in der CS-exponierten Gruppe waren Tumorgröße und Tumorwachstum geringer, respektive Überlebens- und Heilungsrate höher. Vergleichbare Befunde erzielten Hiramoto et al. (1991). Die Befunde lassen einen ersten Schluss zu, dass ein CS, der mit einem **Impfprotokoll** (hier Injektion von Milzzellen) gekoppelt worden war, die Funktion des Antigens mit übernehmen kann. Es wurden aber auch methodenkritische Einwände vorgebracht (Newman 1990).

Zytostatika-assoziierte Symptome

Eine klinisch für den Humanbereich relevante Fragestellung zur klassischen Konditionierung von Immunfunktionen ergibt sich im Rahmen der zytotoxisch-zytostatischen Chemotherapie bei Krebspatienten. Sie erhalten mit Gabe von z. B. Cyclophosphamid Medikamente, die neben dem erwünschten Effekt, einer Reduktion des Tumorwachstums, auch **unerwünschte Nebenwirkungen** haben. Dazu zählen:

- Übelkeit und Erbrechen
- Aversion gegen Nahrungsmittel, die während der Chemotherapie konsumiert wurden
- immunmodulatorische Effekte

Dabei entwickeln – wie am Beispiel der Übelkeit und des Erbrechens beschrieben – etwa 20–30 % erwachsener und ebenso pädiatrischer Patienten diese Symptome (einzeln und ggf. auch in Kombination) schon vor Beginn einer erneuten Medikamenteninfusion (Stockhorst et al. 1993, 1998; Exton et al. 2000a; Stockhorst 2003). Diese Reaktionen werden bezeichnet als:

- antizipatorische Übelkeit und/oder Erbrechen (AÜE)
- gelernte Nahrungsmittelaversion
- antizipatorische Immunmodulation

Die Symptome lassen sich als Ergebnisse **klassischer Konditionierung** kennzeichnen. Das Konditionierungsmodell für die CS-US-Assoziation, unkonditionierte Reaktion und konditionierte Reaktion im Zusammenhang mit Chemotherapie ist in Abbildung 8-2 dargestellt.

Dabei liegen insgesamt die meisten Untersuchungen zu AÜE als klassisch konditionierter Reaktion vor. Unter Verwendung vor allem korrelativer Versuchspläne wurden Zusammenhänge zwischen Parametern der klassischen Konditionierung und dem Auftreten und der Intensität von AÜE aufgezeigt (Stockhorst 2003).

Zum Phänomen einer antizipatorischen Immunmodulation als klassisch konditionierter Reaktion wurden bisher fünf Studien durchgeführt. Vier der fünf Studien nutzten den folgenden quasiexperimentellen Plan, der erstmals von Bovbjerg et al. (1990) verwendet wurde: Die Immunparameter chemotherapeutisch behandelter Krebspatienten wurden dabei noch vor Beginn der erneuten Infusion in **zwei unterschiedlichen Umgebungen** bestimmt. Hierzu erfolgte eine Blutabnahme in der **häuslichen Umgebung** (meist 48 h vor der erneuten Infusion) und eine Blutabnahme in der **Klinik** kurz vor Beginn der Infusion. Diese Umgebungen sollten sich aufgrund der Lerngeschichte im Ausmaß der CS unterscheiden, die die Chemotherapie (US) signalisieren. Die häusliche Umgebung sollte (relativ) CS-frei sein und die Klinikumgebung die relevanten CS beinhalten. Die Reize in der Klinikumgebung sollten demzufolge als CS immunmodulatorisch wirksam werden. Drei der nachfolgend beschriebenen fünf Studien wurden an weiblichen Brustkrebspatientinnen durchgeführt. Grundannahme ist, dass der Immunstatus der

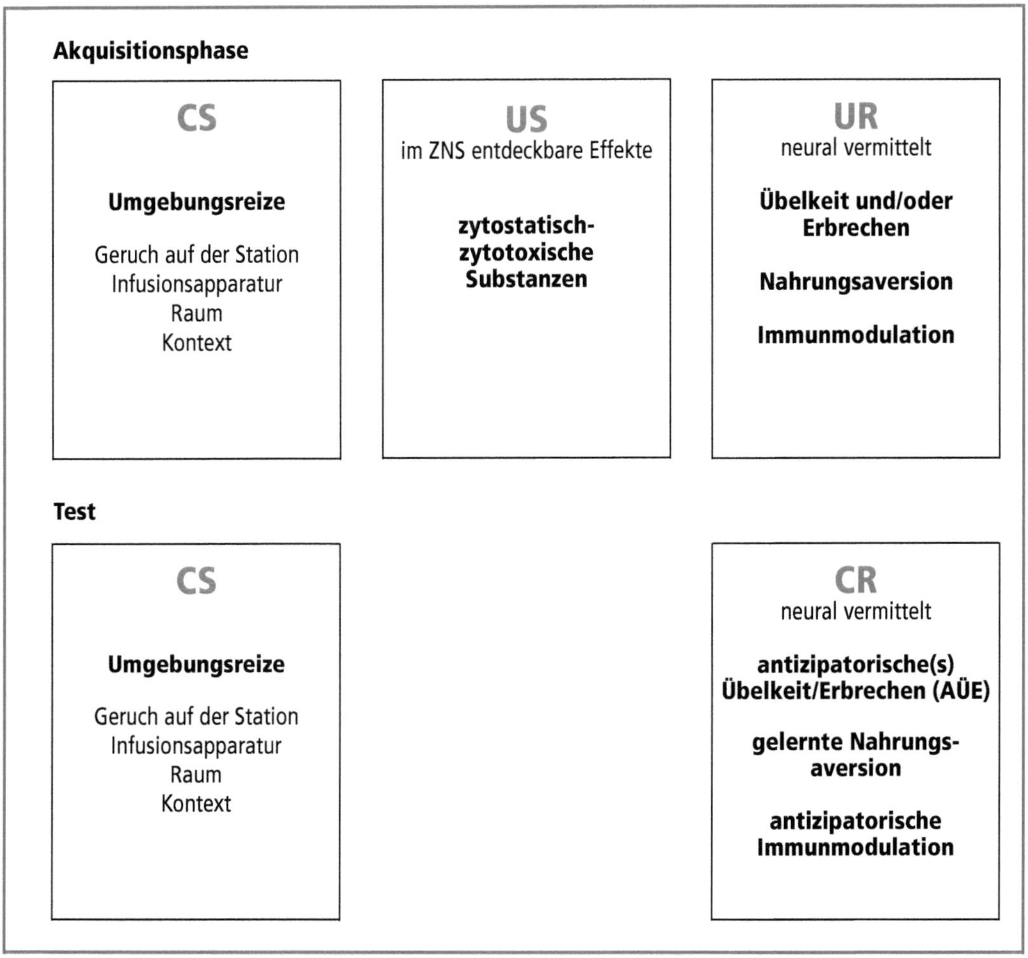

Abb. 8-2 Die Situation des Chemotherapie-Patienten in Termini der klassischen Konditionierung: Antizipatorische Übelkeit und/oder Erbrechen (AÜE), gelernte Nahrungsaversion und antizipatorische Immunmodulation als klassisch konditionierte Reaktionen; nicht angegeben sind die erwünschten Hauptwirkungen der Zytostatika. CR = konditionierte Reaktion, CS = konditionierter Stimulus, UR = unkonditionierte Reaktion, US = unkonditionierter Stimulus

in der Klinik vor Infusionsbeginn gemessen wird, im Unterschied zu dem Immunstatus in der häuslichen Umgebung eine konditionierte Reaktion darstellt, die durch die Assoziation zwischen Klinikreizen und den immunmodulatorischen Eigenschaften der Zytostatika entsteht (Stockhorst u. Klosterhalfen 2005).

Die Befundlage erscheint im ersten Moment inkonsistent, wobei ein Teil der Befundunterschiede wahrscheinlich u. a. mit der **Dosis** und der **immunmodulatorischen Potenz** der eingesetzten Chemotherapeutika variiert. Damit stehen sie in Übereinstimmung mit Parametern, die prinzipiell die Konditionierung modifizieren, wie etwa die Intensität des US (was der Dosis oder immunmodulatorischen Potenz entsprechen würde).

Bovbjerg et al. (1990) fanden CS-assoziierte Effekte in funktionalen Immunparametern: Wenn die Patientinnen den Klinikreizen am Tag der Infusion reexponiert waren, war die mitogeninduzierte **Lymphozytenproliferation** (speziell gegen Phytohämagglutinin [PHA] und Concanavalin A [ConA]) geringer als in der häuslichen Umgebung. Unterschiede zwischen den beiden Kontexten blieben in der NKZA und in quantitativen Maßen, d. h. der Anzahl von Lymphozytensubtypen, aus. Zudem trat eine Komorbidität von AÜE und antizipatorischer Immunmodulation auf. Patientinnen, die eine antizipatorische Immunmodulation gezeigt hatten, wiesen auch gehäuft antizipatorische Übelkeit und/oder antizipatorisches Erbrechen auf.

Fredrikson et al. (1993) fanden – diesmal im Vergleich zu einer Gruppe gesunder Probanden – beim Wechsel von der häuslichen in die Klinikumgebung mehr Leukozyten im Blut der Patientinnen. Allerdings ergab sich eine Differenzierung, wenn der **Grad der Ängstlichkeit** der Probanden mit berücksichtigt wurde. Bei hochängstlichen Patientinnen nahmen beim Wechsel in die Klinik die Zahl der Monozyten und auch die NKZA ab.

Zwei Studien belegen eine Steigerung der Aktivität einzelner Immunparameter beim Wechsel in die Klinik. Bei der Untersuchung von Chemotherapieprotokollen, die sämtlich kein Cyclophosphamid enthielten und somit **weniger immunsuppressiv** als die von Bovbjerg et al. (1990) untersuchten Protokolle waren, fanden Lekander et al. (1995) CS-korrelierte Anstiege quantitativer und funktioneller Immunparameter, nämlich der PHA-induzierten Lymphozytenproliferation. Vergleichbare Befunde erzielten Lekander et al. (1994) bei Patientinnen, die nach abgeschlossener Chemotherapie unter Einholung ihrer Zustimmung (*informed consent*) in der Klinik – und somit unter Anwesenheit der CS – nun eine Placeboinfusion erhielten. Es kam in der Klinik zu einem Anstieg der NKZA und das Verhältnis von Suppressor- zu zytotoxischen T-Zellen nahm ab. Diese letzteren Befunde legen nahe, dass klassische Konditionierung solche Immunparameter steigern kann, die eine therapeutische Funktion auf das Tumorgeschehen ausüben können.

Stockhorst et al. (2000) führten bei pädiatrisch-onkologischen Chemotherapie-Patienten Blutabnahmen durch. Diese erfolgten zunächst zu Hause, zwei Tage vor einer erneuten Chemotherapie-Infusion (**Tag -2**) und dann in der Klinik am ersten Tag eines neuen Therapiezyklus (**Tag 0**), noch vor Beginn der Infusion. Dabei wurden neben der NKZA erstmals in einer solchen Anordnung ausgewählte Zytokine (IL-2, IFN-γ, IL-10, IL-1β, TNF-α) bestimmt, und zwar solche, die relevant sind für die Immunantwort des tumorerkrankten Patienten.

Zytokine, Tumorwachstum und Tumortherapie

Wenngleich Zytokine in Studien zur antizipatorischen Immunmodulation bei Chemotherapie-Patienten bisher nicht erfasst wurden, ist ihre klinische Relevanz aber evident: IL-2, auch als T-Zell-Wachstumsfaktor bezeichnet, wird von mitogen- oder antigenstimulierten T-Zellen gebildet und IL-2-Behandlung führte bei verschiedenen Tumoren zu einer Verkleinerung des Tumorgewebes (Rosenberg 1988) und zu einem Anstieg der NKZA bei Kindern, die wegen akuter Leukämie behandelt wurden (Mageed et al. 1987). IFN-γ hat einen hemmenden Einfluss auf die Proliferation maligner Zellen – wie im Fall von Sarkomzellen und bei kleinzelligem Lungenkrebs gezeigt wurde (van

Valen et al. 1993). Auch für TNF-α wurden zytotoxisch-zytostatische Effekte nachgewiesen und der Kombination von IL-2, IFN-γ und TNF-α wird ein synergistischer tumorinhibierender Effekt zugeschrieben. Die Aktivierung endogener NK-Zellen in tumorerkrankten Organismen hat ebenso wie die Übertragung *ex vivo* aktivierter NK-Zellen eine therapeutische Funktion bei Tumorerkrankungen. Hinzu kommt, dass NK-Zellen auch stark auf IL-2 und IFN-γ reagieren und nach Stimulation mit diesen Zytokinen schnell ihre zytolytische, sekretorische und proliferative Funktion steigern (Stockhorst 2003; Stockhorst u. Klosterhalfen 2005).

An der Studie von Stockhorst et al. (2000) nahmen 19 pädiatrisch-onkologische Patienten (12 Mädchen, 7 Jungen) mit einem mittleren Alter von 10,1 (SEM ± 0,9) Jahren teil. Bei Aufnahme in die Studie hatten sie im Mittel 6,1 (± 0,5) Chemotherapiezyklen absolviert. Die Erkrankungen waren:

- akute lymphatische Leukämien
- Non-Hodgkin-Lymphom
- Ewing- und Osteosarkom
- peripherer neuroektodermaler Tumor

Die zum Einsatz kommenden Chemotherapieprotokolle hatten eine mittlere und starke **Emetogenität** (unter anderem mit Cyclophosphamid, Methotrexat, Doxorubicin und Actinomycin D). Ausschlusskriterien für die Teilnahme waren Tumoren im ZNS und/oder Gastrointestinaltrakt und eine Strahlentherapie im Erhebungszeitraum. Der Abstand zwischen zwei aufeinanderfolgenden Zyklen musste mindestens 7 Tage betragen. Die Patienten wurden über zwei konsekutive Chemotherapiezyklen (A und B) untersucht. Gemessen wurden nicht nur Immunparameter, sondern auch Symptome, unter anderem Übelkeit und Erbrechen (mittels eines kindgerechten, grafischen Tagebuchs) und die hedonische Eigenschaft der Nahrung (mit einem grafischen fünfstufigen Rating) in zwei aufeinanderfolgenden Zyklen (A und B). Symptome wurden jeweils im Zeitraum von 48 h vor Infusionsbeginn (antizipatorische Symptome), im Zeitraum während der Infusion und bis 48 h nach Infusionsende (posttherapeutische Symptome) gemessen. Die Blutabnahmen zur Bestimmung der NKZA, der Zytokine und des Plasmacortisol erfolgten nur in Zyklus B, und zwar 48 h vor Infusionsbeginn (Tag -2) und dann unmittelbar vor Infusionsbeginn (Tag 0). Weiterhin wurde zweimal der 24-Stunden-Urin in den 48 h vor Infusionsbeginn gesammelt.

Es ergaben sich keine CS-korrelierten Veränderungen beim **Cortisol**, weder in den akuten Spiegeln (Plasmacortisol), noch kumuliert (24-Stunden-Urin). In den **immunologischen Parametern** stellten sich aber Veränderungen ein. Beim Wechsel von der häuslichen Umgebung zur Klinikumgebung kam es zu einem signifikanten Anstieg der NKZA (Tab. 8-3). In weiteren zur Deskription durchgeführten Vergleichen zeigte sich darüber hinaus ein Anstieg des IFN-γ-Spiegels ($p < 0,05$) und eine in die gleiche Richtung gehende, aber nicht signifikante Veränderung des IL-2-Spiegels. Gleichzeitig nahm die IL-1β-Konzentration CS-korreliert tendenziell ab ($p = 0,072$).

Eine interessante Differenzierung der Befunde stellt sich ein, wenn man Patienten mit versus ohne AÜE vergleicht. Der NKZA-Anstieg geht demzufolge auf die Patienten zurück, die gleichzeitig AÜE entwickelten, während die IL-1β-Abnahme vor allem auf Patienten ohne AÜE basiert.

Tab. 8-3 Immunologische Parameter und Cortisol bei pädiatrisch-onkologischen Chemotherapie-Patienten in zwei unterschiedlichen Umgebungen (Stockhorst et al. 2000); Tag -2: häusliche Umgebung, Tag 0: Klinikumgebung unmittelbar vor Infusionsbeginn. Mittelwerte, SEM und p-Werte der Intragruppenvergleiche mittels Lam-Longnecker-Test

Parameter	Tag -2 (häusliche Umgebung)	Tag 0 (Klinikumgebung)	p-Werte
NKZA (% Zytolyse)	4,52 ± 0,67	6,64 ± 1,09	p = 0,032
IL-1β (pg/ml)	1,58 ± 0,63	1,27 ± 0,70	p = 0,072
IL-2 (pg/ml)	35,06 ± 18,93	46,37 ± 27,19	p = 0,130
IFN-γ (pg/ml)	4,99 ± 1,77	7,19 ± 1,99	p = 0,045
TNF-α (pg/ml)	4,33 ± 2,27	3,21 ± 1,67	p = 0,281
IL-10 (pg/ml)	1,14 ± 0,34	1,39 ± 0,47	p = 0,468
Cortisol, Plasma (μg/dl)	8,09 ± 1,25	8,24 ± 1,23	p = 0,954 (zweiseitig)
Cortisol, 24-Stunden-Urin ([μg/24h]/m²)	13,95 ± 2,43	14,33 ± 2,14	p = 0,890 (zweiseitig)

Die vorliegende Studie erlaubte zudem erstmals bei chemotherapeutisch behandelten Patienten die Korrelation zwischen dem Ausmaß der **Nahrungsaversion** und der für die Aversion relevanten pro-inflammatorischen **Zytokine** (IL-1β und TNF-α) zu bestimmen. Das Ausmaß der Nahrungsaversion wurde dabei durch die Differenz zwischen der hedonischen Bewertung der Nahrungsmittel beim Konsum vor der ersten Infusion und der erneuten Bewertung derselben Nahrungsmittel vor einer jeweiligen Chemotherapie bestimmt. Es ergaben sich positive Korrelationen zwischen dem so berechneten Aversionsscore und dem IL-1β-Spiegel (Rangkorrelation nach Spearman, $r_s = 0{,}398$, $p = 0{,}079$) und insbesondere dem TNF-α-Spiegel ($r_s = 0{,}761$, $p = 0{,}001$). Auch bei Chemotherapie-Patienten liegen also Hinweise auf die Validität dieser beiden Zytokine für die Messung der Intensität der Nahrungsaversion vor. Tabelle 8-4 fasst diese Ergebnisse zusammen.

Tab. 8-4 Korrelation zwischen den Plasmaspiegeln der Zytokine IL-1β und TNF-α (gemessen in der Klinikumgebung, Tag 0) vor Zyklus B und dem Ausmaß der Nahrungsaversion (gemessen unmittelbar vor Beginn von Zyklus B). Rangkorrelation r_s nach Spearman und p-Werte

Parameter	Rangkorrelation r_s (Zytokin x Aversionsscore)	p-Werte
IL-1β (pg/ml)	0,398	p = 0,079
TNF-α (pg/ml)	0,761	p = 0,001

Sickness behavior

Pro-inflammatorische Zytokine werden aktuell vor allem im Hinblick auf das sogenannte zytokininduzierte *sickness behavior* gemessen, hier übersetzt als »Krankheitsverhalten« (Stockhorst et al. 2006).

Sickness behavior wird definiert als Konstellation unspezifischer Symptome (wie Schwäche, Unwohlsein, Lustlosigkeit und Konzentrationsschwäche) und von Depression, Lethargie, Appetitlosigkeit und Durstmangel im Verlauf von Infektionen (Cleeland et al. 2003; Dantzer 2004; Dantzer et al. 2008; Tracey 2009).

Die Symptome werden durch pro-inflammatorische Zytokine vermittelt (vor allem IL-1β, IL-6 und TNF-α). Sie wirken auf Zellen im Gehirn und erreichen das ZNS auf afferentem Weg sowohl über neurale als auch humorale Pfade. Das Modell wird durch Studien unterstützt, in denen die zentrale Verabreichung z. B. von IL-1β Nahrungsaversion und Anorexie induzierte (Bernstein 1996; Plata-Salamán 1999).

Die Symptome des *sickness behavior* entsprechen dabei den unspezifischen Symptomen sowohl einer Tumorerkrankung als auch den Nebenwirkungen der Chemotherapie bei Tumorpatienten (Cleeland et al. 2003; Dantzer 2004; Lee et al. 2004). Daher geht eine Hypothese davon aus, dass die Aktivierung von Zytokinen im ZNS durch Zytokine, die von Krebszellen oder infolge einer Strahlen- oder Chemotherapie freigesetzt werden, Wirkungen im Sinne der unspezifischen Symptome einer Krebserkrankung auslöst (Abb. 8-3). Die Zytokine entfalten ihre Wirkung über circumventrikuläre Organe, den Plexus choroideus und über den Nervus vagus. Sie erreichen das Gehirn über verschiedene efferente Strukturen (Hypothalamus, Amygdala, Hippocampus und basales Vorderhirn). Die unspezifischen Symptome umfassen:

- gastrointestinale Symptome
- Schmerz
- Kachexie
- Müdigkeit
- Schlafstörungen
- kognitive Veränderungen

Eine wichtige Rolle spielt auch hier die HPA-Achse, die ebenfalls aktiviert wird und via Cortisolausschüttung negative Rückkopplungen initiiert. Deshalb ist es von großem Interesse, ausgewählte pro-inflammatorische Zytokine auch während der Chemotherapie zu erfassen und auf Konditionierbarkeit zu untersuchen, so wie in der ersten Studie von Stockhorst et al. (2000) erfolgt.

Neurotoxizität – das sogenannte »*chemobrain*«

Neurotoxizität gilt als ein Problem der Vergabe zytostatischer Substanzen, was sich auch in einer Zerstörung von Zellen des ZNS infolge einer Chemotherapie abbildet (Weiss 2008). Dabei sind insbesondere die Substanzen Carmustin, Cisplatin und Cytosin Arabinosid mit einem erhöhten Zelltod und verminderter Zellteilung im ZNS assoziiert (Weiss 2008). Als Indikatoren der abträglichen Einflüsse der Zytostatika auf das ZNS gelten folgende Symptome (auch als »*chemofog*«bezeichnet):

- Gedächtnislücken
- Konzentrationsschwierigkeiten und Unfähigkeit zur Konzentration
- kurze Aufmerksamkeitsspanne
- Phasen der Verwirrtheit

Dabei ist zu beachten, dass die Symptome, die als Indikatoren des sogenannten »*chemo-*

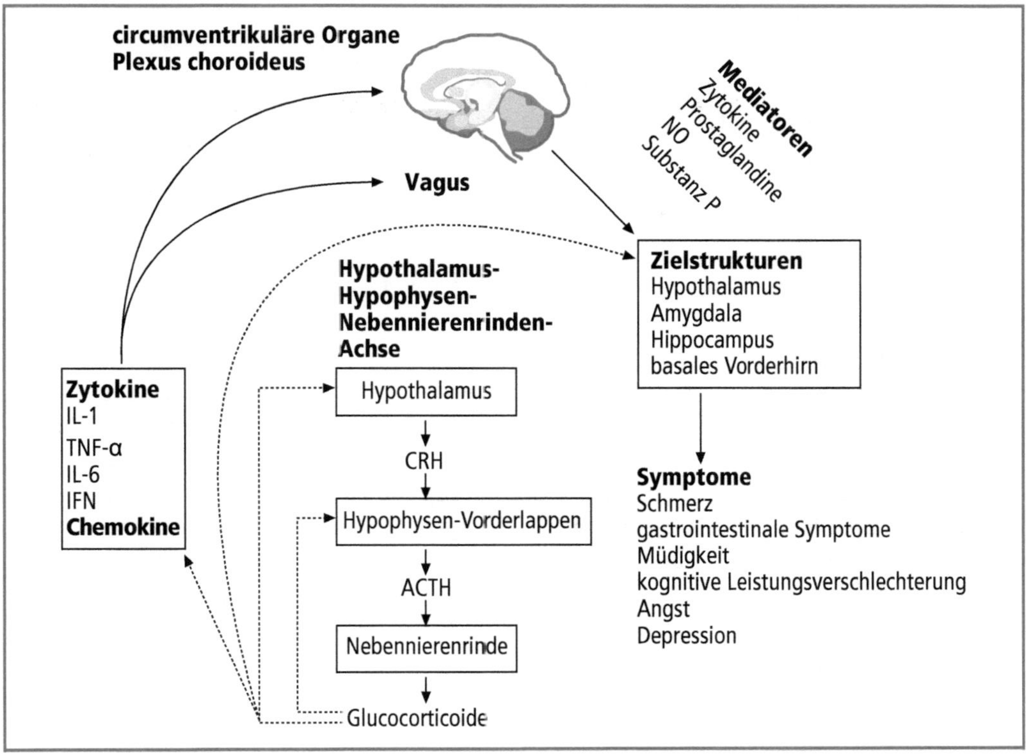

Abb. 8-3 Mediierung unspezifischer Krankheitssymptome des »*sickness behavior*« und ihre Bedeutung für unspezifische Symptome bei Krebspatienten, vermittelt über afferente und efferente Wirkungen von zentralnervös wirksamen proinflammatorischen Zytokinen; modifiziert nach Cleeland et al. (2003). Durchgezogene Linien: steigernde Effekte, unterbrochene Linien: hemmende Effekte. ACTH = adrenocorticotropes Hormon, CRH = Corticotropin-*releasing*-Hormon, IFN = Interferon, IL = Interleukin, NO = Stickstoffmonoxid, TNF = Tumor-Nekrose-Faktor

brain« zusammengefasst werden, keine Veränderungen von Immunparametern beinhalten, sondern vielmehr Bedingungen beschreiben, die Einflüsse auf die kognitive Leistung haben können. Inwieweit diese Veränderungen auch Einflüsse auf die Konditionierbarkeit von Patienten unter Chemotherapie haben und/oder eigenständige Konditionierungseffekte auslösen, muss erforscht werden. Eine erste Stützung, dass auch Konditionierungsprozesse betroffen sind, lässt sich tierexperimentellen Daten von Nokia et al. (2012) entnehmen: Sie verabreichten Versuchstieren ein Zytostatikum (Temozolomid) über jeweils längere Zeiträume in zyklischer Abfolge (so z. B. an drei konsekutiven Tagen, gefolgt von vier Tagen Pause, zyklisch wiederholt über 6 Wochen) und prüften die Auswirkungen dieser Behandlung auf den Neuerwerb einer Lidschlagkonditionierung (speziell einer hippocampusabhängigen Spurenkonditionierung mit zeitlichem Abstand zwischen CS-Ende und US-Beginn) sowie auf hippocampale Neurogenese und hippocampale Theta-Aktivität. Die längerfristige Chemotherapie reduzierte bei den Versuchstieren die hippocampale Neurogenese und die endogene hippocampale Theta-Aktivität. Nach der Behandlung zeigte sich eine verminderte Fähigkeit, die Lidschlagkonditionierung (Spurenkonditionierung) zu erwerben. Es ist demzufolge durchaus von Interesse, wenn zukünftige Studien, die Konditionierungseffekte im Rahmen der zytostatischen Therapie von Chemotherapie-Patienten untersuchen, auch möglichen kognitiven Veränderungen im Sinne der Symptome des *chemobrain* nachgehen und prüfen, ob hierdurch auch die schon bekannten konditionierten Veränderungen (Symptome, Immunparameter) unter Chemotherapie modifiziert werden.

8.6 Instrumentelle Konditionierung – gelernte Hilflosigkeit und Immunparameter

Bisher wurden im Hinblick auf Lernprozesse und ihre Bedeutung für die Immunmodulation fast ausschließlich Studien zur klassischen Konditionierung durchgeführt. Aber insbesondere das Phänomen der gelernten Hilflosigkeit stellt einen Vorgang dar, der die Relevanz auch der **instrumentellen Konditionierung** für die Modifikation immunologischer Parameter aufzeigt. Dies gilt insbesondere deshalb, weil durch ein Erlebnis der Unkontrollierbarkeit die Stresshaftigkeit von Ereignissen steigt und so auch eine Beeinflussung der endokrinen Stressachse und nachfolgend von immunologischen Parametern zu erwarten ist (Goshen u. Yirmiya 2009).

Gelernte Hilflosigkeit wird durch die verhaltensunabhängige Gabe von Verstärkern (meist aversiven Reizen) erzeugt, also solcher Bedingungen, in denen eine sogenannte Verhalten-Verstärker-Inkontingenz besteht und keine Korrelation zwischen Verhalten und Verstärker vorliegt (s. Abschnitt 8.3.3, S. 207).

Die Folgen unkontrollierbarer Verstärkergabe werden im Regelfall unter Verwendung eines Drei-Gruppen-Versuchsplans, des sogenannten **triadischen Designs** (Seligman u. Maier 1967), erzeugt. In einem zweiphasigen Experiment werden drei Versuchsgruppen in der Lernphase unterschiedlich behandelt:

- Die Kontingenzgruppe kann den Verstärker verhaltensabhängig manipulieren, also etwa einen aversiven Reiz (Elektroschock) durch ein definiertes Verhalten (z. B. Hebeldruck) beenden.
- Die Inkontingenzgruppe (auch als Jochkontrollgruppe bezeichnet) erhält den gleichen Verstärker wie die Kontingenzgruppe, mit gleicher Dauer, Intensität und zeitlicher Verteilung. Das eigene Verhalten wird aber nicht effektiv, vielmehr wird der Verstärker genau in dem Moment verabreicht, in dem die zugeordnete Versuchsperson oder das Versuchstier der Kontingenzgruppe den Verstärker verhaltensabhängig erarbeitet hat, d. h. Kontingenz- und Inkontingenzgruppe sind gekoppelt.
- Eine Wartekontrollgruppe befindet sich zwar in der Versuchsapparatur, ist dem Stressor aber nicht ausgesetzt. Dadurch soll etwa die Bewegungseinschränkung der Versuchstiere, die ebenso einen Stressor darstellt bzw. darstellen kann, kontrolliert werden.

Die bisherigen Daten sind heterogen und variieren dabei mit den untersuchten immunologischen Parametern.

Die erste Untersuchung mit Erfassung immunologischer Parameter in einer Versuchsanordnung der gelernten Hilflosigkeit führten Laudenslager et al. (1983) im Tierexperiment durch und untersuchten die Effekte **unkontrollierbarer Verabreichung** von Elektroschocks auf die mitogeninduzierte Lymphozytenproliferation (hier mittels ConA induziert). Die drei Gruppen des triadischen Designs wurden um eine weitere Kontrollgruppe ohne Stressor ergänzt, die sich in der bisherigen Käfigumgebung, aber auch bewegungseingeschränkt, aufhielt. Die vier Gruppen erhielten an Tag 1 die unterschiedliche Behandlung, bevor sie 24 h später alle kontrollierbare Elektroschocks in einer *shuttle box* erhielten. Dabei wurden sie verhaltensabhängig negativ verstärkt, indem sie die Schocks beenden oder vor ihnen fliehen konnten.

Danach erfolgten die Blutabnahmen. Wie erwartet zeigte die Inkontingenzgruppe die geringste Lymphozytenproliferation. Interessanterweise führte die Kontrollierbarkeit sogar zu einer besseren Immunantwort als die Kontrollbedingung ohne Stressor.

Mormede et al. (1988) verglichen ebenfalls die Präsentation kontrollierbarer und unkontrollierbarer Stressoren (Elektroschocks) und nutzten eine Kontrollgruppe, die keine Stressoren erhalten hatte. Sowohl nach vermeidbarem als auch unkontrollierbarem Elektroschock stellten sich **abträgliche Effekte** auf Immunparameter ein, allerdings mit Effekten auf unterschiedliche Parameter: Nach unkontrollierbarem Schock war die mitogeninduzierte Lymphozytenproliferation reduziert, nach kontrollierbarem Schock war die Antikörperreaktion auf SRBC vermindert – jeweils im Vergleich zur nichtgestressten Kontrollgruppe. Unkontrollierbarkeit hatte keine Effekte auf die Corticosteronsekretion.

Sandi et al. (1992) setzten als aversive Reize weniger intensive Schocks von kürzerer kumulativer Dauer als Mormede et al. (1988) ein. Erfasst wurden Antikörpertiter und mitogeninduzierte Lymphozytenproliferation. In dieser Untersuchung unterschieden sich Versuchstiere mit einer Erfahrung von Kontrollierbarkeit in den genannten Immunparametern nicht von Versuchstieren, die Unkontrollierbarkeit erlebt hatten. Nur unter Unkontrollierbarkeit ergab sich allerdings eine **negative Korrelation** zwischen Corticosteronspiegel und Immunparametern.

Im Humanbereich ist auf zwei experimentelle Arbeiten zu verweisen, in denen **Unkontrollierbarkeit** erzeugt und Immunreaktionen gemessen wurden, wobei inkonsistente Befunde ermittelt wurden. Sie lassen sich teilweise auf methodische Unterschiede der Studien zurückführen.

Weisse et al. (1990) fanden nach kontrollierbarem im Vergleich zu unkontrollierbarem Stress eine Abnahme der **Lymphozytenproliferation** auf ConA und einen geringeren prozentualen Anteil von **Makrophagen**. In dieser Untersuchung wurden aber nur vergleichsweise akute Folgen der Vorbehandlung untersucht, indem Blutabnahmen bis maximal 150 min nach dem Stressor erfolgten.

Eine Erweiterung des triadischen Versuchsplans auf vier Gruppen nahmen Sieber et al. (1992) vor. Die zusätzliche (vierte) Gruppe war dem Stressor unkontrollierbar und ohne jede Reaktionsmöglichkeit ausgesetzt. Die Erfassung der untersuchten Immunparameter (NKZA und eine Reihe von T-Zell-Subtypen) erfolgte unmittelbar, 24 und 72 h nach dem Stressor. Unkontrollierbarkeit ohne Reaktionsmöglichkeit resultierte in einer **Abnahme der NKZA**. Es ergab sich zudem ein interessanter Zusammenhang zwischen

NKZA und dem subjektiven Wunsch nach Kontrolle seitens der Versuchspersonen: Je stärker der Wunsch nach Kontrolle, desto stärker war die Abnahme der NKZA.

Es lassen sich aktuell neue Verwendungsmöglichkeiten von Versuchsanordnungen der gelernten Hilflosigkeit für die Modifikation von Immunparametern zeigen.

Vor dem Hintergrund, dass das Phänomen der gelernten Hilflosigkeit erfolgreich als ein Modell zur experimentellen Induktion von Depression herangezogen wird, lässt sich die Reaktion von Versuchstieren in einer Hilflosigkeitsanordnung auch als Indikator für die Induktion von Symptomen der (reaktiven) Depression nutzen.

Zurzeit besteht ein großes Forschungsinteresse daran, die Rolle **pro-inflammatorischer Zytokine** bei der Entstehung von Depression zu erforschen. Chourbaji et al. (2006) kombinierten die beiden Themen (Induktion gelernter Hilflosigkeit als experimentelles Modell für Depression und pro-inflammatorische Zytokine als Indikatoren für Depression) im Tierexperiment. Sie untersuchten die Entstehung von Hilflosigkeit bei Mäusen mit unterschiedlichem Genotyp für IL-6. IL-6-Knockout-Mäuse zeigten neben einer Reihe weiterer Indikatoren, die die geringere Stressreagibilität dieser Tiere belegten, auch eine Resistenz gegenüber der Auslösung von gelernter Hilflosigkeit. Das Auftreten von gelernter Hilflosigkeit bei Versuchstieren mit intakter IL-6-Bildung ging erwartungsgemäß mit einem Anstieg von IL-6 einher. Hier sind weitere Arbeiten notwendig.

8.7 Mediierung klassisch konditionierter Immunmodulation

Eine Grundvoraussetzung für die klassische Konditionierung (sei es nun die Konditionierung immunologischer, endokriner oder allgemein die Konditionierung pharmakoninduzierter Reaktionen) besteht darin, dass die Reize, die als CS und US eingesetzt werden, auf **afferentem Weg** das ZNS erreichen und dort Aktivierung auslösen (Ramsay u. Woods 1997). Die Verknüpfung zwischen CS und US muss ebenfalls im ZNS erfolgen. Schließlich sollen die als konditionierte und unkonditionierte Reaktion gemessenen Reaktionen (also die Efferenzen), einer neuralen Vermittlung unterliegen (Stockhorst 2003). Bei Gabe des CS im Test sollten dann die Efferenzen aktiviert werden, die zuvor durch den US aktiviert wurden.

Der Untersuchung der afferenten und efferenten Strukturen, die in die Konditionierung von Immunreaktionen eingebunden sind, kommt eine große Bedeutung zu (Ader 2003; Steinman 2004). Es liegen mittlerweile eine Reihe von Studien vor, die zentralnervöse Strukturen aufgedeckt haben, die an der klassischen Konditionierung von Immunreaktionen beteiligt sind. Dabei erlauben sie eine Unterscheidung zwischen Strukturen, die für die Akquisition und den Abruf der konditionierten Immunantwort notwendig sind. Weitere Studien sollten auch die zeitliche Dynamik der Immunkonditionierung prüfen. Die praktische Relevanz der Immunkonditionierung unter diesem zeitlichen Aspekt wird aus einem Befund von Exton et al. (2000b) deutlich. Eine einmal erworbene konditionierte Immunsuppression (hier Leukopenie) auf einen mit Ciclosporin A assoziierten CS war auch nach einem längeren

Zeitintervall (nach jeweils 10 Wochen über eine Gesamtzeit von bis zu 30 Wochen bei drei Reexpositionen) wieder erlernbar, und zwar sowohl durch erneute CS-US-Paarung als auch durch einfache CS-Reexposition.

Von aktuellem Interesse ist es zudem, die Phase der Extinktion und insbesondere Mechanismen der Extinktionsresistenz und das wiederholte Wiederabrufen (*recall*) konditionierter immunologischer Veränderungen zu untersuchen – nämlich auch dann, wenn der US nicht mehr verabreicht wird.

8.7.1 Kommunikationswege

Die Frage der Mediierung von Immunreaktionen wurde bisher vor allem im Hinblick auf die Kommunikation zwischen Parametern des autonomen Nervensystems (ANS), des Hormonsystems und des Immunsystems erforscht. In der Literatur besteht Konsens darüber, dass die Kommunikation zwischen Immunsystem und Nervensystem, die auch für die Mediierung der konditionierten Immunveränderungen verantwortlich ist, zwei Wege nehmen kann (Exton et al. 1998):

- durch Transmitter des sympathischen und des parasympathischen Nervensystems und durch Hormone, die durch Aktivierung der HPA-Achse freigesetzt werden und insgesamt über die Blutzirkulation wirken
- parakrin durch direkte Innervation von lymphoiden Organen mit Freisetzung von Transmittern aus Nerven, die sich in unmittelbarer Nähe der Lymphozyten befinden, also über eine neurale Mediierung. Exton et al. (1998) konnten durch die Ergebnisse eines Denervierungsexperimentes eine parakrine und somit auch **neurale Mediierung** stützen, wobei Noradrenalin als Neurotransmitter die entscheidende Funktion zukam. Die konditionierte Immunsuppression (also der efferente Anteil der Immunkonditionierung) auf einen zuvor mit Ciclosporin A gekoppelten CS trat nach Denervierung der Milz nicht mehr auf. Hier zeigte sich auch ein differenzieller Effekt speziell der Mediierung von immunologischen Veränderungen (im Vergleich zur CTA). Die Akquisition einer CTA trat trotz Denervierung der Milz auf. Die konditionierten Immunreaktionen scheinen somit auf einer **sympathischen** Mediierung mit einem beta-adrenergen Mechanismus zu basieren (Pacheco-López et al. 2005).

Neben dem sympathischen Nervensystem ist das **parasympathische System** bedeutsam, und zwar insbesondere im Zusammenhang mit der Regulation der Freisetzung inflammatorischer Zytokine. Hier gibt es mittlerweile – wie schon ausgeführt – interessante Belege für die vagale Mediierung (Tracey 2002, 2009).

8.7.2 Neuroanatomische Korrelate

Es liegen erste Studien vor, in denen durch gezielte Läsionen geklärt wurde, welche neuroanatomischen Strukturen für die unkonditionierte und konditionierte Immunmodulation bei immunsuppressiven Substanzen relevant sind, wobei erneut vor allem Befunde unter Verwendung von Cyclophosphamid und Ciclosporin A erhoben wurden. Dabei ist zu beachten, dass im Fall dieser Substanzen vor allem eine **noradrenerge Vermittlung** via Innervierung der lymphatischen Organe, insbesondere der Milz, vorliegt. Da diese Mediierung für die Mehrzahl der dargestellten Konditionierungsstudien anzunehmen ist, werden nachfolgend die neuroanatomischen

Korrelate dieser Vermittlung ausführlich dargestellt.

Entsprechend der Phasen des Lernprozesses wird nachfolgend (Abb. 8-4) unterschieden zwischen:

- Strukturen, die während des Erwerbs (Akquisition) bedeutsam sind
- Strukturen, die beim Abruf (Evokation, Output) der konditionierten Immunreaktionen benötigt werden

Drei Strukturen sind insgesamt von besonderer Bedeutung (Pacheco-López et al. 2005; Enck et al. 2008; Riether et al. 2008):

- die Amygdala
- der insuläre Cortex (Insula)
- der ventromediale Hypothalamus

Die bisher vorliegenden Arbeiten belegen, dass Amygdala und insulärer Cortex die entscheidenden neuroanatomischen Korrelate für die zentralnervöse Verarbeitung der afferenten Signale sind, die durch den CS und US entstehen. Ramírez-Amaya et al. (1998, 1999) zeigten in zwei Studien, dass sowohl die konditionierte **Unterdrückung** einer Antikörperreaktion (Immunglobulin M [IgM]) (Ramírez-Amaya et al. 1998) als auch die konditionierte **Steigerung** der Antikörperproduktion (Ramírez-Amaya u. Bermúdez-Rattoni 1999) nach Läsionen in Amygdala und insulärem Cortex, nicht aber nach Läsionen im Hippocampus verhindert wird. Interessanterweise hatten die Läsionen keinen Effekt auf die unkonditionierte Antikörperbildung (Ramírez-Amaya u. Bermúdez-Rattoni 1999).

Dabei wirkten sich die Läsionen in Amygdala und insulärem Cortex unterschiedlich auf den Erwerb und den Abruf der konditionierten Immunsuppression aus (Ramirez-Amaya et al. 1998; Pacheco-López et al. 2005; Riether et al. 2008). Nur auf den Erwerb (Akquisition) der konditionierten Reaktion wirkte sich die Läsion der **Amygdala** abträglich aus (Abb. 8-4a), da die Amygdala nur an der Akquisition und nicht am Abruf der Reaktion (Abb. 8-4b u. c) beteiligt ist. In der Akquisitionsphase findet dabei wahrscheinlich die Verknüpfung der durch den gustatorischen CS ausgelösten Aktivierung (von Nucleus tractus solitarii, Hirnstamm und Insula) mit den Aktivierungen statt, die durch den US direkt oder via Nervus vagus induziert werden.

Läsionen im **insulären Cortex** verhinderten dagegen den Erwerb und die spätere Auslösung (Abruf) der konditionierten Reaktion (Abb. 8-4a, b u. c), d.h. die Insula ist sowohl afferent als auch efferent beteiligt, nämlich an den Detektionen des CS und des US (Abb. 8-4a u. b) sowie am Abruf und an der Auslösung der konditionierten Reaktion (Abb. 8-4c).

So kommen Enck et al. (2008) auf der Grundlage der Arbeiten von Pacheco-López et al. (2005) und Riether et al. (2008) zu folgendem Fazit:

- Der insuläre Cortex ist für die Akquisition und für den Abruf (Evokation) der konditionierten Reaktion wichtig. Die Amygdala ist demgegenüber für die Vermittlung des Inputs visceraler Informationen während der Akquisition von Bedeutung.
- Neben dem insulären Cortex ist der ventromediale Hypothalamus für den Output und somit die Evokation der konditionierten Reaktion von Bedeutung. Aktivierung des ventromedialen Hypothalamus fördert die sympathische Reagibilität, vor allem in der Milz, und begünstigt damit die Bedingungen für die konditionierte Immunreaktion.
- Der insuläre Cortex (nicht die Amygdala) ist auch für die Entstehung der konditionierten Geschmacksaversion von Bedeutung. Läsionen des insulären Cortex (nicht

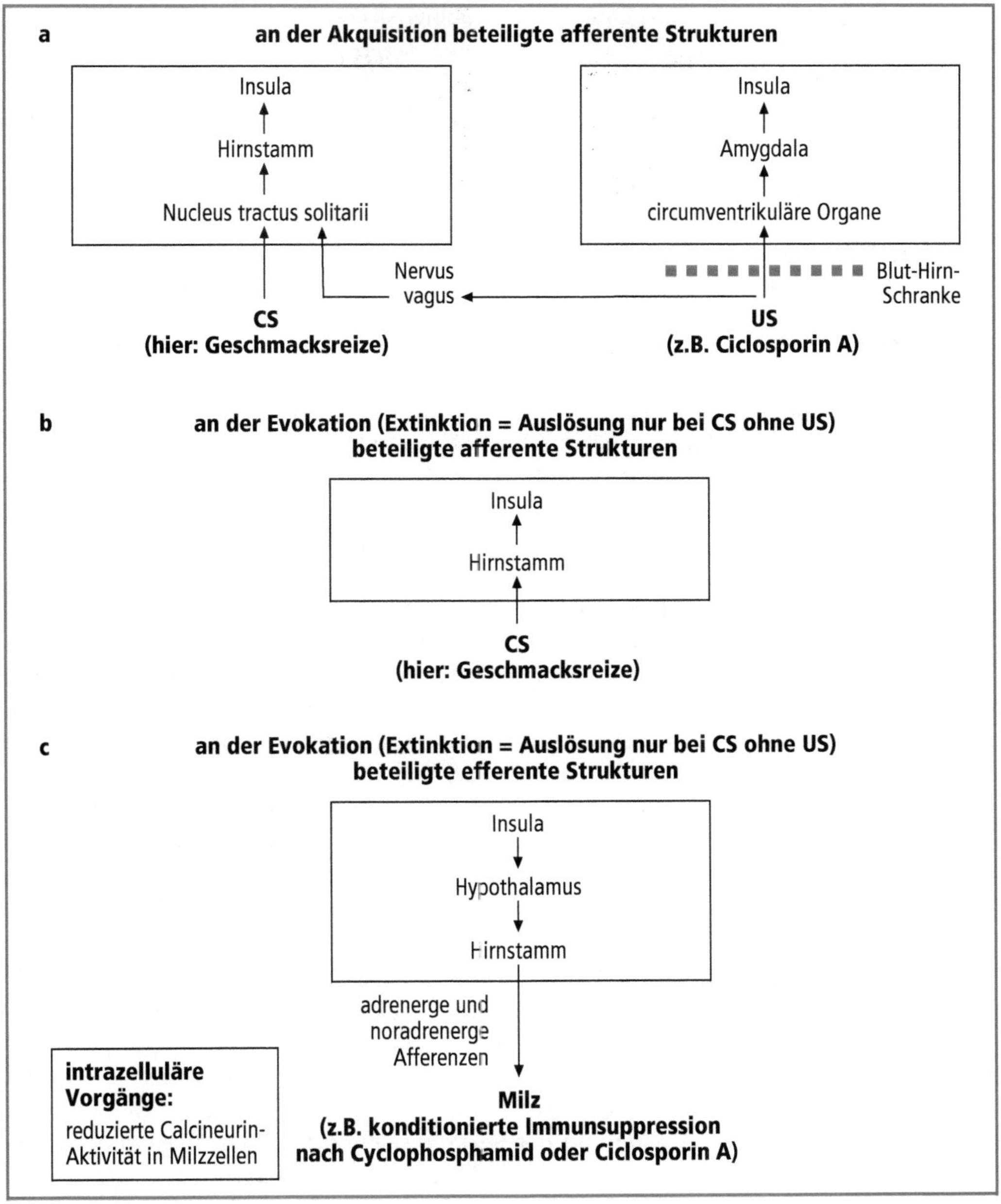

Abb. 8-4 Neuroanatomische Strukturen, die an Erwerb und Abruf einer konditionierten Immunreaktion bei Verwendung eines gustatorischen CS und Gabe von Ciclosporin A als immunmodulatorischem US beteiligt sind, unterschieden in **a** die Lernphase mit CS-US-Assoziation, **b** die beim Abruf beteiligten afferenten Strukturen, die durch den CS aktiviert werden und **c** die Strukturen, die beim Abruf efferent an der konditionierten Reaktion beteiligt sind. Angegeben sind in c auch die aktuell untersuchten intrazellulären Vorgänge, die nicht nur für die konditionierte, sondern auch die unkonditionierte Reaktion gelten. CS = konditionierter Stimulus, US = unkonditionierter Stimulus

der Amygdala) verhindern die Entstehung einer konditionierten Geschmacksaversion.

8.7.3 Intrazelluläre Mechanismen

Nachdem einige Studien zu den neuroanatomischen Korrelaten sowie der zentralnervösen und peripheren Signalverarbeitung der konditionierten Immunantwort vorliegen, hat eine erste Arbeit von Pacheco-López et al. (2009) die intrazellulären Veränderungen untersucht, die auf einen zunächst mit Ciclosporin A gekoppelten CS auftreten. Die Autoren haben die so entstandenen intrazellulären Veränderungen der konditionierten Reaktion mit den Veränderungen der unkonditionierten Reaktion verglichen (Pacheco-López et al. 2009). Unkonditioniert hemmt Ciclosporin A die Aktivität der Phosphatase **Calcineurin** (CaN) und reduziert dabei die durch CaN erzeugten Immunveränderungen, nämlich die Förderung der Expansion von T-Lymphozyten mit nachfolgender Bildung von TH1-Zytokinen und zugehöriger Zellproliferation. CaN hat keinen Effekt auf TH2-Zytokine.

In einem gut kontrollierten Versuchsplan zeigten Pacheco-López et al. (2009), dass kontingent konditionierte Versuchstiere eine reduzierte CaN-Aktivität in Milzzellen entwickelten. Ebenso erwartungsgemäß kam es bei Mitogenstimulation zu einer selektiven Verminderung der TH1-Zytokine und der zugehörigen Zellproliferation, nicht jedoch zu einer Verminderung der TH2-Zytokine. Die konditionierte Reaktion nutzte somit dieselben intrazellulären Mechanismen wie die unkonditionierte Reaktion. Auch hier besteht noch dringender Forschungsbedarf, um die **intrazelluläre Mediierung** weiterer immunmodulierender Substanzen und ihrer Konditionierbarkeit aufzuzeigen. Damit lässt sich eine weitere Aufklärung über die Entstehung von Placeboreaktionen erreichen.

8.7.4 Klassische Konditionierung *in vitro*?

Eine wesentliche Annahme der klassischen Konditionierung ist, dass die Assoziation zwischen CS und US im zentralen Nervensystem erfolgt und CS und US afferent zentralnervöse Strukturen erreichen (vgl. auch Abschnitt 8.3.2, S. 205). Nilsonne et al. (2011) prüften die Hypothese, dass sich eine klassische Konditionierung von Makrophagen auch *in vitro* erzeugen lässt und nicht notwendigerweise ein Nervensystem erfordert. Sie stützen ihre Vorhersage darauf, dass Lernmechanismen der klassischen Konditionierung durchaus auf der Ebene einer einzelnen Zelle stattfinden können, wenn man als Austragungsort der Assoziation Mechanismen der Signaltransduktion und Genregulation berücksichtigt, wie sie in Form epigenetischer Mechanismen bzw. über Prozesse der Methylierung der Desoxyribonukleinsäure (DNA) wirksam werden. In der Humanstudie wurden in der Akquisitionsphase humane Makrophagen *in vitro* dem **Endotoxin LPS** (als US) ausgesetzt. Als CS fungierte Streptomycin: Zwei der sieben Versuchsgruppen wurden dem CS und nachfolgend dem US exponiert, zwei Gruppen erhielten nur den US, zwei nur den CS und eine Gruppe weder CS noch US. Gemessen wurde die Bildung des pro-inflammatorischen IL-6. LPS bewirkte unkonditioniert den erwarteten IL-6-Anstieg. Eine Reexposition des CS (ohne US) führte aber im anschließenden Test nicht zu einem »konditionierten« IL-6-Anstieg. Die Autoren diskutieren vor allem prozedurale Gründe für das Ausbleiben einer Konditionierung (z.B. dass der CS nicht adäquat gewählt war). Die Befunde legen aber auch erneut nahe, dass eine Beteiligung des (zentralen) Nervensystems für die Entstehung konditionierter Veränderungen von Immunparametern notwendig ist.

8.7.5 Extinktionslernen

In der Grundlagenforschung zur klassischen Konditionierung hat sich in den letzten Jahren – wie schon in Abschnitt 8.3.2 (S. 205) erläutert – ein besonderes Interesse für den Prozess der Extinktion entwickelt. Die Extinktion wird dabei als eigenständiger Lernprozess betrachtet, in dem der CS, der in der Lernphase mit dem US assoziiert wurde, nun ohne US reexponiert wird und die neuen Eigenschaften des CS (CS ohne US) erlernt werden. Der Lernprozess der Extinktion beinhaltet eine eigene Akquisition, Konsolidierung und einen Abruf (*recall* oder *retrieval*). Deshalb wird mittlerweile häufig neben der unmittelbaren Extinktion (im direkten Anschluss an die Akquisition) die verzögerte Extinktion (an den darauffolgenden Tagen) untersucht. Dies dient der Klärung der Frage, inwieweit ein Organismus eine Erinnerung daran ausbildet, dass der CS nun ohne US auftritt (*extinction memory*).

Dabei ist es bei solchen Konditionierungsparadigmen, bei denen eine Abschwächung einer konditionierten Reaktion durch mehrfache, unverstärkte CS-Gabe therapeutisch gewünscht ist – nämlich z.B. bei der Furchtkonditionierung –, wichtig, die Extinktion gut zu erlernen bzw. das Wiederauffinden der Abschwächung (*extinction retrieval*) zu fördern und dadurch ein Wiederauftreten der Furcht im Furchtkontext zu behindern (zusammenfassend z.B. Quirk u. Mueller 2008; Vervliet et al. 2013).

Demgegenüber geht es bei der Konditionierung von Immunfunktionen häufig darum, konditionierte immunologische Veränderungen vor Extinktion zu schützen (Hadamitzky et al. 2013). Dies ist besonders dann therapeutisch erwünscht, wenn durch klassische Konditionierung die gewünschten therapeutischen Effekte von immunmodulierenden Pharmaka unter Placebobedingungen oder bei Verwendung niedrigerer Medikamentendosierung noch möglichst lange ausgelöst werden sollen. Konditionierungsprotokolle könnten damit pharmakologische Therapien ergänzen und die Dosierung der eingesetzten Pharmaka (und somit auch unerwünschte Nebenwirkungen) reduzieren. Beispiele sind die Unterstützung der Medikamenteneffekte bei Lupus erythematodes oder der Psoriasis (Abschnitt 8.5.2, S. 217 u. 218) und die Aufrechterhaltung der konditionierten Immunsuppression nach Organtransplantation (Abschnitt 8.5.5, S. 221). Erste Studien gehen deshalb auch im Humanbereich explizit dem Prozess der Extinktion nach, indem untersucht wird, wie viele Reexpositionen des CS möglich respektive nötig sind, um eine konditionierte Immunmodulation (noch) auszulösen (vgl. Albring et al. 2012 in Abschnitt 8.4.2, S. 212). Einen guten Einblick in diesen Forschungsbereich geben dabei Wirth et al. (2011): Sie untersuchten in zwei eleganten Experimenten, wie lange eine konditionierte immunsuppressive Reaktion aufrechterhalten werden kann. Eines der Experimente wurde mit Versuchstieren (Ratten), das andere an gesunden Probanden durchgeführt. In beiden Spezies wurden die CS-US-Kopplungen (bzw. CS-Placebogaben in den Kontrollgruppen) an drei Akquisitionstagen vorgenommen (3 CS-US-Kopplungen bei den Versuchstieren und 4 CS-US-Kopplungen im Humanexperiment). Als CS wurde jeweils ein Geschmacksreiz (im Humanbereich die schon mehrfach beschriebene grün gefärbte Erdbeermilch, aromatisiert mit Lavendelöl) und als US Ciclosporin A eingesetzt. Indikatoren des Konditionierungserfolgs waren die konditionierte Abnahme der IL-2- und der IFN-γ-Produktion. Dabei wurde der Abruf der konditionierten Reaktion diesmal mehrfach (*repeated recall*) in zwei längeren Phasen geprüft (Evokation I und II): Evokation I fand bei den Versuchstieren 3 Tage und im Humanbereich 5 Tage nach Ende der Akquisition statt, Evokation II nach weiteren 6 Tagen (Versuchstiere) bzw. sogar nach weiteren 11 Tagen (Probanden). In diesen Evokationsphasen wurde der CS genauso häufig gegeben wie in der Akquisitionsphase (also dreimal bei den Versuchstieren bzw. viermal bei den Probanden). Dabei ließ sich in beiden Spezies die konditionierte Abnahme von IL-2 und IFN-γ auch noch in der späten Evokation II, d. h. lange nach der Akquisition und nach bereits 6 (Versuchstiere) bzw. 8 (Probanden) unverstärkten CS-Gaben, nachweisen. Die konditionierte IFN-γ-Reaktion war im Humanbereich in Evokation II sogar deutlicher als in Evokation I.

Gerade im Hinblick auf die therapeutische Nutzbarkeit klassischer Konditionierung (insbesondere als Ergänzung und Stützung einer pharmakologischen Therapie) stellt die Aufklärung der Mechanismen der Extinktion somit ein wichtiges Forschungsgebiet dar. Dadurch lässt sich die Kinetik konditionierter immunologischer Veränderungen weiter aufklären und die Bedingungen für eine therapeutische Nutzbarkeit der Immunkonditionierung können ermittelt werden.

8.8 Perspektiven für die Grundlagenforschung und klinische Anwendung

Lernmechanismen stellen eine wichtige Möglichkeit der Modulation von Immunparametern dar, indem sich nachweislich Effekte immunmodulatorischer Pharmaka, von Zytokinen, Hormonen und Antigenen klassisch konditionieren lassen und somit auch Anpassungsleistungen und Neuroplastizität ermöglichen. Konditionierte Immunmodulation eröffnet dabei wichtige klinische Anwendungsfelder im Sinne der Auslösung therapeutisch sinnvoller Placeboreaktionen oder der Verhinderung von unerwünschten Immunantworten. Insbesondere im Humanbereich sind weitere experimentelle Studien notwendig. Ein neues Anwendungsgebiet ergibt sich im Hinblick auf die Wirkung pro-inflammatorischer Zytokine, die eine klinische Relevanz sowohl im Zusammenhang mit Stressreaktionen und Depression als auch den Symptomen des *sickness behavior* aufweisen. Hier sollten zunehmend Lernvorgänge der klassischen Konditionierung, aber auch – gerade im Hinblick auf Depression – Lernvorgänge der instrumentellen Konditionierung weiter untersucht werden. Die weitere Erforschung der neuroanatomischen Korrelate konditionierter Immunreaktionen, der intrazellulären Vorgänge bei der Konditionierung von Immunreaktionen und die Untersuchung der Kinetik von Extinktionsprozessen sind ebenfalls wichtige Forschungsgebiete. Dabei ist insgesamt zu beachten, dass das ZNS einerseits Empfänger der afferenten Signale des Immunsystems ist und andererseits – auf efferentem Weg – die peripheren Immunantworten beeinflusst.

8.9 Fazit

Die Forschung zur klassischen Konditionierung von Immunfunktionen hat wichtige Beiträge für die Psychoneuroimmunologie geleistet: Der Nachweis, dass Immunfunktionen klassisch konditionierbar sind, ist ein klarer Indikator der bidirektionalen Kommunikation zwischen Immunsystem und ZNS. Als unkonditionierte Reize werden dabei sowohl Allergene oder Endotoxine als auch Pharmaka und Hormone mit immunmodulierender Funktion verwendet, die Effekte auf isolierte Immunparameter haben oder bei Erkrankungen des Immunsystems wirksam werden. Als Indikatoren der Veränderungen des Immunsystems werden sowohl humorale Immunparameter (wie etwa die Antikörperproduktion oder aber die Zytokinproduktion) als auch zelluläre Immunparameter (wie etwa NK-Zellen und auch die T-Zell-Bildung) herangezogen. Eine wichtige klinische Relevanz haben Konditionierungseffekte auch bei Erkrankungen des Immunsystems. Dabei liegen Daten vor zu den Effekten der klassischen Konditionierung bei Autoimmunerkrankungen (rheumatoide Arthritis, Lupus erythematodes, Multiple Sklerose und Psoriasis), Allergien, Infektionen, Abstoßungsreaktionen im Rahmen von Organtransplantation (hier ausschließlich tierexperimentelle Daten) und Krebserkrankungen. Häufig werden dabei Konditionierungseffekte im Rahmen der Verabreichung immunmodulierender Pharmaka untersucht. Die zukünftige Grundlagenforschung zur klassischen Konditionierung von Immunparametern wird den neuroanatomischen und -funktionellen Mechanismen weiter nachgehen, insbesondere auch im Hinblick auf die zeitliche Dynamik von Erwerb und Extinktion konditionierter Immunmodulation. Die klinische Anwendungsrelevanz besteht darin, bei Erkrankungen des Immunsystems und insbesondere bei der pharmakologischen Behandlung die Bedeutung der klassischen Konditionierung aufzuklären. Dies gilt sowohl dann, wenn konditionierte Reaktionen die unerwünschten Nebenwirkungen der Substanzen abbilden, als auch dann, wenn es mithilfe klassischer Konditionierung gelingt, die Hauptwirkung der pharmakologischen Behandlung nachzubilden und durch die Nutzung des Konditionierungseffekts eine verminderte Medikamentendosis zu ermöglichen.

Literatur

Ader R. Behaviorially conditioned immunosuppression. Psychosom Med 1974; 36: 183–4.

Ader R. Conditioned immunomodulation: research needs and directions. Brain Behav Immun 2003; 17 Suppl 1: S51–7.

Ader R, Cohen N. Behaviorally conditioned immunosuppression. Psychosom Med 1975; 37: 333–40.

Ader R, Cohen N. Behaviorally conditioned immunosuppression and murine systemic lupus erythematosus. Science 1982; 215: 1534–6.

Ader R, Cohen N. The influence of conditioning on immune responses. In: Ader R, Felten DL, Cohen N (Hrsg). Psychoneuroimmunology. Zweite Auflage. San Diego: Academic Press 1991; 611–46.

Ader R, Cohen N. Psychoneuroimmunology: conditioning and stress. Ann Rev Psychol 1993; 44: 53–85.

Ader R, Mercurio MG, Walton J, James D, Davis M. Ojha V, Kimball AB, Fiorentino D. Conditioned pharmacotherapeutic effects: a preliminary study. Psychosom Med 2010; 72: 192–7.

Albring A, Wendt L, Benson S, Witzke O, Kribben A, Engler H, Schedlowski M. Placebo effects on the immune response in humans: the role of learning and expectation. PLoS ONE 2012; 7(11): e49477. doi: 10.1371/journal.pone.0049477.

Benedetti F. Placebo and the new physiology of the doctor-patient relationship. Physiol Rev 2013; 93: 1207–46.

Bernstein IL. Neural mediation of food aversions and anorexia induced by tumor necrosis factor and tumors. Neurosci Biobehav Rev 1996; 20: 177–81.

Birbaumer N, Schmidt RF. Psychoneuroimmunologie. In: Birbaumer N, Schmidt RF. Biologische Psychologie. Siebte Auflage. Heidelberg: Springer 2010; 157–82.

Bovbjerg D. Interleukin 1 induces taste aversion as well as decreased food and water consumption in mice. Psychosom Med 1988; 50: 196.

Bovbjerg D, Cohen N, Ader R. Behaviorally conditioned enhancement of delayed-type hypersensitivity in the mouse. Brain Behav Immun 1987; 1: 64–71.

Bovbjerg DH, Redd WH, Maier LA, Holland JC, Lesko LM, Niedzwiecki D, Rubin SC, Hakes TB. Anticipatory immune suppression and nausea in women receiving cyclic chemotherapy for ovarian cancer. J Consult Clin Psychol 1990; 58: 153–7.

Buske-Kirschbaum A, Kirschbaum C, Stierle H, Lehnert H, Hellhammer D. Conditioned increase of natural killer cell activity (NKCA) in humans. Psychosom Med 1992; 54: 123–32.

Buske-Kirschbaum A, Kirschbaum C, Stierle H, Jabaij L, Hellhammer D. Conditioned manipulation of natural killer (NK) cells in humans using a discriminative learning protocol. Biol Psychol 1994; 38: 143–55.

Chourbaji S, Urani A, Inta I, Sanchis-Segura C, Brandwein C, Zink M, Schwaninger M, Gass P. IL-6 knockout mice exhibit resistance to stress-induced development of depression-like behaviors. Neurobiol Dis 2006; 23: 587–94.

Cleeland CS, Bennett GJ, Dantzer R, Dougherty PM, Dunn AJ, Meyers CA, Miller AH, Payne R, Reuben JM, Wang XS, Lee BN. Are the symptoms of cancer and cancer treatment due to a shared biologic mechanism? A cytokine-immunological model of cancer symptoms. Cancer 2003; 97: 2919–25.

Cohen N, Ader R, Green N, Bovbjerg D. Conditioned suppression of a thymus-independent antibody response. Psychosom Med 1979; 41: 487–91.

Coussons ME, Dykstra LA, Lysle DT. Pavlovian conditioning of morphine-induced alterations of immune status. J Neuroimmunol 1992; 39: 219–30.

Dantzer R. Cytokine-induced sickness behaviour: a neuroimmune response to activation of innate immunity. Eur J Pharmacol 2004; 500: 399–411.

Dantzer R, O'Connor JC, Freund GG, Johnson RW, Kelley KW. From inflammation to sickness and depression: when the immune system subjugates the brain. Nat Rev Neurosci 2008; 9: 46–57.

Dekker E, Groen J. Reproducible psychogenic attacks of asthma; a laboratory study. J Psychosom Res 1956; 1: 58–67.

Dekker E, Pelser HE, Groen J. Conditioning as a cause of asthmatic attacks; a laboratory study. J Psychosom Res 1957; 2: 97–108.

Djurić VJ, Bienenstock J. Learned sensitivity. Ann Allergy 1993; 71: 5–14.

Dyck DG, Janz L, Osachuk TAG, Falk J, Labinsky J, Greenberg AH. The Pavlovian conditioning of IL-1-induced glucocorticoid secretion. Brain Behav Immun 1990; 4: 93–104.

Enck P, Benedetti F, Schedlowski M. New insights into the placebo and nocebo responses. Neuron 2008; 59:195–206.

Exton MS, von Hörsten S, Schult M, Vöge J, Strubel T, Donath S, Steinmüller C, Seeliger H, Nagel E, Westermann J, Schedlowski M. Behaviorally conditioned immunosuppression using cyclosporine A: central nervous system reduces IL-2 production via splenic innervation. J Neuroimmunol 1998; 88: 182–91.

Exton MS, von Auer AK, Buske-Kirschbaum A, Stockhorst U, Göbel U, Schedlowski M. Pavlovian conditioning of immune function: animal investigation and the challenge of human application. Behav Brain Res 2000a; 110: 129–41.

Exton MS, von Hörsten S, Strubel T, Donath S, Schedlowski M, Westermann J. Conditioned alterations of specific blood leukocyte subsets are reconditionable. Neuroimmunomodulation 2000b; 7: 106–14.

Fredrikson M, Fürst CJ, Lekander M, Rotstein S, Blomgren H. Trait anxiety and anticipatory immune reactions in women receiving adjuvant chemotherapy for breast cancer. Brain Behav Immun 1993; 7: 79–90.

Garcia J, Koelling RA. Relation of cue to consequence in avoidance learning. Psychonom Sci 1966; 4: 123–4.

Garcia J, Kimeldorf DJ, Koelling RA. Conditioned aversion to saccharin resulting from exposure to gamma radiation. Science 1955; 122: 157–8.

Gauci M, Husband AJ, Saxarra H, King MG. Pavlovian conditioning of allergic rhinitis in humans. In: Husband AJ (Hrsg). Psychoimmunology: CNS-immune interactions. Boca Raton: CRC 1993; 121–5.

Ghanta VK, Hiramoto RN, Solvason HB, Spector NH. Neural and environmental influences on neoplasia and conditioning of NK activity. J Immunol 1985; 135 (2 Suppl): 848 s–52 s.

Ghanta V, Hiramoto RN, Solvason B, Spector NH. Influence of conditioned natural immunity on tumor growth. Ann N Y Acad Sci 1987; 496: 637–46.

Ghanta VK, Hiramoto NS, Solvason HB, Soong SJ, Hiramoto RN. Conditioning: a new approach to immunotherapy. Cancer Res 1990; 50: 4295–9.

Giang DW, Goodman AD, Schiffer RB, Mattson DH, Petrie M, Cohen N, Ader R. Conditioning of cyclophosphamide-induced leukopenia in humans. J Neuropsychiatry Clin Neurosci 1996; 8: 194–201.

Goebel MU, Trebst AE, Steiner J, Xie YF, Exton MS, Frede S, Canbay AE, Michel MC, Heemann U, Schedlowski M. Behavioral conditioning of immunosuppression is possible in humans. FASEB J 2002; 16: 1869–73.

Goebel MU, Meykadeh N, Kou K, Schedlowski M, Hengge UR. Behavioral conditioning of antihistamine effects in patients with allergic rhinitis. Psychother Psychosom 2008; 77: 227–34.

Gorczynski RM. Conditioned enhancement of skin allografts in mice. Brain Behav Immun 1990; 4: 85–92.

Gorczynski RM, Kennedy M, Ciampi A. Cimetidine reverses tumor growth enhancement of plasmacytoma tumors in mice demonstrating conditioned immunosuppression. J Immunol 1985; 134: 4261–6.

Goshen I, Yirmiya R. Interleukin-1 (IL-1): a central regulator of stress responses. Front Neuroendocrinol 2009; 30: 30–45.

Grigoleit JS, Kullmann JS, Winkelhaus A, Engler H, Wegner A, Hammes F, Oberbeck R, Schedlowski M. Single-trial conditioning in a human taste-endotoxin paradigm induces conditioned odor aversion but not cytokine responses. Brain Behav Immun 2012; 26: 234–8.

Grochowicz PM, Schedlowski M, Husband AJ, King MG, Hibberd AD, Bowen KM. Behavioral conditioning prolongs heart allograft survival in rats. Brain Behav Immun 1991; 5: 349–56.

Hadamitzky M, Engler H, Schedlowski M. Learned immunosuppression: extinction, renewal, and the challenge of reconsolidation. J Neuroimmune Pharmacol 2013; 8: 180–8.

Herberman RB, Ortaldo JR. Natural killer cells: their roles in defenses against disease. Science 1981; 214: 24–30.

Hiramoto RN, Hiramoto NS, Rish ME, Soong SJ, Miller DM, Ghanta VK. Role of immune cells in the Pavlovian conditioning of specific resistance to cancer. Int J Neurosci 1991; 59: 101–17.

Hsueh CM, Kuo JS, Chen SF, Huang HJ, Cheng FC, Chung LJ, Lin RJ. Involvement of catecholamines in recall of the conditioned NK cell response. J Neuroimmunol 1999; 94: 172–81.

Janz LJ, Green-Johnson J, Murray L, Vriend CY, Nance DM, Greenberg AH, Dyck DG. Pavlovian conditioning of LPS-induced responses: effects on corticosterone, splenic NE, and IL-2 production. Physiol Behav 1996; 59: 1103–9.

Kirschbaum C, Jabaaij L, Buske-Kirschbaum A, Hennig J, Blom M, Dorst K, Bauch J, DiPauli R, Schmitz G, Ballieux R, Hellhammer D. Conditioning of drug-induced immunomodulation in human volunteers: a European collaborative study. Br J Clin Psychol 1992; 31: 459–72.

Klosterhalfen S, Klosterhalfen W. Conditioned taste aversion and traditional learning. Psychol Res 1985; 47: 71–94.

Klosterhalfen S, Klosterhalfen W. Classically conditioned effects of cyclophosphamide on white blood cell counts in rats. Ann N Y Acad Sci 1987; 496: 569–77.

Klosterhalfen S, Klosterhalfen W. Conditioned cyclosporine effects but not conditioned taste aversion in immunized rats. Behav Neurosci 1990; 104: 716–24.

Klosterhalfen S, Klosterhalfen W. The conditioning of immunopharmacological effects: Critical remarks and perspectives. In: Husband AJ (Hrsg). Psychoimmunology: CNS-immune interactions. Boca Raton: CRC Press, 1993; 149–62.

Klosterhalfen W, Klosterhalfen S. Pavlovian conditioning of immunosuppression modifies adjuvant arthritis in rats. Behav Neurosci 1983; 97: 663–6.

Laudenslager ML, Ryan SM, Drugan RC, Hyson RL, Maier SF. Coping and immunosuppression: inescapable but not escapable shock suppresses lymphocyte proliferation. Science 1983; 221: 568–70.

Lee BN, Dantzer R, Langley KE, Bennett GJ, Dougherty PM, Dunn AJ, Meyers CA, Miller AH, Payne R, Reuben JM, Wang XS, Cleeland CS. A cytokine-based neuroimmunological mechanism of cancer-related symptoms. Neuroimmunomodulation 2004; 11: 279–92.

Lekander M, Fürst CJ, Rotstein S, Blomgren H, Fredrikson M. Does informed adjuvant placebo chemotherapy for breast cancer elicit immune changes? Oncol Rep 1994; 1: 699–703.

Lekander M, Fürst CJ, Rotstein S, Blomgren H, Fredrikson M. Anticipatory immune changes in women treated with chemotherapy for ovarian cancer. Int J Behav Med 1995; 2: 1–12.

Longo DL, Duffey PL, Kopp WC, Heyes MP, Alvord WG, Sharfman WH, Schmidt PJ, Rubinow DR, Rosenstein DL. Conditioned immune response to interferon-gamma in humans. Clin Immunol 1999; 90: 173–81.

MacKenzie JN. The production of the so-called ›rose cold‹ by means of an artificial rose. Am J Med Sci 1886; 91: 45–57.

MacQueen G, Marshall J, Perdue M, Siegel S, Bienenstock J. Pavlovian conditioning of rat mucosal mast cells to secrete rat mast cell protease II. Science 1989; 243: 83–5.

Mageed AA, Findley HW, Franco C, Singhapakdi S, Alvarado C, Chan WC, Ragab AH. Natural killer cells in children with acute leukemia. The effect of interleukin-2. Cancer 1987; 60: 2913–8.

Maier SF, Watkins LR. Cytokines for psychologists: implications of bidirectional immune-to-brain communication for understanding behavior, mood, and cognition. Psychol Rev 1998; 105: 83–107.

Metal'nikov S, Chorine V. Rôle des reflexes conditionnels dans l'immunité. Ann Inst Pasteur 1926; 40: 893–900.

Morato EF, Gerbase-DeLima M, Gorczynski RM. Conditioned immunosuppression in orally immunized mice. Brain Behav Immun 1996; 10: 44–54.

Mormede P, Dantzer R, Michaud B, Kelley KW, Le Moal M. Influence of stressor predictability and behavioral control on lymphocyte reactivity, antibody responses and neuroendocrine activation in rats. Physiol Behav 1988; 43: 577–83.

Napolitano F, De Rosa G, Grasso F, Migliori G, Bordi A. Conditioned inhibition of antibody response and CD4 positive cells. Physiol Behav 1998; 64: 395–8.

Newman ME. Can an immune response be conditioned? J Natl Cancer Inst 1990; 82: 1534–5.

Nilsonne G, Appelgren A, Axelsson J, Fredrikson M, Lekander M. Learning in a simple biological system: a pilot study of classical conditioning of human macrophages *in vitro*. Behav Brain Funct 2011; 7: 47. doi: 10.1186/1744-9081-7-47.

Nokia MS, Anderson ML, Shors TJ. Chemotherapy disrupts learning, neurogenesis and theta activity in the adult brain. Eur J Neurosci 2012; 36: 3521–30.

O'Reilly CA, Exon JH. Cyclophosphamide-conditioned suppression of the natural killer cell response in rats. Physiol Behav 1986; 37: 759–64.

Olness K, Ader R. Conditioning as an adjunct in the pharmacotherapy of lupus erythematosus. J Dev Behav Pediatr 1992; 13: 124–5.

Overmier JB, Seligman MEP. Effects of inescapable shock upon subsequent escape and avoidance responding. J Comp Physiol Psychol 1967; 63: 28–33.

Pacheco-López G, Bermúdez-Rattoni F. Brain-immune interactions and the neural basis of disease-avoidant ingestive behaviour. Philos Trans R Soc Lond B 2011; 366: 3389–405.

Pacheco-López G, Niemi MB, Kou W, Härting M, Fandrey J, Schedlowski M. Neural substrates for behaviorally conditioned immunosuppression in the rat. J Neurosci 2005; 25: 2330–7.

Pacheco-López G, Riether C, Doenlen R, Engler H, Niemi M-B, Engler A, Kavelaars A, Heijnen CJ, Schedlowski M. Calcineurin inhibition in splenocytes induced by Pavlovian conditioning. FASEB J 2009; 23: 1161–7.

Plata-Salamán CR. 1998 Curt P. Richter Award Brain mechanisms in cytokine-induced anorexia. Psychoneuroendocrinology 1999; 24: 25–41.

Quirk GJ, Mueller D. Neural mechanisms of extinction learning and retrieval. Neuropsychopharmacology 2008; 33: 56–72.

Ramírez-Amaya V, Bermúdez-Rattoni F. Conditioned enhancement of antibody production disrupted by insular cortex and amygdala but not hippocampal lesions. Brain Behav Immun 1999; 13: 46–60.

Ramírez-Amaya V, Alvarez-Borda B, Bermúdez-Rattoni F. Differential effects of NMDA-induced lesions into the insular cortex and amygdala on the acquisition and evocation of conditioned immunosuppression. Brain Behav Immun 1998; 12: 149–60.

Ramsay DS, Woods SC. Biological consequences of drug administration: implications for acute and chronic tolerance. Psychol Rev 1997; 104: 170–93.

Riether C, Doenlen R, Pacheco-López G, Niemi MB, Engler A, Engler H, Schedlowski M. Behavioural conditioning of immune function: how the central nervous system controls peripheral immune responses by evoking associative learning processes. Rev Neurosc 2008; 19: 1–17.

Rogers MP, Reich P, Strom TB, Carpenter CB. Behaviorally conditioned immunosuppression: replication of a recent study. Psychosom Med 1976; 38: 447–51.

Rosenberg SA. The development of new immunotherapies for the treatment of cancer using interleukin-2. A review. Ann Surg 1988; 208: 121–35.

Roudebush RE, Bryant HU. Conditioned immunosuppression of a murine delayed type hypersensitivity response: dissociation from corticosterone elevation. Brain Behav Immun 1991; 5: 308–17.

Russell M, Dark KA, Cummins RW, Ellman G, Callaway E, Peeke HV. Learned histamine release. Science 1984; 225: 733–4.

Sandi C, Borrell J, Guaza C. Behavioral, neuroendocrine, and immunological outcomes of escapable or inescapable shocks. Physiol Behav 1992; 51: 651–6.

Schedlowski M, Falk A, Rohne A, Wagner TOF, Jacobs R, Tewes U, Schmidt RE. Catecholamines induce alterations of distribution and activity of human natural killer (NK) cells. J Clin Immunol 1993; 13: 344–51.

Schulz K-H, Schedlowski M, Schulz H, Kugler J. Struktur und Funktion des Immunsystems – Eine kurze Einführung. Z Med Psychol 1997; 2: 53–8.

Segerstrom SC, Miller GE. Psychological stress and the human immune system: a meta-analytic study of 30 years of inquiry. Psych Bull 2004; 130: 601–30.

Seligman ME, Maier SF. Failure to escape traumatic shock. J Exp Psychol 1967; 74: 1–9.

Sieber WJ, Rodin J, Larson L, Ortega S, Cummings N, Levy S, Whiteside T, Herberman R. Modulation of human natural killer cell activity by exposure to uncontrollable stress. Brain Behav Immun 1992; 6: 141–56.

Smith GR, McDaniel SM. Psychologically mediated effect on the delayed hypersensitivity reaction to tuberculin in humans. Psychosom Med 1983; 45: 65–70.

Solvason HB, Ghanta VK, Hiramoto RN. The identity of the unconditioned stimulus to the central nervous system is interferon-β. J Neuroimmunol 1993; 45: 75–82.

Spector NH. Konditionierung von Immunreaktionen. In: Kaschka WP, Aschauer HN (Hrsg). Psychoimmunologie. Stuttgart: Thieme 1990; 43–50.

Steinman L. Elaborate interactions between the immune and nervous systems. Nature Immunol 2004; 5: 575–81.

Stockhorst, U. Klassische Konditionierung bei der Gabe von Pharmaka. Experimentelle Grundlagenstudien und klinische Anwendung. Lengerich: Pabst Science Publishers 2003.

Stockhorst U, Klosterhalfen S. Klinische Anwendungen der klassischen Konditionierung von Immunfunktionen. In: Schulz K-H, Kugler J, Schedlowski M (Hrsg). Psychoneuroimmunologie. Bern: Huber 1997; 373–88.

Stockhorst U, Klosterhalfen S. Lernpsychologische Aspekte in der Psychoneuroimmunologie (PNI). Psychother Psych Med 2005; 55: 5–19.

Stockhorst U, Klosterhalfen S, Klosterhalfen W, Winkelmann M, Steingrueber HJ. Anticipatory nausea in cancer patients receiving chemotherapy: classical conditioning etiology and therapeutical implications. Integr Physiol Behav Sci 1993; 28: 177–81.

Stockhorst U, Klosterhalfen S, Steingrüber HJ. Conditioned nausea and further side-effects in cancer chemotherapy: a review. J Psychophysiol 1998; 12 (Supple 1): 14–33.

Stockhorst U, Spennes-Saleh S, Körholz D, Göbel U, Schneider ME, Steingrüber HJ, Klosterhalfen S. Anticipatory symptoms and anticipatory immune responses in pediatric cancer patients receiving chemotherapy: features of a classically conditioned response? Brain Behav Immun 2000; 14, 198–218.

Stockhorst U, Steingrueber HJ, Enck P, Klosterhalfen S. Pavlovian conditioning of nausea and vomiting. Auton Neurosci 2006; 129: 50–7.

Szczytkowski JL, Lysle DT. Conditioned effects of heroin on the expression of inducible nitric oxide synthase in the rat are susceptible to extinction and latent inhibition. Psychopharmacology 2007; 191: 879–89.

Tausk F, Elenkov I, Moynihan J. Psychoneuroimmunology. Dermatol Ther 2008; 21: 22–31.

Tracey KJ. The inflammatory reflex. Nature 2002; 420: 853–9.

Tracey KJ. Reflex control of immunity. Nat Rev Immunol 2009; 9: 418–28.

Turnbull AV, Rivier C. Regulation of the HPA axis by cytokines. Brain Behav Immun 1995; 9: 253–75.

van Valen F, Winkelmann W, Burdach S, Göbel U, Jürgens H. Interferon gamma and tumour necrosis factor alpha induce a synergistic antiproliferative response in human Ewing's sarcoma cells in vitro. J Cancer Res Clin Oncol 1993; 119: 615–21.

Vervliet B, Craske MG, Hermans D. Fear extinction and relapse: state of the art. Annu Rev Clin Psychol 2013; 9: 215–48.

Weiss B. Chemobrain: a translational challenge for neurotoxicology. Neurotoxicology 2008; 29: 891–8.

Weisse CS, Pato CN, McAllister CG, Littman R, Breier A, Paul SM, Baum A. Differential effects of controllable and uncontrollable acute stress on lymphocyte proliferation and leukocyte percentages in humans. Brain Behav Immun 1990; 4: 339–51.

Wirth T, Ober K, Prager G, Vogelsang M, Benson S, Witzke O, Kribben A, Engler H, Schedlowski M. Repeated recall of learned immunosuppression: Evidence from rats and men. Brain Behav Immun 2011; 25: 1444–51.

9 Expressives Schreiben und Immunaktivität – gesundheitsfördernde Aspekte der Selbstöffnung

Andrea B. Horn, Matthias R. Mehl, Fenne große Deters

»*Give sorrow words; the grief that does not speak, Whispers the o'er-fraught heart and bids it break.*«

»*Gebt euerm Schmerz Worte: ein stummer Schmerz presst seine Klagen in das Herz zurück, und macht es brechen.*«

Shakespeare, Macbeth, 6. Szene, 4. Aufzug

»*Am besten gefällt mir noch, dass ich das, was ich denke und fühle, wenigstens aufschreiben kann, sonst würde ich komplett ersticken.*«

Anne Frank (16. März 1944)

9.1 Einleitung

Ob in Tagebüchern, Blogs, Briefen, E-Mails oder Romanen – viele Menschen schreiben über das, was sie bedrückt und beschäftigt. Goethe ließ die fiktive Person Werther Briefe schreiben, um über seine unglückliche Liebe hinwegzukommen, Kafka versuchte in seinem nie versandten »Brief an den Vater« seine schwierige Beziehung zu seinem Vater aufzuarbeiten und Anne Frank half ihr Tagebuch dabei, ihre bedrückende Situation zu ertragen. Warum aber greifen so viele Menschen zum Stift, um ihren Gefühlen Ausdruck zu verleihen und sich selbst zu öffnen?

Betrachtet man die Situationen, die Menschen dazu bringen, über ihre Gefühle und Gedanken zu schreiben, scheint Schreiben insbesondere bei der Auseinandersetzung mit belastenden Erfahrungen als hilfreich erlebt zu werden. Stellt das Schreiben von Tagebüchern, Briefen, Romanen und Ähnlichem also eine effektive **Copingstrategie** dar? Fördert es die Verarbeitung von bedrückenden Erlebnissen und erleichtert es den Umgang mit negativen Gefühlen?

In den achtziger Jahren begann James W. Pennebaker erstmals dieses Phänomen mittels einer **standardisierten Schreibaufgabe** wissenschaftlich zu erforschen und die Effekte des Schreibens auf die körperliche und seelische Gesundheit des Schreibenden empirisch abzubilden (Pennebaker u. Beall 1986). Bestechend durch die Einfachheit der Anwendung und die vielseitigen positiven Effekte hat das Paradigma des Expressiven Schreibens in den letzten zwanzig Jahren zu einer Vielzahl an Forschungsarbeiten und Anwendungsideen in sehr unterschiedlichen Bereichen von Psychologie und Medizin inspiriert. Diese lassen sich nachlesen in einem von der *American Psychological Association* (APA) publizierten Herausgeberwerk (Lepore u. Smyth 2002), zahlreichen Buchbeiträgen (z. B. Mehl u. Pennebaker 2000; Pennebaker u. Chung 2007), mehreren Metaanalysen (Smyth 1998; Frisina et al. 2004; Frattaroli 2006; Harris 2006), sowie einer Reihe populärwissenschaftlicher Aufbereitungen (z. B. Pennebaker 1997, 2004).

Das Ziel des vorliegenden Kapitels ist es, einen Überblick über die Forschung zum

Expressiven Schreiben unter besonderer Berücksichtigung psychoimmunologischer Befunde zu geben und die Möglichkeiten und Grenzen der Anwendung des Expressiven Schreibens im Rahmen der Psychotherapie zu diskutieren. Nach einer Einführung wird ein kurzer Überblick über das Paradigma des Expressiven Schreibens gegeben. Der dritte Teil des Kapitels beschäftigt sich mit den Effekten des Expressiven Schreibens unter besonderer Berücksichtigung immunologischer Befunde. Danach werden existierende Erklärungsmodelle diskutiert. Im letzten Teil werden Potenziale des Paradigmas für die psychotherapeutische Anwendung aufgezeigt.

9.2 Das Paradigma des Expressiven Schreibens

In den achtziger Jahren entwickelte James W. Pennebaker das Paradigma des Expressiven Schreibens (ES): In seiner ersten Studie (Pennebaker u. Beall 1986) ließ er Studenten an vier aufeinanderfolgenden Tagen für jeweils 15 min über ein traumatisches Erlebnis und die Kontrollgruppe über ein oberflächliches Thema schreiben.

Direkt nach den Schreibsitzungen waren die Probanden aus der Experimentalgruppe schlechterer Stimmung und wiesen einen höheren Blutdruck auf – langfristig zeigte sich jedoch, dass sie in den auf das Experiment folgenden 6 Monaten deutlich seltener zum Arzt gingen als jene Studenten, die lediglich über ein belangloses Thema geschrieben hatten. Ausgehend von diesen Befunden ist das Paradigma des ES in vielfältigen Abwandlungen von Instruktion, Schreibthema, Dauer, Häufigkeit und Abstand der Schreibsitzungen angewendet worden. Zahlreiche Studien zeigten **positive Effekte** dieser wenig aufwendigen Intervention auf die körperliche und seelische Gesundheit sowie auf objektive Verhaltensdaten.

Begriffsbestimmung

In diesem Kapitel wird der Begriff »Expressives Schreiben« (ES) verwendet, der zu den Bezeichnungen Emotionales Schreiben und *Disclosure*-Schreiben synonym ist und den englischen Begriffen *expressive writing, emotional writing, written disclosure* sowie *disclosive writing* entspricht.

Der Ablauf des klassischen Paradigmas lässt sich folgendermaßen beschreiben:

- Die Teilnehmer werden randomisiert einer von zwei Gruppen zugewiesen.
- Die Probanden der Kontrollgruppe werden gebeten, über ein oberflächliches, nichtemotionales Thema (z. B. das persönliche Zeitmanagement) zu schreiben. Dagegen wird die Experimentalgruppe aufgefordert über die traumatischste Erfahrung ihres Lebens, ein sehr stressiges Erlebnis oder ein emotional extrem wichtiges Thema zu schreiben.
- Als Instruktion für die Experimentalgruppe wird mit geringfügigen Abwandlungen meist die folgende eingesetzt: »*In den nächsten (drei) Tagen möchte ich Sie bitten, über Ihre tiefsten Gedanken und Gefühle zu der bisher traumatischsten Erfahrung Ihres Lebens zu schreiben. Alternativ können Sie auch über ein für Sie emotional extrem wichtiges Thema schreiben, das Ihr Leben tiefgreifend beeinflusst hat. Beim Schreiben bitte ich Sie loszulassen und Ihre tiefsten Gedanken und Gefühle zu erforschen. Sie können Ihr Thema in Verbindung bringen mit Beziehungen zu anderen Menschen, mit denen Sie Umgang haben, z. B. Ihrem Partner, Freunden oder*

Verwandten. Fragen Sie sich, welche Zusammenhänge Sie mit Ereignissen aus Ihrer Vergangenheit, Ihrer gegenwärtigen Situation oder Ihrer Zukunft sehen oder wer Sie damals waren, wie sie sich derzeit sehen oder wie sie gerne wären. Kümmern Sie sich nicht um Rechtschreibung, Satzbau oder Grammatik. Schreiben Sie bitte möglichst ohne Unterbrechung, bis die Zeit zu Ende ist. Alles was Sie schreiben wird absolut vertraulich behandelt werden.«
- Die 15–20-minütigen Schreibsitzungen finden üblicherweise an 3–5 Tagen im Labor statt. Dabei schreiben die Probanden einzeln, in ruhiger, Privatheit signalisierender Atmosphäre, und es wird ihnen zugesichert, dass das Geschriebene anonym bleibt und sie keinerlei Rückmeldung erhalten.

Bemerkenswert ist, dass im Durchschnitt jeder zweite Proband über Erfahrungen schreibt, die ohne Weiteres als **traumatisch** bezeichnet werden können – und dies selbst in Stichproben, die z. B. aus Studenten bestehen, bei denen kein gesteigertes Risiko erwartet werden kann (Smyth et al. 2008a). Unabhängig von Alter oder sozioökonomischem Hintergrund berichten Probanden über ein breites Spektrum persönlicher Schicksale wie:
- Vergewaltigungen
- körperlichen und emotionalen Missbrauch
- Selbstmordversuche
- Drogenprobleme
- tragische Unfälle
- Todesfälle
- gescheiterte Liebesbeziehungen
- Scheidungsdramen

In Anbetracht dieser Themen sind die Schreibsitzungen häufig von **negativen Emotionen** begleitet und die Teilnehmer werden – für den Fall, dass diese Emotionen länger anhalten oder sich verschlimmern – über psychologische Hilfsangebote informiert. Rund 98 % der Probanden geben jedoch an, dass das Schreiben eine wertvolle und persönlich bedeutsame Erfahrung war und sie jederzeit wieder an einer derartigen Studie teilnehmen würden (Pennebaker u. Beall 1986).

9.3 Wirksamkeit des Expressiven Schreibens

9.3.1 Allgemeine Wirksamkeit

Es existiert inzwischen eine beträchtliche Anzahl an Studien, die positive Effekte des ES auf die körperliche und seelische Gesundheit nachweisen. Generell zeigt sich, dass Teilnehmer, die über traumatische Erfahrungen schreiben, in den Monaten nach der Studie im Vergleich zur Kontrollgruppe
- weniger zum Arzt gehen,
- verbesserte Immunparameter aufweisen,
- weniger Symptome berichten,
- weniger depressiv und ängstlich sind und
- sich subjektiv wohler fühlen.

Positive Effekte wurden weiterhin für eine Reihe objektiver Verhaltensdaten, wie die Wiederanstellungszeit nach Entlassung, die Abwesenheit vom Arbeitsplatz und den Notendurchschnitt nachgewiesen (Smyth 1998).

Bemerkenswert ist nicht nur das Spektrum der Effekte, sondern auch die Generalisierbarkeit des Paradigmas: von Studierenden und Insassen eines Hochsicherheitsgefängnisses bis hin zu schwer kranken Patienten und entlassenen Mitarbeitern eines Elektronikunternehmens erwiesen sich die Effekte als robust. Studien aus diversen Ländern (unter anderem den USA, Mexiko, Neuseeland, Japan, Israel, England, Belgien, Holland, Spanien und Deutschland) belegen zudem die Wirksamkeit des ES in verschiedenen Kulturen. Auch in unterschiedlichen Altersklassen über die Lebensspanne konnte die Wirkung bestätigt werden (z. B. für Jugendliche [Horn et al. 2010]).

Neben Stabilität und Generalisierbarkeit ist die **Größe** des Effektes von entscheidender Bedeutung. In vier Metaanalysen (Smyth 1998; Frisina et al. 2004; Frattaroli 2006; Harris 2006) fanden sich signifikante schwache bis mittlere Effektstärken zwischen r = 0,075 und r = 0,257, wobei sich die stärksten Effekte für physiologische und insbesondere immunologische Parameter zeigten. Gemessen an traditionellen Standards mag eine Effektstärke von r = 0,075 zwar klein erscheinen – im Vergleich zu anderen gesundheitsfördernden Interventionen ist sie jedoch durchaus beträchtlich und klinisch bedeutsam. Dies gilt insbesondere, da generell Effektgrößen in primär- oder tertiärpräventiven Bereichen relativ niedrig ausfallen. So findet sich z. B. für die tägliche Einnahme von Acetylsalicylsäure nach einem Herzinfarkt zur Vorbeugung eines Re-Infarktes eine mittlere Effektstärke von r = 0,034. Epidemiologisch betrachtet macht diese kleine, jedoch klinisch bedeutsame Effektstärke diese Intervention handlungsleitend für die klinische Praxis (Frattaroli 2006).

Berücksichtigt man zudem, wie einfach und kostengünstig das Paradigma des ES angewendet werden kann und dass Probanden ihr Schreiben meist als positive Erfahrung bewerten, so sind auch empirisch gesicherte, schwache Effekte von **klinischer Bedeutung**. Aktuelle Studien zum ES fokussieren daher auch weniger darauf, ob die generelle Wirksamkeit repliziert werden kann – diese gilt inzwischen als gut gesichert –, sondern verstärkt auf Indikationen für die klinische Anwendung und Bedingungen, unter denen das ES kontraindiziert sein könnte.

9.3.2 Moderatorvariablen: Aspekte der Durchführung

Die gemittelten Effektstärken der Metaanalysen ergaben sich durch Aggregation zahlreicher im Hinblick auf Population, Setting und Durchführung heterogener Studien. Dementsprechend zeigten auch die individuellen Effektgrößen eine starke Heterogenität. Für die Maximierung der Wirksamkeit des ES in der Anwendung ist es somit besonders interessant, welche Faktoren die Effekte steigern oder abschwächen.

Von besonderer Wichtigkeit für den Erfolg der Intervention scheint zu sein, dass sich die Teilnehmer wirklich auf das Schreiben einlassen und sich intensiv mit ihren Gedanken und Gefühlen auseinandersetzen.

Mehr Privatheit, ob im Labor durch einen abgetrennten Raum oder dadurch, dass die Probanden zuhause schreiben, führt ebenso zu stärkeren Effekten wie Schreibsitzungen, die mindestens 15 min dauern und wenigstens dreimal stattfinden (Frattaroli 2006). Dass sich die Effektivität des ES durch eine Erhöhung von Dauer und Häufigkeit des Schreibens unbegrenzt steigern lässt, ist allerdings unwahrscheinlich – Aufgabe zukünftiger Forschung ist es daher, die **optimalen Anwendungsbedingungen** mithilfe experimenteller Variation zu identifizieren. So zeigte kürzlich eine Studie, dass die Verteilung von drei Schreibsitzungen innerhalb 1 h, 3 h oder den üblichen 3 Tagen keinen Unterschied zu machen scheint und vergleichbare Effekte erzielt (Chung u. Pennebaker 2008).

Bezüglich möglicher Abwandlungen des Paradigmas des ES wird zurzeit diskutiert, ob es notwendig ist, dass Probanden über negative Erfahrungen schreiben oder ob nicht alleine die **Emotionalität** der beschriebenen Erfahrung entscheidend ist. Diese Überlegung ist angesichts der kurzfristigen negativen Auswirkungen des Schreibens über traumatische Erlebnisse (z. B. Niedergeschlagenheit nach dem Schreiben) von praktischer Bedeutung. Zwar gibt es Belege für die Wirksamkeit des Schreibens über positive Themen, aber interessanterweise erwies sich in einer Studie ausschließlich das bloße Rekapitulieren (im Sinne eines mentalen Wiedererlebens) positiver Thematiken als hilfreich, während eine analytische Beschäftigung damit (z. B. »*Wieso fühle ich mich eigentlich so glücklich?*«) sogar zu negativen Effekten führte (Lyubomirsky et al. 2006).

Klassische Befunde aus früheren Schreibstudien (Pennebaker u. Chung 2007), die zeigen, dass eine vertiefte kognitive Verarbeitung neben reinem Gefühlsausdruck beim Schreiben für die positiven Effekte entscheidend ist, scheinen also beim Aufschreiben positiver Erlebnisse nicht entsprechend zu gelten. Eine frühe ES-Studie zeigte, dass weder das rein emotionale Herunterschreiben ohne kognitive Verarbeitung, noch das rationalisierende Wiedergeben der Erlebnisse Wirkung zeigte. Entscheidend scheint beim Schreibparadigma das Erzeugen eines **kognitiv-affektiven Verarbeitungsmodus** zu sein. Dieser Verarbeitungsmodus erinnert z. B. an den »achtsamen Modus« von Teasdale (1999), der, im Gegensatz zum emotiven oder rationalisierenden Modus, ein höheres Maß an mentaler Kontrolle bietet und eine günstige Verarbeitung emotionalisierender Erlebnisse verspricht. Dieser Modus ist klar von einem ruminativen Modus zu unterscheiden, der meist als aversiv und intrusiv erlebt wird und sich durch einen oberflächlichen kognitiven Verarbeitungsstil auszeichnet.

Ob die günstige Art des selbstreflektierenden kognitiv-affektiven Verarbeitungsmodus unabhängig vom Inhalt beim Schreiben gefördert wird und damit beim Schreiben über positive Erlebnisse tatsächlich vergleichbare Prozesse ablaufen wie beim Schreiben über belastende Erlebnisse, darf bezweifelt werden.

9.3.3 Differenzielle Wirksamkeit

Klinisch relevant ist ebenso die Frage, ob es bestimmte Eigenschaften der Person gibt, die ES im Einzelfall besonders oder aber weniger wirksam macht. Nach dem bisherigen Stand der Empirie scheint die Wirksamkeit des ES weitgehend unabhängig von Alter, kulturellem Hintergrund, Bildungsstand und Geschlecht zu sein. Besonders starke Effekte zeigten sich allerdings in einigen Studien bei Personen, die Persönlichkeitseigenschaften aufwiesen, die sich durch einen vermeidenden Emotionsregulationsstil auszeichnen. Folgende Gruppen scheinen vom ES stärker zu profitieren, wobei diese Befunde nicht für alle Studien repliziert werden konnten (Pennebaker u. Chung 2007):

- Probanden mit hohen Alexithymiewerten (Unfähigkeit eigene emotionale Zustände zu erkennen und zu benennen)
- Jugendliche mit einer ausgeprägten Tendenz zur Gedankenunterdrückung
- Personen, die einen wenig expressiven, vermeidenden Copingstil haben oder bezüglich ihres emotionalen Ausdrucks sehr ambivalent sind

Auf weitere Moderatoren der Wirksamkeit des ES und klinisch relevante Indikationen und Kontraindikationen wird bei der Darstellung einzelner Studien sowie im letzten Teil des Kapitels eingegangen.

9.3.4 Expressives Schreiben und Immunaktivität

In mehr als 20 Jahren Forschung zum ES konnten zahlreiche die Immunaktivität betreffende Effekte nachgewiesen werden. Um das Potenzial dieses Paradigmas für die Anwendung im psychoneuroimmunologischen Kontext aufzuzeigen, werden in den nächsten zwei Abschnitten wegweisende Studien kurz vorgestellt.

Direkte Befunde: PNI im Labor

Schon Mitte der achtziger Jahre erhoben Pennebaker und Kollegen in einer Studie Parameter des Immunsystems. Die Entnahme einer Blutprobe erfolgte jeweils einen Tag vor, einen Tag nach und 6 Wochen nach der Schreibintervention. Im Vergleich zur Kontrollgruppe, die über ein neutrales Thema schrieb, zeigten sich bei Probanden, die über ein **emotionales Thema** schrieben, eine höhere Proliferationsrate von T-Helferzellen bei blastogenetischer Stimulation sowie weniger Arztbesuche (Pennebaker et al. 1988).

Die Effekte auf **T-Helferzellen** bei körperlich gesunden Studienteilnehmern durch ES konnten in einer späteren Studie repliziert werden, wenn auch der zeitliche Verlauf und die klinische Bedeutung dieser Veränderungen noch nicht gänzlich verstanden sind (Booth et al. 1997). Diese Studie konnte allerdings in einer Verlaufsmessung mit einer Reihe von Messzeitpunkten vor und nach den Schreibsitzungen klar die Annahme widerlegen, dass die Selbstöffnung primär einen akuten Stressor darstellt. Die immunologischen Effekte des ES waren von anderer Qualität als diejenigen, die man aus Laborexperimenten kennt.

Eine Vergleichbarkeit von Reaktionen auf einen akuten Laborstressor und dem Effekt des ES war von Christensen et al. (1996) vermutet worden, die in ihrer Studie auf **differenzielle Aspekte** der Wirkung von Selbstöffnung auf das Immunsystem fokussierten. So konnten sie belegen, dass zynische Feindseligkeit ein Moderator ist hinsichtlich der NK-Zellen-Reagibilität nach gesprochener Selbstöffnung. Sie führten dies darauf zurück, dass für feindselige Individuen das Verbalisieren emotionaler Inhalte einen stärkeren Stressor darstellt.

Als weiteres Maß zur Effektivität des Immunsystems erhoben Esterling et al. (1990) den Antikörpertiter bei Personen mit einer Epstein-Barr-Virus(EBV)-Infektion. Dieses Virus, mit dem ein großer Teil der Bevölkerung infiziert ist, wird oft in sehr stressigen und belastenden Situationen aktiv. Das Schreiben oder Sprechen über ein stressiges Erlebnis führte im Gegensatz zum Schreiben über ein neutrales Thema in mehreren Studien zu einer besseren Kontrolle des Virus durch das zelluläre Immunsystem, was sich durch einen niedrigeren **EBV-Antikörpertiter** zeigte (s. auch Kapitel 3, S. 63, u. Kapitel 4, S. 74). In einer ersten Studie wurden die Effekte einer 30-minütigen Schreibsitzung auf die EBV-Antikörpertiter am selben Tag erfasst. Inhaltsanalysen der geschriebenen Texte ergaben, dass stärkere Selbstöffnung – erhoben durch die Anzahl an Emotionswörtern – mit niedrigeren Titerwerten einherging. Zudem zeigte sich ein Interaktionseffekt mit Persönlichkeitsvariablen.

Sogenannte Repressoren, die sich durch das Verleugnen negativer Emotionen auszeichnen, zeigten generell einen erhöhten Antikörpertiter nach der Intervention. Sogenannte Sensitizer hingegen, Personen, die offen mit negativer Emotionalität umgehen, zeigten reduzierte Antikörpertiter nur bei besonders emotionalen Schreibinhalten.

Auch bei einer weiteren Studie aus dem Labor von Esterling konnten die Effekte auf den EBV-Antikörpertiter repliziert werden – dieses Mal wurden drei wöchentliche Sitzungen mit einer Dauer von jeweils 20 min durchgeführt und die Titer wurden eine Woche vor der ersten und eine Woche nach der letzten Sitzung erhoben. Von Interesse im Zusammenhang mit Psychotherapie ist, dass in der Experimentalgruppe, die ein Tonband besprach, nicht nur die positiven Effekte auf das Immunsystem, sondern auch die Verbesserungen in Bezug auf den Selbstwert, adaptive Copingstrategien und kognitive Veränderungen größer ausfielen (Esterling et al. 1994). Mittlerweile gibt es mehrere Studien, bei denen nicht nur geschrieben, sondern auch **gesprochen** wurde. In der neuesten Metaanalyse (Frattaroli 2006) zeigten ES-Studien, bei denen die Probanden auf ein Tonband sprachen (4 % der eingeschlossenen 146 Studien), dieselben Effekte wie Studien nach dem klassischen Paradigma. Dies gilt auch für den Vergleich von hand- und maschinengeschriebenen Texten.

Die Art der Verbalisierung scheint keinen Einfluss auf die Wirkung des ES zu haben.

In einer weiteren Studie wurden die Auswirkungen des ES auf die Bildung von Antikörpern nach einer **Hepatitis-B-Impfung** getestet. Petrie et al. (1995) ließen Probanden an vier aufeinanderfolgenden Tagen entweder über ein traumatisches Erlebnis oder ein neutrales Thema schreiben. Im Anschluss an die letzte Sitzung erfolgte die erste von drei Impfungen, die nachfolgenden jeweils nach 1 und 4 Monaten. In beiden Schreibgruppen erreichten die Probanden eine ausreichende Immunisierung – allerdings schlug die Impfung bei Probanden, die über ein traumatisches Erlebnis schrieben, signifikant besser an. Für weniger effektive Impfungen oder bei Personen mit niedriger Immunaktivität könnte dieser relativ kleine Unterschied durchaus klinisch bedeutsam sein.

Die Anwendung des ES bei Patienten mit **HIV** ist aufgrund der Vielzahl an Studien, die einen Einfluss psychischer Faktoren auf den Krankheitsverlauf zeigen konnten, vielversprechend. Patienten, die in einer randomisiert-kontrollierten Interventionsstudie über ein emotionales Thema schrieben, berichteten, dass der Inhalt dessen, was sie geschrieben hatten, für sie sehr persönlich bedeutsam sei und zeigten nach 6 Monaten einen relativen Anstieg der $CD4^+$-Lymphozyten, der in der Stärke mit dem bei einer medikamentösen Therapie vergleichbar war (Petrie et al. 2004). Eine weitere Studie mit HIV-positiven Männern zeigte einen Effekt des ES auf Speichel-$\beta 2$-Mikroglobulin, das als klinischer Marker für den Verlauf der HIV-Infektion gilt. Allerdings profitierten in der Studie nur Patienten, die über soziale Themen schrieben und dabei ein hohes Maß an kognitiver Verarbeitung des emotionalen Materials zeigten (Rivkin et al. 2006). Letzterer Befund deckt sich mit Ergebnissen einer weiteren Studie mit HIV-positiven Patienten. Auch hier wurde der Effekt des Schreibens auf den Gesundheitsstatus über die emotional-kognitive Verarbeitungstiefe vermittelt. Darüber hinaus erwies sich die Anzahl der NK-Zellen als Mediator des Effekts der Verarbeitungstiefe in den Texten auf den klinischen Gesundheitsstatus der Patienten (O'Cleirigh et al. 2008).

In der Metaanalyse von Miller und Cohen (2001) zur Auswirkung psychologischer Maßnahmen auf **immunologische Prozesse** ergaben sich basierend auf sechs Studien zu Interventionen mit verbaler und geschriebener Selbstöffnung signifikante Effektstärken von r = -0,285 für den EBV-Titer und r = -0,309 für T-Helferlymphozyten-Zahlen. Dahingegen waren die Wirkungen des ES auf zytotoxische T-Zell-Zahlen nicht signifikant bei r = -0,157. Hierzu muss kritisch angemerkt werden, dass sowohl bei den T-Helferlymphozyten als auch bei den zytotoxischen T-Zellen Effekte in positiver Richtung zu erwarten wären. Inzwischen wurden weitere Studien publiziert, die nicht in dieser Metaanalyse enthalten sind. Die meisten fanden allerdings Eingang in die Metaanalyse von Frattaroli (2006). Diese berücksichtigt 13 Studien bei denen bei 560 Studienteilnehmern explizit Immunparameter berücksichtigt wurden. Die mittlere Effektstärke betrug (statistisch signifikant) r = 0,098 und deutet damit innerhalb der physiologischen Parameter auf den stärksten Effekt hin. Zudem liegt sie auch oberhalb der über alle Outcome-Variablen gemittelten Effektstärken für das ES.

So beeindruckend Befunde, die direkte Auswirkungen des ES auf das Immunsystem zeigen, auch sind, ist es dennoch schwierig basierend auf einzelnen Effekten weitreichende Schlüsse zu ziehen. Die Komplexität des Immunsystems lässt z. B. ein so einfaches Konzept wie »erhöhte Immunaktivität = positive Veränderung« nicht zu – wie man am Beispiel der Autoimmunerkrankungen erkennen kann.

Deswegen sind Studien, die klinisch relevante Veränderungen im Gesundheitszustand zeigen, von großer Wichtigkeit. Insgesamt lässt sich feststellen, dass es wohl kaum eine psychotherapeutische Technik gibt, deren Wirkung auf physiologische Prozesse so gut untersucht ist wie die des ES. Dabei ist besonders hervorzuheben, dass die Vielzahl an unabhängigen Einzelstudien empirische Hinweise auf zu vermutende Wirkungspfade liefern.

Indirekte Befunde: Wirksamkeit auf die körperliche Gesundheit

In einer richtungweisenden Studie schrieben Patienten mit rheumatischer Arthritis und Patienten mit Asthma entweder über ein stressreiches Erlebnis oder ein neutrales Thema (Smyth et al. 1999). Nach 4 Monaten zeigten sich stärkere Verbesserungen der Gelenksymptomatik bzw. des Lungenvolumens bei Patienten der Versuchsgruppe (Schreiben über stressreiches Erlebnis). So ließ sich eine klinisch relevante Verbesserung des Gesundheitszustandes bei der Hälfte dieser Probanden feststellen im Vergleich zu lediglich einem Viertel der Probanden, die über ein neutrales Thema geschrieben hatten. Mittlerweile belegen eine Reihe von Studien, dass Schreiben in vielen medizinischen Problembereichen Effekte zeigen kann: Es existieren empirische Befunde für Patientenpopulationen mit folgenden Erkrankungen und Symptomen (Pennebaker u. Chung 2007):

- Asthma
- Rheuma
- Migräne
- zystische Fibrose
- Krebs
- Herzinfarkt
- HIV
- Schmerzen

- Schlafstörungen
- Patienten nach Operationen

Auch differenzielle Aspekte wurden hinsichtlich der Wirkung auf körperliche Krankheiten untersucht. Stanton et al. (2002) konnten Effekte des ES bei Patientinnen mit **Brustkrebs** in einem sehr frühen Stadium feststellen. Dabei wurde den Patientinnen zufällig eines von drei Schreibthemen zugeteilt:

- ihre tiefsten Gefühle und Gedanken in Bezug auf Brustkrebs beschreiben
- ausschließlich positive Gedanken und Gefühle im Zusammenhang mit ihrer Erkrankung darstellen
- Fakten zu ihrer Krankheit wiedergeben

Bei beiden emotionalen Themen verringerte sich die Häufigkeit von Arztbesuchen aufgrund von Symptomen ihrer Erkrankung signifikant. Der Einfluss der Behandlung auf seelisches Leiden unterschied sich jedoch in Abhängigkeit davon, ob habituelle Tendenzen berichtet wurden, Gedanken an die Erkrankung zu vermeiden. Während stark vermeidende Frauen eher von der expliziten Aufforderung, sich auf positive Aspekte zu fokussieren, profitierten, war bei Frauen mit geringer Vermeidungstendenz eine freiere Instruktion wirksamer. Frauen, die im Umgang mit emotionalisierendem Material wenig »trainiert« sind, scheinen also mehr Struktur zu benötigen als solche, die sich mit ihren Emotionen proaktiv und ohne großes Vermeiden konfrontieren. Diese Ergebnisse weisen auf die Relevanz der Passung zwischen Schreibinstruktion und individuellen Copingressourcen hin.

9.4 Erklärungsmodelle zur Wirksamkeit des Expressiven Schreibens

Wie lassen sich die positiven Effekte des ES erklären? In Anbetracht der großen Spannbreite der Auswirkungen ist es wenig überraschend, dass es mehrere – sich größtenteils ergänzende – Modelle gibt, die versuchen die Effekte des ES auf **verschiedenen Ebenen** zu erklären. Eine ausführlichere Diskussion der unterschiedlichen Wirkungsmodelle findet sich bei Mehl und Pennebaker (2000), Horn und Mehl (2004) und Pennebaker und Chung (2007) sowie mit besonderem Schwerpunkt auf diskutierte Theorien bei Sloan und Marx (2004).

Die genauen Wirkmechanismen des ES sind wie andere *Mind-Body*-Mechanismen Gegenstand intensiver Forschung, wenn auch noch nicht gänzlich verstanden. Aufgrund der Komplexität der Vorgänge und der Spannbreite der Befunde scheint es nicht naheliegend, von einem einzelnen physiologischen Parameter als Mediator auszugehen. Booth (2005) hat vorgeschlagen, die Prozesse als Interaktion zwischen einem angenommenen **physiologischen** und **psychologischen Selbst** zu verstehen. Veränderungen in unserem psychologischen Selbst (z. B. durch Integration eines traumatischen Erlebnisses in unser Selbstkonzept, verbesserte Emotionsregulation) wären demnach verbunden mit Veränderungen in der Struktur unseres physiologischen Selbst. Weiterhin verweist er auf die zentrale Rolle von Selbst-Fremd-Diskrimination für eine angepasste Immunaktivität. Da das ES durch die Integration von Gedanken und Gefühlen sozusagen ein kohärenteres Selbst begünstigt, postuliert Booth hier einen metaphorischen Zusammenhang.

9.4.1 Inhibitionstheorie

Der älteste Erklärungsansatz zum ES beruht auf dem Gedanken der emotionalen Inhibition. Demnach stellt das aktive Zurückhalten von Gedanken und Gefühlen einen niedrigschwelligen Stressor dar, der mentale wie physiologische **Kosten** hat. Die Unterbrechung der Ressourcen absorbierenden Inhibitionsprozesse auf der Ebene des emotionalen Ausdrucks würde entsprechend eine Entlastung darstellen und die positiven Effekte des ES auf Psyche und Körper erklären.

Einige Befunde legen allerdings mittlerweile nahe, dass neben der Unterbrechung inhibitorischer Prozesse weitere Aspekte eine Rolle spielen. So zeigte sich, dass Probanden, die bereits mit anderen über ihr Trauma gesprochen hatten und Probanden, die noch mit keinem über ihr Trauma geredet hatten, in vergleichbarer Weise vom Schreiben profitierten und dass sich bei Probanden, die über ein fiktives Trauma schrieben, ebenfalls positive Effekte zeigten (Greenberg et al. 1996).

9.4.2 Habituationstheorie

Die Habituationstheorie des ES ist an den theoretischen Hintergrund der Expositionstherapie angelehnt. Die Expositionstherapie ist ein Verfahren in der Verhaltenstherapie, bei der durch die gezielte Konfrontation mit angstauslösenden Reizen der Prozess der Habituation, der Gewöhnung an das angstauslösende Objekt, eingeleitet wird. Entsprechend nimmt die Habituationstheorie des ES eine **Reizexposition** beim Schreiben und eine daraus resultierende Habituation an die mit den Schreibinhalten verbundenen negativen Affekte als Wirkmechanismus an. So zeigte sich ES wirkungsvoller in Studien mit mehreren Sitzungen sowie bei Probanden, die mehrfach über das gleiche Thema schrieben (Frattaroli 2006). Zudem ging eine größere physiologische Aktivierung in der ersten Schreibsitzung mit einer stärkeren Symptomreduktion einen Monat nach Studienende einher.

Obgleich eine zumindest teilweise expositionsbasierte Wirkung des ES wahrscheinlich ist, gelang es nicht in allen Studien diesen Effekt nachzuweisen. Weiterhin sind Habituationsprozesse nur im Rahmen von **angstbezogenen Affekten** zu erwarten und nicht bei anderen Affekten, wie Ärger oder Schuld, die beim ES durchaus eine wichtige Rolle spielen.

9.4.3 Kognitiv-linguistische Verarbeitungstheorie

Auf der Suche nach weiteren Mechanismen entstand eine Theorie, deren Fokus auf kognitiv-linguistischen Prozessen liegt. Angeregt wurde dieser Ansatz durch Erklärungsversuche von Probanden, die zur Beschreibung ihrer Erfahrungen beim ES oft Aussagen, wie »*mir wurde klar*«, »*ich sah ein*«, oder »*ich fand mich damit ab*« verwenden. Beim ES sortieren Probanden ihre häufig fragmentiert vorliegenden Repräsentationen von Gedanken, Gefühlen und Eindrücken und formen sie allmählich zu einem kohärenten und kompakten Narrativ. Dieses kann dann integriert im Gedächtnis gespeichert, mit Bedeutung versehen und letztlich leichter kontrolliert oder gar vergessen werden.

Probanden, die besonders vom ES profitieren, verwenden von Schreibsitzung zu Schreibsitzung mehr **Einsichts- und Kausalwörter** (z. B. »daher«, »weil«, »Auswirkung«, »Folge«). Das legt nahe, dass die schriftliche Verbalisierung von Gedanken und Gefühlen beim ES durch das Gewinnen von Einsicht, das Finden von Sinn sowie die Integration traumatischer Erlebnisse in das eigene Lebensskript für die positiven Effekte des ES eine wichtige Rolle spielt (Frattaroli 2006). Die kognitiv-linguistische Verarbeitung würde also Kohärenz, Verarbeitungstiefe und Sinnhaftigkeit eines entstehenden Narrativs fördern. Dies kann dann zu einer Freisetzung kognitiver Kapazitäten führen, die von Intrusionen und deren mentaler Kontrolle entlastet werden, was sich z. B. in erhöhter Arbeitsgedächtniskapazität nach dem ES widerspiegelt (Klein u. Boals 2001; Kellogg et al. 2010). Wie aber kann es sein, dass, wie in einer Studie gezeigt wurde, das Schreiben über fiktive Traumata ebenfalls positive Effekte hat (Greenberg et al. 1996)? Hier setzt die Selbstregulationstheorie an.

9.4.4 Selbstregulationstheorie

Die Selbstregulationstheorie geht davon aus, dass nicht nur das »Loslassen« oder die kognitive Verarbeitung von traumatischen Ereignissen von Bedeutung ist, sondern insbesondere die Erfahrung von Emotionsausdruck und dessen Kontrolle während des ES. Das Erleben von **Selbstwirksamkeit** in Bezug auf die Regulation der eigenen Gefühle führt ganz allgemein zu einem besseren und damit gesünderen Umgang mit negativen Gefühlen. Befunde zur besonderen Wirksamkeit des ES bei Personen mit Defiziten im emotionsregulatorischen Bereich (z. B. Alexithymie) stützen dieses Erklärungsmodell.

Ergebnisse einer Studie von Kraft et al. (2008) legen nahe, dass dies nur dann der Fall ist, wenn dabei ein Mindestmaß an **emotionalen Fertigkeiten** vorliegt – auch wenn Personen, die leichte Emotionsregulationsdefizite aufweisen, besonders vom Schreiben profitieren. Dies könnte damit erklärt werden, dass auch Personen mit erhöhten Werten in gängigen Skalen zu Alexithymie oder Repression den günstigen kognitiv-affektiven Verarbeitungsmodus bei der Schreibaufgabe spontan zeigen, wenn sie prinzipiell die Ressourcen hierzu haben. Wenn allerdings ein gewisses Maß an emotionsregulatorischen Grundfertigkeiten unterschritten wird, fällt es schwer sich auf die Aufgabe einzulassen und die Person ist überfordert.

In derselben Studie profitierten Patienten mit niedriger Selbstwirksamkeit von der Intervention stärker, was den im Rahmen der Selbstregulationstheorie formulierten Erwartungen entspricht. Durch aktive, selbst anzuwendende Interventionen wird die Wahrnehmung des Hilflos-Ausgeliefert-Seins (in dieser Studie gegenüber den durch Migräne induzierten Beschwerden) modifiziert und die erlebte Selbstwirksamkeit gesteigert. Dies hat eine positive Wirkung auf die psychosoziale Anpassung an den Stressor. Durch seine weitgehende Unabhängigkeit von sozialen und anderweitigen Ressourcen scheint das ES in seiner selbstapplizierbaren Natur dazu prädestiniert, das Erleben von Selbstwirksamkeit und individuellen Regulationsmöglichkeiten zu fördern. Dies sollte insbesondere in Situationen der Fall sein, in denen die Fähigkeit zur Selbstregulation aufgrund von emotionalisierenden Erlebnissen beeinträchtigt ist.

9.4.5 Soziale-Integrations-Theorie

In den letzten Jahren mehren sich die Befunde zu Einflüssen sozialer Lebensbedingungen auf die Gesundheit (Uchino et al. 1996). Das Formulieren einer kompakten Geschichte ist nicht nur hilfreich zur Abspeicherung im Gedächtnis, sondern es macht ein traumatisches Erlebnis unter Umständen auch erstmals und leichter kommunizierbar. Ein verborgenes Trauma, über das man nicht spricht, macht es nicht nur den Betroffenen schwer, unverkrampft und authentisch auf andere zuzugehen, sondern es erschwert auch dem sozialen Umfeld, angemessene Unterstützung anzubieten. Dies könnte sekundäre Effekte des ES erklären, die sich nach den eher intrapersonellen Veränderungen durch das Schreiben in positiven **interpersonellen Konsequenzen** manifestieren. Ergäben sich tatsächlich Veränderungen der sozialen Lebenswirklichkeit nach dem Schreiben, wäre dies eine Erklärung für die Stärke und »Halbwertszeit« der Effekte beim ES, die sicher nicht alleine durch die 15 min des Schreibens erklärt werden können.

Der direkte Nachweis sozialer Mediatoren für die Effekte des ES ist bislang noch nicht gelungen. Dabei dürfte eine Schwierigkeit darin bestehen, die unter Umständen sehr subtilen Veränderungen der sozialen (Re-)Integration mithilfe von Selbstberichten zu erfassen. Allerdings konnten in Bezug auf interpersonelle Variablen, wie dem Umgang mit sozialen Verletzungen oder Untreue bei Paaren, die vermuteten Zusammenhänge zwischen dem Anstoßen intrapersoneller kognitiver und affektiver Prozesse (wie Perspektivenwechsel, Empathie) und den Veränderungen interpersoneller Variablen (z. B. Vergeben; Romero 2008) bereits nachgewiesen werden. Außerdem konnten Effekte auf die Dauer von Partnerschaften bei Studenten beobachtet werden (Slatcher u. Pennebaker 2006). Paare, die über ihre Partnerschaft schrieben, waren nach 3 Monaten häufiger noch zusammen als Paare in der Kontrollgruppe.

9.4.6 Empirische Hinweise auf psychophysiologische Wirkmechanismen

Die eben dargestellten Erklärungsebenen des ES bieten diverse Anknüpfungspunkte an bereits bekannte Zusammenhänge zwischen psychosozialen Einflüssen und physiologischen Funktionen. Generell spiegelt die Erforschung des ES auch die Entwicklungen in der Erforschung der Pfade zwischen psychischem Erleben und physiologischen Prozessen wider. Ausgehend von der Erklärungsebene affektiver über kognitive hin zu interpersonellen Prozessen, münden die Erklärungsansätze aktuell in der sich herauskristallisierenden Feststellung, dass alle diese Prozesse eng miteinander verwoben sind.

Affektive Wirkmechanismen des Schreibens

Emotionen sind *per definitionem* mit physiologischen Prozessen verbundene Phänomene. Zu Beginn der Erforschung des ES wurde primär mit der Unterbrechung der Inhibition von Affekt und Gedanken (zum immunsuppressiven Effekt von Gedankenunterdrückung s. Petrie et al. 1998) argumentiert (s. Abschnitt 9.4.1, S. 254; Traue u. Pennebaker 1993), bei der Veränderungen der Aktivität des sympathischen Nervensystems und der HPA-Achse zu erwarten sind. Studien, die die Einflüsse des ES auf **kardiovaskuläre Funktionen** und Cortisolausschüttung (Pennebaker u. Chung 2007) nachweisen, unterstreichen diese möglichen Verbindungen zwischen psychischen und physischen Prozessen. Dabei lässt sich auf physiologischer Ebene wiederfinden, was sich auch in psychischen Variablen abzeichnet: Personen mit einem gewissen Maß an emotionsregulatorischen Fertigkeiten profitieren am ehesten von dem durch das ES geöffneten Fenster der Selbstreflexion. So ziehen Personen stärker aus dem ES Nutzen, wenn sie während der Intervention eine höhere Herzratenvariabilität (HRV) aufweisen, einem Marker des autonomen Nervensystems, der auch ein Maß für die Fertigkeit zur dispositionellen Emotionsregulation darstellt (Sloan u. Epstein 2005).

Die Reduktion von negativem Affekt durch ES ist ein oft replizierter Befund, der als das Resultat einer Verbesserung der Emotionsregulation gesehen werden kann. *Benefit finding* (z. B. Siegel u. Shrimschaw 2007) und die Förderung des Erlebens von positivem Affekt und Dankbarkeit mögen hierbei auch eine Rolle spielen. Negativer Affekt ist – im klinisch bedeutsamen Ausmaß wie bei Depressionen, aber auch im Labor induziert oder in normalen Schwankungen des Alltags – assoziiert mit einer reduzierten Immunkompetenz und einer verstärkten Ausschüttung von **pro-inflammatorischen Zytokinen** (Kiecolt-Glaser et al. 2002) (s. Kapitel 6, S. 148). Letztere sind involviert in eine Vielzahl von immunologischen Prozessen, wie z. B. der Wundheilung (s. Kapitel 4, S. 71). Die Annahme der Beteiligung dieses Pfades an den Wirkmechanismen des ES wird unterstützt durch Ergebnisse, die zeigen, dass ES im Vergleich zu einer Kontrollbedingung mit beschleunigter Heilung von experimentell zugefügten Wunden verbunden ist (Weinman et al. 2008).

Weiterhin ist negativer Affekt konstituierendes Merkmal des **Stresserlebens**. Stress weist einen wiederholt belegten Zusammenhang mit der ungünstigen Entwicklung von körperlichen Gesundheitsmarkern auf, wobei hier die HPA-Achse eine entscheidende Rolle spielt (Byrne-Davis u. Vedhara 2008; s. Abschnitt 2.5, S. 41). Neuere Untersuchungen legen als weiteren möglichen Mechanismus zwischen erlebtem Stress und veränderten Immunparametern stressassoziierte Veränderungen der Schlafqualität und des negativen Affekts nahe (Kiecolt-Glaser et al. 2002). Erwähnenswert ist in diesem Zusammenhang, dass eine ES-Studie explizit eine Verbesserung des Einschlafverhaltens nachweisen konnte (Harvey u. Farrell 2003).

Kognitive Wirkachse des Schreibens

Auch die kognitiven Erklärungsansätze (s. Abschnitt 9.4.3, S. 254) weisen Verbindungen zu bekannten psychophysiologischen Mechanismen auf. Positivere und kohärentere Bewertungen der eigenen Person, von Erlebnissen sowie der Welt und eine Verbesserung der Selbstregulation durch Erhöhung des erlebten Kontrollniveaus korrelieren mit einem reduzierten Erleben von Stress und negativem Affekt. Eine neuere Schreibstudie belegt, dass der Zusammenhang zwischen dem linguistisch messbaren Prozess der affektiv-kognitiven Verarbeitung und den gesundheitlichen Verbesserungen durch einen Anstieg der **NK-Zellen** vermittelt wurde (O'Cleirigh et al. 2008). Dies deutet weiter darauf hin, dass kognitiv-affektive Prozesse im Zusammenhang mit immunologischen Effekten eine zentrale Rolle spielen.

Interpersonelle Wirkachse des Schreibens

Neuere Wirkungsmodelle des ES stellen **soziale Prozesse** in den Vordergrund, wofür sich bereits erste unterstützende Ergebnisse finden ließen (s. Abschnitt 9.4.5, S. 255). Damit können Bezüge zu psychoneuroimmunologischen Befunden hergestellt werden, die zeigen, dass sich positive, gut funktionierende interpersonelle Beziehungen und soziale Unterstützung signifikant auf die körperliche Gesundheit auswirken (Uchino et al.1996, s. Kapitel 7, S. 188). Dabei wird diskutiert, dass der zentrale Mechanismus zwischen sozialer Realität und körperlicher Gesundheit möglicherweise das verstärkte Auftreten positiven Affekts und die Reduktion negativen Affekts ist (Kiecolt-Glaser et al. 2002). In der Literatur wird zunehmend darauf hingewiesen, dass emotionsregulatorische Prozesse mit interpersonellen Prozessen auf basaler Ebene verknüpft sind (Rimé 2007), was z. B. unterstützt wird durch Studien zu den neuronalen Korrelaten dieser Prozesse und zu deren Funktionen im Laufe der Entwicklung (Eisenberg et al. 2007).

9.5 Möglichkeiten und Grenzen des Expressiven Schreibens in Psychotherapie und Psychosomatik

Expressives Schreiben ist eine Technik, die durch wenig beanspruchte Ressourcen und eine solide Basis der empirischen Überprüfung besticht. Die Studien legen nahe, dass ES das Potenzial hat, in klinischen Populationen und Settings sowie als präventive Maßnahme nutzbringend eingesetzt zu werden. Da die kognitiv-affektive Verarbeitung sowie emotionsregulatorische Prozesse beim Schreiben im Mittelpunkt stehen, könnte man das ES auch als **Copingstrategie** verstehen, die insbesondere beim Umgang mit dem Erleben von Belastung und emotionaler Anforderung hilfreich eingesetzt werden könnte. Krankheiten können eine derartige Belastung darstellen und somit bietet sich das ES als ergänzende Maßnahme zur Krankheitsbewältigung an. Weiterhin liegt nahe, bei psychotherapeutischen Behandlungen das Schreiben als zusätzliches Werkzeug in die Intervention zu integrieren.

Grundlegende Aspekte, die bei der Integration von ES in Interventionen beachtet werden sollten, um die Natur des ES in der therapeutischen Umsetzung zu erhalten, sind Struktur, Schutz sowie freie Wahl der Dosis.

- **Struktur:** Die strukturierte Natur des ES erscheint therapeutisch zentral, da sie potenziell angstreduzierend wirkt und Mut zur Unterbrechung der Vermeidung macht. Es wirkt entlastend, dass mit dem Schreiben nicht dann aufhört werden soll, wenn alles durchgearbeitet und fertig erscheint, sondern dann, wenn 15 oder 20 min vorbei sind. Diese Strukturierung kann durchaus auch mit einem Wecker oder sonstigen Zeitgebern deutlich wahrnehmbar ritualisiert werden.

- **Schutz:** Weiterhin ist die schützende Umgebung eines *confessional settings* wichtig. Das Setting beeinflusst das Erleben des ES und sollte störungsfrei, geschützt und im subjektiven Erleben selbstöffnungsförderlich, anonym-bewertungsfrei und vertrauenswürdig sein.

- **Dosis:** Eine emotionsregulatorische Überforderung gilt es beim ES unbedingt zu vermeiden: Die Tatsache, dass bei den unzähligen, zumeist ohne therapeutische Begleitung durchgeführten Studien so gut wie keine negativen Effekte des ES bekannt wurden, weist darauf hin, dass in den meisten Fällen ein gesunder Selbstschutz Überforderung verhindert.

In Bezug auf klinisch traumatisierte Patienten gibt es Studien, die positive Effekte des ES auf Symptome der Posttraumatischen Belastungsstörung (PTSD) und auf die Cortisolreaktivität nachweisen (Smyth et al. 2008b). Es gibt allerdings auch eine ältere Studie (Gidron et al. 1996), die darauf hindeutet, dass das ES für Personen, die akut besonders stark belastet sind, nicht geeignet ist und mit **Vorsicht** eingesetzt werden sollte.

Weiterhin scheint nach der augenblicklichen Datenlage eine intensive, unter Umständen mit sozialem Druck initiierte, Exposition und Selbstöffnung unmittelbar nach dem **traumatischen Ereignis** und gegebenenfalls noch im Zustand eines emotionalen Schocks ein deutliches Risiko in sich zu bergen (Mehl u. Pennebaker 2000). Dies unterstreichen die Befunde zum sogenannten *Critical Incident Stress Debriefing*, welche zeigen, dass bei akutem posttraumatischen Stress Selbstöffnung um jeden Preis und in jedem Setting keine oder gar negative Wirkung hat. Ist die Auseinandersetzung unmittelbar oder relativ kurz nach den traumatischen Erlebnissen generell nicht ratsam? Dazu können bisher keine forschungsgestützten Aussagen gemacht werden. Klinisch erscheint es sinnvoll, die persönlichen Ressourcen und Copingstile in der Phase von akutem traumatischem Stress zu respektieren.

Konzeptionell sowie von ersten empirischen Befunden gestützt, liegt es nahe anzunehmen, dass Personen, die prinzipiell in der Lage sind, sich in einen konstruktiven, konfrontierenden kognitiv-affektiven Verarbeitungsmodus zu begeben – es aber habituell eher vermeiden – besonders vom Schreiben profitieren können. Sind die **emotionsregulatorischen Ressourcen** allerdings momentan (z. B. akuter traumatischer Stress oder Entwicklungsstand) oder langfristig (z. B. klinisch bedeutsame emotionale Instabilität) beeinträchtigt, kann das ES eine Person überfordern und entsprechend nicht wirksam oder sogar schädlich sein. Im Mindesten dürften hier ähnliche Aspekte gelten wie sie in der konfrontativen Psychotherapie von PTSD diskutiert werden (z. B. Leitlinien der Arbeitsgemeinschaft der Wissenschaftlichen Medizinischen Fachgesellschaften [AWMF] zur Behandlung von PTSD). Hier gelten als Kontraindikation für eine konfrontative Behandlung:

- Psychosen
- bestimmte körperliche Krankheiten (z. B. Herzschwäche)
- massive chronische oder akute Emotionsregulationsdefizite
- starke Dissoziationsneigung
- eine anhaltende unsichere, bedrohliche Situation des Individuums

Ein großer Vorteil beim klassischen Paradigma des ES ist in diesem Zusammenhang die fehlende soziale Kontrolle: die Person kann die passende Dosis und den passenden Inhalt für jedwede Konfrontation selbst wählen. Weiterhin bietet ES im Vergleich zur interpersonellen Öffnung insofern einen geschützteren Rahmen, als es nicht die potenziellen negativen Konsequenzen wie Erleben von Zurückweisung und Unverstandensein birgt, die *social sharing* unter Umständen mit sich bringen kann.

> Die selbststeuernde Komponente sowie der Schutz vor negativen sozialen Konsequenzen sind zentrale Eigenarten des ES, die es grundsätzlich von den meisten anderen psychotherapeutischen Interventionen unterscheidet.

Deshalb kann gerade in therapeutischen Situationen, in denen Reaktanz den therapeutischen Prozess bedroht, das Erleben von **Autonomie** durch das selbst gesteuerte und selbst applizierte ES gesteigert werden und motivierend für die Therapie genutzt werden.

Infolge des ES können Dinge in der Therapie oder mit anderen nahestehenden Personen erstmals kommunizierbar werden. So ist Briefe Schreiben an Nahestehende eine Technik, die in der systemischen Therapie bei Konflikt- und Verlustsituation mit Erfolg angewandt wird (Lange et al. 2000). Auch in paartherapeutischen Settings haben sich Formen des ES als gut integrierbar erwiesen (Gordon et al. 2004). Die Studien zum ES mit **stigmatisierten Bevölkerungsgruppen** legen weiterhin nahe, dass ES eine Möglichkeit der (Vor-)Verarbeitung bieten kann, wann immer ein emotionales Erlebnis schwerer mitteilbar ist, weil es mit potenzieller sozialer Zurückweisung, Scham oder Schuld belegt ist (Pachankis u. Goldfried 2010). Auch im Kontext gruppenbezogener Traumatisierung, z. B. durch politische Verbrechen, hat sich das Niederschreiben der eigenen Geschichte als hilfreich erwiesen. In der sogenannten *testimony therapy* geht es nicht nur darum, individuelle Verarbeitungsprozesse anzustoßen, sondern auch darum, Zeugnis abzulegen über erlittene Ungerechtigkeit (Neuner et al. 2001).

Bei der Integration von ES in die Psychotherapie ist darauf zu achten, dass Personen, die **Ruminationsneigung** aufweisen, beim Schreiben nicht in dieser verhaftet bleiben. So scheinen Menschen mit Ruminationsneigung gewissermaßen in ihren nichtkohärenten, oberflächlich verarbeitenden Gedankenkreisen stecken zu bleiben, wenn sie sich z. B. anderen gegenüber öffnen (Nolen-Hoeksema u. Davis 1999). Für das Erreichen der positiven Effekte der Selbstöffnung scheint es also zentral zu sein, das Suchen neuer Perspektiven in Verarbeitungsprozesse mit aufzunehmen. Dies zeigt sich auch – operationalisiert als eine dynamische Veränderung im Gebrauch von Personalpronomina im Laufe der Schreibsitzungen – bei der Untersuchung der linguistischen Marker (Campbell u. Pennebaker 2003). Erste Versuche, die eine gezielte instruierte linguistische Veränderung der Perspektive mithilfe des ES über dasselbe belastende Erlebnis zunächst aus der Ich-, dann aus der Du-, und zuletzt aus der dritten Person-Perspektive untersuchten, zeigten insbesondere bei hochängstlichen Individuen Erfolge (Seih et al. 2008) und mögen bei bestimmten Personengruppen indiziert sein.

9.6 Zusammenfassung und Ausblick

Das ES scheint in seiner strukturierten, geschützten Natur Menschen dazu zu bringen, sich mit Inhalten auseinanderzusetzen, die sie sonst eher meiden würden. Dies kann auf ganz basaler Ebene auf psychosoziale Adaptationsprozesse einwirken – Prozesse, die genuin verknüpft sind mit psychoneuroimmunologischen und endokrinen Prozessen. Nach mehr als 20 Jahren Forschung und mehreren hundert Studien können die **gesundheitsfördernden Effekte** des Schreibens inzwischen als wissenschaftlich gesichert und klinisch bedeutsam gelten. Die Erforschung des ES in unterschiedlichen Settings, Populationen und mithilfe eines breiten Spektrums an möglichen Outcome-Variablen auf allen Ebenen des bio-psycho-sozialen Gesundheitskonzepts stellt eine Inspiration dar für die Erforschung und Anwendung von psychotherapeutischen und psychosozialen Maßnahmen im Gesundheitswesen.

Die neuere Forschung unterstützt die Annahme, dass Personen mit einem Mindestmaß an emotionsregulatorischen Fähigkeiten durch selbstöffnendes Schreiben darin unterstützt werden, spontan für sich selbst einen Modus der Verarbeitung von belastenden Erlebnissen zu finden, der sich günstig auf ihre psychische und physische Gesundheit auswirkt. Die Faszination des ES mag darin liegen, dass es eine Art **psychologisches Reagenzglas** zur Beobachtung, Untersuchung und Anstoßung dieser grundlegenden Verarbeitung von emotionalisierenden Erlebnissen bietet, die für die mentale, soziale und körperliche Gesundheit eine zentrale Rolle spielen.

Kurzanleitung zum Expressiven Schreiben

Folgende Kurzanleitung wurde unter Berücksichtigung der Ergebnisse zu Moderatorvariablen der aktuellsten Metaanalyse zum Expressiven Schreiben (Frattaroli 2006), der Hinweise auf der Website von James W. Pennebaker[1], sowie unseren eigenen Erfahrungen im Rahmen von Schreibstudien erstellt.

- **Wo und wann ist es am besten zu schreiben?**
Es ist am besten, alleine an einem **ruhigen Ort** und zu einer Zeit, in der man ungestört ist, zu schreiben. Es ist wichtig, eine Atmosphäre mit der nötigen Ruhe und Privatheit zu schaffen, um persönlich sehr belastende Erfahrungen zu Papier zu bringen. Manchmal können die Inhalte des Schreibens aufwühlen. Daher empfiehlt es sich, nicht direkt vor dem Schlafengehen zu schreiben und eine gewisse Ruhephase für danach einzuplanen.
- **Worüber sollte man am besten schreiben?**
Es ist am besten, Themen oder Erfahrungen auszuwählen, die einem persönlich sehr wichtig sind und emotional berühren – vielleicht etwas, das einen seit längerer Zeit beschäftigt, etwas von dem man regelmäßig (unangenehm) träumt, etwas das einen im Alltag auf ungesunde Art und Weise beeinflusst oder etwas, über das man für lange Zeit vermieden hat zu sprechen oder nachzudenken. Es ist nicht notwendig, jeden Tag über das gleiche Thema zu schreiben, aber es ist sehr hilfreich und auf alle Fälle empfehlenswert, sich auf ein Thema vollkommen einzulassen und nur dann ein neues Thema zu wählen, wenn man das Gefühl hat, wirklich bereits alle Gedanken und Gefühle erschöpfend niedergeschrieben zu haben.
- **Wie lange und wie oft sollte man schreiben?**
Man sollte sich fest vornehmen, wenigstens für 15 min (Wecker stellen) und mindestens an 3–4 Tagen zu schreiben. Aufgrund der unangenehmen Thematik kommt es vor, dass es schwierig ist, am zweiten, dritten oder vierten Tag zum Schreiben zurückzukehren. Genau das **wiederholte »Anpacken«** des Themas scheint allerdings für die positiven Resultate des Schreibens verantwortlich zu sein. Innerhalb einer Schreibsitzung sollte man kontinuierlich weiterschreiben, sobald man einmal angefangen hat. Wenn einem zwischendurch nichts mehr einzufallen scheint, bietet es sich an, einfach Gedanken oder zuvor Geschriebenes zu wiederholen.
- **Wie sollte man schreiben?**
Je nach Präferenz kann man per Hand oder am PC schreiben. Um sich wirklich auf das Wesentliche konzentrieren zu können, ist es wichtig, dass man Bedenken zu Rechtschreibung, Interpunktion und Grammatik außen vor lässt. Expressives Schreiben ist kein Schulaufsatz, der korrigiert wird.
- **Was sollte man mit den Texten anfangen?**
Um absolut ehrlich zu sich selbst sein zu können, sollte man sich unbedingt klar machen, dass alles, was man schreibt, nur für einen selbst bestimmt ist. Hierfür mag es hilfreich sein, sich vorher vorzunehmen, die Texte hinterher zu zerreißen oder von der Festplatte zu löschen. Es ist allerdings auch jedem freigestellt, sie wie ein Tagebuch aufzubewahren und ab und an wieder zu lesen (und zu überarbeiten).
- **Wichtig:**
Direkt nach dem Schreiben ist ein Gefühl der Traurigkeit, Niedergeschlagenheit oder Erschöpfung nicht ungewöhnlich. Es verschwindet allerdings meist nach wenigen Stunden. Ist ein bestimmtes Thema allerdings besonders aufwühlend und ruft zu starke negative Emotionen hervor, sollte man das Thema entweder wechseln oder mit dem Schreiben ganz aufhören.

1 http://homepage.psy.utexas.edu/homepage/faculty/pennebaker/home2000/writingandhealth.html

Literatur

Booth RJ. Emotional disclosure and psychoneuroimmunology. In: Vedhara K, Irwin M (Hrsg). Human Psychoneuroimmunology. Oxford: Oxford University Press 2005; 319–41.

Booth RJ, Petrie KJ, Pennebaker JW. Changes in circulating lymphocyte numbers following emotional disclosure: evidence of buffering? Stress Med 1997; 13: 23–9.

Byrne-Davis LMT, Vedhara K. Psychoneuroimmunology. Soc Pers Psychol Comp 2008; 2: 751–64.

Campbell RS, Pennebaker JW. The secret life of pronouns: flexibility in writing style and physical health. Psychol Sci 2003; 14: 60–5.

Christensen AJ, Edwards DL, Wiebe JS, Benotsch EG, McKelvey L, Andrews M, Lubaroff DM. Effect of verbal self-disclosure on natural killer cell activity: moderating influence of cynical hostility. Psychosom Med 1996; 58: 150–5.

Chung CK, Pennebaker JW. Variations in the spacing of expressive writing sessions. Br J Health Psychol 2008; 13: 15–21.

Eisenberg N, Hofer C, Vaughan J. Effortful control and its socioemotional consequences. In: Gross JJ (Hrsg). Handbook of Emotion Regulation. New York: Guilford 2007; 287–306.

Esterling BA, Antoni MH, Kumar M, Schneiderman N. Emotional repression, stress disclosure responses, and Epstein Barr viral capsid antigen titers. Psychosom Med 1990; 52: 397–410.

Esterling BA, Antoni MH, Fletcher MA, Margulies S, Schneiderman N. Emotional disclosure through writing or speaking modulates latent Epstein-Barr virus antibody titers. J Consult Clin Psychol 1994; 62: 130–40.

Frattaroli J. Experimental disclosure and its moderators: a meta-analysis. Psychol Bull 2006; 132: 823–65.

Frisina PG, Borod JC, Lepore SJ. A meta-analysis of the effects of written emotional disclosure on the health outcomes of clinical populations. J Nerv Ment Dis 2004; 192: 629–34.

Gidron Y, Peri T, Connolly JF, Shalev AY. Written disclosure in posttraumatic stress disorder: is it beneficial for the patient? J Nerv Ment Dis 1996; 184: 505–7.

Gordon KC, Baucom DH, Snyder DK. An integrative intervention for promoting recovery from extramarital affairs. J Marital Fam Ther 2004; 30: 213–31.

Greenberg MA, Wortman CB, Stone AA. Emotional expression and physical health: revising traumatic memories or fostering self-regulation? J Pers Soc Psychol 1996; 71: 588–602.

Harris AHS. Does expressive writing reduce health care utilization? A meta-analysis of randomized trials. J Consult Clin Psychol 2006; 74: 243–52.

Harvey AG, Farrell C. The efficacy of a Pennebaker-like writing intervention for poor sleepers. Behav Sleep Med 2003; 1: 115–24.

Horn AB, Mehl MR. Expressives Schreiben als Coping-Technik: Ein Überblick über den Stand der Forschung. Verhaltenstherapie 2004; 14: 274–83.

Horn AB, Pössel P, Hautzinger M. Promoting adaptive emotion regulation and coping in adolescence: a school-based program. J Health Psychol 2010; Epub Aug 23; doi: 10.1177/1359105310372814.

Kellogg RT, Mertz HK, Morgan M. Do gains in working memory capacity explain the written self-disclosure effect? Cogn Emot 2010; 24: 86–93.

Kiecolt-Glaser JK, McGuire L, Robles TF, Glaser R. Psychoneuroimmunology: psychological influences on immune function and health. J Consult Clin Psychol 2002; 70: 537–47.

Klein K, Boals A. Expressive writing can increase working memory capacity. J Exp Psychol Gen 2001; 130: 520–33.

Kraft CA, Lumley MA, D'Souza PJ, Dooley JA. Emotional approach coping and self-efficacy moderate the effects of written emotional disclosure and relaxation training for people with migraine headaches. Br J Health Psychol 2008; 13: 67–71.

Lange A, van der Wall C, Emmelkamp PMG. Time-out and writing in distressed couples: an experimental trial into the effects of a short treatment. J Fam Ther 2000; 22: 394–407.

Lepore SJ, Smyth JM (Hrsg). The Writing Cure: How Expressive Writing Promotes Health and Emotional Well-Being. Washington DC: American Psychological Association 2002.

Lyubomirsky S, Sousa L, Dickerhoof R. The costs and benefits of writing, talking, and thinking about life's triumphs and defeats. J Pers Soc Psychol 2006; 90: 692–708.

Mehl MR, Pennebaker JW. Vom Wert des Schreibens und Redens über traumatische Erfahrungen: Ein narrativer Weg zu körperlicher und seelischer Gesundheit. In: Perren-Klingler G (Hrsg). Erste Hilfe für die Seele: Debriefing und andere Interventionen. Bern: Paul Haupt 2000; 25–40.

Miller GE, Cohen S. Psychological interventions and the immune system: a meta-analytic review and critique. Health Psychol 2001; 20: 47–63.

Neuner F, Schauer M, Elbert T. Testimony-Therapie als Psychotherapie für Überlebende staatlicher Gewalt. ZfPP 2001; 9: 585–600.

Nolen-Hoeksema S, Davis CG. »Thanks for sharing that«: ruminators and their social support networks. J Pers Soc Psychol 1999; 77: 801–14.

O'Cleirigh C, Ironson G, Fletcher MA, Schneiderman N. Written emotional disclosure and processing of trauma are associated with protected health status and immunity in people living with HIV/AIDS. Br J Health Psychol 2008; 13: 81–4.

Pachankis JE, Goldfried MR. Expressive writing for gay-related stress: psychosocial benefits and mechanisms underlying improvement. J Consult Clin Psychol 2010; 78: 98–110.

Pennebaker JW. Opening Up: The Healing Power of Expressing Emotions. New York: Guilford 1997.

Pennebaker JW. Writing to Heal: A Guided Journal for Recovering from Trauma and Emotional Upheaval. Oakland: New Harbinger 2004.

Pennebaker JW, Beall SK. Confronting a traumatic event: toward an understanding of inhibition and disease. J Abnorm Psychol 1986; 95: 274–81.

Pennebaker JW, Chung CK. Expressive writing, emotional upheavals, and health. In: Friedman H, Silver R (Hrsg). Handbook of Health Psychology. New York: Oxford University Press 2007; 263–84.

Pennebaker JW, Kiecolt-Glaser JK, Glaser R. Disclosure of traumas and immune function: health implications for psychotherapy. J Consult Clin Psychol 1988; 56: 239–45.

Petrie KJ, Booth RJ, Pennebaker JW, Davison KP, Thomas MG. Disclosure of trauma and immune response to a hepatitis B vaccination program. J Consult Clin Psychol 1995; 63: 787–92.

Petrie KJ, Booth RJ, Pennebaker JW. The immunological effects of thought suppression. J Pers Soc Psychol 1998; 75: 1264–72.

Petrie KJ, Fontanilla I, Thomas MG, Booth RJ, Pennebaker JW. Effect of written emotional expression on immune function in patients with human immunodeficiency virus infection: a randomized trial. Psychosom Med 2004; 66: 272–5.

Rimé B. Interpersonal emotion regulation. In: Gross JJ (Hrsg). Handbook of Emotion Regulation. New York: Guilford 2007; 466–85.

Rivkin ID, Gustafson J, Weingarten I, Chin D. The effects of expressive writing on adjustment to HIV. AIDS Behav 2006; 10: 13–26.

Romero C. Writing wrongs: Promoting forgiveness through expressive writing. J Soc Pers Rel 2008; 25: 625–42.

Seih YT, Lin YC, Huang CL, Peng CW, Huan SP. The benefits of psychological displacement in diary writing when using different pronouns. Br J Health Psychol 2008; 13: 39–41.

Siegel K, Schrimshaw EW. The stress moderating role of benefit finding on psychological distress and well-being among women living with HIV/AIDS. AIDS Behav 2007; 11: 421–33.

Slatcher RB, Pennebaker JW. How do I love thee? Let me count the words: the social effects of expressive writing. Psychol Sci 2006; 17: 660–4.

Sloan DM, Epstein EM. Respiratory sinus arrhythmia predicts written disclosure outcome. Psychophysiology 2005; 42: 611–5.

Sloan DM, Marx BP. Taking pen to hand: evaluating theories underlying the written disclosure paradigm. Clin Psychol Sci Pract 2004; 11: 121–37.

Smyth JM. Written emotional expression: effect sizes, outcome types, and moderating variables. J Consult Clin Psychol 1998; 66: 174–84.

Smyth JM, Stone AA, Hurewitz A, Kaell A. Effects of writing about stressful experiences on symptom reduction in patients with asthma or rheumatoid arthritis: a randomized trial. JAMA 1999; 281: 1304–9.

Smyth JM, Hockemeyer JR, Heron KE, Wonderlich SA, Pennebaker JW. Prevalence, type, disclosure, and severity of adverse life events in college students. J Am Coll Health 2008a; 57: 69–76.

Smyth JM, Hockemeyer JR, Tulloch H. Expressive writing and post-traumatic stress disorder: effects on trauma symptoms, mood states, and cortisol reactivity. Br J Health Psychol 2008b; 13: 85–93.

Stanton AL, Danoff-Burg S, Sworowski LA, Collins CA, Branstetter AD, Rodriguez-Hanley A, Kirk SB, Austenfeld JL. Randomized, controlled trial of written emotional expression and benefit finding in breast cancer patients. J Clin Oncol 2002; 20: 4160–8.

Teasdale JD. Emotional processing: three modes of mind and the prevention of relapse in depression. Behav Res Ther 1999; 37: 53–77.

Traue HC, Pennebaker JW (Hrsg). Emotion, Inhibition, and Health. Lewiston, Toronto: Hogrefe & Huber 1993.

Uchino BN, Cacioppo JT, Kiecolt-Glaser JK. The relationship between social support and physiological processes: a review with emphasis on underlying mechanisms and implications for health. Psychol Bull 1996; 119: 488–531.

Weinman J, Ebrecht M, Scott S, Walburn J, Dyson M. Enhanced wound healing after emotional disclosure intervention. Br J Health Psychol 2008; 13: 95–102.

10 Hypnose, Imagination, Selbstregulierung und Immunaktivität

Howard R. Hall, Karen Olness

10.1 Einleitung

Eine der ersten Spekulationen darüber, wie psychologische Interventionen die Immunaktivität und den Verlauf einer Krankheit beeinflussen, wurde im Rahmen der umstrittenen sogenannten ganzheitlichen Ansätze zur Behandlung von Krebserkrankungen angestellt (Simonton et al. 1978). Zu den klinischen Programmen, die hier zum Einsatz kamen, gehörten unter anderem **Entspannungstrainings** und **Imaginationsverfahren**, die auf eine Verbesserung der Immunaktivität sowie auf eine Verstärkung therapeutischer Effekte der Chemotherapie abzielten (Simonton et al. 1978; Rossman 2003).

Da die klinische Arbeit in diesem Bereich weder kontrolliert durchgeführt noch mithilfe einer Komponentenanalyse überprüft wurde, können aus solchen Berichten keine Rückschlüsse auf einen möglichen kausalen Zusammenhang zwischen Imaginationstechniken, Veränderungen im Immunsystem und dem Verlauf einer Krankheit gezogen werden.

Im vorliegenden Kapitel soll der Fokus allerdings nicht auf die komplexe Frage der Krebsbehandlung gerichtet werden, sondern auf die eher **allgemeinen Bereiche** Hypnose, Imagination und Immunreaktion. Einige wenige klinische Studien stützen die Annahme, wonach Selbsthypnose, Entspannung oder Imaginationsverfahren bei Kindern und Erwachsenen die Immunaktivität beeinflussen können. Im Folgenden sollen diese Studien überblicksartig dargestellt werden und es sollen einige Empfehlungen für zukünftige Forschungsarbeiten in diesem wichtigen Bereich gegeben werden.

Es ist ein sehr komplexes Unterfangen, Behandlungsansätze wie Hypnose, Entspannung, Imagination und Biofeedback mit Veränderungen des Immunsystems wissenschaftlich in Bezug zu setzen. Eine Schwierigkeit besteht z. B. in der Definition der unabhängigen Variable. Untersuchungen in diesem Bereich berichten vom Einsatz von:

- Hypnose
- Imaginationstechniken
- Entspannungsübungen
- Biofeedback
- anderen Strategien zur Selbstregulierung

Dabei lassen sie aber unbeantwortet, worin die Ähnlichkeiten bzw. die Unterschiede dieser Verfahren liegen, und ob sich die Auswirkungen auf die Immunaktivität in Abhängigkeit vom Interventionstyp unterscheiden (z. B. Hypnose vs. Entspannung). Eine weitere Schwierigkeit in diesem Forschungsbereich betrifft die Frage, inwiefern sich hypnotherapeutische Ansätze bei Kindern und Erwachsenen unterscheiden. Bezüglich der genannten Probleme ist anzumerken, dass Hypnose kein einheitliches Phänomen ist, auf dessen Definition man sich leicht einigen könnte. Des Weiteren muss auch bei der Hypnose aufgrund entwicklungsbedingter Unterschiede zwischen Hypnose für Kinder und Erwachsene differenziert werden. Den Beginn dieser Übersicht bilden daher Studien, die an Kindern durchgeführt wurden; danach wird die entsprechende Fachliteratur aus dem Erwachsenenbereich dargestellt.

10.2 Frühe klinische Studien zur Hypnose und Immunaktivität

Die Überzeugung, dass zwischen Emotionen und Gesundheit ein Zusammenhang besteht, wird schon von jeher von vielen Menschen aus den verschiedensten Kulturkreisen geteilt. Bereits zu Zeiten des Hippokrates war anerkannt, dass psychologische Faktoren die Gesundheit beeinflussen, Galen behauptete z. B., dass bei 60 % der Patienten Symptome auf emotionale und nicht auf körperliche Ursachen zurückzuführen seien (Shapiro u. Morris 1971). Cannon (1915) beschrieb als Erster die »Kampf-oder-Flucht-Reaktion« (*fight-or-flight reaction*) als Reaktion auf Herausforderungen und untersuchte die Bedeutung des Nebennierenmarks für die Folgen intensiver Emotionen und Schmerzerfahrungen auf den Körper. Dies führte zu einem neuen Untersuchungsfeld der Physiologie, das späterhin als **Stressforschung** bekannt wurde (Selye 1956). 1976 hatte Selye die These aufgestellt, nach der Allergien und Kollagen-Gefäßerkrankungen auf abnorme oder übermäßige Stressreaktionen zurückzuführen seien. Diese Auffassung änderte er später und ging dann von einer allgemeinen Stressreaktion aus (Selye 1976).

Zahlreiche klinische Fallbeispiele aus den 1960er- und 1970er-Jahren – in den meisten Fällen handelte es sich um die Behandlung erwachsener Patienten – belegen den Zusammenhang zwischen **Hypnotherapie** und der Verbesserung von Leidenszuständen, die auf **immunologischen Störungen** beruhen. Zu den behandelten Krankheitsbildern gehörten Warzen, Herpes simplex und wiederholt auftretender Nesselausschlag (Sinclair-Gieben u. Chalmers 1959; Surman et al. 1972; Ader 1981, 2007). Die Hypnotherapie eines asthmakranken Jungen wird von Franz Baumann, einem Kinderarzt aus San Francisco, beschrieben. Auf die Bitte des Arztes, sich vorzustellen, er sei auf einer Wiese mit Kühen, entwickelte der Junge starkes Giemen. Baumann hatte die Kuhhaarallergie des Jungen übersehen, erkannte aber schnell, dass nun ein Hubschrauber vorbeikommen musste, um den Jungen hoch hinauf in den Himmel in die klare Luft weit weg von der Wiese zu nehmen. Dies führte dazu, dass das Giemen ebenso schnell wieder aufhörte, wie es begonnen hatte.

Fallbeispiel

Olness (2011a) beschreibt die Therapie eines 11-jährigen Mädchens, das an Eislaufwettkämpfen teilnahm und einen generalisierten Nesselausschlag entwickelte, sobald sie das Eis betrat. Eine Reihe von Allergien in der Vorgeschichte waren mit Antihistaminika behandelt worden, die die junge Patientin jedoch nur sehr ungern vor Wettkämpfen einnahm, aus Sorge, sie könnten sie in ihrer sportlichen Leistungsfähigkeit beeinträchtigen. Das Mädchen wurde in Selbsthypnose unterwiesen, bei gleichzeitiger Überprüfung der peripheren Körpertemperatur, wobei deutlich wurde, dass die Temperatur anstieg, sobald sich das Kind wohler fühlte. Der Patientin wurden die Mechanismen der Nesselsucht erläutert und es wurde ihr gesagt, dass Mastzellen weniger krankheitsauslösende Substanzen freisetzen, sobald sie sich in einem entspannten Zustand befand. Das Mädchen fantasierte sich ihr eigenes **Kontrollsystem**, zu dem auch ein Joystick gehörte, den sie auf »An« und »Aus« drehen konnte, um, wenn nötig, eine Reaktion der Mastzellen abzuschalten. Sie stellte sich außerdem vor, wie sie eine ihrer Lieblingsrunden auf dem Eis drehte, und genoss die Vorstellung, dass ihr Gehirn die Laufrichtung vorgab, der ihre Muskeln und Nerven perfekt folgten. Sie stellte sich vor, dass sie gerade einen Wettkampf absolviert hatte, sich sehr wohl fühlte und mit ihrer Leistung zufrieden war. Sie freute sich, dass ihr Hautproblem verschwunden war. Der Patientin wurde empfohlen, die selbsthypnotischen Übungen zu Hause zweimal täglich durchzuführen und einmal noch zu einer Überprüfung in die Klinik zu kommen. Auch ein Jahr später war die Patientin symptomfrei. Bei einer einzigen Gelegenheit habe sie einen kurzen Juckreiz verspürt, »ich habe dann aber gleich den Joystick auf ›Aus‹ gedreht.«

10.3 Hypnose bei Kindern

Hypnose wird definiert als »*veränderter Bewusstseinszustand, der mit zeitweiligen positiven Effekten, wie z. B. Spannungsreduzierung, einhergehen kann, der allerdings nicht eigens für diesen Zweck bestimmt ist*«. Hypnotherapie wiederum stellt eine Behandlungsform mit spezifischen therapeutischen **Zielen** und **Techniken** dar, die zum Einsatz kommen, wenn sich der Patient im Zustand der Hypnose befindet (Kohen u. Olness 2011). Kinder gelten generell als empfänglicher für hypnotische Interventionen als Erwachsene, da sie entwicklungsbedingt sehr viel mehr Zeit in imaginativen Zuständen, z. B. in Tagträumereien oder im So-tun-als-ob (veränderter Bewusstseinszustand), verbringen. Hypnotische Induktionen bei Kindern arbeiten somit mit Fantasiereisen, Entspannung, Atemtechniken oder anderen Ansätzen, je nach Alter der jungen Patienten.

Kleine Kinder mögen sich schwertun, im Rahmen einer hypnotherapeutischen Intervention still zu sitzen oder sich zu entspannen, gleichwohl können sie sich in einem veränderten Bewusstseinszustand befinden. Hypnose mit Kindern impliziert auch ein permissiveres oder indirekteres Vorgehen im Vergleich zu den direkten Suggestionen bei Erwachsenen (Kohen u. Olness 2011).

Spielzeugmachers magisches Mikroskop

Olness und Kollegen haben verschiedene Puppen (»Spielzeugmachers magisches Mikroskop«) zur Erklärung von Bakterien, Viren und basaler Immunaktivität verwendet. Während der daraufhin stattfindenden experimentellen Intervention hörten die Kinder eine Entspannungskassette mit folgenden Suggestionen: »*Du genießt das Gefühl, an diesem besonderen Ort deiner Wahl zu sein. Während du dich an diesem Ort befindest, kannst du dir selber Anweisungen geben, oder du kannst dich selbst programmieren, so wie man einen Computer programmiert. Mach das ruhig jetzt selbst, wenn du möchtest. Du kannst den verschiedenen Teilen deines Immunsystems erzählen, dass wir über unser Immunsystem gesprochen und einen Videofilm dazu angesehen haben, wie es diesen bestimmten Teilen in deinem Speichel oder deiner Spucke sagt, dass sie mehr werden sollen. Du kannst dir selbst sagen, gesünderes und stärkeres Immuneiweiß zu produzieren und es in deinen Speichel zu geben, damit du Krankheiten noch besser bekämpfen kannst. Dein Gehirn ist mit allen Teilen deines Körpers verbunden, auch den Teilen deines Körpers, die Immunsysteme und Immuneiweiß machen.*« (Olness et al. 1989)

Bei Kindern lässt sich weder ein Zusammenhang zwischen den Werten des hypnotischen Ansprechvermögens und klinischen Veränderungen nachweisen, noch lassen diese Werte Vorhersagen für klinische Veränderungen zu. Dies dürfte damit in Verbindung stehen, dass die meisten Kinder in den vorhandenen Tests für hypnotisches Ansprechvermögen hohe Werte erzielen (Olness 2011b).

10.4 Hypnose und Imagination bei Kindern mit Fokussierung auf Immunparameter

In einer prospektiven und randomisierten Kontrollstudie am *Minneapolis Children's Medical Center* in Minnesota untersuchten Olness et al. (1989), ob Kinder in der Lage sind, mithilfe hypnotischer Strategien die Produktion ihrer Speichel-Immunglobuline (Ig) zu verändern. 57 Kinder zwischen 6 und 12 Jahren wurden randomisiert einer von drei Gruppen zugeteilt:

- Gruppe A wurde in Selbsthypnose unterwiesen und wurde aufgefordert, die im Speichel enthaltenen Immunsubstanzen nach ihrer Wahl zu steigern.
- Gruppe B erlernte ebenfalls Selbsthypnose, bekam aber die spezifischen Suggestionen zur Kontrolle der Ig im Speichel.
- Gruppe C erhielt keinerlei Instruktionen, jedoch die gleiche Zeit an Aufmerksamkeit seitens der Untersuchungsleiter.

Als sie das erste Mal in die Klinik kamen (Messzeitpunkt 1) wurden von allen Kindern Speichelproben entnommen und sie sahen einen Videofilm (»Spielzeugmachers magisches Mikroskop«), der kindgerecht die Aufgaben des Immunsystems erläuterte. Dann wurden die Kinder mit der *Stanford Children's Hypnotic Susceptibility Scale* (SCHSS) getestet. Bei ihrem zweiten Klinikbesuch zwei Wochen später (Messzeitpunkt 2) erhielt man von ihnen 30 min vor der Selbsthypnoseübung bzw. der Unterhaltung mit den Studienleitern eine zweite Speichelprobe. Am Ende des Experiments, wiederum zwei Wochen später (Messzeitpunkt 3), wurde eine dritte Speichelprobe entnommen.

Die Speichel-Immunglobulin-A(IgA)- und -Immunglobulin-G(IgG)-Werte waren in allen Untersuchungsgruppen von Messzeitpunkt 1 zu Messzeitpunkt 2 stabil. Gruppe B zeigte einen signifikanten Anstieg des IgA-Wertes ($p < 0{,}01$) während der experimentellen Phase. Keine signifikanten Veränderungen ergaben sich für das IgG. Die Werte der SCHSS waren in allen drei Gruppen ähnlich ausgeprägt und standen in keinem Zusammenhang mit den beobachteten Ig-Veränderungen.

In Replikationsstudien wendeten Hewson-Bower und Drummond (1996, 2001) das Untersuchungsdesign von Olness und Kollegen auch im klinischen Bereich an. Die Kinder, von denen einige an immer wieder auftretenden Erkältungen litten und andere nicht, wurden randomisiert zwei Untersuchungsgruppen zugeteilt (Entspannung mit Suggestionen zur Steigerung der Immunproteine vs. Entspannung ohne entsprechende Suggestionen). In beiden Gruppen kam es zu einem **Anstieg der s(*secretory*)IgA-Konzentration** im Speichel, während eine Kontrollgruppe, die sich zwischen den Speichelentnahmen 25 min lang mit den Studienleitern unterhielt, keinerlei Veränderungen zeigte. Zu einem Anstieg des spezifischen Werts der lokalen mukosalen Immunität (Verhältnis zwischen sIgA und Albumin) kam es hingegen nur bei den Entspannungsübungen in Verbindung mit spezifischen Suggestionen zur Steigerung der Immunproteine, nicht jedoch bei alleiniger Entspannung oder in der Kontrollbedingung.

In einer Reihe von *Follow-up*-Untersuchungen stellten Hewson-Bower und Drummond (2001) fest, dass sowohl **Stress-Management-Trainings** als auch geführte **Fantasiereisen** mit Fokus auf Immunveränderungen die Dauer von Erkältungs- und Grippesymptomen verkürzten (im Vergleich zu länger anhaltenden Beschwerden in einer Warteliste-Kontrollgruppe). Hinsichtlich der Häufigkeit auftretender Symptome unterschieden sich die drei Untersuchungsgruppen hingegen nicht. In beiden Behandlungsgruppen kam es darüber hinaus zu einem Anstieg der sIgA-Konzentration und einem Rückgang negativer Stimmungsparameter, wie Depression und Traurigkeit, sowie einem Anstieg an positiver Stimmung. In der Warteliste-Kontrollgruppe blieben diese Parameter unverändert.

In mehreren randomisierten Kontrollstudien am *Rainbow Babies and Children's Hospital* in Cleveland, Ohio untersuchten Hall und Kollegen die Auswirkungen von Selbsthypnose auf die Adhäsion von Neutrophilen bei *High-School-* und *College*-Studenten (Hall et al. 1992a, 1993, 1996; Hall 2007). In der ersten Studie (Hall et al. 1992a) wurden die Teilnehmer in drei Gruppen eingeteilt:

- **Gruppe A:** In der ersten Studie wurde den Teilnehmern dieser Gruppe, der Kontrollgruppe, vor und nach einer 30-minütigen Sitzung, in der sie aufgefordert wurden, sich auszuruhen, dabei aber nicht einzuschlafen, Speichel- und Blutproben entnommen. Das gleiche Prozedere fand noch einmal 1 Woche später statt.

- **Gruppe B:** Die Bedingungen für diese Untersuchungsgruppe (untrainiert) ähnelten den Bedingungen der Gruppe A, mit der Ausnahme, dass ihnen kurz erläutert wurde, worum es sich bei Neutrophilen und dem Prozess der Adhäsion handelt. Anstelle der Instruktion, sich auszuruhen, führten die Teilnehmer der Untersuchungsgruppe B eine hypnotherapeutische Entspannungsübung durch, wobei sie ihrer Fantasie freien Lauf lassen sollten, wie sich die Neutrophilenadhäsion steigern lassen könne. Ein Teilnehmer stellte sich z. B. vor, wie Honig aus Tischtennisbällen herausquoll, was die Haftung dieser »Neutrophilenbälle« erhöhte. Auch Gruppe B wiederholte diesen Vorgang in einer zweiten Sitzung.

- **Gruppe C:** Eine dritte Gruppe (trainiert) erhielt, bevor Blut abgenommen wurde, vier Sitzungen (zwei Sitzungen pro Woche) Selbsthypnose plus immunfokussiertem Imaginationstraining. Diese Sitzungen hatten zum Ziel, die sIgA-Konzentration im Blut via Selbsthypnose und Imaginationsverfahren zu reduzieren. Jeweils vor und nach jeder Sitzung wurden Speichelproben entnommen und zu Beginn jeder neuen Sitzung gab es Rückmeldung seitens der Studienleiter. Nach diesem Training in Selbsthypnose durchliefen die Teilnehmer von Untersuchungsgruppe C das gleiche Prozedere wie die untrainierte Gruppe B, d. h. Speichel- und Blutproben wurden vor einer hypnotherapeutischen Entspannungsinduktion zur Steigerung der Neutrophilenadhäsion entnommen. Der einzige Unterschied zwischen der untrainierten Gruppe B und der trainierten Gruppe C bestand also in dem vor der Blutabnahme stattgefundenen 2-wöchigen Training in Selbsthypnose und Immunimagination zur Reduzierung des sIgA-Levels.

In dieser Studie ließ sich ein signifikanter Anstieg der Neutrophilenadhäsion nur in Gruppe C, die in Selbsthypnose und Speichel-IgA-Imagination vorab trainiert worden war, und nur in der zweiten Sitzung beobachten.

Interessanterweise zeigte sich in der untrainierten Gruppe B, wo versucht worden war, die Adhäsion zu steigern, ein signifikanter **paradoxer Abfall** dieses Parameters. Darüber hinaus ließ sich keine Korrelation zwischen der Hypnotisierbarkeit (diese wurde nach den Untersuchungssitzungen gemessen, um die Erwartung der Probanden hinsichtlich ihrer Fähigkeit, ihr Immunsystem zu verändern, nicht zu beeinflussen) und Veränderungen der Neutrophilenadhäsion feststellen.

In einer weiterführenden Untersuchung (Hall et al. 1993) ging es um den möglichen Zusammenhang zwischen autonomer Körperreaktion, z. B. der peripheren Fingertemperatur oder Veränderungen der Pulsfrequenz, und Veränderungen der Neutrophilenadhäsion in den drei Gruppen der obigen Studie. Hierbei ging es um die Frage, ob sich Veränderungen der Neutrophilenadhäsion auf entsprechende Suggestionen und Imaginationen zurückführen ließen, oder eher auf allgemeine autonom ablaufende Entspannungsprozesse, die sich z. B. in Fingertemperaturerhöhungen oder Verringerungen der Pulsfrequenz nachweisen lassen. Es konnte kein Zusammenhang zwischen physiologischen Entspannungsmaßen und Veränderungen der Neutrophilenadhäsion festgestellt werden, weder nach Selbsthypnose noch nach Ruhebedingung.

Die Ergebnisse der zitierten Studie sprechen dafür, dass es durchaus von Bedeutung ist, vor dem eigentlichen Versuch zur Erhöhung der Neutrophilenadhäsion im Blut, eine Trainingsphase in Selbsthypnose und Immunimagination (Gruppe C, trainiert) durchzuführen.

Aus diesem Grund gingen Hall et al. (1996) in der nächsten Studie der Frage nach, ob sich die Neutrophilenadhäsion zwischen den Gruppen in **gerichteter** Weise (Steigerung oder Reduzierung) verändern lässt. Alle Probanden nahmen vor den eigentlichen Untersuchungssitzungen mit Blutentnahmen an vier Übungssitzungen ohne Speichelentnahme teil (zwei pro Woche, 2 Wochen lang).

- **Gruppe 1:** Die Kontrollgruppe (neue Studienbedingung) praktizierte vor den eigentlichen zwei Untersuchungssitzungen in vier Sitzungen Ruhe.

- **Gruppe 2:** Die experimentelle Gruppe zur »Reduzierung der Neutrophilenadhäsion« (ebenfalls eine neue Versuchsbedingung) nahm an vier hypnotherapeutischen Übungssitzungen sowie zwei Untersuchungssitzungen mit Blutentnahmen teil, in denen die Imaginationsaufgabe darin bestand, sich die Neutrophilen als weniger klebrig vorzustellen. Ein Proband fantasierte z. B., dass seine Neutrophilen explodieren und so weniger klebrig wurden.

- **Gruppe 3:** Die experimentelle Gruppe zur »Steigerung der Neutrophilenadhäsion« durchlief dieselbe Anzahl hypnotherapeutischer Übungssitzungen und experimenteller Sitzungen, hatte jedoch zur Aufgabe, eine Steigerung der Adhäsionsleistung der Neutrophilen zu imaginieren. Ein Proband entwickelte hier die Fantasie, seine Neutrophilen würden so klebrig wie Kaugummi werden.

Wie in der vorhergehenden Studie wurden Temperatur und Puls gemessen. Entgegen der Erwartungen wurde in Gruppe 3, die imaginiert hatte, wie sich die Adhäsionsfähigkeit der Neutrophilen steigert, ein signifikanter **Abfall** der Adhäsionsfähigkeit im Prä-post-Vergleich festgestellt, während in Gruppe 2, die ein Absinken der Neutrophilenadhäsionsfähigkeit imaginiert hatte, tatsächlich ein nicht signifikanter Trend in Richtung Abfall zu beobachten war. Puls und Temperatur besaßen keine Vorhersagekraft hinsichtlich der Veränderungen der Neutrophilenadhäsionsfähigkeit, jedoch wiesen die Puls- und Temperaturmessungen in Gruppe 3, die paradoxerweise einen Abfall der Adhäsionsfähigkeit zeigte, obwohl ein Anstieg imaginiert worden war, auf einen Mangel an Entspannung der Probanden hin. Überraschenderweise zeigte Gruppe 1, die an vier Ruhesitzungen teilgenommen hatte, als einzige einen Trend zur **Steigerung** der Adhäsionsfähigkeit.

Auf zwei wichtige Unterschiede zwischen dieser und der vorigen Studie muss hingewiesen werden:

- Die Kontrollgruppe dieser Studie war neu und hatte ein zweiwöchiges Ruhetraining zu durchlaufen, während Gruppe A in der vorangegangenen Studie vor den experimentellen Sitzungen, in denen Blut abgenommen wurde, keine Übungen im Ruhen hatte (Hall et al. 1992a). Die Ruhekontrollgruppe dieser Studie, die keine Immunimagination durchführte, zeigte Anstiege in der Neutrophilenadhäsion. Auch in der Kontrollgruppe A ließen sich physiologische Effekte der Entspannung feststellen, die Temperatur stieg in der ersten Sitzung an und in beiden Sitzungen kam es zu einem Rückgang der Pulsfrequenz.
- Die Studie wies auch eine neue experimentelle Gruppe auf, die die Adhäsionsfähigkeit gezielt verringern sollte. Dieser Fokus auf die gerichtete Veränderung von Immunparametern mag für die Untersuchungsteilnehmer ein hoher Anspruch gewesen sein, ähnlich einer Stressreaktion, sodass es zu einem Abfall der Adhäsionsfähigkeit der Neutrophilen kam.

Schließlich ließ sich auch in dieser Studie kein Zusammenhang zwischen den Werten der Hypnotisierbarkeit und Veränderungen der Neutrophilenadhäsion feststellen.

Weder die Richtung der Immunimagination, noch der Grad an Hypnotisierbarkeit schienen in den gezeigten Untersuchungen mit Veränderungen der Neutrophilenadhäsion in Zusammenhang zu stehen. Indem paradoxerweise zu stark auf bestimmte Immunveränderungen fokussiert wurde, dürfte es zu einer **Stressreaktion** des Sympathikus und einer *Down*-Regulierung bestimmter Immunparameter gekommen sein.

Interessanterweise zeigten sich nur in Gruppe A (keine Imaginationsübung, vier Sitzungen mit Entspannungstraining und zwei Untersuchungssitzungen ohne Imaginationsübung) Entspannungseffekte mit einem Trend zu gesteigerter Neutrophilenadhäsion. Welche Rolle, so die weiterführende Überlegung, spielte somit ein spezifisches Verhaltenstraining mit dem Ziel, bestimmte Immunparameter zu verändern? Womöglich dürfte eine intensiv fokussierte Imaginationsübung bei der *Down*-Regulierung der Immunaktivität hilfreich sein, während **einfache Entspannung** ohne Imagination, aber mit Übungsphasen, eine Hochregulierung der Immunreaktion bewirkt.

Auch in einer Metaanalyse zum Einfluss geleiteter Imagination auf physiologische Parameter erwies sich dieser Übungsfaktor als durchaus relevant (van Kuiken 2004). Diese Metaanalyse zeigte weiterhin, dass **geleitete Imaginationsübungen** die Wirksamkeit der Intervention in den ersten 5–7 Wochen, in denen die Übungen stattfanden, erhöhte, allerdings sank dieser Effekt wieder um die 18. Woche. Aus van Kuikens Analyse geht jedoch angesichts der eben gezeigten Studien nicht klar hervor, wie sich Entspannungsübungen mit z. B. angenehmen Imaginationen hinsichtlich der Wirkung auf psychologische und physiologische Variablen von Imaginationsübungen unterscheiden, die auf Veränderungen physiologischer Parameter ausgerichtet sind. Eine intensive, geleitete Imagination dürfte in der Studie von Hall et al. (1996) kontraproduktiv gewesen sein, wohingegen einfache Entspannungsübungen ohne Imagination positive physiologische und psychologische Effekte bewirkten.

10.5 Hypnose und Imagination bei Immunerkrankungen von Kindern

Warzen werden durch Viren verursacht, während Immunreaktionen auf Warzen in erster Linie durch das zelluläre Immunsystem, inklusive T-Zellen, vermittelt werden. In zahlreichen Fallberichten wird vom Verschwinden von Warzen nach nichtpharmakologischer Behandlung – Hypnotherapie mit eingeschlossen – berichtet (Tasini u. Hackett 1977; Noll 1988; Spanos et al. 1988). Nachdem eine Reihe von erfolgreichen klinischen Erfahrungen gemacht werden konnten, wurde in einer kontrolliert-randomisierten Studie der Frage nachgegangen, inwieweit bei Kindern ein Training in **Selbsthypnose** zur Behandlung von Warzen wirksam sein würde. In einer Multicenterstudie, an der sich sieben Universitäten beteiligten, untersuchten Felt et al. (1998) 61 Schulkinder mit schweren Warzenproblemen. Es wurden drei randomisierte Gruppen gebildet:

- Eine Gruppe von Kindern wurde in Selbsthypnose unterwiesen.
- Eine weitere Gruppe wurde topisch behandelt.
- Eine dritte Gruppe von Kindern bildete die Kontrollgruppe.

In der Selbsthypnosegruppe und in der Gruppe mit topischer Behandlung kam es zu einem vergleichbaren Rückgang der Warzen. Jedoch wiesen die Kinder, die Selbsthypnose betrieben, darüber hinaus eine **geringere Warzenneubildung** auf als die beiden anderen Gruppen. Ungefähr ein Drittel der Kinder der Selbsthypnosegruppe nutzten dieses Verfahren auch weiterhin zur Behandlung ihrer Warzen. 79 % der Kinder aus dieser Gruppe berichteten, dass sie auch zu Hause oder in der Schule auf Selbsthypnose zurückgriffen, entweder in stressreichen Zeiten oder in emotional schmerzlichen Situationen, oder aber um ihre sportlichen Leistungen zu verbessern, was deutlich macht, dass Kinder in diesem Alter dieses Verfahren problemlos generalisieren können.

Eingeschränkt wurde diese Untersuchung durch die Notwendigkeit einer **standardisierten Methode** zum Selbsthypnosetraining. Daher wurden in allen an der Studie beteiligten Universitäten Kopien der gleichen Videobänder verwendet, um jedem Kind dieselben Instruktionen zur Selbsthypnose zu erteilen. Auch war die Studie dadurch eingeschränkt, dass man bei der Einschätzung der Warzen große Sorgfalt walten lassen musste, indem man die Warzen der Kinder z. B. in allen Gruppen fotografierte.

Eine Reihe von Studien zeigte, dass Mastzellreaktionen konditioniert werden können (s. Kapitel 8, S. 220). Theoharides (1983) machte die Beobachtung, dass Erwachsene mit **Migräne** mehr Mastzellenprodukte im Urin aufwiesen als Erwachsene ohne Migräne. Mastzellen konnten in verschiedenen Bereichen des Körpers, so auch in der Nähe der Hirnhautgefäße und -nerven nachgewiesen werden, wo sie eine Vielzahl von unterschiedlichen vasoaktiven, neurosensibilisierenden und entzündungsfördernden Mediatoren freisetzen.

Olness et al. (1999) untersuchten die Mastzellaktivierung bei Kindern mit Migräne vor und nach einem Training in Selbsthypnose. Vorangegangene Untersuchungen hatten gezeigt, dass an Migräne leidende Kinder, die Selbsthypnose erlernten und anwendeten, signifikant weniger Migräneanfälle aufwiesen. Die Autoren der Studie bestimmten im Urin von Migräne betroffenen sowie gesunden Kindern die Baseline-Werte von **Histamin** und des Mastzellenzyms **Tryptase**. Die Kinder mit Migräne wurden randomisiert einer Gruppe mit und einer Gruppe ohne Selbsthypnosetraining zugeteilt. Das Training umfasste drei einstündige Sitzungen im Abstand von jeweils einer Woche:

- In der ersten Sitzung erlernten die Kinder progressive Muskelentspannung, mit der anschließenden Aufforderung, angenehme Bilder eigener Wahl zu imaginieren. Jedes Kind sollte die Übung zweimal täglich 10 min lang durchführen und für sich eine persönliche Methode finden, sich an die Übungen zu erinnern.
- Die zweite Sitzung bestand aus einer Überprüfung der Fähigkeit zur Selbsthypnose und zusätzlich aus Biofeedback, um jedem Kind zu ermöglichen, jegliche Veränderung der peripheren Temperatur und elektrodermalen Aktivität visuell einzuschätzen. Zudem wurden verschiedene Methoden zur Schmerzkontrolle angeboten und jedes Kind wurde dazu angehalten, die Übung weiterhin zweimal täglich durchzuführen.
- In der dritten Sitzung wurden die vorangegangenen Methoden erneut überprüft und jedes Kind wurde diesmal gebeten, einmal täglich weiter zu üben.

Von den 14 Kindern in der Selbsthypnosegruppe übten zehn regelmäßig und berichteten über einen signifikanten **Rückgang der Migräneanfälle** von durchschnittlich 4,9 auf 1 oder weniger pro Monat. Jedes Kind, das die Zahl der Migräneanfälle mithilfe von Selbsthypnose erfolgreich verringern konnte, wies darüber hinaus einen, verglichen mit dem Ausgangswert zu Beginn der Studie, geringeren Tryptasewert im Urin auf. Die Kinder in der Gruppe ohne Selbsthypnosetraining zeigten keine Veränderung der Migräneanfallsfrequenz und auch keine Veränderungen der Urin-Tryptaselevels oder sogar leichte Erhöhungen. Obwohl bei Kindern mit Migräne von einer biologischen Anfälligkeit ausgegangen werden kann, kann doch Stress einen signifikanten auslösenden Faktor darstellen. Es ist durchaus denkbar, dass verschiedene Stressoren zur Mastzellaktivierung in der Dura führen und dass Training in Selbsthypnose diese Aktivierung unterdrückt.

2008 veröffentlichten Nassau und Kollegen (Nassau et al. 2008) einen Forschungsüberblick zum Thema Psychoneuroimmunologie (PNI) bei chronischen Erkrankungen des Kindesalters. In diesem Überblick finden sich auch 4 Studien, in denen chronisch kranke Kinder in Hypnose unterrichtet wurden. Eine dieser Studien untersuchte 35 an Asthma erkrankte venezolanische Kinder über einen Zeitraum von 6 Monaten (Castes et al. 1999). Dabei wiesen 19 Kinder, die durch Fokussierung auf mentale Bilder versuchten, ihre Mastzelldegranulation zu vermindern und ihre Atemwege zu öffnen, im Vergleich zu einer Kontrollgruppe von 16 Kindern erniedrigte Immunglobulin-E(IgE)-Reaktionen auf. Eine weitere Forschungsarbeit (Kern-Buell et al. 2000) an 16 Kindern mit Asthma beinhaltete 8 Trainingssitzungen mit autogener Entspannung, progressiver Muskelrelaxation und einem Training zur tiefen Atmung. In 4 dieser 8 Sitzungen wurde dazu noch Biofeedback durchgeführt. Die Kinder wiesen daraufhin eine verminderte Asthmaintensität und eine verbesserte Lungenfunktion auf. Bei den beiden anderen Studien handelt es sich um die bereits in diesem Kapitel angeführten Untersuchungen von Hewson-Bower und Drummond (1996, 2001).

10.6 Hypnose bei Erwachsenen

Hypnose hat sich seit ihren schillerenden Anfängen um 1780, als Franz Anton Mesmer seine Theorie zum »thierischen Magnetismus« aufstellte, im Laufe der Jahrhunderte zu einer differenzierten Experimentalforschung zur Messung hypnotischer Suggestibilität entwickelt (Fromm u. Shor 1979). Hypnose bei Erwachsenen, so die Grundthese, arbeitet mit **Suggestionen** und impliziert, was noch wichtiger erscheint, **unterschiedliche Levels** der Fähigkeit zur Hypnose und Hypnotisierbarkeit. Die in diesem Kapitel dargestellten Studien, die Hypnose, Imagination und Entspannung als unabhängige Variable einsetzen, mögen zwar alle mit Suggestionen zur Immunveränderung arbeiten, allerdings stellt der Grad an Hypnotisierbarkeit einen wichtigen Faktor für die tatsächlich stattfindenden Veränderungen im Immunsystem dar (Bowers u. Kelly 1979). »*Auch bei solchen Interventionen*«, so die Autoren, »*die nicht explizit hypnotherapeutisch ausgerichtet sind, können Suggestion und Hypnotisierbarkeit verborgene Faktoren darstellen, die den Heilungsprozess positiv beeinflussen*«.

Ein Faktor, der mit der Fähigkeit, sich hypnotisieren zu lassen, zu korrelieren scheint, ist der Grad an Absorption oder »Offenheit für selbstverändernde Erfahrungen« (Tellegen u. Atkinson 1974). Menschen, die über ein hohes Maß an **Absorption** verfügen, sind in der Lage, ihre gesamte Aufmerksamkeit auf ein einziges Objekt, wie etwa ein Bild oder ein Lied, zu fokussieren. Hypnotisierbarkeit und die Fähigkeit, das Immunsystem zu beeinflussen, wurden in einigen in diesem Kapitel dargestellten Studien untersucht. Ebenso war Absorption Gegenstand dieser Untersuchungen.

Im Gegensatz zur Frage der Hypnotisierbarkeit hat sich Milton H. Erickson in seinem Ansatz auf das Wesen der hypnotischen Suggestion konzentriert (Rossi 1980). Von dieser Perspektive aus betrachtet, sind praktisch alle »normalen« Menschen hypnotisierbar, weil »*... es sich in erster Linie um eine Funktion der interpersonellen Beziehung zwischen Subjekt und Hypnotiseur handelt*«. Ericksons eher permissiver Hypnose-Ansatz hat auch die Hypnose mit Kindern beeinflusst.

10.7 Direkte Suggestion mit Fokussierung auf Immunparameter bei Erwachsenen

Die frühen Arbeiten von Black und Mitarbeitern in Großbritannien untersuchten die Auswirkungen von Hypnose und direkter Suggestion auf die Immunaktivität von äußerst sorgfältig ausgewählten Probanden, die über die Fähigkeit verfügten, auf tiefe hypnotische Trancezustände zu reagieren (Mason u. Black 1958; Black 1963a, b; Black et al. 1963; Black u. Friedman 1965). So behandelten Mason u. Black (1958) eine 27-jährige Frau mit Hypnose und direkter Suggestion, die schon lange an chronischem **Asthma** und **Heuschnupfen** litt und bei der traditionelle medizinische Behandlungsmethoden nicht angeschlagen hatten. Sie wurde beschrieben als eine »*gute hypnotische Versuchsperson, die rasch auf die gängigen Suggestionen reagierte ...*«. Eine Woche bevor die typischen, jährlich auftretenden Anfälle einsetzten, begannen die Autoren der Studie mit ihren wöchentlichen hypnotherapeutischen Interventionen, die über einen Zeitraum von 2 Monaten fortgeführt wurden. Folgende Suggestion wurde dabei gegeben: »*Dieses Jahr werden Sie nicht unter einer verstopften Nase leiden. Ihre Augen werden nicht tränen. Sie werden keinen Juckreiz um ihre Augen verspüren und Sie werden keine Niesanfälle haben.*«

Die Patientin sprach gut auf die Behandlung an, neben einer Symptomlinderung zeigten bei den wöchentlichen Tests am linken Arm applizierte Allergene keine Wirkung. Interessanterweise reagierte die Patientin auf einen entsprechenden Hauttest am linken Bein mit einem für sie typischen Ausschlag. Offenkundig war es zu einer sehr spezifischen Reaktion im Sinne einer **Non-Responsivität** am linken Arm gekommen, an dem sie normalerweise auf Allergien getestet wurde. Um diesen Aspekt näher zu untersuchen, gingen die Autoren dazu über, ihre in der Hypnose gegebenen, direkten Suggestionen, nicht auf Allergentests zu reagieren, auf alle Körperregionen auszudehnen. Daraufhin blieb die Patientin nicht nur weiterhin symptomfrei, sondern reagierte tatsächlich an keiner Stelle des Körpers mehr auf die Allergentests, einschließlich des linken Beins. Injizierte man jedoch das Serum der Patientin subcutan in eine nichtallergische Versuchsperson, führte dies bei der Versuchsperson zu einer passiven Transferreaktion auf das injizierte Allergen. Die hypnosebedingten Verbesserungen hinsichtlich Symptomatik und Allergentestreaktion schlugen sich also nicht in einer entsprechenden serologischen Veränderung nieder – die Patientin blieb allergisch.

Auf diese klinische Beobachtung hin folgte eine Reihe von experimentellen Studien an ausgewählten Versuchspersonen, die die Fähigkeit aufwiesen, tiefe und mittlere Trancezustände erreichen zu können. Es zeigte sich, dass Hypnose mit **direkten Suggestionen** mit der sofortigen Hemmung der »*immediate-type hypersensitivity response*« in dieser hoch selektiven Untersuchungsgruppe einherging (45 mögliche Studienteilnehmer wurden getestet und acht von zwölf zeigten ein gewisses Maß an Hemmung). Die direkten hypnotischen Suggestionen wurden »*so eindringlich wie möglich und in standardisierter Form dargeboten, und zwar in folgendem Wortlaut: ›Sie werden wieder die gleiche Injektion erhalten, doch dieses Mal werden Sie keine Reaktion zeigen. Es wird keine Hitze, keine Rötung, keine Schwellung und auch keinen Juckreiz geben, es wird keine Reaktion auftreten. Ihr Arm wird auf die Injektion nicht mehr so reagieren, wie er es davor tat. Es wird sich lediglich so anfühlen, als hätte man Wasser hineingegeben. Es wird keine Reaktion geben. Ihr Arm wird sich anders anfühlen, Ihr ganzer Körper wird sich anders anfühlen …!‹*« (Black 1963a, S. 926).

Hoch selektierte Versuchspersonen (28 wurden untersucht, vier ausgewählt) zeigten unter Hypnose und direkter Suggestion eine Hemmung der **Mendel-Mantoux-Reaktion** auf ein Proteinderivat des Tuberkulin (Black et al. 1963). Wie nachfolgende Studien nachwiesen, war dieses Ergebnis weder durch eine Desensibilisierung infolge wiederholter Injektionen (Black 1963b), noch durch einen Anstieg des immunsuppressiv wirksamen Plasma-Cortisolspiegels vermittelt (Black u. Friedman 1965). Ein Zusammenhang zwischen Hypnotisierbarkeit und Immunveränderungen lässt sich in diesen Studien nicht ohne Weiteres herstellen, da das Maß für Hypnotisierbarkeit nicht standardisiert war und das Kriterium, das von Black in seinen Studien als Zeichen für Trancetiefe verwendet wurde, von einem Kollegen als »*hoch suspektes hypnotisches Phänomen*« (Mason 1963) infrage gestellt wurde. Darüber hinaus wurden Versuchspersonen, die ihre Immunaktivität willentlich verändern konnten, wiederholt auch in anderen Studien verwendet, was mit entsprechendem finanziellen Anreiz verbunden war (Mason 1963). Somit sind Verallgemeinerungen auf der Basis solch eines kleinen Pools hoch selektierter Versuchspersonen nur schwierig möglich.

Bemühungen in jüngerer Zeit, die Ergebnisse der genannten Studien mithilfe direkter Suggestionen und bei normaler Hautreaktivität zu replizieren – Hemmung oder Verstärkung der Hautreaktivität oder Hypersensitivität bei leicht hypnotisierbaren Versuchspersonen, die mit standardisierten Verfahren auf ihre Hypnotisierbarkeit hin getestet wurden – waren nicht erfolgreich (Beahrs et al. 1970; Locke et al. 1987, 1994).

Allerdings konnte in einer Replikation und Erweiterung der Untersuchungen von Black eine Veränderung der Typ-I(IgE-vermittelte Sofortreaktion)- und Typ-IV(zellmediierte verzögerte Reaktion)-Immunreaktivität nachgewiesen werden (Zachariae et al. 1989). Auch in dieser Stichprobe galten die Versuchspersonen als sehr gut hypnotisierbar, was mittels standardisierter Verfahren gemessen wurde, jedoch wählten Zachariae et al. hinsichtlich der hypnotischen Suggestionen ein anderes Vorgehen wie in Blacks Studien. Eindringliche direkte Suggestionen (Black 1963a) oder Suggestionen, die »*Dissoziation und veränderte Wahrnehmung der Empfindungen in beiden Armen förderte*« (Locke et al. 1987, S. 746) wurden nicht angewendet. Solche dissoziative Suggestionen mit leicht hypnotisierbaren Versuchspersonen, also Suggestionen, die darauf abzielen, die Versuchsperson vom eigenen Körper zu entfremden, wurden als kontraproduktiv angesehen, was die Fähigkeit zur Selbstregulation der Immunaktivität angeht. Wenn derartige Suggestionen bei hoch suggestiblen Versuchspersonen erfolgreich sind, so die Überlegung, können sie zur Halluzinierung von Immunveränderungen führen, ohne mit entsprechenden **biologischen Veränderungen** einherzugehen (Hall 1989). Mit anderen Worten, die Versuchspersonen haben das Gefühl, als ob sich ihr allergischer Zustand verändert hätte (im Sinne einer immunologischen Halluzination), ohne dass es ein entsprechendes biologisches Korrelat dafür gibt.

Dies würde sich analog zu einer frühen Arbeit von Neal Miller (persönliche Mitteilung) verhalten, in denen er eine leicht hypnotisierbare Versuchsperson beschreibt, die unter Hypnose die Anweisung erhalten hatte, die **Temperatur** in der einen Hand zu erhöhen und in der anderen Hand zu senken. Miller berichtet, dass diese hoch suggestiblen Versuchspersonen überzeugt waren, dass eine Hand wärmer als die andere war, ohne dass dieser Temperaturunterschied objektiv gemessen wurde (im Sinne einer Temperaturhalluzination bei fehlenden Unterschieden im Blutfluss). Zachariae et al. (1989) verwendeten Suggestionen mit Imagination zur Veränderung der Immunaktivität, z. B. in folgendem Wortlaut: »*Stellen Sie sich zunächst vor, ein Eiswürfel wird auf den Zielbereich ihres rechten Arms gelegt. Stellen Sie sich dann vor, dass der Zielbereich auf ihrem rechten Arm binnen Kurzem heiß wird, juckt und sich rötet.*« Die Autoren stellten zudem fest, dass es unter Hypnose zu einer stärkeren Hemmung eines Erythems (41 %) versus einer Steigerung dieser Reaktion (lediglich 1,6 %) kam.

Jenseits des spezifisch hypnotherapeutischen Bereichs erwies sich auch ein erfahrener Meditierender in der Lage, die verzögerte Hypersensitivitätsreaktion auf das **Varicella-Zoster-Virus-Antigen** mit einer einfachen Instruktion zu hemmen: »… *welche Mecha-*

nismen auch immer Sie zur Veränderung oder Reduzierung der Hauttest-Reaktion als hilfreich erachten.« (Smith et al. 1985) Im weiteren Verlauf konnte Smith diese Befunde an einer größeren Gruppe erfahrener Meditierender replizieren (Basmajian 1989). Somit ist klar, dass es, obwohl die hypnotische Suggestibilität dieser Versuchspersonen nicht gemessen wurde, verschiedene Wege gibt, die Immunaktivität auch jenseits direkter Suggestionen zu verändern (s. Kapitel 13, S. 326).

Hall et al. (1992) untersuchten die Effekte hypnotischer Entspannung und Imagination nach der Simonton-Methode (Simonton et al. 1978). Sie wiesen ihre Versuchspersonen an, sich im Zustand der Hypnose ihre weißen Blutkörperchen als »große Haie mit scharfen Zähnen« zu fantasieren, »die die schwachen und verwirrten Erkältungs- und Grippeerreger in ihrem Körper angriffen und unschädlich machten«. Die 19 Untersuchungsteilnehmer dieser Studie waren zwischen 22 und 81 Jahre alt. Vor und nach der Hypnose-Imaginationsintervention wurden je zwei verschiedene Sets an immunologischen Blutuntersuchungen vorgenommen (i.S. der Bestimmung absoluter Werte sowie der Mitogenstimulierung). Ebenfalls vor und nach der Sitzung wurde anhand der *Symptom-Checklist-90-R* (SCL-90-R) das psychische Stressniveau eingeschätzt. Ein Präscreening zur Bestimmung stark ausgeprägter Hypnotisierbarkeit fand nicht statt, jedoch wurde der Parameter der Hypnotisierbarkeit nach Beendigung der Studie erhoben.

Im Prä-post-Vergleich zeigte sich ein signifikanter Anstieg nach Mitogenstimulierung mit *Pokeweed*-Mitogen, sowie ein kleiner, aber ebenfalls signifikanter Anstieg der Anzahl der weißen Blutkörperchen. Die Veränderung nach Mitogenstimulierung wurde nicht von den Variablen Alter, Hypnotisierbarkeit oder der Wechselwirkung zwischen diesen beiden Variablen vorhergesagt. Die Veränderung in der Anzahl der weißen Blutkörperchen wurde ebenfalls weder vom Alter noch von der Hypnotisierbarkeit allein vorhergesagt. Jedoch erwies sich die Einbeziehung der Wechselwirkung zwischen Alter und Hypnotisierbarkeit in der Multivarianzanalyse als signifikant. Das allgemeine Maß zur Bestimmung des psychischen Stressniveaus – der *General Severity Index* (GSI) – war mit der absoluten Anzahl der gemessenen Lymphozyten signifikant negativ korreliert ($R = -0{,}45$, $p < 0{,}05$), was darauf hinweist, dass ängstlichere und depressivere Probanden eine geringere Anzahl an Lymphozyten aufweisen. Wie am Rückgang der GSI-Werte im Prä-post-Vergleich ersichtlich ($T(17) = 4{,}17$, $p < 0{,}005$), sanken auch die Durchschnittswerte des psychischen Stressniveaus signifikant als Folge der Intervention.

Diese Ergebnisse wurden im Rahmen einer randomisierten Kontrollstudie repliziert und ausgebaut. Die Untersuchungsteilnehmer wiesen unterschiedliche Grade an Hypnotisierbarkeit auf (»hoch« und »niedrig«) und wurden randomisiert drei Gruppen zugeteilt (Ruzyla-Smith et al. 1995):

- eine hypnotherapeutische Behandlungsgruppe, in der ein Imaginationsverfahren aus der genannten Studie von Hall (1982) Anwendung fand
- eine Gruppe, mit der mittels der sogenannten *Restricted Environmental Stimulation Therapy* (REST) Entspannungseffekte kontrolliert werden sollten
- eine Kontrollgruppe, in der keines der beiden Behandlungsverfahren zur Anwendung kam

Die Autoren fanden einen Haupteffekt in der Hypnosegruppe, der, verglichen mit der REST- und Kontrollgruppe, aus einem Anstieg der **B-Zell-Zahlen** bestand. Hoch suggestible Probanden in der Hypnosegruppe wiesen darüber hinaus im Vergleich zu hoch suggestiblen Probanden in der REST-Gruppe eine signifikant höhere Anzahl an T-Helferzellen auf. Dies legt nahe, dass diese Immunveränderungen auf hypnosespezifische Effekte zurückgehen.

Zachariae et al. (1994) untersuchten an gesunden Probanden, die als »sehr gut« oder »schwach« hypnotisierbar eingestuft wurden, die Effekte von Imaginationsverfahren versus Entspannungstechniken auf verschiedene Masse der **zellulären Immunfunktion**. Hinsichtlich der Immunmessungen stellten sie jedoch keinen Unterschied zwischen immunbezogenen Imaginationsverfahren versus Entspannungstechniken fest. Ebensowenig gab es Hinweise dafür, dass Probanden, deren Hypnosefähigkeit sehr gut ausgebildet war, entsprechende Vorteile gehabt hätten, ihre Immunaktivität unter Hypnose zu verändern. In der Diskussion ihrer Studie gingen die Autoren auf das Problem der Inkonsistenzen in diesem Forschungsbereich ein und führten die Variationen in den Ergebnissen auf methodologische Unterschiede zurück, z. B. den zeitlichen Abstand zwischen den Blutentnahmen, oder aber auf Unterschiede in persönlichen Merkmalen der Untersuchungsteilnehmer, wie Alter oder Gesundheitszustand.

In einer weiteren Studie zeigten sich Veränderungen von zwei **T-Zellen-Subgruppen** bei »sehr gut« hypnotisierbaren Probanden nach hypnotherapeutischen Sitzungen, in denen die Suggestionen auf eine Balance zwischen neuroendokrinem und Immunsystem abzielten (Wood et al. 2003). Die Untersuchungsteilnehmer nahmen an drei Sitzungen teil: In der ersten wurden im Sinne einer Baseline-Erhebung an fünf Messzeitpunkten zwischen 8 und 15 Uhr Blutproben entnommen. Die zweite und die dritte Sitzung waren ähnlich strukturiert, mit einer ersten Blutentnahme um 8 Uhr. Danach durchliefen alle Untersuchungsteilnehmer eine einstündige hypnotherapeutische Sitzung mit posthypnotischen Suggestionen, die den effektiven Umgang mit Lebensstress sowie die Balance zwischen neuroendokrinem und Immunsystem zum Inhalt hatten. Vier metaphorische Bildsuggestionen, die visuelle, akustische, olfaktorische/gustatorische oder haptische Sinneserfahrungen betrafen, kamen zur Anwendung. Die Autoren stellten einen interventionsbedingten signifikanten Rückgang an Interferon(IFN)- und Interleukin-2(IL-2)-exprimierenden T-Zellen fest.

10.8 Entspannungstraining mit oder ohne Imagination bei Erwachsenen

Es konnte nachgewiesen werden, dass Entspannungstraining mit Biofeedback mit einem Anstieg **zellulärer Immunität** verbunden ist. Dies zeigte sich in einer erhöhten Lymphozytenblastogenese nach Stimulierung mit Phythämagglutinin (PHA) (McGrady et al. 1992) sowie in einer erhöhten phagozytischen Aktivität (Peavey et al. 1985). Die Häufigkeit, mit der Entspannungsübungen durchgeführt wurden, korrelierte bei Medizinstudenten während der Examenszeit mit einem höheren Prozentsatz an Helferzellen, obwohl keine Unterschiede in anderen Indikatoren der zellulären Immunität zwischen Entspannungsgruppe und unbehandelter Kontrollgruppe festgestellt werden konnten (Kiecolt-Glaser et al. 1986). Auch eine Wiederholungsstudie an Medizinstudenten zu den Effekten selbsthypnotischen Entspannungstrainings während der Examenszeit ergab keine Unterschiede in den Immunfunktionen zwischen der Hypnose- und der nicht behandelten Gruppe (Whitehouse et al. 1996). Gleichwohl fanden sich in einer anderen Studie (Gruzelier et al. 2001) einige immunprotektive Effekte sowie weniger virusbedingte Atemwegsinfekte bei einem 10-stündigen selbsthypnotischen Entspannungstraining bei Medizinstudenten während ihrer Examenszeit. Hypnotische Entspannung korrelierte dabei mit weniger ausgeprägten Verminderungen der NK-Zellen, der $CD8^+$-Zellen sowie des CD4/CD8-Quotienten.

Kovacs et al. (2008) untersuchten in einer nichtkontrollierten Studie den Effekt von hypnotischer Entspannung auf die Genexpression in Lymphozyten. Hierzu nahm eine Gruppe von neun gesunden jungen Männern, die keine Vorerfahrung in Hypnose hatten, an 7 aufeinanderfolgenden Tagen an hypnotischen Entspannungsübungen teil. Die Genexpression von 29 immunassoziierten Proteinen wurde vor der ersten und nach der letzten Sitzung mittels quantitativer Echtzeit-PCR gemessen und verglichen. Es zeigten sich im Prä-post-Vergleich verstärkte Expressionen der entzündungsassoziierten Gene für Tumor-Nekrose-Faktor-alpha (TNFα), Tumor-Nekrose-Faktor-Superfamilie 9 (TNFSF9), Cyclooxygenase-2 (COX-2) sowie der immunassoziierten Wachstumsfaktoren Leukämie-Hemmfaktor (LIF), Hepatozyten-Wachstumsfaktor (HGF) und Epidermaler Wachstumsfaktor (EGF). Bei sechs der neun Probanden kam es zudem zu einer Überexpression des Interleukin-5(IL-5)-Gens. Möglicherweise, so die Autoren dieser Studie, dürften beta-adrenerge Stimulationen zu den Genaktivierungen geführt haben.

Auch **sIgA im Speichel** lässt sich offenbar durch eine ganze Reihe von unterschiedlichen Typen von Entspannungsübungen leicht verändern (Green u. Green 1987; Green et al. 1988; Rider u. Achterberg 1989; Rider et al. 1990). In einer Studie von Jasnoski und Kugler (1987) wurden die Teilnehmer, die in einem Präscreening hohe Absorptionswerte aufwiesen, randomisiert drei Gruppen zugeteilt:

- Gruppe 1 mit progressiver Muskelrelaxation und Fokus auf die Atmung
- Gruppe 2 mit progressiver Muskelrelaxation und Atmungsfokus in Kombination mit immunbezogener Imagination (Hall et al. 1992b)
- Gruppe 3 mit Vigilanztests als Kontrollbedingung

Die Teilnehmer beider Entspannungsgruppen zeigten im Vergleich zur Kontrollgruppe erhöhte sIgA-Werte. Diese Befunde wurden in einer weiteren Studie, in die nunmehr Untersuchungsteilnehmer mit »hoher« und »geringer« Absorptionsfähigkeit sowie Teilnehmer einer Vigilanzkontrollgruppe Eingang fanden, zu replizieren und erweitern versucht. Dabei wiesen die Probanden mit »hoher« Absorptionsfähigkeit in der Entspannungsgruppe mit zusätzlicher Immunimagination deutlichere **Prä-post-Veränderungen** auf als in den beiden anderen Gruppen (Gregerson et al. 1996).

Visualisierungsübungen waren in einer Untersuchung von Donaldson (2000) auch mit dem Anstieg der Zahl weißer Blutkörperchen (*white blood cell* [WBC]) bei Patienten mit niedriger WBC-Zahl, die an Krebs, AIDS, Virusinfektionen oder anderweitig ernsthaft erkrankt waren, verbunden. Diese Patienten sollten sich mithilfe einer auf Audiokassette aufgezeichneten 30-minütigen Visualisierungsübung über einen Zeitraum von 90 Tagen entspannen und versuchen, WBC anzusammeln. Wie erwartet, sank die anfängliche Menge an WBC, um jedoch dann innerhalb der 90 Übungstage signifikant anzusteigen. Die Techniken, die in dieser Studie zum Einsatz kamen, umfassten konkrete Übungen,

Entspannung und eine etwas permissivere Suggestionsform zur Erhöhung der WBC als die direkteren Ansätze früherer Studien.

10.9 Hypnose und Imagination bei Erwachsenen mit Fokus auf Immunerkrankungen

Wie bereits eingangs erwähnt wurde, sind die schädlichen Effekte emotional belastender Faktoren, wie etwa Stress, seit über 1 000 Jahren bekannt. Bereits Galen meinte, dass 60 % aller medizinisch Kranken Beschwerden aufweisen würden, die eine emotionale Ursache haben (Shapiro u. Morris 1971). Auch ist bekannt, dass hypnotherapeutische Entspannungstechniken **psychischen Stress** reduzieren (Hall et al. 1992b) und vor übermäßigem Stress während Examenszeiten schützen können, wie eine Studie an hypnotherapierten Medizinstudenten im Vergleich zu einer nicht behandelten Kontrollgruppe zeigte (Kiecolt-Glaser et al. 1986). Dieser stressreduzierende Effekt von Hypnose wirkte sich positiv auf die Lebensqualität von Patienten mit chronisch-entzündlichen Darmerkrankungen sowie anderen Autoimmunkrankheiten (als Beispiele für Entzündungskrankheiten) aus (Keefer u. Keshavarzian 2007; Torem 2007; Emami et al. 2009). Dabei betrafen die positiven Folgen von Hypnose nicht nur emotionale Aspekte der Krankheit, sondern auch die körperliche Darmsymptomatik und systemische Beschwerden.

In einer Gruppe von 20 Patienten mit genitalem **Herpes** (ausgelöst durch das Herpes-simplex-Virus 2), die unregelmäßig prophylaktisch behandelt wurden, konnte die Rückfallquote mithilfe hypnotherapeutischer Übungen, die 6 Wochen lang durchgeführt wurden, um 40 % gesenkt werden (Gruzelier 2002). Darüber hinaus führte Hypnose auch zu einer Reduzierung der Angst- und Depressionswerte und, was von weitreichenderem Interesse ist, zu einer Hochregulierung der NKZA. Diese Studie zeigte positive Korrelationen zwischen kognitiver Aktivierung (Persönlichkeitsvariable), positiven klinischen Ergebnissen sowie Veränderungen der NKZA.

Metaanalysen zeigen, dass der Zusammenhang zwischen psychologischen Interventionen im Allgemeinen und Immunaktivität nur mäßig ausgeprägt ist (Miller u. Cohen 2001).

> Allerdings erwies sich Hypnose als eines der beiden Verfahren, das am konsistentesten mit Veränderungen der Immunaktivität einherging.

Größere Effektstärken finden sich in Studien, in denen nicht die Steigerung der Immunaktivität, sondern die Unterdrückung der Immunantwort suggestiv gefördert werden sollte (Miller u. Cohen 2001; Trakhtenberg 2008). In der Metaanalyse von van Kuiken (2004) im Zusammenhang mit Imaginationsstudien ergeben sich wiederum Hinweise dafür, dass die Dauer der Übungspraxis das Ergebnis beeinflusst.

10.10 Fazit

Zusammenfassend zeigen Forschungsarbeiten an Kindern und Erwachsenen, dass Trainings in Hypnose und entsprechenden Techniken der Selbstregulation zelluläre und humorale Immunantworten beeinflussen können. Klinische Studien offenbaren darüber hinaus, dass es möglich ist, immunologisch vermittelte Beschwerden wie Warzen, chronische Herpes-simplex-Infektionen, Migräne, stressassoziierte Nesselausschläge und

Asthma mit Hypnose und Selbstregulationsinterventionen zu behandeln.

Die Befunde aus experimentellen und klinischen Untersuchungen an Kindern und Erwachsenen zur Fähigkeit der Selbstregulation der Immunantwort lassen weitere Forschungen in diesem Bereich als sehr sinnvoll erscheinen. Ziel wäre es letztendlich, von klinischer Seite **spezifischere Empfehlungen** an Patienten geben zu können, wie Selbsthypnoseinterventionen – mit oder ohne Biofeedback – die Folgen von immunvermittelten Erkrankungen verringern können.

Aus dem Gezeigten lässt sich klar schließen, dass es sich bei der Anwendung von Hypnose und imaginationsbasierten Verfahren zur Regulierung der Immunaktivität um einen sehr komplexen Prozess handelt und nicht einfach um bloßes Einbilden oder Suggerieren einer im Körper hervorgerufenen spezifischen Veränderung. Die Richtung, die eine Reaktion auf eine Suggestion hin nimmt (Hemmung vs. Förderung), dürfte darüber hinaus in Abhängigkeit davon variieren, ob eine direkte Suggestion oder passive Entspannung praktiziert wurde. Individuelle Unterschiede können wiederum komplexe Interaktionen nach sich ziehen. So kann vom Grad der Hypnotisierbarkeit abhängen, ob Prozesse der immunologischen Selbstregulation gefördert werden können, sich hinsichtlich anderer Immuninterventionen als völlig unwirksam erweisen, oder aber mit wirklicher Selbstregulation interferieren, z. B. wenn ein hoch suggestibler Proband diese Art von Veränderungen imaginiert, ohne dass ein entsprechendes immunologisches Korrelat nachgewiesen werden kann.

Vom klinischen Standpunkt aus betrachtet, lassen sich diese entspannungs- und imaginations- (bzw. selbsthypnose)basierten Verfahren wohl am besten im Rahmen eines ganzheitlichen Ansatzes anwenden, in den neben *Mind-Body*-Ansätzen auch traditionelle medizinische Therapien eingebunden sind.

Das methodische Vorgehen in der klinischen Forschung zu dieser Thematik sollte Faktoren berücksichtigen wie:

- die Qualität und die Quantität der Selbstregulationsinterventionen
- das benötigte Ausmaß und den benötigten Typ der verwendeten Praktik
- die Art der Immunreaktion
- Probandencharakteristika, die einen Einfluss auf das Endergebnis haben könnten, z. B.:
  - Alter
  - Geschlecht
  - Gene
  - intrinsische Immunreaktivität
  - Schlaferfordernisse
  - Ernährung
  - frühere Lebenserfahrungen
  - chronobiologische Faktoren

Literatur

Ader R (Hrsg). Psychoneuroimmunology. Erste Auflage. New York: Academic Press 1981.

Ader R (Hrsg). Psychoneuroimmunology. Vierte Auflage. San Diego: Academic Press 2007.

Bakke AC, Purtzer MZ, Newton P. The effect of hypnotic-guided imagery on psychological well-being and immune function in patients with prior breast cancer. J Psychosom Res 2002; 53: 1131–7.

Basmajian JV (Hrsg). Biofeedback: Principles and Practices for Clinicians. Dritte Auflage. Baltimore: Williams & Wilkins 1989.

Beahrs JO, Harris DR, Hilgard ER. Failure to alter skin inflammation by hypnotic suggestion in five subjects with normal skin reactivity. Psychosom Med 1970; 32: 627–31.

Black S. Inhibition of immediate-type hypersensitivity response by direct suggestion under hypnosis. Br Med J 1963a; 1: 925–9.

Black S. Shift in dose-response curve of Prausnitz-Küstner reaction by direct suggestion under hypnosis. Br Med J 1963b; 1: 990–2.

Black S, Friedman M. Adrenal function and the inhibition of allergic responses under hypnosis. Br Med J 1965; 1: 562–7.

Black S, Humphrey JH, Niven JS. Inhibition of Mantoux reaction by direct suggestion under hypnosis. Br Med J 1963; 1: 1649–52.

Bowers KS, Kelly P. Stress, disease, psychotherapy, and hypnosis. J Abnorm Psychol 1979; 88: 490–505.

Cannon WB. Bodily Changes in Pain, Hunger, Fear and Rage: An Account of Recent Researches into the Function of Emotional Excitement. New York: Appelton 1915.

Castés M, Hagel I, Palenque M, Canelones P, Corao A, Lynch NR. Immunological changes associated with clinical improvement of asthmatic children subjected to psychosocial intervention. Brain Behav Immun 1999; 13: 1–13.

Donaldson VW. A clinical study of visualization on depressed white blood cell count in medical patients. Appl Psychophysiol Biofeedback 2000; 25: 117–28.

Emami MH, Gholamrezaei A, Daneshgar H. Hypnotherapy as an adjuvant for the management of inflammatory bowel disease: a case report. Am J Clin Hypn 2009; 51: 255–62.

Fawzy FI, Cousins N, Fawzy NW, Kemeny ME, Elashoff R, Morton D. A structured psychiatric intervention for cancer patients. I. Changes over time in methods of coping and affective disturbance. Arch Gen Psychiatry 1990a; 47: 720–5.

Fawzy FI, Kemeny ME, Fawzy NW, Elashoff R, Morton D, Cousins N, Fahey JL. A structured psychiatric intervention for cancer patients. II. Changes over time in immunological measures. Arch Gen Psychiatry 1990b; 47: 729–35.

Felt BT, Hall H, Olness K, Schmidt W, Kohen D, Berman BD, Broffman G, Coury D, French G, Dattner A, Young MH. Wart regression in children: comparison of relaxation-imagery to topical treatment and equal time interventions. Am J Clin Hypn 1998; 41: 130–7.

Fromm E, Shor RE. Hypnosis: Developments in Research and New Perspectives. Zweite Auflage. New York: Aldine 1979.

Green RG, Green ML. Relaxation increases salivary immunoglobulin A. Psychol Rep 1987; 61: 623–9.

Green ML, Green RG, Santoro W. Daily relaxation modifies serum and salivary immunoglobulins and psychophysiologic symptom severity. Biofeedback Self Regul 1988; 13: 187–99.

Gregerson MB, Roberts IM, Amiri MM. Absorption and imagery locate immune responses in the body. Biofeedback Self Regul 1996; 21: 149–65.

Gruber BL, Hersh SP, Hall NR, Waletzky LR, Kunz JF, Carpenter JK, Kverno KS, Weiss SM. Immunological responses of breast cancer patients to behavioral interventions. Biofeedback Self Regul 1993; 18: 1–22.

Gruzelier JH. The role of psychological intervention in modulating aspects of immune function in relation to health and well-being. Int Rev Neurobiol 2002; 52: 383–417.

Gruzelier J, Smith F, Nagy A, Henderson D. Cellular and humoral immunity, mood and exam stress: the influences of self-hypnosis and personality predictors. Int J Psychophysiol 2001; 42: 55–71.

Hall H. Healing mysteries: An interview with Howard Hall, PhD, PsyD. Interview by Sheldon Lewis. Adv Mind Body Med 2007; 22: 28–31.

Hall H, Minnes L, Olness K. The psychophysiology of voluntary immunomodulation. Int J Neurosci 1993; 69: 221–34.

Hall H, Papas A, Tosi M, Olness K. Directional changes in neutrophil adherence following passive resting versus active imagery. Int J Neurosci 1996; 85: 185–94.

Hall HR. Hypnosis and the immune system: a review with implications for cancer and the psychology of healing. Am J Clin Hypn 1982; 25: 92–103.

Hall HR. Research in the area of voluntary immunomodulation: complexities, consistencies and future research considerations. Int J Neurosci 1989; 47: 81–9.

Hall HR, Minnes L, Tosi M, Olness K. Voluntary modulation of neutrophil adhesiveness using a cyberphysiologic strategy. Int J Neurosci 1992a; 63: 287–97.

Hall HR, Mumma GH, Longo S, Dixon R. Voluntary immunomodulation: a preliminary study. Int J Neurosci 1992b; 63: 275–85.

Hewson-Bower B, Drummond PD. Secretory immunoglobulin A increases during relaxation in children with and without recurrent upper respiratory tract infections. J Dev Behav Pediatr 1996; 17: 311–6.

Hewson-Bower B, Drummond PD. Psychological treatment for recurrent symptoms of colds and flu in children. J Psychosom Res 2001; 51: 369–77.

Hidderley M, Holt M. A pilot randomized trial assessing the effects of autogenic training in early stage cancer patients in relation to psychological status and immune system responses. Eur J Oncol Nurs 2004; 8: 61–5.

Hudacek KD. A review of the effects of hypnosis on the immune system in breast cancer patients: a brief communication. Int J Clin Exp Hypn 2007; 55: 411–25.

Jasnoski ML, Kugler J. Relaxation, imagery, and neuroimmunomodulation. Ann N Y Acad Sci 1987; 496: 722–30.

Keefer L, Keshavarzian A. Feasibility and acceptability of gut-directed hypnosis on inflammatory bowel disease: a brief communication. Int J Clin Exp Hypn 2007; 55: 457–66.

Kern-Buell CL, McGrady AV, Conran PB, Nelson LA. Asthma severity, psychophysiological indicators of arousal, and immune function in asthma patients undergoing biofeedback-assisted relaxation. Appl Psychophysiol Biofeedback 2000; 25: 79–91.

Kiecolt-Glaser JK, Glaser R, Strain EC, Stout JC, Tarr KL, Holliday JE, Speicher CE. Modulation of cellular immunity in medical students. J Behav Med 1986; 9: 5–21.

Kovács ZA, Puskás LG, Juhász A, Rimanóczy A, Hackler L Jr, Kátay L, Gali Z, Vetró A, Janka Z, Kálmán J. Hypnosis upregulates the expression of immune-related genes in lymphocytes. Psychother Psychosom 2008; 77: 257–9.

Lengacher CA, Bennett MP, Gonzalez L, Gilvary D, Cox CE, Cantor A, Jacobsen PB, Yang C, Djeu J. Immune responses to guided imagery during breast cancer treatment. Biol Res Nurs 2008; 9: 205–14.

Locke SE, Ransil BJ, Covino NA, Toczydlowski J, Lohse CM, Dvorak HF, Arndt KA, Frankel FH. Failure of hypnotic suggestion to alter immune response to delayed-type hypersensitivity antigens. Ann N Y Acad Sci 1987; 496: 745–9.

Locke SE, Ransil BJ, Zachariae R, Molay F, Tollins K, Covino NA, Danforth D. Effect of hypnotic suggestion on the delayed-type hypersensitivity response. JAMA 1994; 272: 47–52.

Mason AA. Hypnosis and allergy. Br Med J 1963; 1: 1675–6.

Mason AA, Black S. Allergic skin responses abolished under treatment of asthma and hayfever by hypnosis. Lancet 1958; 1: 877–80.

McGrady A, Conran P, Dickey D, Garman D, Farris E, Schumann-Brzezinski C. The effects of biofeedback-assisted relaxation on cell-mediated immunity, cortisol, and white blood cell count in healthy adult subjects. J Behav Med 1992; 15: 343–54.

Miller GE, Cohen S. Psychological interventions and the immune system: a meta-analytic review and critique. Health Psychol 2001; 20: 47–63.

Nassau JH, Tien K, Fritz GK. Review of the literature: integrating psychoneuroimmunology into pediatric chronic illness interventions. J Pediatr Psychol 2008; 33: 195–207.

Noll RB. Hypnotherapy of a child with warts. J Dev Behav Pediatr 1988; 9: 89–91.

Olness, K. Psychoneuroimmunology. In: Kohen DP, Olness K (Hrsg). Hypnosis and Hypnotherapy with Children. Vierte Auflage. New York: Routledge 2011a.

Olness K. Correlates of childhood hypnotic responsiveness. In: Kohen DP, Olness K (Hrsg). Hypnosis and Hypnotherapy with Children. Vierte Auflage. New York: Routledge 2011b.

Olness K, Culbert T, Uden D. Self-regulation of salivary immunoglobulin A by children. Pediatrics 1989; 83: 66–71.

Olness K, Hall H, Rozniecki JJ, Schmidt W, Theoharides TC. Mast cell activation in children with migraine before and after training in self-regulation. Headache 1999; 39: 101–7.

Peavey BS, Lawlis GF, Goven A. Biofeedback-assisted relaxation: effects on phagocytic capacity. Biofeedback Self Regul 1985; 10: 33–47.

Rider MS, Achterberg J. Effect of music-assisted imagery on neutrophils and lymphocytes. Biofeedback Self Regul 1989; 14: 247–57.

Rider MS, Achterberg J, Lawlis GF, Goven A, Toledo R, Butler JR. Effect of immune system imagery on secretory IgA. Biofeedback Self Regul 1990; 15: 317–33.

Rossi EL (Hrsg). The Collected Papers of Milton H. Erickson on Hypnosis. New York: Irvington 1980.

Rossman ML. Fighting Cancer from Within: How to Use the Power of Your Mind for Healing. New York: Henry Holt and Company 2003.

Ruzyla-Smith P, Barabasz A, Barabasz M, Warner D. Effects of hypnosis on the immune response: B-cells, T-cells, helper and suppressor cells. Am J Clin Hypn 1995; 38: 71–9.

Selye H. The Stress of Life. New York: McGraw-Hill 1956.

Selye H. Stress in Health and Disease. Reading: Butterworths 1976.

Shapiro AK, Morris LA. The placebo effect in medical and psychological therapies. In: Bergin AE, Garfield SL (Hrsg). Handbook of Psychotherapy and Behavior Change: An Empirical Analysis. New York: Wiley 1971; 369–410.

Simonton OC, Simonton S, Creighton JL. Getting Well Again: A Step-by-step, Self-help Guide to Overcoming Cancer for Patients and Their Families. Los Angeles: Tarcher 1978.

Sinclair-Gieben AH, Chalmers D. Evaluation of treatment of warts by hypnosis. Lancet 1959; 2: 480–2.

Smith GR Jr, McKenzie JM, Marmer DJ, Steele RW. Psychologic modulation of the human immune response to varicella zoster. Arch Intern Med 1985; 145: 2110–2.

Spanos NP, Stenstrom RJ, Johnston JC. Hypnosis, placebo, and suggestion in the treatment of warts. Psychosom Med 1988; 50: 245–60.

Spiegel D, Bloom JR, Kraemer HC, Gottheil E. Effect of psychosocial treatment on survival of patients with metastatic breast cancer. Lancet 1989; 2: 888–91.

Surman OS, Gottlieb SK, Hackett TP. Hypnotic treatment of a child with warts. Am J Clin Hypn 1972; 15: 12–4.

Tasini MF, Hackett TP. Hypnosis in the treatment of warts in immunodeficient children. Am J Clin Hypn 1977; 19: 152–4.

Tellegen A, Atkinson G. Openness to absorbing and self-altering experiences (»absorption«), a trait related to hypnotic susceptibility. J Abnorm Psychol 1974; 83: 268–77.

Theoharides TC. Mast cells and migraines. Perspect Biol Med 1983; 26: 672–5.

Torem MS. Mind-body hypnotic imagery in the treatment of auto-immune disorders. Am J Clin Hypn 2007; 50: 157–70.

Trakhtenberg EC. The effects of guided imagery on the immune system: a critical review. Int J Neurosci 2008; 118: 839–55.

van Kuiken D. A meta-analysis of the effect of guided imagery practice on outcomes. J Holist Nurs 2004; 22: 164–79.

Whitehouse WG, Dinges DF, Orne EC, Keller SE, Bates BL, Bauer NK, Morahan P, Haupt BA, Carlin MM, Bloom PB, Zaugg L, Orne MT. Psychosocial and immune effects of self-hypnosis training for stress management throughout the first semester of medical school. Psychosom Med 1996; 58: 249–63.

Wood GJ, Bughi S, Morrison J, Tanavoli S, Zadeh HH. Hypnosis, differential expression of cytokines by T-cell subsets, and the hypothalamo-pituitary-adrenal axis. Am J Clin Hypn 2003; 45: 179–96.

Zachariae R, Bjerring P, Arendt-Nielsen L. Modulation of type I immediate and type IV delayed immunoreactivity using direct suggestion and guided imagery during hypnosis. Allergy 1989; 44: 537–42.

Zachariae R, Hansen JB, Andersen M, Jinquan T, Petersen KS, Simonsen C, Zachariae C, Thestrup-Pedersen K. Changes in cellular immune function after immune specific guided imagery and relaxation in high and low hypnotizable healthy subjects. Psychother Psychosom 1994; 61: 74–92.

11 Endokrine und immunologische Wirkungen von Musik

Cynthia Quiroga Murcia, Gunter Kreutz, Stephan Bongard

11.1 Einleitung

Musik dient in der Menschheitsgeschichte seit Jahrtausenden dazu, körperlichen und seelischen Erkrankungen vorzubeugen und Heilungsprozesse zu unterstützen. Schriftliche Belege darüber reichen nach Recherchen von Spintge und Droh (1992) mindestens 4 000 Jahre zurück. Der griechische Philosoph Pythagoras (570–510 v. Chr.) war überzeugt, dass Musik die innere Harmonie menschlicher Seelen wiederherstellen könne, während Aristoteles (384–322 v. Chr.) auf ihre stark emotionsregulierenden bis hin zu kathartischen Wirkungen verwies (Horden 2000). Heute durchdringt Musik unsere Alltagskultur und wird von so vielen Menschen rezipiert wie nie zuvor. Gleichwohl bleibt es rätselhaft, wie genau sie unser individuelles Denken und Fühlen sowie unser soziales Handeln beeinflusst (Bartlett 1996; Gembris 2002) und welche **neuroaffektiven und neurokognitiven Mechanismen** diesen Beeinflussungen zugrunde liegen (Kreutz u. Lotze 2008; Koelsch 2010; Kreutz et al. 2012).

Überzeugungen darüber, dass von Musik eher gesundheitlich fördernde bis heilende Wirkungen ausgehen, sind in menschlichen Kulturen weit verbreitet (Rouget 1985) und bis heute aktuell.[1] Musikalische Verhaltensweisen umfassen das Anhören von Gesängen und Instrumentalmusik sowie das eigene Singen, Tanzen und Instrumentalspiel. Die Komplexität musikalischen Verhaltens wird noch dadurch gesteigert, dass Menschen alleine oder gemeinsam mit anderen Individuen aktiv sein und sich durch geeignetes Training verschiedene Grade an Expertise aneignen können. Schließlich gehören musikalische Elemente zur alltäglichen, sprachlichen und nichtsprachlichen zwischenmenschlichen Kommunikation.

> Musik wird selbst dann Wirkung zugeschrieben, wenn ästhetische Bedeutungen nicht im Vordergrund stehen, so etwa in den Melodiekonturen der Verbalsprache oder in der kindgerichteten Ammensprache.

In diesem Kapitel wird mit einem Musikbegriff operiert, der sich vornehmlich auf Aktivitäten wie das Anhören von Musik sowie das eigene Singen, Musizieren und Tanzen bezieht und von Sprache sowie anderen Domänen des Denkens, Fühlens und Handelns abgegrenzt ist.

---

1 »*Music can be designed to help improve the atmosphere and environment for people going through difficult times … I don't go to hospital much myself but on visiting, I thought, this is really the way we should be thinking about hospital.*« Der Musiker Brian Eno, der mit der Neuentwicklung der akustischen Umgebung eines Londoner Unfall- und Notfallklinikums beauftragt wurde, die für psychisch belastete Patienten mehr beruhigend und weniger verängstigend sein soll (The Wire 367, September 2014, p. 8).

Musik spielt in der Sozialisation eine wichtige Rolle und begleitet den Alltag vieler Menschen. Sie wirkt in vielfältiger Weise auf Stoffwechselvorgänge (Hassler 2000; Yamasaki et al. 2012) und scheint im Spektrum nichtpharmakologischer Interventionen als **potenzieller Modulator** immunspezifischer Vorgänge vor allem deshalb bedeutsam, da ihre Verarbeitung im Gehirn corticale und subcorticale, die endokrine Regulation betreffende Strukturen einschließt (Blood u. Zatorre 2001). Neurobiologische Korrelate gesundheitlicher Wirkungen von musikalischem Denken, Fühlen und Handeln aufzudecken, scheint somit eine vornehmliche Aufgabe bei der Erforschung ihrer lebensweltlichen Bedeutung.

Einflüsse von Musik auf neuroendokrine Prozesse und auf Immunfunktionen werden erst seit Mitte der 1980er-Jahre untersucht. Diese erst junge Forschungsrichtung erscheint gleichwohl für die Entwicklung **evidenzbasierter Modelle** über Musikwirkungen und ihnen zugrunde liegender Mechanismen unentbehrlich. Der vorliegende Beitrag soll zum einen Orientierung in einem zersplitterten Forschungsfeld bieten und zum anderen auf Wissenslücken und Forschungsperspektiven hinweisen.

11.2 Musiktherapeutische Anwendungen

Musikalische Interventionen sind zur Ergänzung traditioneller Heilmethoden in vieler Hinsicht vorteilhaft, sie sind (Maranto 1993):

- nichtpharmakologisch
- nichtinvasiv
- sicher
- leicht anwendbar
- kosteneffektiv

In einigen westeuropäischen Ländern erlangte die systematische medizinische Verwendung von Musik gleichwohl erst nach dem zweiten Weltkrieg größere Bedeutung. Gerade bei psychisch und körperlich traumatisierten Kriegsveteranen trugen musiktherapeutische Interventionen häufig zu positiven Behandlungsverläufen bei. Musiker waren deshalb etwa in Großbritannien häufig Teil des Pflegepersonals (Bunt 1998). Aufgrund solcher Erfahrungen ist Musik als Bestandteil von Therapien bei der Behandlung und Rehabilitation einer Vielfalt von Krankheiten bei Kindern, Jugendlichen und Erwachsenen weithin anerkannt (Prahl 2008).

In klinischen Bereichen sind insbesondere **angst**- und **schmerzlösende Effekte** von Musik – die allerdings individuellen Bedürfnissen, Vorlieben und Hörbiografien möglichst genau angepasst sein muss – über Jahrzehnte mit weit überwiegend positiven Resultaten untersucht worden (Spintge u. Droh 1992; Evans 2002; Mitchell et al. 2007; Nilsson 2008). Darüber hinaus können geeignete musikalische Stimulationen zur Wiederherstellung kognitiver Ressourcen im Sinne von Transfereffekten beitragen. So fanden Särkämo et al. (2008) z. B., dass **Schlaganfallpatienten**, die über einen Zeitraum von 2 Monaten täglich selbst ausgewählte Musik hörten, einen günstigeren Verlauf in der Rückgewinnung von Verbalgedächtnis und Aufmerksamkeitsfokussierung aufwiesen als Patienten, denen Audiobücher angeboten wurden.

Anwendungen von Musik sind aufgrund solcher Beobachtungen in unterschiedlichen medizinischen Feldern verbreitet:

- Psychosomatik (z. B. Schmidt u. Kächele 2009)
- Psychiatrie (z. B. Ansdell u. Meehan 2010)
- Neurologie (z. B. Guétin et al. 2009)
- Pädiatrie (z. B. Longhi u. Pickett 2008)

- Onkologie (z. B. O'Callaghan 2009)
- Chirurgie (z. B. Spintge 2000)
- Kardiologie (z. B. Bradt u. Dileo 2009)
- Rehabilitation (z. B. Jochims 2005)

Psychoneuroendokrinologische Modelle werden benötigt, um musikmedizinischen Wirkungsaspekten zugrunde liegende **Mechanismen** zu erhellen, und zwar unabhängig davon, ob etwa neurobiologische Korrelate positiver Affekte (Krout 2007) oder Kompensationen von in Krankheitsverläufen erlittenen Kontrollverlusten (Lutgendorf u. Constanzo 2003) zugrunde gelegt werden. Cohen et al. (2006) verweisen auf mental-immunologische Wirkungszusammenhänge zwischen sozialem Engagement und Gesundheit gerade bei älteren Menschen.

> Musikalische Aktivitäten wie gemeinschaftliches Singen und Tanzen scheinen besonders geeignet, um positive Affekte sowie individuelle Gefühle von Kontrolle zu initiieren und zu verstärken.

11.3 Musik als psychoaktiver Stimulus

Psychoneuroimmunologischen Forschungen zufolge kann emotionale Belastung zur Ausschüttung von Hormonen und Veränderungen von Immunfunktionen führen. Innerhalb dieses Forschungsgebietes wurden vornehmlich Beziehungen zwischen Stress und endokrinen sowie immunologischen Funktionen untersucht (Levine u. Coe 1999). In jüngerer Zeit rücken Wechselwirkungen zwischen Hormon- und Immunreaktion in positiv stimulierenden Kontexten und Situationen in den Vordergrund. Dazu gehört auch der Umgang mit Musik.

Wirkungen von Musik gehen über subjektive Befindlichkeiten hinaus und sind auch anhand körperlicher Indikatoren erfassbar, wie z. B.:

- Blutdruck
- Herz- und Pulsrate
- Atmung
- Körpertemperatur
- Hautleitfähigkeit
- Muskelspannung
- Darmbewegung
- Pupillenreflex

Bartlett (1996) analysiert in der wohl bislang einzigen Forschungsübersicht die bis dato dokumentierten Auswirkungen von Musik auf biochemische Marker wie:

- adrenocorticotropes Hormon (ACTH)
- sekretorisches Immunoglobulin A (sIgA)
- Cortisol
- Beta-Endorphin

Die, ungeachtet der Betrachtung weiterer Marker (s. Abschnitt 11.4, S. 289), weiterhin gültige Schlussfolgerung Bartletts lautet, dass zum einen spezifische Musikwirkungen nicht dargestellt werden konnten und zum anderen angeleitete Imaginationstherapien ähnliche Wirksamkeit wie Musikinterventionen aufweisen können. Dies gilt trotz nachgewiesenen teils positiven Veränderungen, etwa einem Anstieg des sIgA beim Anhören von Musik (Tsao et al. 1992).

Viele Autoren vermuten, dass individuelle Musikbiografien und Vorlieben allein für die etwaige psychoaktive Wirksamkeit von Musik nicht verantwortlich zeichnen, sondern dass vielmehr **intrinsische Merkmale** der musikalischen Struktur modulierende Effekte auf körperliche Vorgänge haben können. Berger und Schneck (2003) vermuten z. B., dass Rhythmen in der Musik physiologische Anpassungsreaktionen bedingen, die ebenfalls zyklisch oder rhythmisch organisiert sind. Körperliche Synchronisationsprozesse unterliegen äußeren Einflüssen, sodass Musik quasi als Taktgeber für innere Stoffwechselvorgänge fungieren kann. Interaktionen zwischen Musikelementen und physiologischen Funktionen könnten z. B. Angst- und Schmerzreduktionen erklären. Ähnlich argumentiert Aldridge (1989), der ausgehend von kommunikationstheoretischen Überlegungen annimmt, dass Musik neuronale, immunologische und endokrine Systeme beeinflusst. Darum kann Musik geeignet sein, homöostatische Gleichgewichte der vegetativen Funktionen zu modulieren.

Ohne an dieser Stelle immunologische Implikationen musikalischer Merkmale erschöpfend diskutieren zu können, sei hier wenigstens auf vier weitere Aspekte hingewiesen, nämlich musikalisches Tempo, Konsonanz, Singstimme und Lautheit.

- **Musikalisches Tempo:** Bernardi et al. (1992) vermuten, dass musikalisches Tempo, die als »Schläge pro Minute« gemessene Anzahl von regelmäßigen Grundzählzeiten, in teilweise vorhersagbarer Weise auf die kardiovaskuläre Dynamik einwirken kann. Im einfachsten Fall sind bei schnellem Tempo psychophysiologische Aktivierungen, bei langsamem Tempo Beruhigungen zu erwarten. Gleichwohl ist dieser Zusammenhang angesichts zahlreicher Wechselwirkungen mit musik- und personbezogenen Faktoren kaum als gesetzmäßig anzusehen (Dillman u. Potter 2007).

- **Konsonanz:** Blood et al. (1999) fanden in einer PET-Studie, dass Aktivierungen in bestimmten paralimbischen und corticalen Hirnregionen mit zunehmenden oder abnehmenden Graden der Konsonanz in systematisch manipulierten Musikstücken korrelierten. Konsonante Klänge zeichnen sich dadurch aus, dass in ihren Spektren Komponenten mit (annähernd) einfachen ganzzahligen Vielfachen der Grundfrequenzen dominieren, während dissonante Klänge durch weniger harmonische Obertöne und größere Rauschanteile sowie mehr Rauigkeit in den Spektren geprägt sind. Positive Korrelationen zwischen physikalischer Konsonanz und subjektiver Angenehmheit, wie sie von Blood et al. (1999) gezeigt wurden, gelten jedoch nicht gesetzmäßig. Sehr viel Musik zeichnet sich auf physikalischer Ebene durch komplex fluktuierende Mischungsverhältnisse harmonischer und nichtharmonischer Spektren im Zeitverlauf aus, die den subjektiven Reiz und die Spannung musikalischer Vorgänge zumindest teilweise ausmachen. Nichtlineare Verzerrungen in der Verstärkung elektrischer Gitarren etwa sind intrinsischer Bestandteil von Rockmusik und ihrer Wirkung auf ihre Anhänger.

- **Singstimme:** Bereits vor der Geburt, spätestens im letzten Trimester der Schwangerschaft, wirken Klangmerkmale der Mutterstimme prägend auf das fetale Gehirn (Parncutt 2009). Die Extraktion prosodischer Merkmale (Sprachmelodie) aus Gesang und melodischem Sprechen (Ammensprache) konnte bei schlafenden Neugeborenen mittels elektroenzephalografischer Verfahren aufgezeigt werden (Sambeth et al. 2007). Funktionelle Kernspinuntersuchungen bei Erwachsenen zeigen ferner, dass die Wahrnehmung von Gesang, im Unterschied zu Sprache, mit Aktivierungen von subcorticalen Hirnregionen zur Emotionsverarbeitung assoziiert ist (Jeffries et al. 2003). Vermutlich geht die weite Verbreitung von Vokalmusik in menschlichen Kulturen auf klangliche Qualitäten zurück, die Instrumentalmusik nur annähernd zu erreichen vermag.

- **Lautheit:** Physikalische Lautstärke und subjektive Empfindung von Lautheit sind wichtige Faktoren, die in fast allen Überlegungen über Wirkungszusammenhänge zwischen musikalischen Aktivitäten und psychoneuroimmunologischen Aktivierungen in mindestens zweifacher Weise zu berücksichtigen sind. Zunächst ist zu beachten, dass physikalischer Schall allein erheblichen Einfluss auf den Organismus nehmen kann. Laute Musik kann als Stressor nicht weniger schädigend auf Individuen wirken als laute Motorengeräusche oder andere Lärmquellen (Zheng u. Ariizumi 2007). Daher ist einerseits in experimentellen Anordnungen vor allem für eine angemessene Schallstärke zu sorgen. Ebenso wichtig scheint andererseits der Aspekt aktiver Kontrolle von Lautstärke zu sein. Im Zweifelsfall kann Stille stärkere erwünschte Effekte (z. B. Entspannung) herbeiführen als falsch ausgewählte Musik, selbst wenn es sich dabei um kommerzielle »Entspannungsmusik« handelt (Karrer 1999; Bernardi et al. 2006).

Vom medizinischen Standpunkt scheinen Änderungen von Lautheit innerhalb des verträglichen Bereiches vorteilhaft. Bernardi et al. (2009) zeigten, dass Herzfrequenz, Blutdruck und Atmung, gemessen an gesunden Erwachsenen, denen über Kopfhörer Werke von Bach, Beethoven und Puccini dargeboten wurde, durch Zu- und Abnahmen von Lautstärke moduliert wurden. Crescendi führten zu erhöhter kardiovaskulärer Aktivität, Decrescendi dagegen zu reduzierter Aktivität.

11.4 Neuroendokrine Marker

11.4.1 Cortisol

Cortisol ist ein Hormon der Hypothalamus-Hypophysen-Nebennierenrinden-Achse (HPA-Achse), das mit psychischen und körperlichen Belastungen kovariiert. Änderungen des Cortisolspiegels sind häufig abhängige Variablen in musikbezogenen psychophysiologischen Studien. Zahlreiche Untersuchungen zeigen, dass Musikhören, und dabei die Art der Musik, die Konzentration des Stresshormons beeinflussen kann. Studien berichten vom Rückgang des Cortisolspiegels nach dem Hören von klassischer Musik (Kreutz et al. 2004), meditativer Musik (Möckel et al. 1994) sowie Volksmusik (Fukui u. Yamashita 2003). Dagegen wurden Anstiege der Cortisolwerte nach dem Hören von Technomusik (Gerra et al. 1998), schneller Pop- und Rockmusik verzeichnet (Brownley et al. 1995). Thoma et al. (2013) fanden höhere Cortisol-Konzentrationen nach dem Anhören von entspannender Standard-Musik (Allegris »Miseres«) *vor* einem Stresstest, während in derselben Studie Naturgeräusche von Wasserplätschern mit geringeren Cortisol-Konzentrationen verknüpft waren.

Neben Präferenzen scheinen auch andere individuelle Unterschiede, etwa **musikalische Expertise**, bedeutsam. VanderArk und Eli (1993) konnten zeigen, dass sich nach Musikhören Cortisolkonzentrationen bei Musikstudenten signifikant erhöhten und dass sie bei Biologiestudenten dagegen sanken. Auch bei Säuglingen sind Cortisolveränderungen nach Musikstimulation gefunden worden. Shenfield et al. (2003) berichteten, dass Säuglinge im Alter von 6 Monaten auf an das Kind gerichtetes Singen der Mutter mit Verringerung der Variabilität im Cortisolspiegel reagieren: Kinder mit erhöhten Konzentrationen vor dem Singen reagierten mit abnehmenden, Kinder mit niedrigen Konzentrationen vor dem Singen mit leicht zunehmenden Werten.

Klinische Studien zeigen signifikante Reduktionen des Cortisolspiegels durch Musik während **medizinischer Eingriffe** (Nilsson et al. 2005; Le Roux et al. 2007). Leardi et al. (2007) verglichen die Effekte von New-Age-Musik mit selbst ausgewählter Musik und Stille vor und während verschiedener chirurgischer Eingriffe mit Lokal- oder Periduralanästhesie. Die Autoren fanden in beiden Musik hörenden Gruppen Cortisolreduktionen, während in der Vergleichsgruppe ohne Musik höhere Cortisolwerte gemessen wurden. Postoperativ zeigte sich die Cortisolsenkung in der Gruppe mit selbst ausgewählter Musik deutlicher als in der Gruppe mit New-Age-Musik.

Veränderungen des Cortisols können auch durch **musikalische Tätigkeiten** wie Singen und Tanzen ausgelöst werden. So scheint insbesondere Chorsingen, vermittelt durch positive Emotionen, eher zu Cortisolreduktionen zu führen, wenngleich in einer Aufführungssituation bei Chorsängerinnen und -sängern auch Anstiege des Hormons berichtet wurden (Beck et al. 2006). Grape et al. (2003) fanden unterschiedliche Ansprachen von Cortisol nach dem Singen bei Laien- und Profisängern. Nach einer Gesangstunde zeigten sich signifikante Reduktionen bei Laien, während die Konzentrationen des Stresshormons bei Profisängern zunahmen. Quiroga et al. (2009) untersuchten im Rahmen von Prä-post-Vergleichen Einflüsse von Musikstimulation und Tanzpartner bei Tangotänzern auf Cortisol, Testosteron und emotionale Befindlichkeit. Die Autoren fanden insbesondere signifikante Cortisolreduktionen nach 20-minütigem Tanzen, wenn das Tanzen gleichzeitig mit Musikstimulation erfolgte.

In summa zeigen sich modulierende Wirkungen von Musik auf die Cortisolkonzentration bei unterschiedlichen Populationen und hinsichtlich verschiedener musikalischer Tätigkeiten. Die Nachhaltigkeit der kurzzeitigen Änderungen wurde jedoch bislang, vermutlich aus methodischen und experimentalökonomischen Gründen, kaum hinlänglich untersucht.

11.4.2 Oxytocin

Oxytocin ist ein Peptid, das im Hypothalamus gebildet wird. Bedeutsam ist dieses Hormon auf der sozialen Ebene zur Erzeugung von Gefühlen wie Geborgenheit und zur Festigung zwischenmenschlicher Beziehungen – z. B. zwischen Mutter und Kind, zwischen Sexualpartnern und innerhalb von Gruppen (Uvnäs-Moberg 1998). Freeman (2000) charakterisiert gemeinsames Musizieren und Tanzen als »Biotechnologie der Gruppenbildung« um anzudeuten, dass interindividuelle Synchronisation und Kooperation in der Evolution mit Sprache allein wohl nicht erreicht worden wäre. Dem Oxytocin als **neurochemisches Korrelat** musikbasierter Bindungsvorgänge weist Freeman eine entscheidende Rolle zu. Grape et al. (2003) fanden in der bereits genannten Studie signifikante Anstiege des Oxytocin sowohl bei den Profis als auch bei den Laien nach dem Gesangsunterricht. Nilsson (2009) untersuchte Wirkungen von Musik auf Patienten am ersten Tag nach einer Herzoperation. Signifikante Verbesserung subjektiver Entspannung und zugleich höhere Oxytocinwerte wurden nach 30 min Entspannung mit Musikbegleitung beobachtet, niedrigere Oxytocinwerte dagegen in der Gruppe ohne Musik.

Bedeutungen von Oxytocin, etwa als physiologisches Korrelat von Bindungsvorgängen, in Theorien über evolutionäre Ursprünge von Musik werden weithin diskutiert. Gleichwohl reichen die vorhandenden Befunde kaum aus, um entsprechende Hypothesen ausreichend zu stützen (vgl. aber Kreutz 2014).

11.4.3 Testosteron

Testosteron ist ein wichtiges Sexualhormon, das bei beiden Geschlechtern vorkommt, bei Frauen allerdings in geringeren Konzentrationen. Fukui und Yamashita (2003) fanden bei Musikstimulationen Geschlechterunterschiede in den Testosteronreaktionen. Männer reagierten dabei mit niedrigeren, Frauen mit höheren Testosteronkonzentrationen auf das Anhören von japanischen Volksliedern. Mit Hinweis auf schützende und regenerative Wirkungen von Testosteron auf Nervenzellen, etwa durch die Erhöhung des Nervenwachstumsfaktors (Hammond et al. 2001), vermuten Fukui und Toyoshima (2008), dass Musik geeignet ist, durch ihre regulierende Wirkung auf die Steroidhormonssekretionen die **Neurogenese** zu fördern und somit zur Regeneration des zentralen Nervensystems beizutragen. Nachweise zur Bestätigung oder Widerlegung dieser Hypothese stehen derzeit noch aus. In der bereits zitierten Studie von Quiroga et al. (2009) führte die Gegenwart des Tanzpartners zu erhöhten Konzentrationen des Hormons, während Musikstimulation allein keine solchen Änderungen bewirkte.

Hassler (1992) vermutet aufgrund einer Längsschnittuntersuchung bei kreativ-musikalisch begabten, produktiv-musikalisch begabten und nichtmusikalischen Kindern, dass **geschlechtsspezifisch optimale** Bereiche von Testosteronkonzentrationen existieren, die mit kreativer Musikalität assoziiert sind. Für Frauen liegt dieser optimale Bereich über dem Durchschnitt der entsprechenden Altersgruppe, für Männer hingegen darunter.

11.4.4 Beta-Endorphine

Das opioide Peptid Beta-Endorphin, welches im peripheren Blut gemessen werden kann, wird zum größten Teil von der Hypophyse freigesetzt. Erhöhte Konzentrationen dieser Substanz sind während **Stresssituationen** nachweisbar (Sheps et al. 1995). Vor dem Hintergrund schmerzmindernder Wirkungen (Mitchell et al. 2007) liegt nahe, dass von musikalischen Interventionen modulierende Effekte gerade auf Beta-Endorphine ausgehen sollten. In der Tat fanden McKinney et al. (1997) in einer Studie mit gesunden Probanden, dass Musikhören, kombiniert mit angeleiteter Imagination, zu reduzierten peripheren Beta-Endorphin-Konzentrationen führte. Musikhören oder Imagination allein führten dagegen nicht zu Levelveränderung dieses körpereigenen Opiats. Gerra et al. (1998) beobachteten erhöhte Beta-Endorphin-Konzentrationen nach dem Hören von Technomusik. Allerdings moderierten Persönlichkeitsmerkmale der Probanden diesen Effekt. Personen, bei denen hohe *Novelty-seeking*-Werte gemessen wurden, reagierten mit geringeren Anstiegen auf die Technomusik im Vergleich zu Personen mit weniger ausgeprägtem *novelty-seeking.*

Im Kontext von Rehabilitationsmaßnahmen bei **Koronarerkrankungen** fanden Vollert et al. (2003), dass Entspannungsmusik in Form eines Werkes »Apollonia« von einer speziell entwickelten Musik-CD während der Ausübung herztherapeutischer Leibesübungen zu signifikanten Senkungen der Beta-Endorphin-Konzentrationen führte im Vergleich zu Kontrollbedingungen ohne Entspannungsmusik. Gleichzeitig nahmen auch systolischer Blutdruck, Angst und Besorgtheit in der Musikgruppe ab. Studien im perioperativen Umfeld zeigten ferner, dass Musiktherapie vor und während eines chirurgischen Eingriffes zu tendenziell niedrigeren peripheren Beta-Endorphin-Konzentrationen führte (Spintge 2000).

11.4.5 Weitere neurochemische Marker

Evers und Suhr (2000) verglichen die Wirkungen kurzzeitigen Anhörens von angenehmer (Brahms' 3. Sinfonie, op. 90) und unangenehmer Musik (Krysztof Pendereckis »Threnos«) hinsichtlich der Serumkonzentrationen von Prolactin, ACTH und Serotonin (5-HT). Die Autoren fanden lediglich signifikant reduzierte **Serotoninkonzentrationen** infolge der als unangenehm empfundenen Musik und interpretieren diese Änderungen als musikinduzierte Stressreaktionen.

Möckel et al. (1994) fanden differenzielle Wirkungen von Musikhören auf **Prolactin** und **Noradrenalin**. Prolactin wurde in geringeren Konzentrationen nach Anhören von zeitgenössischer Kunstmusik (Heinz-Werner Henze) gemessen und Noradrenalin nach Anhören von meditativer Musik. Hirokawa und Ohira (2003) verabreichten in ihrem experimentellen Design ihren Probanden zunächst einen Stressor, um danach aktivierende (»*high-uplifting*«: Anderson: »*The Waltzing Cat*«, Kreisler: »Liebesfreud«, Satie: »*Picadilly*«) und beruhigende Musik (»*low-uplifting*«: Albinonis »*Adagio*«, Sibelius' »Schwan von Tuonela«, Saties »*Gnossiennes*«) hinsichtlich ihrer Auswirkungen auf Immunsystem und neuroendokrine Reaktionen zu vergleichen. In den komplexen Resultaten der Untersuchung stechen die Anstiege der Noradrenalinwerte in der aktivierenden Musikbedingung hervor.

Jüngste Forschungsergebnisse weisen auf einen bedeutsamen Einfluss von Musik auf **Chromogranin A** (CgA) im Speichel hin. CgA ist ein Marker für psychosomatische Belastungen, die sympathoadrenale Aktivität indizieren und mit dem Level der Catecholaminausscheidung korrelieren. Suzuki et al. (2004) beobachteten bei Demenzkranken, dass ein aus Singen und Instrumentalspiel bestehendes Musiktherapie-Programm, zweimal pro Woche über einen Zeitraum von 2 Monaten durchgeführt (insgesamt 16 Sitzungen), sowohl während als auch zwischen den Sitzungen zum Absinken der Konzentrationen von CgA im Speichel führte. Diese reduzierenden Effekte auf CgA konnten auch über einen längeren Zeitraum von 3 Monaten Musiktherapie bei Demenzkranken repliziert werden (Suzuki et al. 2007).

Zusammenfassend erscheinen die Muster von Veränderungen bei den neuroendokrinen Markern in den zitierten Studien komplex. Sie entwickeln sich jedoch meist in eine Richtung, die gesundheitlich gesehen als eher positiv zu bewerten ist. Diese Anfangsbefunde setzen sich hinsichtlich der nachfolgend beschriebenen immunologischen Marker fort, wenngleich sich der Eindruck von »Unterforschung« musikinduzierter psychophysiologischer Effekte hier eher noch verstärkt.

11.5 Immunologische Marker

11.5.1 Sekretorisches Immunoglobulin A

Psychoimmunologischen Modellen zufolge gilt sekretorisches Immunoglobulin A (sIgA) als **Statusparameter** für das lokale Immunsystem der oberen Atemwege und steht damit z. B. für Anfälligkeit hinsichtlich akuter Atemwegsinfektionen. Psychobiologische Studien konstatieren, dass sIgA-Konzentrationen infolge positiver Affekte eher ansteigen, während sie bedingt durch chronischen Stress eher sinken (Hennig 1994).

Ansteigende sIgA-Werte sind in verschiedenen experimentellen Kontexten und Populationen bei den Versuchsteilnehmern während des Anhörens von Musik verschiedener Stile gemessen worden:

- Entspannungsmusik (Brauchli 1993)
- leichte Muzakmusik (Charnetski et al. 1998)
- klassische Werke von Mozart (Wago et al. 2002)
- verschiedene Arten von Tanzmusik (Hucklebridge et al. 2000; Enk et al. 2008)

McCraty et al. (1996) untersuchten die Effekte von **Musikhören** und positivem emotionalen Zustand auf den sIgA-Spiegel im Speichel bei gesunden Erwachsenen und zeigten, dass die Kombination von eigens komponierter Entspannungsmusik und selbstinduzierter positiver Stimmung jeweils zu Erhöhungen des Immunmarkers führte, während Rock- und New-Age-Musik keine Effekte zeigten. Positive Wirkungen auf sIgA nach Musikstimulation konnten ebenfalls in klinischen Populationen nachgewiesen werden (Burns et al. 2001).

Ein weiterer Faktor, welcher musikinduzierte Immunreaktionen beeinflussen könnte, ist die Form der **musikalischen Aktivität**. Kuhn (2002) verglich Auswirkungen von zwei verschiedenen musikalischen Interventionen. Eine Gruppe von Probanden spielte Schlaginstrumente und sang, während die andere Gruppe Livemusik anhörte, ohne selbst mitzuspielen oder mitzusingen. Hieraus resultierte, dass 30 min aktiven Engagements mit Musik zu vergleichsweise stärkeren Erhöhungen der sIgA-Werte führten als bloßes Anhören von Musik. Kreutz et al. (2004) beobachteten unter Mitgliedern eines Kirchenchores ähnliche, signifikante sIgA-Anstiege nach einstündigem Singen, nicht jedoch beim Anhören derselben Chormusik von einer CD. Als musikalisches Material dieser Studie diente Mozarts Requiem.

Einflüsse des **situativen Kontextes** fanden Beck et al. (2000) im Sinne hoch signifikanter Erhöhungen der sIgA-Konzentrationen bei ambitionierten Amateursängern, sowohl nach zwei Proben als auch nach einem Auftritt vor Publikum. Die Anstiege des Proteins korrelierten zudem mit positiven Gefühlen und Leistungszufriedenheit der Probanden. Positive Emotionen und subjektives Wohlbefinden als Prädiktoren für sIgA-Erhöhungen wurden auch bei Solosängern nach Übungen und Auftritten über einen Zeitraum von 10 Wochen gemessen (Beck et al. 2006).

11.5.2 Weitere Immunmarker

Le Roux et al. (2007) untersuchten Wirkungen des Anhörens von Johann Sebastian Bachs »*Magnificat*« auf psychoimmunologische Marker bei Lungeninfektionspatienten während Atmungsphysiotherapien im Vergleich zu einer Gruppe ohne Musikstimulation. Die Autoren fanden in der Musikgruppe signifikante Anstiege des **CD4/CD8-Quotienten**. Diese Beobachtung ist konsistent mit der Vermutung, dass Musikstimulation auf Immunsuppression hemmend wirken kann. In einer Untersuchung mit gesunden Probanden wurde weiterhin dargestellt, das Musikhören zu Erhöhungen von Interleukin-1 (IL-1) führt, einem Zytokin, das als wichtiger immunaktivierender bzw. pro-inflammatorischer Signalstoff gilt (Bartlett et al. 1993).

Musikalische Expertise könnte sich unterschiedlich auf Immunparameter auswirken. Grape et al. (2003) fanden z. B., dass die Konzentrationen von **Tumor-Nekrose-Faktor-alpha** (TNF-α), der sich unter Entzündungszuständen und Stresssituationen erhöht, nach einer Stunde Gesangsunterricht bei Profisängern zunahmen, während sie bei Amateursängern abnahmen.

Bittman et al. (2001) untersuchten die Effekte von Musiktherapie mit Trommelspiel der Patienten im Vergleich zu angeleiteter Entspannung und bloßem Musikhören. Es zeigte sich, dass allein das Trommelspielen zu einer höheren Aktivität der **natürlichen Killerzellen** (NK-Zellen) sowie der Lymphokin-aktivierten Killerzellen (LAK) führte. Musikalische Aktivitäten unter jüngeren und älteren Menschen (< 65 Jahre) zeigten nach einer einstündigen Intervention nichtsignifikante, positive immunologische Wirkungen, die unter den älteren Teilnehmern etwas ausgeprägter waren (Koyama et al. 2009). Gleichwohl empfehlen die Autoren aktives Musizieren bei älteren Menschen gerade unter immunologischen und stresspräventiven Aspekten.

Nuñez et al. (2002) untersuchten die Effekte von Musikstimulation (klassisch-romantische bis moderne symphonische Musik) auf das Immunsystem von Nagetieren mit und ohne vorhergehenden Audiostressor und injizierten ihnen **Tumorzellen**. Die Autoren fanden, dass Musik die unterdrückenden Effekte von Stress auf das Immunsystem und die stimulierenden Effekte von Stress auf das Tumorwachstum reduzierte. Darüber hinaus verbesserte Musik die Anti-Tumor-Wirkung und den Immunstatus bei nichtgestressten Versuchstieren signifikant. Dies zeigte sich in erhöhten proliferativen Effekten von T-Zellen sowie in einer höheren Aktivität der NK-Zellen. Inwiefern Musik auch bei Menschen Tumorwachstum und Bildung von Metastasen hemmen oder verzögern kann, bleibt ungewiss.

11.6 Ausblick

Musikalische Interventionen in klinischen und nichtklinischen Bereichen zur therapeutischen Begleitung von Heilprozessen oder zur präventiven Förderung von Wohlbefinden und Gesundheit gehören in einigen Ländern zu **standardisierten Behandlungsmethoden**. Hintergrund sind Annahmen über psychoneuroimmunologische Wirkungen von Musik, die sich allerdings erst unter geeigneten Rahmenbedingungen entfalten können.

Der Forschungsüberblick zeigt, dass **neuroendokrine Marker** derzeit häufiger in musikbezogene psychophysiologische Studien einbezogen werden als immunologische. Inwiefern schützende Potenziale musikalischer Aktivitäten bereits ausreichend reflektiert sind, ist jedoch fraglich. Clift und Hancox (2001) fanden etwa bei einer Befragung von Laienchorsängerinnen und -sängern ausgeprägte Selbstüberzeugungen über spezifisch immunologische Wirkungen des gemeinsamen Singens. Ungeachtet der teilweise erfolgreichen Objektivierung dieser subjektiven Effekte (Kreutz et al. 2004), bleibt die Spezifizität etwaiger immunologischer Wirkungen, etwa von Singen, Musizieren und Tanzen, noch offen.

Die Spezifität immunologischer Effekte musikalischer Aktivitäten ist nur durch **vertiefende Kenntnis** beeinflussender Faktoren nachweisbar. Die hier berichteten Effekte von Musik auf spezifische neuroendokrinologische und -immunologische Parameter begründen sich zudem auf einer noch viel zu geringen Anzahl von Studien. Individuelle Unterschiede hinsichtlich musikalischer Vorlieben und Erfahrungen sind ebenso zu berücksichtigen wie die Variabilität musikalischer Strukturen, insbesondere angesichts zahlreicher, höchst unterschiedlicher Musikkulturen und -traditionen in der Welt. Gleichwohl unterliegen theoretische Zuordnungen insbesondere auch situativen Einflüssen (Gembris 1985).

Musikalische Aktivitäten wie Singen, Musizieren und Tanzen führen besonders im Laienbereich häufig zu Stressabbau und sie sind naturgemäß mit **körperlicher Bewegung** und somit Erhalt und Aufbau muskuloskeletaler Plastizität verbunden. Diesen Komponenten wird etwa in der sportmedizinischen Forschung schützende und stimulierende Wirkung auf das Immunsystem zugeschrieben (Pedersen u. Hoffmann-Goetz 2000). Beeinflussungen der Plastizität des Vokalapparates, etwa durch regelmäßiges Singen, sind in verschiedenen Studien beschrieben worden. Eine Längsschnittuntersuchung unter Grundschülern der 4. bis 5. Klasse zeigte, dass gesangsbetontes Stimmtraining in Kleingruppen zu erhöhter sensorischer Kontrolle und einer Verbesserung medizinisch-physikalischer Indizes der Stimmqualität führte (Gütay u. Kreutz 2009). Der dazu erhobene sogenannte *Dysphonia-Severity Index* (DSI) verbesserte sich signifikant in der Stimmtrainingsgruppe im Vergleich zu Kontrollen mit Musikunterricht nach Lehrplan, der auch Singen in der Klasse einschloss.

Angesichts einer hohen Prävalenz von Stimm- und Sprachstörungen im Kindesalter erscheinen **immunisierende Effekte** gegen Erkrankungen oder Fehlbildungen des Stimmapparates nach diesen Beobachtungen durch geeignete Singaktivitäten wahrscheinlich und gehen daher vermutlich über die bereits dokumentierten lokalen Immunantworten noch hinaus.

Gegenüber dem gesamten Spektrum neuroendokriner und immunologischer Substanzen und Mechanismen wurde bisher nur ein relativ kleiner Teil in empirischen Studien überhaupt berücksichtigt. Im Zusammenhang mit musikalischen Interventionen sollten bislang wenig beachtete Neurohormone, Neurotransmitter und Immunparameter sowie ihre Interaktionen auf molekularer und funktioneller Ebene künftig bei unterschiedlichen klinischen und nichtklinischen Gruppen erforscht werden. Zumindest hierzu bieten existierende Anfangsbefunde jeden Anlass, ein ertrag- und erkenntnisreiches Forschungsfeld zu vermuten.

11.7 Fazit

Forschungsübersichten zu den psychoneuroendokrinologischen Wirkungen von Musik im Allgemeinen (Koelsch u. Stegemann 2012; Chanda u. Levitin 2013) sowie spezifische Arbeiten etwa über immunologische Wirkungen von musikalischer Kreativität (z. B. Koyama et al. 2009) weisen diesen Aktivitäten psychisch und körperlich schützende Bedeutungen zu. Musikalisch-rezeptive Interventionen mindern Stress und Ängste zuweilen effektiver als pharmakologische Eingriffe etwa im Kontext von ambulanten Behandlungen (Fischer et al. 2009). Weitere Hinweise legen nahe, dass Musik in Operationssälen zu weniger Beruhigungsmittelverbrauch und besseren Operationsergebnissen führen kann (Moris u. Linos 2013). Diese Forschungen sind insofern instruktiv, da das Musikhören aufgrund geringerer Kosten, weniger Nebenwirkungen und einer einfachen Verabreichung in ambulanten, klinischen und außerklinischen Bereichen eine ernsthaft zu erwägende Alternative gegenüber Medikamenten darstellen sollte.

Kurzum, musikalische Anamnesen erscheinen im Spektrum adjuvanter Therapien unter immunologischen und stressmindernden Aspekten sinnvoll. Wichtig ist, zu verstehen, dass individuell präferierte und eigenständig ausgewählte Musik sowie professionell angeleitete musikalische Aktivitäten wie Singen, Tanzen und Musizieren durch unspezifische Musikberieselungen nicht annähernd ersetzt werden können. Letztere unterliegen der Gefahr, Abwehrreaktionen und Stress eher zu fördern, als diese zu bekämpfen.

Schließlich sind Darbietungskontexte zu beachten. Bernardi et al. (2006) beobachteten etwa, dass kardiovaskulär sedierende Wirkungen *nach* der Darbietung von Musik, also bei Stille, am ausgeprägtesten waren – unabhängig davon, ob zuvor ein schnelles oder ein langsames Musikstück rezipiert wurde. Wirkungen von Musik auf Psyche, Endokrinum und Immunsystem sind somit biografischen Verankerungen, musikalischen Strukturen sowie situativen und kontextuellen Variablen zuzuschreiben.

Danksagung

Diese Studie wurde durch ein Stipendium des Deutschen Akademischen Austauschdienstes (DAAD) an die Erstautorin unterstützt. Wir bedanken uns bei Prof. Dr. Wolfgang Ahrens, Prof. Dr. Töres Theorell und Prof. Dr. Dr. Christian Schubert für wertvolle Hinweise, die zu Verbesserungen des Manuskriptes geführt haben. Weiterhin sind wir Herrn Niklas Büdenbender und Herrn Dipl.-Soz. Ingo Roden für das Korrekturlesen des Textes dankbar.

Literatur

Aldridge D. Music, communication and medicine: discussion paper. J R Soc Med 1989; 82: 743–6.

Ansdell G, Meehan J. »Some Light at the end of the tunnel«: Exploring users' evidence for the effectiveness of music therapy in adult mental health settings. Music Med 2010; 2: 29–40.

Bartlett DL. Physiological responses to music and sound stimuli. In: Hodges DA (Hrsg). Handbook of Music Psychology. Zweite Auflage. San Antonio: IMR 1996; 343–85.

Bartlett DL, Kaufman D, Smeltekop R. The effects of music listening and perceived sensory experiences on the immune system as measured by interleukin-1 and cortisol. J Music Ther 1993; 30: 194–209.

Beck RJ, Cesario TC, Yousefi A, Enamoto H. Choral singing, performance perception, and immune system changes in salivary immunoglobulin A and cortisol. Music Percept 2000; 18: 87–106.

Beck RJ, Gottfried TL, Hall DJ, Cisler CA, Bozeman KW. Supporting the health of college solo singers: the relationship of positive emotions and stress to changes in salivary IgA and cortisol during singing. Journal for Learning through the Arts: A Research Journal on Arts Integration in Schools and Communities 2006; 2: 1–17.

Berger DS, Schneck DJ. The use of music therapy as a clinical intervention for physiologic functional adaptation. J Scient Explor 2003; 17: 687–703.

Bernardi P, Fontana F, Pich EM, Spampinato S, Canossa M. Plasma endogeneous opioid levels in acute myocardial infarction patients, with and without pain. Eur Heart J 1992; 13: 1074–9.

Bernardi L, Porta C, Sleight P. Cardiovascular, cerebrovascular, and respiratory changes induced by different types of music in musicians and non-musicians: the importance of silence. Heart 2006; 92: 445–52.

Bernardi L, Porta C, Casucci G, Balsamo R, Bernardi NF, Fogari R, Sleight P. Dynamic interactions between musical, cardiovascular, and cerebral rhythms in humans. Circulation 2009; 119: 3171–80.

Bittman BB, Berk LS, Felten DL, Westengard J, Simonton OC, Pappas J, Ninehouser M. Composite effects of group drumming music therapy on modulation of neuroendocrine-immune parameters in normal subjects. Altern Ther Health Med 2001; 7: 38–47.

Blood AJ, Zatorre RJ. Intensely pleasurable responses to music correlate with activity in brain regions implicated with reward and emotion. Proc Natl Acad Sci 2001; 98: 11818–23.

Blood AJ, Zatorre RJ, Bermudez P, Evans AC. Emotional responses to pleasant and unpleasant music correlate with activity in paralimbic brain regions. Nat Neurosci 1999; 2: 382–7.

Bradt J, Dileo C. Music for stress and anxiety reduction in coronary heart disease patients. Cochrane Database Syst Rev 2009; 2: CD006577.

Brauchli P. Vergleichsuntersuchung der psychophysiologischen Entspannungseffekte einer optisch-akustischen Mind Machine mit einer Entspannungsmusik. Z Exp Angew Psychol 1993; 40: 179–93.

Brownley KA, McMurray RG, Hackney AC. Effects of music on physiological and affective responses to graded treadmill exercise in trained and untrained runners. Int J Psychophysiol 1995; 19: 193–201.

Bunt L. Musiktherapie: Eine Einführung für psychosoziale und medizinische Berufe. Weinheim, Basel: Beltz 1998.

Burns SJ, Harbuz MS, Hucklebridge F, Bunt L. A pilot study into the therapeutic effects of music therapy at a cancer help center. Altern Ther Health Med 2001; 7: 48–56.

Chanda ML, Levitin DJ. The neurochemistry of music. Trends Cogn Sci 2013; 17: 179–93.

Charnetski CJ, Brennan FX, Harrison JF. Effect of music and auditory stimuli on secretory immunoglobulin A (IgA). Percept Mot Skills 1998; 87: 1163–70.

Clift S, Hancox G. The perceived benefits of singing: findings from preliminary surveys of a university college choral society. J R Soc Promot Health 2001; 121: 248–56.

Cohen G, Perlstein S, Chapline J, Kelly J, Firth KM, Simmens S. The impact of professionally conducted cultural programs on the physical health, mental health, and social functioning of older adults. Gerontologist 2006; 46: 726–34.

Dillman Carpentier FR, Potter RF. Effects of music on physiological arousal: explorations into tempo and genre. Media Psychol 2007; 10: 339–63.

Enk R, Franzke P, Offermanns K, Hohenadel M, Boehlig A, Nitsche I, Kalda T, Sack U, Koelsch S. Music and the immune system. Int J Psychophysiol 2008; 69: 216.

Evans D. The effectiveness of music as an intervention for hospital patients: a systematic review. J Adv Nurs 2002; 37: 8–18.

Evers S, Suhr B. Changes of the neurotransmitter serotonin but not of hormones during short time music perception. Eur Arch Psychiatry Clin Neurosci 2000; 250: 144–7.

Fischer A, Hannich HJ, Sümnig W. Einfluss des Mediums Musik bei ambulanten Operationen in Lokalanästhesie im Bereich der Mund-, Kiefer- und Gesichtschirurgie. ZWR Das deutsche Zahnärzteblatt 2009; 118: 420–4.

Freeman WJ. A neurobiological role of music in social bonding. In: Wallin N, Merkur B, Brown S (Hrsg). The Origins of Music. Cambridge, MA: MIT Press 2000; 411–24.

Freudenhammer W, Kreutz G. Development of vocal performance in 5th grade children: a longitudinal study of choral class singing. 7th Triennial Conference of European Society for the Cognitive Sciences of Music (ESCOM) 2009, Jyväskylä.

Fukui H, Toyoshima K. Music facilitate the neurogenesis, regeneration and repair of neurons. Med Hypotheses 2008; 71: 765–9.

Fukui H, Yamashita M. The effects of music and visual stress on testosterone and cortisol in men and women. Neuro Endocrinol Lett 2003; 24: 173–80.

Gembris H. Musikhören und Entspannung. Theoretische und experimentelle Untersuchungen über den Zusammenhang zwischen situativen Bedingungen und Effekten des Musikhörens. Hamburg: Verlag der Musikalienbuchhandlung Karl Dieter Wagner 1985.

Gembris H. Wirkungen von Musik – Musikpsychologische Forschungsergebnisse. In: Hofmann G, Trübsbach C (Hrsg). Mensch und Musik. Diskussionsbeiträge im Schnittpunkt von Musik, Medizin, Physiologie und Psychologie. Augsburg: Wißner 2002; 9–28.

Gerra G, Zaimovic A, Franchini D, Palladino M, Giucastro G, Reali N, Maestri D, Caccavari R,

Delsignore R, Brambilla F. Neuroendocrine responses of healthy volunteers to »techno-music«: relationships with personality traits and emotional state. Int J Psychophysiol 1998; 28: 99–111.

Grape C, Sandgren M, Hansson LO, Ericson M, Theorell T. Does singing promote well-being? An empirical study of professional and amateur singers during a singing lesson. Integr Physiol Behav Sci 2003; 38: 65–74.

Guétin S, Portet F, Picot MC, Pommié C, Messaoudi M, Djabelkir L, Olsen AL, Cano MM, Lecourt E, Touchon J. Effect of music therapy on anxiety and depression in patients with Alzheimer's type dementia: randomised, controlled study. Dement Geriatr Cogn Disord 2009; 28: 36–46.

Hammond J, Le Q, Goodyer C, Gelfand M, Trifiro M, LeBlanc A. Testosterone-mediated neuroprotection through the androgen receptor in human primary neurons. J Neurochem 2001; 77: 1319–26.

Hassler M. Creative musical behavior and sex hormones: musical talent and spatial ability in the two sexes. Psychoneuroendocrinology 1992; 17: 55–70.

Hassler M. Music medicine. A neurobiological approach. Neuro Endocrinol Lett 2000; 21: 101–6.

Hennig J. Die psychobiologische Bedeutung des sekretorischen Immunglobulin A im Speichel. Münster, New York: Waxmann 1994.

Hirokawa E, Ohira H. The effects of music listening after a stressful task on immune functions, neuroendocrine responses, and emotional states in college students. J Music Ther 2003; 40: 189–211.

Horden P (Hrsg). Music as Medicine: The History of Music Therapy Since Antiquity. Aldershot: Ashgate 2000.

Hucklebridge F, Lambert S, Clow A, Warburton DM, Evans PD, Sherwood N. Modulation of secretory immunoglobulin A in saliva response to manipulation of mood. Biol Psychol 2000; 53: 25–35.

Jeffries KJ, Fritz JB, Braun AR. Words in melody: an H(2)15O PET study of brain activation during singing and speaking. Neuroreport 2003; 14: 749–54.

Jochims S (Hrsg). Musiktherapie in der Neurorehabilitation. Internationale Konzepte, Forschung und Praxis. Bad Honnef: Hippocampus 2005.

Karrer U. Entspannung durch Musik-Entspannungskassetten? Physiologische Befunde und ihre Aussage. In: Behne KE, Kleinen G, de la Motte-Haber H (Hrsg). Musikpsychologie Wahrnehmung und Rezeption. Göttingen: Hogrefe 1999; 42–51.

Koelsch S. Towards a neural basis of music-evoked emotions. Trends Cogn Sci 2010; 14: 131–7.

Koelsch S, Stegemann S. The Brain and Positive Biological Effects in Healthy and Clinical Populations. In: MacDonald R, Kreutz G, Mitchell L (Hrsg). Music, Health and Wellbeing. New York: Oxford University Press 2012; 436–56.

Koyama M, Wachi M, Utsuyama M, Bittman B, Hirokawa K, Kitagawa M. Recreational music-making modulates immunological responses and mood states in older adults. J Med Dent Sci 2009; 56: 79–90.

Kreutz G. Does singing facilitate social bonding? Music and Medicine 2014; 6: 51–60.

Kreutz G, Lotze M. Neuroscience of music and emotion. In: Gruhn W, Rauscher F (Hrsg). Neuroscience in Music Pedagogy. New York: Nova 2007; 143–67.

Kreutz G, Bongard S, Rohrmann S, Hodapp V, Grebe D. Effects of choir singing or listening on secretory immunoglobulin A, cortisol and emotional state. J Behav Med 2004; 27: 623–35.

Kreutz G, Quiroga Murcia C, Bongard S, MacDonald R, Kreutz G, Mitchell L (Hrsg). Music, Health and Wellbeing. New York: Oxford University Press 2012; 457–76.

Krout RE. Music listening to facilitate relaxation and promote wellness: Integrated aspects of our neurophysiological responses to music. Art Psychoter 2007; 34: 134–41.

Kuhn D. The effects of active and passive participation in musical activity on the immune system as measured by salivary immunoglobulin A (SIgA). J Music Ther 2002; 39: 30–9.

Leardi S, Pietroletti R, Angeloni G, Necozione S, Ranalletta G, Del Gusto B. Randomized clinical trial examining the effect of music therapy in stress response to day surgery. Br J Surg 2007; 94: 943–7.

Le Roux FH, Bouic PJD, Bester MM. The effect of Bach's Magnificat on emotions, immune, and endocrine parameters during physiotherapy treatment of patients with infectious lung conditions. J Music Ther 2007; 44: 156–68.

Levine S, Coe CL. Veränderungen des endokrinen Systems und des Immunsystems durch psychosoziale Faktoren. In: Kirschbaum C, Hellhammer D (Hrsg). Psychoendokrinologie und Psychoimmunologie. Göttingen: Hogrefe 1999; 435–68.

Longhi E, Pickett N. Music and well-being in long-term hospitalized children. Psychol Music 2008; 36: 247–56.

Lutgendorf SK, Costanzo ES. Psychoneuroimmunology and health psychology: an integrative model. Brain Behav Immun 2003; 17: 225–32.

Maranto CD. Applications of music in medicine. In: Heal M, Wigram T (Hrsg). Music Therapy in Health and Education. London: Jessica Kingsley 1993; 153–74.

McCraty R, Atkinson M, Rein G, Watkins AD. Music enhances the effect of positive emotional states on salivary IgA. Stress Med 1996; 12: 167–75.

McKinney CH, Tims FC, Kumar AM, Kumar M. The effect of selected classical music and spontaneous imagery on plasma beta-endorphin. J Behav Med 1997; 20: 85–99.

Mitchell L, MacDonald R, Knussen C, Serpell M. A survey investigation of the effects of music listening on chronic pain. Psychol Music 2007; 35: 37–57.

Möckel M, Röcker L, Störk T, Vollert J, Danne O, Eichstädt H, Müller R, Hochrein H. Immediate physiological responses of healthy volunteers to different types of music: cardiovascular, hormonal and mental changes. Eur J Appl Physiol Occup Physiol 1994; 68: 451–9.

Moris DN, Linos D. Music meets surgery: two sides of the art of »healing«. Surg Endosc 2013; 27: 719–23.

Nilsson U. The anxiety- and pain-reducing effects of music interventions: A systematic review. AORN J 2008; 87: 780–807.

Nilsson U. Soothing music can increase oxytocin levels during bed rest after open-heart surgery: a randomised control trial. J Clin Nurs 2009; 18: 2153–61.

Nilsson U, Unosson M, Rawal N. Stress reduction and analgesia in patients exposed to calming music postoperatively: a randomized controlled trial. Eur J Anaesthesiol 2005; 22: 96–102.

Núñez MJ, Mañá P, Liñares D, Riveiro MP, Balboa J, Suárez-Quintanilla J, Maracchi M, Méndez MR, López JM, Freire-Garabal M. Music, immunity and cancer. Life Sci 2002; 71: 1047–57.

Parncutt R. Prenatal development and the phylogeny and ontogeny of musical behaviour. In: Hallam S, Cross I, Thaut M (Hrsg). Oxford Handbook of Music Psychology. Oxford: Oxford University Press 2009; 219–28.

Pedersen BK, Hoffman-Goetz L. Exercise and the immune system: regulation, integration, and adaptation. Physiol Rev 2000; 80: 1055–81.

Prahl C. Musiktherapie – Praxisfelder und Vorgehensweise. In: Bruhn H, Kopiez R, Lehmann AC (Hrsg). Musikpsychologie. Das neue Handbuch. Reinbek: Rowohlt 2008; 613–29.

O'Callaghan C. Objectivist and constructivist music therapy research in oncology and palliative care: An overview and reflection. Music Med 2009; 1: 41–60.

Quiroga Murcia C, Bongard S, Kreutz G. Emotional and neurohumoral responses to dancing tango argentino: the effects of music and partner. Music Med 2009; 1: 14–21.

Rouget G. Music and Trance: A Theory of the Relations between Music and Possession. Chicago: The University of Chicago Press 1985.

Sambeth A, Ruohio K, Alku P, Fellman V, Huotilainen M. Sleeping newborns extract prosody from continuous speech. Clin Neurophysiol 2007; 119: 332–41.

Särkämö T, Tervaniemi M, Laitinen S, Forsblom A, Soinila S, Mikkonen M, Autti T, Silvennoinen HM, Erkkilä J, Laine M, Peretz I, Hietanen M. Music listening enhances cognitive recovery and mood after middle cerebral artery stroke. Brain 2008; 131: 866–76.

Schmidt HU, Kächele H. Musiktherapie in der Psychosomatik: Entwicklung und aktueller Stand. Psychotherapeut 2009; 54: 6–16.

Shenfield T, Trehub SE, Nakata T. Maternal singing modulates infant arousal. Psychol Music 2003; 31: 365–75.

Sheps DS, Ballenger MN, De Gent G, Krittayaphong R, Dittman E, Maixner W, McCartney W, Golden RN, Koch G, Light KC. Psychophysical responses to a speech stressor: correlation of plasma beta-endorphin levels at rest and after psychological stress with thermally measured pain threshold in patients with coronary artery disease. J Am Coll Cardiol 1995; 25: 1499–503.

Spintge R. Musik in Anästhesie und Schmerztherapie. Anästhesiol Intensivmed Notfallmed Schmerzther 2000; 35: 254–61.

Spintge R, Droh R. MusikMedizin – Physiologische Grundlagen und praktische Anwendungen. Stuttgart: Fischer 1992.

Suzuki M, Kanamori M, Watanabe M, Nagasawa S, Kojima E, Ooshiro H, Nakahara D. Behavioral and endocrinological evaluation of music therapy for elderly patients with dementia. Nurs Health Sci 2004; 6: 11–8.

Suzuki M, Kanamori M, Nagasawa S, Tokiko I, Takayuki S. Music therapy-induced changes in behavioral evaluations, and saliva chromogranin A and immunoglobulin A concentrations in elderly patients with senile dementia. Geriatr Gerontol Int 2007; 7: 61–71.

Thoma MV, La Marca R, Brönnimann R, Finkel L, Ehlert U, Nater UM. The effect of music on the human stress response. PLoS One 2013; 8(8): e70156. doi:10.1371/journal.pone.0070156.

Tsao C, Gordon T, Maranto C, Leran C, Murasko D. The effects of music and biological imagery on immune response. In: Maranto C (Hrsg). Applications of Music in Medicine. Washington, DC: National Association for Music Therapy 1992; 85–121.

Uvnäs-Moberg K. Oxytocin may mediate the benefits of positive social interaction and emotions. Psychoneuroendocrinology 1998; 23: 819–35.

VanderArk SD, Ely D. Cortisol, biochemical, and galvanic skin responses to music stimuli of different preference values by college students in biology and music. Percept Mot Skills 1993; 77: 227–34.

Vollert JO, Störk T, Rose M, Möckel M. Musik als begleitende Therapie bei koronarer Herzkrankheit. Dtsch Med Wochenschr 2003; 128: 2712–6.

Wago H, Kimura M, Inoue J, Kobayashi R, Nakamura S. Effect of a listening to Mozart on blood pressure, heart rate, salivary IgA secretion and neutrophil functions in healthy college students. Bull Saitama Med School Junior College 2002; 13: 45–51.

Yamasaki A, Booker A, Kapur V, Tilt A, Niess H, Lillemoe KD, Warshaw AL, Conrad C. The impact of music on metabolism. Nutrition 2012; 28: 1075–80.

Zheng KC, Ariizumi M. Modulations of immune functions and oxidative status induced by noise stress. J Occup Health 2007; 49: 32–8.

Klinische Aspekte

12 Einfluss von Stressmanagement auf Elemente des Immunsystems

Cora S. Weber, Djordje Atanackovic, Hans C. Deter

12.1 Einleitung

Das folgende Kapitel beschäftigt sich mit den Auswirkungen von Stressmanagement auf Elemente des Immunsystems. Der Fokus liegt dabei auf Interventionen mit kognitiv-behavioralen Ansätzen. Erste relevante Studien stammen aus den 1980er- und 1990er-Jahren, unter anderem von Fawzy et al. (1990), die die Effekte einer Stressmanagement-Intervention an Patienten mit malignem Melanom prüften. Studien an Patienten mit anderen Krebserkrankungen folgten. Eine weitere extensiv untersuchte Patientengruppe sind HIV-infizierte Männer, die insbesondere von der Arbeitsgruppe um Antoni an der Universität Miami seit den 1990er-Jahren beforscht werden (Antoni et al. 1991).

Die Literaturlage soll im Folgenden nach Zielgruppe, Zeitpunkt/Jahr der Studiendurchführung oder Publikation, Autorengruppe und Zielparameter, also Art der Immunparameter, dargestellt werden. Zuvor soll kurz auf allgemeine Aspekte der Methode und den Zusammenhang von Stressmanagement und Immunfunktion eingegangen werden.

12.1.1 Methoden des Stressmanagements

Kognitiv-behaviorale Therapieverfahren (*cognitive behavioral therapy* [CBT]) basieren auf den Prinzipien der klassischen Verhaltenstherapie und der kognitiven Therapie und gehören zu den am besten validierten Therapiemethoden zur Behandlung seelischer Störungen wie Angst und Depression (Butler et al. 2006; Hofmann et al. 2008). Ausgangspunkte der kognitiven Therapie (Beck 2005):

- Symptome und dysfunktionales (oder maladaptives) Verhalten sind durch dysfunktionale Denkmuster bedingt, die zu Missinterpretationen und Fehlannahmen führen.
- Eine erfolgreiche Behandlung wird über eine Veränderung dieser kognitiven Verzerrungen erreicht.

Bei Depressiven bestehen diese kognitiven Verzerrungen in der Neigung, sich selbst, die Umwelt und die Zukunft negativ einzuschätzen – von Beck als die »kognitive Triade« bezeichnet –, bei Angsterkrankungen in der Neigung zum Katastrophisieren und zur Fehlinterpretation körperlicher Empfindungen. Weitere Grundlagen der CBT sind die Identifizierung und Veränderung irrationaler Annahmen (und deren Ersatz durch rationale Konzepte), Übungen zum Gefühlserleben und Gefühlsausdruck (Ellis 1993) sowie Elemente des Selbstinstruktions- und Stressimpfungs-Trainings von Meichenbaum (1985) und anderen.

Kognitiv-behaviorale Stressmanagement-Interventionen (*cognitive behavioral stress management* [CBSM]) zielen auf die Modifikation stressinduzierender Kognitionen und bestehen klassischerweise aus vier Komponenten (Miller u. Cohen 2001):

- Gesundheitsedukation (*illness education*)
- kognitive Umstrukturierung (*cognitive restructuring*)
- Training von Bewältigungsstrategien (*coping skills training*)
- psychologische Unterstützung (*provision of psychological support*)

Im weiteren Sinne können auch andere Methoden zum Stressmanagement gezählt werden, z. B. **Entspannungstechniken** oder **Achtsamkeitsmeditation** (Scott-Sheldon et al. 2008), diese beruhen aber nicht auf kognitiv-behavioralen Theorien und werden deshalb hier nicht behandelt (s. Kapitel 10, S. 265, u. Kapitel 13, S. 326). Entspannungsverfahren sind zudem integraler Bestandteil von Stressmanagement-Interventionen, basierend auf progressiver Muskelrelaxation (PMR) (Bernstein u. Borkovec 2007), Elementen aus dem Autogenen Training und anderen suggestiven und imaginativen Verfahren (z. B. Bilderreisen, Körperreise [englisch: *body scan*]). Von Antoni und Mitarbeitern stammen standardisierte Manuale eines CBSM-Training, das bei HIV- und Krebspatienten in mehreren Studien angewendet wurde (Antoni 2003, Antoni et al. 2009).

12.1.2 Wirkung von Stressmanagement auf immunologische Faktoren

Die Wirkmechanismen, über die Stressmanagement das Immunsystem beeinflusst, sind noch nicht vollständig geklärt. Vermutet wird, dass über akuten/chronischen Stress psychobiologische Reaktionen ausgelöst werden. Nach der Stresstheorie von Lazarus und Folkman (1994) werden Stressoren ständig nach **Bedrohungscharakter** und **Bewältigungsmöglichkeiten** unter Einbeziehung der Einschätzung der eigenen Ressourcen taxiert.

Wenn ein Stressor die eigenen Bewältigungsmöglichkeiten übersteigt, kommt es zu negativen emotionalen Reaktionen, sogenanntem **Disstress**. Dieser aktiviert die Hypothalamus-Hypophysen-Nebennierenrinden(HPA)-Achse und den Sympathikus. Es kommt bei chronischem Stress oder ungenügenden Bewältigungsstrategien zu dauerhaft erhöhtem HPA-Achsen- und Sympathikotonus. Sympathische Fasern sind mit lymphatischen Organen wie Knochenmark, Thymus, Lymphknoten und Milz verbunden, die unter Disstress Substanzen abgeben, die an Rezeptoren auf Leukozyten binden und damit Immunfunktionen beeinflussen (Ader et al. 1995).

Auf die bei Stress und Stressreduktion relevanten Immunparameter soll hier nur kurz eingegangen werden (s. Kapitel 3, S. 50). Es werden quantitative und funktionale Parameter unterschieden. Zu den quantitativen Parametern zählen:

- Leukozyten-Untergruppen wie:
  - Granulozyten
  - Monozyten
  - Lymphozyten
  - B-Zellen
  - T-Zellen (gesamt)
  - $CD4^+$-T-Zellen (Helferzellen)
  - $CD8^+$-T-Zellen (zytotoxische oder Suppressorzellen)
  - natürliche Killerzellen (NK-Zellen)
  - weitere Lymphozyten-Untergruppen
- Antikörpertiter im peripheren Blut (Immunglobuline A, G und M [Ig A, Ig G, Ig M]) und im Speichel (s[*secretory*]IgA)
- spezifische Antikörper gegen Epstein-Barr-Virus (EBV), Herpes-simplex-Virus (HSV) und andere Viren

Zu den funktionalen Tests gehören:
- Zytotoxizität bzw. Aktivität von NK-Zellen (NKZA)
- proliferative Kapazität von T- oder B-Zellen nach Stimulation mit Mitogenen wie Phytohämagglutinin (PHA)
- lokale Immunantwort auf ein lokal (subcutan) appliziertes Antigen

Bei (länger andauerndem) Stress fallen die Lymphozyten (samt Subpopulationen) im peripheren Blut typischerweise ab, z.B. $CD4^+$-T-Zellen, $CD8^+$-T-Zellen, NK-Zellen (Miller u. Cohen 2001). Eine stressbedingte Immundysregulation verursacht weiterhin (Miller u. Cohen 2001):
- Abfall von sIgA im Speichel
- Zunahme der Antikörpertiter gegen EBV und HSV
- Abnahme der NKZA und der proliferativen Lymphozytenantwort auf die Mitogene Concanavalin A (ConA), PHA und PWM (*Pokeweed*-Mitogen)

Zu beachten ist der Unterschied zwischen den Folgen von akutem und chronischem Stress. Arbeiten von Atanackovic und Kollegen zeigen z.B., dass NK-Zellen und $CD8^+$-T-Zellen unter akutem laborinduziertem mentalen Stress regelhaft kurzfristig ansteigen (Atanackovic et al. 2002, 2006).

Es ist generell schwer zu sagen, welche Veränderungen von Immunparametern »gut« und welche »schlecht« sind. Man beobachtet zwar Zusammenhänge, aber ob diese von klinischer Bedeutung sind, ist oft zweifelhaft. So werden die funktionellen immunologischen Tests nicht als Routineparameter für die Diagnose oder Verlaufskontrolle der meisten somatischen Erkrankungen eingesetzt. Lymphozytensubpopulationen werden zwar gemessen (z.B. im Rahmen einer HIV-Erkrankung). Es werden aber im Rahmen von stressbedingten Veränderungen, die bei diesen Erkrankungen auftreten, selten Grenzwerte unter- oder überschritten.

Tracey (2007) hat mit dem »inflammatorischen Reflex« einen direkten Zusammenhang von **Vagusnerv** und Immunsystem beschrieben, nämlich dass der Vagusnerv efferent Immunfunktionen, z.B. die Ausschüttung von pro-inflammatorischen Zytokinen, supprimieren kann. Ein höherer Vagotonus schützt damit den Körper vor exzessiven Entzündungsreaktionen. Neben vielfachen Experimenten an Tieren scheinen aktuelle Studien Traceys Konzept auch beim Menschen zu bestätigen (Weber et al. 2010).

Durch ein erfolgreiches Stressmanagement, so die Überlegung, kann ein Individuum besser mit Stresssituationen umgehen, z.B. durch Anwendung von aktiven Copingstrategien, Kontrolle von negativen Emotionen, Techniken der kognitiven Umstrukturierung, Entspannungstechniken und Inanspruchnahme von Ressourcen wie sozialer Unterstützung (Antoni 2003).

Über diese Techniken wird die **sympathovagale Dysbalance** zugunsten eines stärkeren parasympathischen Tonus verändert, was die Immunfunktionen günstig beeinflusst (Tracey 2007). Analog besteht eine Wirkung auf HPA-Achse und Hypothalamus-Hypophysen-Gonaden(HPG)-Achse (Antoni 2003). Einige Studien, die in diesem Kapitel referiert werden, zeigen Zusammenhänge der Abnahme von Disstress mit einer Besserung immunologischer Faktoren (Antoni et al. 1991; Lutgendorf et al. 1997).

Stressmanagement kann sich im Umkehrschluss vermutlich nur unter bestimmten Konditionen positiv auf das Immunsystem auswirken:

1. Die Probanden sollten einer Stressbelastung ausgesetzt sein, die sich negativ auf das Immunsystem auswirkt.
2. Die Intervention sollte eine Abnahme negativer Emotionen bewirken, eine Uminterpretation negativer Ereignisse ermöglichen sowie die Anwendung aktiver Bewältigungsmechanismen, Entspannung und einen gesünderen Lebensstil fördern.

12.2 Interventionen bei HIV-Infektion

Insbesondere in den 1980er-Jahren wurde eine Vielzahl von Studien publiziert, die psychotherapeutische oder im weiteren Sinne behaviorale Interventionen bei HIV-1-infizierten Männern durchführten, mit dem Ziel, die psychophysische Gesundheit zu verbessern. Eine Reihe von Studien verwendeten $CD4^+$-T-Zellen (T-Helferzellen) als Immunparameter, die im Rahmen einer HIV-Infektion routinemäßig als Verlaufsparameter bestimmt werden. Es muss berücksichtigt werden, dass eine HIV-Infektion mit der Verbreitung der antiretroviralen Therapie (*highly active antiretroviral therapy* [HAART]) in der zweiten Hälfte der 1990er-Jahre eine deutlich bessere Prognose (durch Reduktion von Mortalität und Morbidität) bekommen hat. Einige frühe Studien fallen noch in die Zeit vor HAART. Die Ergebnisse der Studien sind nicht konsistent, nur vereinzelt werden positive Befunde berichtet.

12.2.1 Studien ohne Verbesserung der Immunfunktion

Keine Veränderung von Immunparametern (Lymphozytenzahl und -funktion) berichten Coates et al. (1989), die 64 HIV-positive Männer einem 8-wöchigen Stressmanagement-Programm oder einer Kontrollgruppe randomisiert zuordneten. Die Hypothese war, dass ein Stressreduktions-Training zu Verbesserungen der Immunfunktion und Veränderungen der Sexualpraktiken führt. In den acht je 2-stündigen Sitzungen und einem ganztägigen Workshop wurden Stressmanagement-Techniken, Verbesserung des Lebensstils (Ernährung, Sport, Erholung, Verzicht auf Rauchen, Alkohol und Drogen) und PMR gelehrt und praktiziert. Immunparameter waren:

- Anzahl von $CD4^+$-T-Zellen
- CD4/CD8-Quotient (Helfer/Suppressor-Verhältnis)
- NKZA
- proliferative Kapazität der T-Zellen nach Stimulation mit ConA, Zytomegalie-Virus(ZMV)- und Candida-Antigen
- IgA im Serum

Ebenfalls keinen Einfluss von Stressmanagement auf die $CD4^+$-Zell-Zahl beobachteten Mulder et al. (1995), Nicholas und Webster (1996) sowie McCain et al. (1996).

Mulder et al. (1995) untersuchten die Effekte einer kognitiv-behavioralen (n = 14) versus humanistisch geprägten (»*experiential group therapy*«, n = 12) 15-wöchigen Gruppentherapie bei 26 HIV-positiven asymptomatischen homosexuellen Männern. Immunparameter waren Veränderungen in der Abnahme der $CD4^+$-T-Zellen und proliferative Kapazität der T-Zellen nach Stimulation mit anti-CD3 (monoklonalen Antikörpern) 24 Monate nach Intervention.

Es wurden keine signifikanten Veränderungen der $CD4^+$-T-Zellen im Prä-post-Vergleich beobachtet und es gab keine Unterschiede im $CD4^+$-T-Zell-Verlauf zwischen den beiden Interventionsgruppen sowie keinen Unterschied in der proliferativen Kapazität der T-Zellen nach 24 Monaten. Allerdings zeigten die Probanden mit einer stärkeren Abnahme von Disstress eine **geringere Abnahme** der CD4⁺-T-Zellen. Nach beiden Interventionen wurde zwar ein signifikant geringerer Rückgang der proliferativen Kapazität der T-Zellen beobachtet, jedoch war diese positive Veränderung ebenso bei einer Vergleichsgruppe von 149 HIV-infizierten Männern zu beobachten, die keine Psychotherapie erhielten.

Zu berücksichtigen ist zudem, dass die Probanden selbst die Teilnahme an einer der beiden Interventionen (auf die sie dann allerdings randomisiert aufgeteilt wurden) oder die Nicht-Partizipation wählen konnten, die Kontrollgruppe also nicht randomisiert war.

In einer Studie von Nicholas und Webster (1996) nahm die Anzahl der $CD4^+$-T-Zellen im Verlauf einer 10-wöchigen kognitiv-behavioralen Stressmanagement-Intervention bei HIV-positiven Probanden (n = 48; davon 46 Männer; Alter MW 35,5 Jahre; n = 28 asymptomatisch) entgegen der Hypothese ab. Kritisch anzumerken ist, dass die Studie ohne Kontrollgruppe durchgeführt wurde.

McCain et al. (1996) untersuchten ein 6-wöchiges Stressmanagement-Training bei 45 HIV-positiven Männern im Vergleich mit der Standardbehandlung hinsichtlich psychologischer Parameter und $CD4^+$-T-Zellen (Warteliste-Kontrollgruppe, Prä-post-Messung, 6-Monate-*follow-up*). Während sich die psychologischen Parameter verbesserten, veränderte sich die Zahl der $CD4^+$-T-Zellen nicht.

In einer späteren, randomisierten Studie verglichen McCain et al. (2003) die Effekte von **kognitiv-behavioralem Entspannungstraining** versus **sozialer Unterstützung** mit einer Warteliste-Kontrollgruppe. Teilnehmer waren 148 HIV-positive Probanden (davon 119 Männer), von denen 112 die Studie abschlossen. Immunparameter waren:

- $CD4^+$-T-Zellen
- $CD8^+$-T-Zellen
- zytotoxische T-Lymphozyten ($CD8^+$-/$CD57^+$-Zellen)
- NK-Zellen ($CD3^-$-/$CD57^+$-Zellen)
- NKZA
- die TH1-Zytokine Interferon-gamma (IFN-γ) und Interleukin-2 (IL-2) sowie die TH2-Zytokine Interleukin-4 (IL-4) und Interleukin-10 (IL-10) (nach Stimulation mit PHA)

Interleukin-12 (IL-12) wurde ebenfalls gemessen, erbrachte jedoch entweder wegen zu niedriger Konzentrationen keine validen Ergebnisse oder weil die verwendeten Assays nicht sensitiv genug waren.

Beide Interventionen fanden in Gruppen von sechs bis zehn Personen einmal pro Woche in Sitzungen à 90 min über 8 Wochen statt. Inhalte waren Techniken kognitiver Umstrukturierung und aktiver Bewältigungsstrategien (*coping skills*), PMR, bewusstes Atmen, angeleitete Bilderreisen, meditative Elemente und Dehnübungen aus dem Yoga. Alle Elemente sollten als Hausaufgaben täglich geübt werden. Wie in CBSM-Interventionen üblich, sollten die Probanden individuell herausfinden und auswählen, welche Technik für sie am effektivsten ist. Die Gruppe mit sozialer Unterstützung fokussierte auf:
- positive Interaktion innerhalb der Gruppe
- Problemlösestrategien
- Techniken kognitiver Umstrukturierung
- Ausdruck von Emotionen im Zusammenhang mit der Erkrankung
- Aufrechterhaltung einer positiven Haltung und eines Kampfgeistes
- aktive Bewältigungsstrategien
- Förderung und Inanspruchnahme sozialer Unterstützung

Die Gruppe zum kognitiv-behavioralen Entspannungstraining zeigte im Vergleich mit den beiden anderen Gruppen signifikant höhere Post-Interventionsscores für emotionales Befinden und Lebensqualität, jedoch keinen Vorteil bezüglich der immunologischen Variablen. Unerwartet zeigte eine Subgruppe der Gruppe mit sozialer Unterstützung mit schlechterem Gesundheitsstatus nach der Intervention eine **niedrigere NKZA** als die Warteliste-Probanden und – marginal – als die CBSM-Teilnehmer mit vergleichbarem Gesundheitsstatus. Die Autoren nehmen an, dass die Abnahme der NKZA, die mit Verschlechterung des Gesundheitsstatus zu erwarten ist, bei den CBSM-Teilnehmern möglicherweise abgemildert wurde. Die Zytokinbefunde ergaben kein konsistentes Muster eines TH1/TH2-*Shifts* unter der Intervention.

Markovitz et al. (1998) verglichen in einer randomisierten Studie verschiedene Therapiemodule zur Behandlung von Depression bei 101 HIV-positiven depressiven Probanden. Im Verlauf einer 16-wöchigen Intervention wurden interpersonelle Therapie (IPT), CBT und supportive Psychotherapie ohne und mit Imipramingabe (trizyklisches Antidepressivum) miteinander verglichen. Während insbesondere unter der IPT und der supportiven Therapie mit Imipramin eine signifikante Besserung der Depression beobachtet wurde, gab es keine Interventionseffekte bei der Zahl der $CD4^+$-T-Zellen.

12.2.2 Studien mit Verbesserung der Immunfunktion

In einer frühen Studie von Antoni et al. (1991) wurden 47 asymptomatische homosexuelle Männer 5 Wochen vor Mitteilung ihres HIV-1-Antikörperstatus randomisiert einer CBSM- oder Kontrollgruppe zugeordnet. Die Intervention basierte auf einem frühen Manual von Antoni et al. (1988, s. Antoni et al. 1991) und bestand aus zwei wöchentlichen Sitzungen über 10 Wochen in Gruppen von vier bis sechs Teilnehmern, geleitet von zwei Co-Therapeuten (»*predoctoral graduate students*« in Klinischer Psychologie). Inhalte der einen Sitzung (90 min) waren z. B.:

- Selbstsicherheitstraining
- Techniken der kognitiven Umstrukturierung
- Verhaltensstrategien (»*coping skills*«)
- Informationen über psychologische und physiologische Aspekte von Stressreaktionen und HIV

Hier wurden auch **individuelle Erfahrungen** mit Stress und eigenen Stressreaktionen ausgetauscht, in Gruppendiskussionen reflektiert und in Rollenspielen die erlernten Copingstrategien trainiert. Inhalt der zweiten Sitzung (45 min) waren Entspannungsübungen, basierend auf PMR und einer Imaginationseinheit, die die Probanden täglich zu Hause üben sollten (Kassette und Protokoll zur Aufzeichnung der Übungsfrequenz wurden mitgegeben).

Nach 5 Wochen dieses Trainings, aber vor Mitteilung des HIV-Serostatus, sowie 1 Woche nach Mitteilung des Serostatus (in Woche 7) wurden Blutproben abgenommen, um den HIV-Status und die **Immunparameter** ($CD4^+$-T-Zellen, NK-Zellen [$D56^+$], proliferative Kapazität der T-Zellen nach Stimulation mit PHA und PWM sowie NKZA) zu bestimmen.

Seropositive Interventionsteilnehmer zeigten signifikante Zunahmen von $CD4^+$-T-Zell-Zahlen und NKZZ, jedoch keine Abnahme von Depressivität. Die seropositiven Kontrollprobanden wiesen eine Zunahme der Depressivität auf. Weiterhin zeigte sich ein statistischer Trend für einen Interaktionseffekt bezüglich der proliferativen Kapazität der T-Zellen nach PHA-Stimulation im Sinne einer leichten, nicht signifikanten Zunahme für die seropositiven Interventionsteilnehmer und einer ebenfalls nur leichten, aber signifikanten Abnahme für die seropositiven Kontrollprobanden. Hinsichtlich der NKZA gab es eine signifikante Gruppe-Zeit-Interaktion, die durch eine (nicht signifikante) Zunahme bei der Interventionsgruppe und eine (nicht signifikante) Abnahme bei der Kontrollgruppe bedingt war.

Das Ausmaß der Übungspraxis (Entspannungsübungen) war mit niedrigeren Depressionsscores und höheren $CD4^{+}$-T-Zell-Zahlen und NKZZ zum Zeitpunkt nach Serostatus-Mitteilung assoziiert.

Esterling et al. (1992) zeigten im Rahmen einer Substudie (Antoni et al. 1991), dass die Interventionsteilnehmer nach den 10 Wochen signifikante Abnahmen von Antikörpern gegen zwei latente **Herpesviren** hatten, einem indirekten Marker für virale Aktivierung. Die Autoren prüften in dieser Substudie die Effekte von aerobem Training versus CBSM auf Antikörper gegen Epstein-Barr-Virus »*viral capsid antigen*« (EBV-VCA) und Humanes Herpesvirus Typ 6 (HHV-6) bei 65 asymptomatischen homosexuellen Männern zu mehreren Zeitpunkten während 5 Wochen vor und nach Mitteilung des HIV-1-Serostatus. Weitere Immunparameter waren die Anzahl der T-Helferzellen ($CD4^{+}$), der »naiven« $CD4^{+}$-T-Zellen ($CD4^{+}CD45RA^{+}$), NK-Zellen ($CD56^{+}$), proliferative Kapazität der T-Zellen nach Stimulation mit PHA und PWM sowie die NKZA.

Die Männer wurden randomisiert folgenden Gruppen zugeordnet:

- CBSM-Intervention
- aerobes Training
- Kontrollgruppe ohne Intervention

Die Intervention lief, wie bereits beschrieben, über 10 Wochen, in Woche 5 wurde der HIV-Serostatus bestimmt und mitgeteilt. Die CBSM-Teilnehmer erhielten zwei wöchentliche Sitzungen à 45 min, davon eine Sitzung mit Stressmanagement sowie eine Sitzung mit PMR und anderen Entspannungstechniken (Imagination). Die aerobe Trainingsgruppe erhielt dreimal 45 min Ergometertraining pro Woche über 10 Wochen.

Die HIV-positiven Männer hatten im Vergleich zu den seronegativen Männern niedrigere Zahlen von $CD4^{+}$-Zellen, einen niedrigeren CD4/CD8-Quotienten und eine niedrigere proliferative Kapazität der T-Zellen nach Stimulation mit PHA sowie eine höhere $CD8^{+}$-Zell-Zahl bei der Eingangsuntersuchung. Die HIV-positiven Männer hatten überdies zu allen Zeitpunkten höhere EBV-VCA-Antikörpertiter als die seronegativen Männer. Bei den HHV-6-Werten bestanden keine Unterschiede zwischen seropositiven und -negativen Probanden.

Unter den HIV-seropositiven und -seronegativen Männern zeigten die **Interventionsteilnehmer** sowohl der aeroben Trainingsgruppe als auch der CBSM-Gruppe im Vergleich mit den Kontrollprobanden (seropositiv wie seronegativ) signifikante Abnahmen der EBV-VCA Antikörpertiter im Verlauf der 10 Wochen. In Woche 5, d.h. vor Serostatus-Mitteilung, zeigten alle drei HIV-positiven Gruppen vergleichbare EBV-VCA-Titer. Erst ab Woche 6, nach Mitteilung des Serostatus, fanden sich Unterschiede zwischen Interventions- und Kontrollgruppe: Die HIV-positiven Interventionsteilnehmer wiesen in Woche 6 und 10 niedrigere EBV-VCA-Antikörpertiter auf als die HIV-positiven Kontrollprobanden.

Bei den HIV-positiven CBSM-Teilnehmern nahmen die **HHV-6-Antikörpertiter** im Verlauf der 10 Wochen ab, bei der aeroben Trainingsgruppe und den Kontrollen war dagegen keine Veränderung zu verzeichnen. Bei den HIV-negativen Probanden zeigten sowohl die CBSM-Teilnehmer als auch die Trainingsgruppe Abnahmen der HHV-6-Antikörpertiter im Verlauf der 10 Wochen.

Die Autoren fanden keine Korrelationen von Änderungen von Immunparametern ($CD4^+$-, $CD8^+$-Zellen, CD4/CD8-Quotient, proliferative Kapazität nach Stimulation mit PHA) und psychologischen Markern für Disstress (*State*-Depression und Angst) mit Änderungen der EBV- und HHV-6-Antikörpertiter unter der Intervention. Sie folgern, dass Änderungen der EBV- und HHV-6-Antikörpertiter offenbar nicht über diese psychologischen Variablen moduliert wurden.

Ironson et al. (1994) beschrieben, dass die Abnahme von Verleugnung und eine höhere Übungspraxis (der Entspannungsübungen) zu Hause während der 10-wöchigen Intervention Prädiktoren für eine höhere Anzahl von $CD4^+$-T-Zellen und die proliferative Kapazität der T-Zellen ein Jahr später waren.

Taylor (1995) zeigte nach einer CBSM-Intervention bei asymptomatischen HIV-positiven Männern ($CD4^+$-T-Zellen <400; keine Einheit von den Autoren angegeben, vermutlich Anzahl der Zellen pro µl Blut) eine Verbesserung **psychologischer Parameter** (Abnahme von Angst, Verbesserung der Stimmung und Selbstsicherheit) und eine **Zunahme** der $CD4^+$-T-Zellen, die beim *follow-up* nach einem Monat fortbestanden. Allerdings wurden in diese Studie nur zehn Patienten – auf Interventions- und Kontrollgruppe randomisiert aufgeteilt – eingeschlossen. Die Intervention bestand aus 20 Sitzungen über 10 Wochen mit Elementen aus PMR, biofeedbackgestützter Entspannung (Elektromyografie [EMG]), Meditation und Hypnose. Die T-Zell-Zahl wurde den Akten entnommen (monatliche ambulante Kontrollen, ohne nähere Beschreibung).

Goodkin et al. (1998) führten eine randomisierte kontrollierte Studie zum Effekt einer semistrukturierten Intervention zur **Trauerunterstützung** für homosexuelle Männer durch, die innerhalb der letzten 6 Monate einen engen Freund oder Partner an AIDS verloren hatten. 119 homosexuelle Männer, davon 74 HIV-1-positiv, wurden dreimal untersucht (prä, post und 6 Monate später). Es fanden zehn wöchentliche Gruppensitzungen à 90 min statt, die von zwei erfahrenen Therapeuten geleitet wurden und auf einem standardisierten Protokoll basierten. In der ersten Hälfte wurde die Trauerarbeit fokussiert, in der zweiten Hälfte ein allgemeines Stressmanagement durchgeführt. Hier wurden Copingstrategien erarbeitet und trainiert, z. B.:

- Umgang mit Disstress
- soziale Unterstützung als Ressource
- aktive Copingstrategien versus passive maladaptive Mechanismen (Verleugnung oder Verdrängung)

Beim *follow-up* nach 6 Monaten zeigte sich ein signifikanter Interventionseffekt bezüglich der $CD4^+$-T-Zellen. Bei den HIV-negativen Teilnehmern der Therapiegruppe nahm die Zahl der $CD4^+$-T-Zellen signifikant zu, während sie bei den HIV-negativen Kontrollprobanden abnahm. Bei den HIV-positiven Interventionsteilnehmern blieb die $CD4^+$-T-Zell-Zahl stabil, während sie bei den HIV-positiven Kontrollprobanden abnahm. Die Zahl der T-Lymphozyten sowie der Lymphozyten insgesamt stieg von der Eingangs- zur 6-Monate-*follow-up*-Untersuchung an. Hinsichtlich des CD4/CD8-Quotienten oder der CD8$^+$-Zell-Zahl wurden hingegen keine signifikanten Effekte beobachtet. Es bestanden positive Korrelationen zwischen der Häufigkeit der **Teilnahme** an den Gruppen und der Zunahme der Anzahl der CD4$^+$-T-Zellen, T-Lymphozyten und Gesamtlymphozyten sowie zwischen der Zunahme der CD4$^+$-T-Zellen und Veränderungen der Plasma-Cortisolspiegel. Die Plasma-Cortisolspiegel nahmen bei den Interventionsprobanden signifikant ab.

Lutgendorf et al. (1997) testeten die Effekte einer 10-wöchigen Stressmanagement-Intervention auf Stimmung und immunologische Parameter bei HIV-positiven symptomatischen Männern im Vergleich mit einer Warteliste-Kontrollgruppe, der die Probanden randomisiert zugeordnet wurden. Ziel der Studie war, die Intervention an HIV-positiven Männern in **fortgeschrittenen Krankheitsstadien** (jedoch ohne AIDS) zu testen, in Abgrenzung von vorherigen Studien, die meist asymptomatische HIV-positive Individuen untersuchten. Es wurden 40 Patienten auf Interventions- (n = 22) und Kontrollgruppe (n = 18) randomisiert aufgeteilt. Bei 25 von ihnen wurden die Antikörpertiter für HSV-1 und -2 und bei 33 von ihnen der Immunstatus (CD4$^+$-, CD8$^+$-T-Zellen) analysiert. Die Patienten hatten im Mittel 2,5 HIV-assoziierte Symptome bei Studieneinschluss (z. B. Fieber, Lymphadenopathie, Nachtschweiß, Fatigue).

Die Intervention wurde, wie in den Arbeiten aus der Arbeitsgruppe üblich, in wöchentlichen Gruppensitzungen angeboten (90 min CBSM plus 45 min Entspannung) und die Probanden wurden angehalten, die Entspannungsübungen zweimal täglich durchzuführen. Die Intervention beinhaltete wie bereits beschrieben (Antoni et al. 1991, unter anderem basierend auf Meichenbaum 1977) z. B.:

- didaktische Komponenten zur Stresstheorie
- physiologische Aspekte von Stress
- Stress-Immun-Interaktionen
- kognitiv-behaviorale Theorie von Stress und Emotionen
- Entkatastrophisieren/Umattributierung
- Identifizierung von irrationalen und Ersatz durch rationale Annahmen
- Bewältigungsstrategien
- Erkennen von kognitiven Verzerrungen und automatischen Gedanken
- Selbstsicherheitstraining
- Ärgerbewältigung
- Einbezug des sozialen Systems und Wahrnehmung von sozialer Unterstützung

In Gruppendiskussionen wurden persönliche Erfahrungen ausgetauscht, insbesondere über die Umsetzung der erlernten Techniken im Alltag (z. B. Erfahrungen mit Hausaufgaben). Die Entspannungsübungen beinhalteten Elemente aus PMR, Autogenem Training, Atemübungen und Meditation, von denen die Teilnehmer diejenigen wählen konnten, von denen sie am meisten profitierten.

Neben einer Abnahme von Dysphorie und Angst zeigten die Interventionsteilnehmer eine Verringerung des **HSV-2-IgG-Antikörpertiters**, die Kontrollprobanden dagegen keine signifikanten Veränderungen. Die Abnahme von Dysphorie war ein Prädiktor für niedrigere HSV-2-Antikörpertiter am Ende der 10-Wochen-Phase. Beide Gruppen zeigten keine Veränderungen der HSV-1-Antikörpertiter und der CD4$^+$- oder CD8$^+$-T-Zell-Zahlen. Weder Entspannungspraxis (Häufigkeit der durchgeführten Übungen) noch Entspannungserfahrung (Anzahl der Wochen mit Entspannungsübungen) waren mit Änderungen in HSV-Antikörpertitern, CD4$^+$- oder CD8$^+$-Zell-Zahlen assoziiert. Jedoch zeigten sich positive Korrelationen zwischen der Anzahl der Wochen, in denen die Entspannungsübungen mindestens einmal durchgeführt wurden, und der Abnahme von Dysphorie und Angst. Die Autoren merken an, dass trotz niedriger Fallzahlen statistisch signifikante Ergebnisse erzielt wurden.

Die gleiche Arbeitsgruppe (Cruess et al. 2000) replizierte die beschriebenen Ergebnisse an einer größeren Kohorte. Hier wurde gezeigt, dass eine 10-wöchige CBSM-Intervention bei HIV-positiven Männern zu einer Reduktion des HSV-2-Antikörpertiters führt. Weiterhin wurden, neben anderen Parametern, die Abnahme von Angst und das **Cortisol/DHEA-S-Verhältnis** (als Maß für glucocorticoide Aktivität [DHEA-S = Dehydroepiandrosteron-Sulfat]) untersucht. Es wurden 100 HIV-positive homosexuelle oder bisexuelle Männer mit einer $CD4^+$-Zell-Zahl von mindestens 200 Zellen/mm^3 rekrutiert (Ausschlusskriterium AIDS), von denen 62 in die Auswertung einbezogen wurden. Antiretrovirale Medikation war kein Ausschlusskriterium, ebenso nicht die Einnahme von niedrig dosierten Neuroleptika, Antidepressiva oder Benzodiazepinen. Die Studienteilnehmer wurden randomisiert der Intervention (n = 41) oder einer Warteliste ohne Intervention (n = 21) zugeordnet.

Die Intervention fand einmal pro Woche als Gruppensitzung von vier bis acht Teilnehmern unter psychologischer Anleitung über 2,5 h statt. Inhalte der didaktischen Sitzungen waren:

- Wahrnehmung und Erkennung von Stressoren und Stressreaktionen
- Erkennung eigener dysfunktionaler Kognitionen und kognitive Umstrukturierung
- Selbstsicherheitstraining
- Umgang mit Ärger
- Förderung der Inanspruchnahme von sozialer Unterstützung
- kognitive Techniken zur Selbstkontrolle

Die Entspannungstechniken beinhalteten PMR, Atemübungen, Bilderreisen, Elemente aus dem Autogenen Training und Meditation (wie beschrieben, s. Antoni et al. 1991; Lutgendorf et al. 1997).

Die HSV-2-IgG-Antikörpertiter waren nach der Intervention bei den Teilnehmern signifikant reduziert, bei den Kontrollprobanden dagegen unverändert. Das Cortisol/DHEA-S-Verhältnis veränderte sich bei den Teilnehmern nicht, nahm jedoch bei den Kontrollprobanden signifikant zu.

In der Gruppe der Interventionsteilnehmer waren niedrigere Stresslevels nach Durchführung der Entspannungsübungen zu Hause (gemessen mit einer Analogskala »vorher« und »nachher«) signifikant mit einer größeren Abnahme der HSV-2-IgG-Titer verbunden. Das bedeutet, dass hier die **Qualität** der Entspannungsübungen – also die Fähigkeit, die eigenen Stresslevels durch Entspannung im Alltag zu reduzieren – mehr als die Quantität das Ausmaß der immunologischen Veränderungen bestimmte.

Wurden alle Studienteilnehmer in die Analyse einbezogen, zeigte sich die Abnahme des Cortisol/DHEA-S-Verhältnisses signifikant mit der Abnahme von HSV-2-IgG korreliert. Eine bestimmte Art von sozialer Unterstützung (*receipt of guidance*, etwa zu übersetzen mit »wahrgenommener leitender Fürsorge«) war wiederum signifikant negativ mit HSV-2-IgG assoziiert, d. h. wenn die **wahrgenommene Fürsorge** zunahm, nahmen die IgG-Antikörpertiter gegen HSV-2 ab. Eine Regressionsanalyse zeigte darüber hinaus, dass diese Form der sozialen Unterstützung ein Mediator für die Veränderung der HSV-IgG-Antikörpertiter war.

Wenn also der Einfluss der Veränderung der wahrgenommenen Fürsorge auf die Veränderung der HSV-IgG-Antikörpertiter als Kontrollvariable in die Analyse einbezogen wurde, war die Gruppenzugehörigkeit (Intervention oder Warteliste) kein signifikanter Prädiktor mehr für die Veränderung der HSV-IgG-Titer.

Antoni et al. (2002) untersuchten im Rahmen einer größeren Studie (Antoni et al. 2000: CBSM reduziert bei symptomatischen HIV-positiven Männern die 24-Stunden-Ausscheidung von freiem Cortisol im Urin, einem Marker der HPA-Achsenaktivität; s. auch Cruess et al. 1999) Veränderungen des immunologischen Status bei 25 HIV-infizierten Männern, die randomisiert einer 10-wöchigen CBSM-Intervention ($n = 16$) oder einer Warteliste-Kontrollgruppe ($n = 9$) zugeordnet wurden. Zielparameter war hier die Rekonstitution naiver $CD4^+$-T-Zellen ($CD4^+CD45RA^+CD29^+$) 6–12 Monate nach Ende der Intervention, die für die zellvermittelte Immunabwehr unbekannter Antigene und den Schutz vor opportunistischen Infektionen von Bedeutung ist. Ergebnis der Studie von Antoni et al. (2002) war, dass mit Fortschreiten der HIV-Infektion die Zahl der $CD4^+$-T-Zellen abnimmt und sich dabei die Zahl der naiven $CD4^+$-T-Zellen ($CD4^+CD45RA^+$) stärker als die Gedächtniszellen ($CD4^+CD45RA^+CD29^+$) verringern. Ein Anstieg der $CD4^+$-Zellen unter antiretroviraler Therapie ist in erster Linie bedingt durch eine Umverteilung von $CD4^+$-Gedächtniszellen, während die Neubildung von naiven $CD4^+$-T-Zellen mehrere Monate dauert.

Es wurden folgende Antikörper verwendet: CD45, CD14, CD8, CD14, CD56, CD4, CD29 und CD45RA.

Der Prozentanteil $CD4^+CD45RA^+CD29^+$-Zellen wurde durch Multiplikation mit der Lymphozytenzahl als absolute Zellzahl ausgedrückt. Die CBSM-Intervention erfolgte standardisiert (Antoni et al. 2000) in zehn Wochensitzungen à 135 min, mit 90 min Stressmanagement und 45 min Entspannung. Die Entspannung basierte auf PMR, Autogenem Training, Meditation und Atemübungen. Das Stressmanagement beinhaltete:

- Techniken der kognitiven Umstrukturierung und Bewältigungsstrategien
- Selbstsicherheitstraining
- Ärgermanagement
- Strategien zur Verbesserung und besseren Nutzung von sozialer Unterstützung

Die Interventionsteilnehmer zeigten beim *follow-up* nach 6–12 Monaten eine signifikant höhere $CD4^+CD45RA^+CD29^+$-Zell-Zahl als die Kontrollprobanden, unabhängig von der initialen Anzahl naiver T-Zellen und der HI-Viruslast. Die Autoren schließen, dass Stressmanagement mit einer besseren immunologischen Rekonstitution bei HIV-positiven homosexuellen Männern assoziiert ist.

Interessanterweise war die Anzahl der naiven $CD4^+CD45RA^+CD29^+$-T-Zellen direkt im Anschluss an die 10-wöchige Intervention bei den Kontrollprobanden nominal (jedoch nicht signifikant) höher als bei den Interventionsprobanden, denn das Verhältnis kehrte sich erst beim *follow-up* um: Während die Zellzahl bei den Interventionsprobanden in dieser Zeit leicht zunahm, nahm sie bei den Kontrollprobanden ab.

In einer Folgestudie untersuchten Antoni et al. (2005) mögliche Faktoren (HPA-Achse und Depression), die die Immunrekonstitution beeinflussen könnten. Stärkere Abnahmen der 24-Stunden-Cortisolausscheidung im Urin sowie der depressiven Stimmung während der 10-wöchigen Intervention waren mit einer größeren Zunahme naiver T-Zellen ($CD4^+CD45RA^+CD29^+$) bei der Nachuntersuchung 6–12 Monate nach Ende der Intervention assoziiert. Dies bedeutet, dass das Ausmaß der Abnahme von Cortisolausscheidung und depressiver Stimmung während der Intervention die **Immunrekonstitution** beim *follow-up* 6–12 Monate später zu mediieren schien.

Die Autoren schlussfolgern, dass die Intervention durch die Abnahme von Depression und Normalisierung der HPA-Achsen-Funktion wirken könnte.

Antoni et al. (2006a) testeten, ob eine CBSM-Intervention in Kombination mit einem Training zur Verbesserung der **Compliance** bezüglich der Medikamenteneinnahme (antiretrovirale Medikation [HAART]) die HI-Viruslast mehr beeinflusst als ein Compliancetraining allein, ob also die Wirkung von CBSM über eine reine Complianceverbesserung hinausgeht. 130 HIV-positive homosexuelle Männer wurden randomisiert einer Gruppe mit CBSM-Intervention und Compliancetraining (n = 76) oder nur Compliancetraining (n = 54) zugeordnet. Daten wurden vor der Intervention, nach der 10-wöchigen Intervention sowie 9 und 15 Monate nach Randomisierung erhoben (HI-Viruslast, $CD4^+$-T-Zell-Zahl). Die CBSM-Intervention bestand aus zehn wöchentlichen Sitzungen mit 90 min Stressmanagement und 45 min Entspannung (Antoni et al. 1991; Lutgendorf et al. 1997). Die Teilnehmer nahmen im Median sechsmal an den zehn angebotenen Sitzungen teil.

Es fanden sich keine Unterschiede in der Viruslast oder in der $CD4^+$-T-Zell-Zahl zwischen den Gruppen und insbesondere keine Interventionseffekte hinsichtlich der Zahl der $CD4^+$-T-Zellen im Verlauf der 15 Monate. Allerdings zeigten sich Unterschiede bei den 101 Männern mit zum Zeitpunkt des Studieneinschlusses nachweisbarer Viruslast im Plasma (bei 29 Männern war zu Studienbeginn keine Viruslast nachweisbar): Die Teilnehmer der Gruppe mit CBSM und Compliancetraining (n = 61) zeigten eine **Abnahme der Viruslast** von 0,56 $\log_{10}$ Einheiten nach 15 Monaten (mehr als eine dreifache Reduktion), die Teilnehmer am Compliancetraining (n = 40) zeigten dagegen keine Veränderung. Die **Depression** nahm unter der CBSM-Intervention ab (gemessen mit *Profile of Mood States* [POMS], jedoch keine Verbesserung beim *Beck Depression Inventory* [BDI]), dieser Effekt war jedoch nach 15 Monaten nicht mehr vorhanden. Die Abnahme von Depression unter der Intervention erklärte den positiven Effekt auf die Viruslast nach 15 Monaten.

McCain et al. (2008) (s. auch McCain et al. 1996, 2003) verglichen die Wirkungen eines 10-wöchigen Stressmanagement-Programms bestehend aus drei verschiedenen, randomisierten Ansätzen mit einer Warteliste-Kontrollgruppe. Die drei Ansätze waren:

- kognitiv-behaviorale Entspannungsintervention
- Tai-Chi-Training
- spirituelle Gruppen

Eingeschlossen wurden 252 HIV-infizierte Personen. Die Teilnehmer aller drei Interventionsgruppen zeigten im Vergleich mit den Probanden der Wartelistegruppe eine verbesserte proliferative Kapazität der T-Zellen, jedoch nur mäßige Verbesserungen bei den psychologischen Parametern.

Lopez und Kollegen (2013) untersuchten in einer Sekundäranalyse der Studie von Antoni et al. (2008) den Rückgang von Depressivität und die Verbesserung des Immunstatus bei 71 HIV- sowie HPV(*human papilloma virus*)-positiven Frauen im Verlauf eines 10-wöchigen CBSM-Trainings. Die Frauen gehörten ethnischen Minderheiten an, über 62 % waren Schwarze. Frauen mit HIV-Infektion tragen ein höheres Risiko einer Infektion mit HPV, was wiederum das Risiko für cervicale Neoplasien erhöht. Das CBSM-Training, das mit einer Kontrollintervention verglichen wurde, war im Wesentlichen wie in früheren Studien (s. o.) beschrieben, beinhaltete jedoch zusätzlich Patientenschulungen zu gynäkologischer Vorsorge, insbesondere bezüglich cervicaler Neoplasien und Anwendung sicherer Sexualpraktiken. In der Vorstudie (Antoni et al. 2008) hatten die Autoren gezeigt, dass die Teilnahme an dem CBSM-Training das Risiko cervicaler Neoplasien bei den Risikoprobandinnen zu senken scheint. In der neueren Studie (Lopez et al. 2013) zeigten die Frauen der Interventionsgruppe *post interventionem* (drei Monate nach Einschluss) weniger Depressivität (gemessen mit dem BDI), eine höhere Anzahl von NK-Zellen ($CD56^+$) sowie eine grenzwertig signifikant ($p = 0{,}06$) höhere $CD4^+$-T-Zell-Zahl.

12.2.3 Metaanalysen

Crepaz et al. (2008) veröffentlichten eine Metaanalyse zu den Effekten von kognitiv-behavioraler Therapie auf Angst, Ärger, Depression und Stresssymptome sowie $CD4^+$-Zell-Zahl bei HIV-positiven Personen. Hierbei wurden Daten aus 15 kontrollierten Studien einbezogen. Es fanden sich signifikante Interventionseffekte für die Abnahme von Depression, Angst, Ärger, und Stress, jedoch nur wenig Evidenz für eine Verbesserung der Immunfunktion.

Zu ähnlichen Ergebnissen kommt eine Metaanalyse von Scott-Sheldon et al. (2008), die 35 randomisierte kontrollierte Studien aus der Zeit von 1989 bis 2006 mit HIV-positiven Erwachsenen einbezieht. Die meisten Interventionen (69 %) basierten auf verhaltensmedizinischen Konzepten. 63 % der Studien nutzten mehr als ein therapeutisches Konzept. Die meisten Studien (77 %) wurden in den USA durchgeführt. Alle Studien ordneten die Probanden randomisiert einer Intervention oder Versuchsbedingung zu und evaluierten die Teilnehmer vor und nach der Intervention. Es wurden im Mittel 1,6 (SD 0,8; Median 1; Spannweite 1–4) Nachuntersuchungen nach der Erstuntersuchung durchgeführt. Die erste Nachuntersuchung fand im Mittel 1,2 Wochen (SD 4,4; Spannweite 0–26) nach der Intervention statt. Die Studienteilnehmer waren mehrheitlich männlich (82 %), weißer Hautfarbe (56 %) und im Mittel 37,5 (SD 3,6) Jahre alt. Antiretrovirale Medikation wurde in 86 % der Studien erfasst, 51 % der Probanden erhielten eine antiretrovirale Medikation. Die Interventionen wurden in kleinen Gruppen (64 %) oder Einzelsitzungen (36 %) durchgeführt. Es wurden durchschnittlich zehn Gruppensitzungen à 90 min durchgeführt. Die Interventionen beinhalteten häufig:

- Bewältigungsstrategien (59 %)
- individuelles Problemlösetraining und Fertigkeitentraining (50 %), unter anderem Stressmanagement-Techniken
- Entspannungstechniken (48 %)
- Information über HIV/AIDS (37 %)
- emotionale Unterstützung (37 %)
- Anleitung und Planung von Übungsaufgaben (26 %)

Die häufigste Vergleichskondition war eine Kontrollgruppe ohne Intervention oder von der Warteliste (74 %).

Hauptergebnis dieser sorgfältig durchgeführten Metaanalyse war, dass $CD4^+$-Zell-Zahl, Viruslast oder hormonelle Parameter durch

Stressmanagement-Interventionen **nicht** beeinflusst werden. Positive Veränderungen wurden dagegen bei den psychologischen Parametern, wie Reduktion von Angst, Depression, Disstress, Fatigue und Verbesserung der Lebensqualität, erzielt.

12.3 Interventionen bei Krebs

12.3.1 Malignes Melanom

Fawzy et al. (1990) untersuchten die kurz- und mittelfristigen Effekte einer 6-wöchigen strukturierten Stressmanagement-Gruppenintervention auf psychologische und immunologische Parameter an 80 Patienten mit malignem Melanom (Stadium I–II, Erstdiagnose, nach operativer Behandlung). Diese wurden randomisiert in eine Interventionsgruppe und eine Kontrollgruppe aufgeteilt. In der Interventionsgruppe konnte bei 35 Patienten (ursprünglich n = 40) und in der Kontrollgruppe bei 26 Patienten der Immunstatus analysiert werden (insgesamt 28 Männer, 33 Frauen, Alter MW 42 Jahre, Altersspanne 19–70 Jahre). Die Intervention umfasste wöchentliche Gruppensitzungen à 90 min mit sieben bis zehn Patienten. Sie beinhaltete die klassischen CBT-Bausteine:

- Gesundheitsedukation
- Informationen zur Diagnose und zum Umgang mit der Erkrankung
- Verstärkung von positiven Bewältigungsstrategien (»*coping skills*«, Problemlösetechniken)
- Stressmanagement, z. B. Entspannungstechniken
- emotionale Unterstützung

Immunparameter waren:

- NK-Zell-Funktion (NKZA und IFN-α-verstärkte NKZA)
- $CD4^+$- und $CD8^+$-T-Zell-Zahlen
- NKZZ ($CD16^+CD56^+$)
- LGL-Zell-Zahl (»*large granular lymphoycytes*« [$CD57^+$])
- ein T-Zell-Aktivierungsmarker ($CD38^+$ [OKT10])

Neben der Abnahme von psychologischem Disstress und mehr Anwendung von aktiven Copingtechniken fanden die Autoren bei den Interventionspatienten eine signifikante Zunahme der Zahl der LGL-Zellen und NK-Zellen, eine Zunahme der NKZA und einen kleinen, aber signifikanten Abfall der $CD4^+$-T-Zell-Zahl. Diese Veränderungen bestanden, bis auf die Zunahme der LGL-Zellen, noch nicht unmittelbar nach der Intervention (nach 6 Wochen), sondern erst bei der **Nachuntersuchung** 6 Monate später.

Allerdings zeigten sich auch bei den **Kontrollprobanden** deutliche Verbesserungen der NK-Zell-Funktion (NKZA und IFN-α-verstärkte NKZA) nach 6 Monaten. Die IFN-α-verstärkte NKZA war bei den Interventionspatienten jedoch signifikant höher als bei den Kontrollprobanden, während für die NKZA ohne zusätzliche Zytokinstimulation kein Unterschied zwischen den Gruppen bestand.

Es bestanden signifikante Korrelationen zwischen **immunologischen** und **psychologischen** Parametern: Angst und Depression waren negativ und Ärger positiv mit LGL-Zell-Zahl und IFN-α-verstärkter NKZA korreliert. Das heißt, mit der Abnahme von Angst und Depression sowie mit der Zunahme von Ärger nahmen LGL-Zellen und IFN-α-verstärkte NKZA zu. Diese Korrelationen waren jedoch bei getrennter Betrachtung von Interventions- und Kontrollgruppe nicht mehr signifikant, konnten also nicht auf die Intervention zurückgeführt werden.

5–6 Jahre nach der Intervention zeigten die Interventionsteilnehmer einen Trend für eine **längere Rezidivfreiheit** und eine signifikant **niedrigere Todesrate** als die Kontrollprobanden (Fawzy et al. 1993). Männliches Geschlecht und größere vertikale Tumordicke (nach Breslow) waren Prädiktoren für eine höhere Rezidiv- und schlechtere Überlebensrate. Bei Einbeziehen multipler Kovariaten blieben nur Tumordicke und Intervention signifikant, und bei Adjustierung für Tumordicke blieb der Interventionseffekt signifikant.

Bei der Nachuntersuchung nach zehn Jahren (Fawzy et al. 2003) war der Überlebensvorteil für die Teilnehmer der Intervention deutlich abgeschwächt, aber noch vorhanden, während der Vorteil hinsichtlich der Rezidivrate nicht mehr signifikant war. Männliches Geschlecht und Eindringtiefe (nach Breslow) bestätigten sich als ungünstige Prädiktoren hinsichtlich Rezidiv und Überleben.

12.3.2 Brustkrebs

McGregor et al. (2004) untersuchten in einer größeren Studie der Arbeitsgruppe (erstmals publiziert durch Antoni et al. 2001, 2006b, 2006c) die Immuneffekte einer CBSM-Intervention bei Frauen mit Brustkrebs (Frühstadium) in den ersten Monaten nach der Operation. 29 Frauen wurden randomisiert einer 10-wöchigen CBSM-Intervention (n = 18) oder einer Vergleichskondition (n = 11) zugeordnet. Haupt-Outcome-Parameter waren Sinnfindung und proliferative Kapazität der T-Zellen. Lymphozyten-Subpopulationen wurden per Durchflusszytometrie gemessen (T-Zellen [$CD3^+$], B-Zellen [$CD19^+$], NK-Zellen [$CD56^+$], $CD4^+$-, $CD8^+$-T-Zellen). Frauen in der Interventionsgruppe zeigten im Anschluss an die Intervention eine höhere Fähigkeit, ihre Erkrankung **positiv einzuordnen**. Beim *follow-up* nach 3 Monaten zeigten die CBSM-Teilnehmerinnen eine höhere proliferative Kapazität der T-Zellen. Die Zunahme der Fähigkeit, in der Brustkrebserkrankung im Anschluss an die Intervention positive Aspekte zu sehen, war ein Prädiktor für die Zunahme der proliferativen Kapazität beim 3-Monate-*follow-up*.

> Die Autoren werteten die CBSM-Intervention als Hilfe für an Brustkrebs erkrankte Frauen, die Diagnose für sich positiv einzuordnen, und als mittelfristig förderlich für die Entwicklung der zellulären Immunfunktion. Es ergaben sich keine Interventionseffekte und keine Korrelationen mit psychologischen Parametern hinsichtlich der gemessenen Lymphozyten-Subpopulationen.

Antoni et al. (2009) untersuchten Frauen mit Brustkrebs (nichtmetastasiert, Stadium I–III, rekrutiert 3–4 Wochen nach Operation, vor Beginn der adjuvanten Therapie), die randomisiert einer 10-wöchigen CBSM-Intervention oder Kontrollgruppe zugeordnet wurden. Die Frauen wurden bei Studieneinschluss, 3 Monate nach Ende der Intervention und 9 Monate nach Ende der Intervention untersucht. Auf die beiden Gruppen wurden 128 Frauen aufgeteilt (n = 63 Intervention, n = 65 Kontrolle), von denen 48 bzw. 49 die zweite *Follow-up*-Untersuchung nach 6 Monaten abschlossen. Von 97 der 128 Frauen lagen komplette psychologische sowie Cortisoldaten und von 85 Frauen Immundaten vor, die in die Analysen der drei Messzeitpunkte einbezogen wurden.

Die Studie war Teil einer größeren Studie (Antoni et al. 2006, hier nicht aufgeführt, da ohne Immunparameter). Die CBSM-Intervention wurde in geschlossenen Gruppen über 10 Wochen nach einem standardisierten Manual (Antoni et al. 2009) durchgeführt. Kognitiv-behaviorale Strategien zur Stressreduktion wurden über didaktische Einheiten, Rollenspiele oder Hausaufgaben vermittelt. Dazu gehörten:

- Techniken kognitiver Umstrukturierung
- die Umattributierung von stressreichen Ereignissen
- situationsangepasste Nutzung von Bewältigungsstrategien
- Verbesserung von sozialen Kompetenzen
- Inanspruchnahme sozialer Unterstützung
- Angstreduktion durch Entspannung (PMR und Bilderreisen)
- Ärgermanagement
- Ausdruck von Emotionen
- Techniken zur Konfliktlösung und Problemlösestrategien

Die Teilnehmerinnen wurden angehalten, die auf Kassetten aufgenommenen Entspannungsübungen täglich zu praktizieren und die erlernten Techniken in ihrem Alltag anzuwenden. Zu den unspezifischen (von den Autoren benannten) Wirkfaktoren gehörten die emotionale Unterstützung durch die Gruppenmitglieder und die professionelle psychologische Zuwendung durch die Gruppenleiter. Die Kontrollgruppe erhielt nach 5 Wochen eine eintägige Psychoedukation.

Peripheral blood mononuclear cells (PBMCs, mononukleäre Zellen aus dem peripheren Blut) wurden aus Frischblut isoliert und mit plattengebundenem CD3-Antikörper und löslichem CD28-Antikörper stimuliert. Es wurde die *In-vitro*-Produktion der Zytokine IL-2, IFN-γ und IL-4 sowie die Serumkonzentration von Cortisol bestimmt.

Die Teilnehmerinnen der Interventionsgruppe zeigten im Vergleich zu den Kontrollprobandinnen nach 9 Monaten **weniger Angst** und **krankheitsbezogene Intrusionen**, jedoch keine Unterschiede bei den Ausgangswerten oder nach 3 Monaten, was die Autoren im Sinne einer besseren psychosozialen Adaptation deuten. Die Interventionspatientinnen wiesen nach 3 Monaten im Vergleich mit den Kontrollprobandinnen eine höhere Produktion der TH1-Zytokine IL-2 und IFN-γ sowie ein höheres IL-2/IL-4-Verhältnis auf, während sie sich zu den Zeitpunkten des Ausgangswertes und nach 9 Monaten nicht unterschieden.

Bezüglich IL-4 und Lymphozyten-Untergruppen ($CD4^+$, $CD8^+$, $CD56^+$, $CD56^+CD3^+$, $CD19^+$) bestanden keine Interventionseffekte. Es bestanden ebenfalls keine signifikanten Korrelationen zwischen Änderungen der psychologischen Parameter und Änderungen der Immunvariablen, weshalb Analysen von Mediatoreffekten (insbesondere die Frage, durch welche Interventionseffekte die immunologischen Änderungen mediiert werden) entfielen.

Diese fehlende Korrelation zwischen der Besserung psychologischer und immunologischer Parameter steht in Widerspruch zu der früheren Studie aus der Arbeitsgruppe (McGregor et al. 2004).

Die Auswahl der TH1-Zytokine IL-2 und IFN-γ begründen die Autoren zum einen mit der dominierenden Rolle von TH1-Typ-Immunantworten bei der Etablierung und Aufrechterhaltung einer effektiven Anti-Tumor-Immunität. TH2-Zytokine wie das in dieser Studie gemessene IL-4 können hingegen solche Immunantworten antagonisieren. Zum anderen scheint emotionaler Stress mit einer Reduktion dieser TH1-Zytokine assoziiert zu sein, wie zuvor an Angehörigen von Brustkrebspatientinnen gezeigt werden konnte (Cohen et al. 2002; Antoni et al. 2009).

Die Autoren merken selbstkritisch an, dass die **Relevanz** der hier gemessenen *In-vitro*-Produktion von Zytokinen (als Indikator für den Immunstatus) für den klinischen Verlauf der Brustkrebserkrankung nicht bekannt ist. Weiterhin wurden Varianzanalysen mit Messwiederholung durchgeführt, in die nur die Daten der Patientinnen eingingen, die alle Untersuchungszeitpunkte absolviert hatten, was ebenfalls einen Bias darstellen könnte (im Sinne eines Wegfalls von Abbrechern).

Andersen et al. (2004) führten eine randomisierte klinische Studie an 227 Brustkrebspatientinnen (Stadium II–III, nichtmetastasiert) durch. Den Frauen wurden nach der Operation und vor Beginn der adjuvanten Therapie Fragebögen vorgelegt und Blut abgenommen und sie wurden randomisiert auf Interventions- oder Kontrollgruppe aufgeteilt. Die Intervention wurde in Gruppen von acht bis zwölf Patientinnen einmal wöchentlich à 90 min über 4 Monate durchgeführt. In den Sitzungen wurden Techniken vermittelt zur:

- Stressreduktion
- Kontrolle der Stimmung
- Verbesserung des Lebensstils
- Förderung der Compliance bezüglich der Krebsbehandlung

Immunparameter waren T-Lymphozyten ($CD3^+$) und Untergruppen ($CD4^+$, $CD8^+$), NK-Zellen ($CD56^+$), die proliferative Kapazität nach Stimulation mit PHA und Con A, und NKZA. Beim 4-Monate-*follow-up* konnten noch 107 Frauen in der Interventionsgruppe und 91 Frauen in der Kontrollgruppe erfasst werden.

Die Interventionsteilnehmerinnen zeigten eine Reduktion von Angst und Disstress, ein besseres Gesundheitsverhalten sowie eine relative Verbesserung der Immunfunktionen: Die **proliferative Kapazität** der T-Zellen blieb bei den Teilnehmerinnen stabil oder nahm zu, während sie bei den Kontrollprobandinnen abnahm. Hinsichtlich der $CD3^+$-, $CD4^+$- oder $CD8^+$-Zell-Zahlen bestanden allerdings keine Interventionseffekte.

Auch hier merken die Autoren an, dass die klinische Relevanz der Daten (*In-vitro*-Stimulation peripherer Lymphozyten) in Bezug auf die Tumorprogression nicht geklärt ist.

Nach weiteren 8 Monaten ließ sich immer noch ein positiver Effekt der Psychotherapie auf den Gesundheitszustand der Patientinnen feststellen. Dabei erwies sich die vor 8 Monaten psychotherapeutisch induzierte Verbesserung des psychischen Belastungsgrades der Patientinnen als prädiktiv für die bessere Gesundheit, nicht jedoch die damals erzielten Immunverbesserungen (Andersen et al. 2007).

Nach einem Beobachtungszeitraum von 11 Jahren (Median) wurde weiterhin deutlich, dass Patientinnen mit Gruppenpsychotherapie (n = 114) im Vergleich zur Kontrollgruppe (n = 113) ein signifikant niedrigeres Risiko aufwiesen, einen Rückfall zu erleiden (n = 29 vs. 33) oder zu versterben (n = 24 vs. 30). Dabei zeigte sich auch, dass Brustkrebserkrankte mit Psychotherapie später an einem Rezidiv erkrankten (nach 2,8 vs. 2,2 Jahren) und auch deutlich später starben (nach 6,1 vs. 4,8 Jahren) als Patientinnen in der Kontrollgruppe. Interessanterweise wurde der Unterschied zwischen den beiden Gruppen hinsichtlich ihrer Überlebenswahrscheinlichkeit etwa 20 Monate nach erfolgter Diagnose und Primärtherapie sichtbar. Den Autoren zufolge könnte das mit der interventionsbedingt geringeren psychischen Belastung und der damit assoziiert verbesserten Immunlage in der sensiblen postoperativen Phase zu Beginn der Langzeitstudie zu tun gehabt haben (Andersen et al. 2008). Im Zusammenhang mit der Frage, wie es in dieser Langzeitstudie zu der deutlich verbesserten Überlebensrate von Patientinnen mit Psychotherapie kommen konnte, werden drei Wirkfaktoren diskutiert:

- Reduktion von psychischem Stress, d. h. weniger belastende und mehr positive Alltagserfahrungen
- Reduktion der stressbedingten, chronisch erhöhten Aktivität des ANS und der HPA-Achse
- Verbesserung der immunologischen Aktivität, d. h. Steigerung der vor Krebs schützenden TH1-Immunität (z. B. NK-Zellen) und Reduktion der krebsfördernden proinflammatorischen Aktivität

12.3.3 Prostatakrebs

Cohen und Mitarbeiter (2011) untersuchten, inwieweit ein Stressmanagement vor Operation die Immunfunktionen bei Männern mit Prostatakrebs verbessert. 159 Männer wurden randomisert einer aus zwei Interventionen bestehenden Stressmanagement-Intervention, einer aus ebenfalls zwei Sitzungen bestehenden Kontrollintervention (»*supportive attention*«) im Sinne einer stützenden Gruppe oder aber der Standardbehandlungsgruppe zugeordnet. Die Stressmanagement-Intervention beinhaltete unter anderem das Erlernen adaptiver Bewältigungsfertigkeiten (»*coping skills*«). Die Männer in der stützenden Gruppe erhielten ein semistrukturiertes Interview und hatten die Möglichkeit, ihre Sorgen und Befürchtungen hinsichtlich der Operation zu artikulieren und zu diskutieren. Blutproben wurden einen Monat vor Operation sowie 48 Stunden nach Operation abgenommen. Die Beeinträchtigung der Stimmung wurde jeweils einen Monat bzw. eine Woche vor Operation sowie am Tag der Operation mithilfe eines Fragebogens (*Profile of Mood States* [POMS]) erhoben. Die Probanden in der Stressmanagement-Interventionsgruppe zeigten 48 Stunden nach der Operation eine signifikant höhere NKZA und höhere Konzentrationen an pro-inflammatorischen Zytokinen (IL-12p70, IL-1-beta, TNF-alpha) als die Männer in der stützenden Gruppe. Sie zeigten ebenfalls eine höhere NKZA und Konzentrationen für IL-1-beta als Männer der Standardbehandlungsgruppe. Die Männer der Stressmanagement-Intervention wiesen weniger Stimmungsbeeinträchtigungen vor der Operation auf als die anderen Gruppen, allerdings waren Veränderungen der Stimmung nicht mit Veränderungen der Immunparameter assoziiert.

12.4 Intervention bei Colitis ulcerosa

In einer Studie wurden die Effekte einer standardisierten Intervention auf Lebensqualität, neuroendokrine und zelluläre Immunfunktionen bei 30 Patienten mit Colitis ulcerosa untersucht (Elsenbruch et al. 2005). Die Patienten befanden sich in Remission oder hatten eine niedrige Krankheitsaktivität. Sie wurden randomisiert der Interventionsgruppe (n = 15) oder einer Warteliste mit üblicher Therapie (n = 15) zugeordnet. Die Intervention umfasste eine Sitzung pro Woche à 6 h über insgesamt 10 Wochen. Inhalte waren:

- Stressmanagement
- leichte körperliche Übungen
- Informationen zu mediterraner Diät
- kognitiv-behaviorale Techniken
- Strategien zur besseren Achtsamkeit für die eigene Person

Die Intervention wurde modifiziert nach Konzepten des *Mind-Body*-Programms der

Harvard-Universität und des *Mindfulness-based-stress-reduction*(MBSR)-Programms von Kabat-Zinn (1990, s. Elsenbruch et al. 2005), das bei verschiedenen chronischen Erkrankungen evaluiert worden ist (s. Kapitel 13, S. 338). Psychologische Parameter wie Lebensqualität und Stressempfinden wurden per Fragebogen erfasst. An Immunparametern wurden die Zahlen zirkulierender Lymphozyten und -Untergruppen gemessen:

- T-Zellen gesamt ($CD3^+$-Lymphozyten)
- $CD4^+$-, $CD8^+$-T-Zellen
- NK-Zellen ($CD3^-CD16^+CD56^+$)
- B-Zellen ($CD3^-CD20^+$)
- Monozyten ($CD14^+$-Leukozyten)

Weiterhin wurde die beta-adrenerge Modulation der TNF-α-Produktion durch Isoproterenol *in vitro* analysiert. Als endokrine Parameter wurden unter anderem Urin- und Plasmacortisol gemessen und mit einer gesunden Kontrollgruppe (n = 10) verglichen. Die Teilnehmer zeigten im Vergleich mit den Kontrollen eine stärkere Verbesserung der **Lebensqualität** und der **Colitis-assoziierten Beschwerden**. Es bestanden jedoch keine Unterschiede zwischen Therapieteilnehmern und Kontrollgruppe hinsichtlich Lymphozyten-Untergruppen, Lipopolysaccharid(LPS)-stimulierter TNF-α-Produktion, des suppressiven Effekts von Isoproterenol auf die TNF-α-Produktion *in vitro* oder endokriner Parameter. Der beta-adrenerge Agonist Isoproterenol supprimierte die TNF-α-Produktion sowohl bei den Interventions- wie auch bei den Kontrollprobanden signifikant.

Die Autoren schlussfolgern, dass die Intervention die Lebensqualität von Colitis-ulcerosa-Patienten verbesserte, aber keine Auswirkungen auf immunologische und andere biologische Parameter hatte.

12.5 Fazit

Insgesamt deutet die Zusammenschau der publizierten Studien nicht auf einen reproduzierbaren immunologischen Nutzen durch CBSM-Interventionen hin. Dies wird durch die Metaanalyse von Miller und Cohen (2001) bestätigt, in der sich nur **mäßige Hinweise** dafür ergaben, dass Stressmanagement-Interventionen das Immunsystem beeinflussen können. Die Studienlage lässt den Schluss zu, dass psychotherapeutische Interventionen wahrscheinlich nicht für alle Individuen gleich gut geeignet sind und nicht generell eine Verbesserung der Immunfunktionen produzieren. Jedoch legen einige Studien nahe, dass die Individuen, die stärker von einer bestimmten Intervention profitieren, z. B. angezeigt durch weniger postinterventionellen Disstress, auch Verbesserungen der Immunkompetenz zeigen. Ebenso könnten die Variablen »Behandler« und »Behandlung« eine Rolle spielen, da z. B. aus der Arbeitsgruppe um Antoni mehr konsistent positive Veränderungen der Immunfunktionen berichtet werden. Allerdings sind die Befunde auch aus dieser Forschergruppe heterogen, was die Art der untersuchten Immunparameter betrifft. Des Weiteren wurden die Behandlungen von unterschiedlichen Mitarbeitern (also letztlich *in personam* unterschiedlichen »Behandlern«), jedoch auf der Basis eines standardisierten Manuals durchgeführt, was für die Variable »Behandlung« spricht. Zudem ist diese Arbeitsgruppe sehr produktiv, was die Anzahl der Publikationen betrifft, was zu einer höheren Zahl positiver Befunde beitragen könnte.

Zukünftige Studien sollten sich noch stärker mit einer differenziellen Indikationsstellung bei bestimmten Zielgruppen beschäftigen. Durchaus ermutigend kann hier hypothetisiert werden, dass Patienten mit einer Therapie- und Veränderungsmotivation vermutlich eher von einer Intervention profitieren und sich dies auch immunologisch niederschlägt. *Within-group*-Designs mit *Cross-over*-Design (Intervention/Warteliste) wären hier z. B. geeignet, motivierten Patienten eine Intervention anzubieten und diese wissenschaftlich zu prüfen. Bei den Immunparametern sollte mehr auf die krankheitsbezogene Relevanz geachtet werden. Hinsichtlich des hier fokussierten CBSM ist anzumerken, dass neuere verhaltenstherapeutische Methoden noch stärker erlebnisorientierte Therapieelemente und emotionale Aspekte integrieren (sogenannte »dritte« [Hayes 2004; Heidenreich u. Michalak 2013], teils auch »vierte« bzw. »fünfte« Welle der Verhaltenstherapie). Darunter fallen u. a. Begriffe wie Achtsamkeit, Akzeptanz und Schematherapie, die freilich in den jüngeren Studien auch schon teilweise integriert wurden (z. B. Elsenbruch et al. 2005). Dennoch könnten diese Elemente erweiterte Erkenntnisse hinsichtlich einer immunologischen Modulation erbringen. Es ließe sich postulieren, dass die neueren Techniken über stärkere emotionale Wirkfaktoren vermehrt limbische und vegetative Zentren ansprechen und darüber auf das Immunsystem einwirken (Tracey et al. 2007).

Literatur

Ader R, Cohen N, Felten D. Psychoneuroimmunology: interactions between the nervous system and the immune system. Lancet 1995; 345: 99–103.

Andersen BL, Farrar WB, Golden-Kreutz DM, Glaser R, Emery CF, Crespin TR, Shapiro CL, Carson WE 3rd. Psychological, behavioral, and immune changes after a psychological intervention: a clinical trial. J Clin Oncol 2004; 22: 3570–80.

Andersen BL, Farrar WB, Golden-Kreutz D, Emery CF, Glaser R, Crespin T, Carson WE 3rd. Distress reduction from a psychological intervention contributes to improved health for cancer patients. Brain Behav Immun 2007; 21: 953–61.

Andersen BL, Yang HC, Farrar WB, Golden-Kreutz DM, Emery CF, Thornton LM, Young DC, Carson WE 3rd. Psychologic intervention improves survival for breast cancer patients: a randomized clinical trial. Cancer 2008; 113: 3450–8.

Antoni MH. Stress management effects on psychological, endocrinological, and immune functioning in men with HIV infection: empirical support for a psychoneuroimmunological model. Stress 2003; 6: 173–88.

Antoni MH, Baggett L, Ironson G, LaPerriere A, August S, Klimas N, Schneiderman N, Fletcher MA. Cognitive-behavioral stress management intervention buffers distress responses and immunologic changes following notification of HIV-1 seropositivity. J Consult Clin Psychol 1991; 59: 906–15.

Antoni MH, Cruess S, Cruess DG, Kumar M, Lutgendorf S, Ironson G, Dettmer E, Williams J, Klimas N, Fletcher MA, Schneiderman N. Cognitive-behavioral stress management reduces distress and 24-hour urinary free cortisol output among symptomatic HIV-infected gay men. Ann Behav Med 2000; 22: 29–37.

Antoni MH, Lehman JM, Kilbourn KM, Boyers AE, Culver JL, Alferi SM, Yount SE, McGregor BA, Arena PL, Harris SD, Price AA, Carver CS. Cognitive-behavioral stress management intervention decreases the prevalence of depression and enhances benefit finding among women under treatment for early-stage breast cancer. Health Psychol 2001; 20: 20–32.

Antoni MH, Cruess DG, Klimas N, Maher K, Cruess S, Kumar M, Lutgendorf S, Ironson G, Schneiderman N, Fletcher MA. Stress management and immune system reconstitution in symptomatic HIV-infected gay men over time: effects on transitional naive T cells (CD4(+) CD45RA(+)CD29(+)). Am J Psychiatry 2002; 159: 143–5.

Antoni MH, Cruess DG, Klimas N, Carrico AW, Maher K, Cruess S, Lechner SC, Kumar M,

Lutgendorf S, Ironson G, Fletcher MA, Schneiderman N. Increases in a marker of immune system reconstitution are predated by decreases in 24-h urinary cortisol output and depressed mood during a 10-week stress management intervention in symptomatic HIV-infected men. J Psychosom Res 2005; 58: 3–13.

Antoni MH, Carrico AW, Durán RE, Spitzer S, Penedo F, Ironson G, Fletcher MA, Klimas N, Schneiderman N. Randomized clinical trial of cognitive behavioral stress management on human immunodeficiency virus viral load in gay men treated with highly active antiretroviral therapy. Psychosom Med 2006a; 68: 143–51.

Antoni MH, Lechner SC, Kazi A, Wimberly SR, Sifre T, Urcuyo KR, Phillips K, Glück S, Carver CS. How stress management improves quality of life after treatment for breast cancer. J Consult Clin Psychol 2006b; 74: 1143–52.

Antoni MH, Wimberly SR, Lechner SC, Kazi A, Sifre T, Urcuyo KR, Phillips K, Smith RG, Petronis VM, Guellati S, Wells KA, Blomberg B, Carver CS. Reduction of cancer-specific thought intrusions and anxiety symptoms with a stress management intervention among women undergoing treatment for breast cancer. Am J Psychiatry 2006c; 163: 1791–7.

Antoni MH, Pereira DB, Marion I, Ennis N, Andrasik MP, Rose R, McCalla J, Simon T, Fletcher MA, Lucci J, Efantis-Potter J, O'Sullivan MJ. Stress management effects on perceived stress and cervical neoplasia in low-income HIV-infected women. J Psychosom Res 2008; 65: 389–401.

Antoni MH, Lechner S, Diaz A, Vargas S, Holley H, Phillips K, McGregor B, Carver CS, Blomberg B. Cognitive behavioral stress management effects on psychosocial and physiological adaptation in women undergoing treatment for breast cancer. Brain Behav Immun 2009; 23: 580–91.

Atanackovic D, Brunner-Weinzierl MC, Kröger H, Serke S, Deter HC. Acute psychological stress simultaneously alters hormone levels, recruitment of lymphocyte subsets, and production of reactive oxygen species. Immunol Invest 2002; 31: 73–91.

Atanackovic D, Schnee B, Schuch G, Faltz C, Schulze J, Weber CS, Schafhausen P, Bartels K, Bokemeyer C, Brunner-Weinzierl MC, Deter HC. Acute psychological stress alerts the adaptive immune response: stress-induced mobilization of effector T cells. J Neuroimmunol 2006; 176: 141–52.

Beck AT. The current state of cognitive therapy: a 40-year retrospective. Arch Gen Psychiatry 2005; 62: 953–9.

Bernstein DA, Borkovec TD. Handbuch der progressiven Muskelentspannung. 12. Auflage. Stuttgart: Klett-Cotta 2007.

Butler AC, Chapman JE, Forman EM, Beck AT. The empirical status of cognitive-behavioral therapy: a review of meta-analyses. Clin Psychol Rev 2006; 26: 17–31.

Coates TJ, McKusick L, Kuno R, Stites DP. Stress reduction training changed number of sexual partners but not immune function in men with HIV. Am J Public Health 1989; 79: 885–7.

Cohen L, Parker PA, Savary C, Kentor D, Pettaway C, Babaian R, Pisters L, Miles B, Wei Q, Wilts L, Patel T, Radvanyi L. Presurgical stress management improves postoperative immune function in men with prostate cancer undergoing radical prostatectomy. Psychosom Med 2011; 73: 218–25.

Cohen M, Klein E, Kuten A, Fried G, Zinder O, Pollack S. Increased emotional distress in daughters of breast cancer patients is associated with decreased natural cytotoxic activity, elevated levels of stress hormones and decreased secretion of Th1 cytokines. Int J Cancer 2002; 100: 347–54.

Crepaz N, Passin WF, Herbst JH, Rama SM, Malow RM, Purcell DW, Wolitski RJ; HIV/AIDS Prevention Research Synthesis Team. Meta-analysis of cognitive-behavioral interventions on HIV-positive persons' mental health and immune functioning. Health Psychol 2008; 27: 4–14

Cruess DG, Antoni MH, Kumar M, Ironson G, McCabe P, Fernandez JB, Fletcher M, Schneiderman N. Cognitive-behavioral stress management buffers decreases in dehydroepiandrosterone sulfate (DHEA-S) and increases in the cortisol/DHEA-S ratio and reduces mood disturbance and perceived stress among HIV-seropositive men. Psychoneuroendocrinology 1999; 24: 537–49.

Cruess S, Antoni MH, Cruess D, Fletcher MA, Ironson G, Kumar M, Lutgendorf S, Hayes A, Klimas N, Schneiderman N. Reductions in herpes simplex virus type 2 antibody titers after cognitive behavioral stress management and relationships with neuroendocrine function, relaxation skills, and social support in HIV-positive men. Psychosom Med 2000; 62: 828–37.

Ellis A. Grundlagen der Rational-Emotiven Verhaltenstherapie. München: Pfeiffer 1993.

Elsenbruch S, Langhorst J, Popkirowa K, Müller T, Luedtke R, Franken U, Paul A, Spahn G, Michalsen A, Janssen OE, Schedlowski M, Dobos GJ. Effects of mind-body therapy on quality of life and neuroendocrine and cellular immune functions in patients with ulcerative colitis. Psychother Psychosom 2005; 74: 277–87.

Esterling BA, Antoni MH, Schneiderman N, Carver CS, LaPerriere A, Ironson G, Klimas NG, Fletcher MA. Psychosocial modulation of antibody to Epstein-Barr viral capsid antigen and human herpesvirus type-6 in HIV-1-infected and at-risk gay men. Psychosom Med 1992; 54: 354–71.

Fawzy FI, Kemeny ME, Fawzy NW, Elashoff R, Morton D, Cousins N, Fahey JL. A structured psychiatric intervention for cancer patients. II. Changes over time in immunological measures. Arch Gen Psychiatry 1990; 47: 729–35.

Fawzy FI, Fawzy NW, Hyun CS, Elashoff R, Guthrie D, Fahey JL, Morton DL. Malignant melanoma. Effects of an early structured psychiatric intervention, coping, and affective state on recurrence and survival 6 years later. Arch Gen Psychiatry 1993; 50: 681–9.

Fawzy FI, Canada AL, Fawzy NW. Malignant melanoma: effects of a brief, structured psychiatric intervention on survival and recurrence at 10-year follow-up. Arch Gen Psychiatry 2003; 60: 100–3.

Goodkin K, Feaster DJ, Asthana D, Blaney NT, Kumar M, Baldewicz T, Tuttle RS, Maher KJ, Baum MK, Shapshak P, Fletcher MA. A bereavement support group intervention is longitudinally associated with salutary effects on the CD4 cell count and number of physician visits. Clin Diagn Lab Immunol 1998; 5: 382–91.

Hayes SC. Acceptance and Commitment Therapy and the New Behavior Therapies: Mindfulness, Acceptance and Relationship. In: Hayes SC, Follette VM, Linehan M (Hrsg). Mindfulness and Acceptance: Expanding the Cognitive Behavioral Tradition. New York: Guilford 2004; 1–29.

Heidenreich T, Michalak J (Hrsg). Die »dritte Welle« der Verhaltenstherapie: Grundlagen und Praxis. Erste Auflage. Weinheim, Basel: Beltz 2013.

Hofmann SG, Smits JA. Cognitive-behavioral therapy for adult anxiety disorders: a meta-analysis of randomized placebo-controlled trials. J Clin Psychiatry 2008; 69: 621–32.

Ironson G, Friedman A, Klimas N, Antoni M, Fletcher MA, Laperriere A, Simoneau J, Schneiderman N. Distress, denial, and low adherence to behavioral interventions predict faster disease progression in gay men infected with human immunodeficiency virus. Int J Behav Med 1994; 1: 90–105.

Lazarus RS, Folkman S. Stress, appraisal, and coping. New York: Springer 1994.

Lopez CR, Antoni MH, Pereira D, Seay J, Whitehead N, Potter J, O'Sullivan M, Fletcher MA. Stress management, depression and immune status in lower income racial/ethnic minority women co-infected with HIV and HPV. J Appl Biobehav Res 2013; 18: 37–57.

Lutgendorf SK, Antoni MH, Ironson G, Klimas N, Kumar M, Starr K, McCabe P, Cleven K, Fletcher MA, Schneiderman N. Cognitive-behavioral stress management decreases dysphoric mood and herpes simplex virus-type 2 antibody titers in symptomatic HIV-seropositive gay men. J Consult Clin Psychol 1997; 65: 31–43.

Markowitz JC, Kocsis JH, Fishman B, Spielman LA, Jacobsberg LB, Frances AJ, Klerman GL, Perry SW. Treatment of depressive symptoms in human immunodeficiency virus-positive patients. Arch Gen Psychiatry 1998; 55: 452–7.

McCain NL, Zeller JM, Cella DF, Urbanski PA, Novak RM. The influence of stress management training in HIV disease. Nurs Res 1996; 45: 246–53.

McCain NL, Munjas BA, Munro CL, Elswick RK Jr, Robins JL, Ferreira-Gonzalez A, Baliko B, Kaplowitz LG, Fisher EJ, Garrett CT, Brigle KE, Kendall LC, Lucas V, Cochran KL. Effects of stress management on PNI-based outcomes in persons with HIV disease. Res Nurs Health 2003; 26: 102–17.

McCain NL, Gray DP, Elswick RK, Robins JW, Tuck I, Walter JM, Rausch SM, Ketchum JM. A randomized clinical trial of alternative stress management interventions in persons with HIV infection. J Consult Clin Psychol 2008; 76: 431–41.

McGregor BA, Antoni MH, Boyers A, Alferi SM, Blomberg BB, Carver CS. Cognitive-behavioral stress management increases benefit finding and immune function among women with early-stage breast cancer. J Psychosom Res 2004; 56: 1–8.

Meichenbaum D. Cognitive Behaviour Modification: An integrative Approach. New York: Plenum 1977.

Meichenbaum D. Stress Inoculation Training. New York: Pergamon 1985.

Miller GE, Cohen S. Psychological interventions and the immune system: a meta-analytic review and critique. Health Psychol 2001; 20: 47–63.

Mulder CL, Antoni MH, Emmelkamp PM, Veugelers PJ, Sandfort TG, van de Vijver FA, de Vries MJ. Psychosocial group intervention and the rate of decline of immunological parameters in asymptomatic HIV-infected homosexual men. Psychother Psychosom 1995; 63: 185–92.

Nicholas PK, Webster A. A behavioral medicine intervention in persons with HIV. Clin Nurs Res 1996; 5: 391–406.

Scott-Sheldon LA, Kalichman SC, Carey MP, Fielder RL. Stress management interventions for HIV^{+} adults: a meta-analysis of randomized controlled trials, 1989 to 2006. Health Psychol 2008; 27: 129–39.

Taylor DN. Effects of a behavioral stress-management program on anxiety, mood, self-esteem, and T-cell count in HIV positive men. Psychol Rep 1995; 76: 451–7.

Tracey KV. Physiology and immunology of the cholinergic antiinflammatory pathway. J Clin Investig 2007; 117: 289–96.

Weber CS, Thayer JF, Rudat M, Wirtz PH, Zimmermann-Viehoff F, Thomas A, Perschel FH, Arck PC, Deter HC. Low vagal tone is associated with impaired post stress recovery of cardiovascular, endocrine, and immune markers. Eur J Appl Physiol 2010; 109: 201–11.

13 Die Psychoneuroimmunologie der Achtsamkeit

Shamini Jain, Paul J. Mills

13.1 Einleitung

Das Prinzip der Achtsamkeit und verwandter Techniken zur Förderung von Wohlbefinden besitzt seit Jahrtausenden Gültigkeit. Begrifflich im Pali-Wort »*sati*« verankert, lässt sich Achtsamkeit als **nichtwertender Bewusstseinszustand** des gegenwärtigen Moments übersetzen. Die formale Kultivierung der mentalen Qualität der Achtsamkeit mithilfe bestimmter Meditationspraktiken geht auf Gautama Buddha vor über 2 500 Jahren zurück und wurde in der buddhistischen Tradition der Theravada als *vipassana bhavana* oder Einsichts-Meditation bekannt. Der Nutzen derartiger Techniken wurde spirituell begründet: »*Dies ist der einzige Weg, oh bhikkus, zur Reinigung aller Lebewesen, zur Überwindung von Schmerz und Trauer, zur Tilgung von Leid und Gram, zur Erreichung des richtigen Wegs, zur Erlangung des Nibbana, nämlich der Vier Stufen der Achtsamkeit.*« (Maha-Satipatthana Sutta)

Die »Vier Stufen« der Achtsamkeit, wie sie Buddha hier beschreibt, beziehen sich im weitesten Sinne auf die Achtsamkeit für (Smith u. Novak 2003):

- den groben materiellen Körper
- feinere Körperempfindungen
- den Geist (einschließlich emotionaler und Stimmungsschwankungen)
- geistige Objekte oder Kognitionen

Somit verfügt die Achtsamkeitsmeditation bereits in ihren Ursprüngen über spezifische Praktiken, denen das Bewusstsein für die Leiblichkeit des Menschen ebenso inhärent ist wie für emotionale und kognitive Aspekte des Geistes, um mit ihrer Hilfe das Wohlbefinden zu steigern und den Umgang mit problematischen Gefühlen zu erleichtern.

Während die Lehre der Achtsamkeit und verwandter Techniken in den östlichen Kulturen seit jeher im eher spirituellen oder religiösen Kontext eingebettet ist, haben diese Techniken in den vergangenen Jahrzehnten zunehmend auch im Westen Einzug gehalten. Was das Prinzip Achtsamkeit im Gesundheitswesen betrifft, so ebneten die grundlegenden Arbeiten von Jon Kabbat-Zinn in den 1970er-Jahren den Weg für achtsamkeitsbasierte Interventionen zur Behandlung bestimmter Patientengruppen. Kabbat-Zinns therapeutische Bestrebungen und Forschungsarbeiten zur **achtsamkeitsbasierten Stressreduzierung** (*Mindfulness-Based Stress Reduction* [MBSR]) waren möglicherweise die ersten achtsamkeitsbasierten klinischen Interventionen, die die Aufmerksamkeit von Laien, im Gesundheitswesen Tätiger und Wissenschaftlern gleichermaßen auf sich zogen. Dieses 8-wöchige Behandlungsprogramm, das als umfassende Einführung in die Meditationspraxis der Achtsamkeit konzipiert ist, beinhaltet verschiedene Vipassana-Praktiken:

- Meditation im Sitzen (oftmals mit Aufmerksamkeitsfokus auf den Atem)
- Körperscan-Meditation (meist im Liegen durchgeführt und mit Aufmerksamkeitsfokus auf Körpersensationen)
- allgemeines Hatha-Yoga (als Einführung zur achtsamen Bewegung)

Neben der Verordnung, diese Übungen täglich zu Hause zu wiederholen (empfohlen werden 45 min pro Tag), werden die Teilnehmer auch in anderen Techniken unterwiesen, von denen einige an die **Kognitive Verhaltenstherapie** erinnern (z. B. das Führen eines Ereigniskalenders, in dem angenehme und unangenehme Emotionen, Gedanken und Empfindungen aufgezeichnet werden sollen). Die Teilnehmer treffen sich 8 Wochen lang einmal wöchentlich für 2 ½ h. Daran angeschlossen ist ein ganztägiger (im Allgemeinen 6–8-stündiger) Klausurtag zwischen der 6. und 7. Woche. Ziel ist es, die Teilnehmer mit einer Methode vertraut zu machen, die einen anderen Umgang mit Stress vorsieht, in erster Linie über das Erreichen eines nichtwertenden, im gegenwärtigen Augenblick verankerten Bewusstseinszustands. Dadurch sollen nicht nur positive Emotionen, wie Empathie und eine allgemeine positive Einstellung, gefördert werden (Wallace u. Shapiro 2006; Jain et al. 2007), sondern die Teilnehmer sollen auch lernen, wie sie auf allgemeine Stressoren im Leben »antworten« versus »reagieren« können – den Umgang mit chronischer Krankheit mit eingeschlossen. Die ersten Studien zur MBSR wurden mit Angst-, Schmerz-, Psoriasis- und anderen Patientenpopulationen durchgeführt. Während Verbesserungen in klinischen Endpunkten zu beobachten waren (Kabat-Zinn 1982; Kabat-Zinn et al. 1985; Miller et al. 1995; Kabat-Zinn et al. 1998), blieben die potenziellen **Mechanismen**, die zu diesen Verbesserungen führten, unklar.

In der Folgezeit wurden andere achtsamkeitsbasierte Interventionen für spezifische Patientengruppen entwickelt, die strukturell und inhaltlich auf der MBSR basierten, so z. B. die **achtsamkeitsbasierte kognitive Therapie** (*Mindfulness-Based Cognitive Therapy* [MBCT]). Während die MBCT ursprünglich als Methode gedacht war, Rückfällen bei Patienten mit Major Depression vorzubeugen und sich diese auch als effektiv erwiesen hat (Tesdale et al. 2000; Williams et al. 2008a), verweisen neuere Studien auf die Wirksamkeit der Methode auch bei:

- chronischer Depression (Barnhofer et al. 2009)
- der Verringerung von Suizidalität (Williams et al. 2008a)
- der Verlängerung der jeweiligen Episoden im Rahmen bipolarer Erkrankungen (Williams et al. 2008b)

Die Gründer der MBCT entwickelten spezifische Theorien zu den Wirkmechanismen der Achtsamkeit, unter anderem die Reduzierung **depressiven Grübelns** – eine Theorie, die von zahlreichen Studien gestützt wird. In der Tat deuten Untersuchungen von Jain et al. (2007) darauf hin, dass es sich bei der Verminderung grüblerischen Gedankenkreisens um einen im Vergleich zu Entspannungstechniken einzigartigen Wirkmechanismus achtsamkeitsbasierter Ansätze zur Verringerung von Stress handelt. Neben der MBCT wurden mittlerweile auch für andere Patientenpopulationen achtsamkeitsbasierte Verfahren entwickelt, eingesetzt und überprüft, so z. B. zur Behandlung von Essattacken (*Mindfulness Based Eating Awareness Training* [MB-EAT]) (Kristeller u. Hallet 1999). Kürzlich testete man darüber hinaus achtsamkeitsbasierte

Interventionen zur Behandlung von Übergewicht und Förderung der Gewichtsabnahme.

Die Zunahme empirischer Daten, die die Wirksamkeit achtsamkeitsbasierter Verfahren in der Behandlung psychischer und körperlicher Erkrankungen belegen, hat neuerdings auch das Interesse der Psychotherapeuten geweckt. Tatsächlich werden achtsamkeitsbasierte Therapien, wie die bereits genannten, aber auch verwandte und seit Langem erprobte Verfahren, üblicherweise als Verhaltenstherapien der dritten Generation bezeichnet (basierend auf den Verhaltens- und kognitiv-behavioralen Therapien der ersten und zweiten Generation). Beispiele hierfür sind:

- Steven Hayes Akzeptanz- und Commitment-Therapie (ACT)
- Linehans Dialektisch-Behaviorale Therapie (DBT)
- die integrierte Verhaltenstherapie für Paare (IBCT)

Während Anwendung und Erforschung achtsamkeits- und akzeptanzbasierter Therapien in den letzten 10 Jahren exponentiell angestiegen sind, beschäftigen sich Forscher erst seit Kurzem mit der Frage, wie aus **psychoneuroimmunologischer Perspektive** Achtsamkeit und verwandte Techniken unsere Gesundheit beeinflussen. Untersuchungen in diesem Bereich sind besonders wichtig, da mit ihrer Hilfe deutlich gemacht werden soll, ob achtsamkeitsbasierte Techniken Gesundheit und Verhalten über Mechanismen beeinflussen, die auch anderen psychotherapeutischen Verfahren inhärent sind, oder ob Veränderungen, die mit achtsamkeitsbasierten Verfahren einhergehen, aus spezifischeren Prozessen heraus resultieren.

Das vorliegende Kapitel gibt einen qualitativen Überblick über Studien, in denen die Wirkung achtsamkeitsbasierter Verfahren auf psychoneuroimmunologische Parameter untersucht wurde, und diskutiert den aktuellen Stand der Wissenschaft zur Achtsamkeit und Psychoneuroimmunologie (PNI). Potenzielle psychoneuroimmunologische Mechanismen, die dem Prinzip der Achtsamkeit zugrunde liegen, werden im Zusammenhang mit den vorgestellten Studienergebnissen ebenso diskutiert wie Stärken und Schwächen der zitierten Untersuchungen und mögliche zukünftige Forschungsrichtungen.

13.2 Studienauswahl

Für die Literaturrecherche nach klinischen Studien aus dem Bereich der sogenannten Biofeld-Verfahren wurde auf die Datenbanken von PUBMED, PSYCINFO und AMED zurückgegriffen. Als Schlüsselbegriffe wurden verwendet:

- *mindfulness meditation*
- *acceptance and commitment therapy*
- *immune*
- *hormone*
- *neuroendocrine*
- *PNI*
- *meditation*
- *mindfulness*
- *MBSR*
- *MBCT*
- *MB-EAT*
- *IBCT*
- *DBT*
- *compassion meditation*
- *brain*
- *autonomic nervous system*
- *psychoneuroimmunology*

Auch die Bibliografien infrage kommender Studien und Übersichtsarbeiten wurde zur Literaturrecherche herangezogen. Die CRISP-Datenbank wurde anhand der oben genannten Schlüsselbegriffe nach entsprechenden Forschungsarbeiten und laufenden, noch unveröffentlichten Studien durchgesehen. Die Autoren dieses Kapitels korrespondierten zudem direkt mit den jeweiligen Projektleitern der noch laufenden Untersuchungen.

Zur Bestimmung, welche Studie in die Übersicht aufgenommen werden soll, wurden folgende Einschlusskriterien festgelegt:

- Veröffentlichung in einem *Peer-review*-Journal in englischer Sprache
- Anwendung eines achtsamkeitsbasierten Verfahrens
- quantifizierbare physiologische Endpunkte, einschließlich immunologischer und neuroendokriner Marker

Die jeweiligen Studiendesigns umfassten randomisierte kontrollierte Studien (RCT), Wirksamkeitsstudien und »*Within-subject*«-Designs mit geeigneten Prä-post-Vergleichen und/oder historischen Kontrollgruppen.

Da der Fokus dieser Übersichtsarbeit auf den psychoneuroimmunologischen Auswirkungen achtsamkeitsbasierter Verfahren lag, wurden folgende Ausschlusskriterien definiert:

- Studien, die nicht wenigstens einen Immun- oder Hormonparameter untersuchten
- Studien, die nicht interventionsbasiert angelegt waren (z.B. Studien, in denen Langzeitmeditation mit Nicht-Meditation verglichen wurde)
- Studien mit nichtachtsamkeitsbasierten Verfahren (z.B. Mantra-Meditation, wie etwa transzendentale Meditation oder Pranayam/Yoga-Meditation)
- Studien, die achtsamkeitsbasierte Verfahren mit anderen Interventionstechniken kombinierten, ohne dass diese getrennt voneinander überprüfbar gewesen wären (z.B. die Kombination von Biofeedback mit Meditation, ohne eigene Achtsamkeitsgruppe)
- rein deskriptive Studien (z.B. Fallvignetten oder qualitative Übersichtsarbeit ohne formale Analyse)
- unveröffentlichte Dissertationen (in einem *Peer-review*-Journal veröffentlichte Dissertationen wurden jedoch aufgenommen)

13.3 Immuneffekte achtsamkeitsbasierter Interventionen

Die Recherchen ergaben 22 Studien, welche die definierten Einschlusskriterien erfüllten. Davon wurden wiederum ausgeschlossen:

- eine Studie, die achtsamkeitsbasierte Interventionen mit einem anderen Verfahren kombinierte
- vier Studien, die weder immunologische noch neuroendokrine Variablen untersuchten
- vier Studien, die Meditation mit Nicht-Meditation ohne tatsächlichen Interventionscharakter verglichen

Somit fanden 13 Studien Eingang in diese Übersichtsarbeit. Vier davon untersuchten an Krebs erkrankte Patienten, in zwei Studien bestand die Untersuchungsgruppe aus HIV-Patienten und sieben Studien arbeiteten mit gesunden Erwachsenen. Die Studien werden im Folgenden nach der Art der Untersuchungsgruppe erörtert.

13.3.1 Krebspatienten

Die Integration achtsamkeitsbasierter Verfahren in die Behandlung chronisch Kranker,

z. B. von Krebspatienten, erscheint klinisch gesehen als sehr naheliegend. Krebspatienten sind besonders gefährdet, nicht nur was Beeinträchtigungen ihres Immunsystems infolge der Krebserkrankung selbst und ihrer Behandlung betrifft, sondern auch im Hinblick auf negative Erfahrungen wie Stress, Angst und manchmal sogar Depression, die im Zuge einer Krebsdiagnose auftreten können.

Es gilt mittlerweile als gesichert, dass negative Emotionen, wie die eben erwähnten, die Immunfunktionen eines Krebspatienten zusätzlich beeinträchtigen können (Andersen et al. 1998; Golden-Kreutz u. Andersen 2004; Witek-Janusek et al. 2008).

Diese psychischen Belastungen, die Krebspatienten im Rahmen ihrer Erkrankung häufig erleiden, zusammen mit der Notwendigkeit Symptome zu behandeln, die im Zuge der Krebstherapie selbst auftreten, rufen förmlich nach einem Verfahren zur Verminderung von Stress sowie zur Verbesserung von Copingstrategien und Lebensqualität.

Zu den frühesten Arbeiten im Zusammenhang mit der PNI der Achtsamkeit gehören die Studien von Carlson und ihren Kollegen, die die Wirkung von MBSR auf Stimmung, Stresssymptomatik sowie Immun- und Hormonfunktion bei Brust- und Prostatakrebspatienten untersuchten. In ihrer ersten Arbeit (Carlson et al. 2003) an 52 Brust- und Prostatakrebspatienten war die Teilnahmebereitschaft im Allgemeinen gut. 78 % der untersuchten Patienten nahmen an sieben oder mehr von neun Sitzungen teil. Die durchschnittliche Übungsdauer für Meditation und Yoga betrug 37 min pro Tag (nahe an den im MBSR empfohlenen 45 min). Die Autoren berichten von einem **Rückgang der Stresssymptomatik** bei verbesserter Schlaf- und Lebensqualität. Die mittels *Flow*-Zytometrie gemessene intrazelluläre Zytokinproduktion ergab im Prä-post-Vergleich einen Anstieg der Produktion von Interleukin-4 (IL-4) in den T-Zellen, einen Rückgang der Interleukin-10(IL-10)-Produktion in den NK-Zellen, sowie einen Rückgang der Produktion von Interferon-gamma (IFN-γ) in den T-Zellen. Die Anzahl der gemessenen Lymphozyten blieb unverändert. Einige Verbesserungen ergaben sich auch im Gesundheitsverhalten (mehr Sport, weniger Coffeingenuss).

Carlson und Kollegen untersuchten in diesem Sample auch Veränderungen der Cortisol-, Melatonin- und Dehydroepiandrosteronsulfat(DHEA)-Konzentrationen. Die Ergebnisse hierzu wurden an anderer Stelle veröffentlicht (Carlson et al. 2004). Während sich insgesamt keine signifikanten Hormonkonzentrationsveränderungen feststellen ließen, ergaben sich doch erste Hinweise für Verschiebungen im Tagesrhythmus der **Cortisolproduktion** und zwar im Sinne weniger abnormaler Cortisolschwankungen (charakterisiert durch einen entsprechenden Cortisolanstieg am Nachmittag) nach der Intervention im Vergleich zu vor der Intervention.

Zwar wies die Studie von Carlson et al. (2003) keine Kontroll- oder Vergleichsgruppe auf, was methodisch ein Schwachpunkt ist, jedoch ließen sich ihre Ergebnisse durch ***Follow-up*-Untersuchungen** psychologischer und physiologischer Variablen nach 6 und 12 Monaten stützen (Carlson et al. 2007). 31 Patienten nahmen an der Nachuntersuchung der psychologischen Variablen teil. Im ersten *Follow-up*-Zeitraum von 6 Monaten betrug der Median für regelmäßiges Üben von MBSR-Techniken 7,4 h im Monat und im zweiten *Follow-up*-Abschnitt noch 5,6 h im Monat, wobei es hinsichtlich der individuellen Übungsdauer unter den Studienteilnehmern große Unterschiede gab.

Die im Prä-post-Vergleich gesunkenen Stresswerte blieben auch in der *Follow-up*-Untersuchung mit einer moderaten Effektstärke (r = 0,40) rückläufig. Entsprechend unverändert zeigte sich im *follow-up* auch der gestiegene Wert an **Lebensqualität**. Diese Ergebnisse waren jedoch nicht mehr signifikant, sobald Kovariablen in das Modell mit einbezogen wurden. Hinsichtlich der untersuchten Immun- und Hormonvariablen war zwar immer noch kein Effekt auf den Cortisol-Slope zu verzeichnen, gleichwohl blieb der im Prä-post-Vergleich signifikant gesunkene allgemeine Durchschnittswert des Tages-Cortisolspiegels auch im *follow-up* entsprechend niedrig. Die T-Zell-Produktionen der Zytokine IFN-γ, Tumor-Nekrose-Faktor-alpha (TNF-α) und IL-4 sanken zwischen *Baseline*- und *Follow-up*-Erhebung ebenfalls signifikant. Dies galt auch für die verringerte Produktion von IL-10, allerdings verschwanden hier die signifikanten Effekte durch den Einschluss von Kovariablen in das Modell.

In ihrer Veröffentlichung aus dem Jahr 2007 legten Carlson et al. auch Befunde zu Messungen des **Blutdrucks** und der **Herzfrequenz** der untersuchten Patienten vor. Die Herzfrequenz sank signifikant (von 72 Schlägen pro min in der *Baseline*-Erhebung auf 68 Schläge pro min im *follow-up* nach 1 Jahr) und der systolische Blutdruck verringerte sich signifikant um etwa 2 mmHg im Prä-post-Vergleich.

Eine weitere Studie untersuchte die Wirksamkeit von MBSR bei Brustkrebs im Frühstadium (Witek-Janusek et al. 2008). Auch diese Studie basierte nicht auf einem randomisierten Kontrolldesign. Vielmehr konnten die Patientinnen selbst entscheiden, ob sie an einem 8-wöchigen MBSR-Programm teilnehmen (Untersuchungsgruppe) oder nicht teilnehmen (Kontrollgruppe) wollten. Eine der Altersverteilung entsprechende Gruppe gesunder Personen bildete eine zusätzliche Kontrollgruppe. Es wurden folgende Variablen und Parameter gemessen:

- Lebensqualität
- Coping
- Achtsamkeit
- Aktivität natürlicher Killerzellen (NKZA)
- Lymphozyten-Untergruppen
- stimulierte und nichtstimulierte Zytokinproduktion der Lymphozyten
- Cortisolkonzentration am Abend

Die Teilnahmerate entsprach in etwa derjenigen in der Untersuchung von Carlson et al. (2003). Sechs von 44 Frauen in der MBSR-Gruppe brachen das Programm ab, sodass ihre Daten nicht in die Auswertung aufgenommen werden konnten. Es zeigten sich signifikante Gruppe-Zeit-Wechselwirkungen für die **NKZA**, wobei die NKZA in der MBSR-Gruppe nach Beendigung des Programms und im ersten Monat des *follow-up* anstieg. Bemerkenswert ist, dass die NKZA zu diesen beiden Messzeitpunkten den Werten in der gesunden Kontrollgruppe entsprach.

Hinsichtlich der **Lymphozyten-Untergruppen** ließen sich – ähnlich den Ergebnissen von Carlson et al. (2003) – keine Unterschiede zwischen den Gruppen feststellen. Es wurden jedoch signifikante Gruppe-Zeit-Wechselwirkungen für die stimulierten PBMC(*peripheral blood mononuclear cells*)-Zytokinspiegel beobachtet. Nach Beendigung des Programms kam es in der MBSR-Gruppe zu einem Anstieg der IFN-γ-Produktion im Vergleich zur Brustkrebs-Kontrollgruppe – ein Wert, der im 4-wöchigen *Follow-up*-Zeitraum wieder zurückging. Darüber hinaus zeigte sich sowohl nach der Intervention als auch zum Zeitpunkt des *follow-up* im Vergleich zu den Kontrollpersonen ein Rückgang an IL-4 und IL-10.

Der Copingwert im Sinne einer optimistischeren Einstellung war in der MBSR-Gruppe im Vergleich zur Kontrollgruppe signifikant erhöht, wie Gruppe-Zeit-Wechselwirkungen ergaben. Zudem gab es Hinweise für eine verbesserte Lebensqualität. Interessanterweise zeigten sich keine Veränderungen in der Achtsamkeit (erhoben anhand der *Mindful Awareness and Attention Scale* [MAAS]).

Insgesamt sprechen die Ergebnisse von kleinen und unkontrollierten Studien zur Wirksamkeit achtsamkeitsbasierter Verfahren bei Krebspatienten dafür, dass ein 8-wöchiges MBSR-Programm bei dieser Population generell gut angenommen wird.

Die im Rahmen des MBSR angewandten Techniken scheinen Stress zu reduzieren, Coping und Lebensqualität zu verbessern, sowie das Zytokingleichgewicht bei Brustkrebspatientinnen und, bis zu einem gewissen Grad, auch bei Prostatakrebspatienten zu verändern (Shennan et al. 2011). Während beide Forschergruppen, die sich bisher mit den Effekten von MBSR bei Krebspatienten beschäftigten, übereinstimmende Ergebnisse berichten (d.h. Rückgang der stimulierten IL-4- und IL-10-Spiegel), sind jedoch auch widersprüchliche Befunde zu nennen (nämlich bei IFN-γ, für das Carlson et al. [2003] einen Rückgang, Witek-Janusek et al. [2008] hingegen einen Anstieg verzeichneten). Anzumerken ist hierzu, dass beide Studien unterschiedliche Methoden zur Immunmessung einsetzten (z.B. 48h Inkubationszeit und Messung der Zytokinausschüttung vs. 4h Inkubation und Messung intrazellulärer Zytokine).

Auch zwischen den Untersuchungsgruppen gab es **Unterschiede** (Patientinnen mit Brustkrebs im Frühstadium, unmittelbar nach Diagnosestellung und noch ohne Chemo- oder Strahlentherapie vs. Patienten, die schon lange von ihrer Brust- oder Prostatakrebserkrankung wussten und bereits verschiedenste Behandlungen hinter sich hatten). Direkte Vergleiche zwischen den Studien sind somit nur schwer möglich.

Insgesamt spricht viel für die Anwendung MBSR-basierter Verfahren, um positive Immuneffekte bei bestimmten Krebspatienten zu erreichen, allerdings bedarf es dringend kontrollierter Vergleichsstudien, um zu bestimmen, ob der festgestellte klinische Nutzen tatsächlich auf spezifische achtsamkeitsrelevante Parameter zurückgeht, oder eher auf allgemeine Aspekte des Verfahrens (z.B. Entspannungseffekte).

Detailliertere Erhebungen der neuroendokrinen und autonomen Aktivität (z.B. Herzratenvariabilität [HRV]) im Rahmen größer angelegter, kontrollierter Studien könnten dazu beitragen, die **Wirkmechanismen** achtsamkeitsbasierter Techniken in Hinblick auf PNI-Parameter in dieser Population besser zu bestimmen.

13.3.2 HIV-Patienten

Auch HIV-Infizierte gehören zur Gruppe der immungeschwächten Patienten, die durch die Diagnose der Erkrankung selbst sowie durch die spezifische Behandlung der Krankheitssymptome einem erhöhten Stressrisiko ausgesetzt sind, das sich wiederum negativ auf den Krankheitsverlauf auswirken kann. Bislang liegen zwei Studien vor, die die Wirkung von MBSR auf PNI-Parameter bei HIV-Patienten untersuchten. Robinson et al. (2003) verglichen in einer kleinen, nicht randomisierten

Studie die Effekte von MBSR bei HIV-infizierten, überwiegend homosexuellen, weißen US-Amerikanern mit Collegeausbildung, die antiretroviral therapiert wurden. Die Kontrollgruppe wurde separat zusammengestellt. Mit nahezu 50 % hatte die Studie eine **hohe Abbruchrate** zu verzeichnen und da keine »*Intent-to-treat*«-Analysen durchgeführt wurden, wurden auch die Daten der Studienabbrecher nicht in die Auswertung mit aufgenommen. Untersucht wurden:

- Stresssymptome
- Stimmungsschwankungen
- HIV-bezogene Lebensqualität
- Cortisol/DHEA-Quotient im Serum
- Chemokin-Ligand-5 (CCL-5 oder RANTES)
- *stromal-derived factor* 1 (SDF-1)
- NKZA

Nur bei den **CCL-5-Werten** und der **NKZA** kam es in der MBSR-Gruppe zu einem signifikanten Anstieg. Signifikante Unterschiede zwischen Untersuchungs- und Kontrollgruppe gab es darüber hinaus nur hinsichtlich der Anzahl an NK-Zellen und der NKZA. Bezüglich der Lebensqualität war in der MBSR-Gruppe ein leichter Trend nach oben zu verzeichnen.

Bei der zweiten Studie, die die Wirkung von MBSR auf HIV-Patienten untersuchte (Creswell et al. 2009), handelte es sich um eine kleine randomisierte Kontrollstudie, in der die Kontrollgruppe an einem 1-tägigen Seminar über MBSR teilnahm. Die Studienteilnehmer waren überwiegend psychisch belastete, homosexuelle, HIV-positive Männer unterschiedlichster ethnischer Herkunft, die in der Mehrzahl nicht antiretroviral behandelt wurden. Untersucht wurden in erster Linie $CD4^+$-T-Lymphozyten und HIV-1-RNA. Auch in dieser Studie war eine hohe Abbruchrate der Teilnehmer zu verzeichnen: 12,5 % der MBSR-Gruppe und der Kontrollgruppe brachen ab, noch bevor das MBSR-Programm bzw. der Workshop für die Kontrollgruppe begonnen hatte und weitere 25 % der verbleibenden MBSR-Gruppe brachen nach Beendigung des MBSR-Programms und noch vor der anschließenden Untersuchung ab.

Allerdings enthielt die Studie »*Intent-to-treat*«-Analysen, in die die Daten sämtlicher Teilnehmer mit einflossen, die an mindestens einer MBSR-Sitzung teilgenommen hatten. Die Ergebnisse wiesen auf signifikante Gruppe-Zeit-Wechselwirkungen für **$CD4^+$-T-Lymphozyten** hin: In der MBSR-Gruppe blieb die Anzahl an $CD4^+$-T-Zellen stabil, in der Kontrollgruppe kam es hingegen zu einem deutlichen Absinken der $CD4^+$-T-Zell-Zahl. Dieser Effekt blieb auch dann stabil, nachdem wichtige Kovariablen (z. B. antiretroviraler Medikationsstatus) in die Analyse mit aufgenommen wurden. Eine Analyse, in der die Teilnahmehäufigkeit an den MBSR-Sitzungen als mediierende Variable einging, ergab, dass die Effekte von MBSR auf die Anzahl der $CD4^+$-T-Zellen durch die Adhärenz, also die Behandlungstreue, vermittelt wurden. Keine Veränderungen ergaben sich hinsichtlich **HIV-RNA**. Bemerkenswerterweise konnte nur etwa bei der Hälfte der gesamten Stichprobe HIV-RNA überhaupt nachgewiesen werden. Psychosoziale Parameter wurden in dieser Arbeit nicht untersucht.

> Die vorläufigen Ergebnisse dieser beiden Studien lassen darauf schließen, dass MBSR bei HIV-Patienten weniger gut angenommen wird als bei Krebspatienten. Beide Studien berichten von ziemlich hohen Abbruchraten.

Allerdings ist unklar, ob andere Achtsamkeitsstudien innerhalb dieser Untersuchungspopulation mit ähnlichen Schwierigkeiten kämpften und man es womöglich mit einem »*File-drawer*-Effekt« zu tun hat (das heißt, dass Untersuchungen mit negativen Ergebnissen oder hohen Abbruchraten erst gar nicht veröffentlicht wurden). Gleichwohl lassen die Befunde dieser kleineren Studien erkennen, dass sich die Teilnahme an MBSR-Programmen sehr wohl **positiv** auf das Immunsystem auswirken kann, was sich an erhöhten Werten der NKZA sowie stabileren $CD4^{+}$-T-Zell-Werten zeigt. Dies wiederum dürfte dabei helfen, einige der ungünstigen Immuneffekte einer HIV-Progression abzupuffern. Die Auswirkungen von MBSR auf Stress, Stimmung und Lebensqualität sind hierbei allerdings noch unklar.

Eine groß angelegte, vom *National Institute of Health* (NIH) finanzierte Kontrollstudie zur Wirksamkeit von MBSR auf eine umfangreiche Auswahl von PNI-Parametern bei HIV-Patienten wird gerade an der *University of California San Francisco* (UCSF) zu Ende gebracht. Obwohl bis zur endgültigen Datenauswertung noch die *Follow-up*-Untersuchungen abgewartet werden müssen, gibt es bereits erste Hinweise, dass das MBSR-Verfahren die $CD4^{+}$-T-Zell-Funktion nicht beeinflusst (Hecht 2009). Ergebnisse dieser und anderer groß angelegter Studien werden eindeutigere Informationen darüber liefern, was die Teilnahme an der MBSR potenziell behindert und welche Auswirkungen von der MBSR auf den Krankheitsverlauf von HIV-Patienten zu erwarten sind. **Kontrollierte Vergleichsstudien** zwischen MBSR und etablierteren Verfahren (z. B. Antonis kognitiv-behaviorales Stressmanagement [Antoni et al. 2009], s. Kapitel 12, S. 303) sind ebenfalls notwendig, um relative Verträglichkeit, Wirksamkeit und Wirkmechanismen für diese Patientenpopulation zu bestimmen.

13.3.3 Gesunde Erwachsene

Um mehr Informationen über potenzielle psychoneuroimmunologische Wirkmechanismen zu erhalten, werden achtsamkeitsbasierte Interventionsstudien immer öfter auch an gesunden Populationen durchgeführt. Eine der ersten Arbeiten in diesem Bereich stammt von Sudsuang et al. (1991), die die Wirkung eines 2-monatigen **Dhammakaya-Meditationstrainings** bei jungen Männern untersuchten. Obwohl es sich um keine randomisierte Kontrollstudie im engeren Sinne handelte, verglichen die Autoren die Ergebnisse mit einer hinsichtlich Alters- und Geschlechtsverteilung vergleichbaren Kontrollgruppe, die nicht am Training teilgenommen hatte. Wichtig ist anzumerken, dass sich diese Studie insofern von anderen Arbeiten unterscheidet, als es sich beim untersuchten Verfahren nicht um MBSR handelte, das Training länger dauerte und in Thailand stattfand. Überdies lebten die Teilnehmer der Meditationsgruppe während des 2-monatigen Trainings im Kloster, zusammen mit praktizierenden Mönchen.

Sudsuang et al. (1991) untersuchten Serum-Cortisol- und -Proteinspiegel, Blutdruck und Atemparameter nach jeweils 3 und 6 Wochen. Es zeigte sich ein signifikanter Abfall des Serum-Cortisolspiegels in der Meditationsgruppe zu beiden Messzeitpunkten. Auch systolischer und diastolischer Blutdruck sowie die Herzfrequenz gingen in der Meditationsgruppe zu beiden Messzeitpunkten signifikant zurück, nicht jedoch in der Kontrollgruppe. Obwohl bezüglich dieser Variablen keine Gruppe-Zeit-Analysen durchgeführt wurden, berichteten die Forscher von signifikanten **Unterschieden** zwischen Kontroll- und Meditationsgruppe zu beiden Messzeitpunkten. Während auch signifikante Prä-post-Erhöhungen des Tidalvolumens (einmal ein- und ausgeatmete Luftmenge) in der Meditationsgruppe gemessen wurden, ist nicht klar, ob sich diese Anstiege von den Werten in der Kontrollgruppe unterschieden.

Eine häufig zitierte Studie mit stringenterem randomisierten Kontrolldesign stammt von Davidson et al. (2003). Bei den Versuchspersonen handelte es sich hauptsächlich um Amerikaner weißer Hautfarbe, die im Biotechnologiebereich angestellt waren. Die Forscher stellten eine MBSR-Gruppe (die von Kabat-Zinn persönlich im Meditationsverfahren unterwiesen wurde) einer Warteliste-Kontrollgruppe gegenüber. Untersucht wurden:

- positive und negative Affekte
- Angst
- Antikörpertiter nach einer Grippeimpfung
- frontale EEG-Messungen, die in Verbindung mit der Affektregulation stehen

Das EEG wurde vor und nach der Intervention sowohl im Ruhezustand als auch während positiver und negativer Emotionsinduktion abgeleitet. Signifikante Gruppe-Zeit-Wechselwirkungen ergaben sich für die mittels *Spielberger State-Trait Anxiety Inventory* (STAI) eingeschätzte **Angst**, wobei die MBSR-Gruppe über ein signifikant geringeres Angstniveau berichtete. Obwohl sich keine signifikanten Gruppe-Zeit-Wechselwirkungen für positive und negative Affekte zeigten, verzeichneten die Analysen gleichwohl einen signifikanten Rückgang des negativen Affektwerts in der MBSR-Gruppe, nicht jedoch in der Kontrollgruppe. Die Ergebnisse der EEG-Messungen ergaben im Vergleich zur Kontrollgruppe eine signifikant erhöhte **anteriore Aktivierung** (hauptsächlich sichtbar an den C3/C4-Ableitungen) in der MBSR-Gruppe im Verlauf des gesamten Programms. Diese erhöhte anteriore Aktivierung der MBSR-Gruppe fand sich sowohl im Ruhezustand als auch unter negativen und positiven Emotionsinduktionen.

Die Analyse der **Antikörpertiterveränderungen** ergab, dass die MBSR-Gruppe mit einer verstärkten Antikörperbildung nach einer Grippeimpfung reagierte. Interessanterweise wiesen die Teilnehmer mit erhöhter linksseitiger anteriorer Aktivierung auch stärkere Antikörpertiteranstiege auf, was wiederum Studien zur Lateralisierung der Immunaktivität bestätigt (s. Kapitel 1, S. 31). Hierbei handelte es sich um ein für die MBSR-Gruppe spezifisches Ergebnis. Interessanterweise stand konsequentes Einhalten des Meditationsprogramms (im Sinne regelmäßigen Übens) in keinem Zusammenhang mit den Ergebnissen.

Tang et al. (2007) führte die Untersuchungen der beiden soeben zitierten Studien weiter und verglich im Rahmen einer randomisierten Kontrollstudie an 80 Collegestudenten ein achtsamkeitsbasiertes Verfahren (das sogenannte integrative *Body-Mind*-Training [IBMT]) mit Entspannungstraining. Das Meditationsprogramm war um einiges kürzer als MBSR (5 Tage lang täglich 20-minütiges Training mit Üben zu Hause vs. 8 Wochen lang wöchentlich stattfindende Sitzungen à 2 ½ h und einem 6-stündigen Klausurtag). Ähnlich dem MBSR geht es im IBMT um einen achtsamen Umgang mit **Atem** und **Körper**, sowie um die Entwicklung eines entspannten und fokussierten **Bewusstseinszustands**. Untersucht wurden:

- Cortisol- und sIgA-Spiegel, sowohl im Ruhezustand als auch nach einer 3-minütigen Rechenaufgabe
- Stimmung
- Variablen zur exekutiven Aufmerksamkeit und Intelligenz (gemessen mit dem *Attention Network Test* [ANT] und dem Raven-Matrizentest, *Standard Progressive Matrices* [SPM])

Mithilfe der kognitiven Testverfahren sollten mögliche Veränderungen des **anterioren cingulären Cortex** (ACC) und der **präfrontalen Areale** in Verbindung mit Aufmerksamkeit und Emotionsregulierung nachgewiesen werden. In der Tat belegen die Ergebnisse diesbezüglich signifikante Gruppe-Zeit-Interaktionen. Diese sind als Hinweis auf Verbesserungen der exekutiven Aufmerksamkeit und der Stimmung in der Achtsamkeitsgruppe im Vergleich zur Kontrollgruppe zu sehen.

Hinsichtlich des Zusammenhangs zwischen Rechenaufgabe und psychoneuroimmunologischer Stressreaktion war in beiden Gruppen ein Anstieg des **Cortisol-** und **sIgA-Spiegels** zu verzeichnen. Allerdings zeigte sich in der Phase nach der Stressexposition, also während der Achtsamkeits- und Entspannungsübungen, anhand von signifikanten Gruppe-Zeit-Wechselwirkungen, dass sich die Achtsamkeitsgruppe im Vergleich zur Entspannungsgruppe von diesen erhöhten Cortisol-Werten besser erholte (der Cortisolspiegel sank) und dass sie weiterhin erhöhte sIgA-Spiegel aufwies.

Mögliche Verbindungen zwischen diesen Ergebnissen und einer ACC-Aktivierung wurden in einer weiterführenden Studie von Tang et al. (2009) an 86 gesunden Erwachsenen mittels EEG und SPECT (Single-Photon-Emissionscomputertomografie) erforscht. Es zeigte sich eine erhöhte Aktivität des **subgenualen** und **ventralen anterioren cingulären Cortex** sowie eine erhöhte **frontale Theta-Power** in den Mittellinien-Elektroden (Fz, FCz, Cz) in der Achtsamkeitsgruppe im Vergleich zur Kontrollgruppe. Darüber hinaus war in der Achtsamkeitsgruppe die erhöhte Theta-Power mit Anstiegen der Hochfrequenz(HF)-HRV verbunden. Diese wichtigen Befunde replizieren in gewisser Weise die Ergebnisse von Davidson et al. (2003) und sprechen für mögliche »*Top-down*«-Mechanismen der Achtsamkeit auf die Immunfunktion über kognitive und stressassoziierte Bahnen.

In der jüngsten Studie von Fan et al. (2010) findet sich eine direktere Überprüfung der Effekte achtsamkeitsbasierter Interventionen auf stressassoziierte **psychoneuroimmunologische Parameter** bei gesunden jungen Erwachsenen. Die Untersuchung wurde an 32 Studenten durchgeführt, die randomisiert einer Treatment- (IBMT) oder einer Kontrollgruppe (Entspannungstraining) zugeteilt wurden. Es konnte gezeigt werden, dass bei Probanden, die 4 Wochen lang IBMT absolvierten, die basalen sIgA-Spiegel im Vergleich zu den Kontrollprobanden anstiegen. Darüber hinaus ließ sich nachweisen, dass eine zusätzliche 20-minütige IBMT-Sitzung unmittelbar nach einem akuten Laborstressor (Rechenaufgabe) sowohl nach 2 als auch 4 Wochen IBMT zu signifikant höheren sIgA-Anstiegen führte als bei den Probanden der Kontrollgruppe.

In der Studie von Pace et al. (2009) wurde der *Trier Social Stress Test* (TSST) als Laborstressor eingesetzt. Die Versuchspersonen dieser Studie absolvierten ein 6-wöchiges Achtsamkeits- und Lojong-*compassion*-Meditationstraining mit zwei Sitzungen pro Woche. Die Kontrollgruppe nahm im selben Zeitraum an Vorträgen und Diskussionen zu Gesundheitsthemen teil. Die Reaktionen auf den TSST wurden anhand von IL-6, Cortisol und Stimmungsstörungen untersucht. Auch in dieser Studie war die Abbruchrate relativ hoch (ungefähr 32 % in beiden Gruppen). Allerdings nahmen diejenigen, die in der Studie verblieben, an nahezu 90 % der Gruppensitzungen teil. Die durchschnittliche Zahl der wöchentlichen zu Hause durchgeführten Übungen betrug in der Achtsamkeitsgruppe 2,91, mit einer durchschnittlichen Dauer von 20 min pro Sitzung.

Während es keine signifikanten Gruppe-Zeit-Wechselwirkungen für die in Reaktion auf den TSST gemessenen PNI-Variablen gab, ließ sich innerhalb der Meditationsgruppe eine **negative Korrelation** zwischen der Zahl der Meditationssitzungen und den Plasma-IL-6-Levels bzw. negativen Stimmungswerten in Reaktion auf den TSST nachweisen. In Anbetracht dieser Befunde entschlossen sich die Autoren zu analysieren, ob diejenigen, die während der Studie zu Hause mehr bzw. weniger meditierten (berechnet über den Median berichteter Übungszeiten), unterschiedlich auf den TSST reagierten. In der Tat waren die Plasma-IL-6-Werte in Reaktion auf den TSST in der zu Hause meditationsaktiveren Gruppe signifikant niedriger, obwohl es ursprünglich zwischen den Gruppen (viel vs. wenig Übungszeit) keine Unterschiede in den Plasma-IL-6- und Cortisolspiegeln gab. Dies spricht dafür, dass regelmäßiges Üben, und nicht nur die bloße Teilnahme an Meditationssitzungen, notwendig ist, um Zytokinreaktionen auf Stressoren zu senken. Interessanterweise führten in dieser Studie unterschiedliche Meditationsverfahren nicht zu signifikanten Unterschieden in der Cortisolausschüttung.

In der eben dargestellten Studie von Tang et al. (2009) wurde der TSST nach und nicht vor dem Meditationstraining durchgeführt. Damit wäre es prinzipiell auch denkbar, dass die gezeigten Verbindungen zwischen Übungszeit und TSST-Reaktion die Tatsache widerspiegelten, dass Teilnehmer mit bereits vor dem Meditationstraining reduzierter TSST-Stressreaktion fähiger waren, mehr Meditationsübungen durchzuführen, also nicht die vermehrte Meditationsübungszeit per se die Stressreaktionen im TSST senkte. Pace et al. (2010) testeten daher, ob die psychoimmunologische Reaktion (Plasma-IL-6, Cortisol, Stimmung) auf den TSST für die nachfolgende Meditationsübungszeit prädiktiven Wert besitzt. Hierfür wurde an 32 gesunden jungen Erwachsenen dasselbe *Compassion*-Meditationstrainingsprotokoll angewendet wie zuvor bei Tang et al. (2009).

Es zeigte sich kein signifikanter Zusammenhang zwischen den psychoimmunologischen Reaktionen der Probanden auf den TSST vor der Durchführung eines *Compassion*-Meditationstrainings und dem nachfolgenden Ausmaß an aufgewendeter Meditationsübungszeit. Damit ließ sich nicht nur erstmals zeigen, dass die Reaktionsfähigkeit auf Stress kein Prädiktor für die nachfolgende Fähigkeit oder Bereitschaft ist, Meditation in Anspruch zu nehmen, sondern es ließ sich auch das Ergebnis der Studie von Tang et al. (2009) indirekt bestätigen, wonach vermehrte Übungszeit in *Compassion*-Meditation die Stressreaktionen im TSST senken kann.

Zusammenfassend kann festgehalten werden, dass die bisherigen Befunde aus Untersuchungen mit gesunden erwachsenen Probanden erste Einsicht in die potenziellen Wirkmechanismen achtsamkeitsbasierter Verfahren hinsichtlich neuronaler, autonomer und Immunparameter ermöglichten.

Die **Stärken** der zitierten Studien bestehen in den aktiveren Vergleichsgruppen (d. h. Entspannungsgruppen) sowie im randomisierten Kontrolldesign, um spezifische und nichtspezifische Wirkmechanismen von Achtsamkeitsinterventionen besser voneinander unterscheiden zu können. Die gezeigten neuronalen Korrelate (z. B. die Aktivierung des ACC) in Verbindung mit achtsamkeitsbasierten Verfahren sind mit anderen Studien aus der Fachliteratur konsistent (Treadway u. Lazar 2009) und könnten Aufschluss über jene Mechanismen von Aufmerksamkeitsprozessen im ZNS geben, die achtsamkeitsspezifisch sind und in Verbindung mit Immunaktivität stehen.

13.3.4 Zusammenfassung bisheriger Untersuchungen

Mit der wachsenden Beliebtheit achtsamkeitsbasierter Therapieansätze zur Linderung von Beschwerden und Verbesserung des Wohlbefindens bei psychisch und körperlich chronisch Kranken, stieg auch die **Anzahl der Untersuchungen** zu den potenziellen Effekten dieser Verfahren auf immunologische Funktionen. Dabei handelt es sich um ein wichtiges und wertvolles Forschungsgebiet, das Aufschluss über die potenziellen Mechanismen liefern soll, wie Trainieren und Praktizieren von Achtsamkeit Krankheit verringern und Gesundheit fördern können. Erste sehr nützliche Studien untersuchten Achtsamkeit im Zusammenhang mit Krebs- und HIV-Erkrankungen.

Die Forschung im Bereich Achtsamkeit und PNI steckt jedoch noch in den Kinderschuhen und es gibt viele offene Fragen zu beantworten.

So sprechen vorläufige Ergebnisse aus **Krebsstudien** dafür, dass sich achtsamkeitsbasierte Verfahren bei manchen Patientengruppen positiv auf Lebensqualität, Zytokingleichgewicht und NKZA auswirken. Das Fehlen größer angelegter randomisierter Kontrollstudien erlaubt jedoch keine Rückschlüsse auf die relative Effektivität dieser Verfahren im Vergleich zu Standardbehandlungen. Zudem ist nicht klar, ob sich der festgestellte immunologische Nutzen vom immunologischen Nutzen anderer empirisch gestützter Verfahren – z. B. Antonis kognitiv-behavioralem Stressmanagement (Antoni et al. 2009, s. Kapitel 12, S. 316) – unterscheidet.

Untersuchungen an **HIV-Patienten** haben ergeben, dass achtsamkeitsbasierte Verfahren von dieser Patientenpopulation nicht immer gleich gut angenommen werden. Trotzdem gibt es Befunde, die einen positiven immunologischen Nutzen, z. B. hinsichtlich der NKZA, für jene HIV-Patienten erkennen lassen, die diese Therapieform regelmäßig praktizieren. Die Daten zur Wirkung achtsamkeitsbasierter Interventionen auf die $CD4^+$-T-Zell-Aktivität sind hingegen nicht so eindeutig. Die Ergebnisse noch laufender, groß angelegter Untersuchungen zum Thema Achtsamkeit und HIV werden mehr Aufschluss über Adhärenz und Immuneffekte in dieser Patientenpopulation geben können. Letztlich sind auch hier im Zusammenhang mit der Verringerung von Krankheitssymptomen und der Förderung von Gesundheit Fragen zur relativen Effektivität und zu den Wirkmechanismen achtsamkeitsbasierter Verfahren im Vergleich zu anderen klinischen Therapien noch unbeantwortet.

Was die potenziellen **spezifischen Wirkmechanismen** der Achtsamkeit angeht, so erbrachten Untersuchungen an gesunden Erwachsenen die meisten Erkenntnisse zu den neuronalen, autonomen und immunologischen Korrelaten von Achtsamkeitstraining und -praxis.

Die Ergebnisse der im vorliegenden Kapitel dargestellten (Davidson et al. 2003; Tang et al. 2009) sowie von weiteren Studien (Treadway u. Lazar 2009) weisen auf einen Zusammenhang zwischen Achtsamkeitsmeditation und erhöhter ACC-Aktivität sowie Veränderungen in der Insula, Amygdala und im präfrontalem Cortex hin.

Diese Bereiche gehören sämtlich zum **zentralen autonomen Netzwerk** (*Central Autonomic Network* [CAN]), das wiederum nicht nur in der Aufmerksamkeits- und Emotionsregulierung eine entscheidende Rolle spielt, sondern auch bei der Regulierung des autonomen Nervensystems (ANS) via Verknüpfungen mit dem Ganglion stellatum und dem Nervus vagus (Benarroch 1993). Somit legen Befunde zu neuronalen Veränderungen im Zusammenhang mit Achtsamkeit sowie zur Aktivität des ANS (insbesondere Atmung und HRV) nahe, dass Achtsamkeit bidirektionale Prozesse betrifft, die neuronale, vagale und zytokine Bahnen miteinander verbinden.

Ein potenziell gemeinsamer Faktor von Achtsamkeit und anderen Meditations- und Entspannungstechniken könnte somit die Reduktion der Atemfrequenz und der Anstieg der ein- und ausgeatmeten Luftmenge (Tidalvolumen) sein.

Solche Veränderungen in der Atmung verstärken die **Chemorezeptorfunktion**, welche wiederum dazu dient, respiratorische Sinusarryhthmien (RSA) zu erhöhen. Interessanterweise weisen zwei Studien, die Achtsamkeitsmeditation mit Entspannungstechniken vergleichen, auf eine Erhöhung von RSA und HF-HRV in der Achtsamkeitsgruppe hin (Ditto et al. 2006; Tang et al. 2009). Möglicherweise sind Achtsamkeitsverfahren die effizientere Methode zur Beeinflussung des autonomen Tonus infolge der interozeptiven Wahrnehmung und dadurch eingesetzten Strategien zur Aufmerksamkeitsregulierung.

Was Achtsamkeit von **anderen Verfahren** wie z. B. Entspannungstrainings unterscheidet, hat womöglich mit »kognitiv-zu-autonomen« Systemprozessen zu tun, die für achtsamkeitsbasierte Verfahren spezifisch erscheinen. Denn Studien zeigen, dass Achtsamkeit und verwandte Techniken (z. B. die *Compassion*-Meditation) mit substanziellen Veränderungen im CAN in Zusammenhang stehen, das, wie bereits erwähnt wurde, mit der Regulierung des ANS, der Aufmerksamkeits- und Emotionsregulierung sowie möglicherweise auch mit exekutiven Funktionen betraut ist (Thayer et al. 2009). Angesichts der im Zusammenhang mit Achtsamkeit festgestellten Veränderungen in all diesen Netzwerken und der Überlegung, dass diese Effekte spezifisch für Achtsamkeit im Vergleich zu Entspannungstechniken sein könnten, bedarf es zweifellos Studien, die in Zukunft die mit Achtsamkeit und entsprechenden Vergleichsverfahren assoziierten neuronal-autonomen Verbindungen näher untersuchen.

Was die spezifischen, mit Achtsamkeit und Immunaktivität verknüpften Mechanismen angeht, so ist die Innervierung von Immunkomponenten durch das **sympathische Nervensystem** (SNS) relativ gut belegt (Nance u. Sanders 2007). Möglicherweise wirkt sich Achtsamkeit auf die Immunaktivität als Teil der *Downstream*-Effekte durch das CAN aus. Die Technik einer nur im gegenwärtigen Moment stattfindenden und nichtwertenden Bewusstseinssteuerung führt zu einem anderen Umgang mit Stressoren als die bloße »Kampf-oder-Flucht«-Reaktion.

Diese Veränderungen in der Bewertung und in der Bewältigung von Stress hängen womöglich mit Veränderungen des **autonomen Gleichgewichts** im Sinne eines Rückgangs der Aktivität des SNS zusammen. So konnten Studien einen spezifischen Zusammenhang zwischen Achtsamkeit, negativem Grübeln und Disstress (beide Parameter gingen zurück) feststellen (Jain et al. 2007; Shapiro et al. 2008). In diesem Zusammenhang ist auch bemerkenswert, dass mehrere Achtsamkeitsstudien Veränderungen der

Aktivität des ANS nachweisen konnten, die konsistent waren mit einer reduzierten Aktivität des SNS (Sudsuang et al. 1991; Ditto et al. 2006; Carlson et al. 2007; Lush et al. 2009; Tang et al. 2009). Eine aktuelle kontrollierte Vergleichsstudie, die MBSR bei Krebspatientinnen untersuchte, weist ebenfalls auf einen Zusammenhang zwischen interventionsbedingt vermindertem grüblerischen Gedankenkreisen und vermindertem systolischen Blutdruck in der MBSR-Gruppe hin (Campbell et al. 2012).

Veränderungen des SNS, die mit Achtsamkeitstraining in Zusammenhang stehen, wirken sich sehr wahrscheinlich auch auf die angeborene und adaptive **Immunregulierung** aus. Dies konnte in der Tat in den oben dargestellten Arbeiten gezeigt werden, in manchen Fällen bestand auch ein signifikanter Zusammenhang zur Stressbewertung (Carlson et al. 2007). Der von Davidson et al. (2003) berichtete Anstieg der Antikörpertiter bei jenen MBSR-Teilnehmern, die eine ausgeprägtere links-anteriore EEG-Aktivierung aufwiesen, spricht für eine Verbindung zwischen Veränderungen des CAN und Immunantworten. Zukünftige Vergleichsuntersuchungen zwischen Achtsamkeits- und Entspannungsverfahren zu möglichen Veränderungen und Zusammenhängen zwischen CAN, autonomer Systemaktivität und Immunfunktionen werden der Schlüssel dafür sein, zu bestimmen, ob

- Immunveränderungen bei achtsamkeitsbasierten Verfahren in der Tat auf Prozesse zurückgehen, die Entspannungstechniken allgemein inhärent sind,
- oder ob es sich dabei um Veränderungen handelt, die sich spezifisch auf Veränderungen im CAN zurückführen lassen.

Ferner könnten *Follow-up*-Studien Aussagen über die Stabilität von Immunveränderungen treffen, wodurch sich achtsamkeitsbasierte Verfahren von anderen Techniken differenzieren ließen (vermutlich über anhaltende neuro-autonome-immunologische Veränderungen, die mit der Haltung eines nicht wertenden, auf den jeweiligen Moment ausgerichteten Bewusstseins einhergehen, welches wiederum die subjektive Bewertung von Stress sowie den entsprechenden Umgang damit beeinflusst).

13.4 Fazit

Auch wenn, wie bereits erwähnt, die Forschung zu Achtsamkeit und Immunität noch ziemlich in den Kinderschuhen steckt, gibt es doch vielversprechende Hinweise für den positiven Einfluss achtsamkeitsbasierter Verfahren bei Krebspatienten und gesunden Erwachsenen. Die Befunde zu HIV-Patienten sind demgegenüber weniger eindeutig. Untersuchungen an gesunden Erwachsenen geben darüber hinaus erste wichtige Aufschlüsse über mögliche Wirkmechanismen, die, was die Effekte von Achtsamkeit auf neuronale, autonome und immunologische Funktionen betrifft, spezifisch für Achtsamkeit sein könnten.

Zukünftige Forschungsarbeiten mit anderen Patientenpopulationen (z. B. Schmerzpatienten oder Patienten mit Herzerkrankungen), die neuronale, autonome und immunologische Parameter mit berücksichtigen und achtsamkeitsbasierte Verfahren mit anderen empirisch gestützten Behandlungstechniken vergleichen, sind dringend notwendig. Diese Studien werden dazu beitragen, die möglichen spezifischen Wirkmechanismen von achtsamkeitsbasierten Verfahren weiter zu erhellen.

Literatur

Andersen BL, Farrar WB, Golden-Kreutz D, Kutz LA, MacCallum R, Courtney ME, Glaser R. Stress and immune responses after surgical treatment for regional breast cancer. J Natl Cancer Inst 1998; 90: 30–6.

Antoni MH, Lechner S, Diaz A, Vargas S, Holley H, Phillips K, McGregor B, Carver CS, Blomberg B. Cognitive behavioral stress management effects on psychosocial and physiological adaptation in women undergoing treatment for breast cancer. Brain Behav Immun 2009; 23: 580–91.

Barnhofer T, Crane C, Hargus E, Amarasinghe M, Winder R, Williams JM. Mindfulness-based cognitive therapy as a treatment for chronic depression: A preliminary study. Behav Res Ther 2009; 47: 366–73.

Benarroch EE. The central autonomic network: functional organization, dysfunction, and perspective. Mayo Clin Proc 1993; 68: 988–1001.

Campbell TS, Labelle LE, Bacon SL, Faris P, Carlson LE. Impact of Mindfulness-Based Stress Reduction (MBSR) on attention, rumination and resting blood pressure in women with cancer: a waitlist-controlled study. J Behav Med 2012; 35: 262–71.

Carlson LE, Speca M, Patel KD, Goodey E. Mindfulness-based stress reduction in relation to quality of life, mood, symptoms of stress, and immune parameters in breast and prostate cancer outpatients. Psychosom Med 2003; 65: 571–81.

Carlson LE, Speca M, Patel KD, Goodey E. Mindfulness-based stress reduction in relation to quality of life, mood, symptoms of stress and levels of cortisol, dehydroepiandrosterone sulfate (DHEAS) and melatonin in breast and prostate cancer outpatients. Psychoneuroendocrinology 2004; 29: 448–74.

Carlson LE, Speca M, Faris P, Patel KD. One year pre-post intervention follow-up of psychological, immune, endocrine and blood pressure outcomes of mindfulness-based stress reduction (MBSR) in breast and prostate cancer outpatients. Brain Behav Immun 2007; 21: 1038–49.

Creswell JD, Myers HF, Cole SW, Irwin MR. Mindfulness meditation training effects on CD4+ T lymphocytes in HIV-1 infected adults: a small randomized controlled trial. Brain Behav Immun 2009; 23: 184–8.

Davidson RJ, Kabat-Zinn J, Schumacher J, Rosenkranz M, Muller D, Santorelli SF, Urbanowski F, Harrington A, Bonus K, Sheridan JF. Alterations in brain and immune function produced by mindfulness meditation. Psychosom Med 2003; 65: 564–70.

Ditto B, Eclache M, Goldman N. Short-term autonomic and cardiovascular effects of mindfulness body scan meditation. Ann Behav Med 2006; 32: 227–34.

Fan Y, Tang YY, Ma Y, Posner MI. Mucosal immunity modulated by integrative meditation in a dose-dependent fashion. J Altern Complement Med 2010; 16: 151–5.

Golden-Kreutz DM, Andersen BL. Depressive symptoms after breast cancer surgery: relationships with global, cancer-related, and life event stress. Psychooncology 2004; 13: 211–20.

Hecht F. Communication on NIH-funded Mindfulness and HIV study. 2009; persönliche Mitteilung.

Jain S, Shapiro SL, Swanick S, Roesch SC, Mills PJ, Bell I, Schwartz GE. A randomized controlled trial of mindfulness meditation versus relaxation training: effects on distress, positive states of mind, rumination, and distraction. Ann Behav Med 2007; 33: 11–21.

Kabat-Zinn J. An outpatient program in behavioral medicine for chronic pain patients based on the practice of mindfulness meditation: theoretical considerations and preliminary results. Gen Hosp Psychiatry 1982; 4: 33–47.

Kabat-Zinn J, Lipworth L, Burney R. The clinical use of mindfulness meditation for the self-regulation of chronic pain. J Behav Med 1985; 8: 163–90.

Kabat-Zinn J, Wheeler E, Light T, Skillings A, Scharf MJ, Cropley TG, Hosmer D, Bernhard JD. Influence of a mindfulness meditation-based stress reduction intervention on rates of skin clearing in patients with moderate to severe psoriasis undergoing phototherapy (UVB) and photochemotherapy (PUVA). Psychosom Med 1998; 60: 625–32.

Kristeller JL, Hallet CB. An exploratory study of a meditation-based intervention for binge eating disorder. J Health Psychol 1999; 4: 357–63.

Lush E, Salmon P, Floyd A, Studts JL, Weissbecker I, Sephton SE. Mindfulness meditation for symptom reduction in fibromyalgia: psychophysiological correlates. J Clin Psychol Med Settings 2009; 16: 200–7.

Miller JJ, Fletcher K, Kabat-Zinn J. Three-year follow-up and clinical implications of a mindfulness meditation-based stress reduction intervention in the treatment of anxiety disorders. Gen Hosp Psychiatry 1995; 17: 192–200.

Nance DM, Sanders VM. Autonomic innervation and regulation of the immune system (1987–2007). Brain Behav Immun 2007; 21: 736–45.

Pace TW, Negi LT, Adame DD, Cole SP, Sivilli TI, Brown TD, Issa MJ, Raison CL. Effect of compassion meditation on neuroendocrine, innate immune and behavioral responses to psychosocial stress. Psychoneuroendocrinology 2009; 34: 87–98.

Pace TW, Negi LT, Sivilli TI, Issa MJ, Cole SP, Adame DD, Raison CL. Innate immune, neuroendocrine and behavioral responses to psychosocial stress do not predict subsequent compassion meditation practice time. Psychoneuroendocrinology 2010; 35: 310–5.

Robinson FP, Mathews HL, Witek-Janusek L. Psycho-endocrine-immune response to mindfulness-based stress reduction in individuals infected with the human immunodeficiency virus: a quasiexperimental study. J Altern Complement Med 2003; 9: 683–94.

Shapiro SL, Oman D, Thoresen CE, Plante TG, Flinders T. Cultivating mindfulness: effects on well-being. J Clin Psychol 2008; 64: 840–62.

Shennan C, Payne S, Fenlon D. What is the evidence for the use of mindfulness-based interventions in cancer care? A review. Psychooncology 2011; 20: 681–97.

Smith H, Novak P. Buddhism: A Concise Introduction. San Francisco: HarperCollins 2003.

Sudsuang R, Chentanez V, Veluvan K. Effect of Buddhist meditation on serum cortisol and total protein levels, blood pressure, pulse rate, lung volume and reaction time. Physiol Behav 1991; 50: 543–8.

Tang YY, Ma Y, Wang J, Fan Y, Feng S, Lu Q, Yu Q, Sui D, Rothbart MK, Fan M, Posner MI. Short-term meditation training improves attention and self-regulation. Proc Natl Acad Sci U S A 2007; 104: 17152–6.

Tang YY, Ma Y, Fan Y, Feng H, Wang J, Feng S, Lu Q, Hu B, Lin Y, Li J, Zhang Y, Wang Y, Zhou L, Fan M. Central and autonomic nervous system interaction is altered by short-term meditation. Proc Natl Acad Sci U S A 2009; 106: 8865–70.

Teasdale JD, Segal ZV, Williams JM, Ridgeway VA, Soulsby JM, Lau MA. Prevention of relapse/recurrence in major depression by mindfulness-based cognitive therapy. J Consult Clin Psychol 2000; 68: 615–23.

Thayer JF, Hansen AL, Saus-Rose E, Johnsen BH. Heart rate variability, prefrontal neural function, and cognitive performance: The neurovisceral integration perspective on self-regulation, adaptation, and health. Ann Behav Med 2009; 37: 141–53.

Treadway MT, Lazar SW. The neurobiology of mindfulness. In: Didonna F (Hrsg). Clinical Handbook of Mindfulness. New York: Springer 2009; 45–57.

Wallace BA, Shapiro SL. Mental balance and well-being: building bridges between Buddhism and Western psychology. Am Psychol 2006, 61: 690–701.

Williams JM, Russell I, Russell D. Mindfulness-based cognitive therapy: further issues in current evidence and future research. J Consult Clin Psychol 2008a; 76: 524–9.

Williams JM, Alatiq Y, Crane C, Barnhofer T, Fennell MJ, Duggan DS, Hepburn S, Goodwin GM. Mindfulness-based Cognitive Therapy (MBCT) in bipolar disorder: preliminary evaluation of immediate effects on between-episode functioning. J Affect Disord 2008b; 107: 275–9.

Witek-Janusek L, Albuquerque K, Chroniak KR, Chroniak C, Durazo-Arvizu R, Mathews HL. Effect of mindfulness based stress reduction on immune function, quality of life and coping in women newly diagnosed with early stage breast cancer. Brain Behav Immun 2008; 22: 969–81.

14 Psychoneuroimmunologie und Gesprächstherapie/psychodynamische Therapie

Anna Buchheim, Florian Juen, Christian Schubert

14.1 Einleitung

Die personen- oder klientenzentrierte Psychotherapie (kurz: Gesprächstherapie) und die psychodynamische Therapie, einschließlich der Psychoanalyse, sind beides komplexe psychotherapeutische Verfahren, die die therapeutische Beziehung und die Einsicht des Klienten bzw. Patienten in seine Lebenszusammenhänge als zentrale Bestimmungsstücke der Therapie ansehen (Owen 2007). Die **Gesprächstherapie** basiert auf der Annahme, dass der Mensch über eine angeborene Selbstverwirklichungs- und -vervollkommnungstendenz (Selbstaktualisierungstendenz) verfügt, die es ihm unter günstigen Umständen, etwa im gewährenden Rahmen einer Gesprächstherapie, ermöglicht, Entwicklungsblockaden zu überwinden und zu reifen (Rogers 1993). Das Ziel besteht darin, den Menschen von einer den Symptomen zugrunde liegenden Selbstentfremdung zu befreien. Die Heilungstendenz wird dabei als im Individuum selbst verankert gesehen. **Psychodynamische Therapieansätze** (z. B. Psychoanalyse oder Tiefenpsychologisch fundierte Psychotherapie) sehen demgegenüber aktuelle psychische Probleme vor allem durch unbewusste innerpsychische Konflikte bzw. Entwicklungsdefizite determiniert. Diese sind zwar auch intrapersonell, dem Patienten selbst aber dezidiert unbewusst. Es handelt sich hier um aufdeckende Verfahren, die dem Patienten ein Bewusstsein und vertieftes Verständnis (kognitiv/affektive Einsicht) in die unbewussten Zusammenhänge seines Leidens vermitteln (Thomae u. Kächele 2006). In beiden Therapieformen werden aber vorrangig intrapsychisch verankerte (wenn auch interaktionell entstandene) Dynamiken beschrieben, auf deren Veränderung die Interventionen letztlich abzielen.

Bei beiden Interventionsformen wird eine Umstrukturierung der Persönlichkeit und des Gefühlslebens angestrebt.

Dieses Kapitel setzt sich mit den Zusammenhängen von Gesprächspsychotherapie und psychodynamischen Therapien einerseits und immunologischen Faktoren andererseits auseinander.

Die Wirksamkeit von Psychotherapie im Allgemeinen und von Gesprächspsychotherapie sowie psychodynamischen Therapien im Speziellen empirisch zu belegen ist eine zunehmende Notwendigkeit zu deren Legitimation, nicht zuletzt im Hinblick auf die Finanzierung durch das Gesundheitssystem. Die **Psychotherapieforschung** im Allgemeinen beschäftigt sich mit der Wirksamkeit und auch der Wirkweise psychotherapeutischer Verfahren und begann sich besonders nach Eysencks provokanter These, dass Psychotherapie nicht besser wirke als Nichtstun, weiterzuentwickeln mit dem besonderen Fokus auf die Objektivierbarkeit der Ergebnisse (empirische Psychotherapieforschung). Diese Aussage zur Effektivität hat Eysenck längst selbst revidiert (Eysenck 1993). Grawe (2000) fasst in seinem Werk die allgemeinen Wirkfaktoren der Psychotherapie zusammen. Dabei beschreibt er als wesentliche Einflussfaktoren auf den Therapieerfolg:

- die therapeutische Beziehung
- Ressourcenaktivierung
- Problemaktualisierung
- motivationale Klärung
- Problembewältigung

Dass Psychotherapie wirkt, ist insgesamt mittlerweile gut belegt (Roth u. Fonagy 2004). Die Hauptschwierigkeiten ergeben sich aber bei **vergleichenden Wirksamkeitsstudien**, die neben allgemeinen Wirkfaktoren wie oben beschrieben spezifische Wirkfaktoren einzelner therapeutischer Verfahren herausarbeiten möchten. Dies ist in erster Linie darauf zurückzuführen, dass unterschiedliche therapeutische Schulen teils sehr unterschiedliche Kriterien für den Therapieerfolg postulieren und sehr unterschiedliche therapeutische Wirkmechanismen vermuten, die häufig – wenn überhaupt – nicht einheitlich operationalisiert werden, was den empirischen Zugang natürlich deutlich erschwert (Roth u. Fonagy 2004).

Reicht es etwa aus – um von erfolgreicher Therapie zu sprechen – wenn der Patient zufrieden ist, oder muss auch der Therapeut und/oder das Umfeld eine Therapie als erfolgreich einschätzen? Ist es ausreichend, wenn einzelne Symptome reduziert werden oder gar nicht mehr vorhanden sind, oder muss sich die gesamte Lebensqualität verbessern? Was muss überhaupt mit dem Patienten oder gar im Patienten passieren, damit man von Erfolg sprechen kann? Wie lange dauert es, bis die Wirkung von Psychotherapie eintritt, wie lange hält diese an, und gibt es auch unerwünschte (Neben-)Wirkungen (Schüßler 2009)?

Diese und ähnlich differenzierte Fragestellungen und vor allem die Schwierigkeit, darauf eine einheitliche Antwort zu finden, zeigen die vorhandenen Probleme der vergleichenden Psychotherapieforschung. Die Objektivierbarkeit ist dabei, neben der validen Erfassung von Veränderungskonstrukten, das zentrale Problem. Um objektiv vergleichen zu können, müssen **objektive Messgrößen** gefunden werden, die in der Lage sind, die Veränderungen abzubilden, welche durch Psychotherapie angestoßen werden.

Nun ist aber gerade die Objektivität in der psychologischen und psychotherapeutischen Forschung eine Dimension, die deutlich in Wechselwirkung mit einem unterschiedlich ausgeprägten **Reduktionismus** steht.

> Eine Reduktion psychotherapeutischer Wirkung z. B. auf biologische Parameter ist der Objektivität zwar dienlich, dürfte aber in Abhängigkeit von der Komplexität des psychotherapeutischen Verfahrens unterschiedliche Wertigkeit haben. Der Grund liegt darin, dass sich höher komplexe Entitäten, wie die bedeutungsassoziierten, ohne Informations- und Erkenntnisverlust nicht auf geringer komplexe Entitäten reduzieren lassen (v. Bertalanffy 1968; Engel 1980).

Ein bloßes Streben nach Objektivität mithilfe biologischer Parameter dürfte problematisch sein, da man wesentliche **Informations-** und **Verständnisdimensionen** vom Zugang ausschließt. Dies gilt sowohl auf der Ebene allgemeiner psychotherapeutischer Veränderungsdimensionen wie sie Grawe (2000) beschrieben hat, als auch auf der Ebene spezifischer Wirkfaktoren. In diesem Bereich spiegelt sich somit die gesamte Diskussion wider, die seit Jahrzehnten zwischen behavioristischen und psychoanalytischen Denkmodellen geführt wird. Die Wirksamkeit mechanistischer Verfahren wie z.B. der kognitiv-behavioralen Ansätze dürfte sich daher leichter in konsistenter Weise im biologischen Bereich abbilden lassen wie komplexere und bedeutungsassoziierte (ganzheitliche) Psychotherapieverfahren, also jene, die in diesem Kapitel im Fokus stehen. Nachdem es in der Forschung neben dem Erkenntnisgewinn zunehmend auch um Wettbewerb zu gehen scheint, handelt es sich tendenziell um einen Kampf mit ungleichen Mitteln.

Eine Vergleichbarkeit der verschiedenen Psychotherapieschulen wäre dann eher gewährleistet, wenn zusätzlich zur Verwendung objektiver Messgrößen die Studiendesigns zur Wirksamkeitsüberprüfung der **Komplexität** des psychotherapeutischen Verfahrens weitestgehend entsprechen würden. Dies würde für Verfahren wie die Gesprächstherapie und die psychodynamische Therapie bedeuten, Psychotherapieforschung unter Alltagsbedingungen und unter methodischer Berücksichtigung der Charakteristika naturalistischer Settings durchzuführen. Wesentliche Kriterien sind dabei die methodisch angemessene Erfassung von im Alltag vorkommenden emotional bedeutsamen Beziehungsereignissen sowie die statistische Analyse von psychobiologischen Prozessdynamiken (Patton 2002; Schubert et al. 2010b).

Wie sich psychische Veränderungen im Prozess abbilden lassen, ist in der Tat eine wesentliche Frage der aktuellen Psychotherapieforschung (Psychotherapieprozessforschung). Die **Operationalisierung** von Psychotherapieprozessen wird dabei jedoch noch sehr unterschiedlich gehandhabt, insbesondere im Bereich der biologisch orientierten Psychotherapie-Forschungslandschaft, denn nach wie vor dominieren hier Prä-post-Designs und andere Gruppenstudien-Designs mit Messwiederholungen (Linden 2006). Darüber hinaus werden neurobiologische Studien im Zusammenhang mit der Prüfung von Psychotherapiewirksamkeit immer populärer; diese werden allerdings fast ausschließlich unter Laborbedingungen durchgeführt. Problematisch ist dabei vor allem, dass man in experimentellen Settings im Labor nicht beantworten kann, inwieweit die Ergebnisse für das Alltagsgeschehen gelten, also dort, wo Psychotherapie ja gerade hinzielt.

> Die Psychotherapieprozessforschung sollte sich noch mehr als bisher um das Prozesshafte der Veränderung von bedeutungsassoziierten Wirklichkeiten kümmern.

14.2 Objektivierung von Gesprächstherapie/psychodynamischer Therapie mit bildgebenden Verfahren

Es gibt inzwischen eine Reihe von Outcome-Studien, welche die Effekte von Psychotherapie mithilfe bildgebender Verfahren im Prä-post-Design untersuchen (s. Kapitel 1, S. 21). In bildgebenden Verfahren liegt wohl implizit die Hoffnung, die gewünschte Objektivität erreichen zu können und es gibt einen wahren Boom in diese Richtung. Die Übersichtsarbeiten von Roffman et al. (2005) sowie Linden (2006) verdeutlichen, dass im Unterschied zu den zahlreichen **neurobiologischen Befunden** über die Auswirkungen von Medikamentengabe auf psychische Störungen entsprechende Befunde über neurobiologische Effekte von **psychotherapeu-**

tischen Verfahren noch spärlich sind – obgleich derzeit zumindest 14 Studien vorliegen. Bei den vorliegenden Ergebnissen über die Wirkung psychotherapeutischer Verfahren ist methodisch zu differenzieren, ob basale neuronale Mechanismen mittels PET oder fMRT erfasst bzw. abgebildet oder therapierelevante Funktionsprinzipien wie z. B. Extinktion, kognitive Restrukturierung oder Verdrängung untersucht wurden.

Linden (2006) kritisiert an den bisherigen Studien, dass eine **Symptomprovokation** unter Laborbedingungen, z. B. bei einer Depression, schwer zu bewerkstelligen ist und bestenfalls einen Teilbereich des depressiven Syndroms abbilden kann (z. B. Verfahren zur Induktion von Traurigkeit mit Bildern oder standardisierten Kurzgeschichten). Neben dem Problem einer validen Symptomprovokation sei weiterhin durch das Fehlen eines eindeutigen hirnmetabolischen Korrelats der Depression die Untersuchung der Mechanismen der Krankheit und ihrer Behandlung mit den Methoden der funktionellen Bildgebung erschwert.

Linden (2006) fasst zusammen, dass **symptomspezifische** Effekte von **krankheitsspezifischen** Effekten schwer abzugrenzen sind. Ebenso fanden sich bisher kaum Effekte, die spezifisch für die Psychotherapie waren und nicht auch ähnlich nach Pharmakotherapie beobachtet wurden. Als Schwachpunkt der bisherigen Studien wurde auch angesehen, dass maximal zu zwei Zeitpunkten (zu Beginn und am Ende der Therapie) Daten der funktionellen Bildgebung erhoben wurden. Explizite Untersuchungen der Wirksamkeit von Therapieverfahren liegen bislang für Kognitiv-Behaviorale Therapie und interpersonelle Therapien vor; die meisten Studien untersuchten dabei die Wirksamkeit von Kurzzeittherapien.

Da in der Arbeit von Roffman et al. (2005) betont wird, dass Studien aus dem Bereich der **psychodynamischen** und **psychoanalytischen** Therapie noch fehlen, erschien es als eine wichtige Aufgabe, eine Untersuchung in diesem Bereich durchzuführen und sich dabei insbesondere den länger dauernden Psychotherapien zu widmen, wie sie in der Richtlinien-Psychotherapie als »analytische Psychotherapie« definiert sind. Es stellte sich die Frage, ob sich bei einer *Treatment*-Gruppe im Rahmen einer psychoanalytischen Therapie im Vergleich zu einer gesunden Kontrollgruppe Veränderungen der Hirnaktivität mithilfe der fMRT zu verschiedenen Messzeitpunkten abbilden lassen. Die Hanse-Neuro-Psychoanalyse-Studie (Buchheim et al. 2008), eine Effektstudie mit drei Messzeitpunkten und individualisiertem Stimulusmaterial (Kessler et al. 2011, 2013; Buchheim et al. 2008, 2012), untersuchte 20 chronisch depressive Patienten in psychoanalytischer Behandlung im Vergleich zu 20 gesunden Probanden. Der Beobachtungszeitraum betrug nach Beginn der Therapie 15 Monate, damit spezifische Veränderungsprozesse nach 7 Monaten und nach 15 Monaten Behandlung auf psychometrischer und neurofunktioneller Ebene identifiziert werden konnten. In einer Teilstudie mit einem individualisierten Bindungsparadigma fanden Buchheim et al. (2012) bei den depressiven Patienten im Vergleich zu den gesunden Kontrollprobanden zu Beginn der Behandlung eine erhöhte Aktivität des Amygdala-Hippocampus-Komplexes, des ventralen vorderen cingulären Cortex (*anterior cingulate cortex* [ACC]) sowie des medialen präfrontalen Cortex, wenn die Patienten mit bindungsrelevanten Bildern aus dem *Adult Attachment Projective Picture System* (AAP) (George u. West 2012) sowie persönlichen Sätzen aus vorher durchgeführten Bindungsinterviews konfrontiert wurden. Nach 15 Monaten glich sich die *BOLD response* in den Arealen denen der Gesunden an. Der signifikante Zusammenhang der Interaktionseffekte im ventralen ACC und medialen präfrontalen Cortex (MPC) mit der klinischen Verbesserung der Patienten unterstützt die Annahme, dass diese Veränderungen auf positive Therapieeffekte zurückzuführen sind (Buchheim et al. 2012).

Das Ziel einer **Einzelfallstudie** von Buchheim et al. (2013) war es, erstmals eine analytische Psychotherapie mit einer dysthymen Patientin im einzelfallanalytischen Design mithilfe repetitiver fMRT-Untersuchungen zu objektivieren. Verschiedene Ebenen der Beobachtung sollten hier integriert werden: die subjektive Einschätzung der Analytikerin und der Patientin, die objektive Auswertung von zwölf transkribierten Sitzungen anhand des *Psychotherapy Q-Set* (PQS) (Jones 2000) sowie die zwölfmalige fMRT-Messung der Patientin mithilfe des oben bereits beschriebenen Bindungsparadigmas (Buchheim et al. 2012) innerhalb eines Jahres. Der experimentelle Beobachtungszeitraum betrug 12 Monate und die Datenerhebung wurde in regelmäßigen Zeitabständen (alle vier Wochen) durchgeführt. Die Untersuchung wies ein naturalistisches Design und einen explorativen Charakter auf. Die Patientin, eine 42-jährige Frau mit akademischer Ausbildung, litt innerhalb des Untersuchungszeitraums unter oszillierenden affektiven Zuständen. Beim Aufwachen am Morgen wusste sie bereits, ob heute ein »leichter Tag« oder ein »schwerer Tag« sein würde. Die Stimmung an den »schweren Tagen« verhinderte, dass die Patientin konzentriert und erfolgreich arbeiten konnte. Sie fühlte sich depressiv und war »nicht in der Lage zu denken«. An solchen Tagen isolierte sich die Patienten, zog sich eher aus Beziehungen zurück und arbeitete hart, um ihre emotionale Verletzlichkeit zu verbergen. Die PQS-Analyse zeigte, dass die Stunden durch die erste Hauptkomponente definiert werden konnten. Es zeigte sich eine Variabilität zwischen den einzelnen Sitzungen, die mit der Einschätzung der Analytikerin zu den Stunden hoch korrelierte. In den »leichten« Stunden war es der Patientin möglich, sich auf Beziehungsthemen einzulassen. Die »schwierigen« Stunden zeichneten sich durch Schweigen und eine ängstlich-angespannte Stimmung aus. Die fMRT-Auswertung der Einzelfallstudie ergab ein signifikant höheres Signal beim posterioren cingulären Cortex in den »schweren« Therapiestunden. Die Selbstdistanzierung (Schweigen) als stabiler Abwehrmodus der Patientin konnte demnach auf neuronaler Ebene mit der Aktivierung einer Region gezeigt werden, die in anderen Studien ebenfalls mit Selbstdistanzierung in Zusammenhang gebracht worden war (Buchheim et al. 2013).

In Zukunft erscheint es sinnvoll, den Aspekt der Prozessforschung in dieser neueren Forschungsdisziplin sowie Einzelfallstudien stärker einzubeziehen und die Dokumentation von Langzeitverläufen und *Follow-up*-Messungen auf neuronaler Ebene zu integrieren.

Die Prädiktion von erfolgreichen Therapien durch die bildgebenden Verfahren und Biomarker eröffnet neue Ansätze (Siegle et al. 2012; McGrath et al. 2013), die auch für die psychoanalytische Forschung von Bedeutung sein könnten. Die Verwendung von individualisierten Stimulus-Materialien bietet den Vorteil einer direkten individuellen Bedeutsamkeit für jeden Patienten und ermöglicht gegebenenfalls die Messung von spezifischeren Veränderungen (Kessler et al. 2011, 2013; Buchheim et al. 2012, 2013; Böker et al. 2013).

14.3 Objektivierung von Gesprächstherapie/psychodynamischer Therapie mit Markern der PNI

Die Psychoneuroimmunologie (PNI) bietet wie die bildgebenden Verfahren eine Möglichkeit, Aspekte des Erlebens eines Menschen abzubilden, um die Wirksamkeit von Psychotherapie objektiver erfassen zu können. Die PNI untersucht die Wechselwirkungen zwischen psychischen Faktoren und Faktoren des Nerven-, Hormon- und Immunsystems (Schubert u. Schüßler 2009). Diese wechselseitigen Abhängigkeiten funktionieren dabei nach einem **dynamischen Funktionsprinzip**, welches im neuroimmunologischen Bereich deutlich besser untersucht ist als an der Schnittstelle von Psyche und Körper. Es handelt sich um eine hochkomplexe Modellvorstellung von Wirkzusammenhängen, was impliziert, dass bei der Interaktion zwischen Nerven- und Immunsystem nur in seltenen Fällen monokausale Wirkverbindungen unterstellt werden können.

Nachdem im westlichen wissenschaftlichen Denken die Segmentierung in immer kleinere Teile nach wie vor die Methode der Erkenntnis darstellt, haben ganzheitliche Modellannahmen, wie etwa die Psychoanalyse, konsequenterweise einen schweren Stand.

Die PNI bietet hier eine **große Chance** vor allem für tiefenpsychologisch orientierte Ansätze wie die Psychoanalyse, die in ihrem theoretischen Konzept von der Annahme isolierter oder zumindest isolierbarer Entitäten Abstand nehmen. Für die klinische Forschung ist es im Besonderen bedeutsam, Erkenntnisse darüber zu gewinnen, ob und wie sich Veränderungen durch Psychotherapie in endokrinen und immunologischen Parametern widerspiegeln. Bisher wurden nur wenige Studien zum Thema PNI und Gesprächstherapie/psychodynamische Therapie veröffentlicht, daher existieren für diesen Bereich der PNI-Forschung auch keine Metaanalysen, wie sie etwa Miller und Cohen (2001) für diverse andere psychologische Interventionsformen vorlegten.

14.3.1 Konventionelle Gruppenstudien

Atanackovic et al. (2004) gingen in einer Untersuchung der Frage nach, ob immunologische Veränderungen bei Angststörungen und Depression auftreten und ob sich diese im Verlauf einer psychotherapeutischen Behandlung verändern. Besonders hervorzuheben ist, dass mögliche Störgrößen für ein naturalistisches Setting gut kontrolliert wurden und dass psychodynamische Psychotherapien untersucht wurden. Insgesamt nahmen 34 Personen (13 mit Angststörung, zehn mit Depression und elf gesunde Kontrollpatienten) teil. Folgende Faktoren waren Ausschlussgründe, da von ihnen bekannt ist, dass sie Einfluss auf das Immunsystem haben (Kiecolt-Glaser u. Glaser 1988):

- starker Tabakkonsum (mehr als 20 Zigaretten täglich)
- Psychopharmakaeinnahme
- Drogen- und Alkoholkonsum
- Unterernährung
- intensives Ausdauertraining
- kürzlich erlittene infektiöse Krankheiten oder Operationen

Die zentrale Fragestellung war, ob immunologische Veränderungen auch bei **Angst-**

störungen gefunden werden können und ob diese durch Psychotherapie beeinflusst werden. Sowohl bei der Datenerhebung, als auch bei der Stichprobenauswahl wurde möglichst standardisiert vorgegangen (z. B. kontrollierter Zeitpunkt der Blutabnahmen). Die Subgruppen unterschieden sich weiterhin nicht im Bereich der Sekundärparameter (z. B. Alter, Geschlecht, Bildung). Die Befunde zeigten, dass sich die Patientengruppen in den durch Fragebögen erhobenen Dimensionen Angst (sowohl *state*- als auch *trait*-Angst) und depressive Symptome nicht unterschieden. Es waren auch keine Symptomveränderungen nach 8 Wochen Psychotherapie mittels Fragebogen messbar. Ebenso ergaben sich in der Immunologie keine Unterschiede. Es zeigte sich allerdings, dass sich Angstpatienten durch ein erhöhtes CD4/CD8-Verhältnis von den Gesunden und den depressiven Patienten unterschieden.

Etwas anders stellen sich, bei ähnlicher Fragestellung, die Ergebnisse der von Koch et al. (2009) vorgelegten Studie dar. Darin wurden folgende Hypothesen geprüft:

- Eine Erhöhung des *phosphorylated* cAMP *response element-binding protein* (pCREB) in T-Lymphozyten sowie des *brain-derived neurotrophic factor* (BDNF) im Plasma (beides essenzielle Elemente der Signaltransduktion im Zusammenhang mit zellulärer Widerstandsfähigkeit und Neuroplastizität) stehen in Zusammenhang mit dem Behandlungserfolg der interpersonellen Psychotherapie (IPT), unabhängig von irgendeiner Medikation.
- Es wird erwartet, dass diese Veränderung bereits nach kurzer Behandlungsdauer auftaucht.

Auch in dieser Studie wurden **depressive Patienten** gemäß DSM-IV Kriterien (erhoben mit dem SKID-Interview) untersucht, wobei jede Art der Medikation ausgeschlossen wurde, ebenso wie komorbide Substanzmissbrauchsstörungen, psychotische Störungen, Demenzen und andere kognitive Störungen sowie auf Achse 2 Borderline-Persönlichkeitsstörungen. Die 32 ausgewählten Patienten wurden zu drei Messzeitpunkten untersucht. Nach der *Baseline*-Erhebung wurden alle entlang des Vorgehens der IPT durchschnittlich zweimal pro Woche im Schnitt in 12 bis 16 Sitzungen behandelt.

Nach 6 Wochen Behandlung zeigten 17 Patienten eine Verringerung von über 50 % des HAMD-Wertes und wurden als Responder eingestuft. In den BDNF-Werten unterschieden sich *Responder*- und Nonresponder-Gruppen nicht voneinander, hinsichtlich der pCREB-Werte zeigte die *Responder*-Gruppe jedoch tendenziell höhere Werte. Patienten, die darüber hinaus schnell auf die Therapie ansprachen, zeigten deutlich höhere Steigerungsraten in den pCREB-Werten als Spät- oder Nonresponder. Insgesamt stützen die Ergebnisse dieser Studie erneut die Vermutung, dass ein Anstieg der **pCREB-Werte** in den Lymphozyten im Zusammenhang mit klinischen Verbesserungen steht, die durch reine Psychotherapie erreicht werden können. Bemerkenswert an den Ergebnissen ist, dass die Veränderungen sehr rasch eintraten. Insgesamt zeigte sich aber auch hier kein eindeutiger Unterschied in den PNI-Werten zwischen der Responder- und der Nonresponder-Gruppe.

Diese auf den ersten Blick vielleicht enttäuschenden Befunde der Studien von Atanackovic et al. (2004) sowie von Koch et al. (2009) lassen zwei Schlüsse zu:

1. Psychotherapeutische Veränderungen stehen in keinem kausalen Zusammenhang mit immunologischen Parametern. Diese Schlussfolgerung würde aber wesentliche Grundannahmen der psychosomatischen

Medizin infrage stellen und auch bisherigen Ergebnissen der PNI-Forschung widersprechen.

2. Bei komplexen Fragestellungen werden in der PNI meist deshalb sehr heterogene Ergebnisse erzielt, weil die dynamischen Beziehungen zwischen psychischen Faktoren und physiologischen Variablen unter Alltagsbedingungen noch zu wenig erforscht wurden (Schubert 2012). Unklar ist z. B., wie lange es dauert bis Hormon- und Immunparameter-Veränderungen nach emotional relevanten Ereignissen wie z. B. psychotherapeutischen Interventionen auftreten und welche Reaktionsmuster (linear, non-linear) physiologische Parameterveränderungen nach solchen Ereignissen aufweisen.

Solange hierüber jedoch zu wenig bekannt ist, sind klassische, den Prozesscharakter der Alltagsrealität allzu sehr vereinfachende Prä-post-Designs **methodisch** zu hinterfragen, da *a priori* nicht klar ist, wann ein Zeitpunkt innerhalb des Stressreaktions-Prozesses als »Prä« und wann als »Post« zu bezeichnen ist (Schubert 2012, Kapitel 18). Das ganze Forschungsunterfangen wird noch komplexer, wenn Patientengruppen mit unterschiedlichen Störungsbildern untersucht werden, da ebenfalls nicht ausreichend geklärt ist, ob überhaupt differenzielle Variationen immunologischer Parameter bei unterschiedlichen Störungsbildern bestehen, oder ob es sich um übergeordnete Veränderungsmaße in Bezug auf Krankheit und Gesundheit handelt (Atanackovic et al. 2004).

14.3.2 Einzelfallstudien

Konsequenterweise sollte also bei einer solchen Problemstellung, bei der, wie in Abschnitt 14.3.1 beschrieben, Patientengruppen mit unterschiedlichen Störungsbildern untersucht werden, von einer vorschnellen Verallgemeinerung der Ergebnisse Abstand genommen werden. Vielmehr sollte vermehrt in Einzelfällen, unter Berücksichtigung **dynamischer Aspekte**, die Funktionsweise der PNI ergründet werden. Solche Einzelfallstudien liegen bereits vor und zeigen deutlich, dass es sich lohnt, die am Schluss des vorhergehenden Abschnitts genannte zweite Schlussfolgerung zu ziehen. Einen solchen explorativen Versuch legen etwa Rudolf et al. (1995) vor, indem sie in zeitlich hoch auflösenden PNI-Messungen an zwei Patienten unter stationärer psychosomatischer Psychotherapie (tiefenpsychologisch fundierte Gruppentherapie) interessante Ergebnisse und erste Anhaltspunkte dazu liefern, wie der Zusammenhang zwischen psychischen und somatischen Parametern im zeitlichen Verlauf funktionieren könnte.

■ **Fallstudie I:** Im ersten der beiden Einzelfälle (35-jährige Patientin mit depressiver Symptomatik) zeigt sich in der grafischen Analyse der Zeitreihen ein Zusammenhang zwischen Leukozytenzahlen im Blut und den vom Therapeuten eingeschätzten Phasen hoher innerpsychischer Affektspannung. Mehrfach treffen in diesem engmaschig dokumentierten Fall auch Maxima und Minima der Leukozytenzahl mit Ausprägungen der Unzufriedenheit zusammen, interessanterweise bei gegenläufiger Auslenkung der $CD4^+$-Zahl und den Items zum Bereich Beziehung. Die Autoren ergänzen diese eher unspezifischen Stressmodellbeobachtungen um eine psychodynamische Erklärung. So könnten die Beobachtungen von Minima und Maxima etwa Be- und Entlastungsphasen im Zuge der Konfliktdynamik darstellen. In der Tat folgte die subjektiv erlebte körperliche Symptomatik den beobachteten Belastungsextremen in konstantem zeitlichem Abstand von zwei bis fünf Tagen.

■ **Fallstudie II:** In der zweiten der beiden Einzelstudien (26-jähriger männlicher Patient mit Persönlichkeitsstörung) verwendeten die Autoren ARIMA(*Autoregressive Integrated Moving-Average*)-Modellierungen und angepasste Kreuzkorrelationsanalysen, um statistisch gesicherte Aussagen zu beobachteten PNI-Zusammenhängen machen zu können. Dabei zeigten sich signifikante zeitgleiche Korrelationen zwischen Beziehungszufriedenheit und $CD4^{+}$-T-Zell-Zahl-Anstiegen, zwischen erlebter Belastung und $CD4^{+}$-T-Zell-Zahl-Abfällen, sowie zwischen erlebter Belastung und Beziehungs-Unzufriedenheit. Diese Ergebnisse gehen zwar konform mit den bisherigen Erkenntnissen der PNI-Forschung, müssen aber aufgrund von Einschränkungen der Datengüte (keine äquidistanten Messungen, kurze Zeitreihen) mit Vorbehalt behandelt werden.

Eine weitere Einzelfallstudie legten Brähler et al. (1994) vor. Sie untersuchten die Veränderungen im Behandlungsverlauf eines 25-jährigen Patienten mit **Urtikaria** (Nesselsucht). Dies scheint insofern interessant als die Haut als eine Schutzschicht zwischen Körper und Umwelt gesehen werden kann. Dabei wurden über einen Zeitraum von 82 Tagen während der gesamten stationären Therapie täglich Daten zu Stimmung und körperlichen Beschwerden erhoben sowie dreimal täglich Speichelcortisol und sekretorisches Immunglobulin A (sIgA) bestimmt. Die Therapie war dabei psychoanalytisch orientiert, enthielt aber auch stützende und anleitende Elemente zur inneren Strukturierung.

Eine bewusste Auseinandersetzung mit **innerpsychischen Konflikten** scheint sich in den Ergebnissen positiv auf das Immunsystem auszuwirken und somatische Beschwerden zu verringern. Die grafische Analyse der Zeitreihen zeigte, dass es während der Studie zu einer kontinuierlichen Erhöhung der Cortisolwerte kam, was die Autoren auf die erhöhte emotionale Spannung während der Psychotherapie zurückführten.

Neuere Untersuchungen zu allergisch-entzündlichen Erkrankungen lassen einen Cortisolanstieg bei Urtikaria jedoch eher als Anzeichen von **psychischer Entlastung** ansehen (Buske-Kirschbaum 2009). Diese Interpretation der Daten der Studie von Brähler et al. (1994) wird weiterhin gestützt durch die während der Psychotherapie des Patienten stattgefundene kontinuierliche Verringerung seiner somatischen Beschwerden. Ebenfalls positiv zu bewerten ist, dass es während des Behandlungsverlaufs insgesamt zu einer bedeutsamen Zunahme der sIgA-Konzentration kam (Abb. 14-1). Darüber hinaus war ein bereits länger geplantes Treffen zwischen dem Patienten und seiner Freundin, das während des stationären Aufenthalts des Patienten stattfand und bei dem es zu einem klärenden Gespräch zwischen den beiden kam, mit einer deutlichen Zunahme der Varianz der sIgA-Levels verbunden, die bereits 8 Tage vor dem Treffen ihren Ausgang nahm. Hierbei könnte es sich um einen im Zusammenhang mit dem Treffen und der Aussprache stattgefundenen psychophysiologischen Ordnungs- oder Phasenübergang[1] gehandelt haben (Schubert u. Schiepek 2003), der durch einen kritischen Komplexitätsanstieg in den

1 Ein Ordnungs- oder Phasenübergang bezeichnet den Übergang von einem Ordnungszustand eines Systems in einen anderen und wird durch kritische Fluktuationen in systembezogenen Parametern angezeigt (Haken u. Schiepek 2010; s. Kapitel 17, S. 406).

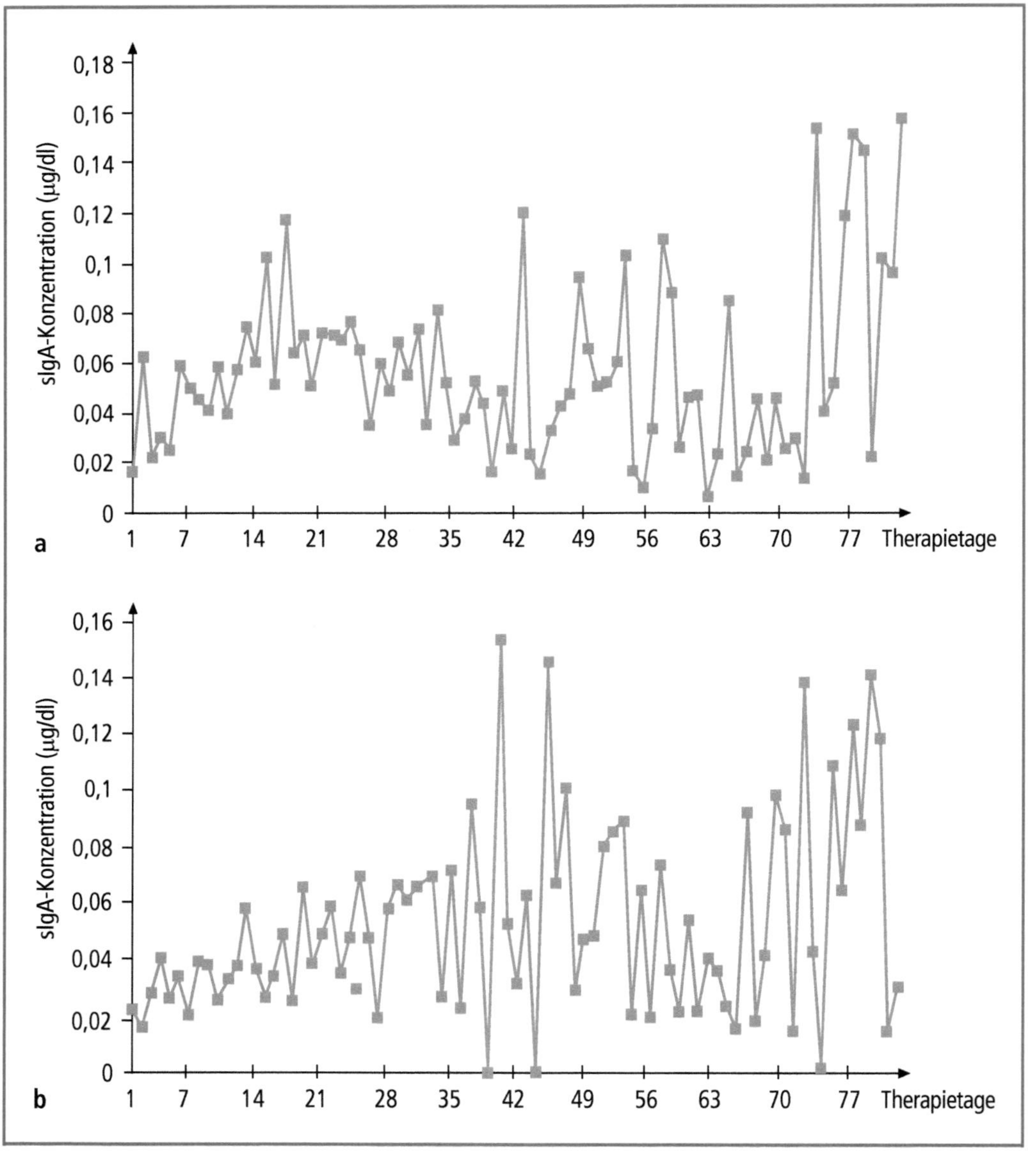

Abb. 14-1 Morgendliche (**a**) und abendliche (**b**) sIgA-Werte eines 25-jährigen Patienten mit Urtikaria während einer 82 Tage andauernden stationären Psychotherapie. Insgesamt war während der Therapie ein deutlicher Anstieg der sIgA-Spiegel zu verzeichnen. Ab dem 36. Behandlungstag kam es zu einer starken Zunahme der Varianz der sIgA-Werte, besonders bei den Werten der Abendmessung. Dies kann auf ein Treffen und eine Aussprache zwischen Patient und Freundin zurückgeführt werden, die am 44. Behandlungstag stattfanden und schon einige Tage vorher vereinbart wurden (Brähler et al. 1994). sIgA = sekretorisches Immunglobulin A

sIgA-Werten indiziert war und mit Verbesserungen im Hautbefall einherging.

In nichtangepassten **Kreuzkorrelationsanalysen** ließen sich die Zusammenhänge zwischen hoher Beziehungsbereitschaft des Patienten und vermindertem Hautbefall (zeitgleich und bis zu einige Tage danach), sowie zwischen sIgA-Konzentrationsanstiegen und vermindertem Hautbefall (zeitgleich und bis zu einige Tage danach) bestätigen, wiewohl auch diese Kreuzkorrelationsergebnisse aufgrund der fehlenden Kontrolle der seriellen Abhängigkeiten in den Zeitreihen mit Vorbehalt zu betrachten sind.

Ähnliche Ergebnisse berichten Brosig et al. (2000) bei einer **depressiven Patientin** mit atopischer Dermatitis im Zuge einer psychoanalytischen Psychotherapie. Mittels Granger-Kausalitätstests konnte gezeigt werden, dass depressive Verstimmungen Hauterscheinungen signifikant vorausgingen, wohingegen Hauterscheinungen und aggressive Verstimmungen von Veränderungen in den Cortisol- und sIgA-Speichellevels gefolgt wurden.

Ebenfalls aus der Arbeitsgruppe von Brosig stammt eine Untersuchung von Euler (2003, unveröffentlichte Dissertation), die im gezeigten Zusammenhang Erwähnung verdient. Dabei wurden zwei Patienten mit Somatisierungsstörung bzw. Angsterkrankung 4-mal pro Woche 5 Wochen lang im Einzelsetting psychoanalytisch behandelt. Jeweils vor und nach der psychoanalytischen Sitzung wurden Speichelcortisol und sIgA bestimmt sowie verschiedene Stimmungsdimensionen gemessen (Valenz, Erregung, Dominanz), und zwar sowohl beim Patienten als auch beim Therapeuten (jeweils insgesamt 80 Messzeitpunkte). Mithilfe der *pooled time series analysis* (PTSA) wurden signifikante Mittelwertunterschiede und Setting-mediierte Rhythmen ermittelt. Bezogen auf alle Sitzungen und Probanden fiel die Speichelcortisol-Konzentration durch die analytische Arbeit ab und das sIgA-Level stieg an. Der Autor folgert aus seiner Arbeit, dass Psychoanalyse auf beide, Patient und Analytiker, einen psychobiologischen Effekt im Sinne eines stressreduzierenden und immunprotektiven Effekts ausüben dürfte.

Mittels »**integrativer Einzelfallstudien**« untersuchten Schubert und Schiepek (2003), Geser et al. (2006) sowie Schubert et al. (2010a, 2015), wie sich psychologisch relevante Interventionen auf den dynamischen Verlauf zellulärer Immunaktivität auswirken. Dabei unterscheiden sich integrative Einzelfallstudien in folgenden Merkmalen von den zuvor dargestellten Studien:

- Die untersuchten Personen sammeln im Alltag ihren gesamten Harn (lückenlose Erfassung immunologischer Parameterkonzentrationen) über einen Zeitraum von mindestens 25 Tagen in 12-Stunden-Portionen (mindestens 50 Messungen) und beantworten zweimal pro Tag diverse Fragebögen zu Faktoren wie emotionale Befindlichkeit, Alltagsroutine und körperliche Beschwerden.
- Mit den untersuchten Personen werden wöchentliche Interviews durchgeführt, um das Vorkommen von emotional positiven und negativen Alltagsereignissen zu eruieren, die emotionale Bedeutsamkeit dieser Alltagsereignisse im Rating zu rekonstruieren und emotional bedeutsames Alltagserleben mit zellulärer Immunität in zeitliche Verbindung zu bringen.

Mithilfe dieser Designvorgaben ließen sich an zwei Patientinnen (40- und 52-jährig) mit **systemischem Lupus erythematodes** (SLE), einer chronischen Autoimmunkrankheit, erstmals empirische Hinweise dafür finden, dass bei SLE Trennungen von signifikanten

Bezugspersonen mit stellvertretenden Wendungen der von der sozialen Umgebung entkoppelten aggressiven Impulse gegen das eigene Selbst verbunden sind und dass diese Form von Autoaggression mit autoimmunerkrankungstypischen klinischen Beschwerden einhergehen kann (Schubert u. Schiepek 2003; Schubert et al. 2010a, 2015).

Darüber hinaus ließ sich mittels ARIMA-Modellierungen und angepassten Kreuzkorrelationsanalysen nachweisen, dass die mit den Patientinnen wöchentlich geführten diagnostischen Gespräche, mit durchaus auch therapeutischem Gehalt, charakteristische Konzentrationsveränderungen des Urin-Neopterins nach sich zogen. **Neopterin** wird von Makrophagen freigesetzt, nachdem diese im Rahmen von T-Zell-Aktivierungen durch IFN-γ stimuliert wurden. Neopterin ist also ein Indikator der zellulären Immunaktivität (Fuchs et al. 1993). Im Speziellen zeigte sich, dass die wöchentlichen Gespräche vor einem stressbedingten psychophysiologischen Phasenübergang von den Patientinnen als belastend erlebt wurden und mit **Neopterinanstiegen** im Harn (pro-entzündlich) assoziiert waren, nach dem Phasenübergang aber als entlastend erlebt wurden und mit **Neopterinabfällen** im Harn (anti-entzündlich) einhergingen (Abb. 14-2) (Schubert u. Schiepek 2003; Schubert et al. 2010a, 2015).

Diese Ergebnisse werden so interpretiert, dass bei den Patientinnen mit SLE erst durch die starke, mit Trennungsschmerz und Autoaggressivität verbundene emotionale Belastung (bei Fall 1 die Abreise des Sohns, bei Fall 2 die urlaubsbedingte Trennung vom Liebhaber) und die damit einhergehende autoimmunentzündliche Reaktion eine andere Sicht auf die mit ihnen wöchentlich geführten Interviews möglich wurde (psychischer Ausdruck des Phasenübergangs).

Die Gespräche konnten nun im Zuge der psychischen Belastung als supportive **psychotherapeutische Beziehungsangebote** und damit als positiv erlebt werden. Dies war auch mit verminderten autoaggressiven und autoimmunentzündlichen Reaktionen verbunden (körperlicher Ausdruck des Phasenübergangs). Die durch die Belastung veränderten Systemzustände und damit einhergehenden veränderten Bedürfnisse wiesen der Umwelt andere Bedeutung zu (v. Uexküll u. Wesiack

Abb. 14-2 Kreuzkorrelationen zwischen wöchentlichen Interviews und Urin-Neopterinlevels (angepasste Zeitreihen bzw. »fit« nach ARIMA-Modellierung) bei zwei Patientinnen mit systemischem Lupus erythematodes (SLE, Signifikanzlevel bei $p < 0{,}05$). **a** Bei Fall 1 kommt es vor dem Phasenübergang (Zeiteinheiten 1–22) mit einer Verzögerung von 24–48 h (Lag 1) nach einem Interview zu einem Anstieg der Urin-Neopterinlevels und nach dem Phasenübergang (Zeiteinheiten 23–63) mit einer Verzögerung von 24–48 h (Lag 1) nach einem Interview zu einem Abfall der Urin-Neopterinlevels. Diese Patientin beantwortete die Fragebögen rückblickend für den Zeitraum von etwa 8 bis 20 Uhr und sammelte ihren Harn von etwa 20 bis 8 Uhr. Daher liegt die zeitliche Verzögerung zwischen dem Auftreten von Ereignissen und Urin-Neopterinlevel-Veränderungen bei einem Lag etwa 24–48 h. **b** Bei Fall 2 kommt es vor dem Phasenübergang (Zeiteinheiten 1–44) mit einer Verzögerung von 24–36 h (Lag 2) nach einem Interview zu einem Anstieg der Urin-Neopterinlevels und nach dem Phasenübergang (Zeiteinheiten 45–112) mit einer Verzögerung von 12–24 h (Lag 1) nach einem Interview tendenziell zu einem Abfall der Urin-Neopterinlevels. KKF = Kreuzkorrelationsfunktion. ▶

2003). Die belasteten Systeme sorgten sich also selbst um die nun notwendig gewordene Kur. Bischof (1989) bezeichnet diese Form von psychosomatischer Kreiskausalität oder *Top-down-bottom-up*-Schleife als holistischen Emergentismus.

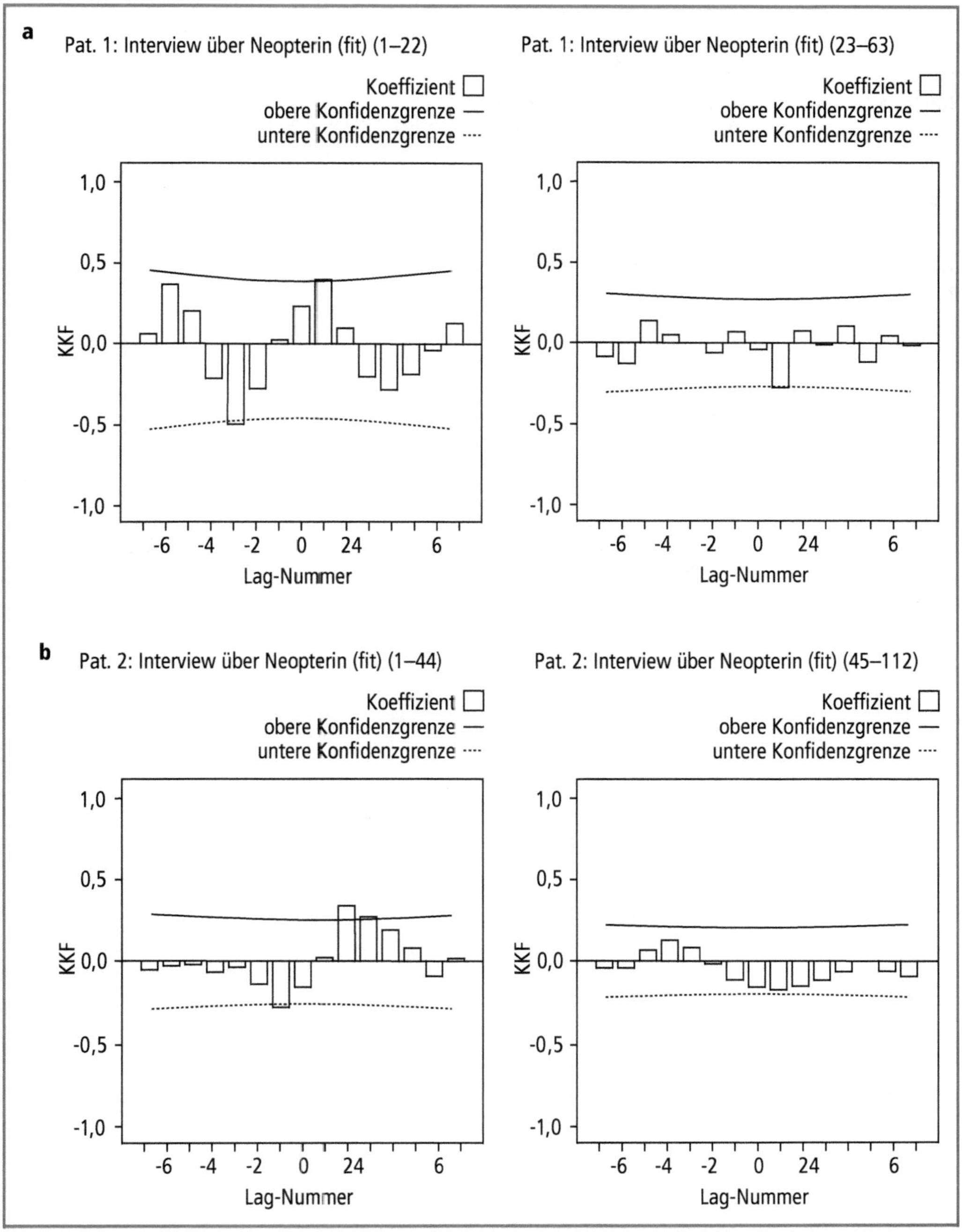

An zwei **Brustkrebspatientinnen** (60- und 49-jährig) konnten Geser et al. (2006) sowie Schubert und Mitarbeiter (unveröffentlicht) mittels angepasster Kreuzkorrelationsanalysen zeigen, dass emotional belastende Alltagsereignisse, wie Brustkrebsnachkontrolluntersuchungen und Konflikte mit nahen Angehörigen, nach 12–24 h mit einem Abfall und nach insgesamt 84–96 h mit einem Anstieg der Neopterinkonzentrationen im Harn verbunden waren. Die tägliche Einnahme von Arimidex® (Anastrozol), eines adjuvanten Medikaments, und diversen Naturheilmitteln (Cinnabaris, Natrium sulfuricum, Selenit, Zinkorotat) (Fall 1) oder körpertherapeutische Interventionen (energetisches Heilen, Gymnastik, Jin Shin Jyutsu, Tai-Chi) (Fall 2) zogen hingegen zunächst nach 12–24 h einen Anstieg (Fall 1) und dann nach insgesamt 72–84 h einen Abfall (Fall 1 und Fall 2) der Neopterinkonzentrationen im Harn nach sich (Abb. 14-3).

Diese Ergebnisse legen nahe, dass sich Stress negativ auf die zelluläre Immunität der Brustkrebspatientinnen auswirkte (Aktivierung entzündlicher Vorgänge), Adjuvantien, Naturheilmittel und körpertherapeutische Interventionen hingegen die Immunlage (anti-entzündliche Wirkung) verbesserten.

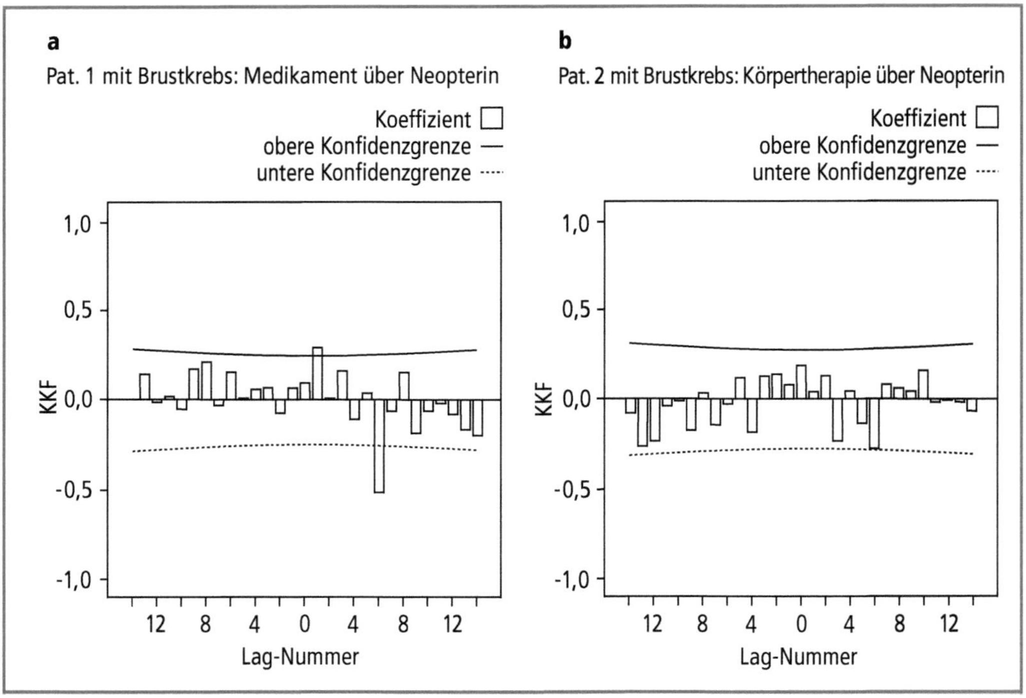

Abb. 14-3 Angepasste Kreuzkorrelationen zwischen alternativen Behandlungen (s. Details im Text) und Urin-Neopterinlevels bei Patientinnen mit Brustkrebs in der Anamnese (Signifikanzlevel bei $p < 0{,}05$); bei Fall 1 (**a**) und Fall 2 (**b**) mit Brustkrebs steigen die Urin-Neopterinlevels zunächst 12–24 h nach Inanspruchnahme der alternativen Behandlungen an (bei Fall 2 nicht signifikant) und sinken dann nach insgesamt 72–84 h ab. KKF = Kreuzkorrelationsfunktion

14.4 Fazit

In diesem Kapitel wurde der spärliche Literaturstand zum Thema PNI und Gesprächstherapie/psychodynamische Therapie dargestellt und kritisch beleuchtet. Es wurde deutlich, dass Gruppenstudien mit Prä-post-Design, die rein auf die Veränderung immunologischer Parameter nach erfolgter Psychotherapie abzielen und keine Aussagen über Prozesse gestatten, keine eindeutige Wirksamkeit der genannten Verfahren zeigen (können). Betrachtete man hingegen in Einzelfallstudien die Interaktionen von psychologischen und immunologischen Variablen über die Zeit, so fanden sich klare **psychoimmunologische Korrelationen**, die über Aussagen zur bloßen Effektivität psychologischer Interventionen hinausgehen und Einsichten in die Mechanismen dieser Behandlungseffekte erlauben.

Der Mensch ist keine triviale Maschine (v. Förster 1992) wie es die mit dem Reiz-Reaktions-Paradigma assoziierten kognitiv-behavioralen Therapieansätze und Prä-post-Designs nahelegen. Komplexe beziehungstherapeutische Verfahren, wie die in diesem Kapitel thematisierten, machen komplexe Forschungsdesigns für ihre Untersuchung notwendig (Schubert et al. 2010b).

Neben den genannten Aspekten wird auch deutlich, dass es sich lohnt, psychische Veränderungsprozesse auf neuroimmunologischer Ebene anzunehmen und zu betrachten. Das darin liegende Potenzial, das uns zu einem besseren Verständnis der Wirkungsweise von Psychotherapie auf der einen Seite, aber auch zu einem besseren kausalen Verständnis psychischer Störungen auf der anderen Seite führt, ist noch nicht ansatzweise ausgeschöpft. Gerade zur empirischen Überprüfung tiefenpsychologischer Grundannahmen bietet sich hier eine Möglichkeit, bisher nur schwer zugängliche Sachverhalte empirisch zu prüfen und theoretische Grundannahmen zu belegen oder gegebenenfalls auch zu modifizieren, zu differenzieren oder sogar zu verwerfen. Die zentrale Frage der Psychotherapieprozessforschung – »Was passiert und was wirkt wie in der Psychotherapie?« – ist noch lange nicht beantwortet. Ein prozessorientiertes Forschungsvorgehen, wie es gerade psychoneuroimmunologische Ansätze nahelegen und ermöglichen, scheint von unschätzbarem Wert. Zunächst ist es aber nötig, von einer Outcome-orientierten Psychotherapieforschung wegzukommen, hin zu einer Psychotherapieprozessforschung, die daran interessiert ist, Veränderungsprozesse abzubilden und zu verstehen.

> Nur wenn wir in der Lage sind, dem Stresssystem bei seiner täglichen Arbeit »zusehen« zu können und zeigen zu können, wie Psychotherapie das Stresssystem in seiner Funktion beeinflusst, kann psychosomatische Psychotherapieforschung in Zukunft beweisen, dass die psychische Komponente einen kausalen Erkrankungsfaktor und die Psychotherapie ein Heilverfahren auch für körperliche Krankheiten darstellt.

Literatur

Atanackovic D, Kröger H, Serke S, Deter HC. Immune parameters in patients with anxiety or depression during psychotherapy. J Affect Disord 2004; 81: 201–9.

Bischof N. Enthymeme, Definitionen und Semantik – eine Replik. Psychol Rundschau 1989; 40: 222–5.

Böker H, Richter A, Himmighoffen H, Ernst J, Bohleber L, Hofmann E, Vetter J, Northoff G. Essentials of psychoanalytic process and change: how can we investigate the neural effects of psychodynamic psychotherapy in individualized neuro-imaging? Front Hum Neurosci 2013 7: 355. doi: 10.3389/fnhum.2013.00355.

Brähler C, Brosig B, Kupfer J, Brähler E. Befindlichkeit und psychoimmunologische Parameter im Behandlungsverlauf – eine quantitative Einzelfallanalyse bei Urtikaria. Psychother Psychosom Med Psychol 1994; 44: 323–30.

Brosig B, Kupfer J, Köhnlein B, Niemeier V, Gieler U. Atopic dermatitis in psychoanalytic psychotherapy – a psychobiological case study. Dermatol Psychosom 2000; 1: 19–26.

Buchheim A, Kächele H, Cierpka M, Münte T, Kessler H, Wiswede D, Taubner S, Bruns G, Roth G. Psychoanalyse und Neurowissenschaften. Neurobiologische Veränderungsprozesse bei psychoanalytischen Behandlungen von depressiven Patienten. Nervenheilkunde 2008; 27: 441–5.

Buchheim A, Viviani R, Kessler H, Kächele H, Cierpka M, Roth G, George C, Kernberg OF, Bruns G, Taubner S. Changes in prefrontal-limbic function in major depression after 15 months of long-term psychotherapy. PLoS One 2012; 7: e33745. doi: 10.1371/journal.pone.0033745.

Buchheim A, Labek K, Walter S, Viviani R. A clinical case study of a psychoanalytic psychotherapy monitored with functional neuroimaging. Front Hum Neurosci 2013; 7: 677. doi: 10.3389/fnhum.2013.00677.

Buske-Kirschbaum A. Cortisol responses to stress in allergic children: interaction with the immune response. Neuroimmunomodulation 2009; 16: 325–32.

Engel GL. The clinical application of the biopsychosocial model. Am J Psychiatry 1980; 137: 535–44.

Euler S. Zur Psychobiologie der analytischen Beziehung. Dissertation. Justus-Liebig-Universität Gießen 2003.

Eysenck HJ. Grawe and the effectiveness of psychotherapy: some comments. Psycholog Rundschau 1993; 44: 177–80.

Fuchs D, Weiss G, Wachter H. Neopterin, biochemistry and clinical use as a marker for cellular immune reactions. Int Arch Allergy Immunol 1993; 101: 1–6.

George C, West M. The Adult Attachment Projective Picture System. New York, NY: Guilford Press 2012.

Geser W, Schmid-Ott G, Neises M, Fritzsche K, Burbaum C, Fuchs D, Schubert C. Der Einfluss von emotional bedeutsamen Alltagsbelastungen auf den Verlauf von Urin-Cortisol und Urin-Neopterin bei einer Brustkrebsüberlebenden. In: Gula B, Alexandrowicz R, Strauß S, Brunner E, Jenull-Schiefer B, Vitouch O (Hrsg). Perspektiven psychologischer Forschung in Österreich. Lengerich: Pabst Science 2006; 259–66.

Grawe K. Psychologische Therapie. Zweite Auflage. Göttingen: Hogrefe 2000.

Haken H, Schiepek G. Synergetik in der Psychologie. Zweite Auflage. Göttingen: Hogrefe 2010.

Jones EE. Therapeutic Action: A Guide to Psychoanalytic Therapy. Northvale, New Jersey, London: Jason Aronson 2000.

Kessler H, Taubner S, Buchheim A, Münte TF, Stasch M, Kächele H, Roth G, Heinecke A, Erhard P, Cierpka M, Wiswede D. Individualized and clinically derived stimuli activate limbic structures in depression: an fMRI study. PLoS One. 2011; 6: e15712. doi: 10.1371/journal.pone.0015712.

Kessler H, Stasch M, Cierpka M. Operationalized psychodynamic diagnosis as an instrument to transfer psychodynamic constructs into neuroscience. Front Hum Neurosci 2013; 7: 718. doi: 10.3389/fnhum.2013.00718.

Kiecolt-Glaser JK, Glaser R. Methodological issues in behavioral immunology research with humans. Brain Behav Immun 1988; 2: 67–78.

Koch JM, Hinze-Selch D, Stingele K, Huchzermeier C, Göder R, Seeck-Hirschner M, Aldenhoff JB. Changes in CREB phosphorylation and BDNF plasma levels during psychotherapy of depression. Psychother Psychosom 2009; 78: 187–92.

Linden DES. How psychotherapy changes the brain – the contribution of functional neuroimaging. Mol Psychiatry 2006; 11: 528–38.

McGrath CL, Kelley ME, Holtzheimer PE, Dunlop BW, Craighead WE, Franco AR, Craddock RC, Mayberg HS. Toward a neuroimaging treatment selection biomarker for major depressive disorder. JAMA Psychiatry 2013; 70: 821–9.

Miller GE, Cohen S. Psychological interventions and the immune system: a meta-analytic review and critique. Health Psychol 2001; 20: 47–63.

Owen IR. On Justifying Psychotherapy: Essays on Phenomenology, Integration and Psychology. Lincoln: iUniverse 2007; 189–202.

Patton MQ. Qualitative Research and Evaluation Methods. Dritte Auflage. Newbury Park, London, New Delhi: Sage 2002.

Roffman JL, Marci CD, Glick DM, Dougherty DD, Rauch SL. Neuroimaging and the functional neuroanatomy of psychotherapy. Psychol Med 2005; 35: 1385–98.

Rogers CR. Die klientenzentrierte Gesprächspsychotherapie. Frankfurt am Main: Fischer 1993.

Roth A, Fonagy P. What works for whom?: A critical review of psychotherapy research. Zweite Auflage. New York: Guilford 2004.

Rudolf G, Schiller A, Manz R, Henningsen P, Clement U, Nebe CT. Der Verlauf immunologischer Parameter unter stationärer Psychotherapie am Beispiel zweier Einzelfallstudien. Z Psychosom Med Psychoanal 1995; 41: 170–89.

Schubert C, Schiepek G. Psychoneuroimmunologie und Psychotherapie: Psychosozial induzierte Veränderungen der dynamischen Komplexität von Immunprozessen. In: Schiepek G (Hrsg). Neurobiologie der Psychotherapie. Stuttgart: Schattauer 2003; 485–508.

Schubert C, Schüßler G. Psychoneuroimmunologie: Ein Update. Z Psychosom Med Psychother 2009; 55: 3–26.

Schubert C, Fuchs D, Lambertz M, Bräunig G, Weihrauch S, Trump T, Eckert H, Schiepek G, Haken H. Psychoneuroimmunologie. In: Haken H, Schiepek G. Synergetik in der Psychologie. Zweite Auflage. Göttingen: Hogrefe 2010a; 221–43.

Schubert C, Geser W, Kumnig M, Fuchs D, Lampe A. Der differenzielle Einfluss von »emotional erfüllenden« Beziehungsereignissen auf die Funktion des Stresssystems einer Patientin mit systemischem Lupus Erythematodes: Eine »integrative Einzelfallstudie«. PDP 2010b; 9: 44–59.

Schubert C, Geser W, Noisternig B, Fuchs D, Welzenbach N, König P, Schüßler G, Ocaña-Peinado FM, Lampe A. Stress system dynamics during »life as it is lived«: an integrative single-case study on a healthy woman. PLoS ONE 2012; 7: e29415. doi:10.1371/journal.pone.0029415.

Schubert C, Exenberger S, Aas B, Lampe A, Schiepek G. Psychoneuroimmunologische Langzeitfolgen frühkindlicher Traumatisierung und Stresserfahrungen. In: Egle U, Joraschky P, Lampe A, Seiffge-Krenke I, Cierpka M (Hrsg). Missbrauch, Misshandlung, Vernachlässigung. Vierte Auflage. Stuttgart: Schattauer 2015.

Schüßler G. Everybody has won the prize? Oder die Blinden und der Elefant: Was wirkt in der Psychotherapie? Psychiatr Psychother 2009; 4: 152–60.

Siegle GJ, Carter CS, Thase ME. Use of FMRI to predict recovery from unipolar depression with cognitive behavior therapy. Am J Psychiatry 2006; 163: 735–8.

Thomae H, Kächele H. Psychoanalytische Therapie. Dritte Auflage. Heidelberg: Springer Med 2006.

von Bertalanffy L. General System Theory. New York: George Braziller 1968.

von Förster H. Entdecken oder erfinden. Wie lässt sich Verstehen verstehen? In: Gumin H, Maier H (Hrsg). Einführung in den Konstruktivismus. München: Piper 1992.

von Uexküll T, Wesiack W. Integrierte Medizin als Gesamtkonzept der Heilkunde: ein bio-psycho-soziales Modell. In: Adler RH, Herrmann JM, Köhle K, Langewitz W, Schonecke OW, von Uexküll T, Wesiack W (Hrsg). Psychosomatische Medizin. Sechste Auflage. München, Jena: Urban & Fischer 2003.

Thematische und methodische Besonderheiten des Forschungsbereichs

15 Bedeutungs-*volle* Krankheit, Psychoneuroimmunologie und der *Mind-Body*-Arzt

Brian C. Broom

15.1 Einleitung

Wie in anderen Kapiteln dieses Buches deutlich wurde, bietet das psychoneuroimmunologische Modell einen breiten konzeptuellen Rahmen, zahlreiche Erkrankungen unter dem Gesichtspunkt »Leib-Seele« (englisch: *mind body*) zu verstehen und zu untersuchen. Nun stellt sich die Frage, ob sich am Ende mithilfe dieses Modells **alle Krankheiten**, bei denen ein Zusammenhang zwischen Psyche, Gehirn und Immunsystem postuliert wird, adäquat erklären lassen? Es gibt nämlich eine ganze Reihe von Störungen, die unübersehbar *symbolische* Elemente aufweisen und die damit nicht nur ein einfaches psychoneuroimmunologisches Verständnis von Krankheit infrage stellen, sondern uns auch zwingen, unsere Grundannahmen zum Thema Leib und Seele zu überdenken. Im folgenden Kapitel soll diesen Fragen in theoretischer sowie klinisch-behandlungstechnischer Hinsicht nachgegangen werden.

Die Vorstellung einer Wechselwirkung zwischen Psyche und Körper, die so weit reicht, dass körperliche Erkrankungen oder pathologische Prozesse, die mit einer messbaren Störung biochemischer, physiologischer und struktureller Vorgänge einhergehen, auf **Symbolebene** sehr spezifische und persönliche Bedeutungen repräsentieren können, ist für die meisten im westlichen Gesundheitssystem ausgebildeten Kliniker undenkbar. Und doch begegnet uns diese These im 20. Jahrhundert immer wieder, deutlich sichtbar in der ersten Hälfte des 20. Jahrhunderts mit dem Aufkommen der Psychoanalyse (Ferenczi 1926; Abraham 1927; Garma et al. 1953; Deutsch 1959; Groddeck 1977) und wohl am offenkundigsten im psychoanalytischen Kreis um Franz Alexander im Chicago der 1940er-Jahre und danach (Kaplan 1980). Nun sind die Arbeiten Alexanders und seiner »Schule« vor allem an jenen Stellen problematisch, an denen er den Versuch unternimmt, Verbindungen zwischen sehr spezifischen affektiven und psychodynamischen Themen und sehr spezifischen körperlichen Störungen *gesetzmäßig* zu erklären – eine Auffassung, die in populärwissenschaftlichen Schriften wiederzufinden ist (Hay 1986) und in jüngerer Zeit auch von Vertretern der psychoanalytischen Gruppe in Buenos Aires vertreten wird (Chiozza 1998a, b). Ich selbst teile diese Auffassung *nicht* (Broom 1997, 2000, 2002, 2007).

Wenn ich von der »symbolischen Bedeutung« einer Krankheit (englisch: »*meaning-full disease*«) (Broom 2007) spreche, dann um Phänomenen einen Namen zu geben, in denen eine körperliche Erkrankung wie eine **somatische Repräsentation** (oder Version) der Lebenserfahrung oder »Geschichte« (»*story*«) eines Patienten erscheint.

»Bedeutungs-*voll*« (englisch: »*meaning-full*«) meint hier, dass eine Störung oder Erkrankung der spezifische Ausdruck persönlicher Erfahrung und Bedeutungen ist, und nicht bloß das mechanistische Endergebnis einer Verknüpfung zwischen Psyche oder Gehirn zum Immunsystem und anderen Aspekten des Körpers.

Viele Patienten mit bedeutungs-*vollen* Erkrankungen scheinen mit ihrer Erkrankung anschauliche Repräsentationen ihrer gelebten Erfahrung in vielfältigen Dimensionen ihres Menschseins darzustellen, sodass die herkömmlichen kausalen, dualistischen und linearen psychosomatischen oder somatopsychischen Erklärungsmuster diesen Patienten und ihren klinischen Krankheitsbildern nicht gerecht werden.

Ich verwende darüber hinaus den Begriff der »**somatischen Metapher**« für eine Untergruppe bedeutungs-*voller* Erkrankungen, bei denen die symbolischen Elemente besonders deutlich sind. Eine somatische Metapher existiert für meine Begriffe bei einer Erkrankung dann, »*wenn das beteiligte Organsystem und/oder der pathologische Prozess und/oder die klinische Phänomenologie besonders gut mit den subjektiven Bedeutungen oder mit der ›Geschichte‹ des Patienten übereinzustimmen scheinen, was sich wiederum anhand der Sprache, Lebensgeschichte und den Verhaltensweisen des Patienten feststellen lässt*« (Broom 2000, 2002). Bei dieser Definition lenke ich die Aufmerksamkeit vor allem auf körperliche Erkrankungen, die sich, hinsichtlich ihres rein materiellen Ausdrucks, sehr schön mit den »Geschichten«, also den Beziehungen und Lebensumständen, der Patienten in Verbindung bringen lassen. Viele körperliche Erkrankungen, von denen sich einige durchaus auch im Sinne konventioneller psychoneuroimmunologischer Modelle erfassen lassen, sind in Wirklichkeit bedeutungs-*volle* Krankheiten oder somatische Metaphern. Im Folgenden soll der Frage nachgegangen werden, wie man die Grundannahmen der PNI umformulieren müsste, damit die PNI auch bedeutungs-*volle* Krankheiten und somatische Metaphern vorsieht.

Es gibt Einschränkungen was die Begriffe »bedeutungs-*volle* Krankheit« und »somatische Metapher« betrifft (Broom 2007), insbesondere weil, so wie oben definiert, sie oberflächlich gelesen als Fortführung eines alten Dualismus im medizinischen Krankheitsmodell aufgefasst werden könnten: der Unterscheidung zwischen »**funktionellen**« und »**organischen**« Erkrankungen. Man könnte also annehmen, dass somatische Metaphern im Gehirn entstehen (mit den entsprechenden »Geschichten«) und es zu somatischen Ausdrucksformen dann kommt, wenn verbal-symbolische Informationsträger nicht zur Verfügung stehen oder nicht akzeptiert werden. Um jedoch Missverständnissen hinsichtlich einer Spaltung in funktionell und organisch zuvorzukommen: Ich spreche hier nicht davon, dass als erstes funktionelle Erkrankungen kommen, die als bedeutungs-*volle* Krankheiten oder somatische Metaphern angesehen werden, und dass an zweiter Stelle dann die restlichen Erkrankungen folgen, die rein körperlich oder organisch sind. Bedeutungs-*volle* Erkrankungen und somatische Metaphern können sowohl »organisch« als auch »funktionell« sein.

Ich vertrete auch nicht mehr die Auffassung, dass, wenn sich eine »Geschichte« im Körper Ausdruck verleiht, es sich dabei *zwangsläufig* um ein **Abwehrmanöver** handelt. Das kann der Fall sein. Häufig jedoch ist der körperliche Ausdruck der »Geschichte« eines Patienten eine natürliche Erweiterung der Tatsache, dass es sich bei Leib und Seele um die wahrgenommenen Dimensionen eines funktionierenden integrierten Ganzen handelt.

Trotz des Risikos, dass Begriffe wie »bedeutungs-*volle* Krankheit« und »somatische Metapher« missverständlich aufgefasst werden könnten, glaube ich, dass sie, indem sie die Aufmerksamkeit auf die *Beziehungen* zwischen Bedeutung und Krankheit lenken, sehr nützlich bei der Prüfung der PNI als Modell für das Wechselspiel zwischen Psyche, Gehirn und Körper sind.

In Zukunft wird es aber notwendig werden, auf all diese Begriffe zu verzichten und uns mit der Tatsache auseinanderzusetzen, dass

- es sich bei allen Erkrankungen in irgendeiner Weise um »Leib-Seele«-Störungen handelt;
- jede Störung im »Ganzen« entsteht;
- die Entwicklungslinie des Patienten in Richtung Gesundheit oder Krankheit immer das Ergebnis unterschiedlich einflussreicher Faktoren ist, die in allen Dimensionen des Ganzen zum Vorschein kommen;
- die Wahl der Behandlungsprogramme, die für und mit Patienten entwickelt wurden, zur Frage einer weisen, nichtkompetitiven Auswahl aus einer Reihe von unterschiedlichen Leib-Seele-orientierten Verfahren wird, die wir zum Nutzen unserer Patienten einsetzen.

15.2 Phänomenologie bedeutungs-*voller* Erkrankungen im klinischen Kontakt

Bedeutungs-*volle* Krankheiten und somatische Metaphern lassen sich am besten anhand von Fallgeschichten aus der klinisch-therapeutischen Praxis darstellen. Somatische Metaphern können über jedes Körpersystem zum Ausdruck kommen. Alle Körpersysteme wirken wiederum im konstanten integrativen Miteinander.

Das Immunsystem kann zwar gesondert betrachtet werden, ist jedoch niemals unabhängig von anderen Systemen.

Gleichwohl sind die folgenden Fallgeschichten, die als Beispiele für bedeutungs-*volle* Krankheiten und somatische Metaphern dienen sollen, solche, bei denen Immunsystem und Entzündungsprozesse an der Ausbildung einer Störung beteiligt sind oder sie beeinflussen. Leser, die sich für das weitere Spektrum an bedeutungs-*vollen* Erkrankungen und somatischen Metaphern interessieren, mit Beteiligung auch anderer Körpersysteme, seien auf die bereits angeführte Literatur verwiesen.

15.2.1 Fallstudie: Patientin mit rheumatoider Arthritis

Die erste Fallstudie (s. auch Broom 2007, S. 2) handelt von einer 45-jährigen Patientin mit serum-negativer **rheumatoider Arthritis**, mit den für diese Erkrankung typischen Schwellungen an Finger-, Hand-, Knie- und Fußgelenken, die mit Verkrüppelung einhergehen. Eine Goldtherapie hatte bei dieser Patientin zu einer lebensbedrohlichen aplastischen Knochenmarksreaktion geführt. Befragt nach den Umständen in der Lebensgeschichte bei Erkrankungsbeginn, berichtet die Patientin, die Krankheit sei zu einem Zeitpunkt ausgebrochen, als sie sich in ihren Beziehungen sehr »festgefahren« gefühlt habe. Diese »Festgefahrenheit« sei am stärksten in ihrer Ehe gewesen. Sie habe das Gefühl gehabt, von ihrem Mann in vielem aufgehalten worden zu sein. Aus diesem Grund habe sie eine Stelle in einer anderen Stadt angenommen, sodass sie einerseits ihre Ehe fortführen konnte (ihren Mann sah sie an den Wochenenden), aber auch Zeit außerhalb der Beziehung verbringen konnte (unter der Woche). Das eigentliche Problem jedoch blieb weiterhin ungelöst, und in jeder neuen Situation fühlte sie sich schnell wieder wie in einer »Spurrille«, in der sie feststeckte. Ihre Erkrankung frustriere sie, »weil sie mich ausbremst«. Die rheumatoide Arthritis dieser Patientin mutete an wie eine somatische Metapher ihres Gefühls des »Festgefahrenseins«.

Über einen Zeitraum von 18 Monaten fanden 13 Therapiesitzungen statt. Dabei war die Sprache der Patientin aufschlussreich. Die Polarität zwischen Selbst- und Fremdbestimmung in ihrem Leben kommentierte sie z. B. mit Sätzen wie:

- *»da fühle ich mich angebunden wie bei meinen Eltern«*
- *»ich komme nicht in die Gänge«*
- *»ich kann nicht einfach nur mal so rausgehen; da kehre ich lieber gleich um und werde total faul …«*
- *»es mir gemütlich machen ist tödlich … zu wenig Leben … neuen Wegen gegenüber verschlossen«*
- *»ich möchte locker lassen«*

Bezüglich des Gefühls, an ihren Partner gefesselt zu sein, sagte sie:

- *»ich bin verantwortlich für sein Glück«*
- *»es ist schwer, sich die Freiheit zu nehmen«*
- *»George will mich immer noch«*
- *»ich fühle mich angebunden, versklavt«*

Auf die Frage, wer sie selber sei, antwortete die Patientin:

- *»ich gehöre nirgendwo hin«*
- *»ich weiß nicht, wer ich bin oder was ich will«*
- *»ich verliere mich in Beziehungen«*
- *»als Kind konnte ich mich ziemlich gut behaupten, aber jetzt habe ich aufgehört, mich durchzusetzen«*
- *»in den letzten fünf Jahren wurde ich ziemlich bedauernswert«*
- sie hasst es, in ihrer Stadt zu leben, *»sie macht mich zum Krüppel«*

10 Monate nach Therapiebeginn trennte sich die Patientin von ihrem Ehemann, unterhielt jedoch weiterhin eine gute freundschaftliche Beziehung zu ihm. Während der Therapie schätzte sie regelmäßig den **Ausprägungsgrad** ihrer Gelenksbeschwerden (*»ich habe steife und geschwollene Gelenke, die mich schmerzen«*) auf einer Skala von 0 bis 8 ein (*»das Problem ärgert mich und/oder wirkt sich störend auf meine normalen Alltagsaktivitäten aus«*). Dabei bedeutet 0 gar nicht, 2 leicht/manchmal, 4 ziemlich/oft, 6 stark/sehr oft und 8 sehr stark/ständig.

Zu Beginn der Therapie liegt die Selbsteinschätzung des Zustands ihrer Gelenke bei 6. Nach 14 Monaten, in denen es zu einem deutlichen Rückgang der Symptome gekommen war, lag der Ausprägungsgrad noch bei 3. Nach 18 Monaten wurde die Therapie beendet, weil sich die Patientin einigermaßen gesund fühlte, wenngleich nicht völlig symptomfrei. Sie würde sich eindeutig freier fühlen und es hätten sich neue Horizonte in ihrem Leben eröffnet. In der letzten Sitzung versprach sie, mir irgendwann zu schreiben, um mir mitzuteilen, wie es ihr langfristig ergangen ist.

Nach 6 Jahren, in denen ich nichts von ihr gehört hatte, kam plötzlich der versprochene Brief. Es gehe ihr erstaunlich gut, so die Patientin:

- *»ich schwimme und fahre regelmäßig Fahrrad«*
- *»es geht mir gut«*

- *»ich werde selten krank«*
- *»neue Gesundheit und neues Glück«*
- *»unmittelbares Ergebnis der Sitzungen bei Ihnen«*
- *»ich muss daran denken, wie Sie sich geweigert haben, diesen Mist, den ich geredet habe, zu akzeptieren, d. h. mein Selbstbild, das ich mir konstruiert hatte, das Sie irgendwie als nicht übereinstimmend mit meinem wahreren und realeren Selbst ansahen«*
- *»es war sehr schwer, mich von George zu trennen, aber es war nötig, das wusste ich schon seit Jahren«*
- *»ich genieße es sehr, allein zu leben«*
- George und ich *»sind gut befreundet«*
- *»ich war wirklich froh, dass ich mit meiner Mutter vor sechs Jahren darüber gesprochen habe, dass ich ein Adoptivkind bin … auch ein Ergebnis meiner Gespräche bei Ihnen«*

Es ist nicht viel Fantasie notwendig, um die Wechselwirkung zwischen dem Gefühl des Feststeckens und der Unbeweglichkeit, das die Patientin in ihrem Privatleben empfand und dem, was sich in ihrem arthritischen Körper manifestierte, zu erkennen. Die Auflösung des Festgefahrenseins im privaten Bereich war begleitet von einer zunehmenden körperlichen Beweglichkeit. Ihre Arthritis kann als »somatische Metapher« konzeptualisiert werden.

15.2.2 Fallstudie: Patient mit Dermatitis

Die zweite Fallstudie (s. auch Broom 2007, S. 12) handelt von einem 60-jährigen Patienten, der seit seinem 20. Lebensjahr an einer schweren **Dermatitis** im Gesicht leidet. Wiederholte Steroidbehandlungen führten zu erheblichen systemischen Nebenwirkungen. Zum Ausbruch der Krankheit kam es kurz nach einem erbitterten Familienstreit, in dem er sich um sein Erbe, den Familienhof, betrogen fühlte. Er rächte sich an seinen Verwandten, indem er das unmittelbar an den Familienbesitz angrenzende Grundstück erwarb und somit dem Unrecht *»permanent ins Gesicht blickte«* (exakter Wortlaut). Wann immer er seinen Besitz für längere Zeit verließ, kam es zu einer Besserung des Ausschlags. Seine Worte *und* sein Körper (sein Gesicht) schienen seinen Zorn oder seine Verbitterung darüber zum Ausdruck zu bringen, dass ihm Unrecht getan und er betrogen wurde und er dieser Tatsache wörtlich und symbolisch gesehen »permanent ins Gesicht blicken« musste. Diese Konzeptualisierung konnte der Patient schnell annehmen, er schien erleichtert darüber, dass er nun eine sinnvolle Erklärung hatte. In Anbetracht der Tatsache, dass es zu einer Besserung des Ausschlags kam, sobald er des Problems nicht mehr »ansichtig« war, wurde ihm empfohlen, weitere praktische Schritte zur Lösung dieser Angelegenheit zu unternehmen und aufzuhören, sich in Richtung Familienhof zu orientieren.

15.2.3 Klassifikation bedeutungs-*voller* Erkrankungen

Aus Platzgründen kann an dieser Stelle nur auf einige wenige Fragen näher eingegangen werden, die sich aus den zitierten Fallberichten ergeben. Die Leserinnen und Leser, die sich für die Identifizierung und Prävalenz von somatischen Metaphern interessieren sowie für die wichtige Frage, wie Bedeutung innerhalb der Patient-Therapeut-Beziehung konstruiert wird oder auftaucht, seien auf frühere Publikationen verwiesen (Broom 1997, 2000, 2002, 2007). Besonders hervorzuheben ist in beiden Fallstudien die Tatsache, dass die Patienten an **Entzündungskrankheiten** litten, in die das Immunsystem irgendwie involviert war und die auf eigentümliche Weise zu den »Geschichten« der Patienten oder zu den Bedeutungen, die die einzigartigen emotionalen Landschaften der Patienten formten, passten.

Normalerweise werden Daten von »Geschichten« dieser Art bei Patientenkontakten, die von ökonomischen und klinischen Zwängen bestimmt werden, nicht erfragt, und wenn sie in der einen oder anderen Form doch auftauchen, dann werden sie als irrelevant oder als triviales »Rauschen« abgetan. Achtet man jedoch während einer gewöhnlichen medizinischen Konsultation genauer auf solche »Geschichten« und Lebensthemen der Patienten, ergeben sich nuancierte Thematiken, die, wie gezeigt wurde, sehr wohl Zusammenhänge zu körperlichen Aspekten einer Krankheit erkennen lassen.

Bedeutungs-*volle* Krankheiten zeigen sich auf vielfältigste Weise und lassen sich grob wie folgt in drei Gruppen einteilen (Broom 2007):

- körperliche Erkrankungen mit offensichtlicher metaphorischer oder symbolischer Bedeutung im Sinne einer somatischen Metapher
- körperliche Erkrankungen, die mit Bedeutung assoziiert sind, die aber nicht offenkundig metaphorisch oder symbolisch »in« der Erkrankung selbst vermittelt wird. In diese Kategorie fallen sowohl »funktionelle« als auch »organische« Störungen. Als Beispiel mag eine Patientin gelten, die immer wieder genau dann Kopfschmerzen entwickelt, wenn sie sich in traumatisierenden Beziehungen zu Männern befindet. Obwohl aus ihrer Sprache nicht klar hervorgeht, dass sich die Kopfschmerzen auf der Ebene der Symbolisierung bewegen, wie wir sie von somatischen Metaphern her kennen, deuten die Kopfschmerzen der Patienten zweifelsohne auf Schwierigkeiten in ihrem Erleben mit Männern hin.
- körperliche Erkrankungen, deren Ausbruch offenkundig mit bedeutsamem emotionalen Material, Lebensereignissen oder Stressoren in Verbindung steht, z. B. Krankheit infolge von kumulativem Stress unterschiedlichster Art, die also, einfach betrachtet, als eine Art funktioneller Zusammenbruch in Reaktion auf unspezifische Stressoren aufgefasst werden kann

Es mag eingeräumt werden, dass eine solche Klassifizierung nur für jene Kliniker sinnvoll erscheint, die einen Blick für Bedeutungen dieser Art haben – ein Problem, dass aber allen Taxonomien zu eigen ist. Wie Symbolisches identifiziert werden kann, ist daher ein wichtiger Punkt, den es zu **erörtern** gilt (Broom 2007).

An dieser Stelle muss der Zusammenhang zwischen PNI und bedeutungs-*vollen* Krankheiten genauer untersucht werden. Das Modell der PNI dürfte sich sehr gut für das Verständnis jener **Mechanismen** eignen, durch die sich die zweite und die dritte Gruppe der soeben beschriebenen bedeutungs-*vollen* Krankheiten entwickeln, während es zum Verständnis der ersten Gruppe – die somatischen Metaphern – eher ungeeignet erscheint.

15.3 PNI und das Problem der somatischen Metapher

Die erste Frage lautet, ob es überhaupt somatische Metaphern geben kann. Viele Kollegen – darunter auch zahlreiche Vertreter der PNI – beantworten diese Frage mit *Nein*, weil es keine offenkundigen und plausiblen Mechanismen gibt, die diese Phänomene erklären können. Nun verwundert nicht, dass ein so einfacher Ansatz wie die PNI kein plausibles Modell dafür zu bieten scheint, wie das »Symbolische« einer körperlichen Erkrankung zum Ausdruck kommen kann. Da es aber klinisch gesehen sehr wohl zahlreiche Phänomene gibt, die die »Existenz« von somatischen Metaphern belegen, muss man sich die Frage stellen, ob es nicht einen anderen theoretisch **plausiblen Rahmen** geben könnte, innerhalb dessen sich somatische Metaphern konzeptualisieren lassen.

Das Problem hat womöglich weniger mit dem Modell der PNI als solchem zu tun, sondern mit den **theoretischen Vorannahmen** derjenigen, die sich dieses Modells bedienen. In ihrer einfachsten und frühesten Konzeptionalisierung schien es in der PNI um die Interaktion zwischen dem Komplex Psyche und Gehirn einerseits und dem Immunsystem andererseits zu gehen, und zwar in der Art, dass normale und abnormale Körpermechanismen zu neuen oder veränderten körperlichen Zuständen umfunktioniert werden, die dann als »Krankfühlen« oder »Wohlfühlen« in Erscheinung treten. In dieser sehr simplen Konzeptualisierung scheint das Modell einige sehr unterschiedliche Annahmen zu vereinen.

Das Modell der PNI mag z. B. jenen sehr attraktiv erscheinen, die von einer streng **dualistischen Sichtweise** ausgehen, also »Geist« und »Gehirn« als getrennte »Substanzen« oder Entitäten auffassen. Bei dieser Annahme interagieren im PNI-Modell zunächst Geist und Gehirn als jeweils eigenständige Entitäten, um dann in einem nächsten Schritt das Immunsystem zu beeinflussen.

Welche Implikationen hat nun die Anwendung dieses einfachen dualistischen Modells auf das Konzept der somatischen Metaphern? Die »symbolischen« Elemente müssen – notwendigerweise – im »Geist« entstehen. Sie müssen anschließend in »Gehirn«prozesse übersetzt werden, wobei sie ihre symbolische Natur weiterhin beibehalten sollten. In einem nächsten Schritt erfolgt die Umwandlung dieser Gehirnprozesse in periphere Immunprozesse (und andere Prozesse), was zum Ausbruch von Krankheiten führt. Auch hier sollte der »symbolische« Gehalt nach wie vor vorhanden bleiben. Problematisch an diesem Modell ist

- die dualistische Auffassung von Geist und Körper (und das damit verbundene Problem der unterschiedlichen »Substanzen«);
- die *Top-down*-Linearität, in der das »Symbolische« fortgeleitet wird;
- die Frage, wie dies alles zu einer klaren Repräsentation des Symbolischen an einer bestimmten Stelle des Körpers oder einem bestimmten Körpersystem führt, und zwar in einer Art, die zum subjektiven Erleben des Patienten komplementär ist.

Was wären die Alternativen? Lässt sich das Problem lösen, indem wir eine **physikalistische monistische Position** einnehmen (Beauregard u. O'Leary 2007), in der das Gehirn als Primärstruktur, Geist und Psyche hingegen als eine Art Epiphänomen des Gehirns aufgefasst werden? Diese Sichtweise würde im Wesentlichen einen nichtsymbolischen Körper sowie die Konstruktion des Symbolischen über die Entwicklung des Gehirns und eine sekundäre, auf einer höheren Ebene angesiedelte Generierung von Symbolik und Sprache implizieren. In diesem Modell wird das Symbolische naturgemäß in seine für ihn typischen Vehikel des Denkens und Sprechens projiziert, nicht jedoch in einen offenkundig nichtsymbolischen Körper. Nur bedeutungs-*volle* Krankheiten, die im Zusammenhang mit dem symbolischen Geist auftreten, die aber für sich genommen nicht symbolisch sind, haben in diesem Modell Platz, nicht jedoch somatische Metaphern. Nun gibt es aber somatische Metaphern, was uns nach wie vor mit der Frage konfrontiert, wie das symbolische Element vom Gehirn hinunter in den Körper – in Form von Krankheit oder Krankheitsprozessen – projiziert wird?

Auch wenn die moderne, materialistische Neurowissenschaft überwiegend einer monistischen Sichtweise bezüglich Gehirn und Geist anzuhängen scheint, so scheint dieses monistische Modell keineswegs befriedigendere Antworten anzubieten zu haben, was die Erklärung von somatischen Metaphern angeht, als das dualistische Modell. Beide Sichtweisen sind mit dem Modell der PNI vereinbar, wenn es darum geht, nichtsymbolische Einflüsse der Psyche auf den Körper zu erklären, tun sich jedoch schwer mit der Integration symbolischer Erkrankungen.

Weder kann an dieser Stelle auf philosophische Aspekte weiter eingegangen werden, noch können die unterschiedlichen modernen Positionen zum Thema Geist-Gehirn-Einheit näher erläutert werden. Es ist jedoch klar, dass, was das **Verständnis** von somatischen Metaphern betrifft, die gängigen Modelle mit ernsten Problemen einhergehen. Beispielsweise stellt sich die Frage, wie es sich mit symbolischen Erkrankungen bei Tieren und präverbalen Kindern verhält, die nicht über die symbolischen Systeme zu verfügen scheinen, mit denen wir als Erwachsene vertraut sind? Diese können an Krankheiten leiden, die sich bei Erwachsenen im symbolischen Sinne (somatische Metaphern) interpretieren ließen. Wie können diese aber bei offenkundig präsymbolischen Wesen symbolisch sein?

Heißt dies, dass der wahrgenommene Symbolgehalt von somatischen Metaphern auf **Bedeutungen** zurückgeht, auf »Geschichten« oder Narrative, die über ansonsten bedeutungslose Krankheiten drübergelegt worden sind? Das hieße – unter Rückgriff auf postmoderne Konzeptualisierungen – dass es sich bei symbolischen körperlichen Erkrankungen, die phänomenologisch auftreten, lediglich um Artefakte klinischer Begegnungen handelt, um Konstrukte, die von bedeutungsgenerierenden Erwachsenen (Patienten und Ärzte) geschaffen werden.

Keine Frage, dass es sich bei der Schaffung von Bedeutung um einen zutiefst gemeinschaftlichen Vorgang handelt. Gleichwohl ist es nicht glaubhaft, dass die Störungen, die sich dem Arzt und dem Patienten als somatische Metaphern präsentieren, ihre Bedeutung innerhalb des ersten klinischen Kontaktes zwischen Arzt und Patient *erlangen*, also dass es sich um eine unmittelbare, gemeinsame und neuartige (Re-)Konstruktion von Krankheit im Sinne eines Bedeutungszusammenhangs handelt – Bedeutungen, die in klinischen Momenten neu geschaffen werden. Das, was neuartig ist, angesichts des biomedizinischen Umfelds, in dem Patienten ihre Erkrankungen konstruieren, ist die gemeinsame **Anerkennung** von Bedeutung, die Bedeutungen selbst aber scheinen in vielen Fällen sehr »alt« zu sein. In meinem ersten Buch (Broom 1997) beschrieb ich den Fall einer Patientin mit Leukoplakie im Mundbereich und einem sekundären Mundhöhlenkarzinom. Der Vater der Patientin, ein Zahnarzt, hatte sich im Alter von 33 Jahren das Leben genommen, als die Patientin 7 Jahre alt war. In einer seltsamen Verdrehung der Tatsachen hatte man sie für seinen Tod verantwortlich gemacht. Ihr Mundhöhlenkarzinom entwickelte sie im Alter von 33 Jahren, sie dürfte jedoch wieder gesundet sein, als es ihr gelang, ihre »Scham« über den Tod des Vaters durchzuarbeiten.

Der zentrale Punkt ist hier nicht, dass es sich bei dem Mundhöhlenkarzinom der Patientin um eine somatische Metapher handelte, sondern dass sie über Jahre **intuitiv** das Gefühl hatte, ihre Erkrankung habe irgendwie mit ihrem Vater zu tun, lange bevor sie sich gemeinsam mit mir im Erstgespräch an die »Co-Konstruktion« einer Geschichte machte. In dieser ersten Sitzung hörte ich also einem bereits entwickelten »Doppelaspekt« von »Geschichte« und Erkrankung zu.

Die Erfahrung zeigt, dass es viele Kliniker bevorzugen, skeptisch zu bleiben und die Vorstellung von bedeutungs-*vollen* Krankheiten und insbesondere von somatischen Metaphern anzuzweifeln, und ihre Patienten weiterhin nach den herkömmlichen biomedizinischen Modellen und klinischen Prinzipien zu behandeln. Der Grund, warum viele Kliniker sich mit dem Konzept der bedeutungs-*vollen* Krankheiten und somatischen Metapher schwertun, liegt an bestimmten **theoretischen Vorannahmen** und **Positionen**, die es zu hinterfragen gilt:

- Die Realität ist prinzipiell physikalischer Natur und monistisch (Materie ist grundlegend, alle anderen Elemente sind Epiphänomene und abgeleitet, der Körper ist grundsätzlich und vom Wesen her nichtsymbolisch).
- Der Mensch ist dualistisch (Geist und Körper sind wesensmäßig oder funktionell getrennt).
- Die Mechanismen, nach denen der Mensch funktioniert sind linear/interaktionistisch (Annahme von kausalen und linearen Interaktionen zwischen den Entitäten).
- Das Denken ist atomistisch (Fokus auf immer nur eine Dimension, was deren anschließende Wiederverknüpfung mit anderen Dimensionen notwendig macht).

Auf der Grundlage einer oder mehrerer dieser Prämissen ist es sehr schwierig, eine wirklich integrative oder ganzheitliche Position einzunehmen. Ohne Modifizierung dieser Grundannahmen und Positionen werden sich somatische Metaphern kaum in die PNI integrieren lassen. Aus diesem Grund erscheint es hilfreich, sich einer anderen modernen Theorie zuzuwenden, die bei psychosomatisch Interessierten recht populär ist.

15.4 Multiple Codierungstheorie

Entsprechend der multiplen Codierungstheorie (Bucci 1997, 2002), die auf kognitionswissenschaftlichen Überlegungen sowie auf Konzepten zu Informationsverarbeitungsprozessen des Denkens basiert, organisieren Menschen ihr Erleben und erinnern sich Menschen an Erlebtes entlang einiger wesentlicher Formate oder Schemata.

Das grundlegendste Schema ist das **subsymbolische** oder nichtsymbolische, das, sozusagen sehr »nahe am Körper« ist. Informationsverarbeitung auf dieser subsymbolischen Ebene geschieht kontinuierlich mit Variationen und weniger in Form von einzelnen »Informationsstücken« (so wie z. B. *ein* Wort, *ein* Satz oder *ein* Symbol Stücke sind), und bildet die Grundlage für das Bewusstsein von Körperzuständen, sowie intuitiven und automatischen Reaktionen.

Oberhalb der subsymbolischen Ebene ist das **symbolische nonverbale System** angesiedelt, das im Wesentlichen die Ebene der Bildsprache darstellt, wobei es sich bei inneren Bildern um die Aggregation von Information in bestimmte Muster handelt, die damit in gewisser Weise in »Stücken« vorliegen.

Auf wieder einem anderen Level ist das **symbolische verbale System** angesiedelt – die

»Welt« oder die Ebene der Sprache –, in der Information durch Unmengen manipulierbarer kleiner »Stücke«, vereint in unendlich vielen möglichen Kombinationen, übermittelt wird.

Das Gedächtnis operiert auf **sämtlichen Ebenen**, wobei alle drei Systeme, trotz »*unterschiedlicher Inhalte und Organisationsprinzipien*«, hochgradig integriert und mittels »*referenziellem Prozess … einer zentralen menschlichen Funktion*« miteinander verbunden sind (Bucci 2002).

Neben diesem dreigeteilten Schema-Konzept spricht Bucci (2002) von »Emotionsschemata«. Menschen machen von frühester Kindheit an Erfahrungen, die erinnert, zusammengestellt, miteinander vermischt sowie verstärkt werden und die »*das Wissen um das eigene Selbst in Beziehung zur interpersonellen Welt*« begründen (Bucci 2002). Die frühesten Erfahrungen spielen sich vorwiegend auf subsymbolischer Ebene ab, gewinnen mit der Zeit jedoch an Komplexität, um schließlich zu »**Emotionsschemata**« zu werden, welche wiederum unsere einzigartigen und idiosynkratischen Muster individueller Identität charakterisieren und dabei nicht nur subsymbolische und symbolische Inhalte, sondern auch komplexe Verflechtungen untereinander umfassen. Dies wiederum hilft uns zu verstehen, dass ein Affekt auch subsymbolische Körperelemente, nonverbale symbolische Elemente sowie verbale symbolische Elemente enthält. In der Tat erstreckt sich affektives Erleben über alle diese Ebenen und man kann, sofern man gesund ist, seinen affektiven Ausdruck auch auf allen Ebenen wiedererkennen.

Für einen Psychoanalytiker oder einen psychodynamisch orientierten Psychotherapeuten, insbesondere für jene, die sich für körperliche Erkrankungen interessieren, ist die Theorie der multiplen Codierung in vielerlei Hinsicht hilfreich. Sie sieht den **Körper** als legitimen Teil der therapeutischen Tätigkeit, wenngleich auf einer subsymbolischen Ebene. Sie macht deutlich, wie notwendig es ist, auf unterschiedlichste Ebenen des Erlebens zu achten – Informationen aus dem subsymbolischen Erfahrungsbereich mit eingeschlossen (»auf den Körper hören«) – und unterstreicht die grundlegende Rolle des Affekts als einen Organisator des Denkens.

Die Theorie der multiplen Codierung bietet zudem einen Verständnishintergrund für Störungen des affektiven Erlebens, z. B. für unterschiedliche Formen der *Dissoziation*, wobei Bucci in der Tat die wohl bekannten und vielgestaltigen Formen der Dissoziation schwerpunktmäßig **zwischen** diesen drei Organisationsebenen sieht. Zwei Beispiele zur Illustrierung:

- Ein rationalisierender Patient mit atopischer Dermatitis, dessen Wut sich in seiner Haut darzustellen scheint. Auf subsymbolischer Ebene ist sich der Patient – in Form des Juckreizes – seines Körpers sehr bewusst. *Gleichzeitig* sind seine Darlegungen zu den »Lebensereignissen« zum Zeitpunkt des Ausbruchs der Erkrankung auf symbolisch-verbaler Ebene aber hochgradig rational und emotionslos, *und* er scheint sich seiner Wut, also dem affektiven Erleben zwischen Juckreiz und rationaler Beschreibung, überhaupt nicht bewusst zu sein. Die beiden Ebenen sind voneinander dissoziiert.
- Eine andere Patientin wiederum ist voller Emotionen. Sie weint und hadert mit ihrem Schicksal, ist frustriert, zornig *und* leidet an verschiedensten markanten körperlichen Symptomen. *Gleichzeitig* sind sprachlicher Ausdruck und Symbolisierungsfähigkeit sehr eingeschränkt, d. h., sie verwendet nicht die verbal-symbolische Repräsentationsebene.

Die Theorie der multiplen Codierung hilft uns, unterschiedliche Formen der Dissoziation, wie sie hier beschrieben sind, zu ordnen, und zu verstehen, auf welche Ebenen der Repräsentanz des Denkens und des Affekts der Therapeut im therapeutischen Prozess achten sollte.

15.5 Verankerung der PNI und der symbolischen Erkrankungen

Lässt sich die Theorie der multiplen Codierung auch zum Verständnis somatischer Metaphern heranziehen? Wie es aussieht, handelt es sich bei der multiplen Codierungstheorie um eine *Bottom-up*-Theorie, die sich von nichtsymbolischen und eher körperlichen Aspekten der individuellen Realität hin zu den symbolischen und eher verbalen Aspekten bewegt. Bei einer somatischen Metapher hingegen scheint sich Bedeutung – das Symbolische – am unteren »Ende«, oder am »Grund« zu befinden, im körperlichen Aspekt eingebettet.

Womöglich wäre an dieser Stelle eine leichte Umformulierung der multiplen Codierungstheorie nötig. Wie würden die Dinge aussehen, würde man mit der Grundlage »**Mensch**« oder »**Mensch-als-Einheit**« beginnen, anstatt von einer *subsymbolischen* Körperbasis auszugehen, die entwicklungsmäßig an Komplexität gewinnt und von symbolischen Ebenen und Kapazitäten überlagert wird? Dies entspräche einer konzeptuellen Verlagerung vom Körper oder Physischen als primär, als Grund oder Basis, hin zum Menschen oder dem »Ganzen« als primär, als Grund oder gar als elementar. Ginge es zu weit, zu behaupten, dass, wenn wir es mit einem Menschen, einem verkörperten Menschen, zu tun haben, der »lebende Organismus« ein grundlegenderes Konzept darstellt als der »Körper«?

Von dem Moment an, in dem individuelles Leben entsteht, ist es, behaupte ich, ein Fehler, weiterhin von Materie zu sprechen und sich auf das Physische, das jeglicher Subjektivität beraubt ist, zu beziehen und darauf, dass der anatomische Körper grundlegend ist. Leben birgt einen geheimnisvollen Doppelaspekt von Körperlichkeit und Subjektivität in einem.

Es steht außer Frage, dass alle Kleinkinder einer Entwicklungslinie folgen, in deren Verlauf es zunehmend deutlicher wird, dass sie ihr eigenes Selbst immer differenzierterer symbolisieren. In einer menschen- oder organismuszentrierten Sichtweise sind die Fähigkeiten zu affektivem und symbolischem Erleben von vornherein gegeben und, so die Annahme, undifferenziert. Man kann also davon ausgehen, dass die »Geschichten« unserer Patienten in diesem uranfänglichen Grund, im »Ganzen«, im Körper und im Subjekt gleichermaßen, oder, um es besser auszudrücken, im »Subjekt-Körper« ihren Anfang nehmen (Shignori 1992; Broom 2007). Der uranfängliche Grund ist weniger nichtsymbolisch als vielmehr nonverbal. Es ist also durchaus möglich, den angenommenen nichtsymbolischen Körper des Kindes zu »lesen« oder auf ihn zu »hören«.

Zur Illustration: Ein 5 Monate alter Säugling, der, sehr müde und hungrig, buchstäblich in Zorn gerät, wenn man nicht schnell genug mit dem Fläschchen ist. Die kleinen Hände zu Fäusten geballt, rudert er mit den Ärmchen, als wolle er auf etwas einschlagen. Der Zorn ist mehr als spürbar, vergleichbar einem cholerischen Firmenchef, der sich seinem Ärger und seiner äußersten Frustration über Mitarbeiter Luft macht, die unfähig sind, korrekte Berichte abzuliefern. Der Säugling bringt seine Gefühle in **Stimme** und **Körper** zum Ausdruck. Sie sind vollständig verkörpert.

Die »Geschichte« eines Patienten entwickelt sich nicht getrennt vom Körper, in einem vom Körper unabhängigen Geist oder symbolischen Schema. Symbolträchtige »Geschichten«, wie wir sie bei Erwachsenen sehen und die uns verbal mitgeteilt werden, sind stets in der einen oder anderen Weise physisch oder körperlich repräsentiert, auch wenn dies nicht immer wahrgenommen wird. Dies bringt uns zurück zu den somatischen Metaphern. Eine menschenzentrierte Sichtweise lässt uns mächtige Repräsentanzen des »Ganzen« in leiblicher Form erwarten. Diese können sich manifestieren in Form von:

- körperlicher Bewegung
- reversiblen körperlichen »Erlebenszuständen«
- reversiblen und irreversiblen Erkrankungen

Dabei sollten wir von der **Reziprozität** aller Repräsentationsformen ausgehen. Wenn uns eine Geschichte auf verbal-symbolischer Ebene erzählt wird, sollten wir gleichwohl auf ihr »Echo« im Physischen gefasst sein. Wenn wir es mit einer körperlichen Repräsentation zu tun haben, sollten wir von einem »Echo« in der dazugehörigen »Geschichte« oder im Verbal-Symbolischen ausgehen, sofern es sich natürlich nicht um eine deutliche Dissoziation, also um ein abwehrbedingtes Abblocken der einen oder anderen Repräsentationsform, handelt.

Zusammenfassend können wir festhalten, dass die Theorie der multiplen Codierung hilft, somatische Metaphern zu verstehen, jedoch braucht es eine gewisse Neuformulierung, wobei man sich weg von der körperfundamentalistischen Position und hin zu einer mehr ganzheitlichen Sichtweise vom Menschen bewegen müsste.

15.6 Der fehlende »Sprung« von der Psyche zum Körper

Nun können wir wieder zur PNI zurückkommen. Eine neu verankerte und personenzentrierte multiple Codierungstheorie ermöglicht die Positionierung einer »**Geschichte**« oder von Bedeutung innerhalb des »Ganzen«, was natürlich das Immunsystem ebenso mit einschließt wie alle anderen Systeme. Bezüglich der in Abschnitt 15.2.2 (S. 367) zitierten Fallstudie stellt sich folgende Frage: Wie gelingt es dem um sein Erbe gebrachten Landwirt, über seinen Gesichtsausschlag der Tatsache Ausdruck zu verleihen, dass er dem Betrug durch seine Familie »permanent ins Gesicht blickt«? Wie geht dies rein körperlich vor sich? Wenn es uns gelänge, auf dualistische Vorannahmen völlig zu verzichten, würden sich solche Fragen vermutlich gar nicht stellen. Gleichwohl soll hier, auf der Grundlage der bisherigen Ausführungen, versucht werden, die Frage zu beantworten.

Die Frage, wie das Symbolische, z. B. die somatische Metapher, in eine körperliche Erkrankung projiziert wird, kann als die Notwendigkeit postuliert werden, diesen »*mysteriösen Sprung vom Psychischen ins Körperliche*« plausibel zu erklären (Solano 2007). Solano und viele andere Kollegen (Grotstein 1997; Chiozza 1998a; Matthis 2000; Broom 2007) geben zu bedenken, dass es sich bei diesem »Sprung« vom Psychischen ins Körperliche um ein **Wahrnehmungsartefakt** handeln könnte. Das bedeutet, dass das Mysteriöse nur deshalb mysteriös ist, weil es gar keinen derartigen »Sprung« gibt und weil dieser auch gar nicht notwendig ist. Es gibt keinen Sprung vom Psychischen zum Gehirn und keinen Sprung vom Gehirn zum Körper. Der »Sprung« ist ein Konzept, das von unseren Kategorisierungen abgeleitet ist.

Anders ausgedrückt, Realität (der »verkörperte« Mensch) hat einen »Doppelaspekt«, und die Fähigkeit zum »Erleben« dürfte eine ganz grundlegende sein (Chalmers 1995; Griffin 1998; Broom 2007). Menschsein ist kein Konglomerat aus »getrennten Einheiten«. »Geist« und »Körper« sind Dimensionen (oder Begriffe zur Beschreibung von Dimensionen) der Realität, die durch unsere Wahrnehmungs- und sprachlichen Fähigkeiten »geschaffen« werden. Mit anderen Worten: Somatische Metaphern zwingen uns, über die grundlegende Natur der **körperlichen Realität** nachzudenken, und darüber, wie uns unsere Annahmen über diese Realität in die eine oder andere Richtung lenken können.

Damit ist es jedoch noch nicht getan. Indem wir uns über die Zusammenhänge zwischen bedeutungs-*vollen* Krankheiten, somatischen Metaphern und PNI Gedanken machen, können wir in einem neuerlichen künstlichen Dualismus, jenem zwischen Geist und Körper, landen. Immerhin basiert das Modell der PNI auf gerade diesem **Geist/Gehirn-zu-Körper-Dualismus**. In einer scharfen und sehr differenzierten, kritischen Analyse zahlreicher Prämissen der modernen Neurowissenschaften, und dieser Form von Dualismus, warnen Bennett und Hacker (2003) davor, »*einem Teil eines Lebewesens Attribute zuzuschreiben, die sinnvollerweise nur dem Lebewesen als Ganzem zugeschrieben werden sollten*«. Nicht das Gehirn sieht den blauen Himmel, der Mensch ist es. Nicht das Gehirn denkt, sondern der Mensch als Ganzes. Ausgehend von der Frage nach den Ursprüngen der menschlichen Fähigkeit, Dinge zu erfahren und *zu erleben*, argumentiert auch Griffin (1998), dass Erleben nicht auf das Gehirn reduziert werden darf (Griffin 1998; Broom 2007).

> Grundsätzlich ist es der ganze Mensch, der »erlebt«, nicht das Gehirn. Erleben ist keine Sache des *Geistes*, des *Gehirns* oder des *Körpers*. Es ist eine Sache des *Organismus-in-der-Welt-und-mit-anderen*.

Eines der Probleme, auf das wir in diesem Zusammenhang stoßen, ist die Frage, von welcher Art von **Körper** hier die Rede ist? Ist es der biologische Körper, der Körper im Leichenschauhaus, im Anatomiekurs, oder im Operationssaal? Dieser materialistische, biomedizinische Körper scheint ein sehr unwahrscheinlicher Träger für symbolische Krankheiten zu sein. Oder ist es der Körper eines lebendigen Menschen, eines *Organismus-in-der-Welt-und-mit-anderen*, ein Körper, der gelebte Erfahrung ermöglicht (Leder 1992), der von Anfang an aufs Engste mit der Erfahrungs- und Bedeutungswelt verwoben ist? »*Der reale Körper*«, so der Psychoanalytiker Solano (2007), »*ist von Geburt an, und sogar noch davor, in ein Netzwerk an Kommunikationen und Beziehungen eingebunden, das sich sofort auch biologisch auswirkt … ein Körper, ausgestattet mit organisiertem, wenngleich nicht symbolischem Denken*«. Das müssen wir uns ein bisschen näher ansehen.

Wenn wir bei dem Versuch, somatische Metaphern zu erklären, auf das Konzept eines ursprünglich **nichtsymbolischen Körpers** zurückgreifen, der letztlich mit Bedeutung überfrachtet wird, so impliziert dies eine grundlegende Trennung zwischen der materiellen Welt und der Welt der Bedeutung im Leben des Menschen. Dies halte ich für zutiefst falsch. Von Anbeginn an besitzt der Körper das »Doppelaspekt«-Potenzial von Körperlichkeit und Subjektivität. Embryo, Fetus und Säugling sind in eine Welt oder ein Kontinuum von Körperlichkeit, Subjektivität und Bedeutung hineinversetzt, wobei sie ihre bereits existierenden Fähigkeiten und Möglichkeiten für Erleben, Bedeutung und Symbolisches stetig weiterentwickeln.

Solano scheint, im Einklang mit Bucci, von einer Art subsymbolischem »Denken« beim unreifen Menschen auszugehen, das wiederum mit einem »impliziten« Gedächtnis einhergeht (Solano 2007). Diese Perspektive ähnelt wiederum dem Ansatz von Griffin (1997), der von der Fähigkeit des Säuglings (und natürlich allen anderen Arten von tierischen Lebewesen) spricht, die Welt zu **erfahren**, wobei hier »Erfahren« der oxymoronischen Idee eines subsymbolischen Denkens vorzuziehen ist. »Erfahren« scheint ein geeigneterer Begriff zu sein, anstatt vom Wesen der »Bedeutung« im Leben des Säuglings zu sprechen.

Solanos Akzent liegt auf der Konzeptualisierung der Geist/Körper-Beziehung als das, was der Unterschied *ist* zwischen einem Organismus mit **Subjektivität** auf subsymbolischer Ebene (typisch für die Ebene von Fetus und Neugeborenem) und einem Organismus, der so weit gereift ist, dass er Subjektivität auf subsymbolischer und symbolischer Ebene gleichermaßen zu erfahren vermag. So weit, so gut. Nichtsdestotrotz wirbt Solano letztendlich für ein Konzept, das, wie bereits gesagt, den einzigen Weg, über den eine Erkrankung symbolisch werden kann, darin sieht, dass es sich um eine ursprünglich bedeutungslose Krankheit handelt, die letztlich Symbolisches annimmt, also Bedeutung, die in der therapeutischen Beziehung zwischen Arzt und Patient gemeinsam hergestellt wird. Solano (2007) schreibt hierzu: »*Die symbolische Bedeutung eines Symptoms ist weder von vornherein gegeben, noch ist sie universell. Vielmehr wird sie in der analytischen Beziehung co-konstruiert – ähnlich einem Traum.*« Es scheint, als verdichte er seine Argumentation in Richtung Co-Konstruktion, als Reaktion auf die übermäßige Neigung anderer Autoren, »*auf alle Patienten, die an einer bestimmten Krankheit oder Störung leiden, eine vorher festgelegte Bedeutung anzuwenden*«. Ich habe an anderer Stelle ausgeführt (Broom 1997, 2007), dass vorgefertigte Bedeutungszuschreibungen in der Tat unangemessen sind, hauptsächlich aufgrund der komplexen und hochgradig individuellen Wirklichkeiten, auf der Grundlage derer die Beziehungen zwischen der einzigartigen »Geschichte« und der einzigartigen Körperlichkeit eines Menschen entstehen. Es mag durchaus Gemeinsamkeiten geben, doch meiner Erfahrung nach empfiehlt es sich, diese Beziehungen stets aufs Neue zu entdecken, anstatt zu generalisieren und Zuschreibungen zu machen, die auf früheren Erfahrungen basieren.

Kommen wir nunmehr darauf zurück, wie sich das bisher Erörterte in das Konzept der PNI integrieren lassen könnte. Um PNI auf ein gutes Fundament zu stellen, wäre Folgendes wichtig:

- Gehirn-Körper- und Geist-Gehirn-Dualismus sollten vermieden werden und es sollte ein menschenzentriertes Modell Anwendung finden, das die von Anfang an bestehende Potenzialität des Individuums zu Subjektivität und Körperlichkeit beinhaltet.
- Es muss davon ausgegangen werden, dass das Individuum von Anfang an in ein Netzwerk an Bedeutungen und Signifikationen (z. B. Mutter-Kind, Familie, kulturell, geschichtlich) eingebunden ist

und von diesem kontinuierlich beeinflusst wird. Geschichten von Patienten mögen sich dem Kliniker erst viel später offenbaren, sie keimen jedoch immer schon von Beginn an. Es gibt keine Geschichte, die nicht auf etwas Vorausgehendem beruhen würde. Erfahrungs- und Reaktionsmuster können sich zu Geschichten verfestigen, die den Eindruck vermitteln, plötzlich entstanden zu sein, und sie können auch erst durch spätere Ereignisse ihre entscheidende »Form« erhalten (die Konsultation eines *Mind-Body*-Arztes mit eingeschlossen), nichtsdestotrotz basieren sie stets auf dem, was von Anfang an vorhanden ist. Wir tun uns mit diesem Gedankengang nicht schwer, wenn es um unsere »Gene« oder um die »Hardware« unseres Organismus geht, genauso wenig sollten wir jedoch ein Problem mit der Vorstellung haben, dass Säuglinge – im Sinne primitiver Subjekt-Körper – tiefgreifend in eine Welt von Subjektivität eingewoben sind, die in ihren Beziehungen mit anderen verkörperten Subjekten entsteht.

- Das Immunsystem und das Gehirn sowie das periphere Nervensystem sind ebenfalls in diese Welt von Bedeutungen und Signifikationen eingewoben. Es gibt kein separates Gehirn, das abgetrennt vom Immunsystem mit Bedeutungen zu tun hat. Peripheres Nervensystem, Gehirn und Immunsystem sind (neben allen anderen in diesem Zusammenhang relevanten Systemen) Teil des weitreichenden Ethos des Organismus, und zwar je mehr die Subjektivität des Einzelnen heranreift und die »Geschichten« und Bedeutungen der individuellen Lebensgeschichte in den Worten der Patienten ihren Ausdruck finden. Der Fokus, den wir als Erwachsene auf wortbasierte »Geschichten« richten, läuft Gefahr, die historische, entwicklungsassoziierte und hochgradig integrierte Doppelaspekt-Pyramide zu übersehen, die diese Geschichten nährt.

Somit tauchen sämtliche Aspekte von Körperlichkeit und Subjektivität – sensorischer Reiz, die Aktivität des peripheren Nervensystems, Gehirnaktivität, Immunfunktion, endokrine Funktion, subjektives »Erleben«, Symbolismus, Bedeutungsmuster und »Geschichten« mit eingeschlossen – von Anfang an gemeinsam auf und interagieren miteinander von dem Moment an, in dem sie entstehen. Die Tatsache, dass Teile des Systems voneinander abgespalten werden können, und in schweren Formen der Dissoziation zur Grundlage verschiedener Störungen werden können, ist ein ganz anderes Problem.

In diesem personenzentrierten Modell lässt sich die Geschichte unseres Landwirtes (s. o.), der, an der Einzäunung stehend dem Besitz, um den er gebracht wurde, »ins Gesicht blicken« muss und einen Gesichtsausschlag bekommt, unschwer verstehen. Neuere sprachwissenschaftliche Befunde (Lakoff u. Johnson 1999; Kovecses 2003) zeigen in diesem Zusammenhang, wie frühe Erfahrungen der **Körperhaltung** und **-funktion** (im Fall des Landwirts: stehen, schauen, ansehen) aufs Engste in die Ausbildung metaphorischer Strukturen in der Sprache eingebunden sind (im Fall des Landwirts: »ins Gesicht blicken«). Die affektive Intensität des Landwirts (Wut), seine Unfähigkeit, den Ort des Geschehens zu verlassen, das konstante Schauen, Sehen und Ansehen, sein real anatomisches Gesicht, die habituelle Reaktivierung neuronaler Schemata, sowie die wiederholte Aktivierung des Immunsystems, das entzündliche Streitkräfte zum Gesicht leitet, sind alle aufeinander bezogen.

Das Problem, PNI und somatische Metaphern in Verbindung miteinander zu bringen, ist nur dann ein Problem, wenn wir Subjektivität auf einen gesonderten »Geist« oder ein gesondertes Gehirn (oder Gehirnareale) einengen, die willkürlich vom Rest des Körpers abgetrennt sind. Zweifelsohne kommt dem Gehirn eine zentrale Bedeutung zu, wenn es darum geht, ein hohes Niveau an symbolischer Subjektivität zu erreichen, doch dürfen wir es uns nicht dualistisch vom restlichen Körper abgetrennt vorstellen.

15.7 Der *Mind-Body*-Arzt

Eine personenzentrierte, nicht dualistisch ausgerichtete PNI, wie sie die Existenz symbolischer Störungen verlangt, stellt ein hochkomplexes Modell von Krankheit und Gesundheit dar, das multidimensionale und multidisziplinäre Ansätze notwendig macht. Es muss sich auf sämtliche Disziplinen stützen, die im Zusammenhang mit der Körperlichkeit und der Subjektivität des Menschen sowie im Zusammenhang mit Fragen zur Gesundheit entstanden sind. Achtet man auf »Geschichten«, so hat man es zu tun mit:

- Psychologie
- Psychoanalyse
- Psychotherapie
- Soziologie
- Anthropologie
- Linguistik

Das Verstehen der Korrelate symbolischer und nichtsymbolischer Ausdrucksformen im Nervensystem lässt zurückgreifen auf:

- Neurowissenschaften
- Neuropsychologie
- Psychiatrie

Der Umgang mit Krankheiten, so wie ihn die biomedizinische Tradition definiert, erfordert den Beitrag nahezu aller Berufszweige des Gesundheitswesens.

Ich habe an anderer Stelle (Broom 1997, 2000, 2007) ausführlich dargelegt, wie eine kompetente, an »Geschichten« orientierte medizinische Praxis und eine am Körper orientierte Psychotherapie aussehen könnten. Quasi als Conclusio des vorliegenden Kapitels sei hier noch einmal auf einige zentrale Aspekte hingewiesen, die eine gute **menschenzentrierte integrative** klinische Praxis kennzeichnen, und die sich aus den oben dargestellten Prinzipien ableiten.

Zunächst einmal spielt es keine Rolle, ob es sich beim klinisch Tätigen um einen Psychotherapeuten, einen Arzt, eine Krankenschwester, einen Physiotherapeuten oder irgendeinen anderen klinischen Beruf handelt. Arbeiten solche Kliniker im Sinne des *nichtdualistischen* Modells oder Paradigmas, sind sie grundsätzlich *offen* für die Beziehungen der Subjektivität in der Krankheit, seien diese nun symbolisch oder nicht. Tatsache ist, dass die meisten Kliniker, auch wenn sie ihre »ganzheitliche« Herangehensweise und Offenheit bekräftigen, doch starken dualistischen Überbleibseln in ihrem Denken folgen und der Bedeutung von Subjektivität in Wirklichkeit sehr zögerlich gegenüberstehen. In meiner Tätigkeit als Supervisor und Ausbilder von Ärzten und Psychotherapeuten konnte ich beobachten, wie stark dualistische Annahmen im Denken verwurzelt sind, auch unter jenen Kollegen, die vorgeben, starke integrative Neigungen zu haben. Es benötigt Zeit, diese Annahmen von Grund auf zu verändern. Die besten integrativ arbeitenden Kliniker sind in ihrem Denken und in ihrem therapeutischen Handeln zutiefst nichtdualistisch.

Diese Kliniker verfügen zudem über die Fähigkeit, nicht nur zuzuhören, sondern auch **zu hören**. Sie hören Geschichten, die nuancierten Wahrheiten gelebter Erfahrung der Patienten. Sie begrüßen diese Geschichten und versuchen nicht, sie zum Schweigen zu bringen oder im Aktionismus dessen, was nach Meinung einer dualistisch orientierten Biomedizin getan werden muss, untergehen zu lassen. Sie sehen die **Verbindungen** zwischen ganz normalen »Fakten« im Leben eines Menschen und der ganz normalen Präsentation ihrer Erkrankungen. Sie sind so nichtdualistisch, dass sie geradezu erwarten, dass diese kleinen Dinge, diese nuancierten Elemente sehr relevant sind, dass sie Teil und Teilbereich dessen sind, auf das reagiert werden muss. Mehr noch, sie hören sozusagen das »Ganze« im »Teil«. Wichtiger noch als mehr Zeit zur Verfügung zu haben, ist somit, mehr aus dem Wenigen, das zur Verfügung steht, herauszuhören.

Meiner Erfahrung nach stehen am Anfang von klinischer Weisheit immer diese beiden Fähigkeiten: eine zutiefst nichtdualistische Haltung zu haben und den »Geschichten« der Patienten wirklich zuhören zu können. Natürlich muss man daran arbeiten, diese beiden Fähigkeiten in seinen professionellen Rahmen zu integrieren und zu lernen, wie man am besten reagiert, damit der Patient aus einer Krankheit herauskommen kann, die in kausaler Verbindung mit seiner toxischen »Geschichte« entstanden ist. Sind diese beiden Bedingungen aber erfüllt, dann ist die Grundlage für eine fundierte PNI geschaffen, die sowohl das Nichtsymbolische als auch das Symbolische in der körperlichen Erkrankung berücksichtigt.

Literatur

Abraham K. Selected Papers on Psychoanalysis. London: Hogarth 1927.

Beauregard M, O'Leary D. The Spiritual Brain. A Neuroscientist's Case for the Existence of the Soul. New York: HarperOne 2007.

Bennett MR, Hacker PMS. Philosophical Foundations of Neuroscience. Oxford: Blackwell 2003.

Broom BC. Somatic Illness and the Patient's Other Story. A Practical Integrative Mind/Body Approach to Disease for Doctors and Psychotherapists. London: Free Association Books 1997.

Broom BC. Medicine and story: a novel clinical panorama arising from a unitary mind/body approach to physical illness. Adv Mind Body Med 2000; 16: 161–77.

Broom BC. Somatic metaphor: a clinical phenomenon pointing to a new model of disease, personhood, and physical reality. Adv Mind Body Med 2002; 18: 16–29.

Broom BC. Meaning-full Disease: How Personal Experience and Meanings Initiate and Maintain Physical Illness. London: Karnac Books 2007.

Bucci W. Psychoanalysis and Cognitive Science. A Multiple Code Theory. New York: Guilford 1997.

Bucci W. The referential process, consciousness, and the sense of self. Psychoanal Inq 2002; 22: 766–93.

Chalmers DJ. Facing up to the problem of consciousness. J Consciousness Stud 1995; 2: 200–19.

Chiozza LA. Hidden Affects in Somatic Disorders. Psychoanalytic Perspectives on Asthma, Psoriasis, Diabetes, Cerebrovascular Disease, and other Disorders. Madison: Psychosocial Press 1998a.

Chiozza LA. Why Do We Fall Ill? The Story Hiding in the Body. Madison: Psychosocial Press 1998b.

Deutsch F (Hrsg). On the Mysterious Leap from the Mind to the Body. New York: International Universities Press 1959.

Ferenczi S. Further Contributions to the Theory and Technique of Psychoanalysis. London: Hogarth 1926.

Garma A, Baranger W, Bisi JC, Figueras A. The internalized mother as harmful food in peptic ulcer patients. Int J Psychoanal 1953; 34: 102–10.
Griffin DR. Unsnarling the World-Knot: Consciousness, Freedom, and the Mind-Body Problem. Berkeley, Los Angeles, London: University of California Press 1998.
Groddeck G. Some fundamental thoughts on psychotherapy. In: Schacht EL (Hrsg). The Meaning of Illness. London: Hogarth 1977.
Grotstein JS. »Mens Sane in Corpore Sano«. The mind and the body as an »odd couple« and as an oddly coupled unity. Psychoanal Inq 1997; 17: 204–22.
Hay LL. Heal your Body: the Mental Causes for Physical Illness and the Metaphysical Way to Overcome Them. Concord, Australia: Specialist Publications 1986.
Kaplan HI. History of psychosomatic medicine. In: Kaplan HI, Freedman AM, Sadock BJ (Hrsg). Comprehensive Textbook of Psychiatry. Dritte Auflage. Bd 2. Baltimore: Williams & Wilkins 1980; 1843–53.
Kövecses Z. Metaphor and Emotion. Language, Culture, and Body in Human Feeling. Cambridge: University Press 2003.
Lakoff G, Johnson M. Philosophy in the Flesh: The Embodied Mind and its Challenge to Western Thought. New York: Basic Books 1999.
Leder D. A tale of two bodies: The cartesian corpse and the lived body. In: Leder D (Hrsg). The Body in Medical Thought and Practice. Dordrecht, Boston, London: Kluwer Academic Publishers 1992; 17–35.
Matthis I. Sketch for a metapsychology of affect. Int J Psychoanal 2000; 81: 215–28.
Shigenori N. Attunement Through the Body. Albany: State University of New York Press 1992.
Solano L. Multiple code theory and psychoanalytically inspired psychosomatics. Psychoanalytical prospects on unconscious mental functioning: a meeting with Wilma Bucci. Meeting of the Centro di Psicoanalisi Romanao 2007, Rom.

16 Dynamik und Komplexität der Immunantwort – ein nichtlinearer Ansatz

Uwe an der Heiden, Herbert Mayer, Kurt S. Zänker

16.1 Einleitung

Das Immunsystem gilt als eines der komplexesten Systeme des Körpers und setzt dem Verständnis erheblichen Widerstand entgegen. Hinzu kommt seine **Vernetzung** mit zahlreichen Organen und funktionellen Einheiten des Organismus. Zum Beispiel war schon Ende der 1980er-Jahre bekannt, dass das Nervensystem das Immunsystem über die Wahrnehmung von Stress und Emotionsfaktoren (z. B. Angst, Ärger, Freude, Glück) beeinflusst (McCubbin et al. 1991; Zänker 2003). Im Folgenden sollen einige wesentliche Komponenten herausdestilliert werden, die helfen können die Komplexität und Dynamik der Immunaktivität auf der Basis überraschend einfacher Interaktionsregeln zu verstehen. Zugleich werden auf dieser Grundlage präventive und therapeutische Maßnahmen, die diese Aktivität unterstützen, sowohl erklärbar als auch allererst heuristisch zugänglich.

Die Grundstruktur des vorliegenden Ansatzes wird durch das Diagramm in Abbildung 16-1 repräsentiert (Mayer et al. 1995). Im Zentrum befindet sich eine zirkuläre Abhängigkeit zwischen dem Immunsystem und einer Targetpopulation. Die **Targetpopulation**, kurz Target (T) genannt, kann aus Mikroorganismen wie Viren und Bakterien bestehen, aber auch aus Tumorzellen, körpereigenen Zellen, im Falle von Autoimmunerkrankungen, sowie aus mehr oder weniger speziellen (Bio-)Molekülen. Das **Immunsystem** wird im Folgenden durch eine einzige Variable (E) repräsentiert. E soll an »Effektor« erinnern und bezeichnet im Wesentlichen die Immunkompetenz in Bezug auf das Target. Als Messwerte für E kommen die Anzahl oder Konzentration von spezifischen Antikörpern oder von bestimmten Immunzellen wie zytotoxische T-Zellen oder natürliche Killerzellen infrage.

Die Targetpopulation verfüge über eine Selbstreproduktivität. Diese wird modellhaft erfasst durch die Differenzialgleichung:

$$\frac{\mathrm{d}T}{\mathrm{d}t} = rT \qquad (1)$$

Der Differenzialquotient $\mathrm{d}T/\mathrm{d}t$ bezeichnet die **Geschwindigkeit**, mit der die Targetpopulation zunimmt. Die Gleichung besagt, dass diese Population umso schneller zunimmt, je mehr Individuen sie hat, d. h. je größer T ist. Dabei ist der zeitlich konstante Parameter r ein Maß für die Reproduktivität. Bei manchen Targetpopulationen kann r negativ sein, z. B. wenn T einen nichtlebenden Impfstoff repräsentiert oder ein dem Körper von außen zugeführtes, nichtreproduktives Allergen, das nur noch einem Abbauprozess unterliegt ($r < 0$), oder aber z. B. wenn pro Zeiteinheit mehr Immunzellen absterben als neue, etwa aus Stammzellen, gebildet werden. Die mathematische Analyse zeigt, dass bei positivem r die Targetpopulation exponentiell anwächst, bei negativem r exponentiell abklingt und in der Folge ausstirbt.

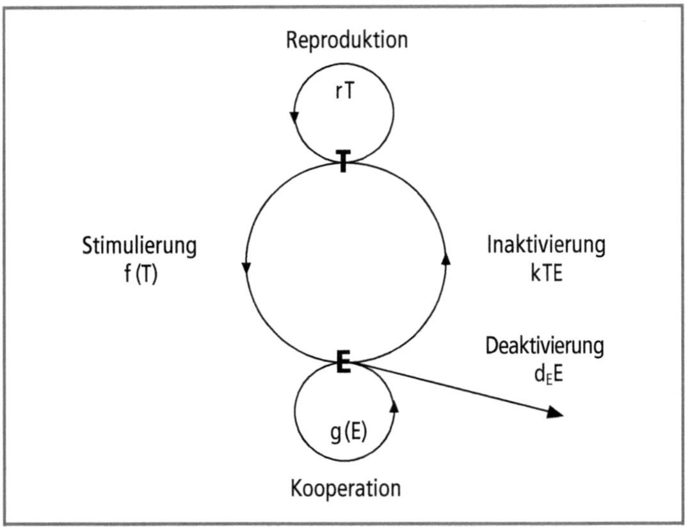

Abb. 16-1 Schematische Darstellung der Wechselwirkung zwischen einer Targetpopulation »*T*« und der Immunkompetenz »*E*«

Es wird nun angenommen, dass das Immunsystem einen **negativen Einfluss** auf die Targetpopulation ausübt, und zwar in der Weise, dass dieser Einfluss umso stärker ist, je größer einerseits die Immunkompetenz E und andererseits je größer die Targetpopulation ist. Dieser Annahme liegt die Vorstellung zugrunde, dass je größer die Targetpopultion ist, sie umso mehr dem Immunsystem eine »Angriffsfläche« bietet und umso wahrscheinlicher die Elimination eines Targetindividuums stattfindet. Dieser Ansatz führt auf die folgende Erweiterung von Gleichung (1):

$$\frac{dT}{dt} = rT - kT\,E \qquad (2)$$

Misst man E in Anzahl der Antikörper, so gibt der konstante Parameter k an, welcher Bruchteil der Targetpopulation pro Zeiteinheit und pro Antikörper eliminiert wird.

Unter der Annahme, die Antikörperzahl E sei **zeitlich konstant**, ist die rechte Seite von (2) positiv, wenn $r - kE$ positiv ist. In diesem Fall ist konsequenterweise auch dT/dt positiv, d. h. die Targetpopulation nimmt zu. Gemäß mathematischer Analyse[1] nimmt sie sogar exponentiell und unbegrenzt zu – mit in der Regel fatalen Folgen. Das Immunsystem ist gegen den Erreger chancenlos. Ist dagegen $r - kE$ negativ, so nimmt T exponentiell ab und die Targetpopulation stirbt aus.

Mit diesen beiden einfachen Dynamiken der Immunantwort ist es jedoch nicht getan. Meist ist nämlich die Immunkompetenz keineswegs konstant, sondern variiert mit der Zeit: $E = E(t)$.

Wie die folgenden Modellbetrachtungen zeigen werden, tritt bei variablem E eine Vielzahl neuer Dynamiken auf. Das nun zu beschreibende Modell berücksichtigt drei Faktoren für die zeitliche Änderung dE/dt der Immunkompetenz:

1 Bekanntlich ist $T(t) = T_0\, e^{(r-kE)\,t}$ die Lösung der Differenzialgleichung (2), wobei T_0 die zur Zeit $t = 0$ vorliegende Größe der Targetpopulation T ist.

- Die Gegenwart des Targets stimuliert das Immunsystem, sodass eine Erhöhung der spezifischen Kompetenz gegen das Target eintritt. Beispielsweise werden nichtspezifische Vorläuferzellen oder noch nicht aktivierte T-Zellen in spezifische Helferzellen, zytotoxische T-Zellen oder spezifische Antikörper-produzierende Plasmazellen transformiert. Der Grad der Stimulierung, unter anderem modulierbar durch Stress, Hormone und Neuropeptide, hänge von der Größe T der Targetpopulation ab und diese Abhängigkeit werde durch eine Funktion $f(T)$ beschrieben. Dann gilt zunächst:

$$\frac{\mathrm{d}E}{\mathrm{d}t} = f(T)$$

- Die Immunreaktivität kann weiterhin durch autokatalytische Effekte in der Art gesteigert werden, dass sich etwa immunkompetente Zellen selbst reproduzieren oder dass sie Vorläuferzellen zu vermehrter Proliferation und Differenzierung anregen[2]. Dieser autokatalytische Effekt, ebenfalls durch z. B. Stress, Hormone und Neuropeptide veränderbar, werde durch eine Funktion $g(E)$ repräsentiert, wodurch sich die vorige Differenzialgleichung erweitert zu:

$$\frac{\mathrm{d}E}{\mathrm{d}t} = f(T) + g(E)$$

- Schließlich wird zusätzlich angenommen, dass die Effektorzellen oder die Effektormoleküle eine endliche Lebensdauer haben und mit einer (konstanten) Rate d absterben:

$$\frac{\mathrm{d}E}{\mathrm{d}t} = f(T) + g(E) - dE \qquad (3)$$

Eine »normale« Rate d kann durch längere Zeit anhaltenden **Stress** und den hierdurch veränderten Hormon- und Neuropeptidstatus erhöht werden, wobei dann nicht notwendigerweise mehr Effektorzellen absterben, sondern eventuell, auf das Gleiche hinauslaufend, deren Zytotoxizität vermindert wird. »Glückshormone« (z. B. Serotonin) können demgegenüber auch die Immunkompetenz steigern, d. h. den Parameter d verringern.

Die Gleichungen (2) und (3) stellen zusammengenommen das hier vorgestellte **Basismodell der Immunantwort** dar. Bevor es im weiteren Verlauf der Arbeit durch weitere Effekte angereichert oder modifiziert wird, sollen zunächst die typischen Verhaltensweisen des durch diese beiden Gleichungen beschriebenen Systems besprochen werden. Diese Verhaltensweisen hängen im Wesentlichen von den qualitativen Eigenschaften der Funktionen f und g und der Abbaurate d ab, die genauen quantitativen Eigenschaften sind von untergeordneter Bedeutung.

Eine der qualitativen Eigenschaften dieser Funktionen ist, dass sie einen **Maximalwert** nicht überschreiten, weil z. B. die Größe der Vorläuferzellpopulation beschränkt ist und/ oder die Reproduktivität der Immunzellen an eine Grenze stößt. Die Abbildung 16-2 illustriert die drei infrage kommenden Hauptformen solcher beschränkten Funktionen. Mathematisch lassen sich diese drei Formen durch den Funktionsausdruck

$$f(T)\ p\frac{T^u}{m^v + T^v} \qquad (4)$$

repräsentieren mit positiven konstanten Parametern p, m, u und v, $1 \leq u \leq v$. Ist $u = v \leq 1$,

2 Spezifische Modelle für die Proliferation und Ausdifferenzierung von Stammzellen findet der Leser bei Mackey (2000), insbesondere unter Berücksichtigung der Blutbildung, jedoch nicht der Immunantwort. Ein mathematisches Modell der durch NF-κB vermittelten Proliferation findet sich in Piotrowska et al. (2006, 2008).

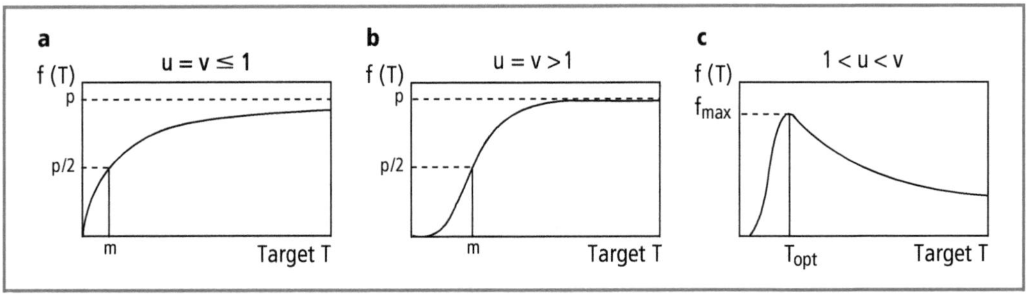

Abb. 16-2 Darstellung der Stimulierungsfunktion in $f(T)$ Abhängigkeit von den Parametern u und v

so liegt der Fall der Kurve in Abbildung 16-2a vor, mit einer positiven Steigung bei $T = 0$, während für $u > 1$ der Anstieg bei $T = 0$ gleich Null ist, der Diagramme in Abbildung 16-2b und c entsprechend. Dies bedeutet, dass **kleine Mengen** des Targets vom Immunsystem mehr oder weniger ignoriert werden, ein als »*low-dose responsiveness*« bekannter Effekt. Die in Abbildung 16-2c illustrierte »*high-dose unresponsiveness*« liegt vor, wenn $u < v$ ist, und bedeutet eine Abschwächung der Immunkompetenz bei **hoher Targetbelastung** des Patienten. Schließlich kann der Parameter p als Größe der Vorläuferzellpopulation interpretiert werden.

In ähnlicher Weise kann man typische mathematische Kandidaten für die Funktion $g(E)$ festlegen:

$$g\,(E)\ s\frac{E^n}{c^n + E^n} \tag{5}$$

wobei wegen der Gleichheit der Exponenten in Zähler und Nenner hier nur die beiden Diagramme in Abbildung 16-2a und b, je nachdem ob $n = 1$ oder $n > 1$ ist, vorkommen können. Der sigmoide Fall ($n > 1$) in Abbildung 16-2b liegt vor, wenn eine **kritische Menge** (umso größer je größer n ist) kompetenter Immunzellen für eine kooperative autokatalytische Reaktion des Immunsystems erforderlich ist.

Entsprechend einer Bemerkung zum Parameter d im Abbauterm $-dE$ von Gleichung (3) unterliegen auch die Konstanten s, c und n der Beeinflussung durch Stresshormone und Neuropeptide, wenn ein hohes Stressniveau längere Zeit anhält. Insbesondere kann hierdurch s, das die maximale autokatalytische Regenerativität der Immunkompetenz kennzeichnet, verringert werden. Die Regenerativität ist halbmaximal, wenn $E = c$ ist (d.h. $g(c) = s/2$).

16.2 Verhalten des Modells der Immunantwort

Im Folgenden wird sich zeigen, dass die durch das Modell (2) und (3) gegebene Interaktion der drei Nichtlinearitäten f, g und $(-kTE)$ eine bemerkenswerte Vielfalt von Immunantworten generiert, die sich auch beim wirklichen Immunsystem beobachten lassen. Einige der in der Literatur vorhandenen Modelle zeigen eine weitaus geringere Vielfalt, weil sie weniger Nichtlinearitäten berücksichtigen.

Der zeitliche Verlauf der Größe der Targetpopulation $T(t)$ und der Immunkompetenz $E(t)$ ergibt sich aus dem Modell (2) und (3), indem man die Lösungen dieses Gleichungssystems bestimmt. Diese Lösungen hängen freilich von den in diesem System vorkommenden **konstanten Parametern** (z. B. k, d, p) ab. Bei verschiedenen Menschen werden diese Parameter verschiedene Werte haben und so die unterschiedliche Immunantwort bedingen. Sogar bei ein und demselben Menschen können diese im Modell als zeitlich konstant angenommenen Parameter zu verschiedenen Lebensaltern unterschiedliche Werte haben.

Man kann den Verlauf der Immunantwort in zweidimensionalen Zustandsraumdiagrammen oder Phasenraumdiagrammen veranschaulichen, deren eine Achse die Größe T der Targetpopulation repräsentiert und die andere die Größe E der Immunkompetenz. Abbildung 16-3a zeigt zwei **typische Verläufe**, die zur Immunität führen. Einer dieser Verläufe wird durch die linke »Trajektorie« repräsentiert, die bei T_1 auf der T-Achse startet. Dieser Startpunkt mit den Koordinaten $T = T_1$ und $E = 0$ bedeutet, dass im Anfangszustand ($t = 0$) eine Infektion der Stärke T_1 und keine Immunkompetenz ($E(0) = 0$) vorliegt. Wie die Trajektorie zeigt, steigt die Targetpopulation zunächst an, zugleich auch die durch sie stimulierte Immunkompetenz. Diese wird so groß, dass nach einiger Zeit die Targetpopulation abnimmt und das System schließlich den Punkt $(0, E_m)$ erreicht. Dieser Punkt stellt den Immunzustand dar, in dem das Target verschwunden ($T = 0$) und die Immunkompetenz E positiv ist. In diesem asymptotischen Zustand bleibt das System stehen (»Fixpunkt« oder »Gleichgewicht«).

Ein ähnlicher Verlauf ergibt sich, wenn die Anfangsinfektion größer ist wie die bei T_2 startende Trajektorie illustriert. Die mathematische Analyse zeigt, dass dieses qualitative Verhalten unabhängig von der **Größe der Infektion** ist. Mit anderen Worten: Der Immunzustand $(0, E_m)$ ist stabil. Dies zeigt sich auch in Abbildung 16-3b. Der Punkt mit den Koordinaten (T_0, E_m) stellt eine Zweitinfektion dar bei schon ausgebildeter Immunität. Wie man sieht, läuft die Trajektorie erneut in den Immunzustand $(0, E_m)$. Abbildung 16-3b zeigt auch, dass bei der Zweitinfektion die Targetpopulation viel schneller eliminiert wird als bei einer gleich großen Erstinfektion (rechte Trajektorie in Abb. 16-3b). Dies verdeutlicht auch Abbildung 16-3c, bei der waagrecht die Zeit t und senkrecht sowohl T als auch E aufgetragen sind. (Man beachte,

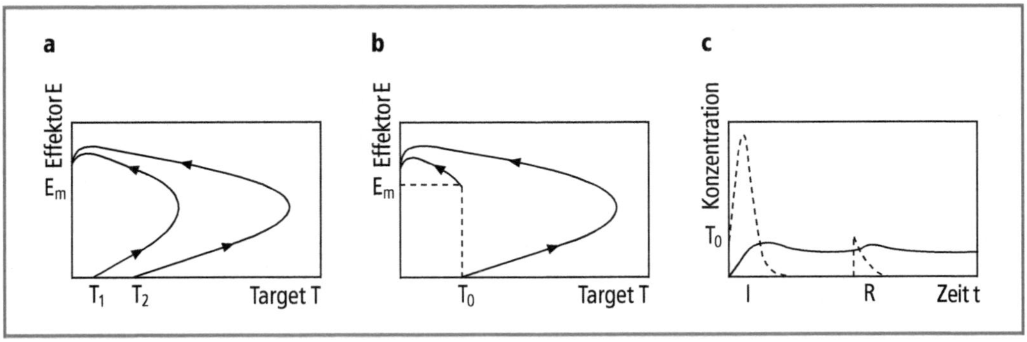

Abb. 16-3 Grafische Darstellungen von numerischen Lösungen des Differenzialgleichungssystems (2) und (3); **a** die Trajektorien im T-E-Zustandsraum entsprechen zwei unterschiedlich starken Primärinfektionen T_1 und T_2 (Pfeile deuten die Zeitrichtung an); bei identischer Anfangsdosis T_0 ist das Verhalten der Primärinfektion und der Sekundärinfektion **b** einmal in der Zustandsebene und **c** einmal im Zeitverlauf dargestellt. I = Initialinfektion, R = Reinfektion

dass in den Zustandsdiagrammen die Zeit nur qualitativ durch die Pfeilrichtungen auf den Trajektorien angedeutet ist.) Das Modell reproduziert damit die bekannte sogenannte »Sekundärantwort« des Immunsystems.

Mittels (hier nicht durchgeführter) **Zustandsraumanalyse** kann bewiesen werden, dass die soeben beschriebene Dynamik des Modells auftritt, wenn die Parameter die Bedingungen:

$$n = u = v = 1, s > 1 \text{ und } r/k < s - 1 \qquad (6)$$

erfüllen. (Technisch ist anzumerken, dass durch Reskalierung von E, T und t stets erreicht werden kann, dass $m = c = d = 1$ ist und somit ohne Einschränkung der Allgemeinheit m, c und d diesen Wert haben.)

Sind die Bedingungen (6) verletzt, so muss es nicht zu einer Immunität kommen. Es kann dann eine Dynamik der in Abbildung 16-4a illustrierten Art auftreten. In diesem Fall tritt Immunität nur ein, wenn die Primärinfektion unterhalb eines **Schwellenwertes** T_c liegt (c = »*critical*«). Ist $T(0)$ größer als T_c, so vermehrt sich das Target unbeschränkt und die Immunkompetenz verringert sich bis auf null nach einem anfänglichen Anwachsen (Trajektorie rechts unten in Abb. 16-4a). Ist allerdings einmal der Immunzustand $(0, E_m)$ angenommen, so kann auch eine Sekundärinfektion, die größer als T_c ist, vom Immunsystem bewältigt werden (Trajektorie rechts oben in Abb. 16-4a).

Dieses Verhalten wird z. B. bei der Cholera beobachtet. Genauere mathematische Analyse zeigt, dass es im (T, E)-Zustandsraum eine sogenannte **Separatrix** gibt (in Abb. 16-4b durch die vom Punkt $[T_c, 0]$ ausgehende gestrichelte Kurve angedeutet), die solche Anfangszustände, die ultimativ zu dem Immunzustand $(0, E_m)$ führen, von solchen Anfangszuständen separiert, die zu unbeschränktem Wachstum der Erregerpopulation führen. Unterliegt ein Patient einer Infektionsstärke, die größer als T_c ist, so kann er nur gerettet werden, wenn es der Therapie gelingt, ihn in einen Zustand zu bringen, der oberhalb der Separatrix liegt. Dies kann,

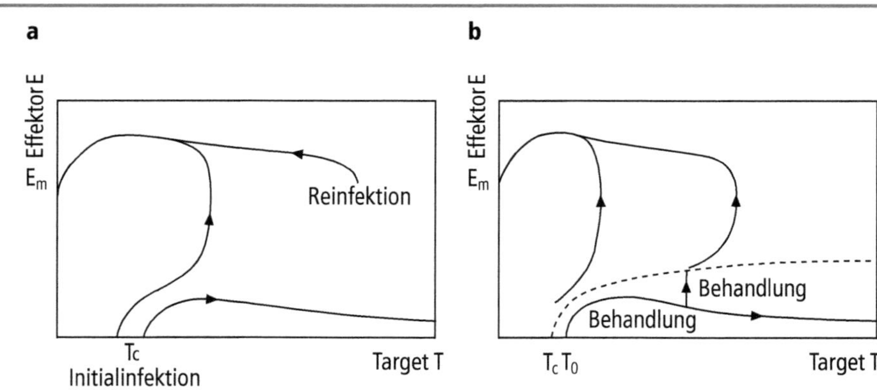

Abb. 16-4 Grafische Darstellung von Lösungen des Differenzialgleichungssystems (2) und (3) im Falle, dass zu starke Primärinfektionen ($T > T_c$) letal verlaufen (Parameter s. (7)); **a** die Trajektorien zeigen, dass bei einer Sekundärinfektion eine deutlich höhere Infektionsdosis als bei einer Erstinfektion erfolgreich bekämpft werden kann; **b** die Abbildung veranschaulicht zwei unterschiedliche Behandlungsstrategien einer ansonsten letal verlaufenden Primärinfektion.

wie Abbildung 16-4b illustriert, dadurch geschehen, dass durch geeignete Maßnahmen die Erregerpopulation bis unter T_c verringert wird (antibiotische Therapie) oder die Immunkompetenz gesteigert wird.

Auch eine **Kombination** beider Maßnahmen kann zu einem Zustand oberhalb der Separatrix führen, woraufhin das System »von selbst« in den Immunzustand übergeht. Man sagt, dass im Fall von Abbildung 16-4 der Immunzustand nur »lokal stabil« ist, während er im Fall von Abbildung 16-3 »global stabil« ist. Der oberhalb der Separatrix befindliche Bereich des Zustandsraums wird »Attraktionsbereich« des stabilen Zustands $(0, E_m)$ genannt. Therapiemaßnahmen zielen also darauf ab, den Patienten in den Attraktionsbereich des Immunzustands zu bringen, nicht notwendigerweise direkt in den Immunzustand.

Der Fall von Abbildung 16-4 tritt auf, wenn die Parameter die Bedingungen

$$n > 1, u < v, s > s_c, r < r_c, k < k_c, E_{\min} < r/k < E_{\max} \text{ und } \max f(T) > f_c \qquad (7)$$

erfüllen. Hier sind s_c, r_c, k_c, $E_{\min}$, $E_{\max}$ und f_c gewisse kritische Konstanten[3], deren genauer Wert bei diesem nur qualitativ, aber nicht quantitativ präzisen Modell nicht von besonderem Interesse ist.

Sind diese Bedingungen erfüllt, allerdings mit Ausnahme von $r < r_c$, $k < k_c$, d. h. r und k sind relativ groß, so tritt eine weitere Art **Dynamik der Immunantwort** auf. In diesem Fall entsteht niemals Immunität aufgrund einer Primärinfektion, ganz gleich wie groß diese ist (Abb. 16-5). Stattdessen nimmt das Pathogen unbeschränkt zu. Ein

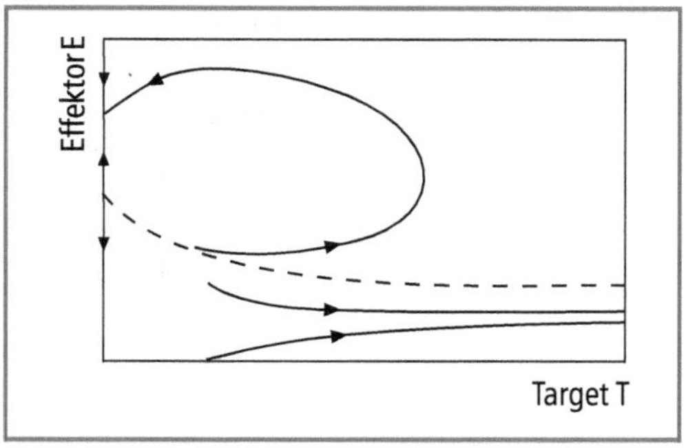

Abb. 16-5 Grafische Darstellung von Lösungen des Differenzialgleichungssystems (2) und (3); in dem entsprechenden Parameterbereich (s. Text) existiert trotz letal verlaufender Primärinfektion ein stabiler Immunzustand oberhalb der gestrichelt dargestellten Separatrix.

Beispiel hierfür ist die Pockenerkrankung mit allgemein letalem Verlauf. Dennoch gibt es einen stabilen Immunzustand mit einem entsprechenden Attraktionsbereich. Dieser ist aber begrenzt durch eine Separatrix, die nirgendwo die T-Achse berührt (gestrichelte Linie in Abb. 16-5). Einem Patienten mit entsprechenden Parameterwerten kann nur geholfen werden (wenn man von einer Änderung dieser Parameterwerte absieht), indem man ihn therapeutisch in den Attraktionsbereich des Immunzustands bringt, d. h. in den Bereich oberhalb der Separatrix. Im Falle der Pocken gelingt dies durch eine Primärinfektion mit Kuhpocken, einem Virus mit geringerer Virulenz. Alternativ können durch Vakzination mit kompetenten Immuneffektoren mit Pocken infizierte Zellen erkannt und eliminiert werden.

Leider führen derartige Therapiestrategien nicht immer zum Erfolg. Sie setzen die Existenz eines **stabilen Immunzustands** im Zustandsraum (Raum aller möglichen Zustände) voraus. Ein solcher existiert z. B. nicht, wenn die »Pathogenitätskonstante«

3 So ist etwa $s_c = n / \sqrt[n]{(n-1)^{n-1}}$ und E_{max} die größte Lösung der Gleichung $E^n - sE^{n-1} + 1 = 0$.

r/k einen sehr großen Wert besitzt, d.h. $r/k > E^*$[4]. In diesem Fall strebt die Targetpopulation stets gegen unendlich, ganz gleich, wo sie im Zustandsraum startet (freilich mit Ausnahme der Punkte $[T, E]$ mit $T = 0$). Nur die vollständige Elimination aller Targetindividuen könnte den Patienten heilen. Gelingt dies nicht, so wächst die Targetpopulation sofort wieder an und es wären regelmäßig wiederholte Teileliminationen als Therapiestrategie erforderlich.

Ein stabiler Immunzustand ist auch dann nicht möglich, wenn:

$$n = 1, u = v, s < 1 \text{ und } r/k < E^* \quad (8)$$

Bei derartigen Parameterkonfigurationen gibt es ein **stabiles Koexistenzgleichgewicht**, wie Abbildung 16-6 illustriert. Unabhängig von der anfänglichen Targetgröße T, münden alle Trajektorien in einen Gleichgewichtspunkt (T_s, E_s) mit $T_s > 0$ und $E_s > 0$. Dem Immunsystem gelingt lediglich eine Teilelimination des Erregers und es hält dann eine konstante Immunkompetenz aufrecht, die gewissermaßen den Erreger in Schach hält. Hepatitis B und Salmonellen können diesen Dynamiktyp aufweisen.

Ein noch diffizilerer Dynamiktyp tritt ein, wenn:

$$n > 1, u = v, s_0 < s < s_c, p > f_c \text{ und } E_{\min} < r/k < E_2 \quad (9)$$

erfüllt ist (vgl. Bedingungen (7))[5]. Im Anschluss an eine beliebig große Primärinfektion T_0 läuft das System weder in einen Gleichgewichtszustand hinein, noch wächst die Targetpopulation unbegrenzt an. Stattdessen findet eine oszillatorische Zustandsvariation statt, indem asymptotisch ein sogenannter Grenzzyklus (»*limit cycle*«) immer wieder durchlaufen wird (Abb. 16-7). Es kommt also zu dauerhaften **periodischen Schwankungen** sowohl der Immunkompetenz als auch der Größe der Targetpopulation. Dieses Phänomen ist durchaus realistisch wie die Beispiele Herpes simplex und Malaria zeigen, bei denen die Krankheitssymptome nahezu periodisch verschwinden und wieder aufleben können. Auch gibt es eine Reihe von Autoimmuner-

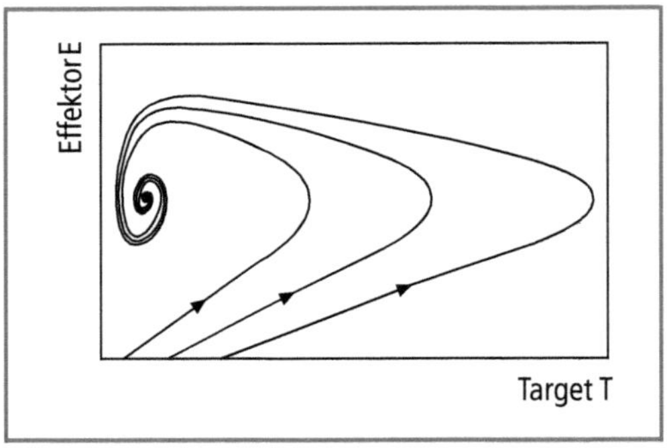

Abb. 16-6 Beispiel eines global stabilen Koexistenzgleichgewichts

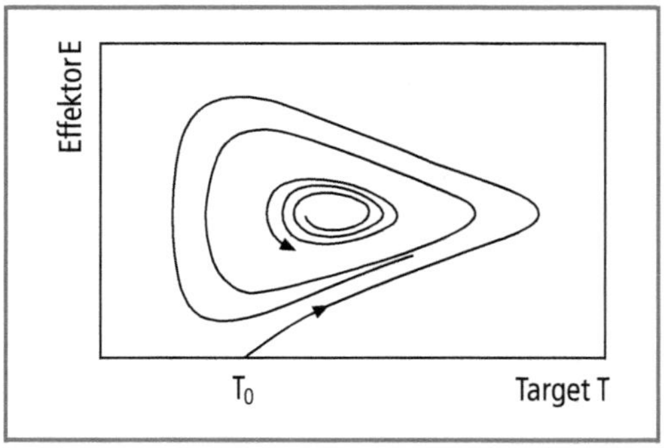

Abb. 16-7 Beispiel einer oszillatorischen Zustandsvariation mit stabilem Grenzzyklus

4 Technische Bemerkung: E^* ist bestimmt als Supremum der E-Komponente der durch die Gleichung $f(T) + g(E) - dE = 0$ bestimmten E-Nullkline.

5 Den Leser mag interessieren, dass
$s_0 = 4n / {}^{n}\sqrt{(n-1)^{n-1}} + (n+1)^{n+1}$
und E_2 das positive Minimum der Funktion $h(E) = E - g(E)$ ist.

krankungen wie Multiple Sklerose und wiederkehrende Entzündungen in einigen Organen, etwa dem Gastrointestinaltrakt, bei denen mehr oder weniger regelmäßig Rezidive des Akutzustandes auftreten.

Eine periodisch-oszillatorische Dynamik ist keineswegs so selten, wie die Parameterrestriktionen (9) nahelegen könnten. Realistischer als das durch die Gleichungen (3) und (4) ausgedrückte Modell wäre nämlich ein solches, in dem sogenannte Verzögerungseffekte mit berücksichtigt würden. Diese sind darauf zurückzuführen, dass die Immunantwort Zeit benötigt für:

- Zellproliferation
- Zelldifferenzierung
- Antikörperproduktion
- Transportprozesse

Im Modell könnten die hierdurch verursachten zeitlichen Verzögerungen dadurch berücksichtigt werden, dass sogenannte *delays* τ_1, τ_2 und weitere in (3) und (4) eingefügt werden, die den jeweiligen Zeitaufwand repräsentieren:

$$\frac{dT}{dt} = rT(t-\tau_1) - kT\,E(t) \qquad (10)$$

$$\frac{dE}{dt} = f\,(T(t-\tau_2)) + g(E(t-\tau_3)) - dE(t) \qquad (11)$$

Ohne hierauf näher einzugehen, sagt die Theorie derartiger Differenzialgleichungen mit Verzögerungen aus, dass bei ihnen für weitaus größere Bereiche der Parameter eine oszillatorische Dynamik auftritt als in entsprechenden Differenzialgleichungen ohne Verzögerungen.

Wir fahren fort, das einfachere Modell (2) und (3) zu verstehen. Eine weitere interessante Dynamik entfaltet sich, wenn die Parameter die Bedingungen (7) erfüllen, jedoch $r/k < E_{\min}$ ist und sowohl r als auch k hinreichend klein sind. In diesem Fall gibt es zwei stabile Gleichgewichte, wie die Abbildung 16-8 illustriert:

- einen Immunzustand mit Koordinaten $(0, E_m)$
- ein Koexistenzgleichgewicht mit Koordinaten (T_p, E_p)

Die Attraktionsbereiche dieser beiden Gleichgewichte werden durch zwei Separatrizes begrenzt, wie die gestrichelten Kurven in Abbildung 16-8 andeuten. Deren Schnittpunkte mit der T-Achse markieren zwei Schwellenwerte, T_h und T_s mit $T_h < T_s$. Schwache Infektionen mit einer Stärke kleiner als T_s führen nicht zu einer Immunität, sondern in den Koexistenzzustand (T_p, E_p), der **Erreger persistiert**, wird aber durch die Immunkompetenz der Stärke E_p begrenzt. Sehr starke Infektionen mit einer Stärke größer als T_h enden letal (rechte Trajektorie in Abb. 16-8).

Lediglich **mittelstarke Infektionen** mit einer Stärke zwischen T_h und T_s bringen das Immunsystem dazu, einen Immunzustand zu entwickeln, sodass die zugehörigen Tra-

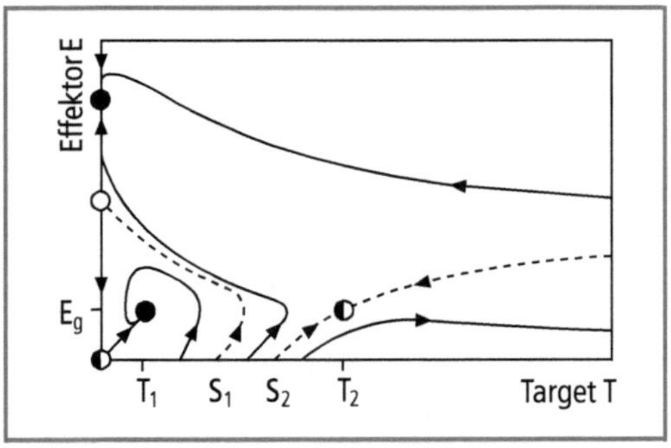

Abb. 16-8 Beispiel einer Situation mit zwei stabilen Gleichgewichtspunkten, einem Immunzustand und einem Koexistenzzustand; die gestrichelten Linien deuten die Grenzen ihres jeweiligen Attraktionsbereiches an; zu starke Infektionen ($T > T_2$) verlaufen letal.

jektorien in $(0, E_m)$ münden. Ist einmal dieser Immunzustand erreicht, können auch stärkere Sekundärinfektionen abgewehrt werden, wie sich aus dem Verlauf der bei $T = T_h$ startenden Separatrix ergibt (Abb. 16-8). Hinsichtlich Therapiestrategien bei Vorliegen einer solchen Dynamik ergibt sich, dass eine aktive Vakzinierung zum Zwecke der Immunisierung weder zu niedrig, noch zu hoch dosiert werden darf. Bei einer schwachen Primärinfektion ergibt sich die scheinbar paradoxe Situation, dass durch aktive Vakzinierung die Infektion verstärkt werden sollte, um den Immunzustand zu induzieren; sie darf freilich nicht zu hoch sein, weil bei zu hoher Erregerbelastung die Erkrankung tödlich sein wird.

Sneaking through

Eine weitere paradoxe Situation ergibt sich, wenn:

$$n = 1, u < v, s - 1 < r/k < E^* \qquad (12)$$

In diesem Fall gibt es keinen stabilen Immunzustand, sondern lediglich ein stabiles Koexistenzgleichgewicht (Abb. 16-9). Dessen Attraktionsbereich ist durch eine Kurve begrenzt, die ganz im Inneren des Zustandsraumes verläuft (Abb. 16-9). Ohne Behandlung würde hier jede Infektion letal verlaufen. Eine Behandlung müsste darauf abzielen, das System (T, E) in den Attraktionsbereich des Koexistenzgleichgewichts zu bringen, weil dieses die geringste persistierende Targetbelastung aufweist. Wie die Trajektorie, die links oben in Abbildung 16-9 startet, zeigt, kann es paradoxerweise passieren, dass eine zu große Verstärkung der Immunkompetenz (z. B. infolge einer antibiotischen Behandlung) trotz anfänglich schwacher Erregerbelastung einen letalen Krankheitsverlauf induziert. Dieses Phänomen ist als »*sneaking through*« bekannt.

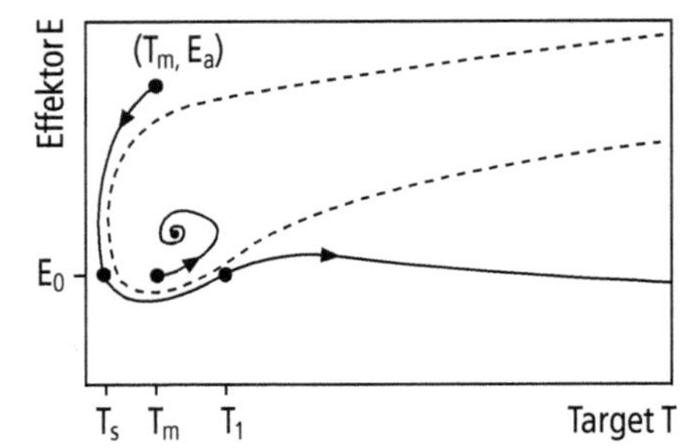

Abb. 16-9 Grafische Veranschaulichung des »*Sneaking-through*«-Phänomens; wird von einem nativen Immunzustand ($E_0 > 0$) ausgegangen, so verdeutlicht die exemplarisch dargestellte Trajektorie, dass eine geringe initiale Tumorbelastung T_s die Immunabwehr überwindet, größere Dosen (innerhalb gewisser Grenzen) jedoch vom Immunsystem erfolgreich kontrolliert werden können.

An dieser Stelle wird die Diskussion der Dynamiken des Modells (2) und (3) für die Immunantwort beendet, obwohl es noch weitere Dynamiken gibt, deren vollständige Darstellung den für diesen Beitrag gegebenen Rahmen sprengen würde. Stattdessen wird auf einige **Erweiterungen** des Modells eingegangen, die von Interesse sein könnten und die die Ausbaufähigkeit des Modells demonstrieren.

16.3 Modellerweiterungen

16.3.1 Kontinuierlicher Targeteinstrom

Unter gewissen Bedingungen findet ein kontinuierlicher Targeteinstrom statt. Hierzu gehören etwa regelmäßig aus der Umwelt aufgenommene Allergene und Antigene (besonders intensiv bei einigen Berufsklassen), sowie im Falle von Autoimmunerkrankungen eine ständige Neubildung von Zellen oder Zellbestandteilen, die das Immunsystem herausfordern. Eine vollständige Immunisierung mit Eliminierung aller Erreger ist hier nicht zu erwarten. Dies zeigt auch ein entsprechendes Modell, das aus dem bisher diskutierten Basismodell dadurch hervorgeht, dass in die Gleichung (2) additiv eine Konstante T_C hinzugefügt wird:

$$\frac{dT}{dt} = rT - kT\,E + T_C \qquad (13)$$

T_C misst die Geschwindigkeit, mit der der Targeteinstrom stattfindet. Die zweite Systemgleichung (3) bleibt in diesem so erweiterten Modell unverändert. Abbildung 16-10a zeigt eine von mehreren Dynamiken des neuen Systems. Es liegen hier zwei stabile Gleichgewichte (T_1, E_1) und (T_3, E_3) vor sowie ein instabiles Gleichgewicht (T_2, E_2). Es sind einige repräsentative Trajektorien eingezeichnet. Gelingt es, den Patienten in einen Zustand (T, E) links von der gestrichelt dargestellten Separatrix zu bringen, so wird er zwar nicht gesund, erreicht aber das Gleichgewicht (T_1, E_1) und hat damit auf Dauer eine **geringere Targetbelastung** als wenn er im Gleichgewicht (T_3, E_3) anlangt (etwa bei einer Anfangsbelastung größer als S). Abbildung 16-10a illustriert wiederum nur eine von mehreren möglichen Dynamiken. Sie tritt z.B. auf bei den Parameterwerten $(r; k; T_C; p; a; u; v; n)$ = (0,15; 0,5; 0,6; 3; 1,5; 3; 7; 1). Hier ist die Reproduktionsrate r des Targets positiv. Eine scheinbar paradoxe Situation kann sich ergeben, wenn $r < 0$ ist, d.h. wenn die Absterberate der Targets größer ist als ihre Reproduktionsrate.

Wie Abbildung 16-10b zeigt, kann bei **höherer Anfangsbelastung** (> S) eine größere Verringerung des Targets eintreten als bei niedrigerer (< S). Die Parameterkonfiguration ist hier $(r; k; T_C; p; a; u; v; n)$ = (-0,03; 0,3; 0,3; 0,5; 1,6; 1; 1; 3). Es gibt in dem aus Gleichungen (13) und (3) bestehenden Modell viele weitere Dynamiken, viele ähnlich zu denen des Basismodells (2) und (3), was aber hier nicht im Einzelnen erörtert werden kann.

16.3.2 Impfmodelle

Aktive Impfung

Unter einer aktiven Impfung versteht man die kontrollierte Verabreichung von geeignetem

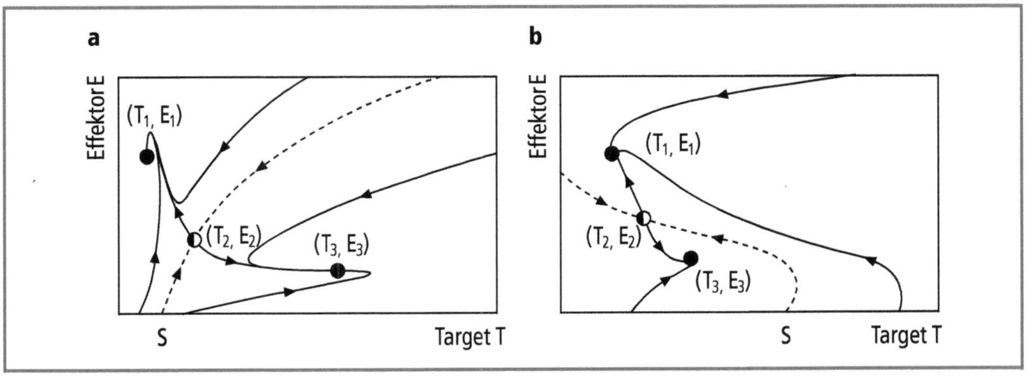

Abb. 16-10 Exemplarische Darstellung von Lösungen des Differenzialgleichungssystems (3) und (13), welches einen kontinuierlichen Targeteinstrom modelliert

antigenen Material. Hierbei kann es sich um lebende, in ihrer Pathogenität abgeschwächte (»attenuierte«) Erreger oder um abgetötete Keime sowie um immunogene Bruchstücke desselben handeln. Verwandt hiermit ist die Vakzinierung mit aktivierten T-Zellen oder T-Zell-Rezeptoren.

Im Falle lebender oder attenuierter Erreger bedarf es keiner Modifikation des Modells (2) und (3). Die Impfung »simuliert« eine Infektion und dient in erster Linie dazu, einen Immunzustand zu generieren, sodass eine spätere natürliche Infektion die erwähnten Merkmale einer Sekundärinfektion zeigt. Freilich zeigt das Modell auch, dass es Systemkonfigurationen gibt, in denen eine solche Impfmaßnahme **nicht** zum Erfolg führen kann, z. B. wenn es gar keinen stabilen Immunzustand oder akzeptablen Koexistenzzustand gibt.

Im Falle sich nicht reproduzierender Vakzine muss das Modell (2) und (3), gegebenenfalls analog das Modell (13) und (3), modifiziert werden. Naheliegend ist die Modellvariante

$$\frac{dT}{dt} = rT - kT\,E \qquad (2)$$

$$\frac{dE}{dt} = f(T + V_a) + g(E) - dE \qquad (3')$$

$$\frac{dV_a}{dt} = -\gamma V_a - kV_a E \qquad (14)$$

Während die erste Gleichung mit der des Basismodells übereinstimmt, ist in der Gleichung (3') die Vakzinmenge V_a in den Immunstimulierungsterm f additiv aufgenommen. Ferner gibt es die Gleichung (14), die den Abbau des Vakzins einerseits durch natürlichen Zerfall ($-\gamma V$) und andererseits durch aktive Elimination durch die Immunreaktion ($-kVE$) repräsentiert.

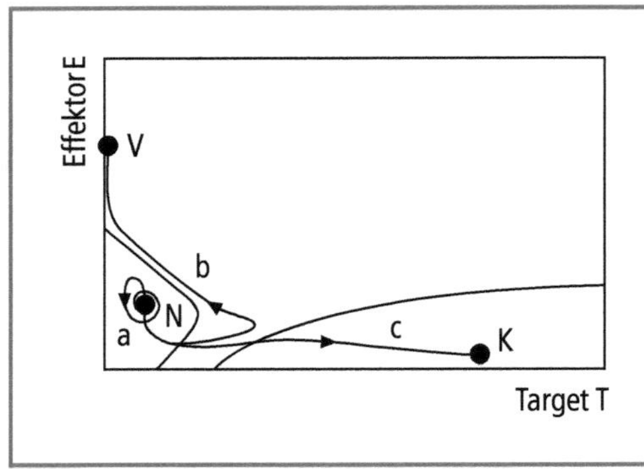

Abb. 16-11 Exemplarische Darstellung der möglichen Konsequenzen einer aktiven Impfung (s. Text)

Abbildung 16-11 verdeutlicht die Auswirkungen dreier unterschiedlicher Impfdosen unter der Voraussetzung, dass das System sich in einem **chronischen stabilen Koexistenzzustand** (N) befindet. Abhängig von der verabreichten Vakzinmenge V_a beobachtet man eine:

- transiente Auslenkung aus der Gleichgewichtslage
- erfolgreiche Vakzinierung
- Krankheitsauslösung oder eine Intensivierung der Erkrankung

Freilich ergeben sich wiederum andere Szenarien, wenn die genannte Voraussetzung nicht erfüllt ist.

Passive Impfung

Eine passive Vakzinierung, die in der Regel aus Immunglobulinen besteht, unterstützt die Immunabwehr pathogener Strukturen. Ein mathematisches Modell hierfür kann erlangt werden, indem das aus den Differenzialgleichungen (2) und (3) bestehende Grundmodell für die Immunantwort in folgender Weise modifiziert und erweitert wird:

$$\frac{dT}{dt} = rT - kT(E + V_p) \quad (2')$$

$$\frac{dE}{dt} = f(T) + g(E) - dE \quad (3)$$

$$\frac{dV_p}{dt} = -\gamma V_p \quad (15)$$

Hierbei bezeichnet V_p die applizierte Impfdosis, z. B. die Menge der injizierten Antikörper. Die Gleichung (15) repräsentiert den Impfstoffabbau mit einer Halbwertkonstanten γ. An dieser Stelle werden nicht die vielen Dynamiken diskutiert, die in dem System (2'), (3) und (15) enthalten sind, sondern es wird nur ein Fall herausgegriffen, bei dem ohne Impfung ($V_p = 0$) ein stabiler Koexistenzzustand existiert, dessen Attraktionsbereich durch eine Separatrix (gestrichelte Kurve in Abb. 16-12) von einem Bereich abgegrenzt ist, der zu letalen Krankheitsverläufen führt. Ein Patient, der sich in diesem Bereich befindet, z. B. im Punkt der Abbildung 16-12, kann durch eine genügend hohe Impfdosis V_p in den Attraktionsbereich des **symptomarmen**

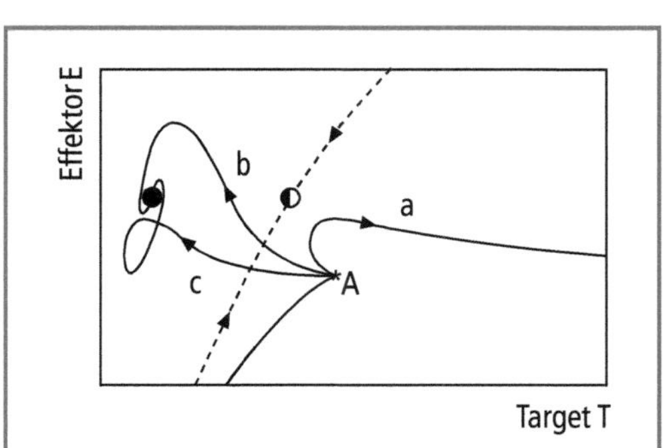

Abb. 16-12 Exemplarische Darstellung der möglichen Konsequenzen einer passiven Impfung

Koexistenzzustandes gebracht werden (s. Trajektorien b und c in Abb. 16-11). Allerdings muss die Dosis genügend hoch sein, weil andernfalls, wie die Trajektorie a in Abbildung 16-12 illustriert, der Patient im letalen Bereich des Zustandsraumes verbleibt.

Auch bei diesem Modell der passiven Impfung gibt es neben dem soeben dargestellten Szenarium viele weitere Dynamiken, die in mehr oder weniger plausibler Weise aus denjenigen des Basismodells (2) und (3) hervorgehen. Wir müssen uns hier mit dem einen geschilderten Fall zufriedengeben.

16.4 Abschließende Bemerkungen

Die in den Modellen vorkommenden Parameter, wie z. B. *r, k, u, v, n* sind als zeitlich konstant angenommen. Aber sie werden nicht nur von Patient zu Patient und von Erreger zu Erreger verschieden sein, sondern sich auch im Laufe des Lebens eines Menschen verändern. Die Modellannahme ist, dass diese Veränderungen relativ zu den Veränderungen der jeweiligen Dynamik nur **sehr langsam** vonstattengehen. Man kann vielerlei Überlegungen und Untersuchungen dazu anstellen, wodurch die Werte der konstanten Parameter bedingt sind, etwa genetisch oder durch Umwelteinflüsse. Speziell im Kontext dieses Buches wird auf empirische Befunde hingewiesen, die die Modulation der Immunantwort durch Stress über Stresshormone und neuronale Transmitter nachweisen (ausführliche Darstellungen geben Sternberg et al. [1991], Webster et al. [1991] und Yirmiya et al. [1991]) und Konstanten des Modells angegeben, die von dieser Modulation betroffen sind. Bei hinreichend starker und genügend lange anhaltender Änderung eines oder mehrerer der Konstanten wird es zu einer drastischen

Änderung, eventuell verbunden mit einem Szenariowechsel der Dynamik der Immunantwort kommen.

Dieser Tatbestand kann zur **Grundlage** therapeutischer Maßnahmen und von Strategien der Lebensführung werden, mit dem Ziel, einen oder mehrere dieser Parameter so zu verändern, dass sich ein Immunzustand oder ein erträglicher Koexistenzzustand von Patient und Pathogen einstellt.

Im Gegensatz zu Modellen des Immunsystems mit sehr vielen Gleichungen erlaubt das hier vorgestellte Modell eine detaillierte mathematische Analyse (»*phase space analysis*«). Die beschriebenen Szenarien sind ein Resultat einer solchen Analyse, die aber hier nicht im Einzelnen ausgeführt wurde (Mayer 1996).

Literatur

Mackey MC. Cell kinetic status of haematopoietic stem cells. Cell Prolif 2001; 34: 71–83.

Mayer H. Ein Basismodell zur Immunantwort - Ist die Komplexität des Immunsystems auf basale Wechselwirkungen reduzierbar? Dissertation Universität Witten/Herdecke 1996.

Mayer H, Zaenker KS, an der Heiden U. A basic mathematical model of the immune response. Chaos 1995; 5: 155–61.

McCubbin JA, Kaufmann PG, Nemeroff CB (Hrsg). Stress, Neuropeptides, and Systemic Disease. San Diego: Academic Press 1991.

Piotrowska MJ, Widera D, Kaltschmidt B, an der Heiden U, Kaltschmidt C. Mathematical model for NF-kappaB-driven proliferation of adult neural stem cells. Cell Prolif 2006; 39: 441–55.

Piotrowska MJ, Enderling H, an der Heiden U, Mackey MC. Mathematical modeling of stem cells related to cancer. In: Dittmar T, Zänker KS (Hrsg). Cancer and Stem Cells. New York: Nova Science 2008; 11–35.

Sternberg EM, Wilder RL, Chrousos GP, Gold PW. The stress response and the pathogenesis of arthritis. In: McCubbin JA, Kaufmann PG, Nemeroff CB (Hrsg). Stress, Neuropeptides, and Systemic Disease. San Diego: Academic Press 1991; 287–300.

Webster EL, Grigoriadis DE, De Souza EB. Corticotropin-releasing factor receptors in the brain-pituitary-immune axis. In: McCubbin JA, Kaufmann PG, Nemeroff CB (Hrsg). Stress, Neuropeptides, and Systemic Disease. San Diego: Academic Press 1991; 233–61.

Yirmiya R, Shavit Y, Ben-Eliyahu S, Gale RP, Liebeskind JC, Taylor AN, Weiner H. Modulation of immunity and neoplasia by neuropeptides released by stressors. In: McCubbin JA, Kaufmann PG, Nemeroff CB (Hrsg). Stress, Neuropeptides, and Systemic Disease. San Diego: Academic Press 1991; 262–86.

Zänker KS. Psychoneuroimmunologie. Grundlagen. In: Adler RH, Herrmann JM, Köhle K, Langewitz W, Schonecke OW, von Uexküll Th, Wesiack W (Hrsg). Psychosomatische Medizin - Modelle ärztlichen Denkens und Handelns. Sechste Auflage. München: Urban & Fischer 2003; 161–73.

17 Der psychotherapeutische Prozess – Einblicke in die Selbstorganisation bio-psycho-sozialer Systeme

Günter Schiepek

17.1 Der psychotherapeutische Prozess – eine Black Box?

Die Ausgangsthese des vorliegenden Beitrags lautet, dass der psychotherapeutische Prozess auch nach 60 Jahren Prozessforschung und kombinierter Prozess-Outcome-Forschung (für einen Überblick s. Orlinsky u. Howard 1986; Orlinsky et al. 2004) noch eine Black Box darstellt. Wir wissen wenig über die Dynamik menschlicher Veränderungsprozesse, was sowohl das Erleben und Verhalten von Klienten, als auch, was biologische Prozesse (Immun- und Endokrinsystem, neuronale Reorganisation) und die Interaktion zwischen diesen Prozessen betrifft. Dies hat schlichtweg damit zu tun, dass es bislang kaum Bemühungen gab, Veränderungsprozesse vollständig und engmaschig zu erfassen sowie die entsprechende Systemdynamik zu studieren.

17.1.1 Die Datenbasis

Die These mag unglaubwürdig klingen, schon aufgrund der vielen Studien, die allein in den eben zitierten Übersichtsarbeiten sowie in anderen Beiträgen des »*Handbook of Psychotherapy and Behavior Change*« referiert werden[1], oder die zur Therapeut-Klient-Beziehung und ihrer Bedeutung in der Psychotherapie vorliegen (z.B. Lambert u. Barley 2001; Norcross 2002, 2010; Norcross u. Lambert 2005). Dennoch sollte man sich vergegenwärtigen, dass der mit Abstand größte Teil aller durchgeführten Psychotherapiestudien dem Nachweis der **Wirksamkeit** dient(e). Es handelt sich um Outcome-Studien, die mit oder ohne Vergleichs- und Kontrollgruppen darauf abzielen, die Effekte von Therapieansätzen und Therapietechniken zu belegen. Bis heute gelten sogenannte »*randomized controlled trails*« als der Goldstandard der Therapieforschung, also experimentelle Studien mit Zufallszuweisung von Klienten zu den Behandlungs- oder Kontrollbedingungen sowie mit standardisierter, d.h. in der Regel manualisierter Therapiedurchführung (für eine kritische Diskussion s. Schiepek 2007a). Prozesse werden dabei so gut wie nie erfasst (vgl. Hayes u. Laurenceau 2009).

Wendet man sich den vorliegenden Prozessstudien zu, so stellt man fest, dass in den seltensten Fällen tatsächlich vollständige Prozesse untersucht wurden, sondern nur Merkmale (z.B. Therapeutenvariablen, Klientenvariablen, Meso-Outcome) zu bestimmten Zeitpunkten des Therapieverlaufs,

1 Das »*Handbook of Psychotherapy and Behavior Change*« erscheint im Abstand von 8–10 Jahren und gilt als das jeweils umfassendste Handbuch zur empirischen Psychotherapieforschung. In früheren Ausgaben von A.E. Bergin und S.L. Garfield, in den letzten Auflagen (2004 und 2013) von Michael J. Lambert herausgegeben. Siehe aber auch andere Übersichten, z.B. Duncan et al. (2010).

also in Form von **Zeitstichproben**. Solche Zustandsaussagen, die irgendwo unterwegs zum mehr oder weniger gelungenen Therapieende gewonnen wurden, werden dann mit dem Effekt korreliert. Beliebt ist z. B., den Klienten Fragebögen vor oder nach einzelnen Sitzungen vorzulegen oder einzelne Therapiesitzungen videobasiert zu analysieren. Eine Aussage über die zeitliche Dynamik des gesamten Veränderungsprozesses ist damit nicht möglich. Die Dimension *Zeit*, so kann man feststellen, ist in der Psychotherapieforschung, aber auch in der Psychosomatik bislang noch nicht wirklich angekommen.

Erforderlich wäre eine einigermaßen hochfrequente Erfassung der Prozesse. Da sich Veränderungsprozesse auf unterschiedlichen Zeitskalen abspielen, hängt es vom jeweiligen praktischen und wissenschaftlichen Interesse ab, welche Zeitskala man für relevant und geeignet erachtet (s. Beispiele in Haken u. Schiepek 2010; Schiepek 2011):

- Sekundenbruchteile bei neuronaler Aktivität und neuronaler Synchronisation
- Sekunden und Minuten im Bereich der interpersonellen Kommunikation
- Sekunden, Minuten, Stunden und Tage im Bereich von Hormon- und Immunregulationsprozessen sowie im Bereich von Emotions-, Motivations- und Verhaltensänderungen
- Monate und Jahre bei der Veränderung biografischer Muster und Lebensentwürfe

Entscheidend ist dabei, dass die »Abtastfrequenz«, also die zeitlichen Abstände und die Häufigkeit, mit der eine Datenerfassung oder Messung erfolgt, in einem sinnvollen Verhältnis zur Eigenzeit und Eigendynamik des erfassten Systemverhaltens steht.

Ein kleines Gedankenexperiment macht deutlich, was gemeint ist: Man stelle sich eine runde Scheibe in einem komplett dunklen Raum vor, auf der sich ein Punkt in einer bestimmten Kreisfrequenz dreht. Mit einem stroboskopischen Licht wird der Punkt immer wieder ganz kurz beleuchtet und seine Position notiert. Leuchtet das Stroboskop immer dann auf, wenn der Punkt die 12-Uhr-Position passiert, erhält man den Eindruck, der Punkt stehe. Leuchtet das Licht immer auf, wenn sich der Punkt in 6-Uhr- und in 12-Uhr-Position befindet, erhält man den Eindruck, der Punkt springe alternierend in vertikaler Richtung hin- und her. Ist die Abtastfrequenz geringfügig höher als die Kreisfrequenz, d. h. die Beobachtungsabstände sind kürzer als die Zeit, die für eine Umdrehung gebraucht wird, erhält man den Eindruck, der Punkt bewege sich langsam gegen den Uhrzeigersinn. Mit anderen Worten: Je nachdem, in welchem Verhältnis die Kreisfrequenz der tatsächlichen Bewegung und die Abtastrate des Messsystems zueinander stehen, erhält man einen völlig anderen Eindruck von der Dynamik des Geschehens.

Der realistische Fall ist allerdings der, dass wir es nicht mit einer regelmäßig rotierenden Scheibe, sondern mit einem sich chaotisch bewegenden Doppelpendel zu tun haben und die Flackerfrequenz des Lichts völlig unregelmäßig, erratisch ist (etwa im Fall von Messungen zum Zeitpunkt der jeweiligen Therapiesitzungen). Dann kann die Messung noch so reliabel und valide sein, wir erkennen und verstehen nichts von der Eigendynamik des Systems (zur Erfassung chaotischer Prozesse in der Psychotherapie s. Strunk u. Schiepek 2006, 2014).

Welche Abtastfrequenz nun für psychotherapeutische Prozesse optimal ist, hängt vom Fokus und Erkenntnisinteresse des Beobachters ab. Setzt man zusätzlich noch das Kriterium der Praktikabilität und ökonomischen Realisierbarkeit von Datenerfassungen in der Therapiepraxis und im Feld an, so bewähren sich für den Phänomenbereich von Emotionen, Motivation, Selbstwertdynamik, erlebter Therapiebeziehung, therapierelevanten Einsichten, Symptom- und Beschwerdeintensität und Alltagserfahrungen **tägliche Datenerhebungen**. Mit einem internetbasierten System wie dem *Synergetischen Navigationssystem* (SNS [Schiepek 2007b; Schiepek et al. 2008; Schiepek et al. 2013a]) können derartige Aspekte des Erlebens eines Klienten valide und ökonomisch (d.h. mit einem Zeitaufwand von etwa 5–15 min für den Klienten und keinem zusätzlichen Zeitaufwand für den Therapeuten) erfasst werden.

Benutzt werden ein Therapieprozessbogen (TPB [Haken u. Schiepek 2010] oder Varianten desselben für verschiedene klinische Settings) und ein Textfeld für Tagebuchaufzeichnungen, womit die Erfahrungen, Emotionen und therapierelevanten Kognitionen des jeweils abgelaufenen Tages sowohl **quantitativ** wie **qualitativ** dokumentiert werden können. Studien haben gezeigt, dass die damit erfassbare subjektive Seite des Therapiegeschehens mit Immunparametern (z.B. Neopterin) und Endokrinparametern (z.B. Cortisol) gut in Relation gesetzt werden kann. Die Bestimmung von Neopterin und Cortisol erfolgte in Studien an der Medizinischen Universität Innsbruck im permanent über Nacht (Schubert et al. 1999; Schubert u. Schiepek 2003) oder in 12-Stunden-Abständen (Schubert et al. 2003, 2010) gesammelten Harn bei Patientinnen mit systemischem Lupus erythematodes (SLE), einer Autoimmunerkrankung.

Deutlich wurde auch, dass aus täglicher Datenerfassung Zeitreihen entstehen, in denen nichtlineare Eigenschaften und die Nichtstationarität (Musterwechsel bzw. Ordnungsübergänge) der Prozesse klar erkennbar sind. Bei selteneren Erhebungen sind diese Eigenschaften nicht mehr zu sehen (Schiepek 2015). Abbildung 17-1 zeigt zwei Zeitreihen, die aus täglichen Selbstratings eines Klienten entstanden, und im Vergleich dazu Symptomratings, die auf wöchentlichen Dateneingaben beruhen (*Depression, Anxiety and Stress Scale*-21 [DASS 21], Lovibond u. Lovibond 1995). Phänomene wie kritische Instabilitäten (an starken Fluktuationen in den Zeitreihen und an der Säulenstruktur in den Komplexitäts-Resonanz-Diagrammen erkennbar), aber auch andere Merkmale nichtlinearer, selbstorganisierender Prozesse (Veränderung von Synchronisationsmustern, Rhythmen und Rhythmuskopplungen, in Abb. 17-1 nicht gezeigt) gehen bei zu niederfrequenter Messung verloren: Die Entwicklung der Depressions-, Angst- und Stressausprägung scheint in diesem Beispiel bei wöchentlicher Erfassung wohl durch einen einfachen Wellenverlauf (z.B. ein Polynom 3. Grades) annähernd repräsentierbar.

Um sinnvolle Analysen zu gewährleisten, ist es neben einer ausreichenden Abtastfrequenz zudem notwendig, **äquidistante Messungen** durchzuführen. Wenngleich auch Prozessstudien mit variablen Zeitstichproben ihre Berechtigung haben (für eine vergleichende Diskussion s. Ebner-Priemer et al. 2009), beruht doch die Aussagekraft praktisch aller linearer und nichtlinearer zeitreihenanalytischer Methoden darauf, dass die einzelnen Werte eines Zeitsignals im gleichen zeitlichen Abstand vorliegen, vor allem wenn Aussagen im Frequenzbereich durchgeführt werden sollen (z.B. Analyse von Rhythmen, Rhythmuskopplungen, Frequenzwechsel). Obwohl mit Verfahren wie dem SNS die Erfassungsfrequenz beliebig gewählt werden kann, scheint es auch unter Berücksichtigung von chronobiologischen Überlegungen (z.B. zirkadiane Rhythmen) sinnvoll, bei Therapiedauern von mehreren Wochen bis mehreren Monaten eine tägliche Eingabefrequenz zu wählen.

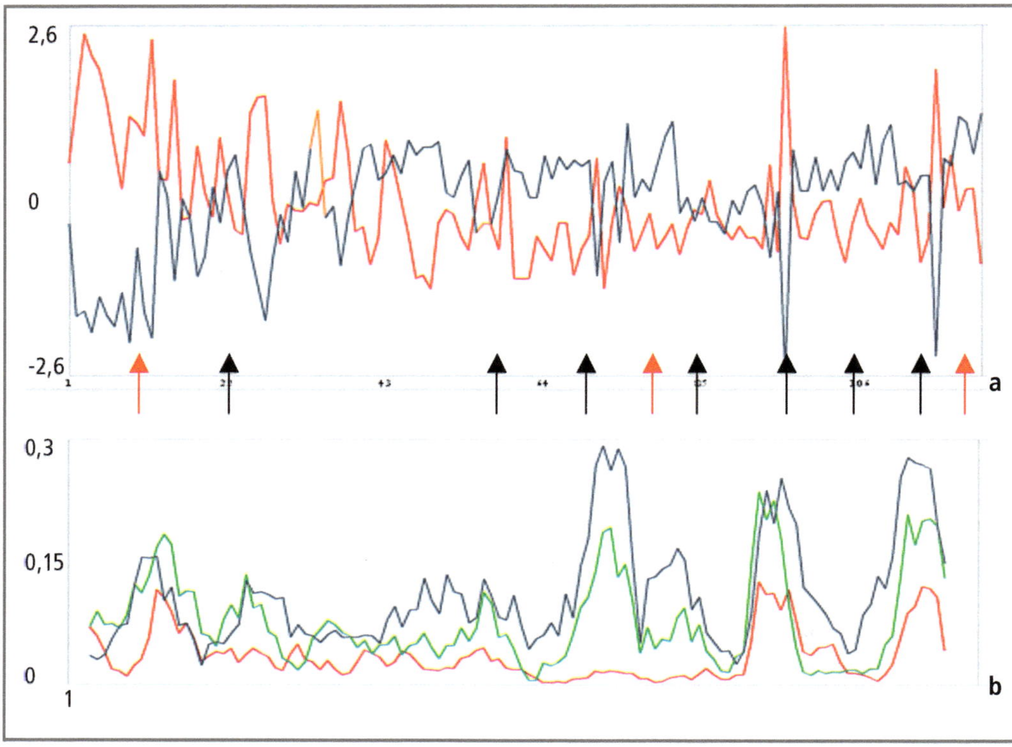

Abb. 17-1 **a** Beispiel des Verlaufs der Faktoren »Therapeutische Fortschritte/Zuversicht/Selbstwirksamkeit« (blau) und »Symptom- und Problembelastung« (rot) des Therapieprozessbogens bei täglicher Dateneingabe. Die Faktorenverläufe werden durch z-Transformation und anschließende Mittelung der zu einem Faktor (Subskala) gehörenden Items berechnet. Schwarze Pfeile: Feedbackgespräche mit einer für das Synergetische Navigationssystem (SNS) zuständigen klinischen Psychologin. Rote Pfeile: Feedbackgespräche mit der zuständigen Bezugstherapeutin. **b** Verläufe der dynamischen Komplexität der Faktoren »Intensität der Problembearbeitung« (blau), »Beziehungsqualität/Offenheit/Vertrauen zu den Therapeuten« (rot) und »Beschwerden und Problembelastung« (grün). Deutliche Anstiege der dynamischen Komplexität weisen auf Phasen kritischer Instabilität hin. Die Berechnung der dynamischen Komplexität erfolgte in einem Gleitfenster von sieben Messpunkten Breite. **c** Komplexitäts-Resonanz-Diagramme des Therapieverlaufs eines Patienten. In beiden Diagrammen ist auf der Abszisse die Zeit abgetragen. Nach oben (Ordinate) sind die einzelnen Items, gruppiert nach Faktoren, übereinander gelagert. Im oberen Diagramm sind nur die signifikanten Komplexitätswerte eingetragen. Die Komplexitätsverläufe wurden hierfür zuerst z-transformiert und dann nach Konfidenzintervallstufen (grau: 5 %-Niveau, schwarz: 1 %-Niveau) eingeteilt. Die Histogramme am oberen Rand des Diagramms beruhen auf einer Aufsummierung der grauen und schwarzen Kästchen. Man erkennt die Phasen der kritischen Instabilität an der Säulenstruktur, d. h. der gleichzeitigen kritischen Instabilität zahlreicher Items. Darunter sind in einem Farb-Komplexitäts-Resonanz-Diagramm die Ausprägungen der dynamischen Komplexität pro Item in eine Farbskala übertragen. Auch hier sind säulenartige Farbstrukturen zu erkennen, die denen im oberen Diagramm entsprechen, aber es sind auch Faktoren mit längerfristig höherer dynamischer Komplexität (z. B. »dysphorische Affektivität«,

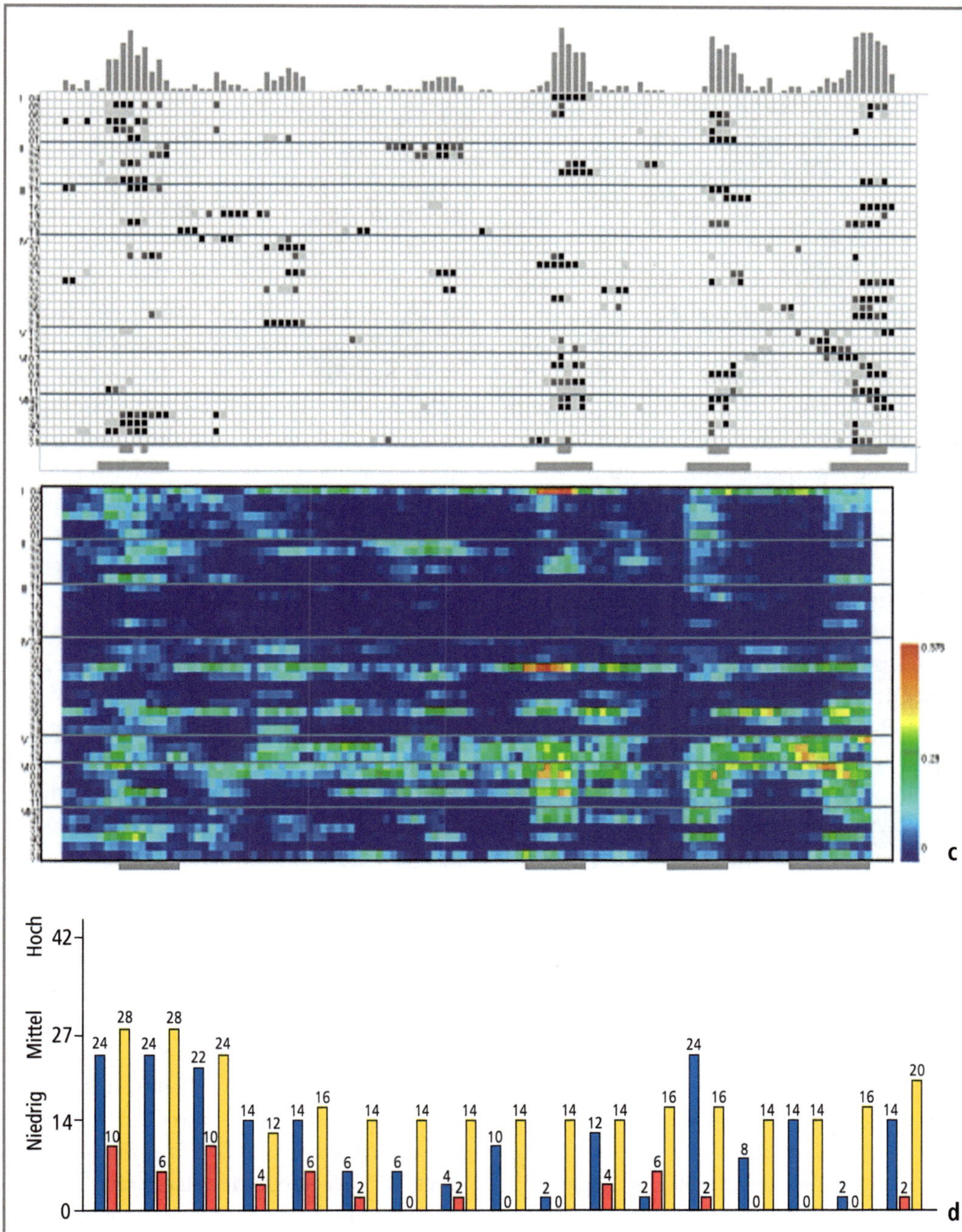

»Perspektivenerweiterung/Innovation« und »Intensität der Problembearbeitung«) von dauerhaft stabileren Faktoren (z. B. »Therapiebeziehung«) zu unterscheiden. **d** Verlauf der *Depression, Anxiety and Stress Scale*-21 (DASS-21) bei wöchentlicher Dateneingabe. Subskalen: Depression (blau), Angst (rot), Stress (gelb)

Es wäre im Sinne der Vergleichbarkeit und Reproduzierbarkeit von zukünftigen Forschungsergebnissen wünschenswert, hier zu einer einheitlichen Praxis zu kommen und vielleicht sogar einen internationalen Standard zu etablieren.

Speziell für **nichtlineare Analysen** liegen also bislang kaum Datengrundlagen vor. Dies ist ein klares Defizit der Forschung, denn in den wenigen Untersuchungen, die entsprechende Daten bereitgestellt haben, lassen sich eindeutige Hinweise auf nichtlineare Prozesse finden (Selbstorganisation, Ordnungsübergänge, deterministisches Chaos; Haken u. Schiepek 2010; Hayes et al. 2007a, b; Heinzel et al. 2014; Kowalik et al. 1997; Schiepek et al. 1997, 2013b, 2014; Strunk u. Schiepek 2006; Tschacher u. Grawe 1996; Tschacher et al. 1998). In internationalen Übersichtsarbeiten (z. B. Orlinsky et al. 2004; man bemühe auch die Stichwortverzeichnisse in Duncan et al. 2010 oder Lambert 2013) sucht man aber nach einschlägigen Stichwörtern (z. B. *chaos, synergetics, system dynamics, nonlinear dynamics, self organization*) vergeblich.

17.1.2 Theorien und Modelle

Für die eingangs aufgestellte Black-Box-These psychotherapeutischer Veränderungsprozesse spricht auch, dass es zwar eine ganze Reihe von möglichen Variablen und theoretischen Konstrukten gibt, die diesen Prozess wahrscheinlich beeinflussen, mediieren und sogar konstituieren (Orlinsky et al. 2004). Es gibt aber kaum verbindliche Vorstellungen dazu, welchen Stellenwert diese prozesskonstituierenden Variablen haben, ob sie etwa allgemeiner, d. h. schulen- und settingübergreifender Art, oder eher schulen- oder störungsbildspezifisch sind.

Die Einteilung in **spezifische** und **unspezifische** Wirkfaktoren ist bis heute ebenso geläufig wie umstritten (Wampold 2001, 2010), ebenso die Prozentangaben der durchschnittlichen Varianzaufklärung solcher Variablen am Therapieprozess (Kriz 2014). Vor allem gibt es keine spezifische Idee dazu, wie diese Wirkfaktoren, Konstrukte oder Variablen zusammenspielen und aus diesem Zusammenspiel dann ihre Dynamik entwickeln. Namhafte Autoren (z. B. Clarkin u. Levy 2004, S. 215) weisen zwar darauf hin, dass sich die Wirkfaktoren in einem »*dynamic and ever changing context*« entfalten, also nichtlineare Systeme bilden, die wiederum höchst individuelle Verläufe produzieren, welche vor allem durch statische Prädiktoren zu Therapiebeginn nur sehr schlecht vorhergesagt werden können (Strunk et al. 2015). Aber das Zusammenspiel der Wirkfaktoren kann man sich bislang nur sehr allgemein und unverbindlich ausmalen.

Das »*Generic Model*« von Orlinsky und Howard (1986) ist ein solches Gemälde, das von Orlinsky et al. (2004) um zusätzliche Aspekte ergänzt wurde. Interessant daran ist, dass in diesem Modell keine direkte Wirkung von Interventionen auf den Therapieeffekt eingezeichnet ist, sondern die Interventionen über die »*self-relatedness*« und Aufnahmebereitschaft des Klienten erst **innere Prozesse** anregen müssen, um sich in Mikro-Therapieeffekte zu übersetzen. Grawe (1995) hat in einer Arbeit einen Vorschlag für das Zusammenspiel von Wirkfaktoren vorgelegt, den Schiepek und Cremers (2003) zu dem in Abbildung 17-2 gezeigten Modell erweitert haben.

Die Pfeile zwischen den Konstrukten und Variabeln haben bislang eher symbolischen Wert. Wie die wechselseitigen Einflüsse genau aussehen, von welchen Parametern sie bestimmt werden und wie man das qualitative Modell in einen konkreten Formalismus

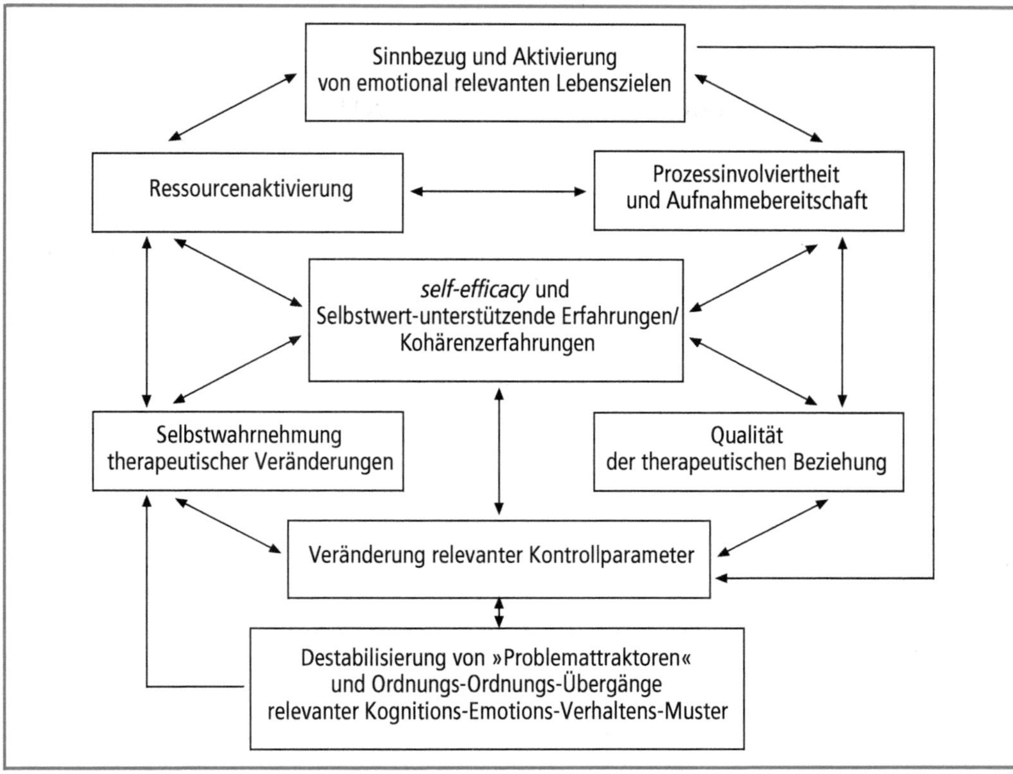

Abb. 17-2 Netzwerkmodell therapierelevanter Konstrukte (Grawe 1995). Es kann angenommen werden, dass die nichtlinearen Wechselwirkungen zwischen den Variablen im Einzelfall den therapeutischen Prozess konstituieren. Eine genaue Spezifikation dieser Wechselwirkungen und der sie bestimmenden Parameter liegt allerdings nicht vor.

(z. B. in ein System von Differenzen- oder Differenzialgleichungen) übersetzen könnte, ist bislang ebenso unklar wie unversucht geblieben. Dass Systemmodelle prinzipiell in Gleichungssysteme übersetzbar sind und man damit klinische Verläufe simulieren kann, wurde schon vor Jahren am Beispiel der Langzeitverläufe von Schizophrenie gezeigt (Schiepek u. Schoppek 1991). Die »Daten« waren dabei allerdings nur Schemazeichnungen unterschiedlicher Verlaufstypen der Schizophrenie, die sich in den unterschiedlich parametrisierten Simulationsläufen gut reproduzieren ließen.

Heute nun könnte man konkrete empirische Daten zu den im Modell enthaltenen Variablen mittels SNS generieren, die Simulation auf die realen empirischen Ausgangswerte eines Therapieverlaufs einstellen und die Parametrisierung des Modells anhand der empirischen Daten justieren und testen. Ähnliches wird in der Hirnforschung inzwischen mit gutem Erfolg realisiert, und zwar in neueren Auswertungsalgorithmen der funktionellen Magnetresonanztomografie (fMRT), dem sogenannten *Dynamic Causal Modelling* (DCM) (Eickhoff u. Grefkes 2011; Friston et al. 2003; Stephan et al. 2008). Hierbei werden Annahmen über die effektive Konnektivität von Hirnarealen, die an einer bestimmten Leistung beteiligt sind (z. B. motorische Hirnareale beim Greifen eines Gegenstands), in Differenzialgleichungen übersetzt. Anhand der Daten (*blood oxygen level dependent signal* [BOLD-Signal]) können dann verschiedene alternative Modelle mithilfe von Bayes-Statistik auf ihre Validität und Wahrscheinlichkeit geprüft und ausgewählt werden. Ähnliches wäre auch für verschiedene Systemmodelle des Therapieprozesses denkbar – unter folgenden Voraussetzungen:

- Man kann solche Modelle mathematisch spezifizieren.
- Man hat eine Datenbasis für ihre Prüfung – dieser Punkt ist nun in Zukunft gegeben.

17.1.3 Biologische Marker des Therapieprozesses

Ein drittes Argument für die Black-Box-These bezieht sich auf biologische Marker psychotherapeutischer Prozesse. Auch hierzu sieht es nach wie vor mager aus. Mögliche Marker psychobiologischer Prozesse in der Therapie gibt es, sie wurden bislang jedoch selten genutzt. Am ehesten hat die Soziophysiologie eine Tradition, in der peripherphysiologische Korrelate mentaler Verarbeitungsprozesse und der Beziehungsdynamik zwischen Therapeut und Klient erfasst werden (Villmann et al. 2011).

Eine interessante Studie von Rockstroh et al. (1997) konnte nachweisen, dass sich chaoto-chaotische Phasenübergänge im EEG eines Interviewers und eines psychotischen Patienten interpersonell synchron ereignen (gemessen mit größten lokalen Lyapunov-Exponenten [*largest local Lyapunov exponents*, LLLE] der EEG-Signale) und dass sich psychotische Episoden im Sprechfluss des Patienten durch Veränderungen der Chaotizität im EEG des Patienten ankündigen, diesen also vorausgehen. Es handelte sich hierbei zwar nicht um ein psychotherapeutisches Gespräch, sondern um ein Interview zu Studienzwecken – die Parallelen zur interpersonellen Synchronisation in der Chaotizität von Verhaltensdaten, die per Videoanalyse realer Psychotherapiegespräche gewonnen wurden, sind jedoch beeindruckend (Schiepek u. Kowalik 2011).

Wie oben schon angedeutet, würden sich immunologische und endokrinologische Parameter, wie sie im Harn, im Blut oder auch im Speichel (Speichelcortisol) gemessen werden können, gut als **Verlaufsindikatoren** psychotherapeutischer Prozesse eignen. Sie könnten problemlos mit kontinuierlich realisierten Selbst- und Fremdeinschätzungen korreliert werden, doch sind entsprechende Studien bislang die Seltenheit (vgl. jedoch aktuell Aas et al. 2014).

Ein anderer Marker nimmt direkt auf Eric Kandels Hypothese der Umstrukturierung neuronaler Netze bei therapeutischen Lernvorgängen Bezug. Neuronale Plastizität setzt Prozesse der Genexpression in den beteiligten Neuronen voraus, die notwendig sind, um Synapsen und Dendritenbäume zu verändern und damit ein nachhaltiges »*rewiring*« zu ermöglichen. Bestimmte im Blut und im Plasma biochemisch identifizierbare Proteine (*cyclic adenosine monophosphate response element-binding proteins* [CREB]) und Neuronen-Wachstumsfaktoren (*brain-derived neurotrophic factor* [BDNF]) sind Prozessbeteiligte und Korrelate solcher neuronalen Reorganisationsprozesse und sollten daher im Verlauf erfolgreicher Psychotherapien messbar sein. In der Tat konnten Koch et al. (2002) Veränderungen der CREB-Phosphorylierung bei Therapierespondern nachweisen (psychopharmakologische und psychotherapeutische Behandlung schwerer Depressionen). In einer neueren Studie zeigte sich wieder die CREB-Phosphorylierung mit den Therapieeffekten nach interpersoneller Therapie bei Depression korreliert, nicht jedoch die BDNF-Plasmakonzentration (Koch et al. 2009).

Studien zur funktionellen Bildgebung neuronaler Aktivierungsmuster im *Verlauf* von Psychotherapien gibt es ebenfalls nur sehr selten. Deutlich mehr Studien liegen dagegen auch im Bereich der neurowissenschaftlichen Bildgebungsforschung zum Nachweis von Therapie*effekten* mit konventionellen Prä-post-Designs vor (vgl. die Reviews von Frewen et al. 2008 [Schwerpunkt: Angst- und affektive Störungen]; Linden 2006; Roffman et al. 2005; Schiepek et al. 2011). Die **wenigen Studien**, die bisher durchgeführt wurden, stammen aus dem deutschen Sprachraum. Eine solche Studie mit fünf fMRT-Scans in Folge während eines 12-wöchigen Behandlungsprogramms mit dialektisch-behavioraler Therapie bei Borderline-Persönlichkeitsstörungen (sechs Patienten, sechs Kontrollpersonen) wurde von Schnell und Herpertz (2007) publiziert (Stimulation: standardisiertes Bildmaterial zu emotionsrelevanten Situationen).

Eine Studie von Buchheim et al. (2012, 2013) befasste sich mit der Neurodynamik während längerfristiger psychoanalytischer Behandlungen depressiver Patienten. Als Stimulationsmaterial wurden individualisierte Skripts mit konfliktrelevanten Statements und Bilder des *Adult Attachment Projective* (AAP, Strichzeichnungen bindungsrelevanter Situationen) benutzt (s. Kapitel 14, S. 346). Eine andere Studie zur stationären Psychotherapie bei Waschzwang (neun Patienten und neun parallelisierte Kontrollpersonen) realisierte drei bis vier fMRT-Scans im Therapieverlauf, zudem wurden täglich subjektive Einschätzungen mit dem Therapieprozessbogen (TPB) mithilfe des SNS erhoben (Schiepek et al. 2009, 2013b). Die Befunde zeigen substanzielle Veränderungen neuronaler Aktivierungsmuster im zeitlichen Umfeld von kritischen Instabilitäten und Ordnungsübergängen der Therapie (s. unten).

Für zukünftige Studien ist diese **Parallelführung** von wiederholter fMRT mit individualisierten Stimulationen, im Idealfall durchgeführt im zeitlichen Umfeld relevanter Therapiephasen (z. B. kritischer Instabilitäten), und einer umfassenden Dokumentation des Therapieverlaufs mit psychologischen Mitteln unabdingbar. Beides gehört zusammen wie die Verankerungen einer Brücke auf beiden Seiten eines Flusses.

Fazit

Der psychotherapeutische Prozess liegt nach wie vor weitgehend im Dunkeln, aber die Situation könnte sich bald sprunghaft ändern. Vielleicht stehen wir an der Schwelle zu einer neuen Ära der Prozessforschung, wenn

- die aktuell entwickelten Verfahren der internetbasierten, engmaschigen und den Gesamtprozess einer Therapie abdeckenden Datenerhebung (z. B. SNS) auf breiter Basis greifen (inzwischen liegen über 700 gut dokumentierte Fälle aus der Routinepraxis des SNS-basierten Therapiefeedbacks vor),
- Systemmodelle der Therapiedynamik spezifiziert und formalisiert werden, womit sowohl Computersimulationen wie auch eine neue mathematisch fundierte Theoriebildung möglich werden, und
- biologische Marker und wiederholte fMRT-Messungen zur Erfassung von Therapieprozessen eingesetzt werden.

17.2 Empirische Anomalien und das Modell der Selbstorganisation

Neben den bisher angesprochenen Defiziten, aber auch innovativen Möglichkeiten der Datenerhebung und Modellbildung gibt es ein vielleicht noch fundamentaleres Problem, das in unseren **kausal-linearen Denkgewohnheiten** liegt. Diese Denkgewohnheiten – man könnte sie auch als Apriori unseres Erkennens bezeichnen – gehen sehr direkt in das sogenannte **Standardmodell** der Psychotherapie ein (Schiepek 2008; von Wampold [2001, 2010] auch als »medizinisches Modell« bezeichnet). Dieses Modell besagt, dass die Behandlungsmethode den Behandlungseffekt ausmacht bzw. verursacht, so wie die Ursache die Wirkung macht, der Input den Output, der Stimulus die Reaktion. Folglich sollten die Therapietechniken der entscheidende Faktor in der Therapie sein. Ihrer Dokumentation und fachgerechten Durchführung (gemeint sind Standardisierung und Manualisierung des Vorgehens) sowie der Kontrolle von konfundierenden anderen Faktoren in Vergleichsgruppenstudien gelte alle Aufmerksamkeit. Im Mittelpunkt stehen spezifische, also auf die Interventionstechniken bezogene Wirkfaktoren, der Rest ist unspezifisch (unspezifische Faktoren oder »*common factors*«).

In der bisherigen Prozess-Outcome-Forschung finden sich allerdings einige Hinweise, die nicht ins Bild dieses Standardmodells passen (Duncan et al. 2010; Schiepek et al. 2013a). Einer davon besteht in dem ziemlich konsistenten Befund, dass Behandlungstechniken und technikspezifische Wirkfaktoren nur einen geringen Anteil der Outcome-Varianz erklären. Schätzungen, die auf der Grundlage von Metaanalysen durchgeführt wurden, liegen zwischen 15 % und 1 % erklärter Varianz des Therapieergebnisses (Beutler et al. 2004; Lambert u. Ogles 2004; Shapiro et al. 1994; Wampold 2001). Wenn die Intervention, vor allem dann, wenn sie zur Diagnose passt, das Ergebnis bestimmen würde, dürfte dies nicht der Fall sein.

Tatsächlich aber scheinen andere Komponenten des Therapieprozesses eine wesentlichere Rolle zu spielen, z. B. Therapeutenmerkmale, die Art und Qualität der therapeutischen Beziehung, zudem sogenannte unspezifische Faktoren wie Zuwendung, Aufbau einer positiven Erwartungshaltung und Strukturierung.

Die vielleicht größte Rolle scheinen **Patientenvariablen** für den Therapieerfolg zu spielen (z. B. Clarkin u. Levy 2004). Nach Bohart und Tallman (2010; vgl. auch Orlinsky et al. 2004) kommt ihnen von allen Variablengruppen (Techniken und Methoden, Therapeutenvariablen, Patientenvariablen, »*common factors*«) der größte prädiktive Wert für das Therapieergebnis zu. Mehr als auf die Diagnose und auf die Schwere der Problematik kommt es dabei offenbar an auf:

- die prämorbide Anpassung (komorbide Persönlichkeitsstörungen gelten als ungünstiger Prädiktor)
- persönliche und interpersonelle Kompetenzen und Ressourcen
- die Veränderungsmotivation und Aufnahmebereitschaft des Patienten

Eine Schlüsselfunktion dürfte die intrinsische Motivation zu Veränderung und Zielerreichung übernehmen (Grawe 2004).

Eine weitere ungewöhnliche Feststellung ist die, dass spezifische Therapieeffekte auftreten können, bevor in einem Behandlungsprogramm die spezifischen Komponenten überhaupt eingeführt wurden und somit zur Wirkung kommen können (Haas et al. 2002; Hayes u. Strauss 1998; Ilardi u. Craighead 1994; Lambert 2005; Lutz et al. 2007; Wilson 1998). Die Bezeichnungen für dieses Phänomen lauten *early rapid responses* oder *sudden gains* (wobei *sudden losses* wohl auch vorkommen). Beispiele hierfür sind kognitive Umstrukturierungen vor Beginn der Bearbeitung irrationaler *beliefs* in der Kognitiven Verhaltenstherapie oder die Reduktion von Handlungszwängen vor Beginn eines Treatments (z. B. *Exposure with Response Prevention* [ERP]/Flooding) (Heinzel et al. 2014).

Wie in der Wissenschaftsgeschichte schon vielfach geschehen, bleiben solche Anomalien, die nicht ins dominierende Bild des Mainstreams passen, zunächst ohne weitere Resonanz und verharren im Kuriositätenkabinett einer Disziplin. Zudem haben die drei genannten Befunde offenbar nicht sehr viel miteinander zu tun. Dennoch sind es Mosaiksteine, die sich problemlos in ein Bild von **Psychotherapie als Selbstorganisationsprozess** einfügen. In dieser Auffassung wird Psychotherapie verstanden als »*prozessorientiertes Schaffen von Bedingungen für die Möglichkeit von Selbstorganisation, d. h. von Ordnungsübergängen zwischen Kognitions-Emotions-Verhaltens-Mustern, die in einem bio-psycho-sozialen System entstehen*« (Haken u. Schiepek 2010).

Eine solche synergetische Auffassung von Psychotherapie fokussiert sehr viel mehr auf den **Prozess** als bisherige Konzepte, die primär auf die Intervention bzw. auf die Passung zwischen Interventionen und Störungsbildern ausgerichtet sind. Ein synergetischer, prozessorientierter Zugang mit seinen vielfachen adaptiven Mikroindikationen macht vor allem dann Sinn, wenn die Prozesse online und ohne größere Zeitverzögerung erfassbar sind (*real-time monitoring*), was inzwischen technisch möglich ist (Schiepek u. Aichhorn 2013).

Wie fügen sich die genannten Anomalien des Standardmodells nun in ein Konzept der Förderung von Selbstorganisation? Die zentrale Bedeutung von Klientenvariablen für den Therapieerfolg erklärt sich einfach daraus, dass es das **Klientensystem** ist, um dessen Veränderungsprozess es geht. Der Klient ist das relevante bio-psycho-soziale System, in dem eben jene Prozesse stattfinden, die die therapeutische Selbstorganisation ausmachen. Seine Stabilität oder Veränderungsbereitschaft eröffnet die Möglichkeit von Ordnungsübergängen, oder eben nicht. Wesentliche Kontrollparameter sind in Humansystemen zudem nicht in der Umwelt, sondern in systeminternen Prozessen zu suchen, z. B.:

- intrinsische Motivation
- Aktivierung handlungs- und kognitionsrelevanter Emotionen
- Ausschüttung von Transmittern und Neuromodulatoren

In komplexen, nichtlinear funktionierenden Systemen mit umfassenden selbstreferentiellen Schleifen können Ereignisse in der Umwelt der Systeme oder Inputs in die Systeme nur zum Tragen kommen, wenn sie:

- wahrgenommen werden
- Bedeutung erlangen
- mit den systeminternen Prozessen in Resonanz treten und dort weiter prozessiert werden

Von Therapeuten intendierte Interventionen haben, ähnlich wie sämtliche andere Ereignisse in der Umwelt von Klienten, nur einen **potenziellen** Einfluss; es sind virtuelle Ereignisse, die Resonanz und Kopplung mit systeminternen Prozessen erfordern, um realen Einfluss zu gewinnen. Entscheidend ist dabei auch die Frage, ob sie auf **stabile** oder

instabile Ordner (Kognitions-Emotions-Verhaltens-Muster) treffen. Systemdynamik am Rande der Instabilität ist erheblich leichter anzuregen als hochstabile Dynamik. All dies macht erwartbar, dass therapeutische Techniken und Methoden isoliert betrachtet wenig Wirkung haben – es kommt auf die Passung mit systeminternen Prozessen und mit der aktuellen Systemdynamik an. Abbildung 17-3 macht die Relationen zwischen der Ausprägung von relevanten Kontrollparametern, Systemstabilität und dem Grad der notwendigen »Verstörung« durch eine Intervention deutlich: Unter stabilen Bedingungen werden Interventionen oder Verstörungen schnell wieder ausgeglichen, gewissermaßen vom Attraktor »geschluckt«, in instabilen Phasen dagegen können minimale Anregungen große Effekte auf das weitere Geschehen (z. B. Ordnungsübergänge) haben.

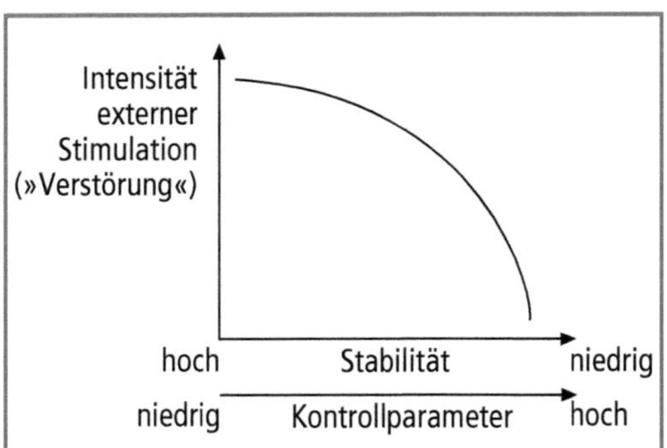

Abb. 17-3 In der Synergetik postulierter Zusammenhang zwischen der Ausprägung eines relevanten Kontrollparameters, der eine Systemdynamik aus ihrem Gleichgewichtszustand heraustreibt, der dabei abnehmenden Stabilität der Dynamik und der notwendigen Interventions- oder Verstörungsstärke, um eine Veränderung (z. B. einen Ordnungsübergang) auszulösen. Am Instabilitätspunkt treten auch ohne externen Input systeminterne Fluktuationen auf, die einen solchen Übergang auslösen können (ausführlich in Haken u. Schiepek 2010).

In selbstorganisierenden Systemen kommt es weiterhin auf die Stabilität von relevanten **Rahmen-** und **Randbedingungen** an, damit sich systeminterne Destabilisierungsprozesse ereignen können. Werden unter solchen Bedingungen Kontrollparameter (z. B. Veränderungsmotivation) aktiviert, bewegen sich die unter dem Einfluss der jeweiligen Kontrollparameter stehenden Muster (Ordner) aus ihrem Gleichgewicht heraus an den Rand der Instabilität. Damit werden kritische Fluktuationen möglich, die einen Ordnungsübergang vorbereiten. Solche Fluktuationen entstehen systemintern, und sofern sich keine dramatischen Entwicklungen (z. B. psychotische Episoden, depressive Krisen) abzeichnen, kommt es darauf an, sie zuzulassen und zu nutzen.

Im zeitlichen Umfeld kritischer Instabilität können Interventionen (auch minimale Interventionen) besonders wirksam werden, aber es ist auch zu erwarten, dass Ordnungsübergänge ohne spezifische, vom Therapeuten geplante Interventionen aus der Dynamik eines Systems selbst heraus stattfinden. Letzteres erklärt das Phänomen der »*sudden gains*« und »*early rapid responses*« als Ordnungsübergänge, die ja meist als diskontinuierliche, sprunghafte Veränderungen auftreten. Ordnungsübergänge setzen Kontrollparameter voraus, welche die Systemdynamik gewissermaßen aus dem bestehenden Gleichgewichtszustand treiben (z. B. intrinsische Veränderungsmotivation), und zudem einigermaßen stabile Randbedingungen (vom Klienten erlebte Stabilität des Settings und der Therapiebeziehung), aber keine expliziten »Interventionen«. Sind diese Bedingungen gegeben, dann finden in nichtlinearen Systemen Phasenübergänge gewissermaßen von selbst statt. Die Theorie sagt voraus, dass

- der Therapieeffekt über eine Folge von Ordnungsübergängen zustande kommt,

diese als »Meso-Outcome« somit eine notwendige Bedingung für den »Makro-Outcome« sind; mit anderen Worten: Therapie ist kein kontinuierlicher und linearer Prozess zum Erfolg, sondern ein diskontinuierlicher;
- Ordnungsübergänge mit kritischen Instabilitäten verbunden sind, Veränderungsprozesse also dann besonders effektiv sind, wenn kritische Fluktuationen auftreten, wobei die Ausprägung der Fluktuationen mit dem Therapieeffekt korreliert ist;
- Ordnungsübergänge im zeitlichen Umfeld von kritischen Instabilitäten auftreten;
- Kontrollparameter wie Veränderungsmotivation oder die Bereitschaft, sich auf den emotionalen Prozess einer Therapie einzulassen, eine Mindestausprägung haben und ihre Ausprägung mit dem Therapieerfolg korreliert sein sollte;
- Stabilitätsbedingungen nicht nur gegeben, sondern für den Klienten emotional erfahrbar sein sollten (z. B. in der Therapiebeziehung und – bei stationären Therapien – in der Beziehung zu Mitpatienten und in der Atmosphäre im Behandlungsmilieu).

Eben diese Hypothesen konnten in verschiedenen Studien bestätigt werden (z. B. in der Aachener Therapieprozess-Studie, in der 94 Therapieverläufe und ihre Effekte ausführlich analysiert wurden; s. Kapitel 5.4 in Haken u. Schiepek, 2010). Repliziert wurden die Ergebnisse in einer Studie zu 23 Therapieverläufen von Zwangspatienten an einer Tagesklinik (Heinzel et al. 2014; Schiepek et al. 2014).

Diese Studie zur Therapie von Zwangspatienten wirft noch einmal ein besonderes Licht auf das Phänomen der »*sudden gains*«, denn in 18 der 23 Verläufe konnte festgestellt werden, dass sich signifikante kritische Instabilitäten, die sich in zahlreichen Items des verwendeten Therapieprozessbogens zeigten, im zeitlichen Vorfeld der zentralen Intervention (ERP/Flooding) ereigneten[2]. Die kritischen Instabilitäten wurden mithilfe der dynamischen Komplexitäten der Zeitreihen identifiziert, die für alle Items des Therapieprozessbogens (hier in einer Modifikation für die Behandlung von Zwangsstörungen in einem tagesklinischen Setting angewandt) im SNS automatisch berechnet werden[3]. Diese Periode (in manchen Fällen waren es auch mehrere Perioden) der kritischen Instabilität zeigt (zeigen) sich anhand der lokalen Maxima im Verlauf der dynamischen Komplexität, die für zahlreiche Items synchronisiert auftreten (Abb. 17-4).

Die kritische(n) Instabilität(en) liegt (liegen) nun sehr häufig *vor* dem Zeitraum des Floodings, können also nicht durch dieses ausgelöst oder verursacht worden sein. Bemerkenswert ist, dass der steilste Gradient der Symptomveränderung (hier mit der *Yale-Brown Obsessive Compulsive Scale* [Y-BOCS, Goodman et al. 1989] erfasst, die ebenfalls SNS-basiert zweimal pro Woche angewandt wurde) meist im zeitlichen Umfeld der kritischen Instabilitäten auftrat. Dies ist aus Sicht der Synergetik zu erwarten, denn eine kritische Instabilität markiert und ermöglicht einen Ordnungsübergang, in diesem Fall eine Verbesserung in der Zwangssymp-

2 In der verhaltenstherapeutischen Behandlung von Zwängen ist *Exposure with Response Prevention* (ERP), auch *Flooding* genannt, eine zentrale Methode. Es handelt sich um die Konfrontation mit den bisher die Zwangshandlungen und Zwangsgedanken auslösenden Situationen (*exposure*), wobei die Klienten ihre Zwangsrituale nicht ausführen dürfen (*response prevention*). Der Klient soll die Erfahrung machen, dass die dabei auftretenden Angst- und Anspannungszustände aushaltbar und bewältigbar sind.

3 Der Algorithmus der dynamischen Komplexität ist in Haken u. Schiepek (2010) sowie in Schiepek u. Strunk (2010) dargestellt.

tomatik (Abb. 17-4). Dass der Veränderungsgradient der Y-BOCS eben in diesem Zeitraum steil ist, unterstützt die Annahme, dass Ordnungsübergänge diskontinuierlich stattfinden. Für die Wirkung der therapeutischen Hauptintervention (ERP/Flooding) bedeutet dies aber nicht weniger, als dass die Symptomatik häufig bereits deutlich reduziert ist, bevor die Intervention überhaupt zum Einsatz kommt.

Gäbe es keine engmaschigen (täglichen) Verlaufsdaten zu den Prozessen, könnte man

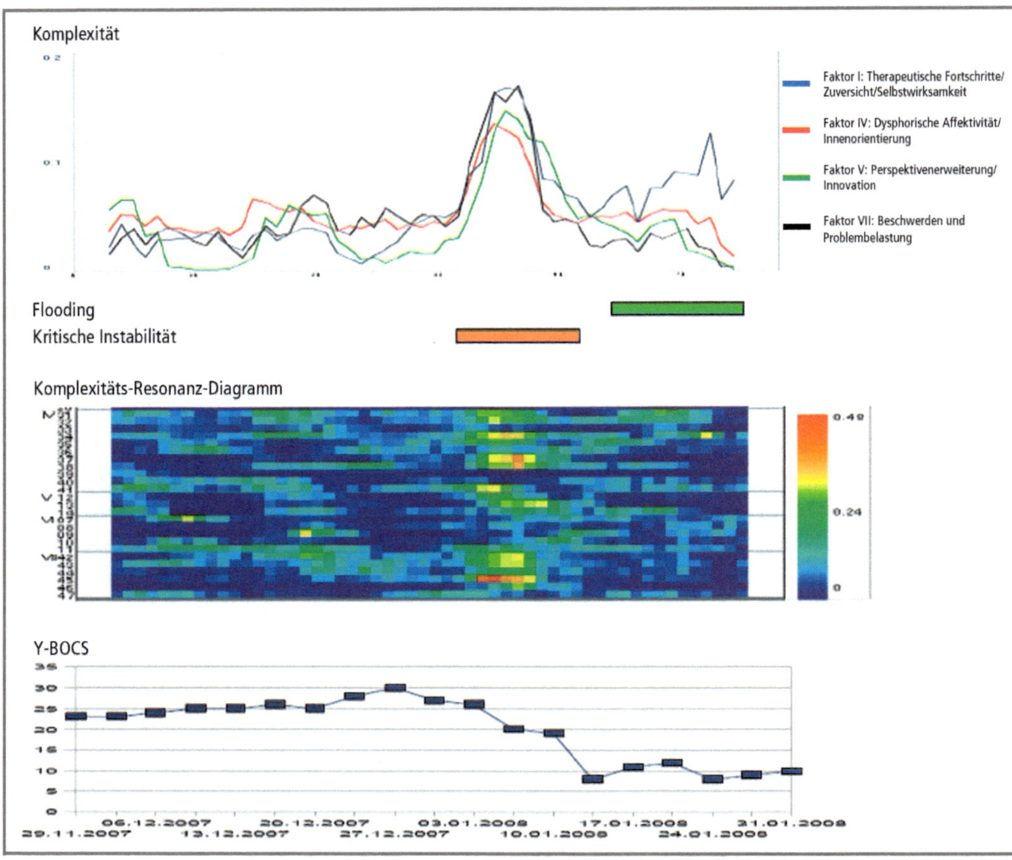

Abb. 17-4 Beispiel für einen Ordnungsübergang im Therapieprozess einer Patientin mit Zwangsstörung (64 Tage entsprechen 64 Messzeitpunkten). Roter Balken: Kritische Instabilität (statistisch signifikante Ausprägung der kritischen Instabilität). Grüner Balken: Zeitraum des ERP (*Exposure with Response Prevention*)/Floodings. Kurven: Dynamische Komplexität der Therapieprozessbogen(TPB)-Faktoren I »Therapeutische Fortschritte/Zuversicht/Selbstwirksamkeit« (blau), IV »Dysphorische Affektivität« (rot), V »Perspektivenerweiterung/Innovation« (grün) und VII »Beschwerden/Symptomausprägung« (schwarz). Darunter das dazugehörige Komplexitäts-Resonanz-Diagramm, in dem die Ausprägung der dynamischen Komplexität in eine Farbskala übertragen ist. Gelb, orange und rot stehen für hohe Komplexität. Das untere Diagramm zeigt den Verlauf der Y-BOCS (*Yale-Brown Obsessive Compulsive Scale*), deren Ausprägung sich im Umfeld der kritischen Instabilität deutlich reduziert.

die Resultate im Sinne des Standardmodells interpretieren: Die Symptomausprägung reduziert sich von Therapiebeginn zu Therapieende, es gibt also einen Behandlungseffekt, und dazwischen liegt die Behandlung, vor allem das ERP/Flooding. Die Logik hierbei ist: Das Flooding hat den Effekt bewirkt; die Veränderung der abhängigen Variablen (Y-BOCS) wird auf die Variation der unabhängigen Variablen (Treatment) zurückgeführt.

Erst die Prozessbetrachtung gibt Anlass zu der Vermutung, dass es so nicht sein kann, wenngleich die Ergebnisse aus der Perspektive eines linear-interventionistischen Modells zugegebenermaßen abenteuerlich erscheinen müssen. Aus Sicht eines Selbstorganisationsmodells dagegen sind die Befunde erwartungsgemäß. »*Early rapid responses*« oder »*sudden gains*« sind keine exotischen Raritäten, sondern Hinweise auf Ordnungsübergänge in einer Therapie, wobei solche Ordnungsübergänge durchaus nicht zwingend und automatisch auftreten. Sie sind an die oben genannten Bedingungen gebunden (an anderer Stelle als »generische Prinzipien« zusammengefasst), für deren Herstellung professionelle Psychotherapie zu sorgen hat.

Eine Frage drängt sich in diesem Zusammenhang vielleicht auf: Könnten die kritischen Instabilitäten im Vorfeld des ERP/Floodings nicht schlichte Erwartungseffekte sein? Dies ist zwar nicht auszuschließen, aber unwahrscheinlich:

- Solche Instabilitäten und Ordnungsübergänge kommen auch und regelmäßig in anderen Therapien vor, in denen es gar kein Flooding gibt.
- Die Instabilitäten liegen in etlichen Fällen zeitlich sehr weit vor dem Beginn des Floodings.
- Die persönlichen Konfliktthemen, die bei den therapeutischen Ordnungsübergängen im Mittelpunkt stehen, sind auch bei Zwangspatienten nicht immer mit der Symptomatik, sondern mit anderen Lebensproblemen verknüpft.
- Aus wissenschaftstheoretischer Sicht ist eine universellere Erklärung für ein Phänomen (Selbstorganisation) einer spezifischeren und engeren (Erwartungseffekte) vorzuziehen, vor allem wenn die Erklärung in unterschiedlichen intendierten Anwendungen empirische Unterstützung findet.

17.3 Neurobiologische Korrelate therapeutischer Ordnungsübergänge

Von besonderem Interesse dürften in Zukunft die neuronalen Korrelate von Ordnungsübergängen in der Psychotherapie sein. Es stellt sich z. B. die Frage, ob den **diskontinuierlichen Veränderungen** in psychologischen Variablen eine Veränderung in neuronalen Aktivierungsmustern entspricht. Unter Nutzung des SNS können wiederholte fMRT-Messungen im therapeutischen Prozess gezielt platziert und mit dynamischen Eigenschaften des Verlaufs (z. B. kritische Instabilitäten, Ordnungsübergänge, Veränderungen dynamischer und Synchronisationsmuster) in Zusammenhang gebracht werden.

In dem bereits erwähnten Multicenter-Projekt[4] zur Therapie von Zwangsstö-

4 Finanzierung durch den Jubiläumsfonds der Österreichischen Nationalbank und durch die Deutsche Gesellschaft für Systemische Therapie und Familientherapie (DGSF). Beteiligte Institutionen und Wissenschaftler/-innen: Universitätsklinik für Psychiatrie und Psychotherapie der LMU München (Dr. Susanne Karch, PD Dr. Oliver Pogarell), Psychosomatische Klinik Windach (Dr. Igor To-

rungen wurde dies realisiert. Aufgrund der täglich aktualisierten Ergebnisse des internetbasierten Prozessmonitorings wurden spezifische Zeitpunkte für die Durchführung von funktionellen MRT-Messungen bestimmt, die an kritischen Instabilitäten oder aber an besonders stabilen Phasen des Therapieverlaufs festgemacht wurden. Einbezogen wurden neun medikamentenfreie Patienten mit Waschzwang (weitgehend ohne Komorbidität und Medikation) sowie neun parallelisierte Kontrollpersonen. Die stationäre Behandlung dauerte ca. 2–3 Monate, was bei täglicher SNS-basierter Dateneingabe etwa 60–90 Messzeitpunkten entspricht.

Die Zeitreihenanalysen (Verläufe der dynamischen Komplexität, Komplexitäts-Resonanz-Diagramme, Recurrenceplots) bestätigen einmal mehr, dass Therapien in Kaskaden von Ordnungs-Ordnungs-Übergängen ablaufen, welche durch kritische Instabilitäten charakterisiert sind. Psychische Ordnungsübergänge korrespondieren auch auf der Hirnebene mit spezifischen Musterveränderungen (Abb. 17-5). Diese ließen sich unter anderem in folgenden Gebieten lokalisieren (Schiepek et al. 2013b):

- in Bereichen des anterioren cingulären Cortex (v. a. im dorsalen Bereich)
- im supplementären motorischen Cortex (ACC/CC)
- im dorsolateralen präfrontalen Cortex (DLPFC) links und rechts
- im insulären Cortex links und rechts
- im parietalen Cortex links und rechts
- im Cuneus

Abbildung 17-6 gibt ein Beispiel für die Veränderung neuronaler Aktivierungen einer Patientin mit Waschzwängen im Laufe einer etwa zweimonatigen stationären Psychotherapie (Schiepek et al. 2009). Die drei fMRT-Scans fanden am 9., 30. und 57. Behandlungstag statt (Abb. 17-7). Die Stimulation (visuelles Symptomprovokations-Paradigma) wurde durchgeführt mit:

- individuell zwangsauslösenden Bildern (fotografiert mit einer Digitalkamera im häuslichen Umfeld der Patienten)
- ekelauslösenden Bildern aus dem *International Affective Picture System* (IAPS)
- neutralen Bildern aus dem IAPS

Die Präsentation erfolgte für Patienten und gesunde Kontrollpersonen in gleicher Weise mit identischen Abständen zwischen den Messzeitpunkten. Gezeigt sind in Abbildung 17-6 die neuronalen Effekte der Kontraste zwischen zwangsauslösenden Bildern und ekelauslösenden Bildern bei der Patientin (Zwang > Ekel). Die Unterschiede der Hirnaktivierungen bei Messung 1 (Abb. 17-6 oben) und bei Messung 2 (Abb. 17-6 Mitte) sind deutlich zu erkennen. Dazwischen lag eine Phase starker kritischer Instabilität (Maximum der dynamischen Komplexität, erfasst mit dem SNS-basierten Therapie-Prozessbogen bei täglicher Eingabe) sowie eine gravierende persönliche Entscheidung (Trennung vom Partner), der eine Periode auch subjektiv erlebter starker Ambivalenz (korrespondierend zur kritischen Instabilität der Zeitreihen) voranging (Abb. 17-7). Auch hier sieht man einen diskontinuierlichen Rückgang der Y-BOCS-Werte (graue Linie in Abb. 17-7) nach einer stark ausgeprägten Instabilität,

---

minschek, Dipl.-Psych. Stephan Heinzel, Prof. Dr. Michael Zaudig), Psychiatrische Universitätsklinik Wien (Univ.-Prof. Dr. Martin Aigner, Dr. Markus Dold, Dr. Annemarie Unger, Dr. Ulrike Demal), Exzellenzzentrum für Hochfeld-MR der Medizinuniversität Wien (Dr. Florian Gerstl, Dr. Christian Windischberger, Univ.-Prof. Dr. Ewald Moser), Projektleitung: Univ.-Prof. Dr. Günter Schiepek (Paracelsus Medizinuniversität Salzburg).

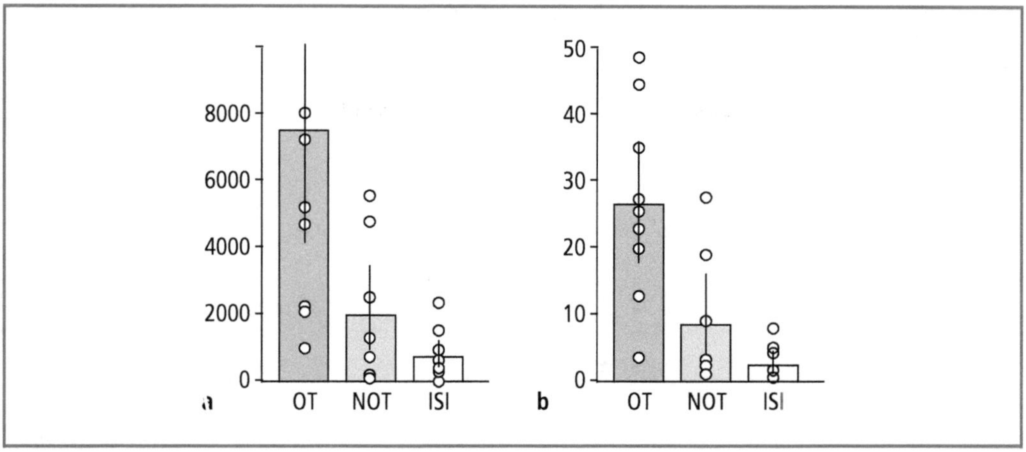

Abb. 17-5 Unterschiede in der Veränderung neuronaler Aktivierungsmuster (nach Schiepek et al. 2013b). Linke Säule (dunkelgrau): Durchschnittliche Veränderung signifikanter Voxel zwischen fMRT-Scans, zwischen denen im Psychotherapieverlauf der Zwangspatienten ein Ordnungsübergang lag (*Order Transition* [OT]). Mittlere Säule (hellgrau): Durchschnittliche Veränderung signifikanter Voxel zwischen fMRT-Scans, zwischen denen im Psychotherapieverlauf der Zwangspatienten *kein* Ordnungsübergang lag (*No Order Transition* [NOT]). Rechte Säule (weiß): Durchschnittliche Veränderung signifikanter Voxel zwischen den fMRT-Scans der gesunden Kontrollen (*Inter-Scan Intervals* [ISI]). **a** bezieht sich auf die durchschnittlichen absoluten Voxelveränderungen, **b** auf relative prozentuale Veränderungen (für Details s. Schiepek et al. 2013b). Senkrechte Linien: 95 %-Konfidenzintervall. Die Veränderung bezieht sich auf eine Mittelung über die *Regions of Interest*: anteriorer cingulärer Cortex (v. a. dorsaler Bereich) und supplementärer motorischer Cortex (ACC/CC), dorsolateraler präfrontaler Cortex (DLPFC) links und rechts, insulärer Cortex links und rechts, parietaler Cortex links und rechts, Cuneus.

wobei auch hier das ERP/Flooding *nach* der Instabilität und *nach* beginnender Symptomreduktion stattfand (32. Therapietag). Wie erkennbar, hatte sich auch schon eine wesentliche Veränderung der neuronalen Aktivierungsmuster vollzogen (zweiter fMRT-Scan am 30. Therapietag). Man kann zweifellos von einem *Ordnungsübergang* sprechen, der sich in der Zeitreihendynamik, in den neuronalen Mustern, aber auch im klinischen Eindruck und im subjektiven Erleben der Patientin manifestiert.

Zusammenfassend lässt sich sagen, dass vor dem Hintergrund der Theorie selbstorganisierender Systeme (Synergetik) ein psychologisches Assessment (*real-time monitoring*) der nichtlinearen Dynamik von Therapieverläufen einerseits und die wiederholte funktionelle Bildgebung (fMRT) von neuronalen Aktivierungen andererseits ein komplementäres Bild von biopsychischen Ordnungsübergängen liefern (Schiepek et al. 2013b). Die Psychotherapieforschung ist dabei, in der Black Box psychotherapeutischer Prozesse Licht anzuzünden.

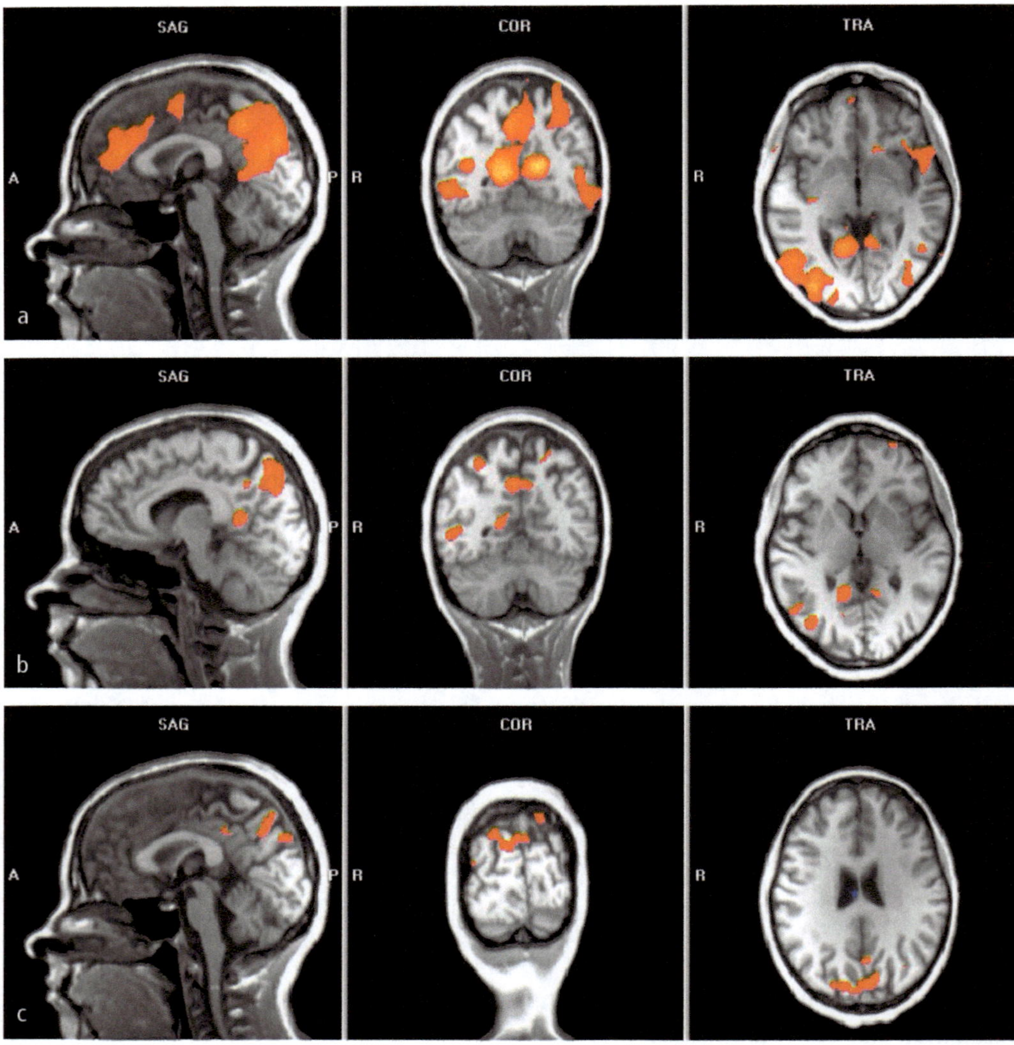

Abb. 17-6 Neuronale Aktivierungsmuster einer Patientin mit einem Waschzwang (*obsessive-compulsive disorder, washing/contamination fear*) während stationärer Psychotherapie. **a** Erste Messung (9. Tag der stationären Therapie); Talairach-Koordinaten: x = 0, y = -55, z = -2; p (unkorr.) < 0,001. **b** Zweite Messung (30. Tag der stationären Therapie); Talairach-Koordinaten: x = 8, y = -54, z = 5; p (unkorr.) < 0,001. **c** Dritte Messung (57. Tag der stationären Therapie); Talairach-Koordinaten: x = 0, y = -85, z = 26; p (unkorr.) < 0,001. Gezeigt sind die Kontraste zwischen individuellen zwangsauslösenden Bildern und ekelauslösenden Bildern aus dem *International Affective Picture System* (IAPS, Zwang > Ekel). Aktivierungen finden sich vor allem in der ersten Messung (u. a. im anterioren cingulären Cortex, in motorischen Arealen, Insula, Nucleus caudatus, Thalamus sowie in Bereichen des Parietal- und Occipitalhirns), welche in der zweiten und dritten Messung nicht mehr erkennbar sind. Messungen und Auswertungen wurden von PD Dr. Susanne Karch (LMU München) durchgeführt.

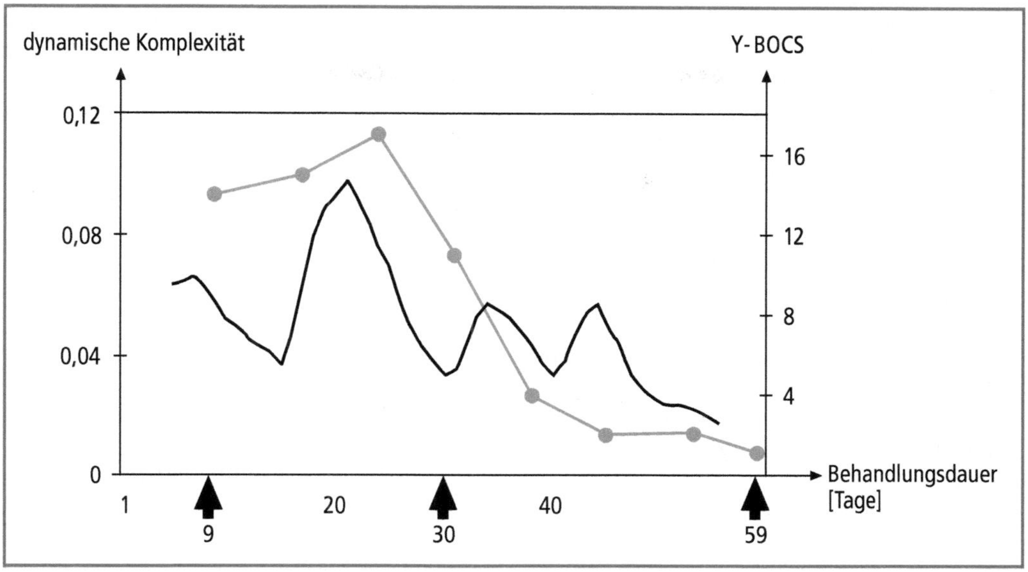

Abb. 17-7 Der Veränderung der Zwangssymptomatik (graue Linie, basierend auf der wöchentlichen Erhebung der Y-BOCS [*Yale-Brown Obsessive Compulsive Scale*]) geht eine ausgeprägte Phase kritischer Instabilität im Erleben der Patientin voraus. Diese wird durch die über alle Items des Therapieprozessbogens (TPB) gemittelte dynamische Komplexität (schwarze Kurve) erfasst. Das Maximum der Kurve liegt kurz vor dem deutlichen Rückgang der Zwangssymptomatik. Die schwarzen Pfeile markieren die Tage, an denen die fMRTs durchgeführt wurden. Das ERP (*Exposure with Response Prevention*)/Flooding begann 2 Tage nach der zweiten fMRT-Messung.

Literatur

Aas B, Aichhorn W, Schiepek G. The psychotherapy process of patients with obsessive compulsive disorder: an interaction of neuroplasticity, repeated fMRI, and psychological change measures. Poster presented at the Science Comes Together Conference, PMU Salzburg, June 2014.

Beutler LE, Malik M, Alimohamed S, Harwood TM, Talebi H, Noble, Wong E. Therapist variables. In: Lambert MJ (Hrsg). Bergin and Garfield's Handbook of Psychotherapy and Behavior Change. New York: Wiley 2004; 227–306.

Bohart AC, Tallman K. Clients: the neglected common factor in psychotherapy. In: Duncan B, Miller S, Wampold B, Hubble M (Hrsg). The Heart and Soul of Change. Zweite Auflage. Washington DC: American Psychological Association 2010; 83–111.

Buchheim A, Viviani R, Kessler H, Cierpka M, Roth G, George C, Kernberg OF, Bruns G, Taubner S. Changes in prefrontal-limbic function in major depression after 15 months of long-term psychotherapy. PLoS ONE 2012; 7: e33745.

Buchheim A, Labek K, Walter S, Viviani R. A clinical case study of a psychoanalytic psychotherapy monitored with functional neuroimaging. Front Hum Neurosci 2013.

Clarkin JF, Levy KN. The influence of client variables on psychotherapy. In: Lambert MJ (Hrsg). Bergin and Garfield's Handbook of Psychotherapy and Behavior Change. New York: Wiley 2004; 194–226.

Duncan B, Miller S, Wampold B, Hubble M (Hrsg). The Heart and Soul of Change. Zweite Auflage.

Washington DC: American Psychological Association 2010.

Ebner-Priemer UW, Eid M, Kleindienst N, Stabenow S, Trull TJ. Analytic strategies for understanding affective (in-)stability and other dynamic processes in psychopathology. J Abnorm Psychol 2009; 118; 195–202.

Eickhoff SB, Grefkes C. Approaches for the integrated analysis of structure, function, and connectivity of the human brain. Clin EEG Neurosci 2011; 42: 107–21.

Frewen PA, Dozois DJA, Lanius RA. Neuroimaging studies of psychological interventions for mood and anxiety disorders: empirical and methodological review. Clin Psychol Rev 2008; 28: 228–46.

Friston KJ, Harrison L, Penny WD. Dynamic causal modelling. NeuroImage 2003; 19: 1273–302.

Goodman WK, Price LH, Rasmussen SA. The Y-BOCS. Development, use and reliability. Arch Gen Psychiatry 1989; 46: 1006–11.

Grawe K. Grundriss einer Allgemeinen Psychotherapie. Psychotherapeut 1995; 40: 130–45.

Grawe K. Neuropsychotherapie. Göttingen: Hogrefe 2004.

Haas E, Hill R, Lambert MJ, Morrell B. Do early responders to psychotherapy maintain treatment gains? J Clin Psychol 2002; 58: 1157–72.

Haken H, Schiepek G. Synergetik in der Psychologie. Selbstorganisation verstehen und gestalten. Zweite Auflage. Göttingen: Hogrefe 2010.

Hayes AM, Laurenceau JP. Ein Blick in die Zukunft der Integration von Forschung und Praxis. Interview mit G. Schiepek. Systeme 2009; 23: 93–9.

Hayes AM, Strauss JL. Dynamic systems theory as a paradigm for the study of change in psychotherapy: an application to cognitive therapy for depression. J Consult Clin Psychol 1998; 66: 939–47.

Hayes AM, Feldman GC, Beevers CG, Laurenceau JP, Cardaciotto LA, Lewis-Smith J. Discontinuities and cognitive changes in an exposure-based cognitive therapy for depression. J Consult Clin Psychology 2007a; 75: 409–21.

Hayes AM, Laurenceau JP, Feldman GC, Strauss JL, Cardaciotto LA. Change is not always linear: The study of nonlinear and discontinuous patterns of change in psychotherapy. Clin Psychol Rev 2007b; 27: 715–24.

Heinzel S, Tominschek I, Schiepek G. Dynamic patterns in psychotherapy – discontinuous changes and critical instabilities during the treatment of obsessive compulsive disorder. Nonlin Dyn Psychol Life Sci 2014; 18: 155–76.

Ilardi SS, Craighead WE. The role of non-specific factors in cognitive-behavior therapy for depression. Clin Psychol Res Pract 1994; 1: 138–56.

Koch JM, Kell S, Hinze-Selch D, Aldenhoff JB. Changes in CREB-phosphorylation during recovery from major depression. J Psychiatr Res 2002; 36: 369–75.

Koch JM, Hinze-Selch D, Stingele K, Huchzermeier C, Göder R, Seeck-Hirschner M, Aldenhoff JB. Changes in CREB phosphorylation and BDNF plasma levels during psychotherapy of depression. Psychother Psychosom 2009; 78: 187–92.

Kowalik ZJ, Schiepek G, Kumpf K, Roberts LE, Elbert T. Psychotherapy as a chaotic process II: The application of nonlinear analysis methods on quasi time series of the client-therapist-interaction: A nonstationary approach. Psychother Res 1997; 7: 197–218.

Kriz J. Evidenzbasierter Quark. Familiendynamik 2014; 39: 344–6.

Lambert MJ (Hrsg). Bergin and Garfield's Handbook of Psychotherapy and Behavior Change. New York: Wiley 2004.

Lambert MJ. Early response in psychotherapy: further evidence for the importance of common factors rather than »placebo effects«. J Clin Psychol 2005; 61: 855–69.

Lambert MJ (Hrsg). Bergin and Garfield's Handbook of Psychotherapy and Behavior Change. Sechste Auflage. New York: Wiley 2013.

Lambert MJ, Barley DE. Research summary on the therapeutic relationship and psychotherapy outcome. Psychotherapy 2001; 38: 357–61.

Lambert MJ, Ogles BM. The efficacy and effectiveness of psychotherapy. In: Lambert MJ (Hrsg). Bergin and Garfield's Handbook of Psychotherapy and Behavior Change. New York: Wiley 2004; 139–93.

Linden DEJ. How psychotherapy changes the brain – the contribution of functional neuroimaging. Mol Psychiatry 2006; 11: 528–38.

Lovibond SH, Lovibond PF. Manual for the Depression Anxiety Stress Scales. Sydney: Psychology Foundation 1995.

Lutz W, Bachmann F, Tschitsaz A, Smart DW, Lambert MJ. Zeitliche und sequenzielle Muster von nonlinearen Veränderungen im Therapieverlauf – Das Phänomen der Sudden Gains und Sudden Losses in ihrem Kontext. Z Klin Psychol Psychother 2007; 36: 261–9.

Norcross JC (Hrsg). Psychotherapy Relationships That Work: Therapist Contributions and Responsiveness to Patients. New York: Oxford University Press 2002.

Norcross JC. The therapeutic relationship. In: Duncan B, Miller S, Wampold B, Hubble M (Hrsg). The Heart and Soul of Change. Zweite Auflage. Washington DC: American Psychological Association 2010; 113–41.

Norcross JC, Lambert MJ. The therapy relationship. In: Norcross JC, Beutler LE, Levant RF (Hrsg). Evidence-based Practices in Mental Health: Debate and Dialogue on the Fundamental Questions. Washington DC: American Psychological Association 2005.

Orlinsky DE, Howard KJ. Process and outcome in psychotherapy. In: Garfield SL, Bergin AE (Hrsg). Handbook of Psychotherapy and Behavior Change. Dritte Auflage. New York: Wiley 1986; 311–81.

Orlinsky DE, Ronnestad MH, Willutzki U. Fifty years of psychotherapy process-outcome research: Continuity and change. In: Lambert MJ (Hrsg). Bergin and Garfield's Handbook of Psychotherapy and Behavior Change. New York: Wiley 2004; 307–89.

Rockstroh B, Watzl H, Kowalik ZJ, Cohen R, Sterr A, Müller M, Elbert T. Dynamical aspects of the EEG in different psychopathological states in an interview situation. A pilot study. Schizophrenia Res 1997; 28: 77–85.

Roffman JL, Marci CD, Glick DM, Dougherty DD, Rauch SL. Neuroimaging and the functional neuroanatomy of psychotherapy. Psychol Med 2005; 35: 1385–98.

Schiepek G. Jenseits des Unbehagens. In: Hein J, Hentze KO (Hrsg). Das Unbehagen in der (Psychotherapie-)Kultur. Bonn: Deutscher Psychologen Verlag 2007a; 124–33.

Schiepek G. Navigation durch selbstorganisierende Prozesse – Neue Technologien verändern die Grundlagen von Interventionen und Entscheidungen in komplexen Systemen. In: Leiber T (Hrsg). Dynamisches Denken und Handeln. Philosophie und Wissenschaft in einer komplexen Welt. Stuttgart: S Hirzel 2007b; 145–61.

Schiepek G. Psychotherapie als evidenzbasiertes Prozessmanagement. Ein Beitrag zur Professionalisierung jenseits des Standardmodells. Nervenheilkunde 2008; 27: 1138–46.

Schiepek G (Hrsg). Neurobiologie der Psychotherapie. Zweite völlig überarbeitete erweiterte Auflage. Stuttgart: Schattauer 2011.

Schiepek G. Der psychotherapeutische Prozess unter der Perspektive der Theorie komplexer Systeme. Eine Einführung. In: Sammet I, Dammann G, Schiepek G (Hrsg). Der psychotherapeutische Prozess. Stuttgart: Kohlhammer 2015; 17–30.

Schiepek G, Aichhorn W. Real-Time Monitoring in der Psychotherapie. Psychother Psychosom med Psychol 2013; 63: 39–47.

Schiepek G, Cremers S. Ressourcenorientierung und Ressourcendiagnostik in der Psychotherapie. In: Schemmel H, Schaller J (Hrsg). Ressourcen. Ein Hand- und Lesebuch zur therapeutischen Arbeit. Tübingen: dgvt 2003; 147–93.

Schiepek G, Kowalik ZJ. Societies of Brains: Nichtlineare Ordnungsübergänge in der psychotherapeutischen Interaktion. In: Schiepek G (Hrsg). Neurobiologie der Psychotherapie. Zweite völlig überarbeitete erweiterte Auflage. Stuttgart: Schattauer 2011; 365–74.

Schiepek G, Schoppek W. Synergetik in der Psychiatrie: Simulation schizophrener Verläufe mittels nichtlinearer Differenzengleichungen. In: Niedersen U, Pohlmann L (Hrsg). Selbstorganisation. Jahrbuch für Komplexität in den Natur-, Sozial- und Geisteswissenschaften, Band 2. Berlin: Duncker & Humblot 1991; 69–102.

Schiepek G, Strunk G. The identification of critical fluctuations and phase transitions in short term and coarse-grained time series – a method for the real-time monitoring of human change processes. Biol Cybern 2010; 102: 197–207.

Schiepek G, Kowalik ZJ, Schütz A, Köhler M, Richter K, Strunk G, Mühlnickel W, Elbert T. Psychotherapy as a chaotic process I. Coding the client-therapist-interaction by means of sequential plan analysis and the search for chaos: A stationary approach. Psychother Res 1997; 7: 173–94.

Schiepek G, Eckert H, Bauhofer C, Weihrauch S. Diagnostik dynamischer Systeme. In: Röhrle B, Caspar F, Schlottke PF (Hrsg). Lehrbuch der klinisch-psychologischen Diagnostik. Stuttgart: Kohlhammer 2008; 201–23.

Schiepek G, Tominschek I, Karch S, Lutz J, Mulert C, Meindl T, Pogarell O. A controlled single case study with repeated fMRI measures during the treatment of a patient with obsessive-compulsive disorder: testing the nonlinear dynamics approach to psychotherapy. World J Biol Psychiatry 2009; 10: 658–68.

Schiepek G, Karch S, Heinzel S. Die neurowissenschaftliche Erforschung der Psychotherapie. In: Schiepek G (Hrsg). Neurobiologie der Psychotherapie. Stuttgart: Schattauer 2011; 1–34.

Schiepek G, Eckert H, Kravanja B. Grundlagen systemischer Therapie und Beratung. Göttingen: Hogrefe 2013a.

Schiepek G, Tominschek I, Heinzel S, Aigner M, Dold M, Unger A, Lenz G, Windischberger C, Moser E, Plöderl M, Lutz J, Meindl T, Zaudig M, Pogarell O, Karch S. Discontinuous patterns of brain activation in the psychotherapy process of obsessive compulsive disorder: converging results from repeated fMRI and daily self-reports. PloS ONE 2013b; 8(8): e71863.

Schiepek G, Tominschek I, Heinzel S. Self-organization in psychotherapy – testing the synergetic model of change processes. Frontiers in Psychology 2014; 5: 1–11.

Schnell K, Herpertz SC. Effects of dialectic-behavioral-therapy on the neural correlates of affective hyperarousal in borderline personality disorder. J Psychiatric Res 2007; 41: 837–47.

Schubert C, Schiepek G. Psychoneuroimmunologie und Psychotherapie: Psychosozial induzierte Veränderungen der dynamischen Komplexität von Immunprozessen. In: Schiepek G (Hrsg). Neurobiologie der Psychotherapie. Stuttgart: Schattauer 2003; 485–508.

Schubert C, Lampe A, Rumpold G, Fuchs D, König P, Chamson E, Schüßler G. Daily psychosocial stressors interfere with the dynamics of urine neopterin in a patient with systemic lupus erythematosus: an integrative single-case study. Psychosom Med 1999; 61: 876–82.

Schubert C, Lampe A, Geser W, Noisternig B, Fuchs D, König P, Chamson E, Schüßler G. Daily psychosocial stressors and cyclic response patterns in urine cortisol and neopterin in a patient with systemic lupus erythematosus. Psychoneuroendocrinology 2003; 28: 459–73.

Schubert C, Fuchs D, Lambertz M, Bräuning G, Weihrauch S, Trump T, Eckert H, Haken H, Schiepek G. Psychoneuroimmunologie. In: Haken H, Schiepek G. Synergetik in der Psychologie. Göttingen: Hogrefe 2010; 221–43.

Shapiro DA, Harper H, Startup M, Reynolds S, Bird D, Suokas A. The high-water mark of the drug metaphor. A meta-analytic critique of process-outcome research. In: Russell RL (Hrsg). Reassessing Psychotherapy Research. New York: Guilford Press 1994; 1–35.

Stephan KE, Kasper L, Harrison LM, Daunizeau J, den Ouden HEM, Breakspear M, Friston KJ. Nonlinear causal models for fMRI. NeuroImage 2008; 42: 649–62.

Strunk G, Schiepek G. Systemische Psychologie. München: Elsevier 2006.

Strunk G, Schiepek G. Therapeutisches Chaos. Göttingen: Hogrefe 2014.

Strunk G, Aichhorn W, Schiepek G. Therapeutisches Chaos. Empirische Einblicke in die Komplexität menschlichen Verhaltens anhand des »Schmetterlingseffekts« psychotherapeutischer Prozesse. In: Sammet I, Dammann G, Schiepek G (Hrsg). Der psychotherapeutische Prozess. Stuttgart: Kohlhammer 2015; 31–40.

Tschacher W, Grawe K. Selbstorganisation in Therapieprozessen. Die Hypothese und empirische Prüfung der »Reduktion von Freiheitsgraden« bei der Entstehung von Therapiesystemen. Z Klin Psychol 1996; 25: 55–60.

Tschacher W, Scheier C, Grawe K. Order and pattern formation in psychotherapy. Nonlinear Dyn Psychol Life Sci 1998; 2: 195–215.

Villmann T, Geweniger T, Bergmann B, Gumz A. Soziophysiologie von Therapieprozessen – die Beziehung von Therapeut, Patient und gesprochenem Wort. In: Schiepek G (Hrsg). Neurobiologie der Psychotherapie. Zweite völlig überarbeitete erweiterte Auflage. Stuttgart: Schattauer 2011; 350–64.

Wampold BE. The Great Psychotherapy Debate. Models, Methods, and Findings. Mahwah NJ: Lawrence Erlbaum Associates 2001.

Wampold BE. The research evidence for common factors models: a historically situated perspective. In: Duncan B, Miller S, Wampold B, Hubble M (Hrsg). The Heart and Soul of Change. Zweite Auflage. Washington DC: American Psychological Association 2010; 49–82.

Wilson GT. Manual-based treatment and clinical practice. Clin Psychol Sci Pract 1998; 5: 363–75.

18 Soziopsychoneuroimmunologie – Integration von Dynamik und subjektiver Bedeutung in die Psychoneuroimmunologie[1]

Christian Schubert

»Als Körper ist jeder Mensch eins, als Seele nie«

Hermann Hesse

18.1 Einleitung

So faszinierend viele der in diesem Buch dargestellten Ergebnisse auch sein mögen, die Forschung zur Psychoneuroimmunologie (PNI) und Psychotherapie steckt noch in den Kinderschuhen. Dies ist normal für eine junge Wissenschaft ließe sich anführen, wenn nicht auch der Verdacht bestünde, dass den hier gezeigten Ergebnissen ein prinzipielles Problem anhaftet, das den hoch gesteckten Erwartungen, die in die PNI wegen ihres Potenzials für eine paradigmatische Wende in der psychosomatischen Forschung gesetzt werden (Solomon 1993), zuwiderläuft. Denn am Ende dieses Buches lässt sich resümieren, dass die derzeitige Forschung zur PNI und Psychotherapie größtenteils Wirksamkeitsforschung ist. Studie um Studie wird versucht nachzuweisen, *dass* psychologische und psychotherapeutische Interventionen immunologisch *wirksam* sind, wobei die Interpretation dieser psychologisch induzierten immunologischen Parameterveränderungen oft im Sinne einer dualistischen Aufgabenteilung der immunologischen Grundlagenforschung vorbehalten bleibt. *Wie* jedoch Psyche und Immunsystem in Abhängigkeit von persönlich bedeutsamen psychosozialen Alltagsereignissen miteinander **funktional in Beziehung** stehen, wie aus der Kenntnis solcherart *sozio*psychoimmunologischen Funktionierens körperliche Krankheit verstehbar wird und wie dieses Verständnis für eine psychosomatische Psychotherapie genutzt werden kann, wird in der Forschung zur PNI und Psychotherapie noch zu selten untersucht.

Diese für die Psychotherapieforschung charakteristische Problematik, die für die mangelnde Übertragbarkeit von Forschungsergebnissen auf den klinischen Alltag verantwortlich gemacht wird (Pachankis u. Goldfried 2007), erinnert frappant an ein anderes grundlegendes Problem in der Medizin, den **biomedizinisch** geprägten klinischen Umgang mit Patienten, wo unter anderem Arbeitsteilung und knapp kalkulierte Zeitstrukturen personenbezogene und geschichtsstiftende Erfahrungen verhindern (Kathan 1999). Diese Form des medizinischen Handelns, so argumentieren von Uexküll und Wesiack (1996), habe wenig mit Beziehung zu tun, würde Lebensphänomene auf das Maschinenparadigma verkürzen und die absurde Aufspaltung zwischen Körper und Seele propagieren.

1 Überarbeiteter und erweiterter Vortrag anlässlich der 15. Jahrestagung der Uexküll-Akademie für Integrierte Medizin (AIM), Frankfurt am Main, 6. November 2009.

Von Uexküll prägte den Begriff der Beziehungsmedizin, warb für ein biosemiotisch-systemisches Paradigma in der Medizin und postulierte, dass man sich mit jedem seiner Patienten einzeln beschäftigen müsse, wenn man Gesundheit und Krankheit verstehen wolle (Hontschik 2005).

Sind diese das biomedizinische Paradigma fundamental infrage stellenden Ansichten auch auf den Bereich der klinischen Forschung am Menschen und damit für jenen Bereich anwendbar, der in diesem Buch im Fokus stand? Mangelt es den biomedizinisch geprägten klinischen Forschungsdesigns und -methoden an beziehungsrelevanten Aspekten? Und schafft die Integration von Beziehung in die klinische Forschung wesentliche neue Erkenntnisse in der Medizin, die ohne eine solche Erweiterung nicht möglich wären? Braucht es also in Anlehnung an die Beziehungsmedizin auch eine Beziehungsforschung? Was könnten Kriterien einer Beziehungsforschung sein und was für Ergebnisse sind von einer Beziehungsforschung zu erwarten? Dieses Kapitel versucht in Hinblick auf eine mögliche Verbesserung der gegenwärtigen, vom biomedizinischen Paradigma geprägten psychosomatischen Forschung und psychosomatischen Psychotherapieforschung eine erste Annäherung an die Beantwortung dieser grundlegenden Fragen.

18.2 Bio-psycho-soziale Forschung

Will man sich der Beantwortung der oben gestellten Fragen aus der Perspektive des Forschers nähern, kann, nach Erachten des Autors, ein Blick auf eine andere wegweisende psychosomatische Konzeption, dem »bio-psycho-sozialen (BPS-)Modell« von George Engel (1976, 1977, 1980, 1997), hilfreich sein. Das BPS-Modell ist ein **hierarchisches Modell** mit Stufen oder Ebenen der Integration (Abb. 18-1). Jede dieser Ebenen ist anlehnend an systemtheoretische Überlegungen aus der jeweils darunter liegenden, geringer komplexen Ebene durch den Vorgang der Emergenz hervorgegangen (v. Bertalanffy 1968; Weiss 1977). Gewebe emergieren zu Organen und Organe zu Psychischem und so weiter.[2] Emergenz ist die spontane, also nicht vorhersagbare Herausbildung von neuen Eigenschaften oder Strukturen auf einer höheren Ordnungs- oder Systemebene infolge der Wechselwirkungen zwischen einzelnen Elementen oder zwischen Ereignissen und Operationen. Dabei lassen sich die emergenten Eigenschaften des Systems nicht – oder jedenfalls nicht offensichtlich – auf Eigenschaften der Elemente oder der Ereignisse und Operationen zurückführen, die diese isoliert aufweisen (Meehl u. Sellars 1956; Krohn u. Küppers 1992). Hierbei ist für die Forschung wesentlich, dass die verschiedenen Systemebenen (z. B. physiologische und psychologische) zwar im Zusammenhang stehen und Interdependenzen aufweisen, sie aber auf begrifflicher Ebene nicht miteinander in Beziehung zu bringen sind, also getrennt voneinander betrachtet werden müssen (Hastedt 1988; Luhmann 1988).

2 »*Actually there are two hierarchies: the single individual (person) is the highest level of the organismic hierarchy and at the same time the lowest unit of the social hierarchy*« (Engel 1980, S. 536).

18.2.1 Subjektive Bedeutung im BPS-Modell

Das System Psyche (»Person« in Abb. 18-1) wird durch Sinn und Bedeutung tragende Elemente konstituiert und aufrechterhalten. Dabei wird angenommen, dass diese Elemente innerhalb des Systems Psyche nach individueller Wichtigkeit und Bedeutung **hierarchisch** angeordnet sind (DeGrandpre 2000), wobei höher gelegene, komplexere Elemente wie z. B. bestimmte psychodynamische Konfliktthemen oder Traumata auf nieder komplexe Elemente (z. B. Affekte, Kognitionen) einwirken und von diesen umgekehrt als Bezugspunkte genommen werden können (Maier 1999). System- und prozessorientierten Emotionstheorien zufolge entsteht subjektive Bedeutung selbst wiederum in Anpassung an persönlich besonders wichtige Beziehungsereignisse oder -episoden. Lazarus meint dazu: »*There must be a conjunction of an environment with certain attributes and a person with certain attributes, which together produce relational meaning.*« (Lazarus 1991, S. 90) Dabei wird diesen Ereignissen je nach unbewussten, vorbewussten und bewussten Motiven aktiv Bedeutung zugewiesen (Adler 2009). Bedeutung ist ein psychosoziales Konstrukt, das ohne den anderen, ohne die soziale Interaktion nicht möglich ist, unabhängig davon, ob diese real im Hier und Jetzt stattfindet (DeGrandpre 2000) oder als vergangene Beziehungserfahrung im Unterbewussten verankert ist (»*implicit relational knowing*«, Boston Change Process Group 2007). Diese Nähe zwischen subjektiver Bedeutung und Beziehung zu anderen findet sich auch in der hierarchischen Struktur des BPS-Modells, in dem hierarchisch am höchsten gelegene bedeutungsassoziierte psychische Subsysteme nach oben hin (*bottom-up*) in direkter Verbindung mit sozialen Subsystemen, etwa der Zwei-Personen-Beziehung stehen. Von oben nach unten betrachtet (*top-down*) dürften im BPS-Modell somit vor allem jene psychosozialen Ereignisse, die in Verbindung mit signifikanten Bezugspersonen stehen, mit subjektiver Bedeutung und weiter mit emotionalen und physiologischen Reaktionen assoziiert sein (Abb. 18-1).

Systemhierarchien (Wissenschaftsbereiche):
Konzeptuelles Netzwerk von physischen (materiellen) Begriffen
Biosphäre
Gesellschaft, Nation
Kultur, Subkultur
Gemeinde, Gemeinschaft
Familie
2-Personen-Beziehung

Person
(physiologische Gestalt und molares Verhalten)

Organe
Gewebe
Organellen
Moleküle
Atome
subatomare Teilchen

Abb. 18-1 Bio-psycho-soziales Modell (Engel 1976)

Was die Methodik zur Erfassung von subjektiv bedeutsamen Beziehungsepisoden betrifft, gilt, dass subjektive Bedeutung nicht im technisch-naturwissenschaftlichen Sinn messbar ist (z. B. durch standardisierte Fragebögen[3]), wie dies für niederkomplexe Systeme zutrifft, sondern eine ihrem Systemcharakter – Hastedt (1988) spricht hier von Typ-Emergenz – entsprechend **spezifische Methodik** der Erfassung bedarf. Das Messinstrument muss also mindestens so komplex sein wie der zu vermessende Gegenstand (Maier 1998). Die »Lokalisation« von subjektiver Bedeutung an der Grenze zwischen psychischer und sozialer Ebene im BPS-Modell impliziert zudem, dass, um subjektive Bedeutung identifizieren und verstehen zu können, nicht nur der intentionale Zustand einer Person erfasst (Bruner 1997) oder die Codes entschlüsselt werden müssen, nach denen der Mensch seine Umgebung deutet (v. Uexküll u. Wesiack 1996), sondern auch die kontextuellen und kulturellen Bedingungen rekonstruiert werden müssen, in denen ein emotional bedeutsames Ereignis stattfindet (Brown u. Harris 1989; Bruner 1997).

Um diese für die BPS-Forschung essenziellen Informationen zu erhalten, sollte nach Engel (1997) die Aufmerksamkeit des Untersuchers explizit auf die untersuchte Person gerichtet und das spezifisch Menschliche (»*humanness*«) des Untersuchten zur Analyse genutzt werden.

Dabei dürften nach Hastedt (1988) erkenntnismäßig gesehen Einschätzungen, die eine Person über sich selbst macht (Selbstzuschreibungen), jenen gegenüber zu bevorzugen sein, die andere über eine Person machen (Fremdzuschreibungen).

Der BPS-Forscher sollte zur Erfassung von subjektiv Bedeutsamem in Beziehung mit der untersuchten Person gehen, mit ihr in einen **Dialog** treten und ihre erzählte Geschichte (Narrativ) zu verstehen versuchen. Die Sprache, die von Beland (2008) als der Schlüssel für jede Theorie der Psychosomatik angesehen wird, und das Sprechen gelten damit auch in einer BPS-Forschung als wesentliche Erkenntisinstrumente. Engel schreibt hierzu: »*The medium is dialogue, which at various levels includes communing (sharing experiences) as well as communicating (exchanging information). Hence, observation (outer viewing), introspection (inner viewing), and dialogue (interviewing) are the basic methodological triad for clinical study and for rendering patient data scientific.*« (Engel 1997, S. 59)

Osterman und Schwartz-Barcott (1996) gehen weiter von **unterschiedlichen Stadien der Präsenz** in der Beziehung aus, die von nur körperlich anwesend über körperlich und geistig anwesend ohne bzw. mit Aufmerksamkeit auf die betreuende Person bis hin zur spirituellen Präsenz reichen. Diese verschiedenen Stadien der Präsenz in der Beziehung verweisen auf die unterschiedlichen Komplexitäts- und Emergenzniveaus innerhalb des BPS-Modells. Es ist zu vermuten, dass Präsenz auch innerhalb einer Forschungsbeziehung unterschiedlich ausgeprägt ist, was unter anderem mit unterschiedlichen Graden an Widerstand und Beziehungsabwehr zu tun haben könnte. Ein In-Beziehung-Gehen mit der untersuchten Person erfordert vom Forscher Mut, und im Idealfall Selbsterfahrung und Supervision, um eine redliche Art des

3 Mit den Standarditems eines Fragebogens »greift man in behavioristischer Manier die Verhaltensdaten eines psychosozialen Organismus der Spezies Mensch ab, einschließlich seiner Vokalisationen und seines Fragebogenverhaltens, um sie in Bezug zu gleichermaßen aus neutraler Distanz gewonnenen neurophysiologischen, neurochemischen und endokrinologischen Parametern zu setzen« (Tress u. Junkert 1992, S. 402).

Umgangs von Subjekten mit Objekten zu ermöglichen (v. Weizsäcker 1950); denn die Wahrnehmung von Situationen und Personen dürfte von der Persönlichkeitsstruktur des Wahrnehmenden, seinen mitunter starken, teils unbewussten Bedürfnissen, Konflikten und Ängsten beeinflusst werden. Die Art des methodischen Vorgehens in der klinischen Forschung hängt daher auch vom Widerstand und Abwehrverhalten des Wissenschaftlers ab (Devereux 1984; Hahn 1988).[4]

Die im Sinne des BPS-Modells systemspezifische Erfassung emotional bedeutungsvoller Beziehungsereignisse basiert auf der qualitativen Analyse der **Subjekt-Umwelt-Interaktion**, also auf qualitativer Forschung, deren Prototypen das Interview und die hermeneutische Analyse sind (Patton 2002). Beispielsweise bleibt in einem möglichst offen geführten und audiovisuell aufgezeichneten, semistrukturierten Interview die Komplexität von subjektiver Bedeutung prinzipiell bewahrt (Brown u. Harris 1989). Dabei wird die untersuchte Person ermutigt, in der ihr eigenen Terminologie und Beurteilungsform offen auf vorgegebene Fragen zum spezifischen Thema der Studie zu antworten. Die enorme Komplexität der in diesem Zusammenhang berichteten Wahrnehmungen und Erfahrungen sollte daraufhin zur weiteren Verarbeitung reduziert werden, insbesondere dann, wenn die Korrelation subjektiv bedeutsamer Datensätze mit nieder komplexen Entitäten, etwa immunologischen Variablen, beabsichtigt wird. Eine wesentliche Komplexitätsreduktion erfahren die Interviewdaten bei der Rekonstruktion und Codierung von subjektiver Bedeutung, d. h. wenn subjektiv bedeutsam Erlebtes mittels narrativer Interpretation (Bruner 1997) oder sinnrationaler Handlungsbeschreibung (Tress u. Junkert 1992) im hermeneutischen Prozess rekonstruiert und in Form von repetitiven Mustern oder Themen identifiziert, codiert, kategorisiert und gelabelt wird (Boyatzis 1998; Patton 2002).

Die Integration subjektiver Bedeutung in die psychosomatische Forschung hat in mehrfacher Hinsicht mit zwischenmenschlicher Beziehung und kommunikativer Praxis zu tun:

- Die Entstehung von subjektiv Bedeutsamem ist an Beziehungsereignisse gebunden.
- Die qualitative Erfassung von emotional bedeutsamen Beziehungsereignissen hängt von der (vertrauensvollen) Beziehung zwischen der untersuchten Person und dem Interviewer ab.
- Die qualitative Erfassung von emotional bedeutsamen Beziehungsereignissen hängt auch von der Beziehung zwischen Interviewer und Supervisor ab – Supervisionen des Interviewers werden im BPS-Forschungsprozess nötig, wenn etwa die Übertragungsbeziehung zwischen Interviewer und Untersuchtem die Gefahr von »blinden Flecken« in der Befragung nahelegt.
- Die Rekonstruktion und Codierung von subjektiver Bedeutung ist mit Beziehung verbunden, dies nicht zuletzt deshalb, weil es sich empfiehlt, diese Schritte im Team durchzuführen, um z. B. mittels Consensus-Rating Objektivität zu bewahren und eine spätere Nachvollziehbarkeit der Resultate durch nicht in den Forschungsprozess involvierte Personen zu erleichtern (Brown u. Harris 1989; Stemler 2004).

---

4 »Der Psychoanalytiker weiß, daß er mit den explosivsten Kräften arbeitet und derselben Vorsicht und Gewissenhaftigkeit bedarf wie der Chemiker.« (Freud 1982, S. 230)

18.2.2 Dynamik im BPS-Modell

Die Integration von subjektiver Bedeutung in das BPS-Modell (Adler 2009) reicht nicht aus, wenn ein Paradigmenwechsel in der Forschung am Menschen angestrebt wird (Schubert 2010). Thure von Uexküll meinte einmal, dass das BPS-Modell eine Mogelpackung sei, solange es unter »bio« nicht die Biologie als Wissenschaft *lebender* Systeme versteht (Hontschik 2005). Ein wesentliches Merkmal lebender Organismen ist, dass sie nicht konstant in der Zeit sind (Glass u. Kaplan 1993), wobei zwischen dynamischer Stabilität und Variabilität von dynamischen Prozessen im Organismus unterschieden werden kann.

Die Variabilität der Körperrhythmen in Frequenzen und Amplituden ist Voraussetzung dafür, dass sich der Organismus den ständigen internen und externen Anforderungen durch eine veränderte Koordination seiner Teilprozesse anpassen kann (Lambertz et al. 2000). Dabei interagieren Körperrhythmen untereinander und mit der extern fluktuierenden, rauschenden Umgebung unter der Kontrolle einer Vielzahl von Feedbackmechanismen (Glass 2001). Feedbackschleifen und andere dynamische Regulationsmechanismen gewährleisten wiederum dynamische Stabilität von Körperrhythmen, die verschieden stark ausgeprägt sein kann und umso größer ist, je größer störende Fluktuationen sein können, ohne dass die zyklische Abfolge wesentlich geändert wird (an der Heiden et al. 1985).

Dynamische Stabilität und Variabilität betreffen aber nicht nur den Organismus, sondern auch alle anderen für die PNI-Forschung relevanten Systeme des BPS-Modells. Unser Bewusstsein von sozialem Alltagsgeschehen macht z. B. deutlich, dass Alltagsprozesse ein kontinuierliches Entstehen und Vergehen von Ereignissen sind, sie treten ständig ins Sein und hören auf zu sein (Sellars 1985). Dabei lässt sich eine dynamisch stabile Alltagsroutine von einem zeitlich variablen Alltagserleben unterscheiden, dessen zeitliche Variabilität durch Ereignisreize hervorgerufen wird, die meist unvorhersehbar sind und die Alltagsroutine stören (Delplanque et al. 2005). Mit der dynamischen Veränderung der sozialen Ebene des BPS-Modells ändert sich wiederum die psychische Ebene, also der **Bedeutungsgehalt** unseres Lebens. Dass sich subjektive Bedeutung im zeitlichen Fluss befindet, lässt sich an den ständig emergierenden und fluktuierenden Emotionen erkennen, die je nach Individuum-Umwelt-Ereignis laufend Qualität und Intensität wechseln (Lazarus 1991). Und mit der zeitlichen Veränderung emotionaler Befindlichkeiten verändern sich auch physiologische Abläufe, z. B. immunologische Prozesse, in dynamisch komplexer Weise (Schubert u. Schiepek 2003).

Das Immunsystem ist ein **dynamisches Netzwerk** von Zellen und Molekülen, das mit den Subsystemen Nerven- und Hormonsystem über komplexe Regulationsschleifen verbunden ist (Besedovsky u. del Rey 1991). Dies stellt eine biologische Basis dafür dar, dass innerhalb des BPS-Modells die Wirkgerichtetheit nicht nur im Sinne von *Top-down*-Prozessen von sozial nach biologisch, sondern auch im Sinne von *Bottom-up*-Vorgängen von biologisch nach sozial möglich ist. So können nicht nur psychosoziale Ereignisse und damit assoziierte Emotionen immunologische Parameterlevels verändern (*top-down*) (Zorrilla et al. 2001), sondern auch umgekehrt Veränderungen in immunologischen Abläufen über zentrale neuroendokrine Aktivitätsveränderungen psychisches Erleben und Verhalten beeinflussen (*bottom-up*) (Dantzer et al. 2002). Systembiologen sehen in Kombinationen von *Bottom-up-* und *Top-down*-Prozessen den Ursprung emergenter Qualitäten (Walsh 2006). Diese sogenannte Kreis- oder reziproke Kausalität dürfte wiederum die dynamische Grundlage der hinsichtlich unterschiedlicher Komplexitätsgrade hierarchischen Organisation des BPS-Modells darstellen (v. Bertalanffy 1968; Weiss 1977; Engel 1980). Emergenz findet statt, wenn es durch Änderungen der energetischen Bedingungen eines Systems zu Destabilisierungen und kritischen Parameterfluktuationen kommt und dadurch die Entstehung einer neuen Systemqualität oder eines neuen Systemverhaltens möglich wird (Haken u. Schiepek 2010). Neben der ausreichenden Dichte der Systemkomponenten und der ausreichenden Interkonnektivität zwischen den Systemkomponenten sieht Hazen (2005) den ausreichenden Energiefluss und die zyklische Form des Energieflusses durch das System als notwendige Komplexitätskriterien für das Auftreten von Emergenz an.

Das zeitlich variierende, spezifische Verhalten eines Systems dürfte also innerhalb des BPS-Modells einerseits vom Einfluss der äußeren Umgebung, d. h. der höher komplexen Ebenen des BPS-Modells, abhängen (*top-down*), und andererseits davon, wie die Komponenten des jeweiligen Systems dynamisch organisiert sind, d. h. wie sie in Zeit und Raum koordiniert interagieren (*bottom-up*).

Die Erforschung dieser dynamisch-komplexen Organisation des BPS-Modells basiert auf der Analyse von **Zeitreihen**, also von Sequenzen der Messwerte kontinuierlicher Variablen, die in äquidistanten Zeitintervallen gewonnen wurden (Kowalik u. Leiber 1999). Um zeitliche Fluktuationen angemessen charakterisieren zu können, bedarf es einer ausreichenden Anzahl sequenzieller Messwerte und der Zeitreihenanalyse als spezifische statistische Herangehensweise (Reinsel 1997). Das zeitliche Intervall, in dem in einer Studie BPS-Variablen dokumentiert werden, richtet sich nach dem dynamischen Verhalten einer Variablen und der Wahrscheinlichkeit, mit der Ausprägungsveränderungen bei dieser Variablen über die Zeit zu erwarten sind (s. Kapitel 17, S. 396). Beispielsweise treten emotional bedeutsame negative und positive Alltagsereignisse gewöhnlich im Abstand von Tagen auf, sie können aber auch innerhalb eines Tages gehäuft vorkommen (Schubert et al. 2003; Schubert et al. 2006). Die parvozellulären Neurone der Hypothalamus-Hypophysen-Nebennierenrinden(HPA)-Achse wiederum setzen Corticotropin-*releasing*-Hormon (CRH) und Arginin-Vasopressin (AVP) in relativ konstanter ultradianer Frequenz frei (etwa 1–3 sekretorische Episoden pro Stunde), wobei die Amplitude dieser Ausschüttungen von zirkadianen und schlafassoziierten (in der Nacht am geringsten, am Tag am höchsten), homöostatischen sowie stressassoziierten Faktoren beeinflusst wird (Chrousos 1998; Lange et al. 2010). Zytokinfreisetzungen stehen in enger Verbindung mit den neuroendokrinen Signalen, pro-inflammatorische Zytokine (z. B. IL-12, IL-6) weisen üblicherweise die höchsten Levels in der Nacht und anti-inflammatorische Zytokine (z. B. IL-10) die höchsten Levels am Tag auf (Vgontzas et al. 2005; Lange et al. 2010).

Da BPS-Zeitreihen eine Mischung aus deterministischen und stochastischen Komponenten darstellen, werden in Physiologie und Medizin sowohl lineare als auch nonlineare Zeitreihen-Analyseverfahren angewendet (Glass u. Kaplan 1993; Belair et al. 1995). Folgende statistische Verfahren sind in Physiologie und Medizin üblich:

- In der linearen Zeitreihenanalyse werden die Spektralanalyse zur Erfassung von Frequenzen von Oszillationen (Frequenzdomäne) und die Korrelationsanalyse zur Bestimmung von Korrelationsstärken innerhalb von Zeitreihen (Autokorrelation) sowie zwischen Zeitreihen (Kreuzkorrelation) unterschieden (Zeitdomäne) (Box u. Jenkins 1976).

- Nonlineare zeitreihenanalytische Verfahren (Phasendomäne) betreffen die Korrelationsdimensionen D2 und PD2, die Kolmogorov(K)-Entropie, den größten Lyapunov-Exponenten (*largest Lyapunov exponent* [LLE]), den lokalen Lyapunov-Exponenten (lLE) und die symbolische Dynamik (Kowalik u. Leiber 1999). Andere nonlineare Analyseverfahren, wie die *approximate entropy* (ApEn, Pincus 2006) und der Kennwert der Komplexität (Schiepek u. Strunk 2010, s. auch Kapitel 17, S. 407), lassen sich auch bei kürzeren Zeitreihen anwenden, wie sie typisch für BPS-Prozesse sind (zu möglichen methodischen Schwierigkeiten in der nonlinearen Analyse von physiologischen Zeitreihen, z. B. Nichtstationarität, Rauschen, hohe Dimensionalität, s. Glass u. Kaplan 1993).

18.2.3 Subjektive Bedeutung und Dynamik in der BPS-Forschung – eine Synthese

Den bisherigen Ausführungen nach zu urteilen, ist subjektive Bedeutung ein dynamisches Konstrukt, das als Teil der persönlichen Alltagsrealität ständig emergiert und fluktuiert und in die dynamischen, sich kontinuierlich verändernden Bedingungen der psychosozialen Umwelt eingebettet ist (Deleuze 1992; DeGrandpre 2000). Dabei ist entscheidend, dass das Individuum diesen äußeren Faktoren nicht passiv ausgesetzt ist, sondern kraft seiner strukturellen Besonderheiten **selbst determiniert**, zu welchem Wandel es in ihm infolge der sich verändernden Umgebung kommt (Maturana u. Varela 1987).

Dieser Anpassungsprozess findet nicht nur bewusst, sondern auch unbewusst statt. So dürften etwa psychodynamisch bedeutsame Konfliktthemen als Attraktoren des Erlebens und Verhaltens fungieren und auf Außeneinflüsse auf immer ähnliche, weil neurotische Weise reagieren lassen (Maier 1999). Die sich mitunter über das gesamte Leben hinweg erstreckenden, sich dauernd wiederholenden neurotischen Erlebens- und Verhaltensmuster können so als langfristige Anpassungsschleifen (*bottom-up*) früher konflikthafter Erfahrungen (*top-down*) angesehen werden.

Systemtheorie ist so gesehen nicht mehr »geschichtsfeindlich« (Ciompi 1981), sondern betrifft neben den simultanen Beziehungen der Elemente im Querschnitt auch die (psychodynamische) Genese dieser Beziehungen im Längsschnitt. Die dem BPS-Modell inhärente dynamische Vernetzung biologischer, psychologischer und sozialer Systeme legt nun nahe anzunehmen, dass sich in zeitlicher Kohärenz zu diesen psychischen Anpassungsleistungen physiologische Aktivität mit verändert, also quasi mitschwingt – und dass aus der Kenntnis der subjektiven Realität einer Person Rückschlüsse auf die Funktionsprozesse im menschlichen Körper gezogen werden können (v. Uexküll 1994).

In der Tat lässt sich aufgrund der hierarchischen Struktur des BPS-Modells mit seinen aufsteigend immer komplexer werdenden Entitäten die These aufstellen, dass höher komplexe psychosoziale Prozesse nieder komplexe physiologische Prozesse erklären können, nicht jedoch umgekehrt, da Niederkomplexes Höherkomplexes zwar beeinflussen, aber niemals erklären kann (v. Bertalanffy 1968; Engel 1980).

So gesehen lassen z.B. Ergebnisse über Gehirnaktivitäten keine Rückschlüsse auf psychosoziales Funktionieren zu, umgekehrt sollten aber durch repräsentative Analysen der psychosozialen Realität einer Person deren Gehirnbefunde erklärt werden können. Das soziale System ist somit früher als das Individuum und die Einheit oder das Ganze früher als die Teile (v. Uexküll u. Wesiack 1996). Dies läuft reduktiven Annahmen über das Funktionieren lebender Systeme fundamental zuwider.

Auch Glass (2001) meint, dass es ohne eine **Fluktuationsanalyse** der Umgebung unmöglich ist, einen Mechanismus zu identifizieren, auf dem eine biologische Oszillation beruht. Gilt das auch für die psychosoziale Umgebung? Welche Folgen hätte dies für unser Verständnis von Gesundheit und Krankheit? Lassen sich etwa über die Art und Weise, wie sich physiologische Parameter in Anpassung an psychosoziale Faktoren verändern, Aussagen über gesundes und krankes Systemverhalten machen? Kann daher körperliche Krankheit emergenter Ausdruck dysfunktionaler Person-Umwelt-Beziehungen sein und kann eine auf der Basis dieser Erkenntnis weiterentwickelte Psychotherapie in Zukunft körperliche Erkrankungen gezielt heilen? Die empirische Beantwortung dieser Fragen ist nach Erachten des Autors nur durch die Integration von beidem, subjektiver Bedeutung und Dynamik, in die psychosomatische Forschung möglich. In dieser Hinsicht sind die Forderungen anderer Autoren bezüglich einer paradigmatischen Wende in der Forschung am Menschen nicht umfassend genug (z.B. McGuire 1983[5]), da neben der Berücksichtigung zeitlicher Veränderungen von Variablen nicht auch explizit auf die Wichtigkeit der Berücksichtigung der subjektiven Bedeutung von Ereignissen (»P« in der PNI, Schubert 1998) eingegangen wird. Es sollten also z.B. nicht einfach nur die Werte einer Stimmungskurve mit immunologischen Werten korreliert werden, sondern vielmehr die jeweiligen Hintergründe, warum leibhaftige Personen in bestimmten Situationen diese oder jene Stimmung erleben, also die Bedeutung, die hinter der Stimmungskurve steht (Schubert et al. 2006; Haberkorn et al. 2013; Schubert et al. zur Publikation eingereicht).

Methodologisch gesehen gilt in einer BPS- oder Beziehungsforschung die Priorität eines mikroanalytisch-prozessualen Vorgehens, d.h. zunächst erfolgt die getrennte Analyse der intraindividuellen Prozesse (Schmitz 2000) auf der Basis von aufwendigen **Einzelfallstudien** (Schubert 1998).

Die wesentlichen Charakteristika von quantitativen Einzelfallstudien sind die Untersuchung der Veränderung von Variablen innerhalb einer Person über die Zeit und der Versuch, diese Veränderung als Funktion anderer sich in der untersuchten Person über die Zeit verändernden Variablen zu beschreiben.

Der Fokus auf die zeitlichen Relationen zwischen den Messwerten bringt es mit sich, dass die untersuchte Person zu ihrer eigenen Kon-

5 »*... a systems stylist includes a complex set of variables within the research design. While initially some may be conceptualized as independent, others as mediating, and still others as dependent variables, all are allowed to covary naturally. ... The systems stylist typically presents a low profile to the participants, for example, observing persons in a natural situation or presenting open-ended probes that allow a wide range of participant-chosen responses ... The systems style also encourages employment of time-series designs in which participants are measured on the variables at several times in order to trace complex, bidirectional causal pathways among the variables.*« (McGuire 1983)

trolle wird (Hilliard 1993). Quantitative Einzelfallstudien in der psychosomatischen Medizin sollten unter möglichst repräsentativen (Alltags-)Bedingungen durchgeführt werden, um die für die Analyse von BPS-Prozessen so entscheidenden emotional bedeutsamen Beziehungsereignisse möglichst realitätsnah bestimmen zu können: »*The basic arena of analysis for the study of the emotion process is the person-environment relationship. The basic unit of this relationship is an adaptational encounter or episode.*« (Lazarus 1991, S. 29) Zur systemspezifischen Erfassung dieser Ereignisse werden qualitative Verfahren verwendet, z. B. Tiefeninterviews (Brown u. Harris 1989; Patton 2002), und die Person wird gebeten, ein Narrativ zu entwickeln, welches es in einzigartiger Weise ermöglicht, Diversität, Instabilität und/oder Diskontinuität des Erlebten in der Permanenz der Zeit einzubinden (Ricoeur 1996) und damit Bedeutung und Zeit zu integrieren.

Je nach Forschungsfrage wird ein ausreichend großer Zeitrahmen gesetzt, innerhalb dessen ein möglichst breites Spektrum an BPS-Variablen hochfrequent und äquidistant bestimmt wird (McGuire 1983; Schubert et al. 1999). Das Zeitintervall der zu messenden Variablen sollte sich anlehnend an von Bertalanffy (1968)[6] möglichst nach jener Variablen richten, die innerhalb des BPS-Modells den höchsten Grad an Komplexität aufweist (z. B. lückenlose Datenerhebungen in 12-Stunden-Abständen, wenn Alltagsereignisse mit zirkadianen physiologischen Variablen korreliert werden sollen, Schubert et al. 2012). Die Auswertung erfolgt systemspezifisch (z. B. hermeneutische Textanalysen und *consensus-rating*, Brown u. Harris 1989; Tress u. Junkert 1992; Boyatzis 1998; Patton 2002) und mittels linearer und nonlinearer Zeitreihenanalyseverfahren, um bi- und multivariate Korrelationen (Box u. Jenkins 1976; Reinsel 1997) sowie Kopplungen und Ordnungs-Ordnungs-Übergänge (Haken u. Schiepek 2010, s. Kapitel 17, S. 397) zwischen BPS-Variablenreihen zu identifizieren.

Nach mehreren intraindividuellen Prozessanalysen können entweder Zeitreihendatensätze verschiedener Probanden für weitere Analysen statistisch zusammengefasst werden (Schmitz 2000; z. B. mittels *generalized estimating equations* [GEE], Hanley et al. 2003) und/oder Ergebnisse von Einzelfallanalysen als *multiple case studies* systematisch miteinander verglichen werden (Yin 2003).

Hinsichtlich der **Verallgemeinerung** von an Einzelfällen gefundenen BPS-Ergebnissen muss an dieser Stelle die prinzipielle Frage gestellt werden, ob überhaupt sinnvolle Schlussfolgerungen aus einer einzigen Fallstudie gezogen werden können. Hierzu gibt es in der Literatur unterschiedliche Positionen. Nomothetisch gesehen – und diese Sichtweise spiegelt das biomedizinische Paradigma wider – ist eine Einzelfallstudie nicht mehr als n = 1, und daher sind deren Ergebnisse erst nach mehrfacher Replikation generalisierbar. Spezielle statistische Verfahren poolen die Ergebnisse dann über mehrere Einzelfälle hinweg und lassen Analysen im Hinblick auf die interindividuelle Variation der Ergebnisse zu (induktive Generalisierung). Kritiker dieser Vorgehensweise räumen zwar ein, dass die damit gewonnenen generalisierten Ergebnisse Aussagen zum Sachverhalt innerhalb einer Population erlauben; jedoch seien diese nicht auf das Level der intraindividuellen Variation in Raum und Zeit übertragbar (Problem der Ergodizität) (Molenaar u. Campbell 2009).

6 »*As a general rule, turnover rates are the faster the smaller the components envisaged.*« (v. Bertalanffy 1968, S. 160)

Idiografisch gesehen sind menschliche Individuen integrierte dynamische Systeme von Verhaltens-, Emotions-, Kognitions- und anderen psychologischen Prozessen, die sich mit der Zeit herausbilden. Jedes dieser Systeme ist einzigartig, und doch wird diese Einzigartigkeit nur durch die grundlegende Wirkung von Naturgesetzen ermöglicht. So gesehen ist Generalisierbarkeit in der Einzigartigkeit kein Widerspruch in sich, sondern das zugrunde liegende Organisationsprinzip aller Naturphänomene. Idiografie meint somit das induktive Streben nach nomothetischem Wissen unter Zuhilfenahme der einzigartigen Besonderheit psychologischer und sozialer Phänomene (Salvatore u. Valsiner 2010). Oder mehr im Sinne des BPS-Modells ausgedrückt: Physiologische Gesetzmäßigkeiten der menschlichen Natur lassen sich nur erklären, wenn die einzigartigen psychosozialen Umstände eines Menschen verstanden und als Impulsgeber mechanistischer Prozesse in Erklärungsmodelle miteinbezogen werden. Das dürfte Thure von Uexküll gemeint haben, als er sagte, es gebe in der Biologie keine Mechanismen.

Aus Sicht einer BPS-Forschung dürften neben dem Problem der Ergodizität noch weitere fundamentale Einwände gegen die herkömmliche nomothetische Vorgehensweise zur Theorienbildung in der Medizin existieren. Es stellt sich nämlich die Frage, ob höher Komplexes/Emergentes innerhalb des BPS-Modells überhaupt verallgemeinert werden kann.[7] Der Satz, »es gibt so viele verschiedene Arten von Spiritualität, wie es spirituelle Menschen gibt« (Kasper et al. 2000), verweist auf diesen Sachverhalt. Verallgemeinerbarkeit im Sinne von Allsätzen mit raum-zeitlicher Unbegrenztheit, so wie sie von der biomedizinischen Forschung dogmatisch gefordert werden, kann eigentlich nur für Entitäten niederer Komplexität gelten, letztlich für leblose Maschinen. Man könnte weiter die These aufstellen, dass je mehr Individualität – und übrigens auch Subjektivität – in der medizinischen Forschung Einzug hielten, desto mehr Komplexität und damit Leben thematisiert werden würden. Daraus ergäbe sich zwingend Einzelfallforschung als Leitansatz einer paradigmatisch veränderten, am komplexen Leben interessierten Medizinforschung.

Zusammengenommen sollte also mit der BPS-Forschung ein Wechsel verbunden sein von der Prädominanz der nomothetisch-deduktiven Vorgehensweise als wesentlichem Erkenntnisprozess zur Theoriebildung in der Medizin hin zu einem subjektiven interpretativ-historischen Verfahren mit raum-zeitlich begrenzten Aussagen (idiografisch-induktive Vorgehensweise zur Bildung von Theorien mittlerer Reichweite).

Diese Sichtweise ließe auch verstehen, warum sich Forschungsdisziplinen, die mit höher komplexen Entitäten befasst sind (z. B. Psychoanalyse, Komplementär- und Alternativmedizin), dem nomothetischen Diktat des biomedizinischen Paradigmas in der Forschung bisher verweigerten bzw. warum sie bei Verwendung von Forschungsansätzen, die für weniger komplexe Entitäten konzipiert wurden, scheitern mussten (z. B. naturwissenschaftlich orientierte Psychologie [Vinnai 1993]).

---

7 *»Ja, ja, die Emergenz, vielleicht gibt es sie ja, aber wir können sie in der Theorie leider nicht verstehen, sondern höchstens metaphorisch uns gegenseitig irgendwelche Geschichten von ihr erzählen, ähnlich wie von den Göttern der alten Griechen. Der Grund ist ganz einfach, es ist derselbe, der uns am Leib-Seele-Problem oder besser: Geist-Gehirn-Problem verzweifeln lässt: entweder wir betrachten den beseelten Menschen in nomothetisch-naturwissenschaftlicher oder in idiografischer Art und Weise.«* (Wolfgang Tress, persönliche Kommunikation)

Im Folgenden werden die nach Erachten des Autors wesentlichen Kriterien einer BPS- oder Beziehungsforschung aufgelistet – Kriterien, die in der gegenwärtigen biomedizinisch geprägten psychosomatischen Forschung durchweg und, dem Anschein nach, durchaus hartnäckig vernachlässigt werden.

Kriterien einer bio-psycho-sozialen oder Beziehungsforschung

- Subjektorientierung (z. B. Einzelfallstudien)
- naturalistisches Design (z. B. Alltagsbedingungen)
- »bio-psycho-soziales« Datenspektrum (z. B. Alltagsereignisse, emotionale Reaktionen, biochemische Parameter)
- systemspezifische Datenerhebung und -auswertung (z. B. Tiefeninterviews und hermeneutische Analysen von psychosozialen Daten)
- Prozessanalyse (z. B. Analyse der dynamischen Stabilität und Variabilität von Prozessen mittels linearer und nonlinearer Zeitreihenanalyse)
- idiografisch-induktive Vorgehensweise als wesentlicher Erkenntnisprozess zur Theoriebildung

18.3 Biomedizinisches Paradigma und dessen Erkenntnisgrenzen

Bevor empirische Ergebnisse aus sogenannten »integrativen Einzelfallstudien« dargestellt werden, soll ein kurzer Blick auf die biomedizinisch orientierte psychosomatische Forschung, ihre Designs und Methoden geworfen werden, die offenkundig sehr wenig mit dem wirklichen Leben und damit mit Beziehung zu tun haben, da sie weder **subjektive Bedeutung** noch **Dynamik** erfassen. Die mit dem biomedizinisch-reduktionistischen Paradigma so eng assoziierten aggregierend-nomothetischen Gruppenforschungsdesigns machen z. B. klar, dass es dabei nicht um die von von Uexküll geforderte Hinwendung zum Individuum (Hontschik 2005) geht, sondern dass im Gegenteil das Individuum anonymisiert in einer Gruppe verschwindet, deren Fallzahl zudem möglichst groß sein sollte, um genügend statistische »Power« zu haben. Ein weiteres Indiz dafür, dass aktuelle psychosomatische Forschung wenig mit Beziehungsforschung zu tun hat, ist der Umstand, dass Subjektivität im biomedizinisch-reduktionistischen Paradigma als unwissenschaftlich gilt (v. Uexküll 1994), und Psychisches und Psychosoziales mit wenigen Ausnahmen via standardisierter Fragebögen erhoben wird. Standardisierte Fragebögen reduzieren jedoch subjektiv Erlebtes *a priori* auf vorgegebene Antwortkategorien, d. h. sie engen das Erlebnisspektrum, über das ein Individuum berichten darf, drastisch ein. Fragebögen geben also in manipulativer Weise vor, welche Erlebnisse als berichtenswert anzusehen sind und welche nicht.

In ähnlicher Weise dürfte die in der biomedizinischen Forschung übliche **Kategorisierung** von Krankheiten der Beziehungsabwehr dienen, indem sie die Auseinandersetzung mit dem Einzelschicksal des Erkrankten verhindert. Das alles hat mit subjektiver Bedeutung sehr wenig zu tun, biomedizinisch-orientierte psychosomatische Forschung, könnte man zweideutig und provokant formulieren, hat wenig Bedeutung. Auch der Umstand, dass in der biomedizinischen Forschung auf der Basis von über mehrere Personen hinweg aggregierten Prä-post-Wiederholungsmessungen Gruppenmittelwertvergleiche und

Regressionsanalysen durchgeführt werden, ist zu kritisieren, da auf diese Weise die für die Beschreibung von BPS-Prozessen so essenziellen intraindividuellen Dynamiken nicht erfasst werden können (Schubert 2009).

Es gibt im Leben keinen Stillstand, wie dies der Begriff Homöo*stase* und die darauf basierenden Forschungsdesigns und statistischen Techniken der Biomedizin fälschlicherweise annehmen lassen (Lipsitz 1995).

Die Vernachlässigung von Dynamik und subjektiver Bedeutung und damit von »Lebendigkeit« in der biomedizinisch orientierten Forschung kann aber nirgendwo besser beobachtet werden als unter den kontrollierten Bedingungen des Labors. Hier zeigt sich besonders die Tendenz moderner biomedizinischer Methodologie, die Forschungsobjekte nicht aus dem Bereich omnipotenter Manipulierbarkeit zu entlassen, auch wenn der Preis dafür das Leben ihrer Objekte ist (v. Uexküll 1989; Kathan 1999). Dabei schafft die Abschottung des Individuums von höher komplexen psychosozialen Bedeutungsebenen des BPS-Modells eine bedeutungslose Reizwelt, deren zeitliche Begrenztheit es zudem nicht erlaubt, auch nur annähernd Charakteristika von Alltagsleben aufkommen zu lassen. Dies führt zwangsläufig zu **mangelnder Repräsentativität** von im Labor erzielten Ergebnissen, also zur mangelnden Übertragbarkeit von Laborergebnissen auf den natürlichen Lebenskontext (Lundberg et al. 1990; Manuck et al. 1990; van Doornen u. Turner 1992; Turner et al. 1994; van Eck et al. 1996; Gerin et al. 1998). Es ließen sich sicher noch eine Reihe weiterer Kriterien finden, die dokumentieren, wie wenig aktuelle biomedizinisch orientierte psychosomatische Forschung mit Leben, mit Beziehung und damit mit Bedeutung und Dynamik zu tun hat.[8]

Diese ganzen Argumente wären aber für den empirischen Erkenntnisgewinn irrelevant, wenn biomedizinisch-psychosomatische Forschung so erfolgreich wäre, wie dies ihre verschiedenen Proponenten nicht müde werden zu betonen. Bei genauerem Hinsehen werden jedoch die Grenzen dieses Ansatzes sichtbar, denn je komplexer die Fragestellungen in der psychosomatischen Medizin sind und je mehr sie sich in ihrem psychologischen Anspruch weg vom Tier und hin zum Menschen bewegen, desto inkonsistenter ist die Ergebnislage. Dies wird nicht nur bei der in diesem Buch behandelten Thematik deutlich, z. B. in der Metaanalyse von Miller und Cohen (2001), sondern auch in der PNI selbst oder in der Psychoneuroendokrinologie (PNE). Dabei zeigt sich, dass, trotz des enormen Forschungsaufwands, die Schlüsse, die aus einer Vielzahl von Studien zu einem bestimmten Forschungsthema gezogen wer-

---

8 Die eben aufgezählten Elemente einer mechanistisch-reduktionistischen Methodologie biomedizinischer Forschung erinnern in frappanter Weise an den Sozialcharakter während der Ära des Faschismus, als sich die deutsche Psychologie institutionalisierte und professionalisierte (Vinnai 1993). Die Autoritätsforschung um Adorno (1980) hat dabei folgende Eigenschaften herausgearbeitet: 1) Das Bedürfnis, alles äußeren Kontrollen zu unterwerfen und von der Norm Abweichendes zu bekämpfen, 2) ein Umgang mit Menschen, der dem mit toten Dingen gleicht, 3) das Interesse am technischen Funktionieren, gleichgültig wofür es eingesetzt wird, 4) eine »manipulative« Einstellung zur Realität, die »alles und jeden als Objekt betrachtet, das gehandhabt, manipuliert und nach den eigenen theoretischen und praktischen Schablonen erfaßt werden muß« (in Vinnai 1993). Diese autoritären Charakterzüge lassen sich heutzutage häufig bei Geschäftsleuten und aufstrebenden Managern und Technologen beobachten (Adorno 1980).

den können, in keinem Verhältnis zum Aufwand stehen.

Eines von vielen zu nennenden Beispielen ist der Einfluss von naturalistischen Stressoren auf die **Cortisolfreisetzung**. Michaud et al. (2008) schließen aus ihrer Metaanalyse von 140 Studien (181 Effektgrößen), dass naturalistische Stressoren zwar die HPA-Achse aktivieren können – ein Ergebnis, das Selye (1956) bereits vor mehr als einem halben Jahrhundert auf der Grundlage von Tierstudien nahelegte –, dass die Größe dieses Effekts beim Menschen jedoch nur mäßig ausgeprägt ist (d = 0,61) und eine ziemliche Variabilität in den stressbedingten Cortisolanstiegen besteht. Die Autoren führen diese Variabilität auf die komplexe Natur der Stressor-Cortisol-Verbindung zurück. Möglicherweise, so vermuten sie,

- bestehen interindividuell variierende zeitliche Verzögerungen zwischen dem Auftreten von Stressoren und den Cortisolreaktionen;
- sind die stressbedingten Cortisolreaktionen bi- und nicht uniphasisch;
- existieren zwischen Stressoren und Cortisolreaktionen bidirektionale Wirkverbindungen, d. h. Stressoren triggern nicht nur die Cortisolfreisetzung, sondern Cortisol hat umgekehrt auch Einfluss auf Erleben und Verhalten.

Die meisten Autoren, die über solche und ähnliche Unzulänglichkeiten der psychosomatischen Forschung berichten, machen jedoch weder psychosomatische Komplexität für ihre Ergebnisse verantwortlich noch sprechen sie sich für eine längst fällige Änderung des Forschungszugangs aus, sondern plädieren im Gegenteil für noch mehr Gruppenstudien mit noch größeren Fallzahlen und dem Einsatz von noch objektiveren Messinstrumenten – und damit noch größerer Entfernung von den untersuchten Individuen (Schubert 2009).

18.4 Beispiele für den Erkenntnisgewinn durch Beziehungsforschung

18.4.1 Design der »integrativen Einzelfallstudien«

Bis dato sind sehr wenige Studien nicht der herkömmlichen aggregierend-nomothetischen Vorgehensweise in der psychosomatischen Forschung gefolgt, sondern haben das quantitative Einzelfalldesign mit Zeitreihenanalyse verwendet (z. B. Brähler et al. 1994; Rudolf et al. 1995; Peralta-Ramírez et al. 2004; Stalder et al. 2010). Die psychologische Dimension wurde in diesen Studien jedoch nicht mit qualitativen Methoden erfasst. Die Arbeitsgruppe um Schubert hat in Erweiterung dessen einen Beziehungsforschungsansatz entwickelt, die »integrativen Einzelfallstudien« (Schubert et al. 1999, 2002, 2003, 2006, 2007a, 2009, 2010, 2012; Haberkorn et al. 2013), dessen Prinzipien unter anderem auf den Überlegungen Engels (1997, 1980) und von Uexkülls (1994) basieren und in denen beides, »Zeit« und »Bedeutung«, methodisch berücksichtigt wird. Im Speziellen wird in integrativen Einzelfallstudien wie folgt vorgegangen:

■ **Versuchsphase:** Nach einer ausführlichen medizinischen und psychologischen Eingangsuntersuchung (z. B. *Life Event and Difficulty Schedule* [LEDS], Brown u. Harris 1989) sammeln die untersuchten Personen unter Alltagsbedingungen ihren gesamten Harn in Abständen von 12 h, mindestens einen Monat lang (mindestens 50 Messungen,

s. Schubert et al. 2012 für weitere Details zum Design). Darüber hinaus füllen die Studienteilnehmer in 12-Stunden-Abständen eine Reihe von Fragebögen aus, unter anderem zur Erfassung von emotionaler Befindlichkeit (Eigenschaftswörterliste [EWL], Janke u. Debus 1979; Becker 1988), Alltagsroutine (z. B. körperliche Aktivität, Rauchen, Alkoholkonsum, Medikamenteneinnahmen) und subjektiven Beschwerden. Auch notieren sie stichwortartig, was sie in den letzten 12 h an emotional belastenden und erfreulichen Dingen erlebten. Die untersuchten Personen stellen sich einmal pro Woche vor, um in semistrukturierten Tiefeninterviews (*Incidents and Hassles Inventory* [IHI], Brown u. Harris 1996 in Schubert et al. 1999) sehr detailliert auf die erlebten emotional negativen und positiven Ereignisse der vergangenen Woche einzugehen. Dabei wird versucht auf der Basis einer vertrauensvollen Beziehung Näheres darüber zu erfahren, was z. B. die Person gerade dachte und tat als das Ereignis eintrat, wie das Ereignis emotional erlebt wurde, welche Personen dabei involviert waren, wie sich das Ereignis zeitlich entwickelte, ob das Ereignis vorhersehbar war oder ob es dabei Verbindungen zu früher Erlebtem gab – kurz, in den Interviews wird versucht die untersuchte Person zu verstehen und subjektive Bedeutung zu rekonstruieren.

- **Auswertungsphase:** In der Auswertungsphase einer integrativen Einzelfallstudie werden die bis dato gesammelten Harnproben analysiert, die Fragebögen ausgewertet und die in den transkribierten Interviews vorkommenden Ereignisse auf ihre emotionale Bedeutung hin eingeschätzt und nach unterschiedlichen Kriterien kategorisiert. Bisher wurden in den konsekutiv über mindestens 50 Zeiteinheiten gesammelten Harnproben der Patienten vornehmlich zwei Moleküle gemessen: das Stresshormon Cortisol mittels Radioimmunassay (RIA) oder *enzyme-linked immunosorbent assay* (ELISA) und den Immunparameter Neopterin mithilfe der *high pressure liquid chromatography* (HPLC). Neopterin ist ein Marker der zellulären, TH1-vermittelten Immunaktivität. Es wird von Makrophagen freigesetzt, nachdem diese durch Interferon-gamma (IFN-γ) aktiviert wurden, welches aus T-Lymphozyten und natürlichen Killerzellen (NK-Zellen) stammt (Fuchs et al. 1993). Die Konzentrationen des Neopterin dürften bei sonst gesunden Menschen bei chronischer psychischer Belastung, unter anderem aufgrund erhöhter Cortisolspiegel, erniedrigt sein (Munck u. Guyre 1991). Hingegen dürfte der Neopterinspiegel bei Patienten mit chronisch-entzündlichen Erkrankungen (z. B. Autoimmunerkrankungen, Krebs), die eine dauerhaft eingeschränkte HPA-Achsenaktivität mit chronisch erniedrigtem Cortisolspiegel (Hypocortisolismus) aufweisen (Heim al. 2000, s. auch Kapitel 4, S. 81), unter psychischer Belastung erhöht sein (Bower et al. 2002).

- **Kategorisierung:** Alltagsereignisse werden in den Studien von einem *Rater*-Team auf zwei unterschiedliche Arten kategorisiert. In einem ersten Schritt (Brown u. Harris 1996 in Schubert et al. 1999) werden auf der Basis der Eingangsinterviews sowie der wöchentlichen Tiefeninterviews alle während der Untersuchungsphase aufgetretenen Ereignisse hinsichtlich ihres objektiven emotionalen Belastungsgrades (»etwas«, »mäßig«, »stark«) eingeschätzt bzw. geratet. In einem zweiten Schritt (Schubert et al. 2003) werden jene Ereignisse identifiziert, die mit ständig präsenten, emotional bedeutsamen Themen und Beziehungskonflikten der untersuchten Person verbunden sind. Bei diesem Schritt wird nicht primär Wert auf die Intensität der emotionalen Reaktion auf ein Ereignis gelegt, sondern es reicht die bloße Zugehörigkeit zu einem bestimmten emotional bedeutsamen Thema oder Konflikt. Dementsprechend finden sich solche themen- oder konfliktbezogenen Ereignisse auch selten in der auf 39 normale Ereignisse begrenzten Itemliste des verwendeten semistrukturierten Interviews (IHI), sondern vornehmlich in den alle 12h gemachten individuellen Notizen der untersuchten Person. Die gemeinsame Durchsicht dieser Notizen und das Besprechen der darin vorkommenden, zumeist vordergründig geringfügig erscheinenden Ereignisse haben sich daher als essenzielle Ergänzung zum IHI herausgestellt. Es wird vermutet, dass sich hinter manchen dieser scheinbar nebensächlichen Daten eine komplexe, dem Probanden unbewusste Realität verbirgt (Ginzburg 1995), die, wenn sie richtig codiert wird, in Verbindung mit dynamischen Analysen empirische Einblicke in unbewusste psychosomatische Zusammenhänge ermöglichen dürfte. Die psychosozialen Zeitreihen der Studien sind binär, bestehen also aus einer Abfolge von 1 und 0. 12-Stunden-Einheiten, in denen ein emotional bedeutsames Ereignis vorkam, werden mit 1 codiert, jene, in denen kein solches Ereignis auftrat, mit 0.

Die Testung auf mögliche Zusammenhänge zwischen den psychosozialen Zeitreihen und den Zeitreihen der Stresssystem-Parameter wird in der Folge mit linearen Methoden der **Zeitreihenanalyse** durchgeführt. Hierfür werden eine Reihe von unterschiedlichen Techniken, allen voran die *Autoregressive-integrated-moving-average*(ARIMA)-Modellierung sowie die Kreuzkorrelations-Funktionsanalyse, verwendet. Entsprechend der in Abschnitt 18.2.2 (S. 423) getroffenen Unterscheidung zwischen dynamischer Stabilität und Variabilität von Prozessen setzen sich Zeitreihen aus seriellen Abhängigkeiten (z.B. autoregressive Prozesse, Trends, zyklische und saisonale Komponenten) zusammen, die in einem Regressionsmodell beschrieben werden können sowie aus Zufalls- oder Restkomponenten, die die Abweichungen der Wirklichkeit vom Modell betreffen (Box u. Jenkins 1976). Um falsch positive oder negative Korrelationen zwischen Zeitreihen zu vermeiden, werden sogenannte angepasste Kreuzkorrelations-Funktionsanalysen verwendet, bei denen nicht die ursprünglichen, unbereinigten Zeitreihen, sondern die Residuen nach Modellierung der Zeitreihen kreuzkorreliert werden. Üblicherweise reichen diese bivariaten Analysen von -lag 14 bis +lag 14, mit einem Signifikanzniveau von $p < 0{,}05$.

18.4.2 Verlaufscharakteristika des Stressreaktions-Prozesses im Alltag

Die Ergebnisse, die mit der in Abschnitt 18.4.1 dargestellten integrativen Vorgehensweise in der psychosomatischen Forschung zu erzielen sind, unterscheiden sich fundamental von den Ergebnissen üblicher Studienansätze, die Faktoren wie »Zeit« und »Bedeutung« in ihren methodischen Überlegungen unberücksichtigt lassen. Es wurde bereits darauf hingewiesen, dass über die **Komplexität** des Stressreaktions-Prozesses wenig bekannt ist und vermutet wird, dass hierin ein möglicher Grund für inkonsistente Ergebnisse in der Stressforschung liegen könnte (Michaud et al. 2008; Schubert 2009). Wir wissen z.B. überraschend wenig darüber, welche Zeitspanne unter naturalistischen Bedingungen zwischen dem Auftreten von Stressoren und Parameterveränderungen des Stresssystems existiert.

Laborstudien am Menschen zeigten, dass die Konzentrationen von IL-6, einem wesentlichen Parameter des Entzündungssystems, etwa 45–120 min nach dem Stressor (zumeist einer öffentlichen Rede vor fingiertem Publikum) ansteigt (Steptoe et al. 2001). Für Cortisol gilt eine noch kürzere Reaktionszeit, nämlich etwa 20–40 min bis zum höchsten Anstieg und etwa 60 min bis der Ausgangswert wieder erreicht ist (Richter et al. 1996; Kirschbaum u. Hellhammer 2000; Dickerson u. Kemeny 2004).

Diese *Latenzzeiten* sind nicht folgenlos für die Forschung unter Alltagsbedingungen, im Gegenteil: Studien der naturalistischen Stressforschung (z. B. Smyth et al. 1998) sowie Studien der psychosomatischen Psychotherapieforschung (z. B. Ham u. Tronick 2009) basieren auf diesen oder ähnlichen Werten, ohne zumindest kritisch anzuführen, dass hier ungetestet vom Labor auf den klinischen Alltag geschlossen wird.

Auch wird in der gegenwärtigen PNI-Forschung nicht dem Umstand Rechnung getragen, dass der Stressreaktions-Prozess aller Voraussicht nach nicht uniphasisch, sondern bi- oder sogar multiphasisch verläuft (Zorilla et al. 2001; Miller et al. 2007). In der Tat konnte nachgewiesen werden, dass Zahl und Aktivität von NK-Zellen stressbedingt innerhalb von 1–2 h zunächst ansteigen und dann wieder abfallen (Kappel et al. 1991; Schedlowski et al. 1993a, b). Auch zeigen Studien zum Expressiven Schreiben, dass es kurz nach dem Schreiben über emotional belastendes Material zu einem Anstieg negativer Emotionen und immunologischer Reaktionen kommt, später jedoch zu positiven psychoimmunologischen Effekten (Murray u. Segal 1994; Petrie et al. 1995). Diese zyklischen Reaktionsmuster dürften auf Rückkopplungsphänomenen beruhen.

Die erste »integrative Einzelfallstudie« der Arbeitsgruppe Schubert an einer gesunden Probandin (25 Jahre alt, Doktorandin der Biologie, zum Studienzeitpunkt ohne Partner) fand von Dezember 1999 bis Januar 2000 statt (Schubert et al. 2012). Die Probandin sammelte dabei 63 Tage lang in 12-Stunden-Abständen ihren gesamten Harn (insgesamt 126 Messzeitpunkte), beantwortete im gleichen Zeitintervall eine Reihe von Fragebögen und nahm an insgesamt neun wöchentlichen Interviews teil. Es wurden im Rating ein »stark« belastendes, fünf »mäßig« belastende und 38 »etwas« belastende Alltagsereignisse identifiziert.

Beispiele für belastende Alltagsereignisse in einer »integrativen Einzelfallstudie«

- 121. Zeiteinheit (61. Tag), englischer Vortrag auf einer wissenschaftlichen Tagung (*stark belastend*): Die Probandin ist Doktorandin und hält am späten Nachmittag auf Englisch einen 15-minütigen Vortrag auf einer kleinen, jährlich in der Nähe von Innsbruck stattfindenden wissenschaftlichen Tagung. Es ist ihr zweiter Vortrag dieser Art überhaupt. Sie hat sich seit Wochen darauf vorbereitet und noch am Tag des Vortrags übt sie ihn einige Stunden davor mit einer Zimmerkollegin ein. Sie war ziemlich nervös.
- 91. Zeiteinheit (46. Tag), Stiefvater wird der Mutter der Probandin gegenüber verbal ausfällig (*mäßig belastend*): Die Probandin verbringt dieses Wochenende in ihrem Heimatort. Während dieses Aufenthalts kommt es zwischen der Mutter und dem Stiefvater zu einer Auseinandersetzung, in die auch die Probandin involviert wird. Der Stiefvater wird gegenüber der Mutter verbal ausfällig. Die Probandin ist daraufhin zunächst eine

halbe Stunde lang ziemlich wütend auf den Stiefvater, wird dann aber eine weitere halbe Stunde lang traurig darüber, dass er der Mutter gegenüber so abwertende Ausdrücke verwendet.

- 31. Zeiteinheit (15. Tag), vergebliches Warten auf die Freundinnen (*etwas belastend*): Die Probandin hat sich mit einer Freundin in einem Einkaufscenter verabredet, jedoch warten die beiden in unterschiedlichen Cafés aufeinander. Nach einer halben Stunde vergeblichen Wartens fährt die Probandin leicht traurig und vom Einkaufsstress erschöpft nach Hause. Noch enttäuschter reagierte sie als sie später erfahren musste, dass eine weitere Freundin mit dabei gewesen wäre.

Die Kreuzkorrelationsberechnungen zwischen den Zeitreihen dieser emotional bedeutsamen Alltagsereignisse und der Urin-Cortisol-Werte machten deutlich, dass die **psychophysiologischen Verzögerungszeiten im Alltag**, also unter naturalistischen Bedingungen, ein Vielfaches von jenen betrugen, die im Labor gefunden wurden und dass die endokrinologischen und immunologischen Reaktionen einen biphasischen oder zyklischen Verlauf nahmen. Immer wenn demnach ein emotional bedeutsames Alltagsereignis während der Studienperiode von 126 12-Stunden-Einheiten auftrat, kam es 12–24h danach zu einem Abfall des Urin-Cortisols und insgesamt 72–84h danach zu einem Anstieg des Urin-Cortisols. Das Urin-Neopterinlevel wiederum stieg 0–12 Stunden vor einem belastenden Ereignis an und sank 48–60 Stunden danach ab. Darüber hinaus waren die negativen emotionalen Befindlichkeiten Verträumtheit und Depressivität mit Urin-Neopterin zeitlich assoziiert: Höhere Verträumtheits- und Depressivitätsscores wurden nach 24–36 bzw. 48–60h von Abfällen der Urin-Neopterinkonzentrationen gefolgt. 16 emotional positive Ereignisse, die das Thema »Leistung« betrafen (z.B. Abschlussrede im Rhetorikkurs), zogen demgegenüber zyklische Reaktionen des Urin-Cortisols und -Neopterins nach sich, die den emotional negativen Reaktionen diametral entgegenstanden. Das Urin-Cortisol stieg zunächst innerhalb der ersten 12h nach einem Ereignis an und sank dann nach insgesamt 60–72h ab, während der Urin-Neopterin-Wert zunächst 12–24h vor dem Auftreten des Ereignisses abfiel und dann 12–24h nach dem Auftreten des Ereignisses anstieg. Der Abfall des Urin-Neopterins schon vor dem tatsächlichen Auftreten des Ereignisses könnte mit der längerfristigen Vorhersehbarkeit vieler dieser Ereignisse zu tun gehabt haben, d.h. mit einer antizipatorischen emotionalen Reaktion der Probandin (Schubert et al. 2003; Schubert et al. 2006).

In einem weiteren Beispiel geht es um Patientinnen mit **systemischem Lupus erythematodes (SLE)**. Der SLE ist eine chronische heterogene Autoimmunkrankheit, bei der es unter funktioneller Beanspruchung eines gestörten Stresssystems (Unterfunktion mit Hypocortisolismus) zu mitunter lebensbedrohlichen Autoimmunreaktionen kommt, die mit polyklonaler B-Zell-Aktivierung, Überproduktion von Autoantikörpern (z.B. gegen körpereigene Zellkernantigene) und systemischen Immunkomplexablagerungen einhergehen (Heim et al. 2000; Mok u. Lau 2003). Konventionelle Gruppenstudien konnten keinen konsistenten Zusammenhang zwischen psychosozialem Stress und zellulärer Immunaktivität bei SLE nachweisen (Schubert u. Schüßler 2009, s. auch Kapitel 4, S. 88). Schubert et al. (2002) führten drei integrative Einzelfallstudien an Patientinnen mit SLE durch und konnten zeigen, dass

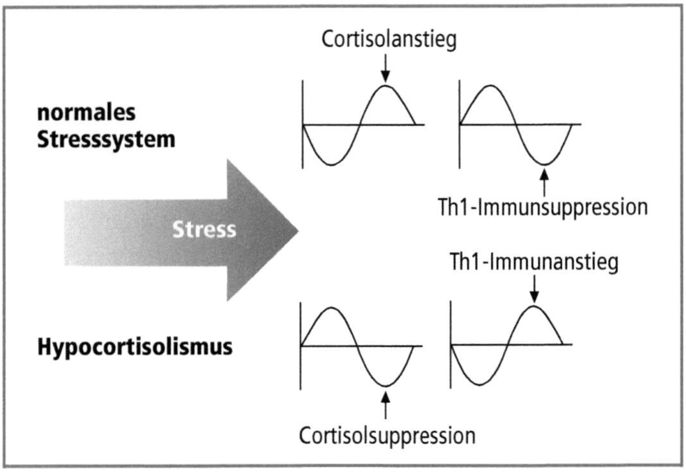

Abb. 18-2 Erste Erkenntnisse aus integrativen Einzelfallstudien zu den zyklischen Aktivitätsänderungen des Stresssystems und der zellulären TH1-Immunaktivität bei Gesunden und bei Patientinnen mit SLE

die in diesen Studien erzielten Ergebnisse in scharfem Kontrast zu den im vorhergehenden Beispiel gezeigten Resultaten bei der gesunden Probandin stehen (Abb. 18-2): Bei den Patientinnen mit SLE kam es innerhalb von 24–36 h nach dem belastenden Ereignis zu einem Anstieg des Urin-Cortisols und nach insgesamt 36–48 h zu einem Abfall des Urin-Cortisols. Urin-Neopterin hingegen sank zunächst 36–48 h nach dem Auftreten von Stressoren ab und stieg dann nach insgesamt 48 bzw. 60–72 h wieder an. Emotional positive Alltagsereignisse wurden wiederum zunächst von Urin-Cortisol-Abfällen nach 36–48 h und dann von Anstiegen nach insgesamt 48–60 h gefolgt. Neopterin stieg demgegenüber zunächst 24–36 h nach dem Auftreten eines positiven Ereignisses an und sank dann nach insgesamt 84–96 h wieder ab (Schubert et al. 2006).

Wie lassen sich die gezeigten Ergebnisse vor dem Hintergrund der Grundlagenliteratur interpretieren? Die Grundlagenforschung zum »immuno-neuro-endokrinen Netzwerk« (Besedovsky u. del Rey 1991) zeigt, dass Stress bei einem gesunden Stresssystem mit **Anstiegen von Entzündungsparametern** verbunden ist und dass diese Anstiege rückreguliert werden, um den Organismus nicht durch überschießende zelluläre Immunaktivität zu schädigen. Dabei dürften pro-inflammatorische Zytokine wie IL-1β, IL-6 und TNF-α die Aktivität der HPA-Achse triggern und das dadurch freigesetzte Cortisol die erhöhte zelluläre Immunaktivität in weiterer Folge wieder eindämmen (Munck et al. 1984; Besedovsky u. del Rey 1991). Die in den Studien von Schubert und Kollegen gezeigten biphasischen oder zyklischen Neopterin- und Cortisolreaktionen können als Ausdruck solcher anpassungsbedingter immunoendokrinologischer Rückkopplungsvorgänge gesehen werden. Bei SLE ist dieser physiologisch sinnvolle Anpassungsprozess gestört, Stress ist hier mit einer **verminderten Freisetzung** von Cortisol (Hypocortisolismus) verbunden, wodurch der stressbedingte Entzündungsanstieg nicht eingedämmt werden kann und in Form von Autoimmunaktivitätsanstiegen körpereigenes Gewebe geschädigt wird (Ehlert et al. 2001). Von biomedizinisch orientierten psychosomatischen Laborstudien konnte bis dato bei Patientinnen mit SLE nur ein abgeschwächter Cortisolanstieg in Reaktion auf Stressoren nachgewiesen werden (Zietz et al. 2000), nicht jedoch, wie die Studien von Schubert und Kollegen zeigen, eine dem gesunden Stresssystem diametral entgegenlaufende Reaktion mit einem letztendlichen Abfall des Cortisols (Abb. 18-2).

Die Offenheit und Flexibilität des integrativen Designs gegenüber der räumlich-zeitlichen Komplexität von Alltagsbedingungen zeigte sich nicht nur in den biphasischen oder zyklischen Reaktionsmustern physiologischer Parameter, sondern auch in den von Schubert und Kollegen nachgewiesenen, über Tage anhaltenden zeitlichen Verzögerungen zwischen dem Auftreten von Alltagsereignissen und physiologischen Reaktionen. Die Ergebnisse zeigen, dass die Dauer dieser psychophysiologischen Verzögerungen durch die **persönliche Bedeutung**, die die Alltagsereignisse für die Patientinnen haben und somit durch die Art der psychischen Auseinandersetzung mit den Ereignissen fundamental beeinflusst wird. Dies bestätigt die Annahme der engen Kopplung von Emotionsprozessen an das Auftreten persönlich bedeutsamer Ereignisse (Lazarus 1991) und legt gar eine Untrennbarkeit von Psyche und Körper unter der Voraussetzung nahe, dass die Dynamik psychischer und körperlicher Prozesse methodisch angemessen analysiert wird. Tress und Junkert schreiben in diesem Zusammenhang: »Und doch könnte eines fernen Tages eine endgültige Neurophysiologie von sensorisch-absoluten Prozessen auf der neuronalen wie von psychisch absoluten Prozessen auf der seelische Seite handeln und derart beide als Angehörige einer einzigen basalen ontologischen Kategorie reformulieren. Sie wären dann auch untereinander kausal wirksam (Bieri-Satz)« (Tress u. Junkert 1992, S. 406). Wilfried Sellars (1985) spricht hier von der nicht reduktiven monistischen Ontologie von Prozessen.

Die Anpassung an Alltagsanforderungen kann als ein komplexer psychophysiologischer Rückkopplungsprozess angesehen werden, in dem multiphasische Bewertungen der jeweiligen Anforderung und ihrer Bedeutung für das Individuum sowie physiologische und psychologische Reaktionen zur Bewältigung der Situation kontinuierlich interagieren und sich via Feedbackmechanismen gegenseitig regulieren (Hüther et al. 1999).

Diese komplexen, kaskaden- und netzwerkartigen Verbindungen zur Wiedererlangung dynamischer Stabilität dürften in der Tat Stunden, Tage, ja sogar Wochen andauern (Koolhaas et al. 1997; Eriksen et al. 1999; Lipsitz 2004). Lange Stressreaktionszeiten lassen sich darüber hinaus auch in der immunologischen, neurologischen und endokrinologischen Grundlagenforschung finden. Pathogene Substanzen, also materielle Stressoren, werden vom angeborenen Immunsystem innerhalb von 0–4 h oder 4–96 h eliminiert. Nach 96 h wird dann das erworbene Immunsystem aktiv (Murphy et al. 2008). Darüber hinaus zeigten Ratten, die einem unausweichlichen Schock ausgesetzt waren, 24–48 h später periphere Cortisolanstiege (Fleshner et al. 1995) und 48–72 h danach zentrale Suppressionen des noradrenergen Systems (Seligman et al. 1980), die möglicherweise auf Feedbackregulationen zurückzuführen sind. Beim Menschen lassen sich glucocorticoide Feedbacks nachweisen, die sich in Abhängigkeit von ihrer Geschwindigkeit in schnelle (innerhalb von 30 min), mittelschnelle (zwischen 2 und 10 h) und langsame (12 h und länger) Mechanismen unterteilen lassen (Keller-Wood u. Dallman 1984).

18.4.3 Chronische Erschöpfung bei Brustkrebs als Ausdruck eines gestörten Stresssystems – klinische Relevanz integrativer Einzelfallstudien

Es folgt nun ein Beispiel dafür, dass die Ergebnisse aus integrativen Einzelfallstudien erhebliche klinische, spezifisch psychosomatische Konsequenzen für die untersuchten Patienten haben können – etwas, das man von der biomedizinisch orientierten psychosomatischen Wirksamkeitsforschung nur in seltenen Fällen erwarten kann, einfach deshalb, weil sie keinen direkten Einblick in die funktionalen und dysfunktionalen psychophysiologischen Abläufe im Alltag gewähren kann.

Ein Paradebeispiel für die Grenzen der konventionellen, biomedizinisch geprägten psychosomatischen Untersuchungsansätze ist die Erforschung des **sickness behavior** unter naturalistischen Bedingungen. *Sickness behavior* betrifft das Erleben und Verhalten von Personen, wenn sie erkrankt sind und wenn mit der Erkrankung zelluläre immunologische Aktivität einhergeht (Dantzer u. Kelley 2007). Charakteristische Beschwerden sind (Capuron et al. 2002):

- Erschöpfung
- Appetitverlust
- Schlafstörung (neurovegetativ)
- Traurigkeit
- Interesselosigkeit
- kognitive Störungen (neuropsychiatrisch)

Sickness behavior ist ein zentralnervöses Beschwerdebild, das, wie Tier- und Humanexperimente zeigten, direkt induziert werden kann durch peripher-immunologische Aktivitätsanstiege, wie sie etwa für Entzündungsprozesse z. B. im Rahmen von Autoimmun- oder Krebserkrankungen typisch sind (Dantzer u. Kelley 2007, s. Kapitel 4, S. 99, u. Kapitel 8, S. 228). *Sickness behavior* ist ein biologisches Konzept, das mittlerweile auch zur Erklärung von psychiatrischen Erkrankungen herangezogen wird. Die Makrophagentheorie der Depression geht z. B. davon aus, dass Depression beim Menschen immunologisch verursacht wird und dass der depressiogene Einfluss psychosozialer Faktoren damit zu vernachlässigen ist (Smith 1991; Maes et al. 1995). Wir haben es beim Konzept des *sickness behavior* also mit einer **Wirkrichtungsproblematik** (immuno-psychologisch und/oder psycho-immunologisch) zu tun, deren empirische Untersuchung dynamischer Analysen bedarf und bei der eine typisch biomedizinische empirische Herangehensweise ohne Berücksichtigung der Faktoren »Zeit« und »Bedeutung« eben jenen Erklärungsansätzen von *sickness behavior* zugutekommt, die einen eher geringen Anspruch an Erkenntniskomplexität haben – mit, wie es typisch für ein bestehendes Paradigma in der Medizin ist, weitreichenden Folgen für Diagnostik und Therapie.

Chronische krebsassoziierte Erschöpfung (*cancer-related fatigue* [CaRF]) ist so ein *sickness-behavior*-assoziiertes Symptom, für das es derzeit keine alltagsgültige Erklärung und damit auch keine Behandlungsmöglichkeiten gibt. CaRF ist das häufigste und am meisten belastende Symptom bei Brustkrebspatientinnen nach erfolgreicher Therapie (Servaes et al. 2002). Es ist mit einer erniedrigten Überlebenswahrscheinlichkeit bei Brustkrebs verbunden (Groenvold et al. 2007). Hinsichtlich der Ätiopathogenese von CaRF wird diskutiert, ob CaRF im Sinne des klassischen *Sickness-behavior*-Konzepts ein Begleitsymptom der körperlichen Krankheit und damit **immunologisch** verursacht ist (d. h. immuno-psychologischer

Ursache-Wirkungs-Zusammenhang) oder ob sie Folge **psychosozialer Belastungen** ist (d.h. psycho-immunologischer Ursache-Wirkungs-Zusammenhang).

Kürzlich konnten Schubert et al. (2007b) in einer Metaanalyse von 18 Studien (58 Effektstärken) zeigen, dass CaRF konsistent mit Erhöhungen von IL-6, Interleukin-1-Rezeptorantagonist (IL-1RA) und Neopterin assoziiert ist, was für die Idee eines immuno-psychologischen Ursache-Wirkungs-Zusammenhangs beim *sickness behavior* spricht. Es zeigen sich in der Literatur aber auch deutliche Hinweise dafür, dass **psychosoziale Faktoren** pathogenetische Bedeutsamkeit bei CaRF haben. Brustkrebspatientinnen mit CaRF sind tendenziell sozioökonomisch benachteiligt, sind meist unverheiratet und weniger zufrieden mit ihren Beziehungen und ihrer sozialen Unterstützung (Bower et al. 2000; Servaes et al. 2002). Sie neigen mehr zu Stress, Depression und haben mehr Angst vor einer Wiedererkrankung (Servaes et al. 2002; Blohmer et al. 2005). Die Erfahrung Brustkrebs zu haben, wurde in den Traumakatalog des psychiatrischen Klassifikationssystems DSM-IV aufgenommen (American Psychiatric Association 1994), und bis zu 10 % aller Brustkrebsüberlebenden entwickeln sogar eine PTSD (Green et al. 1998). In der Forschungsliteratur existieren einige persönliche Beschreibungen von CaRF, die deutlich machen, warum es bisher nicht gelungen ist, für dieses komplexe, subjektive und multidimensionale Konzept eine allgemeingültige Definition zu finden – zu sehr scheint CaRF mit der Persönlichkeit und dem Alltagsleben des leidenden Individuums verbunden zu sein. Hjelmstad (1993) z.B. beschreibt CaRF in einem Gedicht mit dem Titel »*Energy Crisis*«.

»Energy Crisis«

Gedicht einer Brustkrebspatientin zum Beschwerdebild CaRF (Hjelmstad 1993):

At first I was energized
The diagnosis shocked me into action
The clutching fear galvanized me
The details demanded attention
The family's tears called me for comfort
The decisions were made
The adrenaline flowed and I was energized
But one day all the energy was gone –
Physical, psychic, emotional –
The days turned into weeks
And the weeks into months
Now I search
Each cell of my body
Each corner of my mind
For
One tiny spark

Die folgenden Interviewauszüge, vermitteln darüber hinaus einen Eindruck über die tägliche Angst und Unsicherheit von besonders belasteten Krebsüberlebenden, über ihr Wiedererleben von krebsassoziierten Erfahrungen sowie über ihre diesbezüglichen Vermeidungsstrategien.

Auszüge aus Interviews mit Krebsüberlebenden

Angst und Unsicherheit im Anschluss an Krebsdiagnose und -therapie und ihre Verbindung zu körperlichen Beschwerden:

»*I am in the prime of my life but feel like my body is falling apart. Dealing with a poor prognosis and uncertain future is not easy.*« (Hassey Dow et al. 1999, S. 524)

»*During the interview, she said that she was frequently troubled by memories of the side effects of chemotherapy and a constant fear*

of cancer recurrence. She also said that whenever she thought about having breast cancer again, she became nauseated, flushed, and had heart palpitations.«
(Patientin A in Cordova et al. 1995, S. 984)
»Following her BMT, she found herself avoiding conversations about either her own or others' medical treatments, and stopped watching ›medical programs‹ on television, as both stimuli evoked a re-experiencing of the BMT treatment and the hospitalization episode. She also felt distant from others, experienced trouble maintaining friendships and restricted her social interactions: ›I don't do anything … I just go to work and come home.‹ Moreover, she was plagued with chronic and persistent difficulties with sleeping and had difficulty remembering assignments at work.«
(Fall 2 in Smith et al. 1999, S. 525, BMT = *bone marrow transplantation*)

Die Umstände, dass CaRF starken täglichen Schwankungen unterliegt (Schwartz 2000), dass in der Pathogenese der CaRF unterschiedliche Wirkrichtungen zwischen immunologischen und psychologischen Faktoren existieren dürften, und dass die subjektive Bedeutung der Krebserkrankung und die damit verbundene Angst bei der Entwicklung einer CaRF nicht vernachlässigt werden sollten, lässt dieses Krankheitsbild als prädestiniert für den in dieser Arbeit vorgestellten **integrativen bio-psycho-sozialen Forschungsansatz** erscheinen. Im Folgenden werden zwei mit Brustkrebspatientinnen durchgeführte integrative Einzelfallstudien vorgestellt.

Die erste Studie wurde mit einer 60-jährigen Brustkrebspatientin durchgeführt, die 5 Jahre vor Beginn der Studie die Diagnose Brustkrebs erhielt, 1 Jahr zuvor an einem Rezidiv erkrankte, jedoch zu Beginn der Studie keine Anzeichen eines weiteren Rückfalls aufwies (Schubert et al. 2007a). Die Patientin, die aktuell nicht an CaRF erkrankt war, jedoch anamnestisch darüber berichtete, sammelte 31 Tage lang in 12-Stunden-Abständen ihren gesamten Harn und beantwortete im gleichen Zeitintervall Fragen, unter anderem zum Ausmaß der erlebten Erschöpfung mittels visueller Analogskala (VAS)[9] sowie zur emotionalen Befindlichkeit mittels einer Kurzform der Eigenschaftswörterliste (EWL, Becker 1988). Kreuzkorrelationsanalysen zeigten, dass bei dieser Patientin Stimmungsabfälle nach insgesamt 96–120 h von Urin-Neopterinlevelanstiegen gefolgt wurden (psycho-immunologische Wirkrichtung), während es sich für den Zusammenhang zwischen Urin-Neopterinkonzentrationen und Erschöpfung umgekehrt verhielt, hier nämlich folgten Erschöpfungsanstiege Neopterinlevelanstiegen nach insgesamt 24–48 h (immuno-psychologische Wirkrichtung).

Diese Ergebnisse deuten erstmals darauf hin, dass hinsichtlich der bereits angesprochenen Wirkrichtungsproblematik bei CaRF zwischen zellulärer Immunaktivität, neuropsychiatrischen Symptomen wie Depressivität/Angst und neurovegetativen Symptomen wie Erschöpfung differenzielle Zusammenhänge existierten dürften.

In einer zweiten Studie an einer 49-jährigen Patientin mit CaRF, die 5 Jahre vor Beginn der Studie an Brustkrebs erkrankt war, konnten die Ergebnisse der ersten Studie weitge-

9 Die Fragen lauteten hierzu »wie schätzen Sie Ihre Erschöpfung – über den gesamten Tag gesehen – ein?« oder »wie schätzen Sie Ihre Erschöpfung von gestern Abend bis jetzt ein?«.

hend repliziert werden (Haberkorn et al. 2013, s. Kapitel 4, S. 103). Darüber hinaus wurde in dieser Studie der Zusammenhang zwischen der Krebsangst, der Erschöpfung und den Urinparameterlevels von Neopterin und IL-6 untersucht (Schubert et al. 2010), wobei sich die Neopterinkonzentrationen der untersuchten Patientin in den weiteren Analysen als nicht von der Norm abweichend erwiesen und daher auch in den Abbildungen 18-3 nicht dargestellt sind. Die Patientin sammelte 28 Tage lang in 12-Stunden-Abständen ihren gesamten Harn und beantwortete im selben Zeitintervall Fragen unter anderem zur Krebsangst (VAS)[10] und zur Erschöpfung (VAS), insgesamt wurden 55 12-Stunden-Einheiten erfasst (Abb. 18-3a). Die Zeitreihe der Krebsangst macht deutlich, dass die Patientin über die gesamte Studie hinweg subjektiv sehr unter ihrer Krebserkrankung litt, im Mittel weist sie hier 8,5 von möglichen 10 Punkten auf. Ähnlich stark belastet war die Patientin durch die CaRF, ihre Erschöpfungswerte wiesen im Schnitt 8,6 von möglichen 10 Punkten auf. Die Harnkonzentrationen des IL-6 waren über die gesamte Studie gesehen sehr niedrig (0,1 ± 0,09 pg/μmol Kreatinin im Vergleich zu 14,2 ± 19,9 pg/μmol Kreatinin bei Gesunden [Suen et al. 2010]), jene des Neopterins normal (178 ± 22 μmol/mol Kreatinin im Vergleich zu 147 ± 32 μmol/mol Kreatinin bei Gesunden [Murr et al. 2002]), Letzteres kann als prognostisch günstiges Zeichen gewertet werden (Murr et al. 1999).

Kreuzkorrelationsanalysen (Abb. 18-3b) zeigten, dass bei der untersuchten Brustkrebspatientin verstärkte Krebsangst von Verringerungen der IL-6-Levels nach 84–96 h und von Erhöhungen der Neopterin-Levels nach 96–108 h (psycho-immunologische Wirkrichtung) sowie der Erschöpfung nach insgesamt 132–144 h gefolgt wurde. Darüber hinaus waren Konzentrationsabfälle des IL-6 mit Anstiegen der Erschöpfung nach 48–60 h verbunden, wohingegen Neopterinanstiege 60–72 h später verstärkte Erschöpfungslevels nach sich zogen (immuno-psychologische Wirkrichtung). Keine der anderen der in dieser Studie gemessenen Variablen interferierten mit diesen zeitlichen Zusammenhängen.

Erneut konnten somit zwei unterschiedliche Wirkrichtungen zwischen psychologischen und immunologischen Variablen im Alltag nachgewiesen werden. Darüber hinaus passten die bei dieser Patientin ermittelten signifikanten Kreuzkorrelationen zwischen Krebsangst, IL-6 und Erschöpfung in Bezug auf Wirkrichtung, Vorzeichen und zeitliche Verzögerung widerspruchsfrei zusammen.

Daher deuten diese Ergebnisse auch auf das Vorhandensein einer kreiskausalen Wirkkaskade hin, nämlich dass bei der untersuchten Patientin die täglich erlebte Krebsangst *über* einen Abfall der IL-6-Konzentrationen (*top-down*) nach etwa 5,5 Tagen Erschöpfung triggerte (*bottom-up*) (Abb. 18-3c). Dass ein Zusammenhang zwischen Krebsangst und der Erschöpfung existiert, war der Patientin nicht bewusst, ließ sich also nur über Zeitreihenanalyse eruieren. Wenn es nun gelänge, diese dysfunktionale kreiskausale Reaktionskaskade mittels multivariater Zeitreihenanalyse (z. B. *vector autoregressive modeling* [VAR], *impulse response functioning* [IRF]) abzusichern, wäre erstmals in der medizinischen Literatur empirisch gezeigt, dass Krebsangst

10 Hierzu lautete die Frage: »In den vergangenen 12 Stunden hatte ich beunruhigende Gedanken, Erinnerungen, Bilder oder Träume in Bezug auf meine Erkrankung (z. B. weil ich durch etwas Bestimmtes an meine Erkrankung erinnert wurde).«

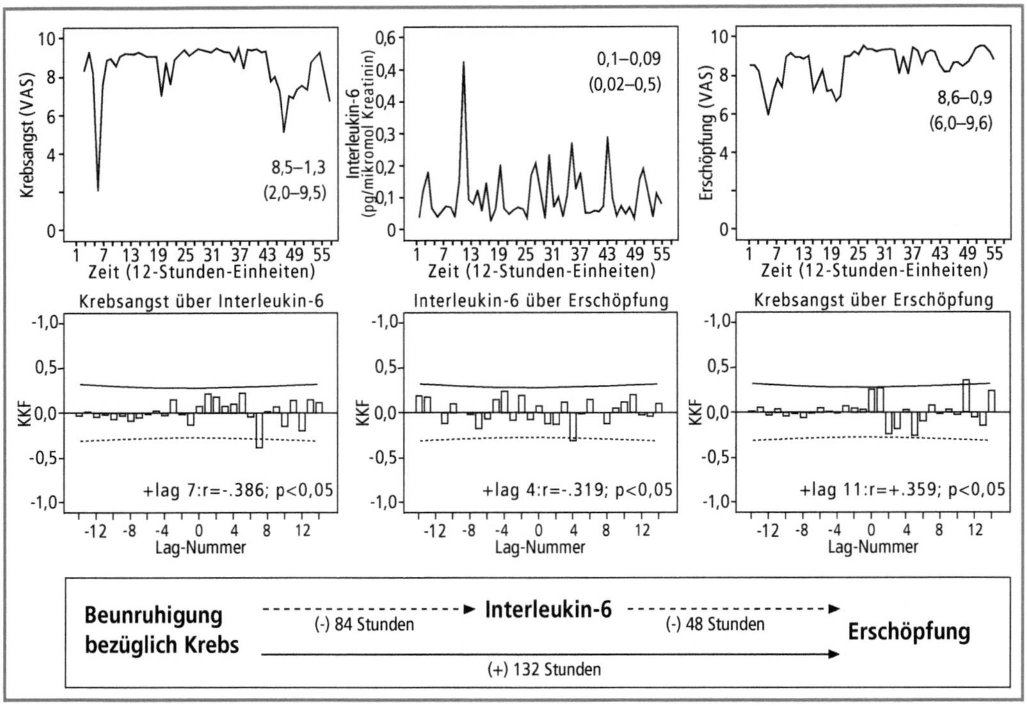

Abb. 18-3 **a** Zeitreihen einer 49-jährigen Brustkrebspatientin mit schwerer krebsassoziierter Erschöpfung (CaRF). Über den gesamten Zeitraum von 55 12-Stunden-Einheiten gemittelt beträgt die Krebsangst der Patientin 8,5 ± 1,3 mit einem Range von 2–9,5, die IL-6-Harnkonzentration 0,1 ± 0,09 pg/µmol Kreatinin mit einem Range von 0,02–0,5 und die Erschöpfung 8,6 ± 0,9 mit einem Range von 6–9,6. **b** Kreuzkorrelogramme zwischen Krebsangst und IL-6-Levels, IL-6-Levels und Erschöpfung und Krebsangst und Erschöpfung. Die ARIMA-Modelle (berechnet mit SPSS-Trends™ 14.0) lauteten für Krebsangst (1, 0, 0), für IL-6 (0, 0, 0) $(1, 0, 0)_{16}$ und für Erschöpfung (0, 1, 0). Erhöhte Werte in der Krebsangst werden von IL-6-Levelabfällen mit einer zeitlichen Verzögerung von 84–96 h (+lag 7: r = -0,386; p < 0,05), IL-6-Levelanstiege von Verminderungen in der Erschöpfung mit einer zeitlichen Verzögerung von 48–60 h (+lag 4: r = -0,319; p < 0,05) und erhöhte Werte in der Krebsangst von Erhöhungen der Erschöpfung mit einer zeitlichen Verzögerung von 132–144 h (+lag 11: r = +0,359; p < 0,05) gefolgt. **c** Sequenzielle Darstellung der Ergebnisse aus den Kreuzkorrelationsanalysen. KKF = Kreuzkorrelationsfunktion, VAS = visuelle Analogskala

über eine veränderte (dysfunktionale) Stresssystem-Aktivität eine subjektiv sehr belastende Beschwerde, in diesem Fall CaRF, triggert.

Es müssen noch eine Reihe weiterer Einzelfallstudien durchgeführt werden, um feststellen zu können, ob die hier dargestellten Ergebnisse auch für andere Patientinnen mit CaRF gelten. Dennoch zeigen die bereits durchgeführten Studien auf, dass eine von der biomedizinischen Forschung abweichende **bio-psycho-soziale Herangehensweise** in der PNI Forschungsergebnisse ermöglicht, die sich hinsichtlich der diagnostischen und therapeutischen Implikationen vom biomedizinisch-reduktionistischen Paradigma deutlich unterscheiden. Die Ergebnisse der Studie, die mit der Brustkrebspatientin mit CaRF durchgeführt wurde, gehen mit Überlegungen konform, dass CaRF funktioneller Natur ist, dass es sich bei CaRF also um eine Somatisierung handelt (Chaturvedi et al. 2006), bei der sich die existenzielle Bedrohung durch das Trauma Krebserkrankung in Form von Erschöpfung manifestiert (*top-down*, White 2004) und Erschöpfung wiederum mit einem dysfunktionalen Stresssystem assoziiert ist (*bottom-up*, Bower et al. 2002).

Somatisierung

Somatisierung ist »eine Tendenz, körperliche Beschwerden und Symptome, die nicht durch pathologische Befunde erklärt werden, zu erleben und auszudrücken, sie körperlichen Krankheiten zuzuschreiben und medizinische Hilfe in Anspruch zu nehmen« (Lipowski 1988, S. 1359).

Betrachtet man das Ganze von einem »BPS-Standpunkt« aus, verwundert es auch nicht, dass Maßnahmen zur Behandlung der CaRF, die geringer komplexe Ebenen des BPS-Modells betreffen, unzureichend sind. Medikamente (z. B. Methylphenidat) zeigten sich z. B. in der Behandlung der CaRF bis dato als nur wenig effizient (Minton et al. 2008) und verhaltensorientierte Behandlungsansätze, wie Maßnahmen zur Steigerung der körperlichen Aktivität, kognitiv-behaviorale Interventionen und Schulungen zum Umgang mit CaRF, können Erschöpfung zwar lindern (Barsevick et al. 2008), sind jedoch **nicht kausal wirksam.** Begreift man CaRF aber als psychophysiologischen Ausdruck der Angstabwehr einer durch das Trauma Krebserkrankung zutiefst verunsicherten Person (s. »Auszüge aus Interviews mit Krebsüberlebenden«, S. 439), so müssten sich kausal wirksame Behandlungsverfahren bei CaRF der existenziellen Problematik von Krebskranken zuwenden. Sie müssten sich damit auch einer möglicherweise existierenden biografisch verwurzelten und psychodynamisch zu verstehenden Vulnerabilität der behandelten Person zuwenden, in anderen Worten der Bedeutung, die die Krebserkrankung im Allgemeinen und die Erschöpfung im Speziellen für die behandelte Person hat.[11] Dies zeigt auf, wie grundlegend »Zeit« und »Bedeutung« innerhalb einer Person verbunden sind.

18.5 Schlussbemerkung

Selbst wenn sich spezifische psychologische Faktoren wie Krebsangst oder Furcht vor einem Krebsrückfall in der BPS-Forschung als pathogenetisch gewichtig für CaRF herausstellen würden, bedeutet dies nicht automatisch, dass in Zukunft diagnostisch und therapeutisch andere Wege eingeschlagen würden. Denn dass die klinische Bedeutsamkeit der CaRF in vielen Fällen sowohl von den Brustkrebsüberlebenden als auch von den behandelnden Ärzten sowie dem umgebenden Gesundheitssystem verkannt wird (Curt et al. 2000; Wharton 2002), dürfte nicht nur am mangelnden Verständnis der funktionalen Zusammenhänge und Mechanismen von CaRF liegen (Portenoy 2000), sondern gerade auch an jenen Faktoren, wie sie typisch für Patienten mit **funktionellen Beschwerden** und dem erschwerten ärztlichen Umgang mit diesen Patienten sind. Von

11 »Die Menschen sterben nicht an Krebs, sie verrecken an ihrer Angst« (Bilek in Krobath 2005). Siehe hierzu auch Kapitel 4, S. 94.

Uexküll und Köhle (1996) sprechen im Zusammenhang mit den funktionellen Syndromen vom »Skotom der modernen Medizin«, das für die funktionellen Krankheitsbilder und für die Probleme, die sie für die Betroffenen, deren Familien und für die Gesellschaft schaffen, existiert. Denn beide, der Patient und der Arzt, scheuen den Umgang mit dem Thema Krebs, zu bedrohlich, ungewiss und unkontrollierbar, und damit auf beiden Seiten Ängste und Widerstände evozierend, ist es für Betroffene und Behandelnde.

Es ist zu vermuten, dass auch die moderne, biomedizinisch orientierte psychosomatische Forschung ein solches »Skotom« besitzt, wenn es um die Erforschung von Lebendigem geht. Denn die mit lebendigen Menschen verbundenen Verhaltensdaten erregen Ängste, die durch die lebensfremde Methodologie der biomedizinischen Forschung im Sinne einer **Gegenübertragungsreaktion** abgewehrt werden (Devereux 1984). Von Uexküll schreibt hierzu: »Wir verleugnen lieber unsere eigene Lebendigkeit und die Lebendigkeit der Natur, als eine Beziehung einzugehen, die schmerzlich sein kann. Je geringer unsere Fähigkeit ist Kränkungen zu ertragen, desto größer ist unser Bedürfnis die Wirklichkeit zu entstellen.« (v. Uexküll 1994, S. 32) Dieser Widerstand der biomedizinischen Forschung sollte sich aber nicht nur auf die unmittelbare Konfrontation mit Lebendigem beziehen, sondern auch auf mögliche langfristige Folgen einer durch Erkenntnisse der Beziehungsforschung gestützten Beziehungsmedizin.

Die empirische Untersuchung von Lebendigem, d. h. die Integration von »Zeit« und »Bedeutung« in die psychosomatische Forschung, erfordert nun eine radikale Abkehr von der Pseudomethodologie (Devereux 1984) der biomedizinischen Forschung, die für die Erforschung trivialer Maschinen, also lebloser Objekte, konzipiert wurde. BPS-Forschung macht somit ein weitgehendes Aufgeben von wissenschaftsimmanenten und daher kollektiven Mechanismen zur Abwehr von Angst bei Konfrontation mit Lebendigem notwendig. Es ist daher zu befürchten, dass es – angesichts der auf S. 429 (»Kriterien einer bio-psycho-sozialen oder Beziehungsforschung«) aufgelisteten zeit- und beziehungsintensiven Kriterien einer integrativen oder BPS-Forschung – Beziehungsforschung unmittelbar und mittelbar, also gesundheitssystembezogen, mit ähnlichen **Umsetzungsproblemen** zu tun hat und haben wird wie Beziehungsmedizin, wie das prototypisch am gesundheitspolitischen Desaster der funktionellen Beschwerden ersichtlich wird.

Von Uexküll und Köhle (1996) bezeichnen die funktionellen Syndrome als »**politische Krankheiten**«, als eine Reaktion auf das Unbehagen in der Industriekultur, weil sie Ausdruck dafür sind, dass jede Kultur im Sinne eines *Top-down*-Effekts ihre kultureigenen Krankheiten erzeugt. Die Schwierigkeiten, die das Gesundheitssystem wiederum mit den Trägern dieser politischen Krankheiten hat, also den Betroffenen, kann im Sinne eines *Bottom-up*-Effekts als »Aufstand des Subjekts« bezeichnet werden. Wenn aber jede Kultur ihre Medizin erzeugt (v. Uexküll u. Köhle 1996), erzeugt nicht dann auch jede Kultur ihre Forschung? Bei dieser Frage wird deutlich, dass es zur Implementierung von Beziehungsforschung in der Medizin, also zum Verzicht auf technisierende Abwehrstrategien (Kathan 1999), letztlich einer kulturellen Veränderung bedarf, die die Beziehung und den Umgang mit Lebendigem selbstverständlicher und damit angstloser macht. Solange dies nicht stattfindet, wird sich das untersuchte Subjekt auch in der biomedizinischen Forschung zur Wehr setzen, sich dem Korsett technisierender Methodologien entziehen, sichtbar z. B. in

- den Inkonsistenzen verhaltenswissenschaftlicher und biomedizinischer Ergebnisse (Rosenthal 1991);
- den oft trivialen (z. B. Dickerson u. Kemeny 2004) und falschen Ergebnissen medizinischer Publikationen (Ioannidis 2005);
- der Schwierigkeit, von Gruppenforschung auf den Einzelfall (Tennen et al. 2000) und von Laborforschung auf den Alltag zu schließen (Lundberg et al. 1990; van Doornen u. Turner 1992; Turner et al. 1994; van Eck et al. 1996; Gerin et al. 1998).

Forschung am Menschen braucht *jetzt* den Aufstand des Subjekts! Denn Wissenschaftler »dürfen nicht einfach die Modelle übernehmen, die sie vorfinden und die ihr Handeln und das Forschen der Medizin ihrer Zeit leiten. Sie haben auch Verantwortung für die Auswirkungen dieser Modelle auf die Gesundheitsvorstellungen und damit auf das menschliche Klima der Gesellschaft. Sie können diese Modelle ändern und auf diesem Wege die Gesundheitsvorstellungen und das menschliche Klima ihrer Gesellschaft beeinflussen« (v. Uexküll u. Köhle 1996, S. 669).

Danksagung

Ich möchte mich bei den Probandinnen für ihre Teilnahme an den integrativen Einzelfallstudien bedanken. Weiter bedanke ich mich in freundschaftlicher Verbundenheit bei Herrn Dr. Willi Geser für seine Anregungen zur Verbesserung dieser Arbeit.

Literatur

Adler RH. Engel's biopsychosocial model is still relevant today. J Psychosom Res 2009; 67: 607–11.

Adorno TW. Studien zum autoritären Charakter. Dritte Auflage. Frankfurt am Main: Suhrkamp 1980; 334–5.

American Psychiatric Association. Diagnostic and statistical manual of mental disorders. Vierte Auflage. Washington, DC: American Psychiatric Association 1994.

an der Heiden U, Roth G, Schwegler H. Die Organisation der Organismen: Selbstherstellung und Selbsterhaltung. Funkt Biol Med 1985; 5: 330–46.

Barsevick AM, Newhall T, Brown S. Management of cancer-related fatigue. Clin J Oncol Nurs 2008; 12 (Suppl 5): 21–5.

Becker P. Skalen für Verlaufsstudien der emotionalen Befindlichkeit. Zschr Exp Angew Psychol 1988; 3: 345–69.

Belair J, Glass L, an der Heiden U, Milton J. Dynamical disease: Identification, temporal aspects and treatment strategies of human illness. Chaos 1995; 5: 1–7.

Beland H. Die Angst vor Denken und Tun. Gießen: Psychosozial-Verlag 2008; 113–29.

Besedovsky HO, del Rey A. Physiological implications of the immune-neuro-endocrine network. In: Ader R, Felten DL, Cohen N (Hrsg). Psychoneuroimmunology. Zweite Auflage. San Diego: Academic Press 1991; 589–608.

Blohmer JU, Dunst J, Harrison L, Johnston P, Khayat D, Ludwig H, O'Brien M, Van Belle S, Vaupel P. Cancer-related anemia: biological findings, clinical implications and impact on quality of life. Oncology 2005; 68 (Suppl 1): 12–21.

Boston Change Process Study Group. The foundational level of psychodynamic meaning: implicit process in relation to conflict, defense and the dynamic unconscious. Int J Psychoanal 2007; 88: 843–60.

Bower JE, Ganz PA, Desmond KA, Rowland JH, Meyerowitz BE, Belin TR. Fatigue in breast cancer survivors: occurrence, correlates, and impact on quality of life. J Clin Oncol 2000; 18: 743–53.

Bower JE, Ganz PA, Aziz N, Fahey JL. Fatigue and proinflammatory cytokine activity in breast cancer survivors. Psychosom Med 2002; 64: 604–11.

Box GEP, Jenkins GM. Time Series analysis: Forecasting and control. 2. Auflage. San Francisco: Holden-Day 1976.

Boyatzis RE. Transforming Qualitative Information. Newbury Park, London, New Delhi: Sage Publications 1998.

Brähler C, Brosig B, Kupfer J, Brähler E. Befindlichkeit und psychoimmunologische Parameter im Behandlungsverlauf – eine quantitative Einzelfallanalyse bei Urtikaria. Psychother Psychosom Med Psychol 1994; 44: 323–30.

Brown GW, Harris TO. Life Events and Illness. New York: Guilford 1989.

Bruner J. Sinn, Kultur und Ich-Identität: Zur Kulturpsychologie des Sinns. Heidelberg: Carl-Auer-Systeme 1997.

Capuron L, Gumnick JF, Musselman DL, Lawson DH, Reemsnyder A, Nemeroff CB, Miller AH. Neurobehavioral effects of interferon-alpha in cancer patients: phenomenology and paroxetine responsiveness of symptom dimensions. Neuropsychopharmacology 2002; 26: 643–52.

Chaturvedi SK, Peter Maguire G, Somashekar BS. Somatization in cancer. Int Rev Psychiatry 2006; 18: 49–54.

Chrousos GP. Ultradian, circadian, and stress-related hypothalamic-pituitary-adrenal axis activity – a dynamic digital-to-analog modulation. Endocrinology 1998; 139: 437–40.

Ciompi L. Psychoanalyse und Systemtheorie – ein Widerspruch? Ein Ansatz zu einer psychoanalytischen Systemtheorie. Psyche 1981; 35: 66–86.

Cordova MJ, Andrykowski MA, Kenady DE, McGrath PC, Sloan DA, Redd WH. Frequency and correlates of posttraumatic-stress-disorder-like symptoms after treatment for breast cancer. J Consult Clin Psychol 1995; 63: 981–6.

Curt GA, Breitbart W, Cella D, Groopman JE, Horning SJ, Itri LM, Johnson DH, Miaskowski C, Scherr SL, Portenoy RK, Vogelzang NJ. Impact of cancer-related fatigue on the lives of patients: new findings from the Fatigue Coalition. Oncologist 2000; 5: 353–60.

Dantzer R, Kelley KW. Twenty years of research on cytokine-induced sickness behavior. Brain Behav Immun 2007; 21: 153–60.

Dantzer R, Wollman EE, Yirmiya R. Cytokines and depression: an update. Brain Behav Immun 2002; 16: 501–2.

DeGrandpre RJ. A science of meaning. Can behaviorism bring meaning to psychological science? Am Psychol 2000; 55: 721–39.

Deleuze G. Differenz und Wiederholung. München: Fink 1992.

Delplanque S, Silvert L, Hot P, Sequeira H. Event-related P3a and P3b in response to unpredictable emotional stimuli. Biol Psychol 2005; 68: 107–20.

Devereux G. Angst und Methode in den Verhaltenswissenschaften. Frankfurt am Main: Suhrkamp 1984.

Dickerson SS, Kemeny ME. Acute stressors and cortisol responses: a theoretical integration and synthesis of laboratory research. Psychol Bull 2004; 130: 355–91.

Ehlert U, Gaab J, Heinrichs M. Psychoneuroendocrinological contributions to the etiology of depression, posttraumatic stress disorder, and stress-related bodily disorders: the role of the hypothalamus-pituitary-adrenal axis. Biol Psychol 2001; 57: 141–52.

Engel GL. Psychisches Verhalten in Gesundheit und Krankheit. Bern: Huber 1976.

Engel GL. The need for a new medical model: a challenge for biomedicine. Science 1977; 196: 129–36.

Engel GL. The clinical application of the biopsychosocial model. Am J Psychiatry 1980; 137: 535–44.

Engel GL. From biomedical to biopsychosocial. Being scientific in the human domain. Psychother Psychosom 1997; 66: 57–62.

Eriksen HR, Olff M, Murison R, Ursin H. The time dimension in stress responses: relevance for survival and health. Psychiatry Res 1999; 85: 39–50.

Fleshner M, Deak T, Spencer RL, Laudenslager ML, Watkins LR, Maier SF. A long-term increase in basal levels of corticosterone and a decrease in corticosteroid-binding globulin after acute stressor exposure. Endocrinology 1995; 136: 5336–42.

Freud S. Schriften zur Behandlungstechnik. Frankfurt am Main: Fischer 1982.

Fuchs D, Weiss G, Wachter H. Neopterin, biochemistry and clinical use as a marker for cellular immune reactions. Int Arch Allergy Immunol 1993; 101: 1–6.

Gerin W, Christenfeld N, Pieper C, DeRafael DA, Su O, Stroessner SJ, Deich J, Pickering TG. The generalizability of cardiovascular responses across settings. J Psychosom Res 1998; 44: 209–18.

Ginzburg C. Spurensicherungen. Die Wissenschaft auf der Suche nach sich selbst. Berlin: Wagenbach 1995.

Glass L. Synchronization and rhythmic processes in physiology. Nature 2001; 410: 277–84.

Glass L, Kaplan DT. Time series analysis of complex dynamics in physiology and medicine. Med Prog Technol 1993; 19: 115–28.

Green BL, Rowland JH, Krupnick JL, Epstein SA, Stockton P, Stern NM, Spertus IL, Steakley C. Prevalence of posttraumatic stress disorder in women with breast cancer. Psychosomatics 1998; 39: 102–11.

Groenvold M, Petersen MA, Idler E, Bjorner JB, Fayers PM, Mouridsen HT. Psychological distress and fatigue predicted recurrence and survival in primary breast cancer patients. Breast Cancer Res Treat 2007; 105: 209–19.

Haberkorn J, Burbaum C, Fritzsche K, Geser W, Fuchs D, Ocaña-Peinado FM, Schubert C. Day-to-day cause-effect relations between cellular immune activity, fatigue and mood in a patient with prior breast cancer and current cancer-related fatigue and depression. Psychoneuroendocrinology 2013; 38: 2366–72.

Hahn P. Ärztliche Propädeutik. Berlin, Heidelberg, New York: Springer 1988.

Haken H, Schiepek G. Synergetik in der Psychologie. Zweite Auflage. Göttingen: Hogrefe 2010.

Ham J, Tronick E. Relational psychophysiology: lessons from mother-infant physiology research on dyadically expanded states of consciousness. Psychother Res 2009; 19: 619–32.

Hanley JA, Negassa A, Edwardes MD, Forrester JE. Statistical analysis of correlated data using generalized estimating equations: an orientation. Am J Epidemiol 2003; 157: 364–75.

Hassey-Dow K, Ferrell BR, Haberman MR, Eaton L. The meaning of quality of life in cancer survivorship. Oncol Nurs Forum 1999; 26: 519–28.

Hastedt H. Das Leib-Seele-Problem. Zwischen Naturwissenschaft des Geistes und kultureller Eindimensionalität. Frankfurt am Main: Suhrkamp 1988.

Hazen RM. Genesis: The Scientific Quest for Life's Origin. Washington DC: Joseph Henry 2005.

Heim C, Ehlert U, Hellhammer DH. The potential role of hypocortisolism in the pathophysiology of stress-related bodily disorders. Psychoneuroendocrinology 2000; 25: 1–35.

Hesse H. Steppenwolf. Frankfurt am Main: Suhrkamp 1997; 76.

Hilliard RB. Single-case methodology in psychotherapy process and outcome research. J Consult Clin Psychol 1993; 61: 373–80.

Hjelmstad L. Fine Black Lines: Reflection on facing cancer, fear, and loneliness. Englewood: Mulberry Hill 1993.

Hontschik B: Thure von Uexküll. Eine Würdigung. Dr med Mabuse 2005; 153: 1–4.

Hüther G, Doering S, Rüger U, Rüther E, Schüssler G. The stress-reaction process and the adaptive modification and reorganization of neuronal networks. Psychiatry Res 1999; 87: 83–95.

Ioannidis JP. Why most published research findings are false. PLoS Med 2005; 2: e124.

Janke W, Debus G. Die Eigenschaftswörterliste. Göttingen: Hogrefe 1978.

Kappel M, Tvede N, Galbo H, Haahr PM, Kjaer M, Linstow M, Klarlund K, Pedersen BK. Evidence that the effect of physical exercise on NK cell activity is mediated by epinephrine. J Appl Physiol 1991; 70: 2530–4.

Kasper W, Baumgartner K, Bürkle H, Ganzer K, Kertelge K, Korff W, Walter P (Hrsg). Lexikon für Theologie und Kirche. 3. Auflage. Band 10. Freiburg: Herder 2000.

Kathan B. Das Elend der ärztlichen Kunst. Eine andere Geschichte der Medizin. Wien: Döcker 1999.

Keller-Wood ME, Dallman MF. Corticosteroid inhibition of ACTH secretion. Endocr Rev 1984; 5: 1–24.

Kirschbaum C, Hellhammer DH. Salivary cortisol. In: Fink G (Hrsg). Encyclopedia of Stress. Vol 3. San Diego: Academic Press 2000; 379–84.

Koolhaas JM, Meerlo P, de Boer SF, Strubbe JH, Bohus B. The temporal dynamics of the stress response. Neurosci Biobehav Rev 1997; 21: 775–82.

Kowalik ZJ, Leiber T. Biomedizinische Zeitreihen: Möglichkeiten und Grenzen. In: Mainzer K (Hrsg). Komplexe Systeme und Nichtlineare Dynamik in Natur und Gesellschaft. Komplexitätsforschung in Deutschland auf dem Weg ins nächste Jahrhundert. Berlin, Heidelberg, New York: Springer 1999; 223–44.

Krobath PA. Psychoonkologie: Freude ist die Schwester der Hoffnung. krebs:hilfe 2005; 4. http://www.clinicum.at/dynasite.cfm?dsmid=66381&dspaid=505708 (29 Mai 2010).

Krohn W, Küppers G (Hrsg). Emergenz: Die Entstehung von Ordnung, Organisation und Bedeutung. Zweite Auflage. Frankfurt am Main: Suhrkamp 1992.

Lambertz M, Vandenhouten R, Grebe R, Langhorst P. Phase transitions in the common brainstem and related systems investigated by nonstationary time series analysis. J Auton Nerv Syst 2000; 78: 141–57.

Lange T, Dimitrov S, Born J. Effects of sleep and circadian rhythm on the human immune system. Ann N Y Acad Sci 2010; 1193: 48–59.

Lazarus RS. Emotion and Adaptation. Oxford, New York: Oxford University Press 1991.

Lipowski ZJ. Somatization: the concept and its clinical application. Am J Psychiatry 1988; 145: 1358–68.

Lipsitz LA. Age-related changes in the »complexity« of cardiovascular dynamics: A potential marker of vulnerability to disease. Chaos 1995; 5: 102–9.

Lipsitz LA. Physiological complexity, aging, and the path to frailty. Sci Aging Knowledge Environ 2004; 2004: pe16.

Luhmann N. Selbstreferentielle Systeme. In: Simon FB (Hrsg). Lebende Systeme. Berlin, Heidelberg, New York: Springer 1988; 47–53.

Lundberg U, Melin B, Fredrikson M, Tuomisto M, Frankenhaeuser M. Comparison of neuroendocrine measurements under laboratory and naturalistic conditions. Pharmacol Biochem Behav 1990; 37: 697–702.

Maes M, Smith R, Scharpe S. The monocyte-T-lymphocyte hypothesis of major depression. Psychoneuroendocrinology 1995; 20: 111–6.

Maier T. Chaostheorie und Komplexität in der Psychiatrie. Psychother Psychosom med Psychol 1998; 48: 314–7.

Maier T. Wiederholung und Iteration. Von der Psychoanalyse zur Systemtheorie. Nervenarzt 1999; 70: 993–7.

Maturana HR, Varela FJ. Der Baum der Erkenntnis. Die biologischen Wurzeln des menschlichen Erkennens. Bern, München: Scherz 1987.

McGuire WJ. A contextualist theory of knowledge: its implications for innovation and reform in psychological research. In: Berkowitz L (Hrsg). Advances in Experimental Social Psychology. New York: Academic Press 1983; 1–47.

Meehl PE, Sellars W. The concept of emergence. In: Feigl H, Scriven M (Hrsg). Minnesota Studies in the Philosophy of Science, Vol I: The Foundations of Science and the Concepts of Psychology and Psychoanalysis. University of Minnesota Press 1956; 239–52.

Michaud K, Matheson K, Kelly O, Anisman H. Impact of stressors in a natural context on release of cortisol in healthy adult humans: a meta-analysis. Stress 2008; 11: 177–97.

Miller GE, Cohen S. Psychological interventions and the immune system: a meta-analytic review and critique. Health Psychol 2001; 20: 47–63.

Miller GE, Chen E, Zhou ES. If it goes up, must it come down? Chronic stress and the hypothalamic-pituitary-adrenocortical axis in humans. Psychol Bull 2007; 133: 25–45.

Minton O, Richardson A, Sharpe M, Hotopf M, Stone P. A systematic review and meta-analysis of the pharmacological treatment of cancer-related fatigue. J Natl Cancer Inst 2008; 100: 1155–66.

Mok CC, Lau CS. Pathogenesis of systemic lupus erythematosus. J Clin Pathol 2003; 56: 481–90.

Molenaar PCM, Campbell CG. The new person-specific paradigm in psychology. Curr Dir Psychol Sci 2009 18: 112–7.

Munck A, Guyre PM. Glucocorticoids and immune function. In: Ader R, Felten DL, Cohen N (Hrsg). Psychoneuroimmunology. Zweite Auflage. San Diego: Academic Press 1991; 447–74.

Munck A, Guyre PM, Holbrook NJ. Physiological functions of glucocorticoids in stress and their relation to pharmacological actions. Endocr Rev 1984; 5: 25–44.

Murphy KM, Travers P, Walport M. Janeway's Immunobiology. Siebte Auflage. New York, London: Garland Science 2008.

Murr C, Bergant A, Widschwendter M, Heim K, Schröcksnadel H, Fuchs D. Neopterin is an independent prognostic variable in females with breast cancer. Clin Chem 1999; 45: 1998–2004.

Murr C, Widner B, Wirleitner B, Fuchs D. Neopterin as a marker for immune system activation. Curr Drug Metab 2002; 3: 175–87.

Murray EJ, Segal DL. Emotional processing in vocal and written expression of feelings about traumatic experiences. J Trauma Stress 1994; 7: 391–405.

Osterman P, Schwartz-Barcott D. Presence: four ways of being there. Nurs Forum 1996; 31: 23–30.

Pachankis JE, Goldfried MR. On the next generation of process research. Clin Psychol Rev 2007; 27: 760–8.

Patton MQ. Qualitative Research and Evaluation Methods. Newbury Park, London, New Delhi: Sage Publications 2002.

Peralta-Ramírez MI, Jiménez-Alonso J, Godoy-García JF, Pérez-García M; Group Lupus Virgen de las Nieves. The effects of daily stress and stressful life events on the clinical symptomatology of patients with lupus erythematosus. Psychosom Med 2004; 66: 788–94.

Petrie KJ, Booth RJ, Pennebaker JW, Davison KP, Thomas MG. Disclosure of trauma and immune response to a hepatitis B vaccination program. J Consult Clin Psychol 1995; 63: 787–92.

Pincus SM. Approximate entropy as a measure of irregularity for psychiatric serial metrics. Bipolar Disord 2006; 8: 430–40.

Portenoy RK. Cancer-related fatigue: An immense problem. Oncologist 2000; 5: 350–2.

Poulson MJ. Not just tired. J Clin Oncol 2001; 19: 4180–1.

Reinsel GC. Elements of Multivariate Time Series Analysis. Zweite Auflage. New York, Berlin, Heidelberg: Springer 1997.

Richter SD, Schürmeyer TH, Schedlowski M, Hädicke A, Tewes U, Schmidt RE, Wagner TO. Time kinetics of the endocrine response to acute psychological stress. J Clin Endocrinol Metab 1996; 81: 1956–60.

Ricoeur P. Das Selbst als ein Anderer. München: Fink 1996.

Rosenthal R. Meta-analysis: a review. Psychosom Med 1991; 53: 247–71.

Rudolf G, Schiller A, Manz R, Henningsen P, Clement U, Nebe CT. Der Verlauf immunologischer Parameter unter stationärer Psychotherapie am Beispiel zweier Einzelfallstudien. Z Psychosom Med Psychoanal 1995; 41: 170–89.

Salvatore S, Valsiner J. Between the general and the unique: Overcoming the nomothetic versus idiographic opposition. Theory Psychol 2010; 20: 817–33.

Schedlowski M, Jacobs R, Alker J, Pröhl F, Stratmann G, Richter S, Hädicke A, Wagner TO, Schmidt RE, Tewes U. Psychophysiological, neuroendocrine and cellular immune reactions under psychological stress. Neuropsychobiology 1993a; 28: 87–90.

Schedlowski M, Jacobs R, Stratmann G, Richter S, Hädicke A, Tewes U, Wagner TO, Schmidt RE. Changes of natural killer cells during acute psychological stress. J Clin Immunol 1993b; 3: 19–26.

Schiepek G, Strunk G. The identification of critical fluctuations and phase transitions in short term and coarse-grained time series-a method for the real-time monitoring of human change processes. Biol Cybern 2010; 102: 197–207.

Schmitz B. Auf der Suche nach dem verlorenen Individuum: Vier Theoreme zur Aggregation von Prozessen. Psychol Rundsch 2000; 51: 83–92.

Schubert C. Psychoneuroimmunologische Forschung im Kontext biochemischer Erkenntnisfortschritte: Paradigmatische Grenzen. Z Psychosom Med Psychoanal 1998; 44: 1–20.

Schubert C. Investigating the complex nature of the stressor-cortisol association is possible: A response to Michaud et al. 2008. Stress 2009; 12: 464–5.

Schubert C. Biopsychosocial research revisited. J Psychosom Res 2010; 68: 389–90.

Schubert C, Schiepek G. Psychoneuroimmunologie und Psychotherapie: Psychosozial induzierte Veränderungen der dynamischen Komplexität von Immunprozessen bei einer Patientin mit systemischem Lupus erythematodes. In: Schiepek G (Hrsg). Neurobiologie der Psychotherapie. Stuttgart: Schattauer 2003; 485–508.

Schubert C, Lampe A, Rumpold G, Fuchs D, König P, Chamson E, Schüßler G. Daily psychosocial stressors interfere with the dynamics of urine neopterin in a patient with systemic lupus erythematosus: an integrative single-case study. Psychosom Med 1999; 61: 876–82.

Schubert C, Geser W, Noisternig B, König P, Rumpold G, Lampe A. Stressful life events and skin diseases: an additional perspective from research on psychosomatic dynamics in systemic lupus erythematosus. Psychother Psychosom 2002; 71: 123–4.

Schubert C, Lampe A, Geser W, Noisternig B, Fuchs D, König P, Chamson E, Schüßler G. Daily psychosocial stressors and cyclic response patterns in urine cortisol and neopterin in a patient with systemic lupus erythematosus. Psychoneuroendocrinology 2003; 28: 459–73.

Schubert C, Noisternig B, Fuchs D, König P, Chamson E, Mittnik S, Schüßler G, Geser W. Multifaceted effects of positive incidents on urine cortisol and urine neopterin dynamics in a patient with systemic lupus erythematosus. Stress Health 2006; 22: 215–27.

Schubert C, Neises M, Fritzsche K, Burbaum C, Geser W, Ocaña-Peinado FM, Fuchs D, Hass R, Schmid-Ott G. Preliminary evidence on the direction of effects between day-to-day changes in cellular immune activation, fatigue and mood in a patient with prior breast cancer: A time-series analysis approach. Pteridines 2007a; 18: 139–47.

Schubert C, Hong S, Natarajan L, Mills PJ, Dimsdale JE. The association between fatigue and inflammatory marker levels in cancer patients: a quantitative review. Brain Behav Immun 2007b; 21: 413–27.

Schubert C, Lampe A, Geser W, Merk M, Jenny M, Fuchs D. Temporal association between daily alcohol consumption, emotional states and urinary neopterin levels in a patient with systemic lupus erythematosus. Pteridines 2009; 20: 62–71.

Schubert C, Fritzsche F, Burbaum C, Geser W, Ocaña-Peinado FM, Fuchs D. First empirical evidence of a real-life PNI mechanism of cancer-related fatigue: Findings from an integrative single-case study on a patient with breast cancer. J Psychosom Res 2010; 68: 664–5.

Schubert C, Geser W, Noisternig B, Fuchs D, Welzenbach N, König P, Schüßler G, Ocaña-Peinado FM, Lampe A. Stress system dynamics during »life as it is lived«: an integrative single-case study on a healthy woman. PLoS ONE 2012; 7: e29415.

Schubert C, Hannemann J, Singer M, Primetshofer M, Neises M, Schmid-Ott G, Fuchs D, Ocaña-Peinado FM, Geser W. Complex connections between marital satisfaction and cellular immune activity in a woman with breast cancer. Zur Publikation eingereicht.

Schwartz AL. Daily fatigue patterns and effect of exercise in women with breast cancer. Cancer Pract 2000; 8: 16–24.

Seligman ME, Weiss J, Weinraub M, Schulman A. Coping behavior: learned helplessness, physiological change and learned inactivity. Behav Res Ther 1980; 18: 459–512.

Sellars W. Psychoanalyse als Wissenschaft. Psyche 1985; 39: 383–412.

Selye H. The Stress of Life. New York: McGraw-Hill 1956.

Servaes P, Verhagen C, Bleijenberg G. Fatigue in cancer patients during and after treatment: prevalence, correlates and interventions. Eur J Cancer 2002; 38: 27–43.

Smith RS. The macrophage theory of depression. Med Hypotheses 1991; 35: 298–306.

Smith MY, Redd WH, Peyser C, Vogl D. Post-traumatic stress disorder in cancer: a review. Psychooncology 1999; 8: 521–37.

Smyth J, Ockenfels MC, Porter L, Kirschbaum C, Hellhammer DH, Stone AA. Stressors and mood measured on a momentary basis are associated with salivary cortisol secretion. Psychoneuroendocrinology 1998; 23: 353–70.

Solomon GF. Whither psychoneuroimmunology? A new era of immunology, of psychosomatic medicine, and of neuroscience. Brain Behav Immun 1993; 7: 352–66.

Stalder T, Evans P, Hucklebridge F, Clow A. Associations between psychosocial state variables and the cortisol awakening response in a single case study. Psychoneuroendocrinology 2010; 35: 209–14.

Stemler SE. A comparison of consensus, consistency, and measurement approaches to estimating interrater reliability. Pract Assess Res Eval 2004; 9 (4). http://pareonline.net/getvn.asp?v=9&n=4 (29 Mai 2010).

Steptoe A, Willemsen G, Owen N, Flower L, Mohamed-Ali V. Acute mental stress elicits delayed increases in circulating inflammatory cytokine levels. Clin Sci (Lond) 2001; 101: 185–92.

Suen JL, Liu CC, Lin YS, Tsai YF, Juo SH, Chou YH. Urinary chemokines/cytokines are elevated in patients with urolithiasis. Urol Res 2010; 38: 81–7.

Tennen H, Affleck G, Armeli S, Carney MA. A daily process approach to coping. Linking theory, research, and practice. Am Psychol 2000; 55: 626–36.

Tress W, Junkert B. Psychosomatische Medizin zwischen Naturwissenschaft und Geisteswissenschaft – tertium non datur? Psychother Psychosom Med Psychol 1992; 42: 400–7.

Turner JR, Ward MM, Gellman MD, Johnston DW, Light KC, van Doornen LJP. The relationship between laboratory and ambulatory cardiovascular activity: current evidence and future directions. Ann Behav Med 1994; 16: 12–23.

van Doornen LJP, Turner JR. The ecological validity of laboratory stress testing. In: Turner JR, Sherwood A, Light KC (Hrsg). Individual Differences in Cardiovascular Response to Stress. New York: Plenum 1992; 63–83.

van Eck MM, Nicolson NA, Berkhof H, Sulon J. Individual differences in cortisol responses to a laboratory speech task and their relationship to responses to stressful daily events. Biol Psychol 1996; 43: 69–84.

Vgontzas AN, Bixler EO, Lin HM, Prolo P, Trakada G, Chrousos GP. IL-6 and its circadian secretion in humans. Neuroimmunomodulation 2005; 12: 131–40.

Vinnai G. Die Austreibung der Kritik aus der Wissenschaft. Frankfurt am Main, New York: Campus 1993; 124–8.

von Bertalanffy L. General System Theory. New York: George Braziller 1968.

von Uexküll T. Naturwissenschaft als Zeichenlehre. Merkur 1989; 5: 225–34.

von Uexküll T. Was ist und was will »Integrierte Psychosomatische Medizin?« In: von Uexküll T (Hrsg). Integrierte Psychosomatische Medizin in Klinik und Praxis. Stuttgart, New York: Schattauer 1994; 17–34.

von Uexküll T, Köhle K. Funktionelle Syndrome. In: Adler RH, Herrmann JM, Köhle K, Schonecke OW, von Uexküll T, Wesiack W (Hrsg). Psychosomatische Medizin. Fünfte Auflage. München: Urban & Schwarzenberg 1996; 655–69.

von Uexküll T, Wesiack W. Wissenschaftstheorie: ein bio-psycho-soziales Modell. In: Adler RH, Herrmann JM, Köhle K, Schonecke OW, von Uexküll T, Wesiack W (Hrsg). Uexküll. Psychosomatische Medizin. Fünfte Auflage. München: Urban & Schwarzenberg 1996; 13–52.

von Weizsäcker V. Der Gestaltkreis. Stuttgart: Thieme 1950.

Walsh DM. Organisms as natural purposes: the contemporary evolutionary perspective. Stud Hist Philos Biol Biomed Sci 2006; 37: 771–91.

Weiss P. The system of nature and the nature of systems: empirical holism and practical reductionism harmonized. In: Schaefer KE, Hensel H, Brody R (Hrsg). Toward a Man-Centered Medical Science. Mt Kisco: Futura 1977.

Wharton RH. Sleeping with the enemy: treatment of fatigue in individuals with cancer. Oncologist 2002; 7: 96–9.

White CA. Meaning and its measurement in psychosocial oncology. Psychooncology 2004; 13: 468–81.

Yin RK. Case study Research. Design and Methods. Dritte Auflage. Newbury Park, London, New Delhi: Sage 2003.

Zietz B, Reber T, Oertel M, Glück T, Schölmerich J, Straub R. Altered function of the hypothalamic stress axes in patients with moderately active systemic lupus erythematosus. II. Dissociation between androstenedione, cortisol, or dehydroepiandrosterone and interleukin 6 or tumor necrosis factor. J Rheumatol 2000; 27: 911–8.

Zorrilla EP, Luborsky L, McKay JR, Rosenthal R, Houldin A, Tax A, McCorkle R, Seligman DA, Schmidt K. The relationship of depression and stressors to immunological assays: a meta-analytic review. Brain Behav Immun 2001; 15: 199–226.

Sachverzeichnis

A

L

M

N

T